뷰티미용인을 위한
해부생리학

MARTINI • OBER • BARTHOLOMEW • NATH

엮은이 나명석

BIOSCIENCE (주)바이오사이언스출판

뷰티미용인을 위한 해부생리학

초판 인쇄: 2023년 8월 25일
초판 발행: 2023년 8월 30일

저　자: MARTINI • OBER • BARTHOLOMEW • NATH
역　자: 김옥용, 김완종, 김희진, 노구섭
박경한, 백승근, 이규석, 이서은
엮은이: 나 명 석
발행인: 문 정 구
발행처: (주)바이오사이언스출판
본　사: 10860 경기도 파주시 탄현면 국화향길 10-56, 1동
서울사무소: 06569 서울특별시 서초구 도구로 115, 3층(방배동)
전　화: (02)581-4057~8
팩　스: (02)581-4059
이메일: inquiry@biosciencepub.com
홈페이지: http://www.biobooks.co.kr
ISBN: 978-89-6824-149-9 (93510)

등록번호 / 제22-3079호
값 30,000원

(주)바이오사이언스출판

뷰티미용인을 위한
해부생리학

저자 소개

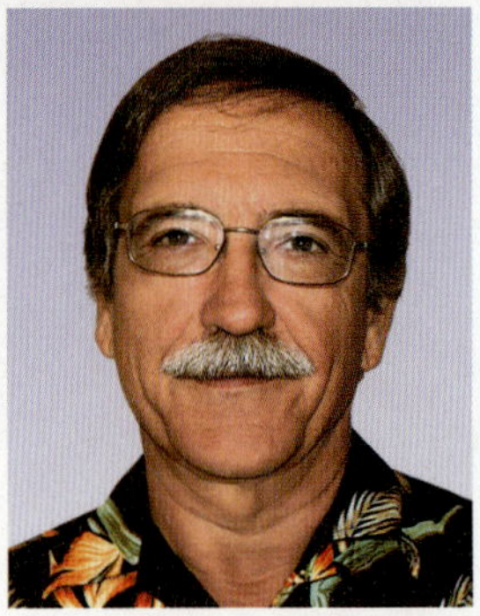

프레데릭 마티니, Ph. D.
저자

마티니 박사는 스트레스의 병리생리학에 관한 비교해부학 및 기능해부학으로 코넬대학에서 박사학위를 받았다. 그는 저널에 수록된 논문, 공저서, 테크니컬 리포트, 전문지에 수록된 기사 등 전공 출판물뿐만 아니라 9권의 학부용 해부생리학 또는 해부학 교과서의 주저자로 활약했다. 마티니 박사는 현재 하와이 마노아 대학 소속으로, 코넬 대학과 뉴햄프셔 대학이 공동으로 설립한 숄즈 해양연구소와 오랫동안 긴밀한 관계를 유지해오고 있다. 박사는 또한 18년간 인체해부생리학회에서 왕성한 활동을 펼치고 있으며 해부생리학 교과과정 가이드라인 작성 위원회 위원으로 일한 바 있다. 2005년부터 2007년까지 동 학회의 회장 당선자, 회장, 전임 회장을 맡았던 박사는 현재 동 학회의 명예회장직을 수행하고 있다. 마티니 박사는 미국생리학회, 미국해부학회, 통합비교생물학회, 호주/뉴질랜드 임상해부학회, 하와이 과학아카데미, 미국과학진흥회 및 국제척추형태학회 등의 회원이기도 하다.

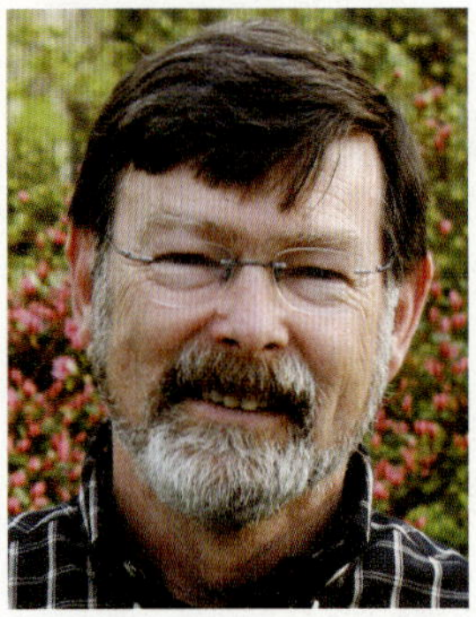

윌리엄 오버, M.D.
저자

오버 박사는 워싱턴 앤 리 대학에서 학사학위를, 버지니아 대학에서 석사학위를 받았으며 존스 홉킨스에서도 수학했다. 졸업 후에는 가정의학 레지던트로 근무했고 버지니아 의대 가정의학과와 스포츠의학과에서 교단에 섰다. 이어서 버지니아 주의 샬로츠빌에 있는 마사 제퍼슨 병원의 원장으로 근무했다. 현재는 워싱턴 앤 리 대학의 생물학 방문교수로 재직 중이며 이곳에서 몇 개의 강좌를 담당하고 아울러 갈라파고스 섬 방문단 지도교수도 맡았다. 숄즈 해양연구소에서는 22년에 걸쳐 교수직을 유지하면서 매년 여름 생물학 그림강좌를 맡았다. 박사는 마티니 박사의 모든 교과서 저술작업에 참여했다.

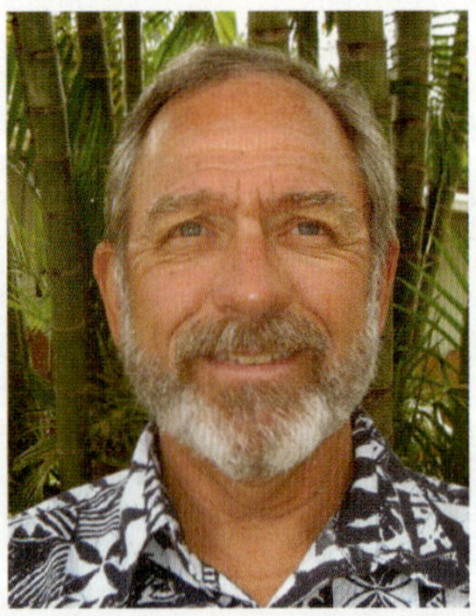

에드윈 바솔로뮤, M.S.
저자

에드윈 바솔로뮤는 오하이오 주의 보울링 그린 스테이트 대학에서 학사학위를, 하와이 대학에서 석사학위를 받았으며 고등학교 및 대학 학부 수준에서의 인체 해부학 및 생리학을 비롯하여 식물학에서 동물학에 이르는 다양한 과학 과목을 강의했다. 그가 교단에 선 곳은 하와이의 마우이 커뮤니티 칼리지를 비롯하여 로키 산맥 서쪽에서는 가장 오래된 유서 깊은 고등학교인 라헤이나루나 고교 등에 이른다. 그는 마티니 박사와 공동으로 기초 인체해부생리학(Structure & Function of the Human Body) 및 마티니 핵심 해부생리학(Essentials of Anatomy & Physiology) 등을 저술하였고, 이 책들은 모두 피어슨에서 출판되었고 한국에서는 (주)바이오사이언스출판에서 번역 출간하였다. 그는 또한 인체해부생리학회, 전 미국 생물학교사협회, 전 미국 과학교사협회, 하와이 과학교사협회, 미국과학진흥회 등의 회원이다.

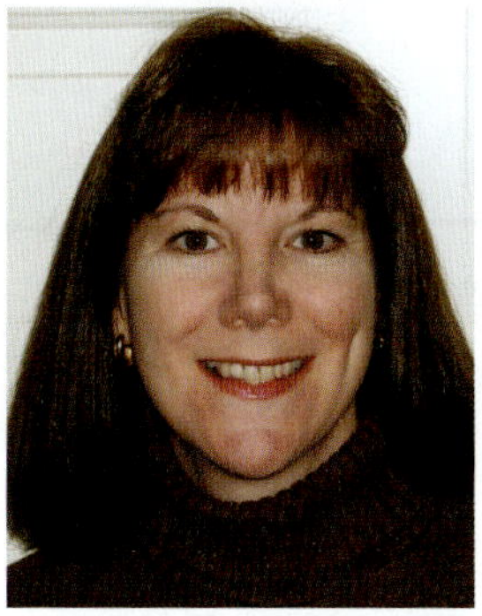

주디 내스, Ph. D.
저자

내스 박사는 루르드 대학의 생물학 교수로, 해부학, 생리학, 병리생리학, 의학용어, 약학 등을 강의하고 있다. 박사는 보울링 그린 스테이트 대학에서 생물학으로 학사학위를, 독일어로 교육학 석사학위를 취득했다. 톨레도 대학에서는 면역학을 전공하여 박사학위를 받았다. 학생들이 보통 의학용어를 마치 외국어처럼 생각하기 때문에 내스 박사는 외국어 학습에 적용되는 기법을 강의와 저술에 활용한다. 박사는 Using Medical Terminology라는 책을 단독으로 저술했는데, 이 책은 "외국어 몰입" 방식을 도입한 최초의 의학 관련 교과서이다. 내스 박사는 교육과 학생의 발전에 깊은 관심이 있으며 루르드 대학의 단기과정 담당 팀원으로 활약 중이다. 박사는 교육, 연구, 공동체 봉사 등으로 우수교수상을 수차례 수상했다. 그녀는 또한 인체해부생리학회에서 임원을 역임하는 등 적극적으로 활동하고 있다. 개인적으로는 저술활동 중 시간을 내어 피아노도 치고 자전거 타기도 즐기며, 남편 마이크와 개 세 마리와 함께 행복한 가정을 꾸리고 있다.

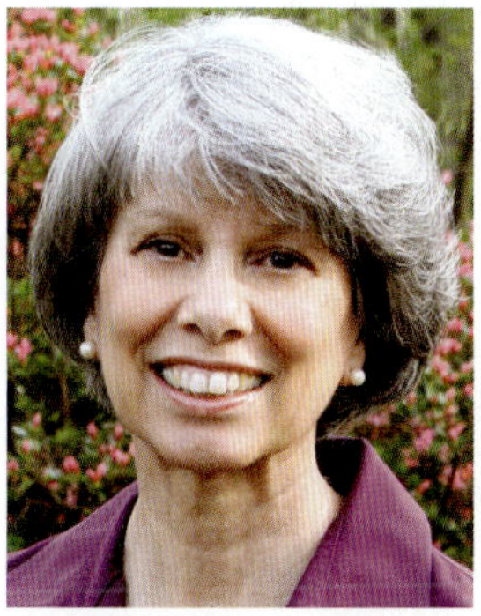

클레어 개리슨, R.N.
삽화가

개리슨은 소아과 및 산과 간호사로 근무하다가 의학 분야 전문 삽화가로 일하기 시작했다. 메리 볼드윈 대학에 입학한 개리슨은 스튜디오 아트를 전공, 우수한 성적으로 졸업했다. 5년간의 수습기간을 거친 후 그녀는 1986년부터 메디컬 앤 사이언티픽 일러스트레이션에서 오버 박사의 파트너로 함께 일했다. 숄즈 해양연구소에서도 강의했고 오버 박사와 공동으로 생물학 일러스트레이션 과정을 강의하기도 했다. 메디컬 앤 사이언티픽 일러스트레이션이 담당한 교과서들은 디자인 및 일러스트레이션 분야에서 여러 번 상을 받았다.

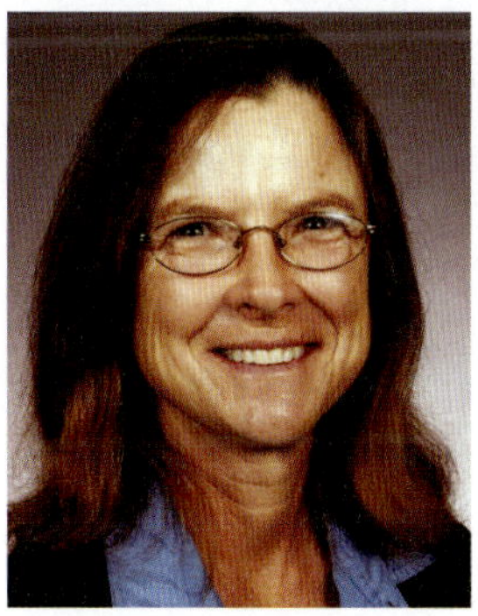

캐슬린 웰치, M.D.
임상 컨설턴트

웰치 박사는 시애틀에 있는 워싱턴 대학에서 의학박사 학위를 받았으며 채플 힐에 있는 노스캐롤라이나 대학 가정의학과에서 레지던트를 마쳤다. 2년간 그녀는 미국령 사모아에 있는 LBJ 열대의학 연구소에서 모자보건팀장으로 봉직했고, 하와이의 라헤이나에 있는 카이저 퍼마넨트 클리닉의 가정의학과에서도 일했다. 1987년에 개업한 그녀는 하와이, 워싱턴 주, 뉴질랜드 등의 의사면허를 소지하고 있다. 박사는 미국 가정의학회 회원이며 하와이 의학협회 및 인체해부생리학회의 회원이다. 마티니 박사와 함께 해부생리학 교과서 및 A&P Applications Manual 등을 저술한 그녀는 1979년에 마티니 박사와 결혼, 아들 PK를 두었고 이 책은 PK에게 헌정되었다.

엮은이 머리말

사람들은 요즈음 시대를 100세 시대라고 말한다. 이러한 시대가 가능한 것은 과학 기술의 눈부신 발전이며, 이 중 의학의 발전은 건강한 삶과 질적인 삶을 영위할 수 있도록 큰 영향을 주었다. 또한 사회적 풍요와 경제적 여유는 사람들의 자기 관리와 개인의 아름다움 표현에 많은 관심을 갖도록 하고 있다. 최근 이러한 사회적 현상과 관련되어 대학의 경우 건강과 보건에 관련된 계열의 학과들이 전국적으로 많이 늘어났을 뿐만 아니라 기존 관련 학과들도 정원의 증원으로 우수한 인재들을 더 많이 확보하여 교육하고 있다.

해부생리학은 건강 보건과 관련된 여러 직업에 종사하는 사람들에게는 가장 기본적이며 필수적인 학문이다. 그러나 건강 보건 계열 학과의 학생들은 사람 치료 중심의 인체 해부학적 구조, 생리적 기능을 왜 배우고 학습해야 하는지를 궁금해하곤 한다. 미용을 배우는 학생들이 의료와 치료 중심으로 출판된 해부생리학 교재를 배움으로써 미용에서 필요한 기초적이고 필수적인 교과 내용을 소홀히 하여 학생들의 학습력을 크게 떨어뜨리고 있다.

최근 컴퓨터 처리 능력과 그래픽 기술을 바탕으로 학문의 발전과 속도가 빠르게 변화되고 있다. 특히 과학 기술로 얻어진 사진을 기본으로 컴퓨터 그래픽을 이용한 정확한 그림과 이미지 제공은 이해하기 어려운 인체 해부생리학의 학습에 많은 최신 정보를 제공하고 있다. 이를 바탕으로 한 인체의 해부적 구조와 생리적 기능을 쉽고 정확하게 이해할 수 있도록 도움을 주는 다양한 해부생리학 교재가 출간되고 있다.

본 교재는 「비주얼 핵심해부생리학」(바이오사이언스출판)을 축약한 것으로 기존의 의학 계열의 해부생리학의 체계와 다르게 건강 보건계열과 미용계열의 학생들이 해부생리학을 학습하는 데 필요한 내용을 중심으로 큰 그림과 이미지를 활용한 설명으로 체계적인 학습과 이해력 향상에 도움이 될 수 있도록 구성하였다. 새로이 편성된 해부생리학 교재는 지금까지 어려움을 호소한 건강 보건 계열 학생들이 학습하는 데 많은 도움이 될 것으로 본다.

건강 보건 계열의 학생들에게 도움이 될 수 있는 해부생리학 책이 출간될 수 있도록 참여와 도움을 주신 여러 대학교 교수님들과 교재 출간에 있어 많은 협조를 주신 ㈜바이오사이언스 관계자분들께 감사를 드립니다.

2023년 7월
엮은이 나명석

역자와 집필진

엮은이

나명석 광주여자대학교 미용과학과

역 자

김옥용 연세대학교 생명시스템대학

김완종 순천향대학교 자연과학대학 생명과학과

김희진 연세대학교 과학기술대학 생명과학기술학부

노구섭 경상대학교 의학전문대학원 해부학교실

박경한 강원대학교 의학전문대학원 해부학교실

백승근 고려대학교 의과대학 생리학교실

이규석 관동대학교 의과대학 해부학교실

이서은 한양대학교 의과대학 생리학교실

(가나다 순)

집필진

호남대학교 뷰티미용학과 **송태임** 교수

광주보건대학교 뷰티케어학과 **송선영** 교수

남부대학교 향장미용학과 **박철호** 교수

서영대학교 뷰티미용과 **유은미** 교수

전남도립대학교 뷰티아트과 **문승재** 교수

연성대학교 뷰티스타일리스트과 **유선희** 교수

안양대학교 뷰티메디컬디자인학과 **이여진** 교수

서정대학교 뷰티아트과 **조아랑** 교수

화성의과학대학교 스타일테크학과 **이유림** 교수

송곡대학교 K-뷰티과 **박정원** 교수

중원대학교 뷰티케어학과 **김종혁** 교수

서원대학교 뷰티학과 **이지영** 교수

대경대학교 뷰티메디컬스킨케어전공 **장혜진** 교수

영남이공대학교 박승철헤어과 **김신미** 교수

고신대학교 보건환경학부 **안정현** 교수

경인여자대학교 뷰티디자인학과 **문연숙** 겸임교수

경민대학교 뷰티케어학과 **김혜선** 겸임교수

동강대학교 K-뷰티아트과 **김미숙** 겸임교수

전남과학대학교 뷰티미용과 **김은수** 겸임교수

경남정보대학교 K뷰티학과 **김근아** 겸임교수

차례

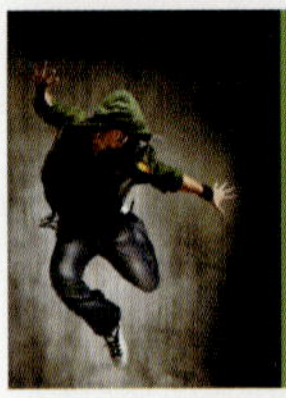

1

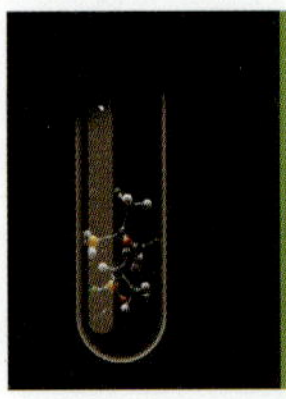

2

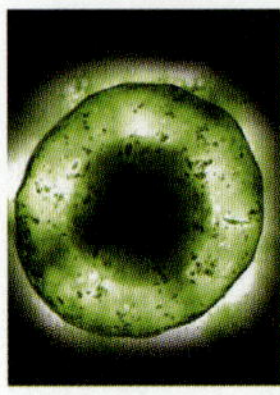

3

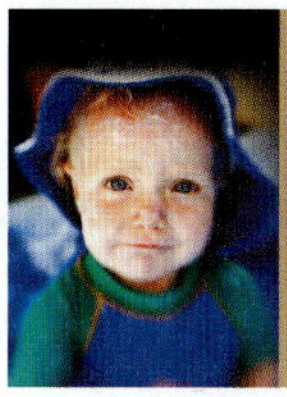

4

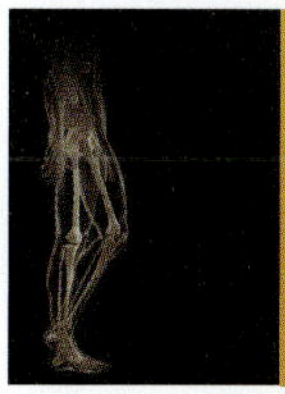

5

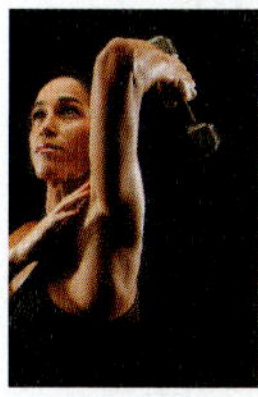

6

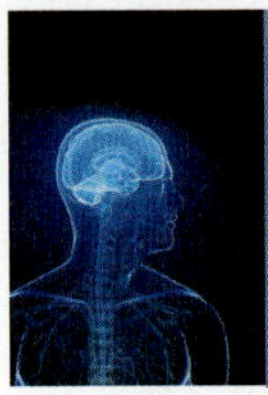

7

중추신경계통(The Central Nervous System) 148

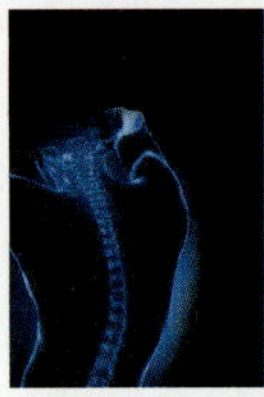

8

말초신경계통과 자율신경계통(The Peripheral and Autonomic Nervous Systems) 164

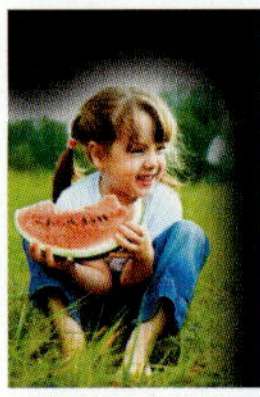

9

감각작용(The Senses) 174

내분비계통(The Endocrine System) 186

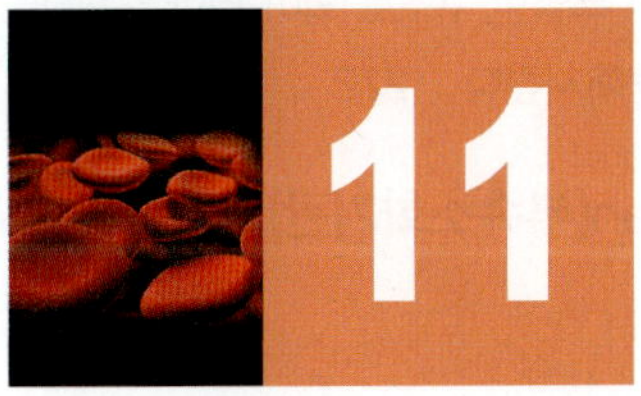

혈액 및 혈관(Blood and Blood Vessels) 200

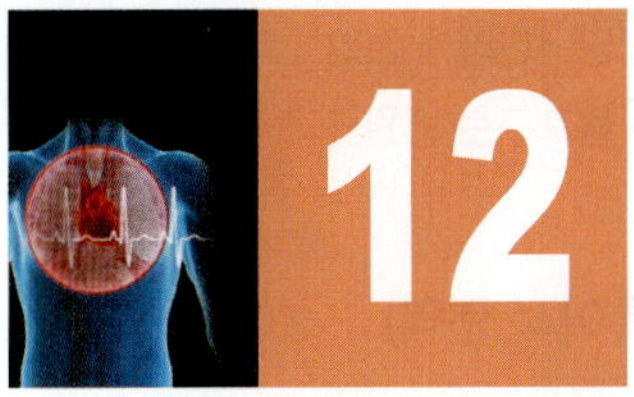

심장과 심장혈관계통(The Heart and Cardiovascular Function) 218

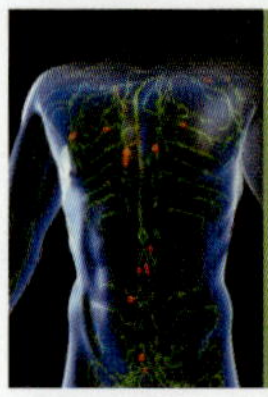

13

림프계통과 면역(The Lymphatic Immunity) 226

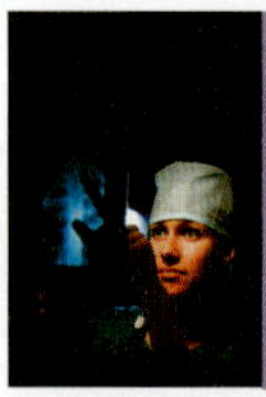

14

호흡계통(The Respiratory System) 248

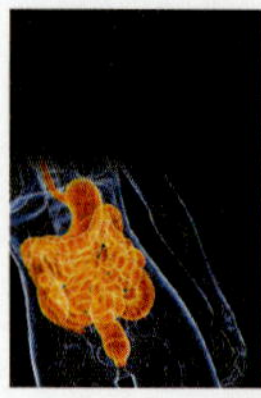

15

소화계통(The Digestive System) 260

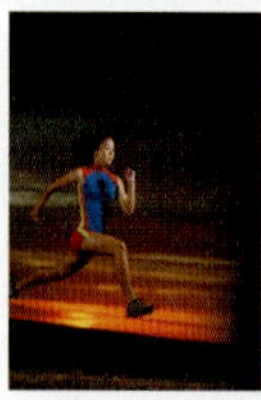

16

대사와 에너지학(Metabolism and Energetics) 276

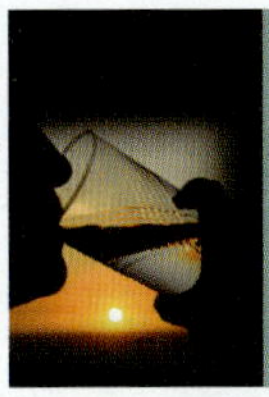

17

비뇨계통(The Urinary System) 292

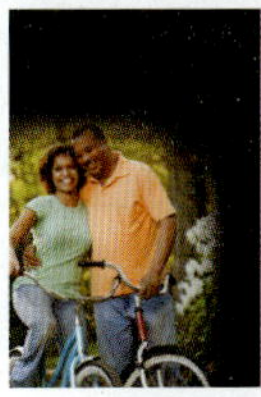

18

생식계통(The Reproductive System) 312

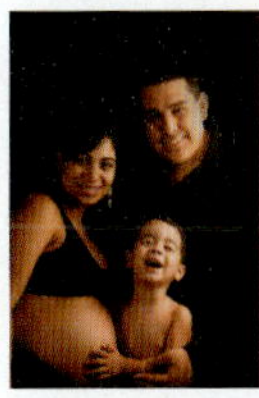

19

발생(Development) 324

1

해부생리학의 소개 (An Introduction to Anatomy and Physiology)

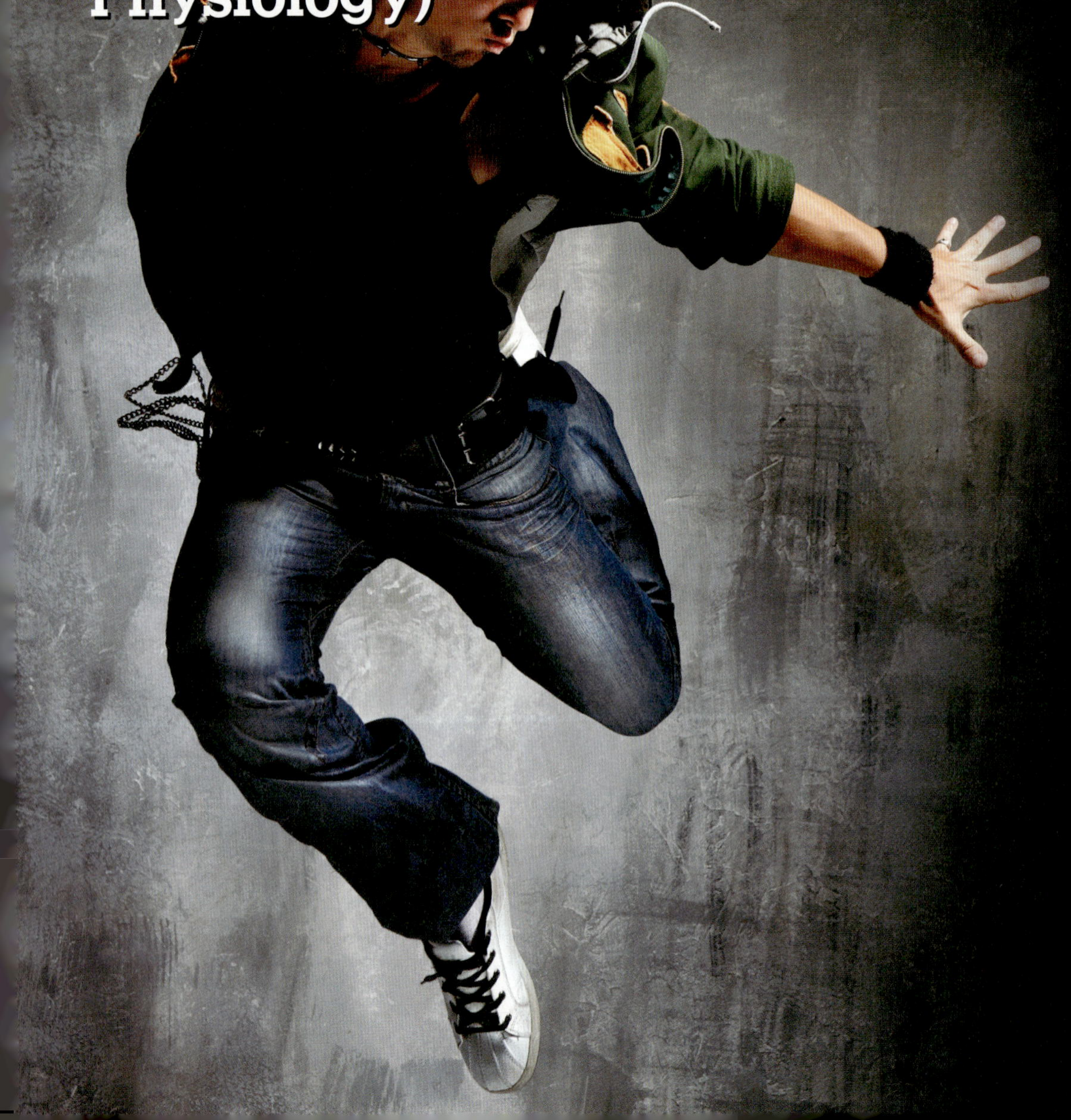

학습성과

1절 • A&P in Perspective(해부생리학의 견해)

1.1 해부학을 정의한다.

1.2 인체의 구성단계를 설명한다.

1.3 11개의 기관계통을 확인하고 각각의 주요 기능을 설명한다.

2절 • Homeostasis(항상성)

1.4 항상성의 개념을 설명하고, 항상성을 유지하는 음성되먹임과 양성되먹임의 역할을 논의한다.

3절 • Anatomical Term(해부학 용어)

1.5 표면해부학과 국소해부학을 설명하기 위해 정확한 해부학 용어를 사용한다.

1.6 신체부위의 상대적인 위치와 관계를 설명하기 위해 방향에 관련된 용어와 부위별 단면을 정확히 사용한다.

A&P in Perspective(해부생리학의 견해)

1.1

해부학은 형태를 연구하고 생리학은 기능을 연구한다

Anatomy(해부학)이란 "잘라서 연다"라는 의미로, 신체의 내부와 외부 구조 및 신체 각 부위의 연관성을 연구하는 학문이다. 여기 복잡한 내부구조를 볼 수 있도록 심장벽이 드러난 심장 해부의 개요가 있다.

1 **Gross anatomy(육안해부학)**는 **macroscopic anatomy**라고도 하며, 기구의 도움 없이 눈으로 비교적 큰 구조나 현상을 관찰하는 학문이다. 절개된 심장 그림은 육안해부학의 한 예이다.

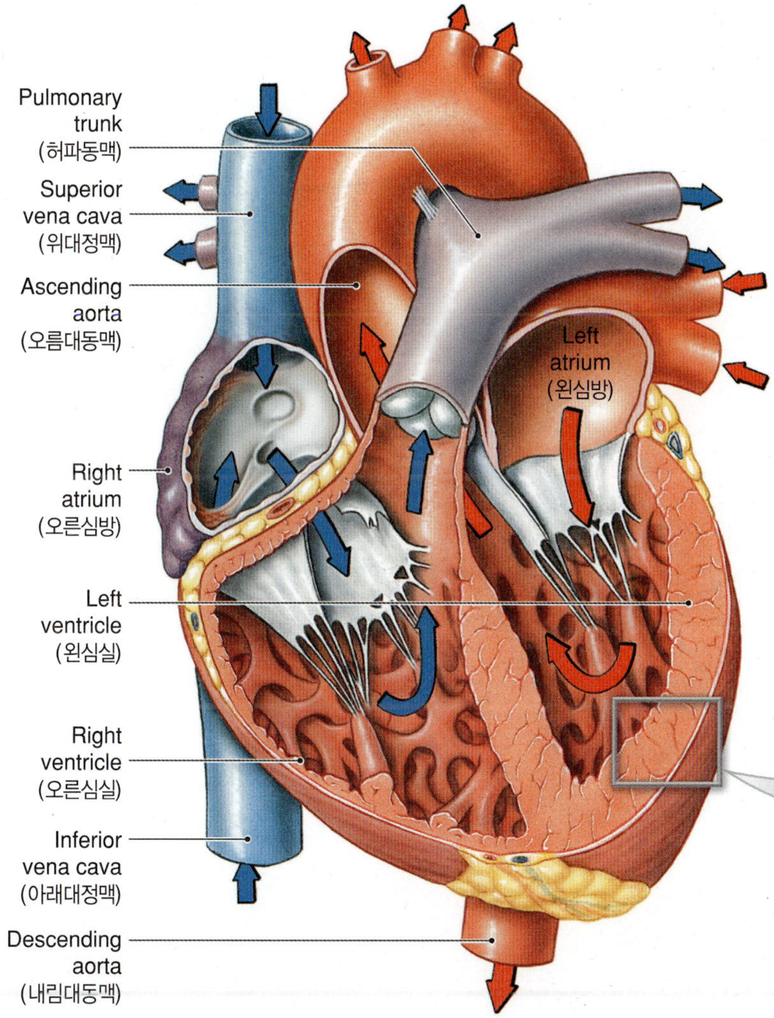

2 **Microscopic anatomy(미세해부학)**는 현미경 없이 볼 수 없는 구조를 다루므로 미세해부학의 범주는 사용되는 장비의 범위 내에서만 확인된다. 해부현미경으로 조직의 구조를 볼 수 있고, 광학현미경으로는 세포의 기본 구조를 자세히 볼 수 있다. 전자현미경으로는 수 나노미터 정도인 각 분자들을 볼 수 있다(1 m의 10억 분의 1).

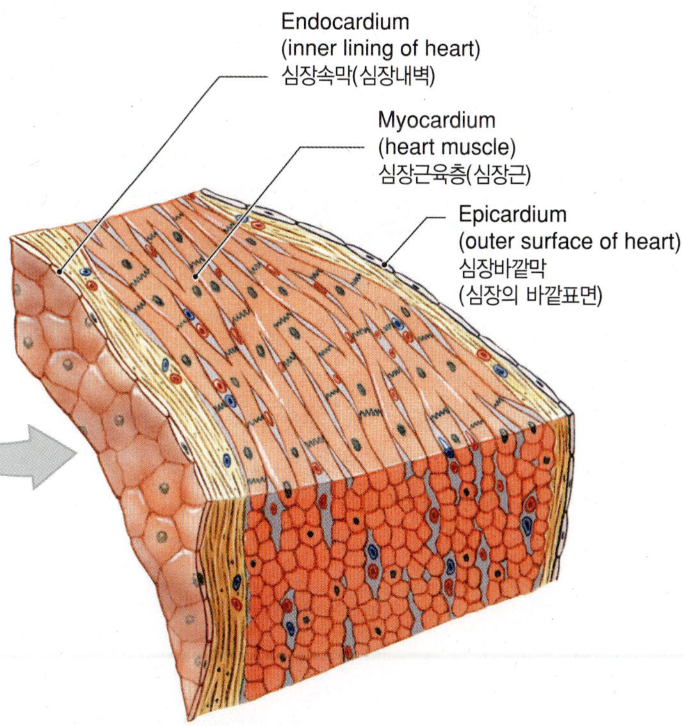

Physiology(생리학)는 살아 있는 생물체의 기능을 연구하는 학문이다. 인체생리학은 신체의 기능을 연구한다. 이런 기능은 복잡하고 해부학적인 대부분의 구조를 연구하는 것보다 훨씬 더 어렵다. 생리학자는 심장박동 시간과 연속성, 주요 동맥의 혈압 효과 등과 같은 심장의 기능적 특징에 초점을 두어 관찰한다.

3 심장근의 전기신호는 각각의 심박동과 조화를 이룬다. 우리는 체표면에 붙인 전극을 확인하여 전기신호를 알아낼 수 있다. 이러한 전기신호의 기록을 심전도(ECG)라고 한다.

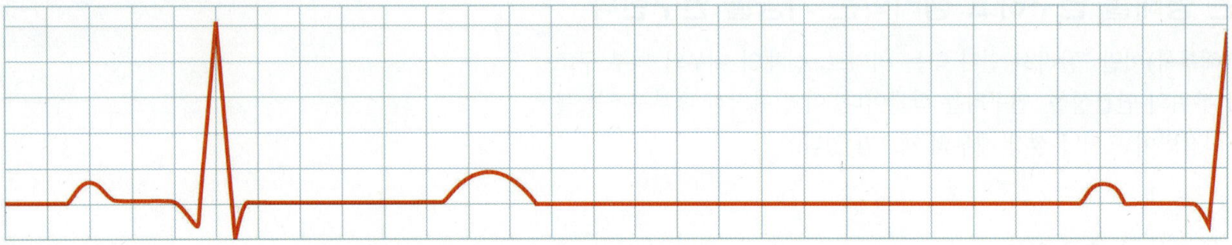

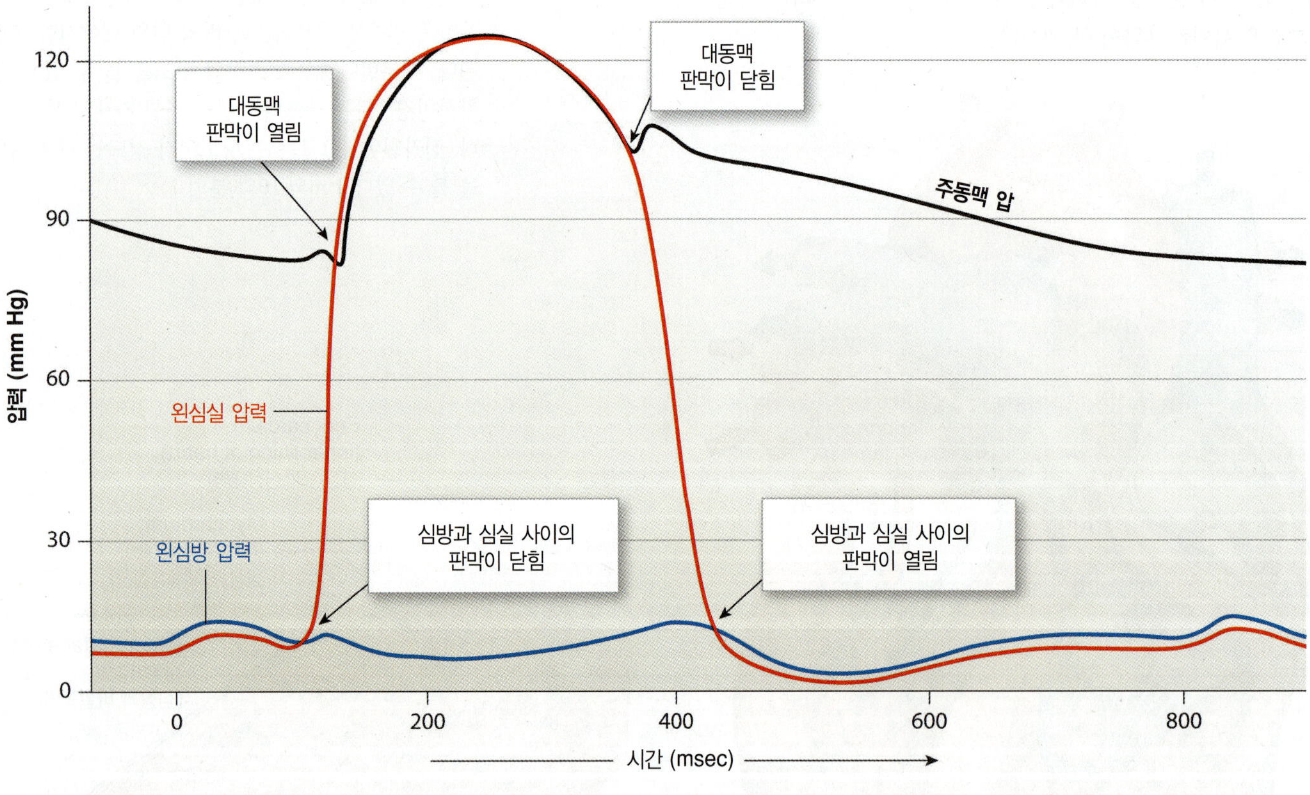

4 심장박동에 따라 주동맥과 심방의 압력이 높았다 낮았다 한다. 주동맥의 혈압은 혈관 손상이나 혈관이 눌리는 것(압력이 너무 떨어질 경우)을 막기 위해 정상범위 내에 유지되어야 한다.

1.2

인체는 상호관계적인 여러 구성 수준으로 이루어진다

인체는 복잡하지만 뚜렷하게 여러 **level of organization(구성 수준)**의 복합 구조를 나타낸다. 각 수준은 아래 설명보다 좀 더 복잡하지만 모두 비슷한 화학성분이나 세포성분으로 분해될 수 있다.

Organism Level(생명체 수준). organism(생명체)–사람을 말함–구성 단계 중 가장 높은 수준. 생명체의 모든 계통 수준이 생명과 건강을 유지하기 위해 함께 작용한다.

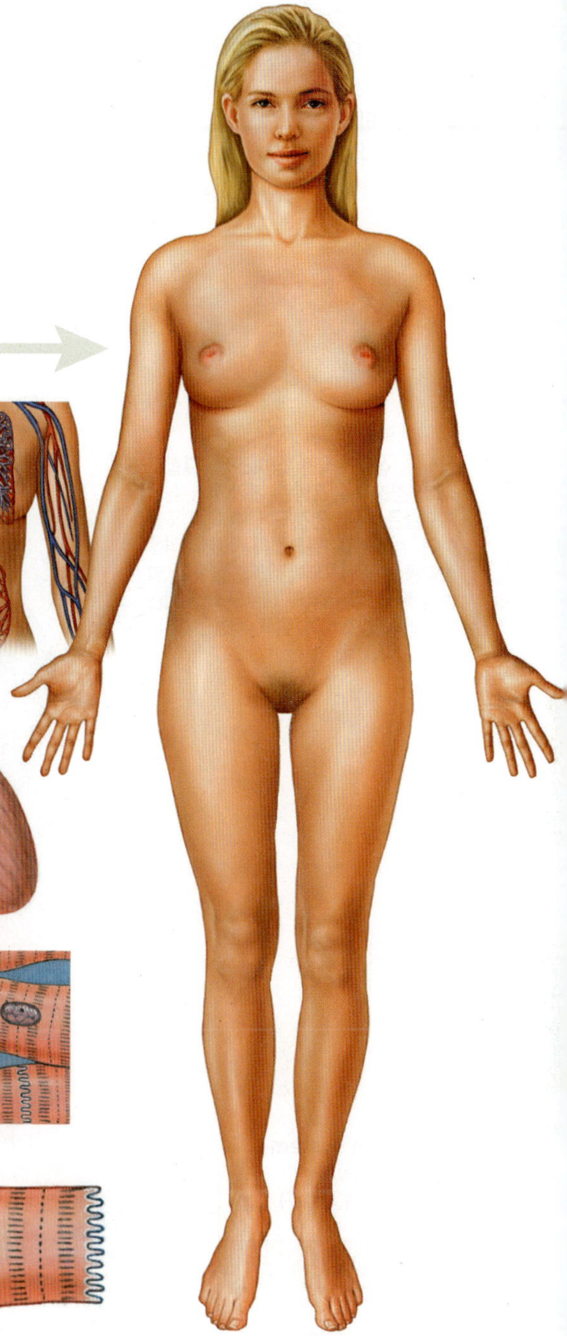

Organ System Level(기관계통 수준). 기관은 계통과 상호작용을 한다. 심장은 수축할 때마다 펌프작용으로 혈액을 혈관으로 밀어낸다. 심장, 혈액, 혈관 모두 심장혈관계통을 형성한다.

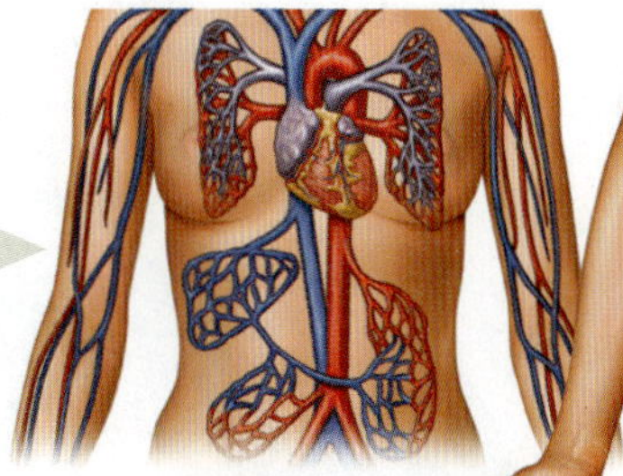

Organ Level(기관 수준). Organ(기관)은 2가지 이상의 조직으로 구성되어 여러 기능을 조화롭게 수행한다. 여러 층의 심근조직은 결합조직으로 구성되어 속이 비어 있고 3차원적인 기관의 심장벽을 형성한다.

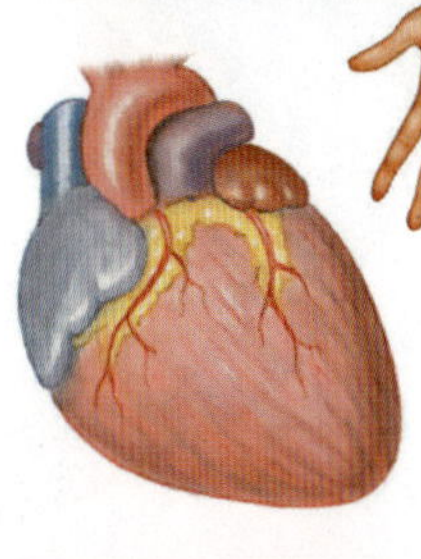

Tissue Level(조직 수준). Tissue(조직)은 세포의 집단이며 세포는 한 가지 이상의 특수기능을 수행하기 위해 함께 일한다. 심근세포(cardium)는 심근조직을 형성한다.

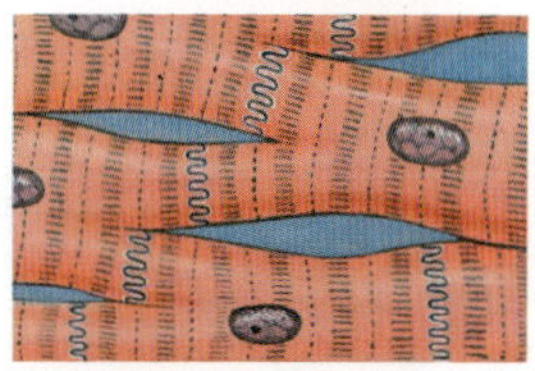

Cellular Level(세포 수준). Cell(세포)은 신체에서 살아 있는 가장 작은 단위이다. 세포의 기능은 복잡한 분자로 구성된 세포내 기관들인 *organelle*(소기관)으로 이루어져 있다. 각 소기관은 특수 기능을 가지고 있다. 예를 들어, 어떤 소기관은 심근세포의 수축에 필요한 에너지를 공급한다.

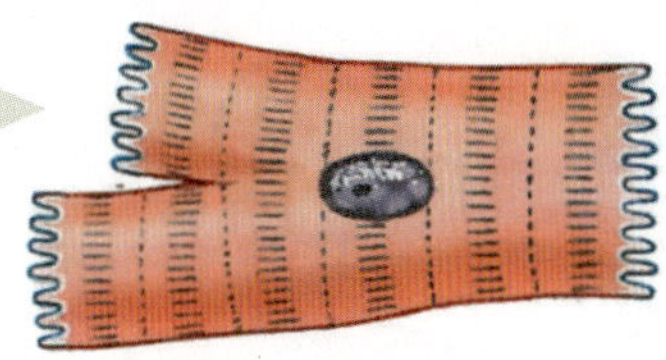

Chemical Level(화학물질 또는 분자수준). Atom(원자)은 물질을 이루는 최소의 안정적 단위로서 결합하여 복잡한 형태의 분자를 형성할 수 있다. 특정 분자의 기능적인 특징은 3차원적인 형태와 원자의 구성요소에 의해 결정된다.

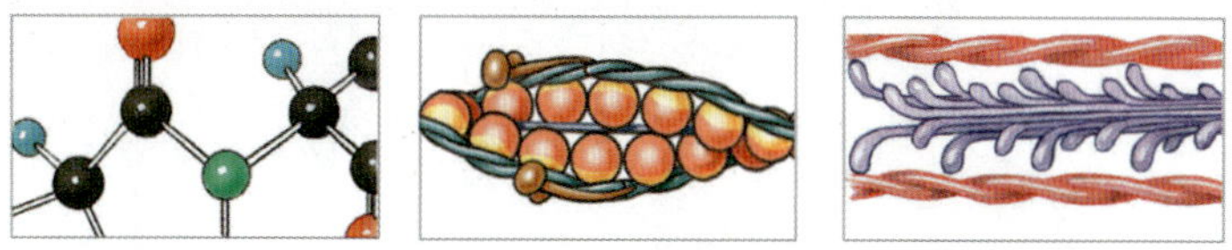

1.3

기관과 기관계통은 생명을 유지하는 신체기능을 수행한다

1 **Organ(기관)**은 하나 이상의 조직형태로 구성된 기능적 단위이다. 기관내 조직의 특수한 조합과 구성체계가 기관의 기능을 결정하거나 제한한다. **Organ system(기관계통)**은 때로는 조화를 이루면서 특수한 기능을 수행하며 상호작용을 하는 기관들로 구성된다.

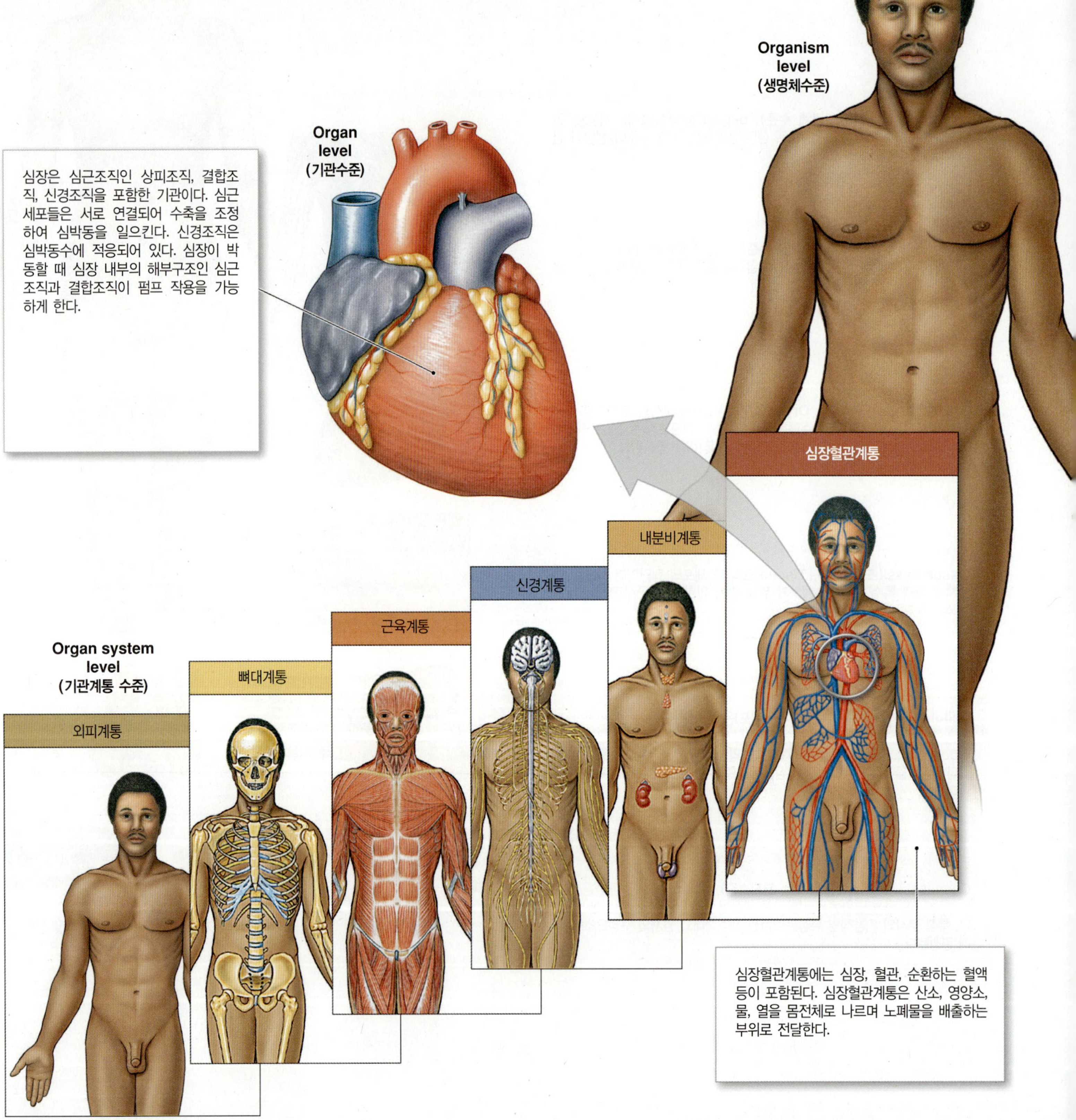

2 오른쪽의 표는 11개의 기관계통이다. 정보를 정리하기에는 이 분류가 편리한 방식이지만, "기관계통"을 분류하는 개념은 인위적이고 다소 오해의 소지가 있다. 세포, 조직, 기관 및 기관계통 등 신체의 어느 부위도 기능을 따로 하지는 않는다. 기관과 기관계통은 상호의존관계에 있으며, 한 기관에 영향을 주는 것은 대체로 몸전체의 기능에도 영향을 줄 것이다. 예를 들어, 많은 양의 출혈이 일어난 뒤 심장은 혈액을 효과적으로 펌핑할 수 없다. 심장이 펌프작용을 못하여 혈액이 흐르지 못하면 산소와 양분을 공급할 수 없다. 이어서 산소와 양분이 부족하면 심근세포들이 죽게 되므로 심근조직은 기능을 상실한다. 이런 변화는 심장혈관계통에만 국한된 것이 아니라 우리 몸의 모든 세포, 조직, 기관에도 심한 손상을 주어 사망에 이르게 할 것이다.

기관계통		주요 기능
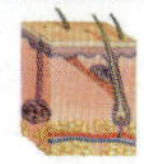	**Integumentary system(외피계통)**	유해환경으로부터 신체를 보호함; 체온조절
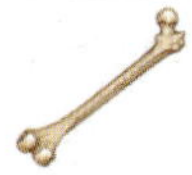	**Skeletal system (뼈대계통)**	연조직을 지지하고 보호함; 혈액세포를 형성
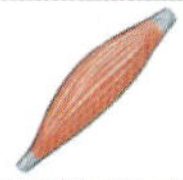	**Muscular system (근육계통)**	몸을 움직이고 지지해줌; 열을 발생시킴
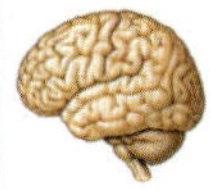	**Nervous system (신경계통)**	다른 기관계통의 활동을 조절하여 자극에 대해 직접 빠른 반응을 나타냄
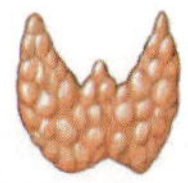	**Endocrine system (내분비계통)**	직접 다른 기관계통의 활동에 오랜 시간 변화를 줌
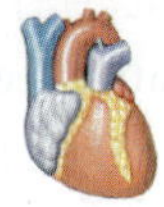	**Cardiovascular system (심장혈관계통)**	양분, 노폐물, 기체 등을 포함한 용해된 물질과 세포를 전달함
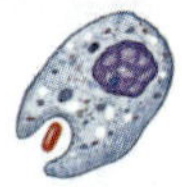	**Lymphatic system (림프계통)**	감염과 질병에 대해 방어작용을 함.
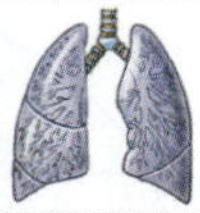	**Respiratory system (호흡계통)**	공기와 순환혈액 사이의 기체교환이 일어나는 부위로 공기를 나름
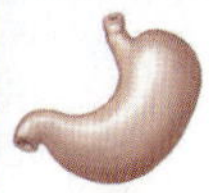	**Digestive system (소화계통)**	음식물을 처리하고 유기양분, 무기질, 비타민, 물 등을 흡수함
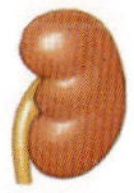	**Urinary system (비뇨계통)**	과다한 물, 염, 노폐물을 제거하고 pH 조절
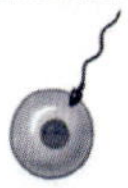	**Reproductive system (생식계통)**	생식세포와 호르몬 생성

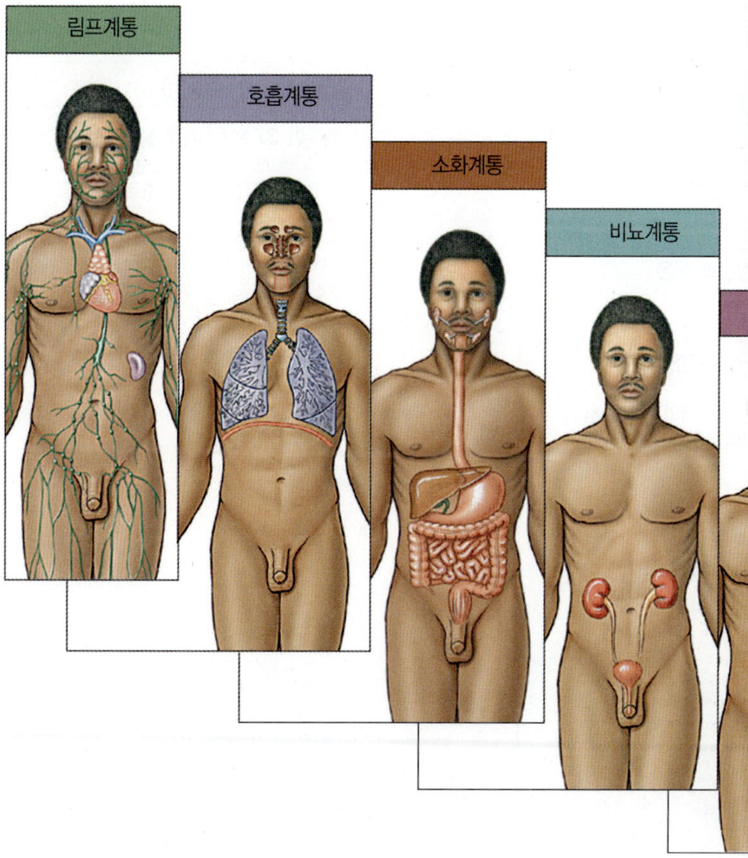

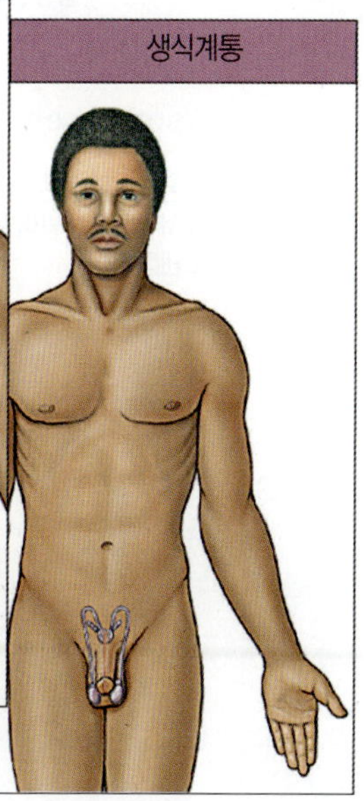

Homeostasis(항상성)

Homeostasis(항상성, *homeo*, 불변 + *stasis*, 상태)는 내부환경이 안정되어 있음을 말한다. 모든 생명체는 항상성을 유지해야 살 수 있다. 항상성을 유지하지 못하면 질병에 걸리거나 사망할 수도 있다. **Homeostatic regulation(항상성 조절)**은 때로는 일정치 않고 예기치 못한, 매우 위험한 환경에서 항상성을 보존하기 위해 생리계통에 적응하는 것이다. 항상성 조절을 이해하기 위해 정상과 비정상 조건에 대한 신체 반응을 정확히 예견하는 것이 중요하다.

1.4

음성되먹임은 안정성을 제공하는 반면, …

Feedback(되먹임)은 환경의 변화로 수용기가 자극을 받아 반응을 유발할 때 나타난다. 조절기에 의한 온도조절의 경우, 외부 온도가 변하면 원하는 범위 내에서 자동으로 반응이 일어나 상황을 수정한다. 이 같은 항상성 조절방식을 **negative feedback(음성되먹임)**이라 하며, 이는 중추가 원래 자극에 대해 효과기를 반대로 또는 무효가 되도록 활성화시키기 때문이다. 따라서 음성되먹임은 변화를 최소화하여, 중요한 신체계통이 느끼는 변화를 한정된 범위 내에서 오래 유지될 수 있도록 한다.

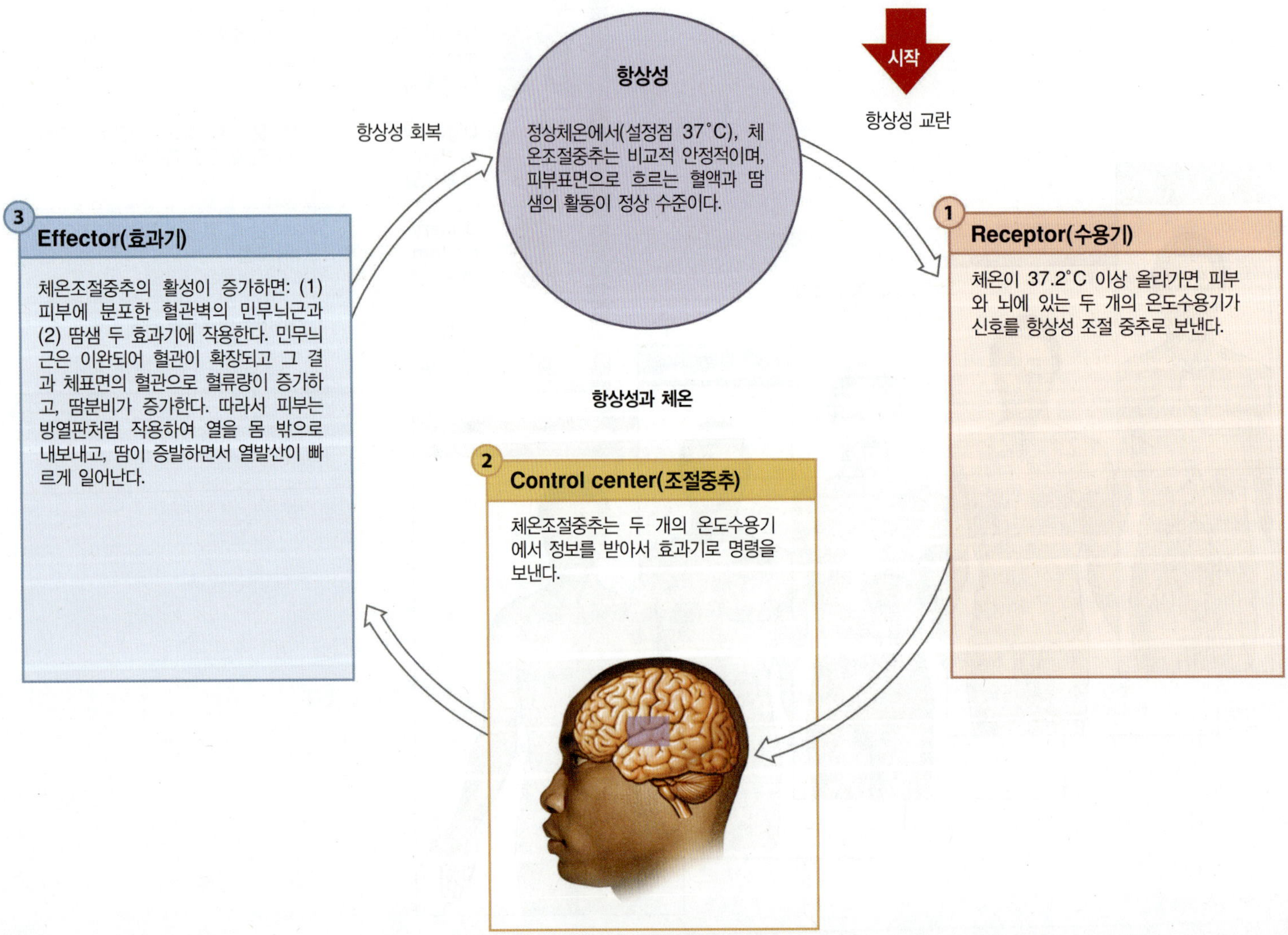

항상성과 체온

··· 양성되먹임은 완료해야 하는 과정을 가속화시킨다

Positive feedback(양성되먹임)에서는 처음 자극이 그 자극의 변화를 반대방향이 아닌 더 강화하는 반응으로 나타낸다. 일상생활에서는 양성되먹임이 극한 반응을 만들어낼 수도 있으므로 접하기가 쉽지 않다. 예를 들어, 집의 온도가 상승하면 냉방기가 아닌 난방기가 작동하도록 연결된 자동온도조절장치를 가정해보자. 이제 방의 온도가 설정점을 넘으면 온도조절장치가 난방기를 켜서 실내온도는 더욱 상승한다. 누군가 온도조절기를 끄거나 난방기를 끄는 등 어떤 조치를 하기 전까지 실내온도는 계속 오를 것이다. 이러한 상승순환방식을 **positive feedback loop(양성되먹임순환)**라 한다.

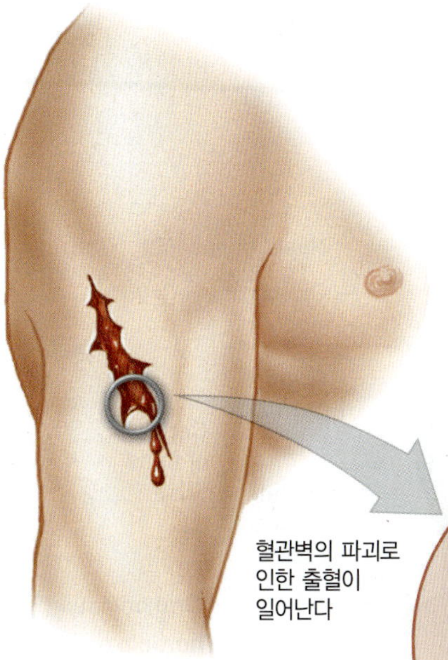

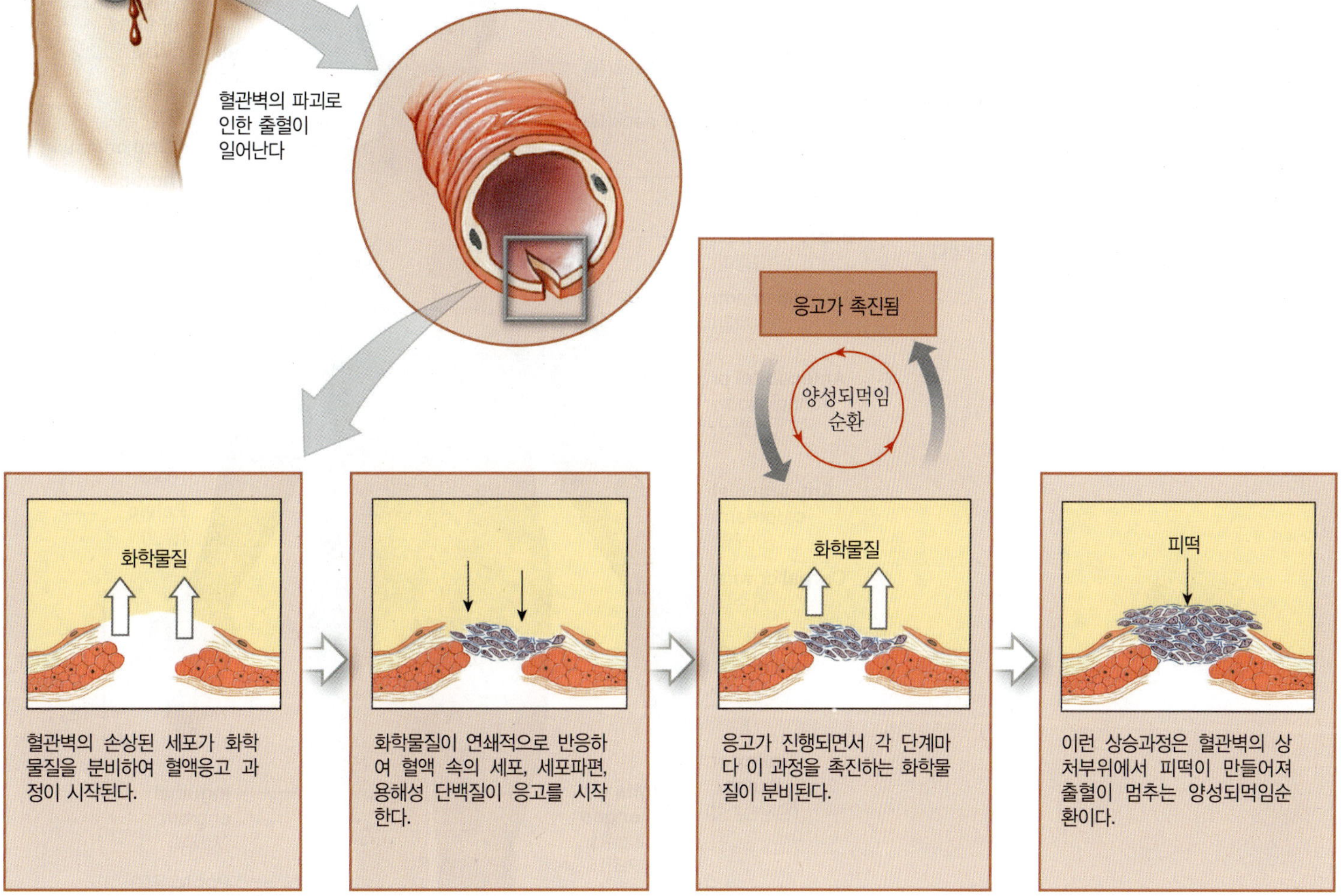

Anatomical Term(해부학 용어)

1.5

Superficial anatomy(표면해부학)와 regional anatomy(부위해부학)는 신체의 위치를 나타낸다

1 다음 그림은 **anatomical position(해부학 자세)**을 나타낸다. 이 자세는 손바닥이 앞을 향하고, 두 발을 모은 자세이다. 다른 언급이 없다면 신체와 관련된 모든 설명은 해부학자세를 말한다. 얼굴을 위로하고 해부학자세로 누우면 **supine(바로누운 자세)**, 얼굴을 아래로 하고 누우면 **prone(엎드린 자세)**이라고 한다. 해부학용어는 굵은 문자로 일반 용어는 보통 문자로 나타낸다.

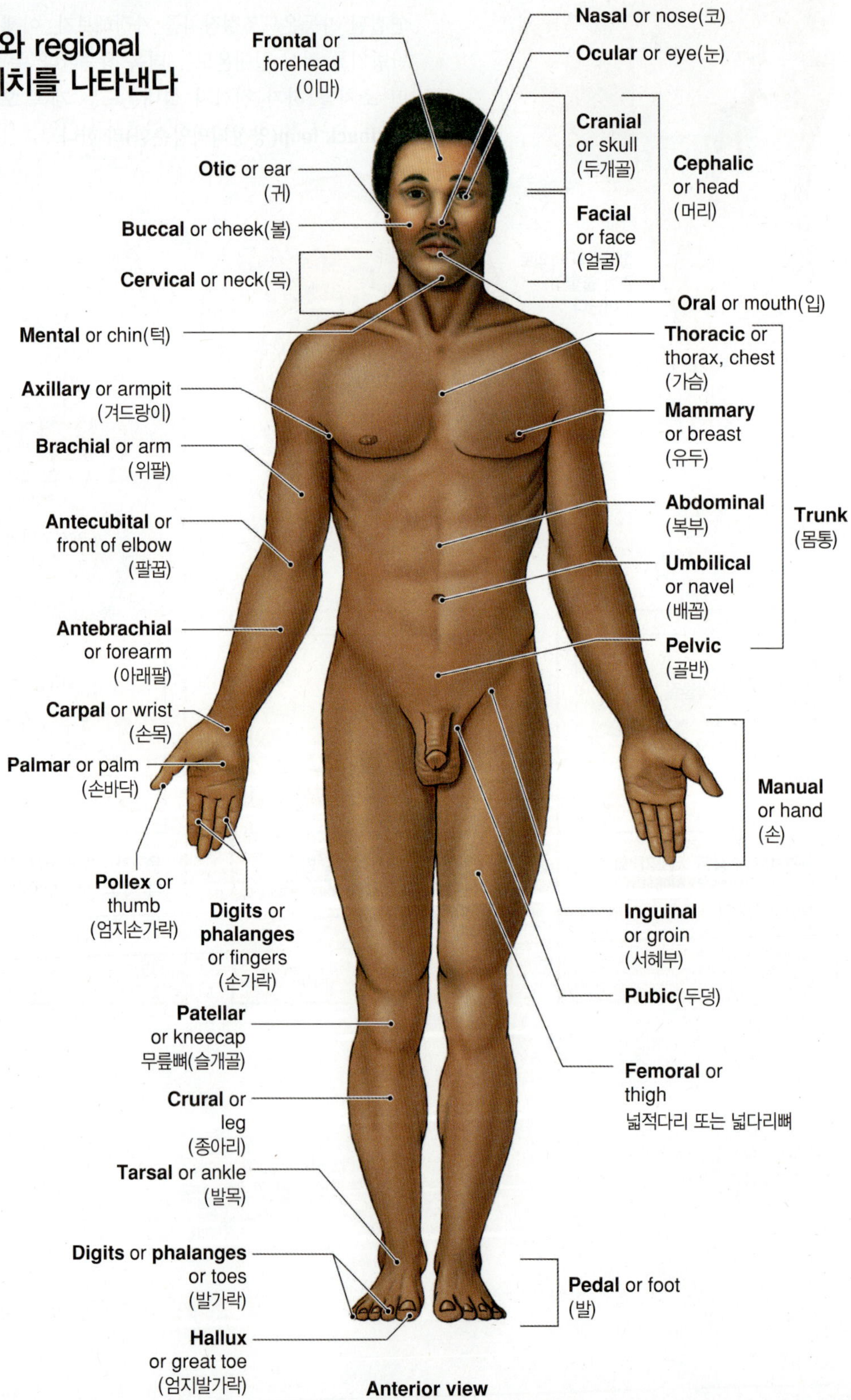

Anterior view
(앞면)

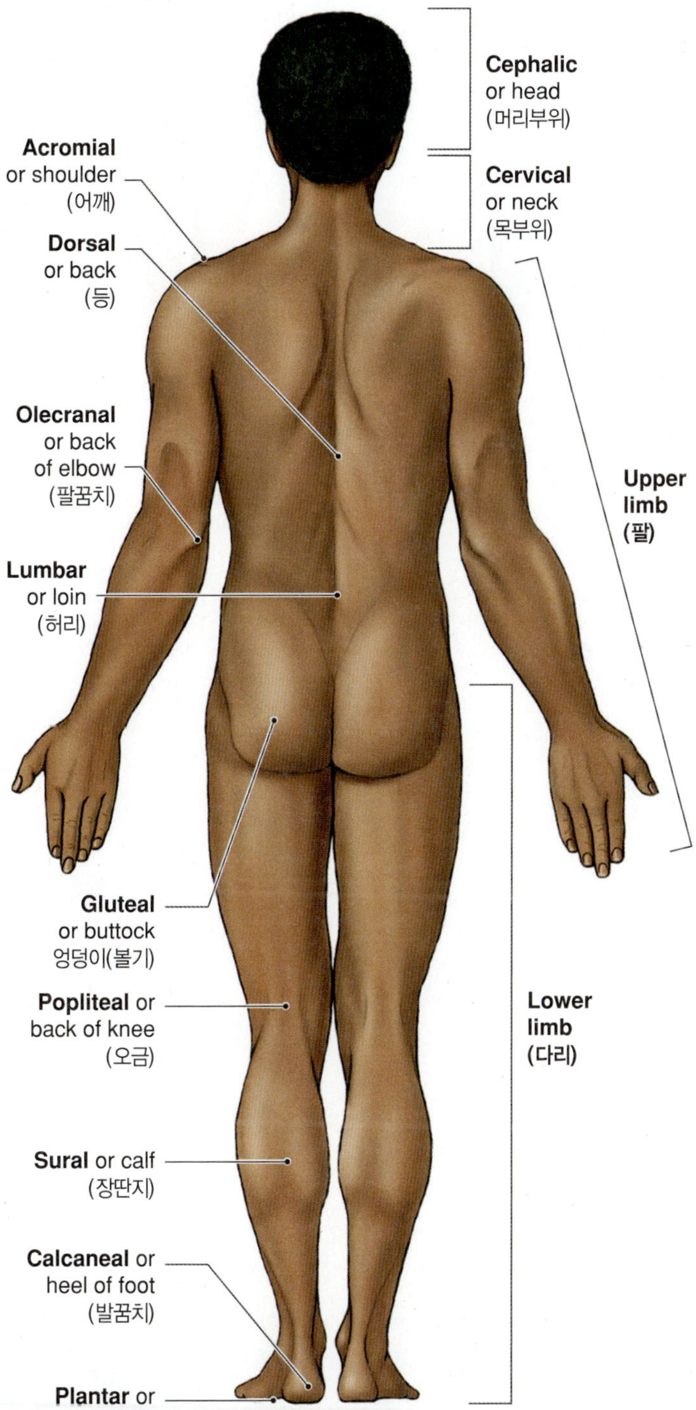

Posterior view
(뒷면)

1.6

방향과 부위에 관한 용어는 그림의 특정 지점을 설명한다

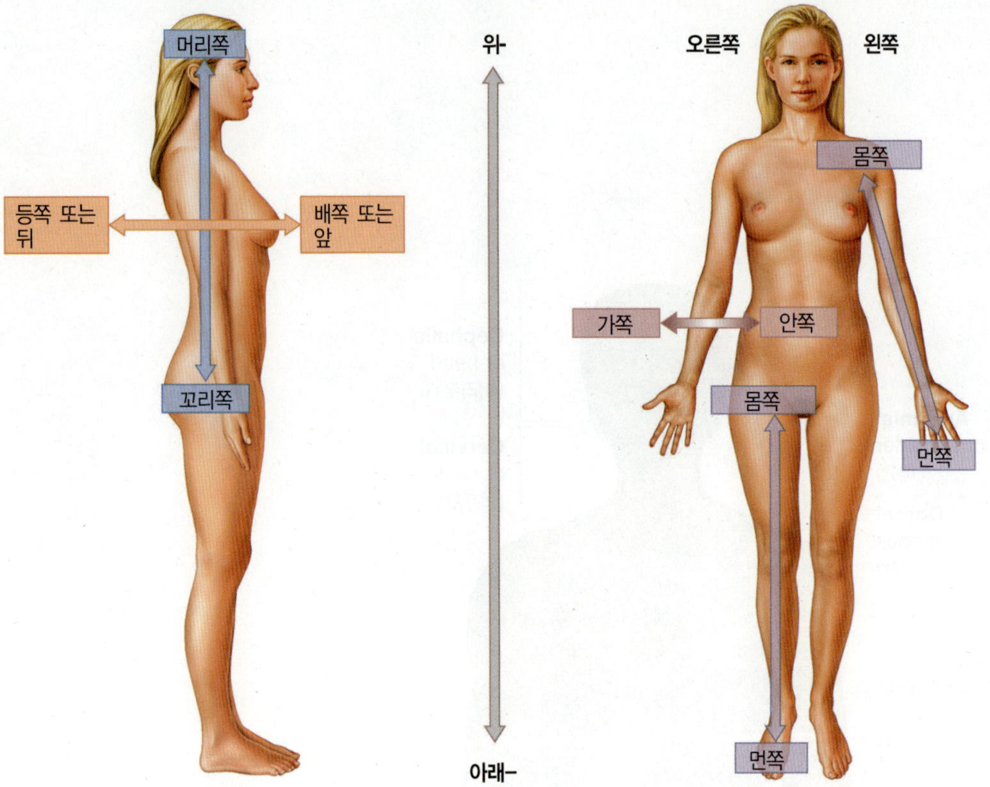

1 방향 용어를 배우면서, 모든 해부학적인 방향의 기준점으로 해부학자세를 이용하고 있다는 점을 기억해 두자.

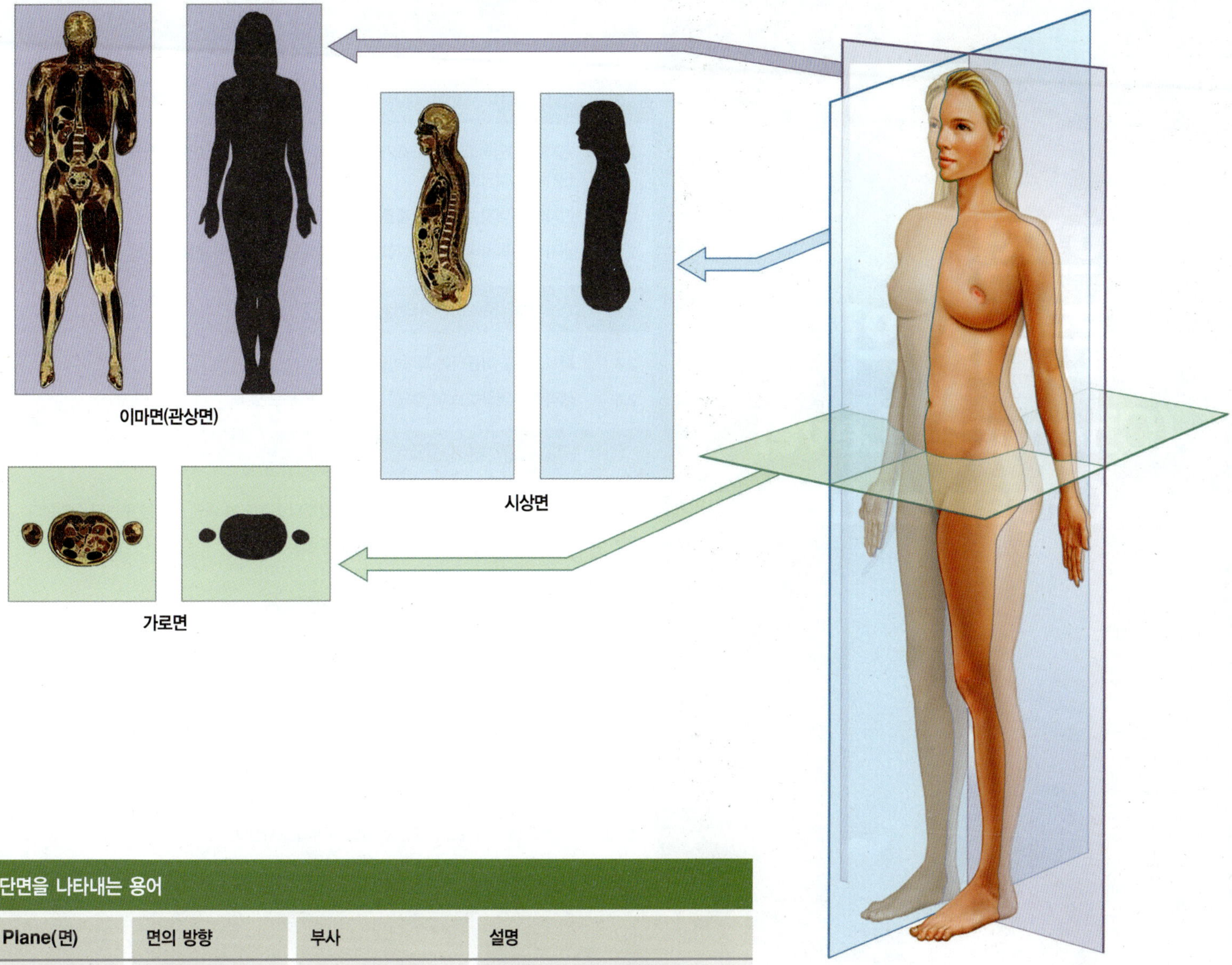

단면을 나타내는 용어			
Plane(면)	**면의 방향**	**부사**	**설명**
Transverse/ horizontal	세로축에 직각	Transversely/ horizontally	**Transverse(가로면)** 또는 **horizontal(수평면)**은 인체를 위아래로 나눈다. 이런 방식을 **cross section(횡단면)**이라 한다
Sagittal	세로축에 평행	Sagittally	**Sagittal section(시상단면)**은 인체를 좌우로 나눈다.
Midsagittal	세로축에 평행	Sagittally	**Midsagittal section/median section(정중시상단면)**은 인체의 정중간을 지나 좌우로 나눈다,
Parasagittal	세로축에 평행	Sagittally	**Parasagittal section(분할시상단면)**은 정중시상면에 평행하게 나누는 것이며 좌우가 균등하지 않게 나뉜다
Frontal/coronal	세로축에 평행	Frontally/coronally	**Frontal(전면)** 또는 **coronal section(관상면)**은 인체를 앞뒤로 나눈다 coronal 이란 용어는 보통 머리뼈 설명에 사용한다

2 단면을 나타내는 것은 삼차원적인 사물의 부위별 관계를 나타내는 유일한 방법이다. 의료영상기술의 발달로 단면과 이에 관한 용어를 이해하는 것이 더욱 중요해졌다.

2

화학적 수준에서의 구성 (Chemical Level of Organization)

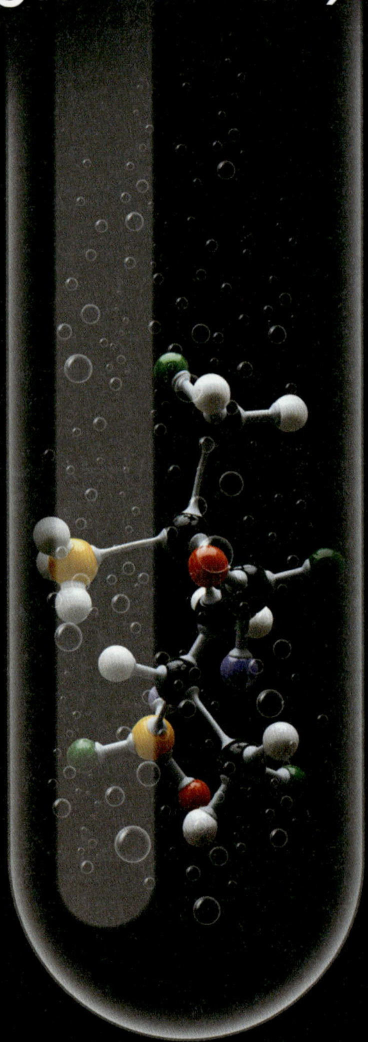

학습성과

1절 · Atom(원자)과 Molecule(분자)

2.1 원자를 설명하고 원자구조가 질량수에 어떻게 영향을 미치는지와 여러 화학원소의 원자량을 설명한다.

2.2 전자와 에너지 수준의 관계를 설명한다.

2.3 원자가 결합하여 분자나 화합물을 형성하는 방식을 비교한다.

2절 · Chemical Reaction(화학반응)

2.4 화학기호를 이용하여 화학반응을 나타낸다.

2.5 생리학을 연구하는 데 중요한 화학반응을 구분한다.

3절 · 우리 몸에서 물의 중요성

2.6 물의 화학적 특성이 무기분자와 유기분자의 용해도에 어떤 영향을 주는지 설명한다.

2.7 체액의 pH 및 완충제 역할의 중요성을 설명한다.

4절 · Metabolite(대사물질)와 Nutrient(영양소)

2.8 탄수화물의 구조와 기능을 설명한다.

2.9 지질의 구조와 기능을 설명한다.

2.10 스테로이드, 인지질, 당지질 등 여러 종류의 지질 구조와 다양한 기능을 설명한다.

2.11 단백질의 구조와 신체 내에서 단백질의 주요 기능을 설명한다.

2.12 신체 내에서 효소가 어떤 기능을 하는지 설명한다.

2.13 DNA와 RNA의 구조와 기능을 비교하여 대조시킨다.

Atom(원자)과 Molecule(분자)

인체에 대한 연구는 화학적 수준의 구성에서 시작된다. 화학이란 공간을 차지하고 질량을 갖는 것으로 정의하는 물질의 구조를 연구하는 학문이다. **Mass(질량)**는 지구상에 어떤 물질의 질량을 결정하는 물리적 특성이다. 물체의 중량은 그 물질의 질량과 동일하지만 이 둘이 항상 동일한 것은 아니다. 무중력 상태인 우주궤도에 있다 하더라도, 질량은 변하지 않는다.

1 **Atom(원자)**은 물질의 가장 작고 안정된 단위이다. 원자는 **subatomic particle(아원자입자)**로 구성되며 이 중 3종류는 물질의 기본적인 화학적 특성을 이해하는데 특히 중요하다.

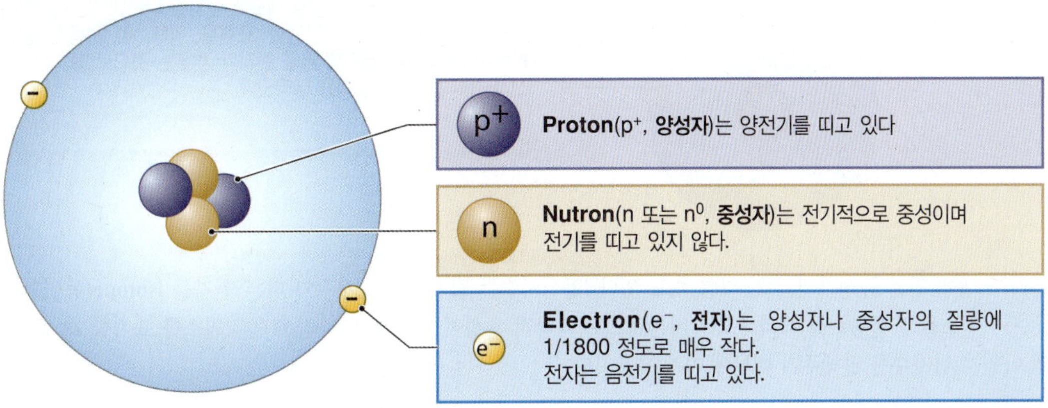

2 원자는 핵과 electron cloud(전자구름)로 나뉜다.

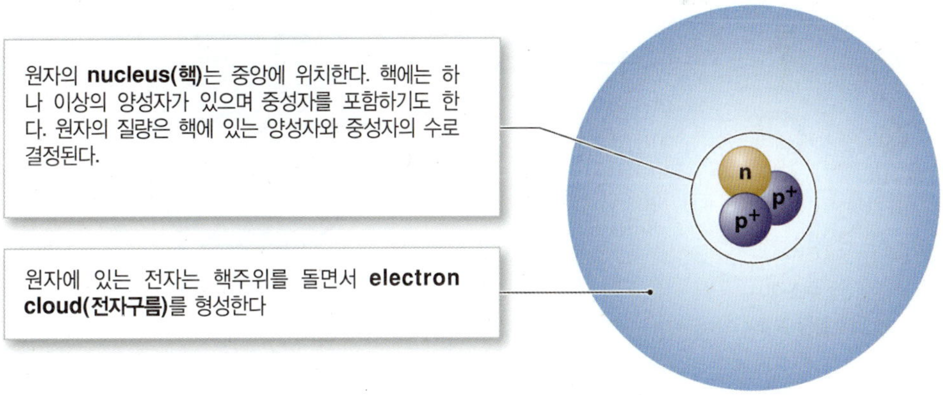

3 **Molecule(분자)**은 원자가 상호작용하여 더 크고 복잡한 구조를 만들 때 형성된다.

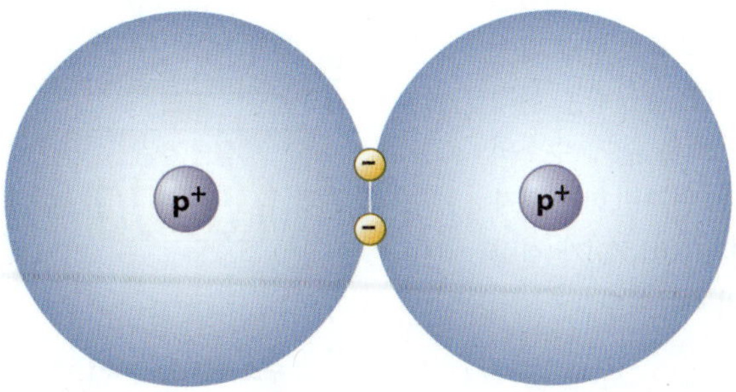

우리 주변에 있는 모든 것들이 다양한 조합의 원자로 구성된다. 생물이나 무생물의 독특한 특징은 연관된 원자의 형태와 원자의 조합 및 상호작용 방식에서 나오는 것이다. 어떤 물질의 질량은 그 물질을 구성하는 원자의 질량의 합을 나타낸다.

전형적인 원자는 양성자, 중성자, 전자를 포함하고 있다

원자는 정상적으로 같은 수의 양성자와 전자를 가지고 있어서 전기적으로 중성이다. 원자에서 양성자의 수는 **atomic number(원자번호)**로 알려져 있다. 양성자와 중성자의 합이 **mass number(질량수)**가 된다. **Element(원소)**는 같은 원자번호인 원자로만 구성된 순수물질이다.

1 수소(H)는 원자번호가 1인 가장 간단한 원자이다. 따라서 수소 원자는 양성자 1개와 전자 1개를 갖고 있다. 수소의 양성자는 원자 중심부에 위치하며 핵을 형성한다.

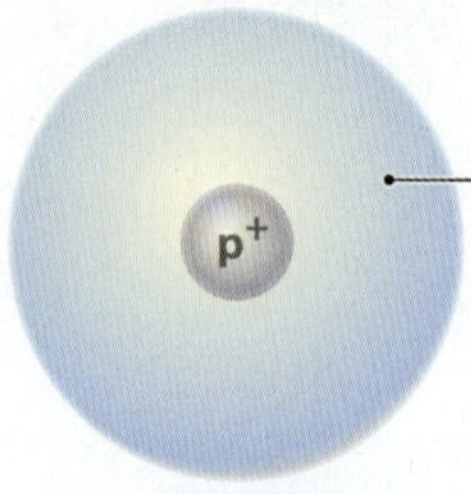

전자구름 안에 있는 핵주위를 전자가 돌고 있다. **Electron cloud(전자구름)**에 전자가 남아 있는 이유는 양전하인 양성자가 음전하인 전자를 끌어당기기 때문이다. 서로 반대되는 전기 사이에 끌림은 전기력의 한 예가 된다.

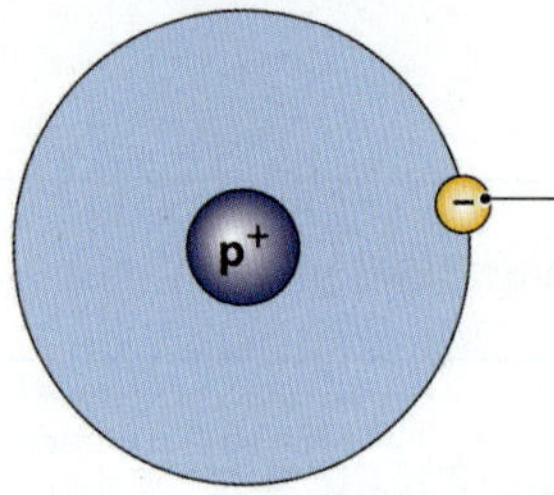

책에는 자주 핵주변의 고정된 궤도에 전자를 나타낸다. 사실 전자들의 움직임은 훨씬 복잡하다. 간단한 표현을 위해, 이 구름은 통상 구형의 **electron shell(전자껍질)**을 전자가 채우는 것으로 표시된다. 최외각은 전자구름의 가장 바깥쪽을 나타낸다.

2 한 가지 원소의 원자라도 핵에 있는 중성자의 수가 다를 수도 있다. 양성자수는 같지만 중성자수가 다른 원자를 **isotope(동위원소)**이라고 한다. 한 원소의 서로 다른 동위원소들은 질량수를 제외하고는 기본적으로 화학적 특성이 동일하다. 따라서 동위원소를 표기할 때 질량수를 사용한다. 질량수는 다른 원자핵 속의 아원자 입자수를 말해주기 때문에 아주 유용하다.

전자껍질 모형

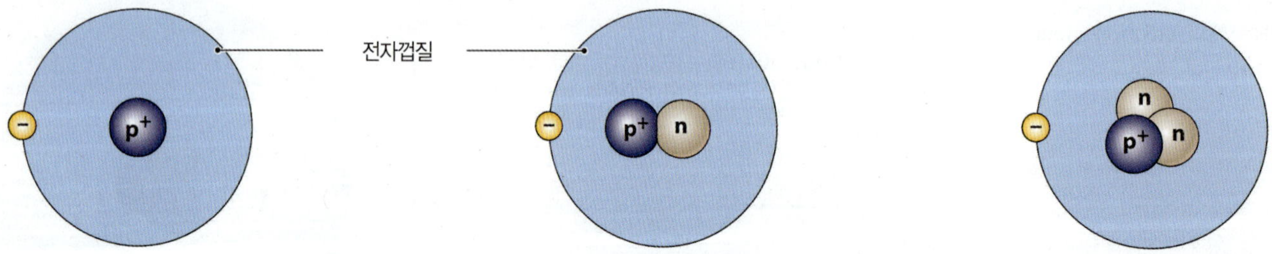

수소-1
질량수: 1

수소-2, deuterium
(중수소)
질량수: 2

수소-3, tritium
(삼중수소)
질량수: 3

3 원자의 실제 질량을 **atomic weight(원자량)**라고 한다. 원자량에 사용되는 단위는 **atomic mass unit(amu, 원자질량단위)**인 dalton(달톤)을 쓴다. 1 amu는 한 개의 양성자나 중성자의 질량과 비슷하다. 수소원자 동위원소의 원자량은 거의 1에 가깝다. 원자량은 여러 동위원소의 상대적 비율을 반영하는 평균 질량이다. 예를 들어, 수소의 원자번호는 1이지만 원자량은 1.0079인데, 이 경우 원자번호와 원자량이 다른 이유는 일차적으로 일부 소수의 수소원자(0.015%)가 질량수 2를, 더 적은 수의 원자가 질량수 3을 가지고 있기 때문이다.

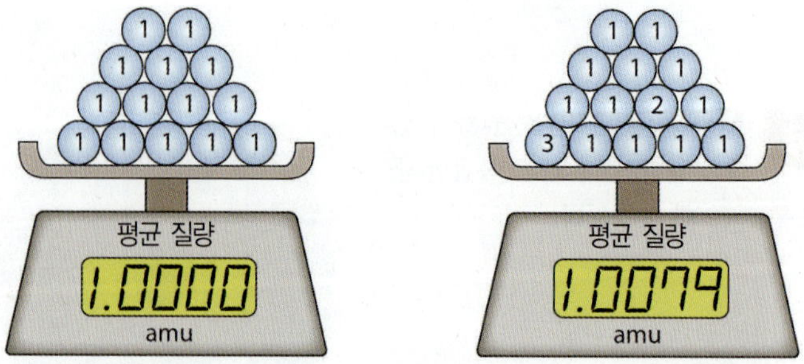

수소 원자량-1 = 1

수소 동위원소 혼합물의 원자량 = 1.0079

4 다음 표는 인체를 가장 많이 구성하고 있는 원소 및 약자와 중요성을 나타낸다. 인체는 **trace element(미량원소)**라고 하는 또 다른 14개의 원소를 포함하고 있으며 아주 적은 양을 나타낸다. 자연계에는 92개의 원소가 존재하지만, 실험실에서 핵반응을 통해 새롭게 만들어진 수십 개의 원소들도 있다. 모든 원소는 **chemical symbol(화학기호)**이 있으며, 모든 과학자들이 알 수 있는 약자이다. 화학기호 대부분이 원소의 영어 이름과 연관되어 있지만 일부는 다른 언어의 약자를 쓰기도 한다. 예를 들어, Na의 기호는 라틴어인 natrium(나트륨)에서 온 것이다.

인체의 주요 원소들

원소(신체중량에 대한 %)	중요성
Oxygen(산소), O(65)	물과 기타 화합물의 구성분;기체형태로 에너지 생산에 필요
Carbon(탄소), C(18.6)	생물체를 구성하는 모든 분자의 구성분
Hydrogen(수소), H(9.7)	물과 체내 다른 화합물의 구성분
Nitrogen(질소), N(3.2)	단백질, 핵산, 기타 유기화합물에 존재
Calcium(칼슘), Ca(1.8)	뼈와 치아에 존재; 생체막의 기능, 신경자극, 근육수축, 혈액응고에 중요
Phosphorus(인), P(1.0)	뼈와 치아, 핵산, 고에너지 화합물에 존재
Potassium(칼륨), K(0.4)	적절한 생체막의 기능, 신경자극, 근육수축에 중요
Sodium(나트륨), Na(0.2)	혈액량, 생체막의 기능, 신경자극, 근육수축에 중요
Chlorine(염소), Cl(0.2)	혈액량, 생체막의 기능, 수분흡수에 중요
Magnesium(마그네슘), Mg(0.06)	여러 효소(특정단백질)의 조효소로 작용
Sulfur(황), S(0.04)	많은 단백질에 존재
Iron(철), Fe(0.007)	산소운반 및 에너지 포획에 필수
Iodine(요오드), I(0.0002)	갑상샘호르몬의 구성분
Trace element(미량원소): silicon(실리콘, Si), fluorine(불소, F), copper(구리, Cu), manganese(망간, Mn), Zink(아연, Zn), selenium(셀레늄, Se), cobalt(구리, Co), molybdenum (몰리브덴, Mo), cadmium(카드뮴, Cd), chromium(크롬, Cr), tin(주석, Sn), aluminum(알루미늄, Al), boron(붕소, B), vanadium(바나듐, V)	조효소로의 일부 기능; 많은 미량원소의 기능이 잘 알려지지 않은 상태임

전자는 여러 에너지 수준을 채우고 있다

원자는 전기적으로 중성이다. 양전하인 모든 양성자는 음전하인 전자와 균형을 이룬다. 따라서 원자번호가 증가하면 핵주위를 도는 전자의 수도 증가한다. 전자구름 안에서 에너지 수준의 순서대로 전자가 채워진다. 에너지 수준에서 전자가 복잡한 형태로 핵주위를 돌고 있지만, 기본 모양을 여러 개의 동심원 형태인 전자껍질로 나타낼 수 있다. 첫 번째 전자껍질(핵에서 가장 가까운 것)은 에너지 수준이 가장 낮다.

반응성 원소

1 가장 바깥쪽 에너지 수준은 원자의 껍질을 형성한다. 수소나 리튬처럼 에너지 수준을 채우지 못한 원자들은 바깥 껍질을 채우는 방식으로 다른 원자와 반응을 할 것이다. 바깥 전자껍질을 모두 채운 원자는 안정하여 다른 원자와 반응을 하지 않을 것이다.

비활성 원소

2 화학반응에 쉽게 참여하지 않는 원소를 **inert element (비활성 원소)**라 한다. 헬륨과 네온은 바깥 전자껍질을 채우고 있어서 서로 또는 다른 원소와도 반응하지 않으므로 **inert gas(비활성 기체)**라고 한다.

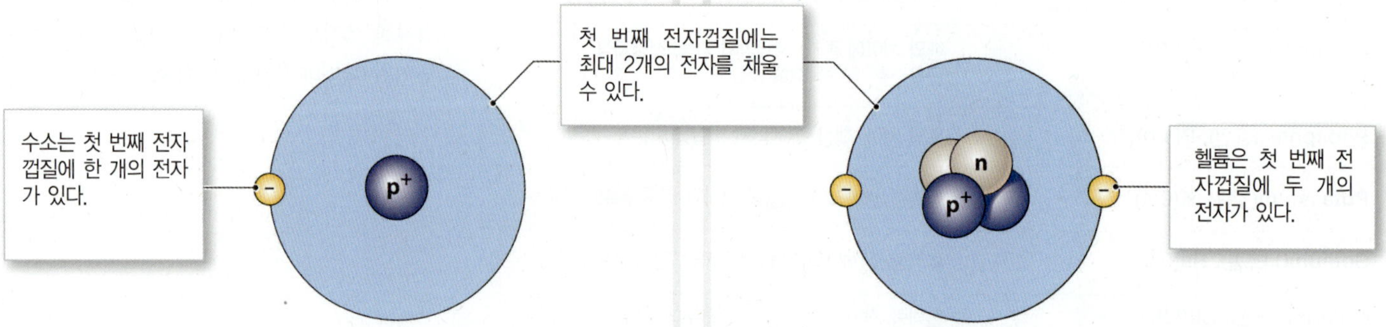

첫 번째 전자껍질에는 최대 2개의 전자를 채울 수 있다.
수소는 첫 번째 전자껍질에 한 개의 전자가 있다.
p+
헬륨은 첫 번째 전자껍질에 두 개의 전자가 있다.
n
p+

수소, H
원자번호: 1
질량수: 1
전자 1개

헬륨, He
원자번호: 2
질량수: 4(양성자 2 + 중성자 2)
전자 2개

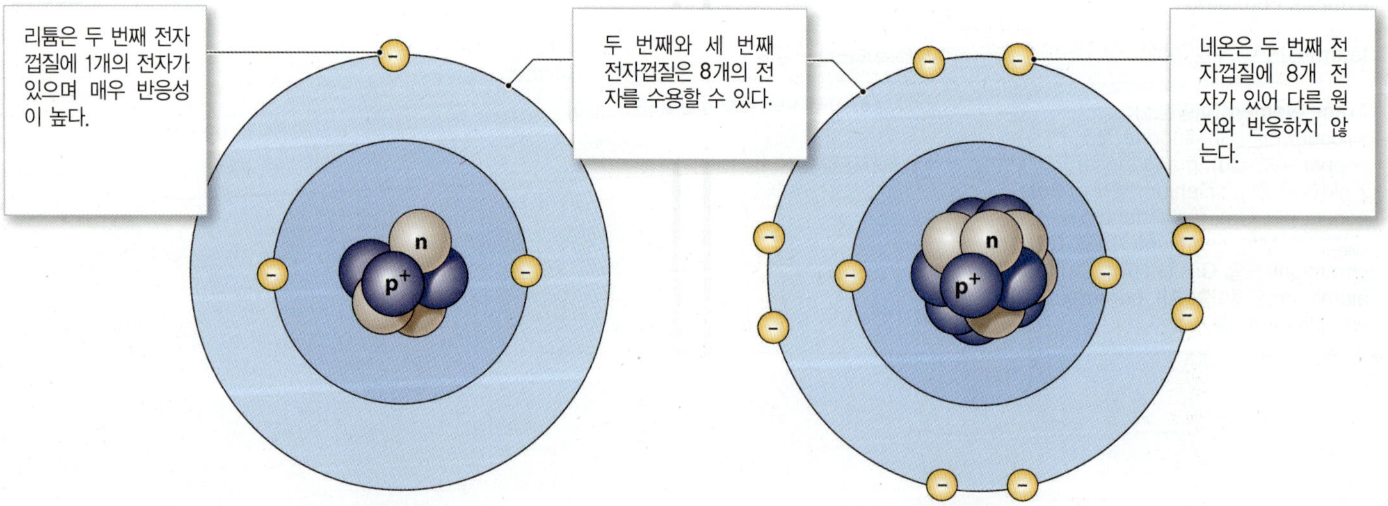

리튬, Li
원자번호: 3
질량수: 6
(양성자 3 + 중성자 3)
전자 3개

네온, Ne
원자번호: 10
질량: 20
(양성자 10 + 중성자 10)
전자 10개

3 수소, 리튬, 나트륨처럼 바깥 전자껍질을 채우지 않은 원소를 **reactive element(반응성 원소)**라고 하며, 이 원소들은 다른 원소들과 반응하거나 결합하지 않는다. 원자는 전자를 얻거나, 잃거나 공유하여 바깥 전자껍질을 채우는 방식으로 안정성을 얻을 수 있다. 원자가 바깥 전자껍질의 전자를 잃게 되면 더 이상 전기적으로 중성이 아니고 전자보다 더 많은 양성자를 갖게 되는 셈이다. 이 경우 원소는 양전하를 띠게 되므로 **cation(양이온)**이라 한다. 만일 원자가 전자 하나를 잃으면 +1의 전하를 띤 이온이 된다. 이온들은 얼마나 많은 전자를 잃고 안정성을 찾느냐에 따라 +2, +3, +4의 전하를 띤 이온이 된다.

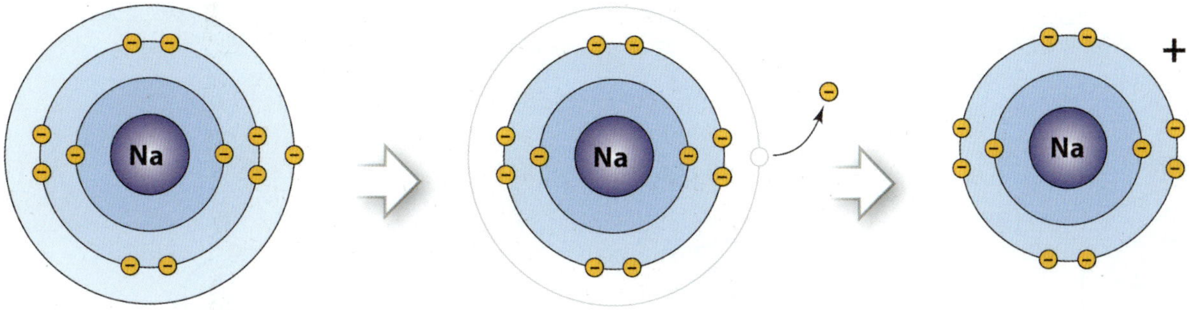

나트륨원자, Na(반응성) **나트륨원자, Na⁺**(안정성)

4 마찬가지로 다른 원자로부터 얻은 전자로 바깥 전자껍질을 채운 원자는 안전상태에 이른다. 이 원자도 더 이상 전기적으로 중성이 아니고 양성자보다 더 많은 전자를 갖게 된다. 이제 원자는 음전하를 띠게 되며 이를 **anion(음이온)**이라 한다. 여분의 전자 하나가 주어지면 −1의 전하를 띤 이온이 된다. 이온들은 얼마나 많은 전자를 필요로 하며 안정성을 찾느냐에 따라 −2, −3, −4의 전하를 띤 이온이 된다.

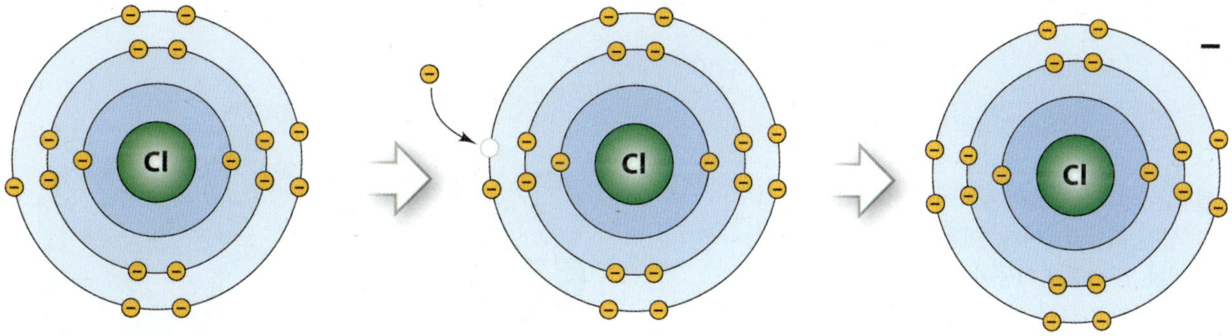

염소원자, Cl(반응성) **염소이온, Cl⁻**(안정상태)

원자의 바깥 전자껍질을 안정화시키는 상호작용은 **chemical bond(화학결합)**의 형성을 통해 이루어진다. 이 반응이 이루어지면 반응에 참여한 원자들이 하나로 결합하게 되는 것이다.

가장 흔한 화학결합은 이온결합과 공유결합이다

화학결합이 일어나면 화합물과 분자라는 새로운 물질을 만들어 낸다. **Compound(화합물)**란 결합에 참여한 원소들의 결합형태와 관계없이 둘 이상의 원소들로 이루어진 화학물질을 말한다.

1단계: 나트륨과 염소이온의 형성. 나트륨원자는 전자를 하나 잃고 이 전자를 염소원자가 받는다. 이 과정에서 바깥전자껍질을 채우는 두 개의 안정된 이온이 생겨난다.

2단계: 이온결합의 형성. 나트륨과 염소이온은 반대 전하를 가지므로 서로 끌리게 되어 결합한다. 이 결과 이온성 화합물인 NaCl이 만들어진다.

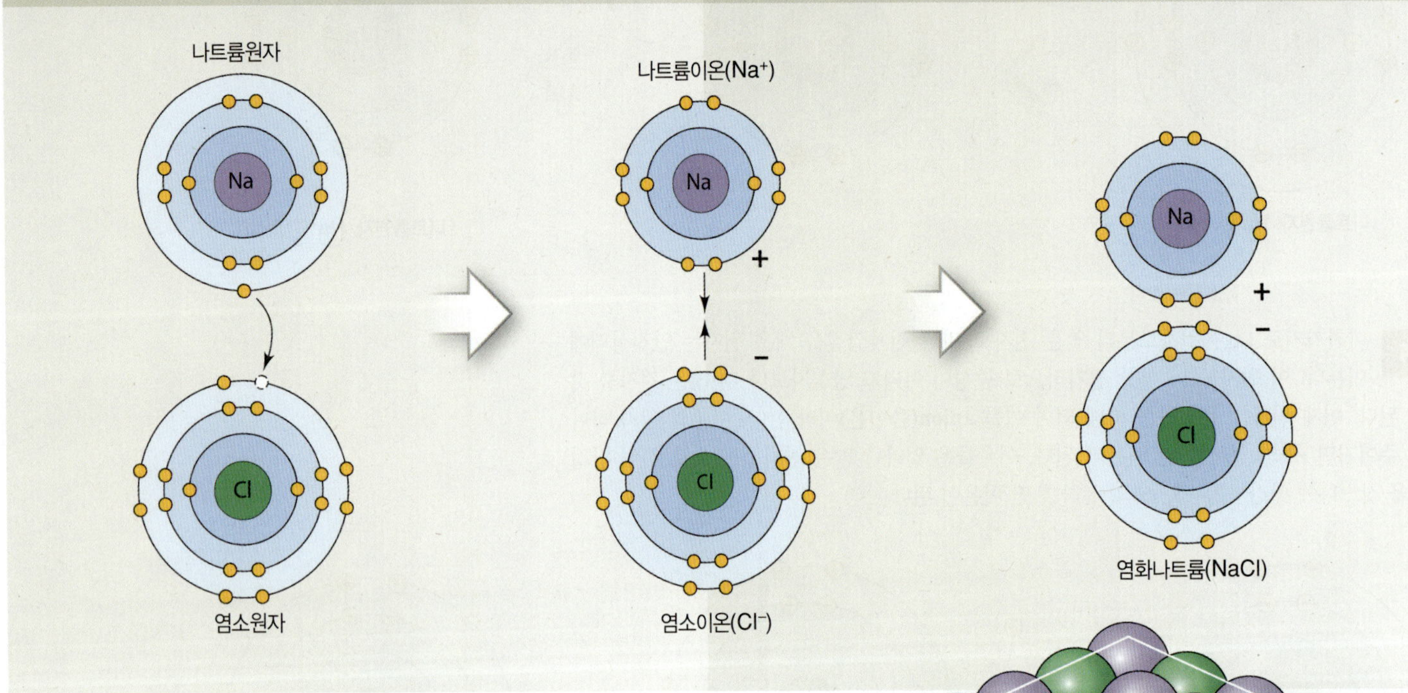

1 **Ionic bond(이온결합)**는 양이온과 음이온 사이에 전기적으로 끌어당기는 힘으로 생긴 화학결합이다. 이온결합은 원자에서 하나 이상의 전자를 잃거나 얻는 전자 이동이 일어나 안정에 이르게 된다. 우리가 보통 식염이라고 하는 이온성 화합물인 염화나트륨이 형성된 것을 그림에서 볼 수 있다.

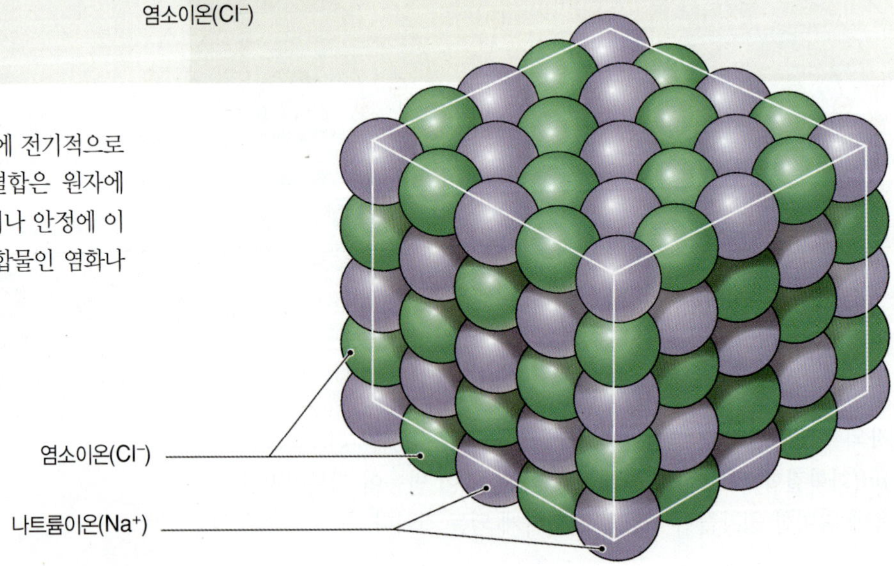

2 수많은 나트륨이온과 염소이온이 결합하여 염화나트륨 결정체를 이루고 있다. 화학결합이 형성되면 두 반응물의 특성이 변한다. 식염의 예를 들면 금속과 독성 기체가 결합하여 먹을 수 있는 맑은 결정체가 만들어진다.

3 원자들이 전자를 얻거나 잃지 않고 바깥 전자껍질을 채우는 또 다른 방법은 다른 원자들과 전자를 공유하는 것이다. 그 결과 원자들 사이에 **covalent bond(공유결합)**이 만들어진다. 이런 공유결합으로 구성된 화학구조를 **molecule(분자)**이라고 한다. 전형적인 공유결합에서 원자들은 전자를 똑같이 공유하므로 분자는 전기적으로 중성이며, 이런 분자를 **nonpolor molecule(비극성분자)**이라고 한다.

분자	설명
수소(H_2) 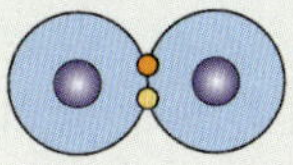	개별적인 수소원자는 자연상태에서 발견되지 않으며, 수소원자를 쌍으로 포함한 분자형태로 발견된다. 두 개의 수소원자는 각 원자에 존재하는 하나씩의 전자가 두 원자핵을 따라 선회함으로써 상대의 전자를 공유하여 바깥 전자껍질을 채운다. 각 원소로부터 하나의 전자가 오는 것이므로 **single covalent bond(단일공유결합)**라고 한다
산소(O_2) 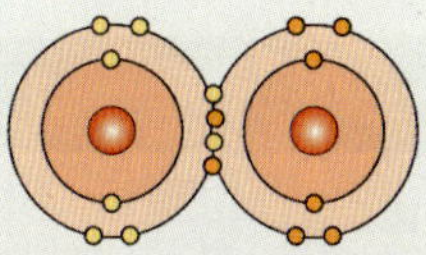	산소는 바깥 전자껍질에 6개의 전자가 있으며 다른 산소원자와 2쌍의 전자를 공유하여 **double covalent bond(이중공유결합)**를 형성한다, 이렇게 하여 산소분자가 만들어진다.
이산화탄소 (CO_2) 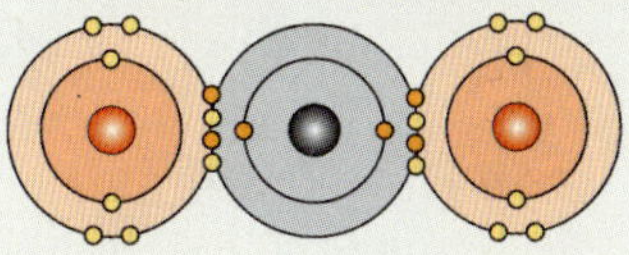	이산화탄소는 바깥 전자껍질에 4개의 전자가 있으므로 다른 원자로부터 4개의 전자를 얻어 안정에 도달할 수 있다. 이산화탄소 분자에서 탄소는 2쌍의 전자를 두 개의 산소원자와 공유하여 double covalent bond(이중공유결합)를 형성한다,

4 어떤 분자는 전자 공유가 동일하지 않은 공유결합을 만든다.

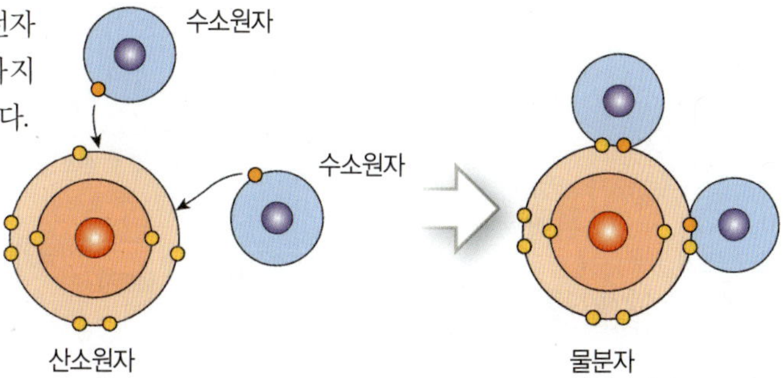

5 각각의 수소원자는 약한 양전하(δ^+)를, 산소원자는 약한 음전하(δ^-)를 나타내며 이런 형태를 극성분자라고 한다. **Polar molecule(극성분자)**을 만드는 공유결합을 **polar covalent bond(극성공유결합)**라고 한다.

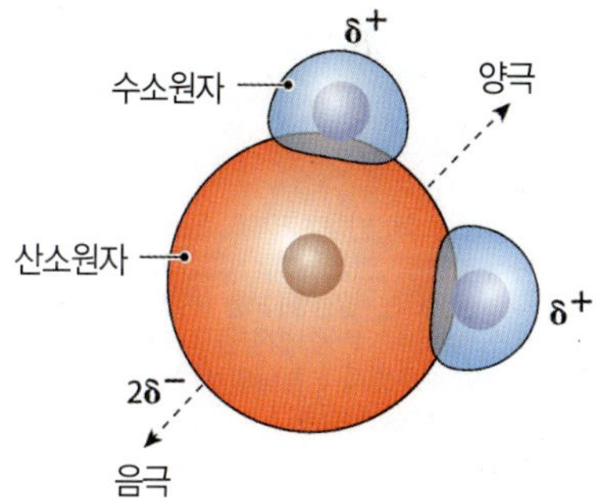

6 한 극성분자의 수소원자에서 약한 양전하는 다른 극성분자의 음전하를 끌어당겨서 분자의 형태가 변하거나 주위의 분자들을 끌어모을 수 있다. 이런 약한 결합력을 **hydrogen bond(수소결합)**라고 한다.

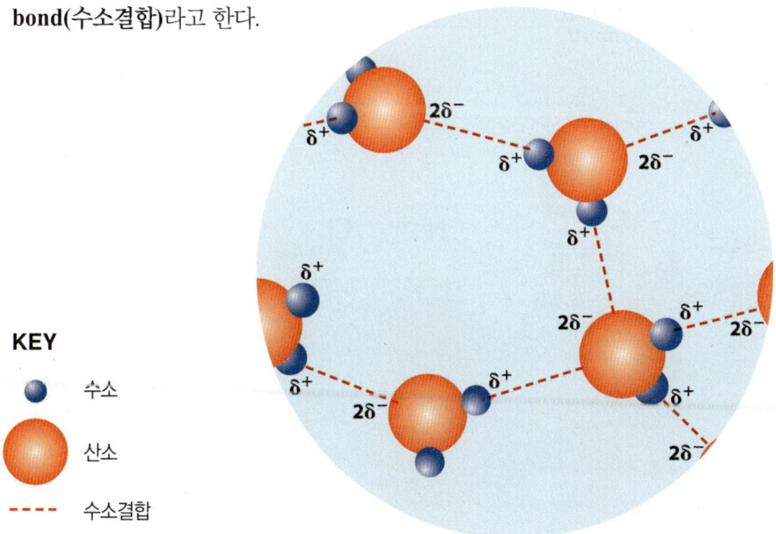

Chemical Reaction(화학반응)

2.4

화학기호로 효소의 도움을 받는 화학반응을 설명할 수 있다

1 **Chemical notation(화학기호)**은 우리가 복잡한 작용을 간단히 정확하게 설명할 수 있도록 해준다. 다음의 표는 화학기호의 중요한 규칙을 요약한 것이다. 특정 반응에 포함된 반응물의 무게를 측정하기 위해 화학기호를 이용하면 수월하다.

화학기호의 사용 규칙

종류	시각적 표현	화학기호
원자 원소의 약자는 그 원소의 원자 하나를 나타낸다. 원소의 약자 앞에 있는 숫자는 원자의 수를 나타낸다.	(H) 1개의 수소원자 (O) 1개의 산소원자 (H) (H) 2개의 수소원자 (O) (O) 2개의 산소원자	H 1개의 수소원자 O 1개의 산소원자 2H 2개의 수소원자 2O 2개의 산소원자
분자 **Chemical formula(화학식)** 또는 분자식은 원소의 정보와 그 분자를 구성한 원자의 수를 알려준다. 원소의 약자 뒤에 붙은 아래 숫자는 원자의 수를 나타낸다	(HH) 수소분자 2개의 수소원자로 구성 (OO) 산소분자 2개의 산소 원자로 구성 (H)(H)(O) 물분자 2개의 수소원자와 1개의 산소원자로 구성	H_2 수소분자 O_2 산소분자 H_2O 물분자
반응 화학반응을 설명할 때, 반응초기부터 있는 물질을 반응물이라 하며 그 반응은 하나 이상의 생성물을 만든다. 화살표는 반응물(보통 왼쪽)에서 생성물(보통 오른쪽)로 반응 방향을 나타낸다. 반응 뒤 두 개의 수소원자가 하나의 산소원자와 결합하여 1분자의 물을 만들었다.	(H) (H) + (O) ⟶ (H)(O)(H) 화학반응은 원자를 새로이 만들지도 없애지도 않는다. 단지 원자를 재배열하여 새로운 조합으로 바꾸는 것이다. 따라서 각 원소의 원자수는 화학반응식 양쪽이 모두 같아야 한다. 이 경우를 **balanced equation(균형잡힌 반응식)**이라 한다	$2H + O \longrightarrow H_2O$ 균형잡힌 반응식 $2H + 2O \longrightarrow H_2O$ 균형이 맞지 않은 반응식
이온 원소기호에 +나 − 표시는 이온을 나타낸다. +한 개는 +1가의 양이온이다. (원래의 원자가 전자 한 개를 잃은 것.) 한 개는 −1가의 음이온을 나타낸다. (원래 원자에 전자 한 개를 얻은 것) 한 개 이상의 전자를 잃거나 얻으면 해당 이온의 전하량은 + 또는 −기호 앞에 숫자로 표시된다.	(+) 나트륨이온 나트륨원소는 전자 1개를 잃음 (−) 염소이온 염소원자는 전자 1개를 얻음 (2+) 칼슘이온 칼슘원자는 전자 2개를 잃음	Na^+ 나트륨이온 Cl^- 염소이온 Ca^{2+} 칼슘이온

나트륨원자는 나트륨 이온이 됨

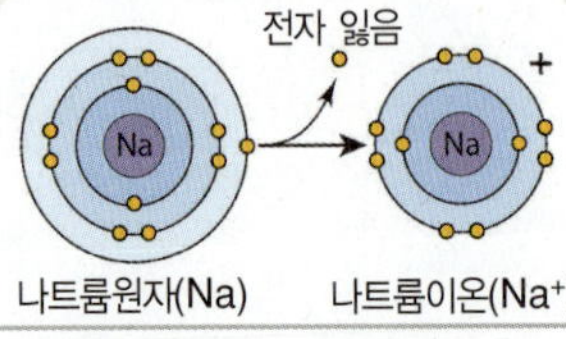

2 화학반응은 대부분 자발적으로 일어나지 않거나, 또는 너무 느리게 일어나므로 세포에는 별다른 가치가 없다. 반응이 진행되려면 반응물을 활성화시키기 위한 충분한 에너지가 있어야 한자. 반응을 시작하는데 필요한 에너지를 **activation energy(활성화에너지)**라고 한다. 실험실이나 공업용의 많은 화학반응들이 세포에 치명적일 만큼 온도, 압력, 화학요소들을 극단적으로 활성화시킨다. 세포는 우리 체내에서 복잡한 대부분의 반응에 필요한 **enzyme(효소)**이라는 특정 단백질을 이용하여 이런 가혹한 상태를 피한다.

3 효소는 활성화에너지의 필요량을 낮춤으로써 화학반응을 촉진시킨다. 이렇게 함으로써 효소는 당분해와 같은 화학반응을 가능하게 만들며, 생명유지에 필요한 여러 조건하에 가속화된다. 효소는 **catalyst(촉매**; *katalysis*, 분해)라는 물질 군에 속하며, 자신은 영구적으로 변하거나 소모되지 않고 화학반응의 속도를 가속화시키는 화합물이다. 효소의 작용은 대체로 가역적이며 평형에 도달할 때까지 진행된다.

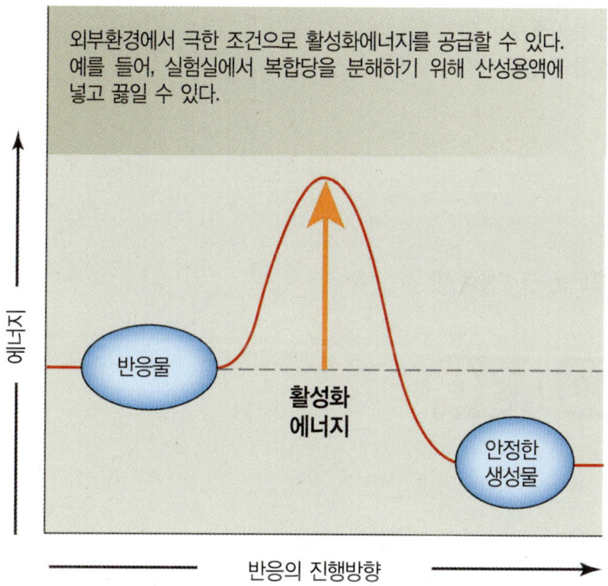

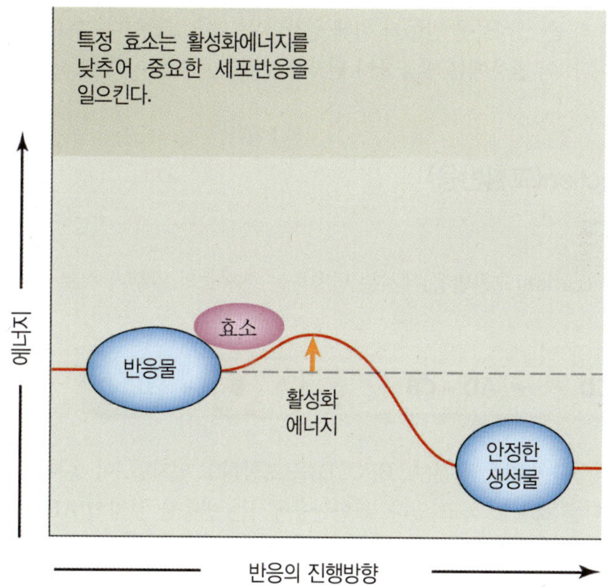

화학반응에는 3가지 기본 유형이 있다

분해반응(Decomposition Reaction)

Decomposition(분해)이란 분자를 더 작은 조각으로 나누는 반응이다. 분해반응은 다음과 같이 나타낸다.

AB → A + B

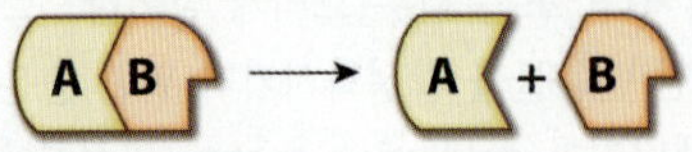

분해반응은 세포 안이나 밖에서도 일어난다. 예를 들어, 일반적인 식사에는 지방분자, 설탕, 단백질이 포함되어 있는데 이 분자들은 너무 복잡하고 커서 신체가 흡수하여 이용할 수 없다. 소화관에서의 분해반응은 이들 분자를 더 작은 조각으로 나누어 흡수를 가능하도록 한다.

합성반응(Synthesis Reaction)

Synthesis(합성반응)는 분해반응의 반대작용으로 작은 분자들을 모아 큰 분자로 만든다. 이 반응은 다음과 같이 나타낼 수 있다.

A + B → AB

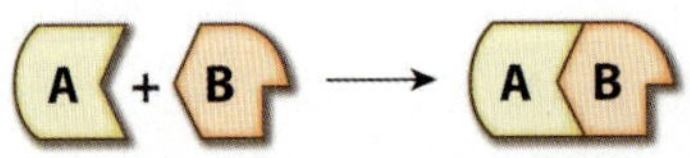

합성반응에는 더 큰 생성물을 만들기 위해 원자나 분자가 결합한다. 수소분자와 산소분자로부터 물이 생성되는 것도 합성반응이다. 이 반응에는 반응물이 원자나 분자와 관계없이 항상 새로운 화학결합이 만들어진다.

Exchange Reaction(교환반응)

Exchange recation(교환반응)에서는 반응하는 분자들의 일부가 서로 뒤바뀌어 새로운 생성물을 만들어 낸다.

AB + CD → AD + CB

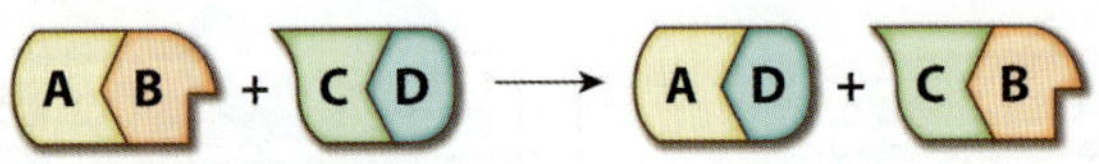

반응물과 생성물이 같은 성분(A, B, C, D)을 포함하고 있지만, 이 성분들이 서로 다른 조합을 하고 있다. 교환반응에서는 반응물 분자인 AB와 CD가 나뉜 뒤(분해반응) 그 결과 생긴 구성물질들이 서로 반응하여 AD와 CB를 만들어 낸다(합성반응).

우리 몸에서 물의 중요성

H_2O(물)는 우리 몸의 중요한 구성요소이며 몸무게의 약 2/3를 차지한다. 체내수분량이 변하면 사실상 모든 생리계통에 영향을 주기 때문에 치명적인 결과를 가져올 수도 있다. 물은 모든 사람에게 흔한 것이지만 매우 독특한 특징을 갖고 있다.

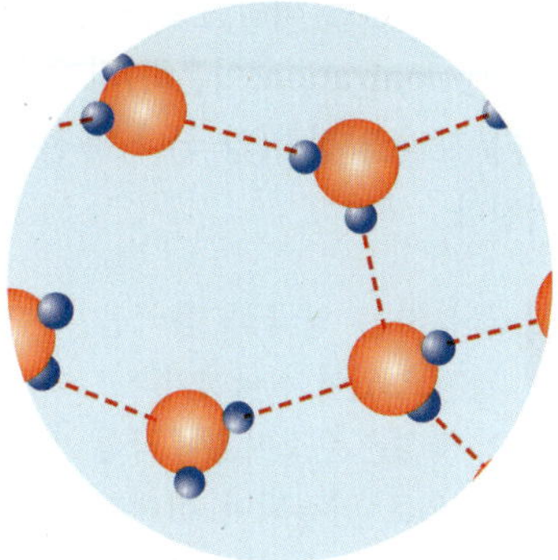

물의 중요한 특성

Lubrication(윤활작용)

물은 분자 사이에 마찰이 거의 없는 효율적인 윤활제이다. 따라서 서로 마주하는 두 개의 표면 사이에 얇은 수분층이 있으면 이들 사이의 마찰을 상당히 감소시킨다. 물은 관절과 체강에서 마찰을 줄여준다.

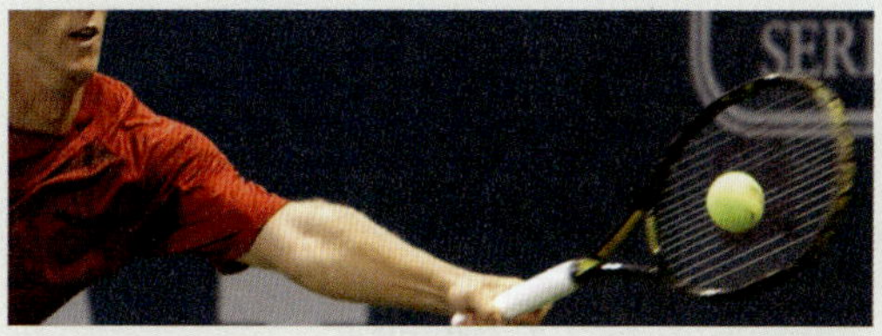

Reactivity(반응성)

우리 몸은 물속에서 화학반응이 일어나며, 물분자도 가수분해와 탈수반응 등 일부 반응에 참여한다.

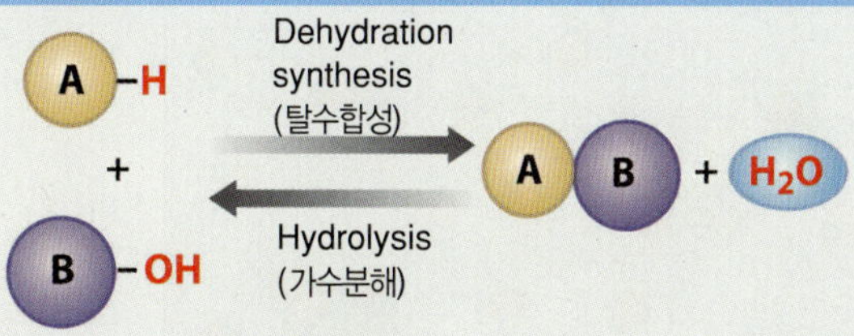

높은 열용량

Heat capacity(높은 열용량)는 열을 흡수하여 지닐 수 있는 능력이다. 물은 액체상태의 물분자가 수소결합으로 인해 서로 끌어당기므로 보기 드물게 높은 열용량을 지닌다.

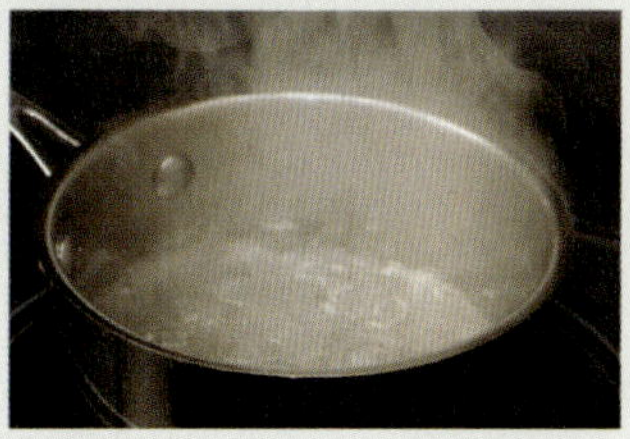

- 물분자들이 완전히 분해되어 수증기가 되기 위해서 충분한 에너지를 가질 수 있도록 물의 온도가 높아야 한다.
- 물이 액체에서 기체로 변할 때 많은 양의 열이 빠져나간다. 이 현상은 피부에서 땀이 증발할 때 나타나는 냉각효과로 설명할 수 있다.
- 물은 질량이 커서 온도를 매우 느리게 변화시킨다. 이런 특성을 **thermal inertia(열관성)**라 한다.

용해성

수없이 많은 화합물들이 물에 용해된다. 각 입자들이 물에 퍼지면서 두 가지 이상의 물질이 하나의 혼합물이 되는 **solution(용액)**이 만들어진다. 원소, 이온, 분자들이 들어 있는 액체를 **solvent(용매)**라 하고 흩어진 물질을 **solute(용질)**라 한다. 용매가 물인 경우를 **aqueous solution(수용액)**이라 한다.

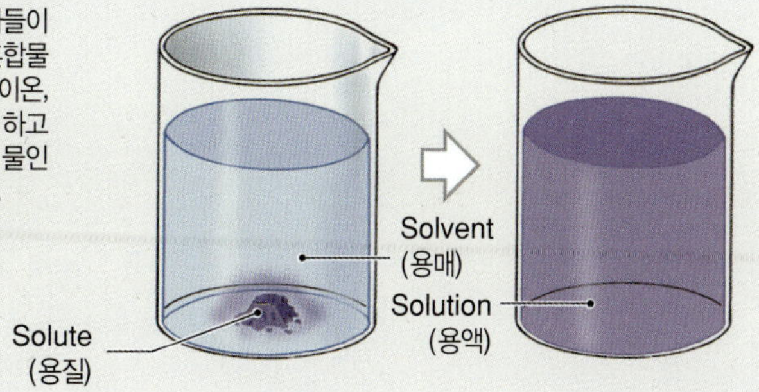

2.6

생리계통은 물에 의존한다

환경에 있는 많은 화합물들은 일부 또는 전체가 이온결합으로 연결되어 있다. 물속에 있는 화합물은 **ionization(이온화)**되거나 **dissociation(해리)**된다. 이 과정에서 각각의 이온들은 물분자의 양전하(양극)나 음전하(음극)의 말단부분과 상호작용을 하면서 이온결합이 끊어진다.

1 물분자는 양극과 음극을 가지고 있어서 극성이라고 한다. 이 극성은 수소이온이 극성 공유결합으로 연결되어 비대칭 위치에 있기 때문에 나타난다.

2 이온 화합물은 용액에서 물분자에 의해 해리된다. 음이온은 물분자의 양극으로, 양이온은 물분자의 음극으로 둘러싸인다. 용액에서 이온 주변에 있는 물분자의 얇은 막을 **hydration sphere(수화형태의 공)**라고 한다.

3 수화형태의 공은 극성공유결합을 포함한 큰 분자 주변에 형성된다. 만일 포도당 같은 분자가 물과 강하게 결합되면 용해되어 용액 형태로 이동할 것이다. 이처럼 물분자와 쉽게 작용하는 분자들을 **hydrophilic(친수성**; *hydro-*, 물 + *philos*, 좋아하는)이라고 한다.

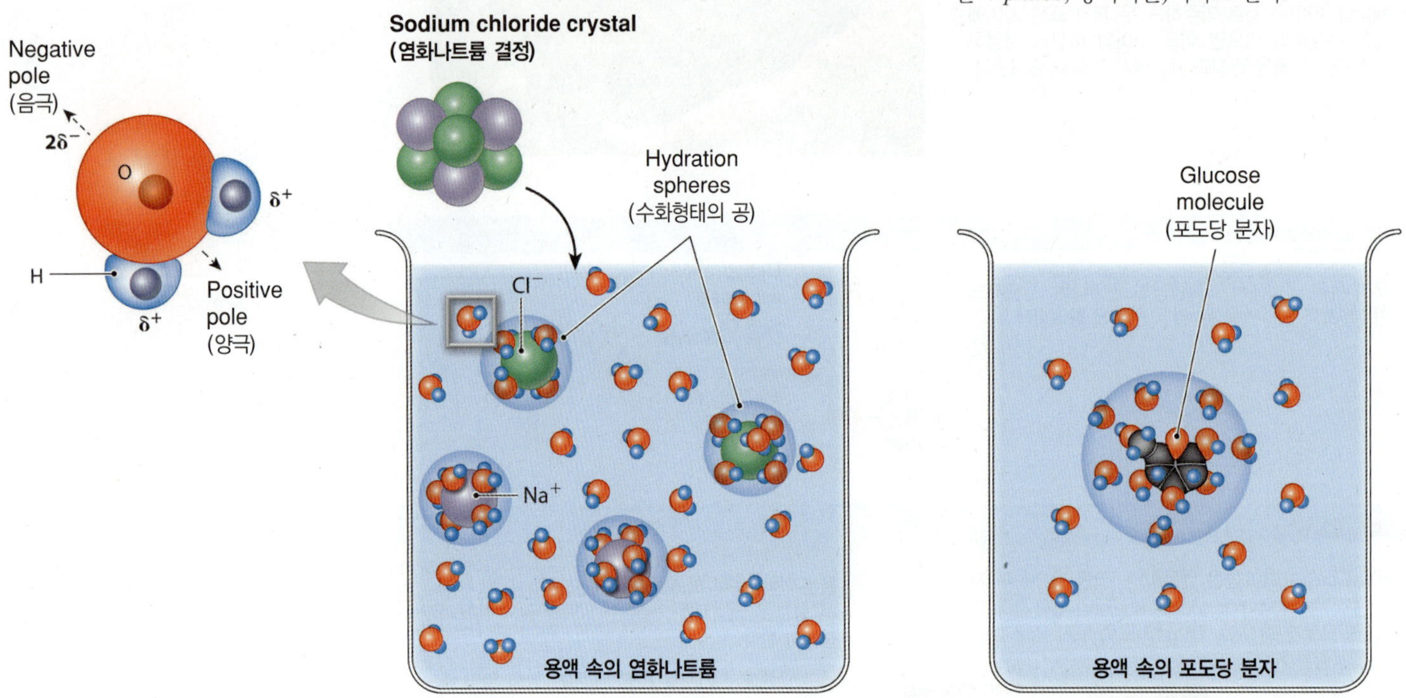

4 음이온과 양이온을 포함한 수용액은 전류를 통과시킬 수 있다. 전류를 통과시킬 수 있는 용액 내구성 이온들을 **electrolyte(전해질)**라 한다. 염화나트륨은 체액에 매우 중요한 전해질이다.

2.7

체액의 pH조절은 생명현상 유지를 위한 항상성에 필요하다

화학결합이나 화학반응에 참여하는 수소원자는 전자를 쉽게 잃고 **hydrogen ion(H^+, 수소이온)**이 될 수 있다. 수소이온은 용액에서 매우 반응성이 높다. 수소이온의 수가 많을 경우 화학결합이 깨지면서 복합분자의 형태를 변화시켜서 대체로 세포와 조직의 기능을 방해한다. 따라서 체액 내 수소이온 농도는 정확히 조절되어야 한다.

1 일부 증류수에서도 소량의 수소이온이 정상적으로 존재하는데 이는 물분자 일부가 자발적으로 해리되어 H^+(수소이온)과 **hydroxide ion(수산이온**; OH^+)을 방출하기 때문이다.

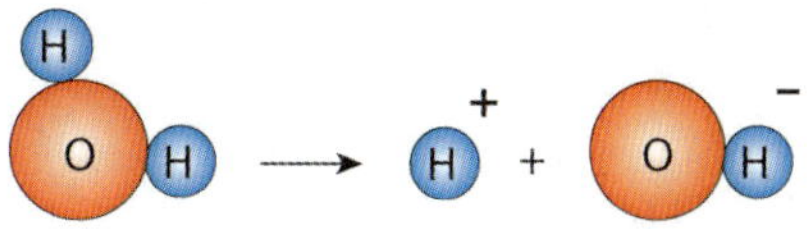

2 체액 내 수소이온 농도는 생리작용을 하는데 중요하다. 보통은 용액의 **pH(산성도)**라고 하며, 일반 용액의 pH 범위는 0~14로 나타낸다. 수치가 한 단계 증가 또는 감소하면 H^+ 농도는 10배 변한다. 예를 들어, pH 3인 용액은 pH 6인 용액보다 1000배 더 산성이 된다.

혈액

혈액의 정상적인 pH범위는 7.35~7.45 사이에 있다. pH가 비정상적으로 변동이 일어나면 화학결합이 분해되거나 단백질의 형태가 바뀌거나 세포의 기능이 변하여 세포와 조직이 손상될 수 있다. **Acidosis(산증)**는 혈액의 pH가 낮아져서(7.35 이하) 나타나는 생리적으로 비정상적인 상태이며 pH가 7 이하로 내려가면 혼수상태가 된다. **Alkalosis(알칼리증)**는 pH가 비정상적으로 높아져서(7.45 이상) 나타나며 pH가 7.8을 넘으면 조절이 불가능한 지속적인 근육수축을 일으킨다.

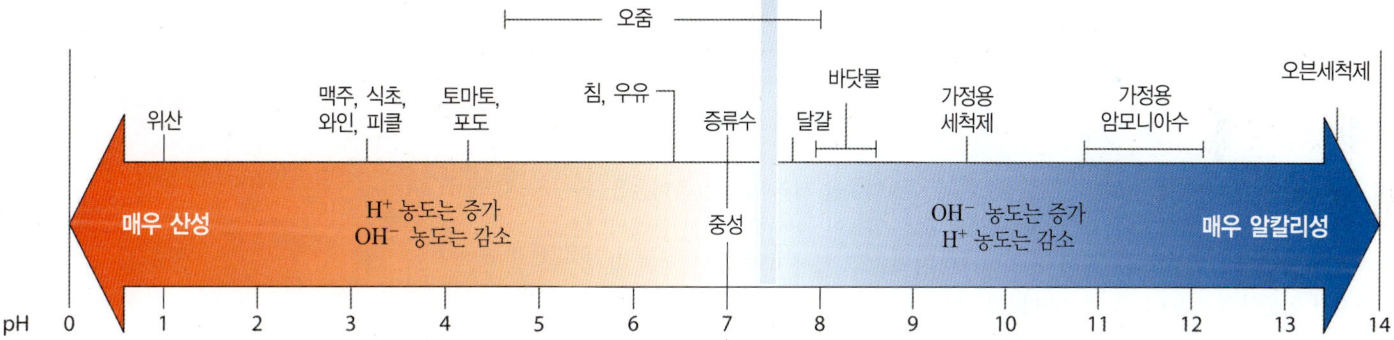

pH가 7 이하인 용액을 **acidic(산성)**이라 하며, 수소이온이 수산이온보다 더 많이 있음을 의미한다

pH가 7인 용액을 **nutral(중성)**이라 하며, 수소이온과 수산이온이 같은 수로 존재한다.

pH가 7 이상이면 **basic(염기성)** 또는 **alkaline(알칼리성)**이며, 수산이온이 수소이온보다 더 많이 존재한다.

Acid(산)과 Base(염기)

3 **Acid(산)**는 어떤 물질이든 용액에서 분해되어 수소이온을 방출하는 물질이며 pH를 낮추어 준다. 수소이온은 전자를 잃은 수소원자가 양성자 한 개만으로 이루어져 있으므로 수소이온을 종종 양성자라고도 하며, 산을 proton donor(양성자 공여자)라고도 한다. 강산은 용액 내에서 완전히 분해되어 한 방향으로만 반응이 일어난다. 대표적인 강산은 **hydrochloric acid(HCl, 염산)**이며 물에서 다음과 같은 이온화가 일어난다.

$$HCl \longrightarrow H^+ + Cl^-$$

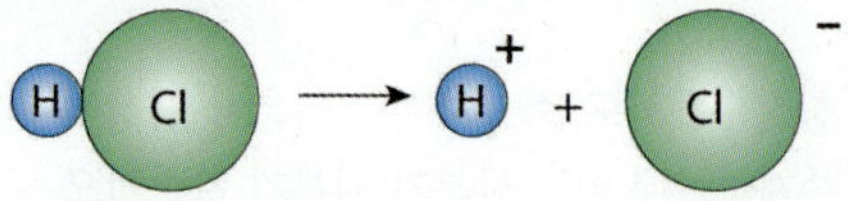

4 **Base(염기)**는 용액에서 수소이온을 제거하는 물질이며, proton acceptor(양성자 수여자)로 작용한다. 용액에서는 많은 염기들이 수산이온을 방출한다. 수산이온은 수소이온에 강한 친화력이 있어서 빠르게 반응하여 물분자를 형성한다. 강염기도 용액에 완전히 분해된다. **Sodium hydroxide(NaOH, 수산화나트륨)**는 강염기이며 나트륨이온과 수산이온을 방출한다.

$$NaOH \longrightarrow Na^+ + OH^-$$

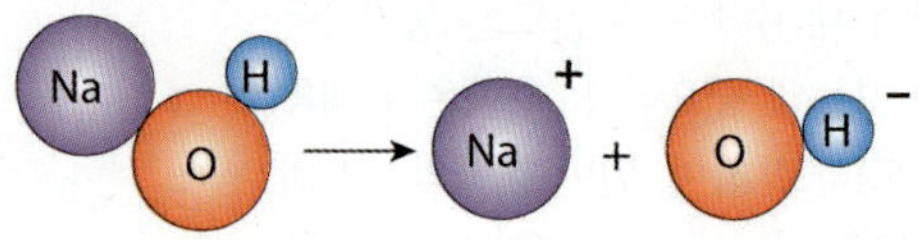

5 약산과 약염기는 완전히 분해되지 않으며 평형상태에서 분자의 상당수가 그대로 존재한다. 그런 이유로 약산과 약염기는 강산이나 강염기에 비해 pH 강도가 덜하다. **Carbonic acid(H_2CO_3, 탄산)**는 체액에 존재하는 약산이다. 탄산은 용액 내에서 가역적으로 수소이온과 **bicarbonate ion(HCO_3^-, 중탄산이온)**으로 용해된다.

$$H_2CO_3 \rightleftharpoons H^+ + HCO_3^-$$

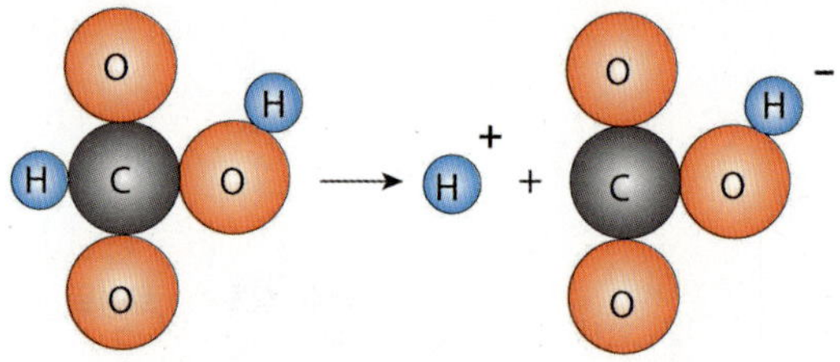

Salt(염)

6 **Salt(염)**란 수소이온을 제외한 모든 양이온과 수산이온을 제외한 모든 음이온을 포함하는 화합물이다. 이온결합으로 형성된 많은 염들이 물에서 완전히 분해되어 양이온과 음이온을 방출한다. 한 예로, 염화나트륨(식염)은 물에 바로 녹아 체액 내 가장 풍부한 이온인 Na^+와 Cl^-을 방출한다. 염화나트륨의 이온화는 수소이온이나 수산이온의 일부 농도에 영향을 주지 않으므로 다른 염들과 마찬가지로 NaCl을 "중성" 물질이라고 한다. 기타 염들은 Na^+나 OH^-에 간접적인 영향을 주어 약산성이나 약염기성 용액이 될 수도 있다.

$$NaCl \longrightarrow Na^+ + Cl^-$$

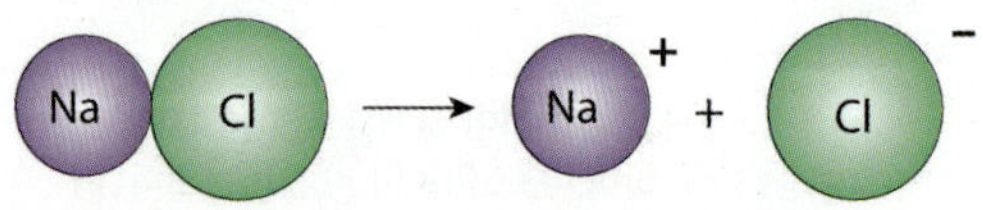

Buffer(완충제)

Buffer(완충제)는 수소이온을 제거하거나 치환하여 pH를 안정화시키는 물질이다. 일반적으로 **buffer system(완충계)**은 약산과 관련 염들로 구성되며 약산의 기능을 한다. 예를 들어, 우리 몸의 탄산, 즉 중탄산 완충계는 H_2CO_3(탄산)과 식소다인 $NaHCO_3$(탄산수소나트륨)으로 구성된다. 체액 내 완충제와 완충계는 pH를 정상 범위로 유지하는데 도움이 된다.

Metabolite(대사물질)와 Nutrient(영양소)

Metabolite(대사물질; *metabole*, change)는 신체 내에서 화학반응으로 합성되거나 분해될 수 있는 모든 분자를 말한다. **Nutrient(영양소)**는 식이를 통해 정상적으로 얻을 수 있는 기초 대사물질이다. 영양소와 대사물질은 광범위하게 organic(유기물) 또는 inorganic(무기물)으로 나눌 수 있다.

Organic compound(유기화합물)에는 항상 탄소와 수소 및 산소도 포함한다. 탄소원자는 공유결합으로 긴 사슬을 형성한다. 어떤 면에서는 이 탄소원자들이 수소나 산소와 마찬가지로 질소, 인, 황, 철 또는 기타 원소들과도 공유결합을 형성할 수 있다. **Inorganic compound(무기화합물)**는 기초 화합물로서 탄소나 수소를 갖고 있지 않으며, 분자들이 때로는 이온결합으로 연결되어 있다.

Nutrient(영양소)와 metabolite(대사물질)

포함

Organic compound(유기화합물)

유기화합물은 항상 주요 구성분으로 탄소와 수소를 포함한다.

예: 생물체에서 만들어지는 당, 지방, 단백질, 핵산(RNA, DNA) 등

Inorganic compound(무기화합물)

무기화합물은 보통 주요 구성분으로 탄소와 수소를 포함하지 않는다.

예: 이산화탄소, 산소, 물, 물, 산, 염기, 염 등

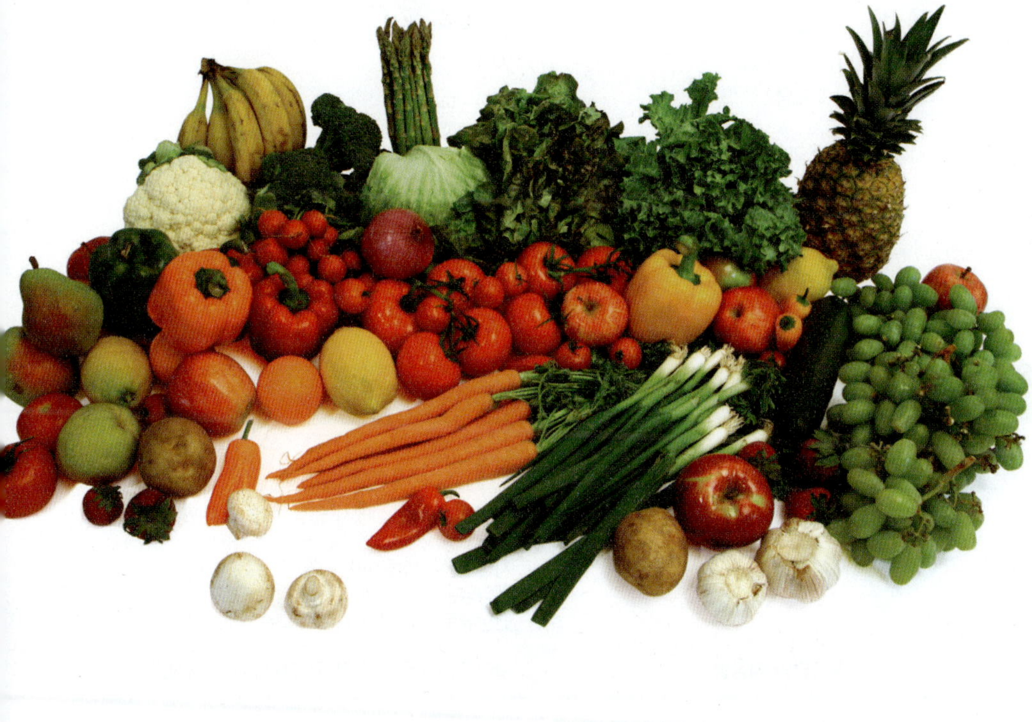

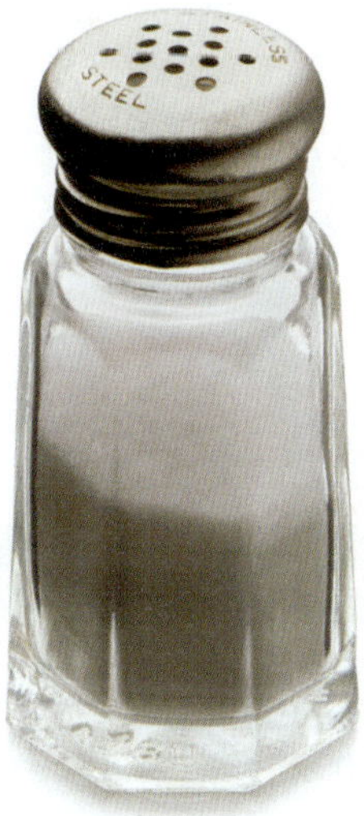

탄수화물에는 탄소, 수소 및 산소가 보통 1:2:1의 비율로 포함되어 있다

Carbohydrate(탄수화물)는 탄소, 수소 및 산소가 보통 1:2:1의 비율로 포함되어 있는 유기분자이다. 잘 알려진 탄수화물로 당류와 전분이 있으며 보통 체중의 1.5% 미만을 차지한다. 탄수화물이 에너지원으로 여러 기능을 가지고 있지만, 가장 중요한 기능은 에너지원이다.

Monosaccharide(단당류)

1 단순당 또는 **Monosaccharide(단당류**; (*mono*-, 단순한 + *sakcharon*, 당)는 탄수화물의 가장 기본 단위이며 3~7개의 탄소원자를 포함하고 있어서 3탄당, 4탄당, 5탄당, 6탄당, 7탄당으로 부르기도 한다. 6탄당인 **glucose(포도당)**는 체내에서 가장 중요한 대사 "연료"이다.

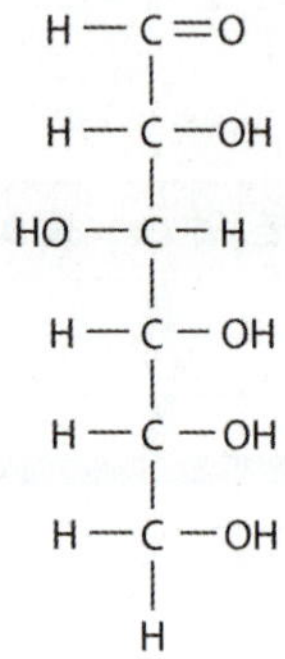

포도당 분자의 원소들은 직선 사슬형태(왼쪽)나 고리형태(오른쪽)를 구성한다. 체내에서는 고리형태가 일반적이다.

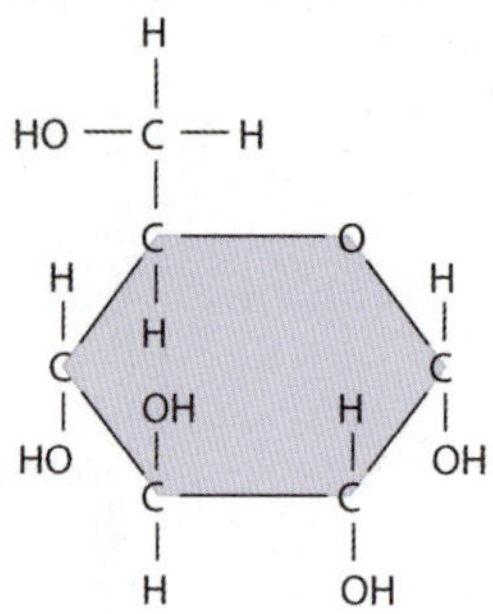

2 유기분자의 3차원 구조는 분자의 운명이나 기능을 결정하는 중요한 특징이다. 일부 분자는 형태와 원자수가 같은, 즉 분자식은 동일하지만 구조가 다른 것도 있다. 신체는 이들을 다른 분자로 취급한다.

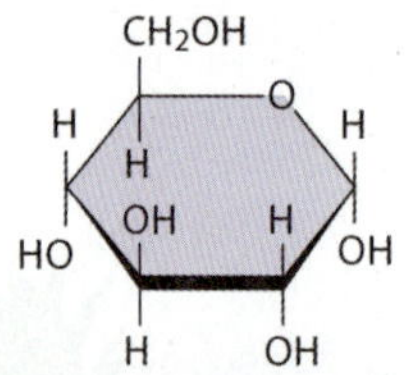

포도당

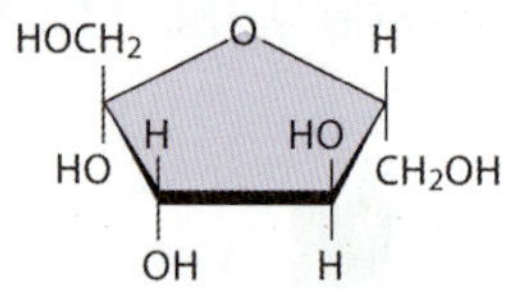

과당

과당은 많은 과일에 들어 있는 6탄당이다. 화학식은 포도당과 같은 $C_6H_{12}O_6$ 이지만 원소의 배열은 포도당과 다르다.

체내의 탄수화물들

구조	예	1차 기능	비고
단당류(단순당)	포도당, 과당	에너지원	체내합성 및 음식에서 얻음; 체액에 분포
이당류	자당(설탕), 젖당, 맥아당	에너지원	자당은 식이설탕이며, 젖당은 우유 속에, 맥아당은 맥아에 포함된 당이며 모두 단당류로 분해되어 체내로 흡수된다.
다당류	글리코겐	포도당의 저장형	글리코겐은 골격근세포와 간세포에서 생성됨

Disaccharide(이당류)

단당류 두 개가 모여 **disaccharide(이당류**; 두 개)를 형성한다. **Sucrose(자당**, 식이설탕) 같은 이당류는 단맛이 있으며 포도당처럼 물에 잘 녹는다. 자당은 탈수합성 과정에 의해 형성된다.

3 탈수합성 과정 중 물분자가 제거되고 두 개의 분자가 결합한다.

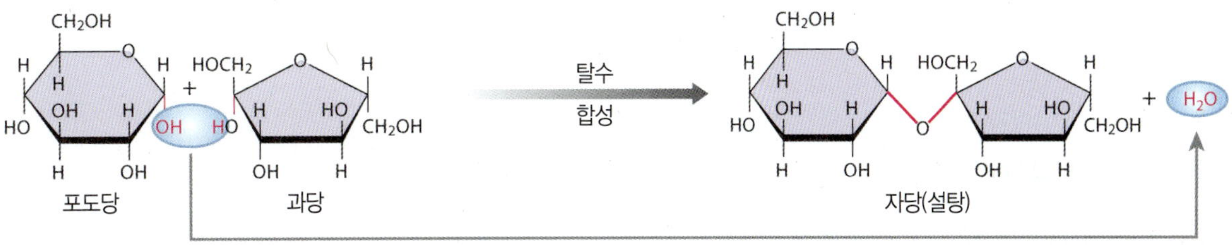

4 가수분해는 탈수합성의 반대과정이다. 복합분자에 물분자가 첨가되면서 분해가 일어난다.

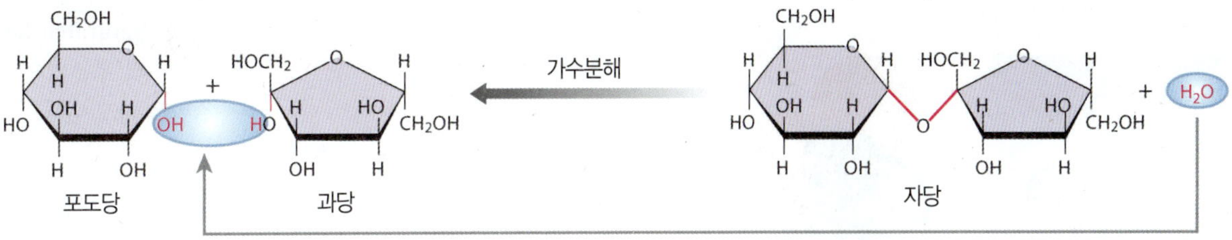

Polysaccharide(다당류)

5 크기가 더 큰 탄수화물 분자들은 반복적인 탈수합성 반응과 단당류나 다당류가 추가되면서 만들어진다. 이처럼 큰 분자들을 **polysaccharide(다당류**; *poly-*, 많은)라고 한다. **Starch(전분)**는 포도당 분자로 형성된 식물성의 큰 다당류이다. 사람의 소화기관은 전분을 단당류로 분해할 수 있다. 감자나 곡식에 들어 있는 전분은 식사의 중요한 에너지원이 된다.

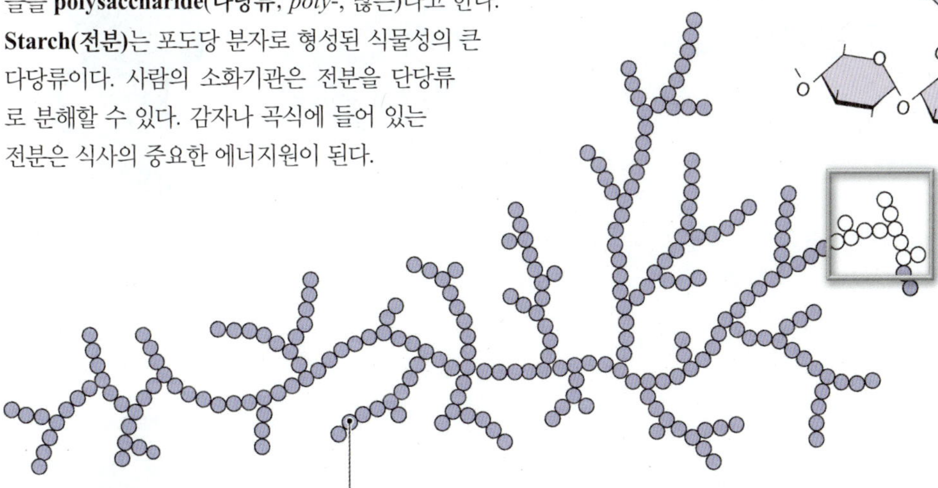

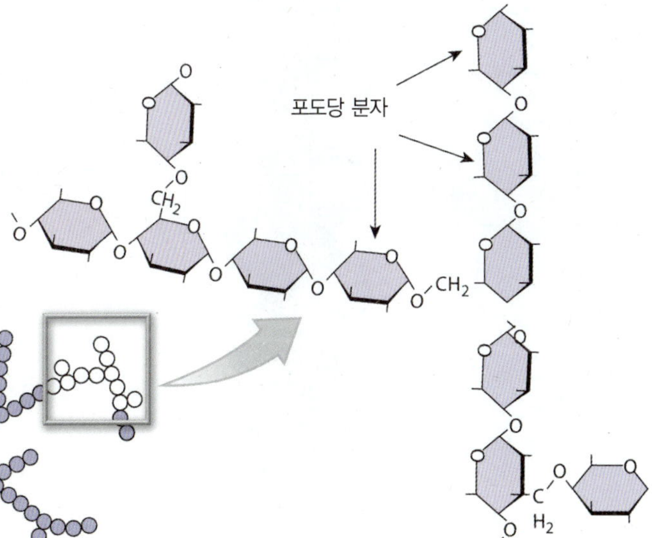

다당류인 **glycogen(글리코겐)** 또는 동물성 전분은 포도당 분자의 사슬구조에 많은 가지를 갖고 있다. 근육세포는 글리코겐을 만들거나 저장한다. 근육세포에 포도당이 매우 필요할 때 글리코겐 분자가 분해되며, 별로 필요하지 않을 때는 혈액에서 포도당을 흡수하여 글리코겐을 재저장한다.

2.9

지질에는 탄소:수소의 비가 1:2의 비율로 포함되어 있다

탄수화물처럼 **lipid**(지질; *lipos*, fat)도 탄소, 수소, 산소를 포함하고 있으며 탄소 : 수소의 비가 거의 1 : 2이지만 지질은 탄소화물보다 탄소를 적게 가지고 있다. 따라서 **lauric acid(라우르산)** 같은 대표적인 지질은 수소 : 산소의 비가 매우 크며 화학식은 $C_{12}H_{24}O_2$이다. 또한 지질은 인, 질소 및 황을 소량 함유하고 있다. 잘 알려진 지질로는 지방, 기름 및 왁스 등이 있다. 대부분의 지질은 물에 용해되지 않지만 특수한 수송기전이 순환 혈액에서 지질을 수송한다.

Fatty Acid(지방산)

1 **Fatty acid(지방산)**는 긴 탄소사슬에 수소원자가 부착되어 있다. 머리에 해당하는 탄소사슬의 한쪽 끝은 항상 **carboxyl group**(−COOH, **카르복실기**)을 가지고 있다.

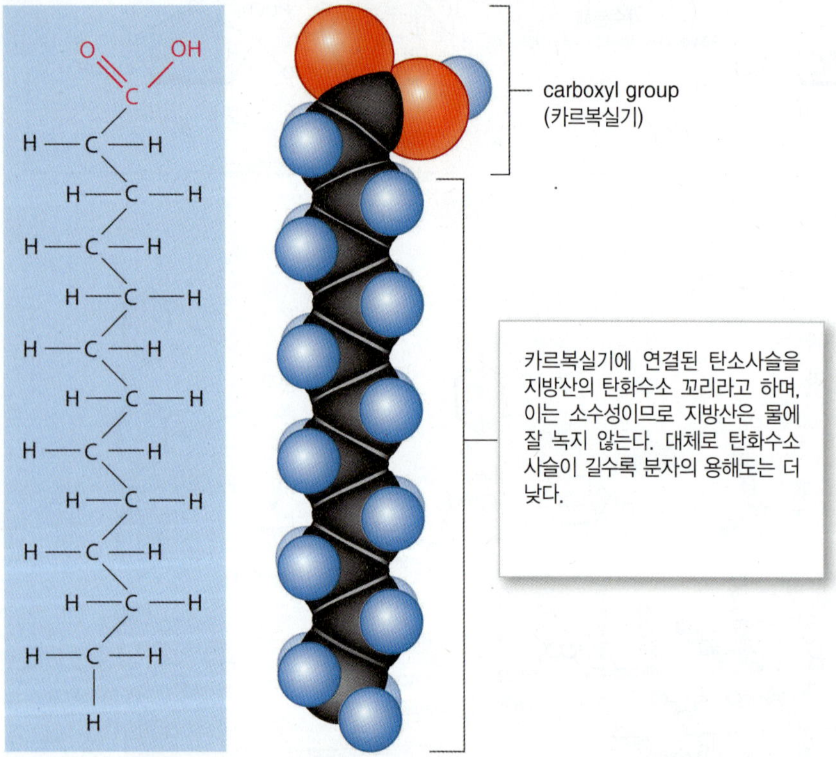

Lauric acid($C_{12}H_{24}O_2$, 라우르산)

2 **Saturated fatty acid(포화지방산)**에서, 꼬리 부분의 각 탄소원자는 4개의 단일 공유결합을 하고 있다.

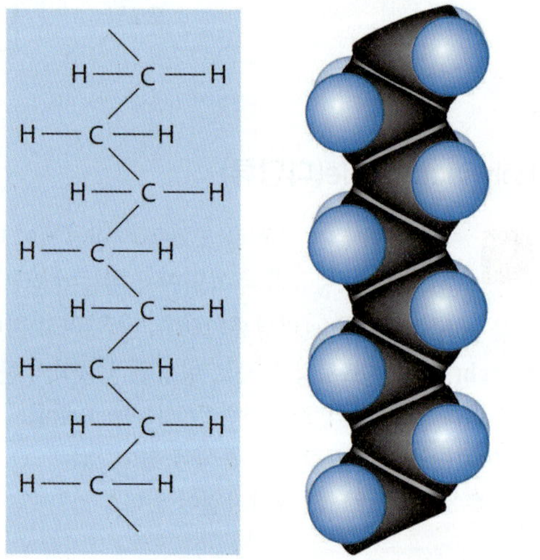

3 **Unsaturated fatty acid(불포화지방산)**에서는 탄소원자 사이에 있는 하나 이상의 단일공유결합이 이중공유결합을 이루고 있다. 그 결과, 이중결합을 한 탄소원자는 오직 한 개의 수소원자하고만 결합한다. 이것은 탄화수소 꼬리의 형태와 몸체가 지방산의 대사 방식을 변하게 만든다. 단일불포화지방산은 탄화수소 꼬리에 단 하나의 이중결합이 있고 다불포화지방산은 여러 개의 이중결합이 있다.

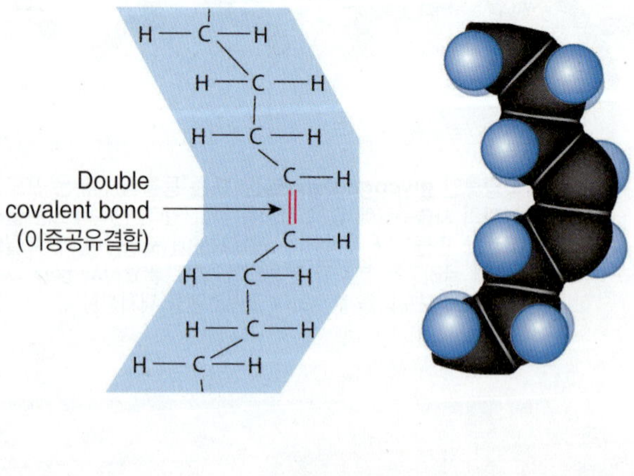

체내의 대표적인 지질			
지질 유형	**예**	**주요 기능**	**비고**
지방산	라우르산	에너지원	음식물로 흡수 또는 세포내에서 합성, 혈액으로 운반됨
지방	모노글리세리드 디글리세리드 트리글리세리드	에너지원, 에너지 저장, 단열, 물리적 보호	지방축적물 형태로 저장. 지방산과 글리세롤로 분해되어 에너지원으로 이용됨
스테로이드	콜레스테롤	세포막의 구조적 성분, 호르몬, 담즙의 소화분비물	에너지원으로 이용됨
인지질, 당지질	레시틴(인지질)	세포막의 구조적 성분	지방산과 비지질 화합물에서 생김

Fat(지방)

4 각각의 지방산은 탈수합성 반응에 의해 하나의 지방사슬로 연결될 수 없다. 그러나 지방산은 유사한 반응으로 또 다른 화합물인 **glycerol(글리세롤)**에 결합될 수 있다. 트리글리세리드는 인체 내 가장 흔한 **fat(지방)**이다.

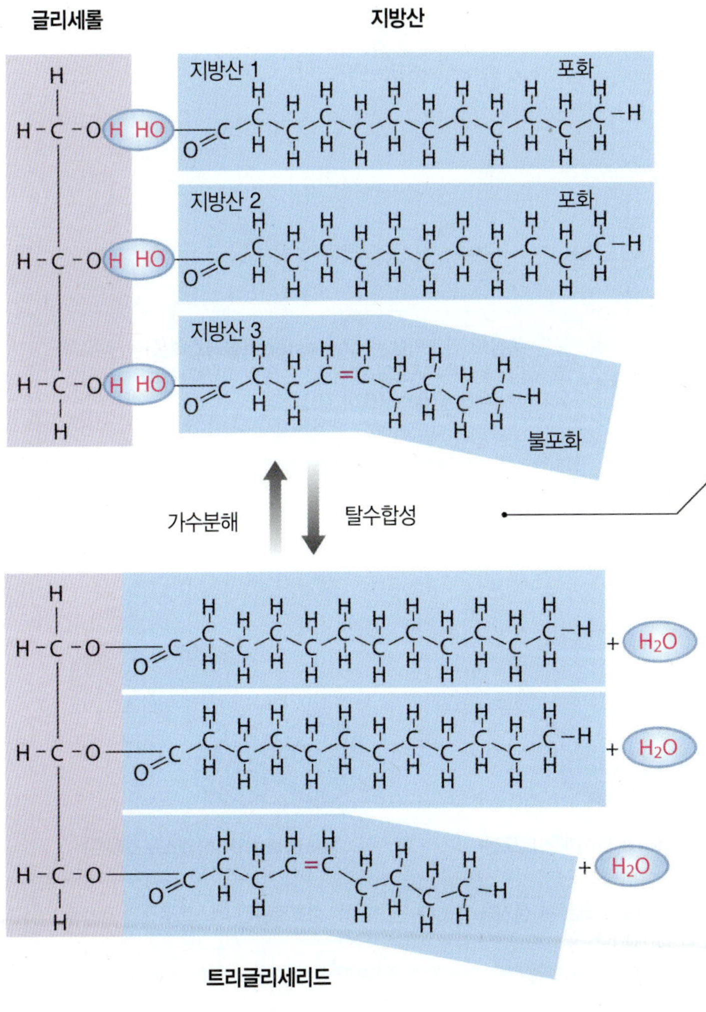

탈수합성으로 글리세롤 + 1 지방산을 구성하는 **monoglyceride(모노글리세리드)**를 생성할 수 있다. 이어서 **diglyceride(디글리세리드**; 글리세롤 + 2지방산), 그리고 **triglyceride(트리글리세리드**; 글리세롤 + 3지방산)를 만들 수 있다. 가수분해는 글리세리드를 지방산과 글리세롤로 분해한다.

지질은 모든 세포의 필수적 구조의 구성성분을 형성한다. 에너지 저장고의 역할 외에도 지질의 축적은 중요하다. 지방이 체내에서 분해되었을 때, 탄수화물 1 g당 에너지 공급의 약 2배 정도를 공급한다. 지질은 정상적인 성인 남성의 경우 체중의 약 12~18%를 차지하며, 여성은 18~24%를 차지한다. 우리 몸은 필요로 하는 모든 지질을 합성할 수는 없기 때문에 식품을 통해 몇 가지 지방산을 섭취해야 한다.

2.10

스테로이드, 인지질, 당지질은 다양한 기능을 한다

지질은 화학전달자나 세포구조의 구성요소로 중요하다.

1 콜레스테롤, 인지질, 당지질 등의 **structure lipid(구조 지질)**는 세포 주위의 외막과 세포 내막을 형성하고 유지한다. 세포막은 1차적으로 소수성의 지질막으로 구성된다. 막은 기능적으로, 구성성분이 다른 2가지 수용액을 분리시키는 효과적인 방어벽이다. 원형질막은 세포의 바깥 경계에 해당되며 세포 내부물질을 외부와 분리시킨다.

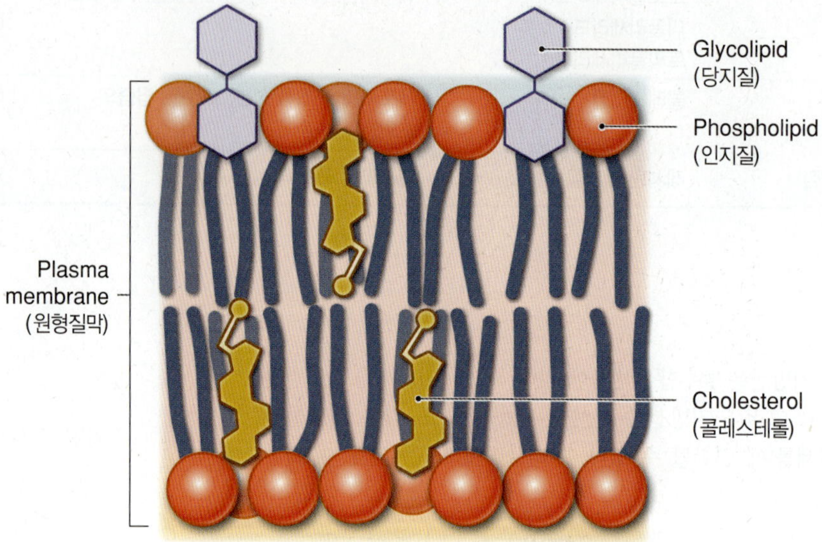

Steroid(스테로이드)

2 **Steroid(스테로이드)**는 특징적인 탄소고리를 기본 구조로 갖는 큰 지질분자이다. 스테로이드 분자는 기본 고리 구조에 연결된 작용기에 따라 차이가 있다.

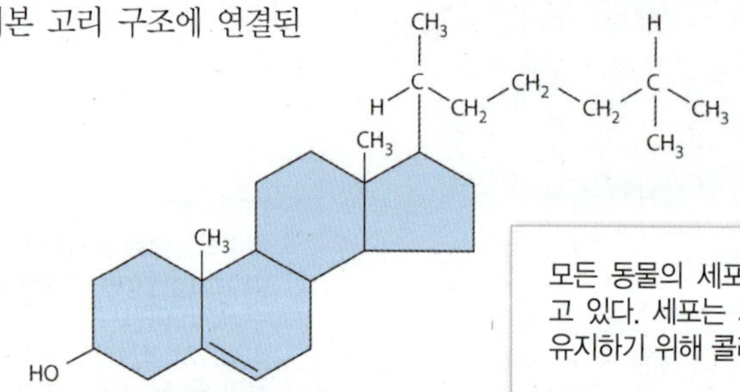

Cholesterol(콜레스테롤)

모든 동물의 세포막에는 **cholesterol(콜레스테롤)**을 함유하고 있다. 세포는 세포의 성장 및 분열과 마찬가지로 세포막을 유지하기 위해 콜레스테롤이 필요하다.

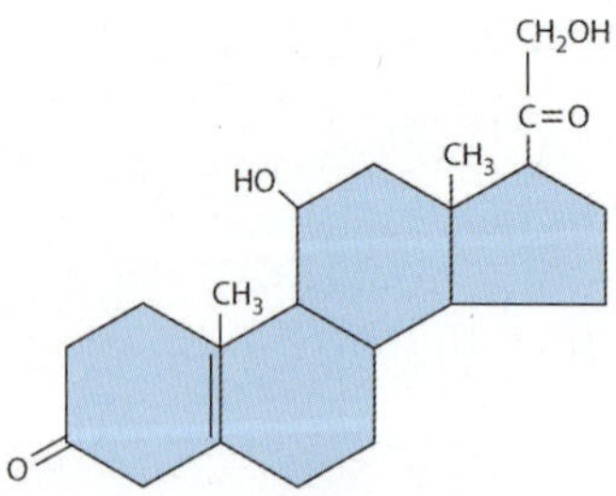

Cortisol(코티솔)

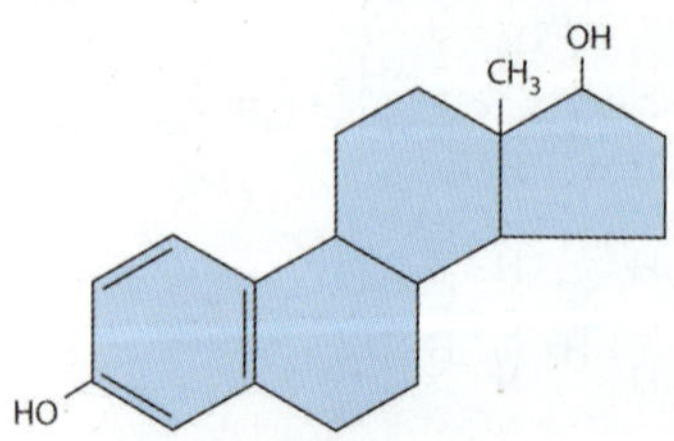

Estrogen(에스트로겐)

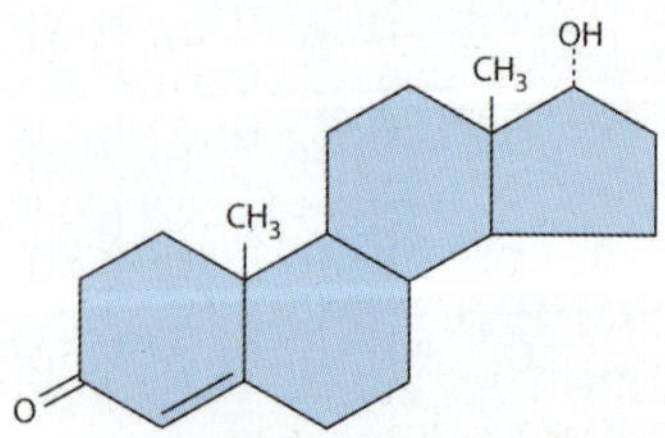

Testosterone(테스토스테론)

부신겉질에서 만들어지는 코티솔은 조직의 대사조절에 중요하다

일부 스테로이드 호르몬은 성기능 조절에 관여한다. 성호르몬인 에스트로겐과 테스토스테론이 한 예이다.

Phospholipid(인지질)와 glycolipid(당지질)

3 **Phospholipid(인지질)와 glycolipid(당지질)**는 구조적으로 연관이 있으며 세포는 지방산으로부터 두 가지 형태의 지질을 합성한다.

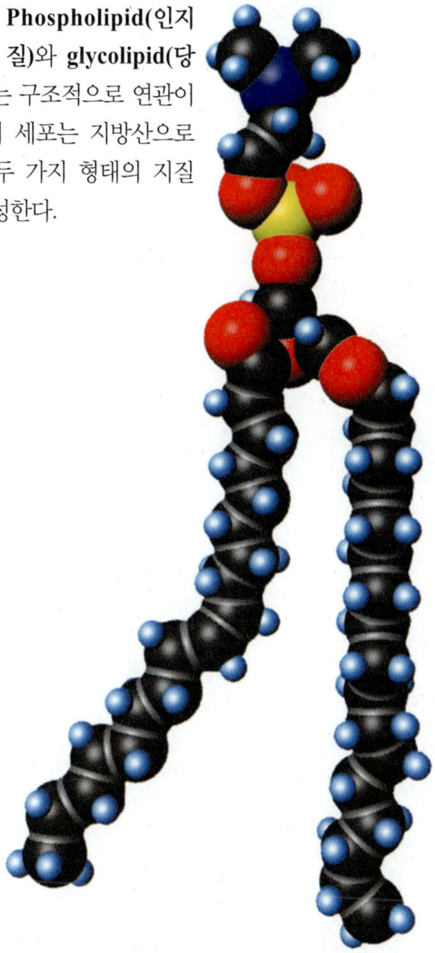

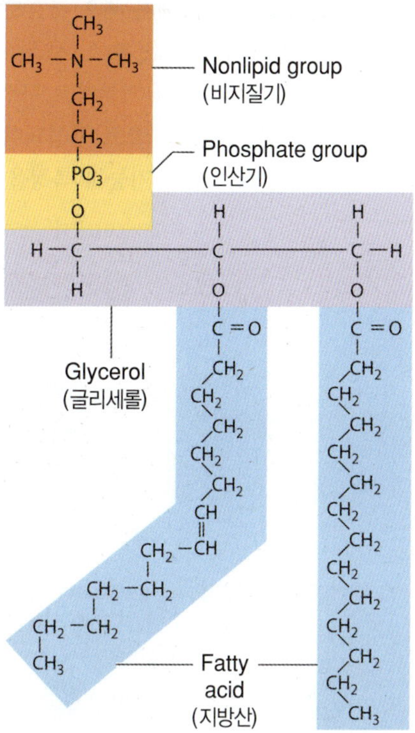

인지질에서 인산기가 2개의 지방산(글리세리드)을 비지질기에 붙여준다.

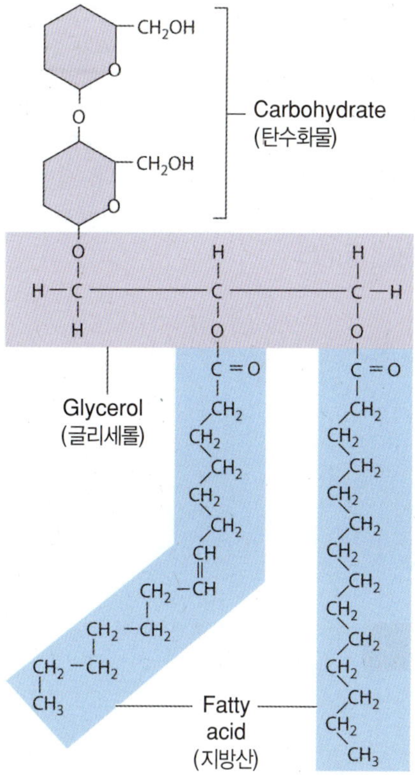

당지질에서 탄수화물이 2개의 지방산(글리세리드)에 붙는다.

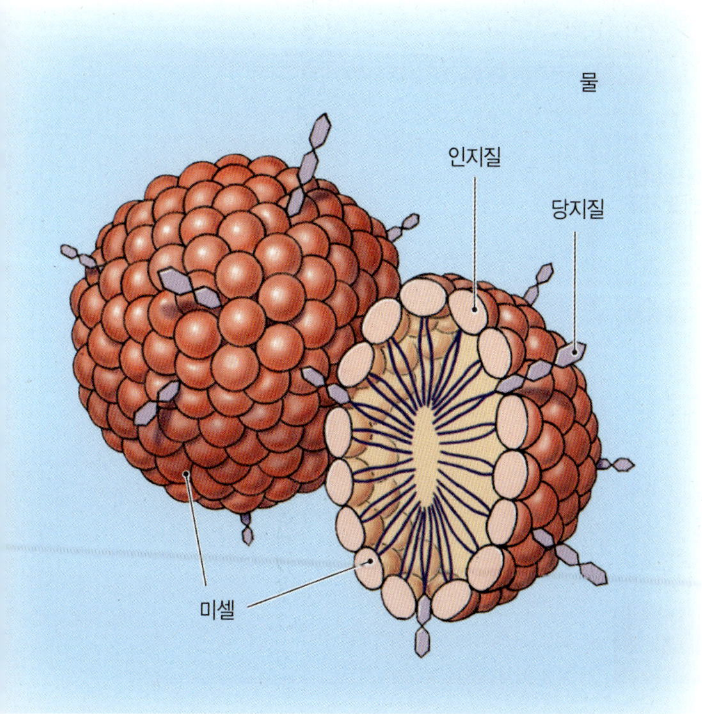

4 인지질과 당지질의 긴 탄화수소 꼬리는 소수성이지만, 반대편 끝은 비지질성 머리로서 친수성이다. 물속에서 많은 지질분자들이 방울 형태 또는 바깥쪽이 친수성을 띠는 **micelle(미셀)**을 형성한다. 식품에는 대부분 지질과 유기분자의 혼합물이 들어 있으며 인체 내 소화기관에서는 음식물을 분해하여 미셀 형태를 만든다.

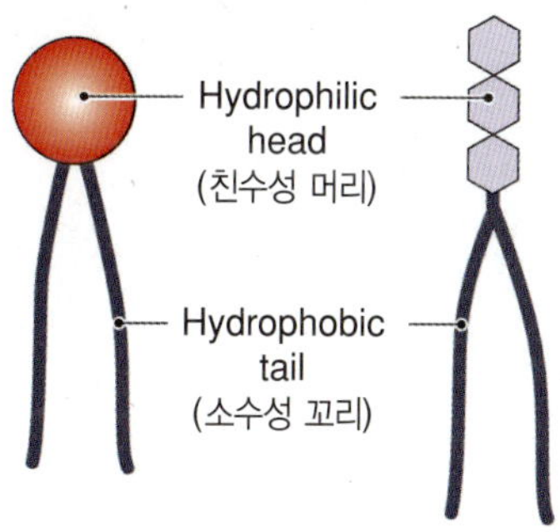

인지질 **당지질**

단백질은 아미노산으로부터 생성된다

Protein(단백질)은 인체에서 가장 풍부한 유기화합물이며 여러 측면에서 매우 중요하다. 인체는 여러 종류의 단백질을 함유하고 있으며 체중의 약 20%를 차지한다. 단백질에는 탄소, 수소, 산소, 질소로 구성되며 소량의 황과 인이 존재한다. 단백질은 **amino acid(아미노산)**라는 긴 사슬의 유기분자로 구성된다. 체내에서는 20가지의 아미노산이 다량 발견된다. 전형적인 단백질은 1000개의 아미노산으로 구성되며 가장 큰 단백질 복합체는 100,000개 이상의 아미노산으로 구성된다. 단백질의 3차원 형태는 기능적 특징을 결정하는 데 중요한 역할을 한다.

1 모든 아미노산은 기본 구성요소가 같다.

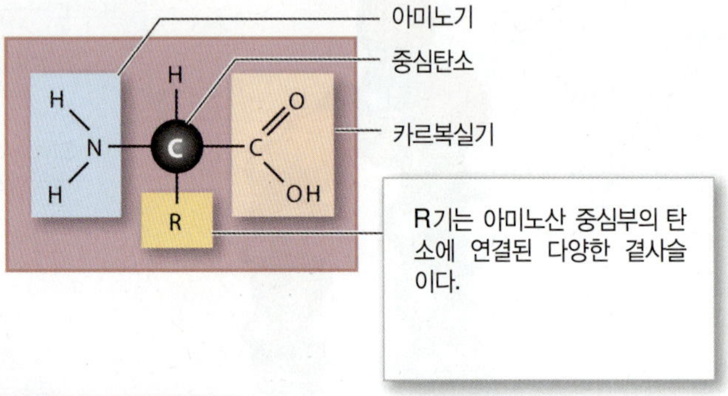

2 탈수합성으로 2개의 아미노산이 연결될 수 있다.

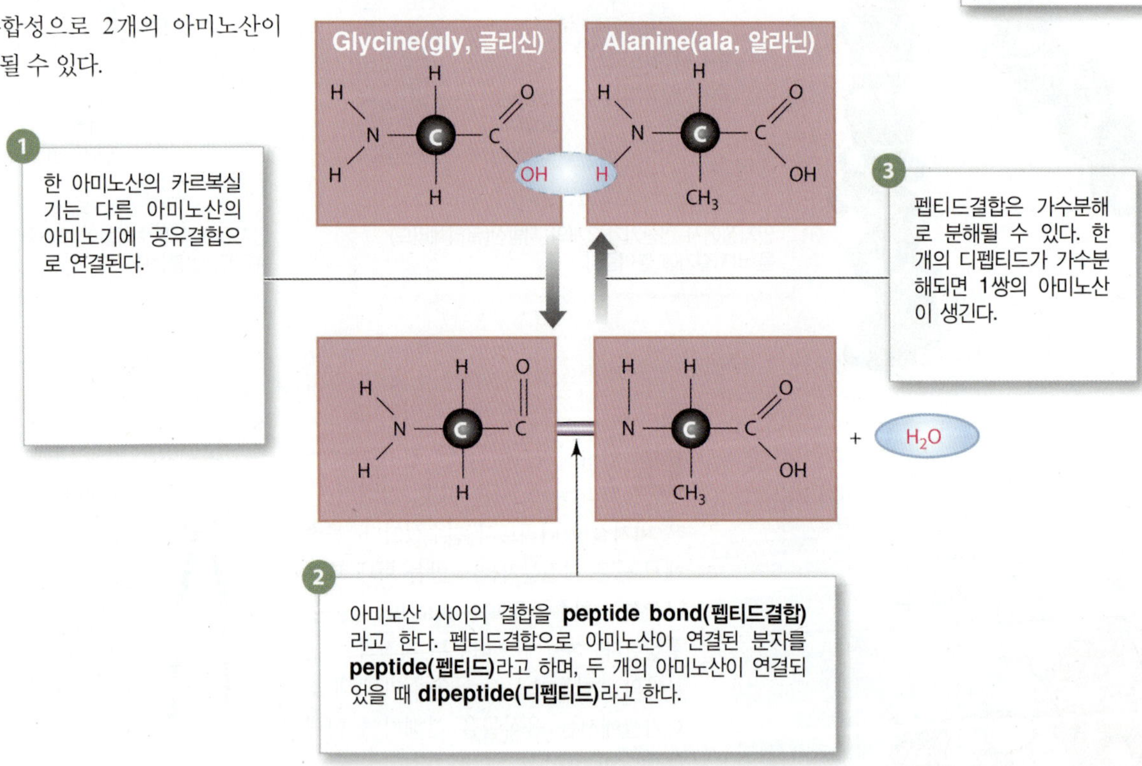

3 아미노산이 첨가되면서 사슬이 길어진다. 3번째 아미노산이 연결되면 tripeptide(트리펩티드)가 된다. 트리펩티드와 길이가 더 긴 펩티드 사슬을 **polypeptide(폴리펩티드)**라고 한다. 100개 이상의 아미노산으로 구성된 폴리펩티드를 보통 단백질이라 한다. 단백질은 구조가 복잡한 정도에 따라 4단계로 나눈다. 가장 기본적인 구조는 단백질의 1차 구조이다.

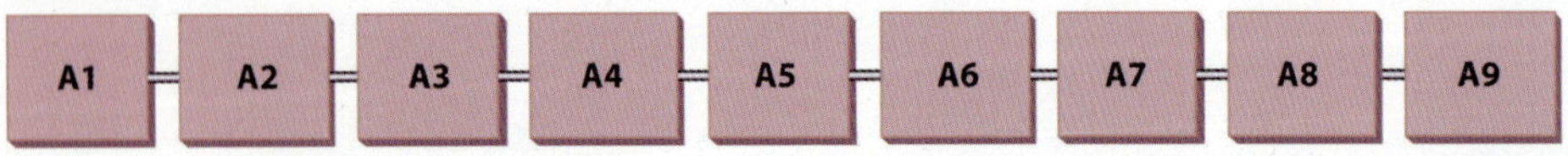

단백질의 1차 구조

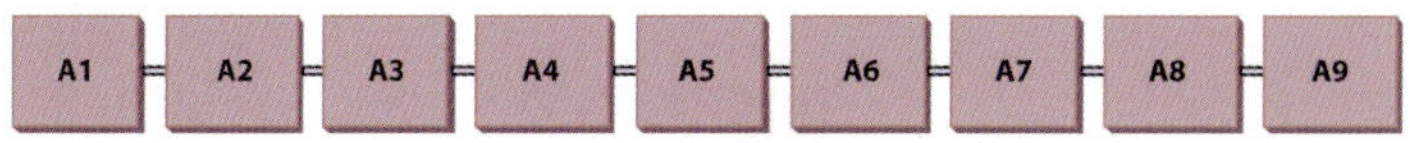

Primary structure(1차 구조)는 단일 폴리펩티드의 길이를 따라 아미노산이 연결된 것이다.

2차 구조

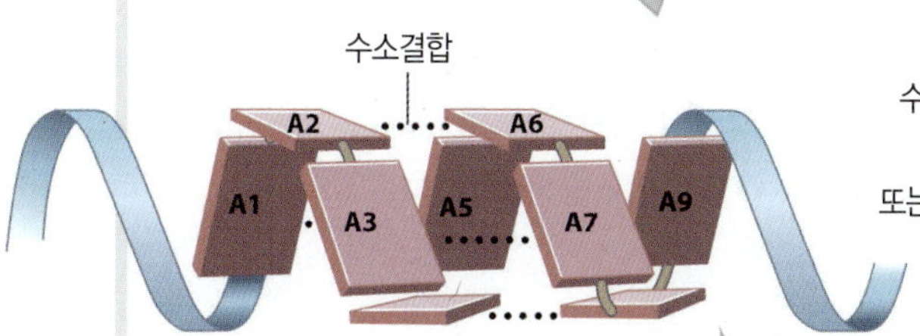

알파나선 구조

또는

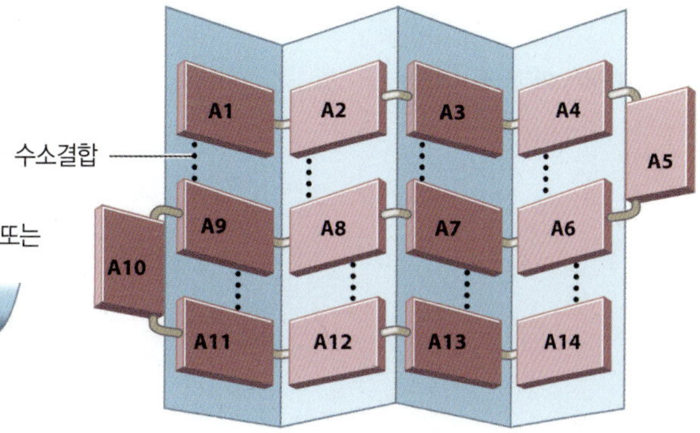

베타병풍 구조

Secondary structure(2차 구조)는 폴리펩티드 사슬의 서로 다른 부분에 있는 원자들 사이의 결합으로 생긴다. 예를 들어 수소결합으로 알파나선 구조나 베타 병풍구조가 생길 수 있다.

3차 구조

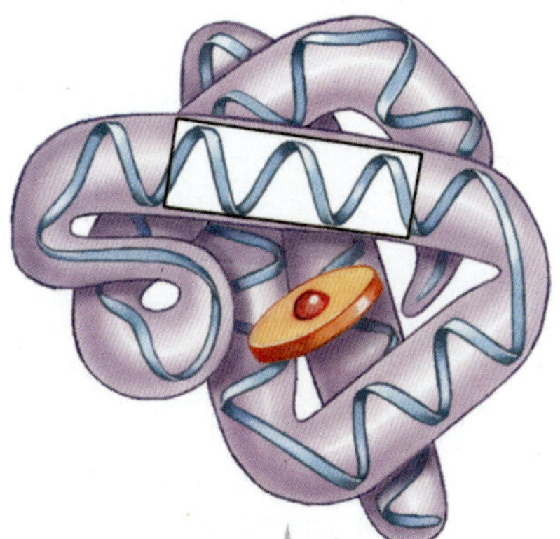

Tertiary structure(3차 구조)는 단백질이 복잡하게 꼬이고 접혀서 3차원 형상을 갖게 되면서 생긴다. 폴리펩티드 사슬과 주위 물분자 간의 상호작용 결과로 3차 구조가 생기며, 이는 단백질 분자의 다른 부위에 있는 R기 사이의 상호작용을 더 빠르게 만든다.

체온이 정상범위를 넘으면 단백질의 형태가 변하며 효소 기능이 저하되어 결국 단백질 **denaturation(변성)**이 일어나게 되면 3차나 4차 구조에 변화가 생긴다. 체온이 매우 높아지면 (43°C 이상) 구조 단백질과 효소의 변성이 곧바로 기관과 기관계통에 회복하기 힘들 정도의 손상을 초래하게 되어 치명적일 수 있다.

4차 구조

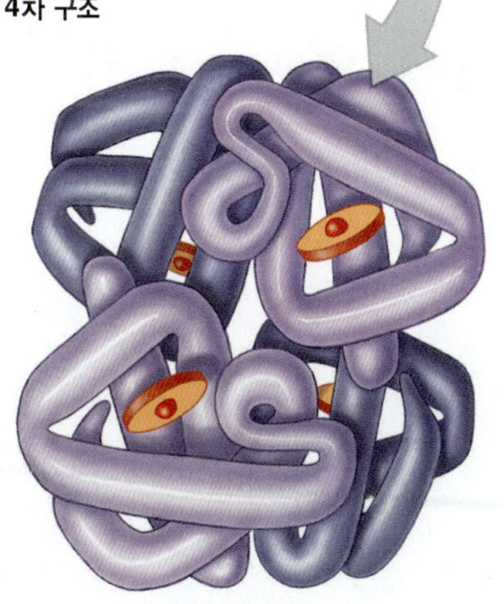

헤모글로빈
(구형 단백질)

또는

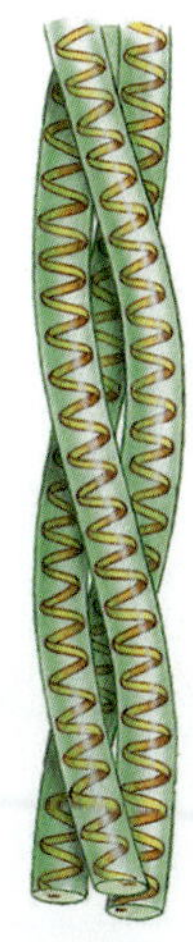

케라틴
(섬유성 단백질)

Quaternary structure(4차 구조)는 각각의 폴리펩티드 사슬 사이의 상호작용으로 생겨 단백질 복합체를 형성한다. 단백질인 **hemoglobin(헤모글로빈)**에는 4개의 폴리펩티드 소단위가 있다. 헤모글로빈은 적혈구 내에 있으며 산소와 결합하여 이동하는 구형 단백질이다. 인체 내 일반적인 구조 단백질인 **keratin(케라틴)**과 **collagen(콜라겐)**은 3개의 선형 소단위가 꼬인 형태로 섬유성 단백질을 구성한다.

효소작용 중에 방출된 에너지 일부가 고에너지 화합물에 저장되거나 이동할 수 있다

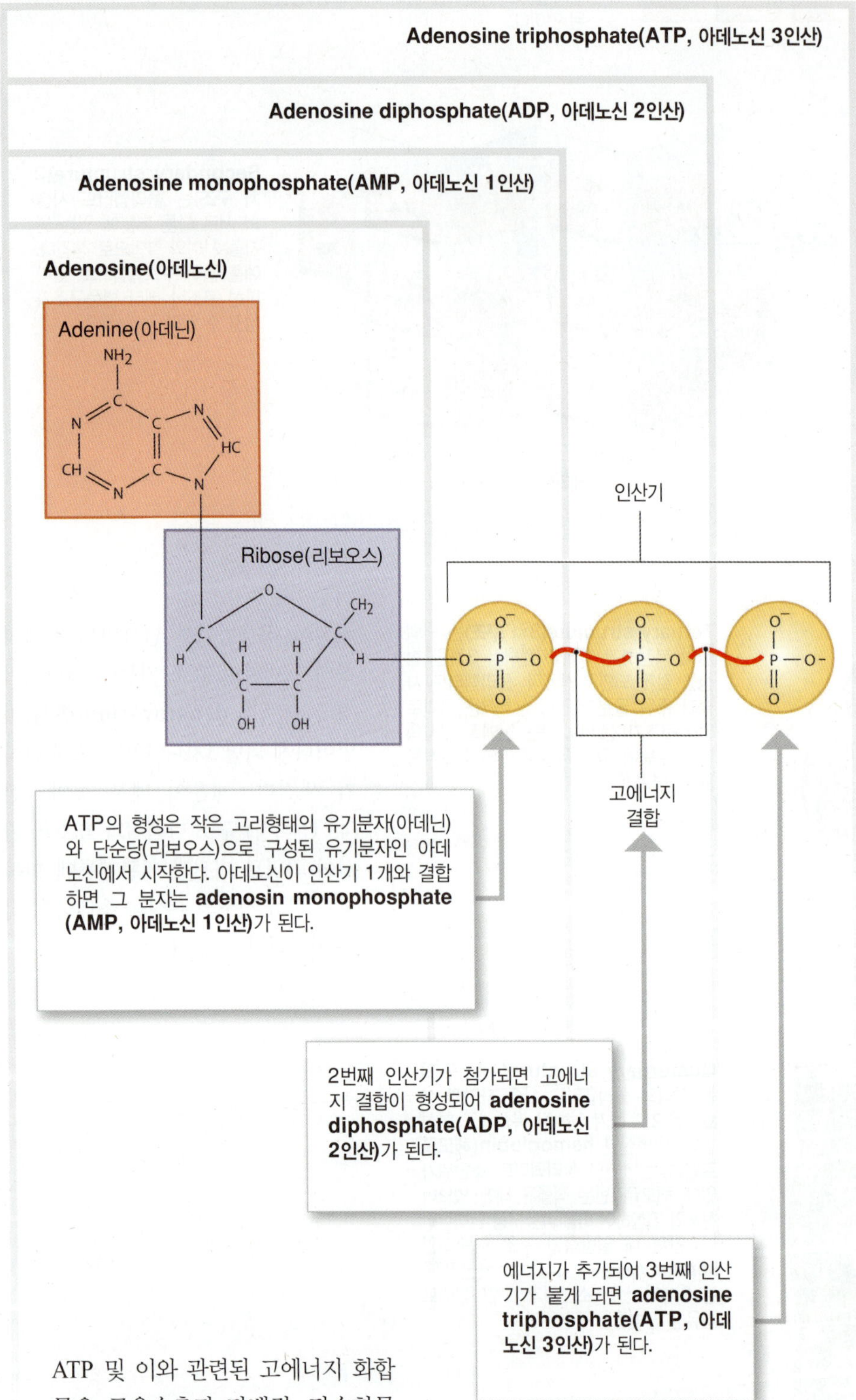

1 효소는 합성, 분해 또는 교환반응 등을 촉매한다. 생성물이 형성될 때는 에너지 공여체가 필요하며, **high-energy compound(고에너지 화합물)**가 이것에 해당한다. 고에너지 화합물은 공유결합인 **high-energy bond(고에너지 결합)**를 포함하고 있어서 조절된 조건 하에서 분해되어 에너지를 방출한다. 가장 흔한 고에너지 화합물은 **adenosine triphosphate(ATP, 아데노신 3인산)**이다.

2 ADP에서 ATP가 생성되는 것은 가역반응이다. ATP가 분해될 때 저장된 에너지가 방출되면서 ADP가 된다. 세포는 한 부위에서 ATP를 합성하여 다른 부위에서 분해할 수 있으며 방출된 에너지를 필수 활동에 사용할 수 있다.

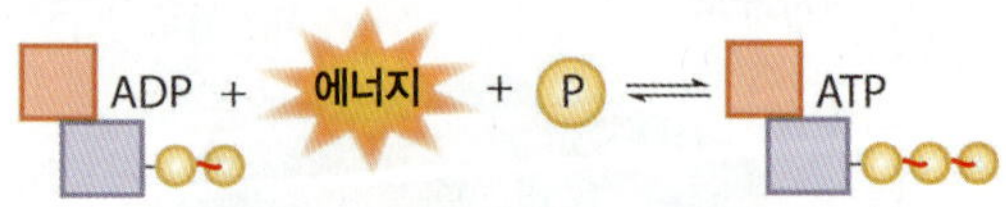

ATP 및 이와 관련된 고에너지 화합물은 근육수축과 단백질, 탄수화물 및 지질 합성에 필요한 효소작용 등 생명유지 현상에 필요한 에너지를 공급한다.

DNA와 RNA는 핵산이다

Nucleic acid(핵산)는 탄소, 수소, 산소, 질소 및 인 등으로 구성된 큰 유기분자이다. 핵산은 **deoxyribonucleic acid(DNA, 디옥시리보핵산)**와 **ribonucleic acid(RNA, 리보핵산)** 두 종류가 있다. 핵산의 일차적 기능은 정보의 저장과 처리이다. 특히 정보는 단백질합성에 필요하다. 핵산은 탈수합성으로 형성된 한두 개의 긴 사슬로 구성된다. 핵산의 각 소단위를 **nucleotide(뉴클레오티드)**라고 한다.

1 뉴클레오티드는 인산기, 당, **nitrogen base(질소염기)**의 유기분자로 구성된다. 아데노신 1인산은 앞에서 설명한 핵산의 한 예이다.

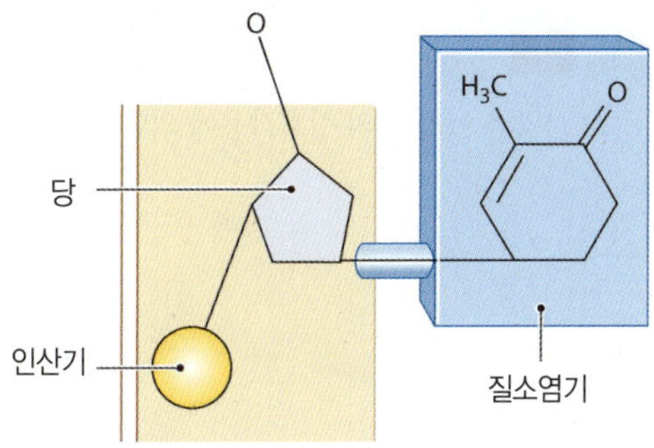

2 뉴클레오티드와 주변의 인과 당은 탈수합성에 의해 서로 연결되어, 기능적인 핵산의 긴사슬을 만든다. 이 분자의 "뼈대"는 당-인산-당-인산으로 길게 연결되며, 질소염기는 한쪽으로 튀어나와 있다. DNA와 RNA 모두 단백질 합성에 필요한 정보를 나르는 질소염기 서열로 구성된다.

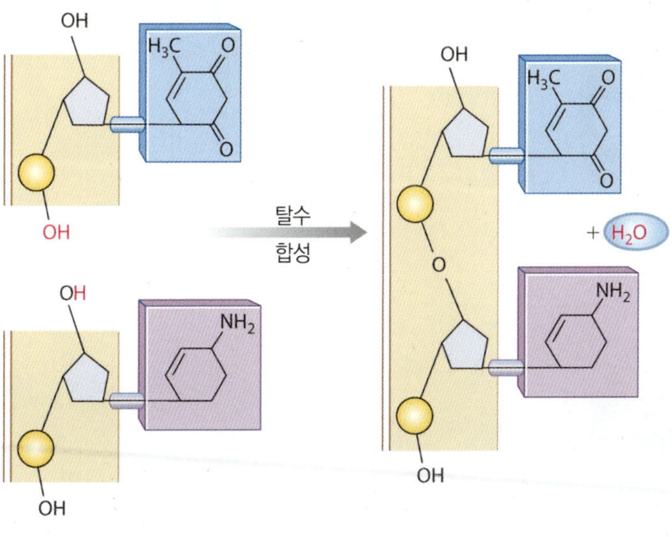

Nitrogenous bases(질소염기)

DNA와 RNA에서 발견되는 **adenine(아데닌)**과 **guanine(구아닌)**

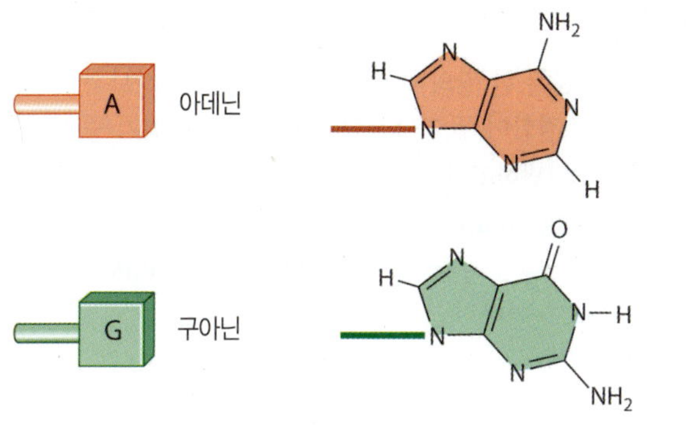

DNA와 RNA 모두 **cytosine(시토신)**을 갖고 있다. **Thymine(티민)**은 DNA에서, **uracil(우라실)**은 RNA에서만 발견된다.

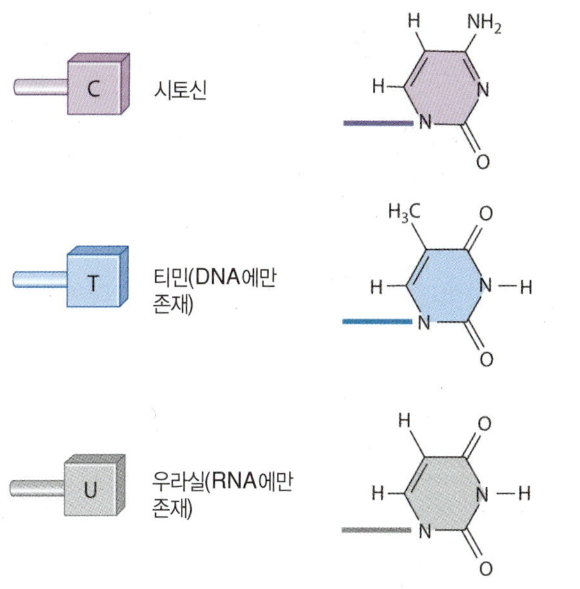

DNA와 RNA의 비교

특징	DNA	RNA
당	디옥시리보오스	리보오스
질소염기	아데닌(A), 구아닌(G), 시토신(C), 티민(T)	아데닌(A), 구아닌(G), 시토신(C), 우라실(U)
뉴클레오티드수	항상 4500만 개 이상	적게는 100 이하에서 50,000개 정도로 다양
분자형태	이중나선으로 꼬여 있는 두 가닥	3개의 주요 형태(mRNA, tRNA, rRNA)의 가닥을 따라 연결된 수소결합이 다양함
기능	단백질 합성을 조절하는 유전정보를 저장	DNA가 지시한 단백질 합성을 수행

3 DNA 분자는 한 쌍의 핵산 사슬로 구성된다. 상보적인 질소염기 사이의 수소결합이 두 가닥을 연결시킨다. 질소염기 중 아데닌은 티민과 시토신은 구아닌하고만 결합하므로 그 결과 아데닌-티민(A-T)과 시토신-구아닌(C-G)의 **complementary base pair(상보적인 염기쌍)**가 만들어지며, DNA 분자의 뉴클레오티드 두 가닥을 **complementary strand (상보적 가닥)**라고 한다.

4 RNA 분자는 단일 핵산사슬로 구성된다. RNA의 형태와 기능은 뉴클레오티드의 서열과 이들 간의 상호작용에 의한다.

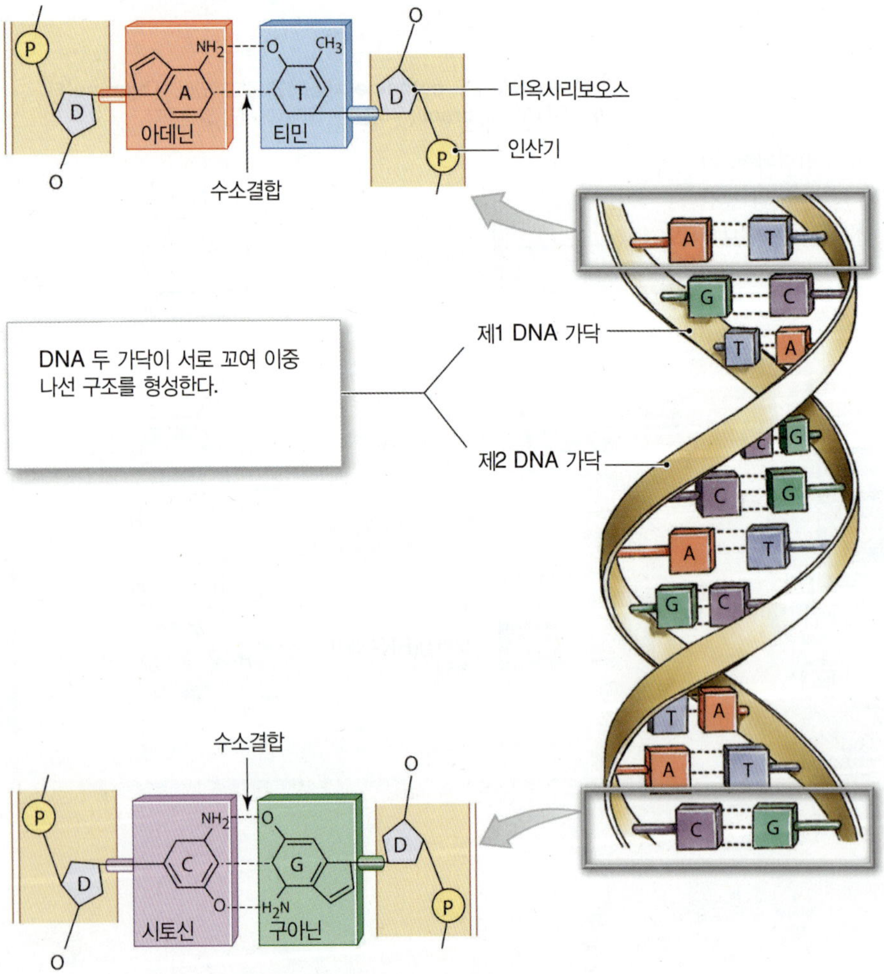

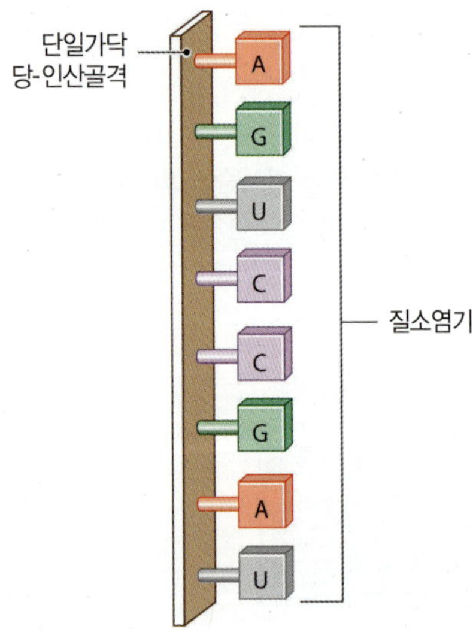

3
세포와 조직
(Cells and Tissues)

학습성과

1절 · 세포 개요

3.1 세포의 정의 및 소기관들의 구조와 기능을 기술한다.
3.2 원형질막과 세포골격의 구조 및 기능을 설명한다.
3.3 리보솜의 단백질 합성 기능 및 미토콘드리아의 에너지 생성 기능을 설명한다.
3.4 골지복합체의 정의와 특수 기능을 기술한다.
3.5 핵의 구성과 기능을 확인한다.
3.6 RNA 및 단백질 합성 과정을 확인한다.
3.7 유사분열 과정을 묘사한다.

2절 · 세포 안팎으로의 물질 출입은 어떻게 이루어지나?

3.8 확산과정을 설명하고 몸에서의 중요성을 이해한다.
3.9 수동수송과 능동수송의 차이를 설명하고 여러 종류의 과정들을 기술한다.

3절 · Tissue(조직)

3.10 조직학을 정의하고 조직 종류와 그들의 상호관계를 설명한다.
3.11 상피조직의 세포형태, 세포층 및 기능들을 기술한다.
3.12 상피세포들 간 상호 연결 형태와 기능들을 기술한다.
3.13 샘상피의 구조, 기능 및 분포 부위를 기술한다.
3.14 성긴결합조직과 치밀결합조직의 구조, 기능 및 분포 부위를 기술한다.
3.15 3종류의 연골 구조, 기능 및 분포 부위를 기술한다.
3.16 뼈의 구조와 기능을 기술한다.
3.17 근육 및 신경조직의 기능을 기술한다.

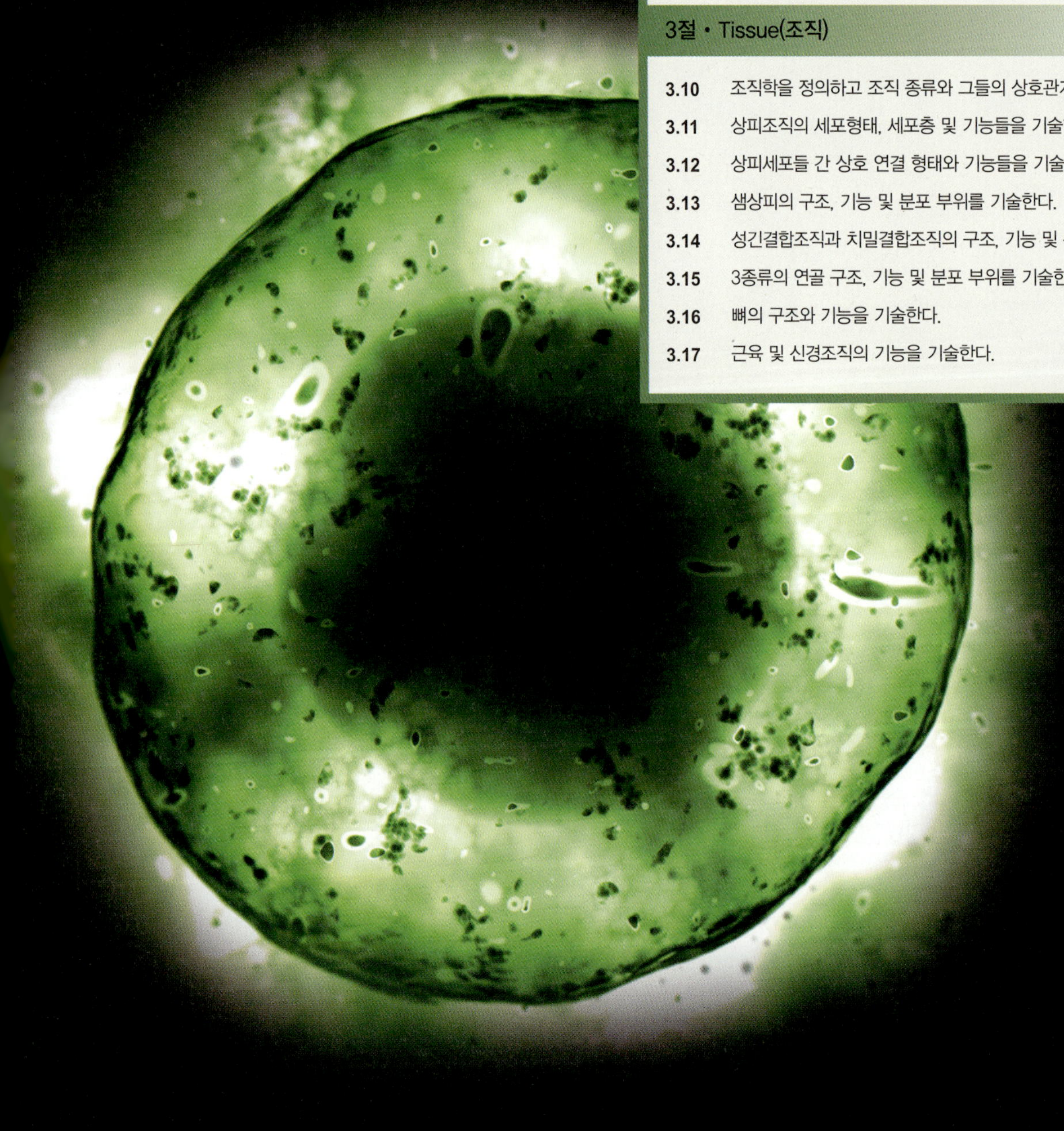

세포 개요

생명체를 구성하는 전형적인 세포는 직경이 약 0.1 mm로서 머리털 두께에 불과하다. 따라서 17세기에 현미경이 발명된 이후에야 비로소 세포의 구조를 관찰할 수 있게 되었다. 그 이후 연구로 세포이론이 정립된 것을 다음과 같이 요약할 수 있다:

세포는 모든 식물과 동물의 구조적 단위이다.

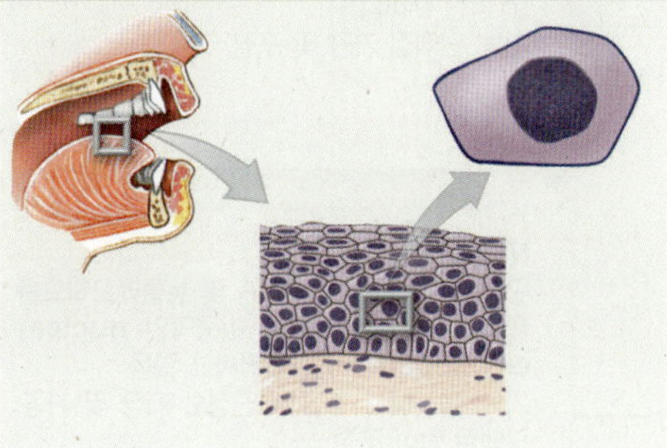

모든 새로운 세포는 기존의 세포분열로 유래한다.

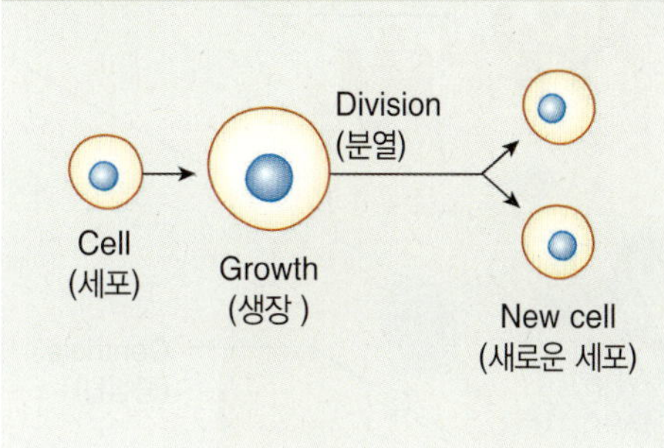

세포는 살아 있는 모든 생리기능을 수행하는 최소 단위이다.

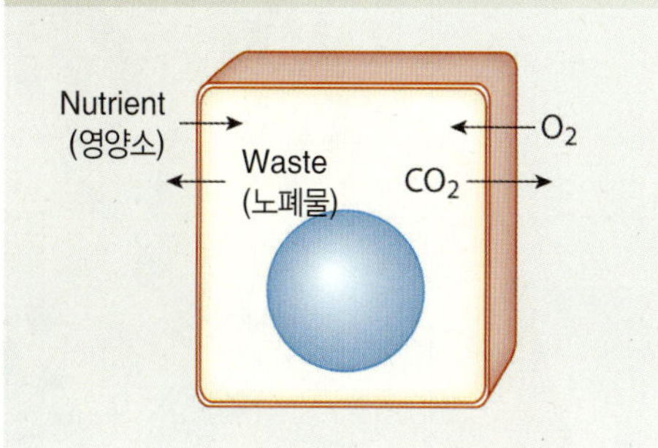

세포는 세포 수준에서 항상성을 유지하지만, 더 높은 단계의 조직에서 항상성을 유지하기 위해서는 통합되고 협동적인 세포작용이 요구된다. 세포들의 크기, 모양 및 기능은 매우 다양하지만 모든 세포들은 수정란이라고 하는 단일 세포에서 유래한 같은 자손인 셈이다.

1 정자를 받아들인 수정란은 신체 모든 세포로 분화할 수 있는 정보를 포함하고 있다.

2 처음 몇 번의 분열을 거치면 신체 어떤 세포로도 발달할 수 있는 totipotent cell(만능 세포)이 만들어진다. 분열이 더 진행되면서 새로운 세포들 간의 화학적 신호전달이 증가하여 발생 잠재능력이 제한되기 시작한다.

3 화학적 신호의 차이가 세포의 DNA에 영향을 미쳐 특정 유전자를 작동시키거나 멈추게 한다. 딸세포들은 특수한 구조와 기능을 갖게 되기 시작한다. 이러한 점진적 특수화 과정을 **differentiation(분화)**이라고 한다.

4 분화에 의해서 신체 4가지 기본 조직의 유형을 형성하는 특수한 세포들이 만들어진다. 이 4가지 조직 유형은 상피, 결합, 근육 및 신경조직이다.

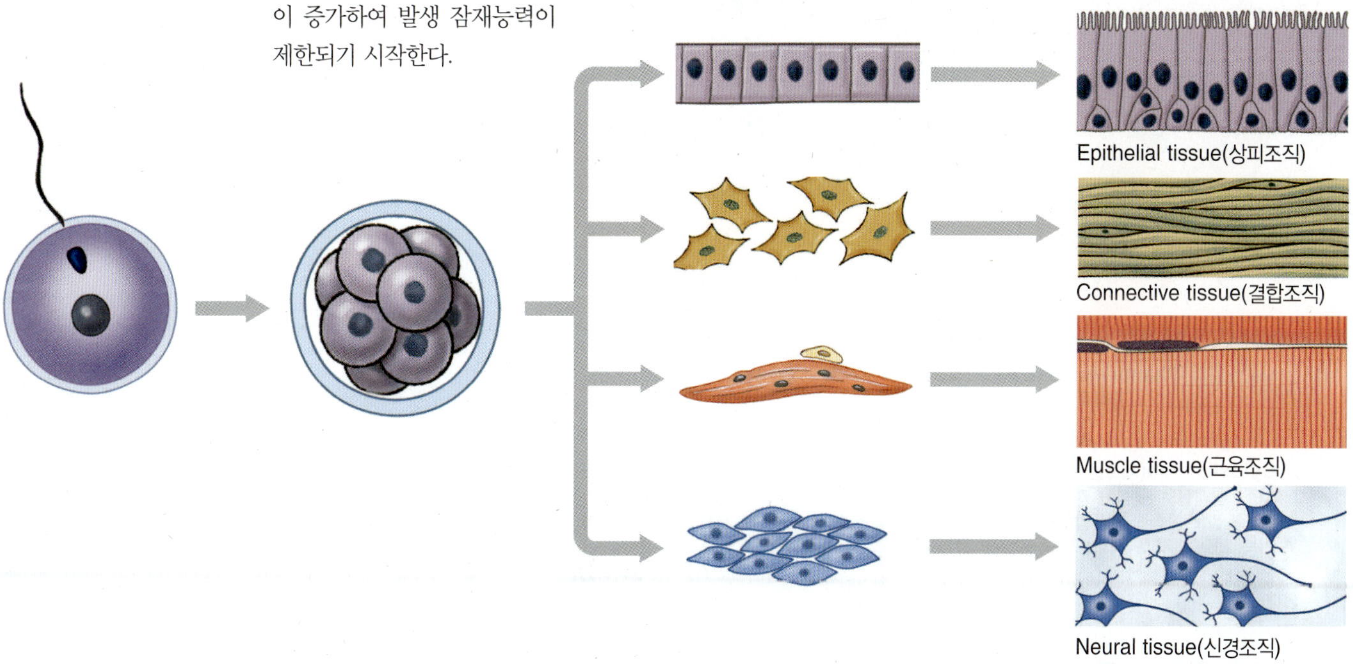

세포는 생명체의 최소 단위이다

Peroxisome(퍼옥시좀)
구조: 분해효소들을 함유하는 소포(막성 주머니)
기능: 지방산과 유기물 분해; 대사과정에서 생긴 독성물질을 중화

Lysosome(리소좀)
구조: 소화효소들을 함유한 소포
기능: 큰 유기화합물, 손상된 소기관 및 병원체(질병 유발원) 분해

Microvilli(미세융모)
구조: 미세섬유를 포함하고 있는 막의 확장 부위
기능: 표면적을 증가시켜 세포외물질 흡수를 도움

Golgi apparatus(골지복합체)
구조: 강소(시스터네)를 포함하고 있는 납작한 막성 주머니
기능: 단백질 가공 및 포장

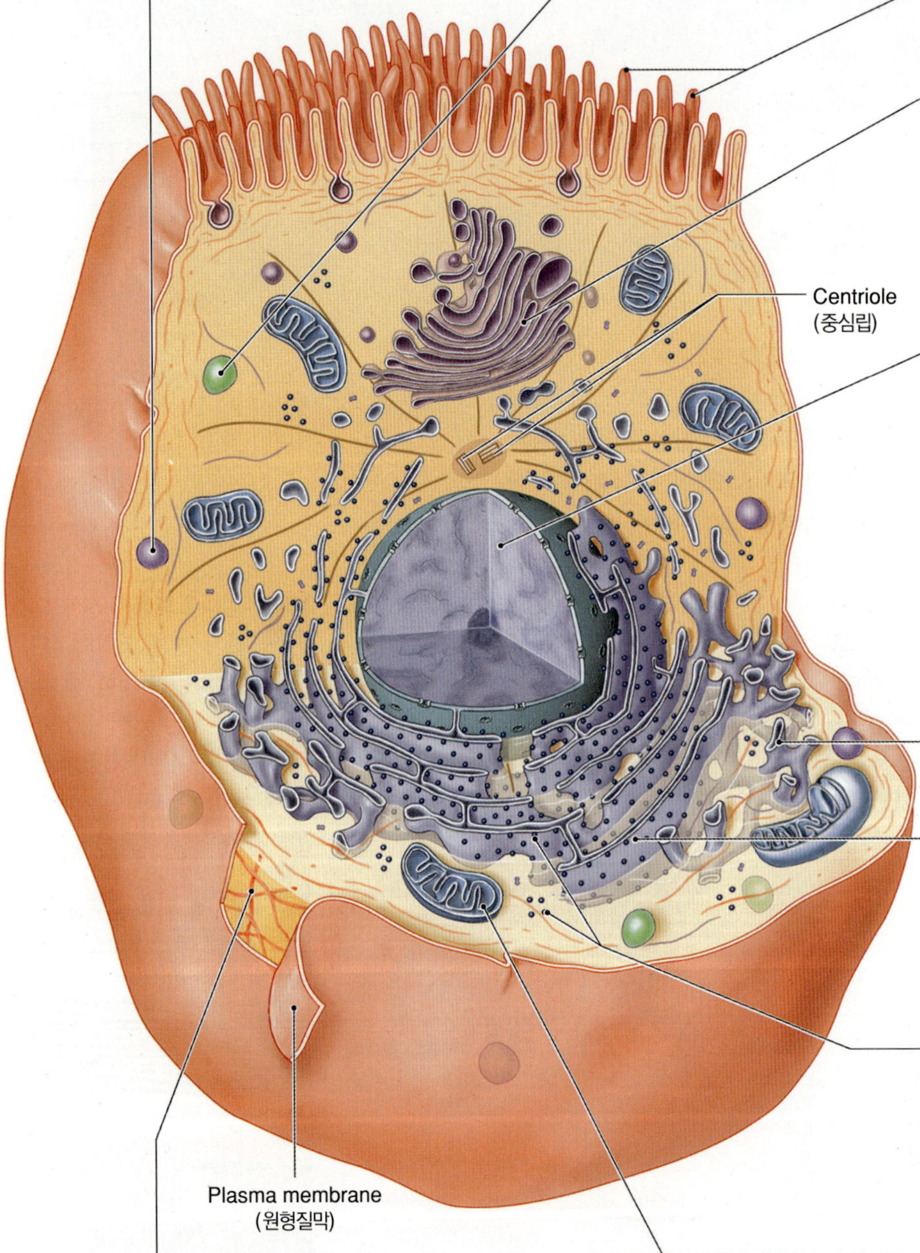

Nucleus(핵)
구조: 효소, 단백질, DNA 및 뉴클레오티드를 함유하고 있는 핵질을 이중막인 **nuclear envelope(핵막)**가 둘러싸고 있음
기능: 물질대사 조절; 유전정보 저장 및 가공; 단백질 합성 조절

Endoplasmic reticulum(ER, 소포체)
구조: 세포질에 넓게 분포하고 있는 납작한 판형의 막성 주머니로서 그물구조를 이룸
기능: 분비물질을 합성; 세포내 물질 수송 및 저장

Smooth ER(활면소포체), 리보솜이 부착되어 있지 않고, 지질과 탄수화물 합성함

Rough ER(조면소포체), 리보솜이 막에 부착되어 있고, 새로이 합성된 단백질을 가공하고 포장함

Ribosome(리보솜)
구조: RNA와 단백질로 이루어져 있고, 조면소포체에 부착되어 있거나 세포질에 유리되어 산재함
기능: 단백질 합성

Cytoskeleton(세포골격)
구조: 단백질로 구성된 미세섬유 혹은 미세소관; 한 쌍의 중심립을 포함하고 있는 형성 부위
기능: 세포 지지 및 강화; 세포 구조 및 물질 이동에 관여

Mitochondrion(미토콘드리아)
구조: 이중막으로 구성되어 있고 내막은 주름져서 중요한 대사효소들을 포함하고 있음
기능: 세포 ATP의 95% 생산

3.2

원형질막은 외부환경과 세포를 분리시키고 여러 기능을 수행한다; 세포골격은 구조 및 기능상의 역할을 맡고 있다

1 **Plasma membrane(원형질막)**은 세포 내부를 주변 세포외액과 분리하는 물리적 장벽이다. 선택적 투과장벽으로서 세포 안팎으로의 물질출입을 조절한다.

막표면에는 **glycocalyx(당질층)**라고 하는 탄수화물층이 있다. 탄수화물은 원형질막 무게의 약 3% 정도를 차지하고 있으며, 당단백질 및 당지질과 같은 복합물의 성분이 된다. 당질층은 세포 인식, 세포외 구조와의 결합 및 세포 표면의 윤활작용에 중요한 역할을 한다.

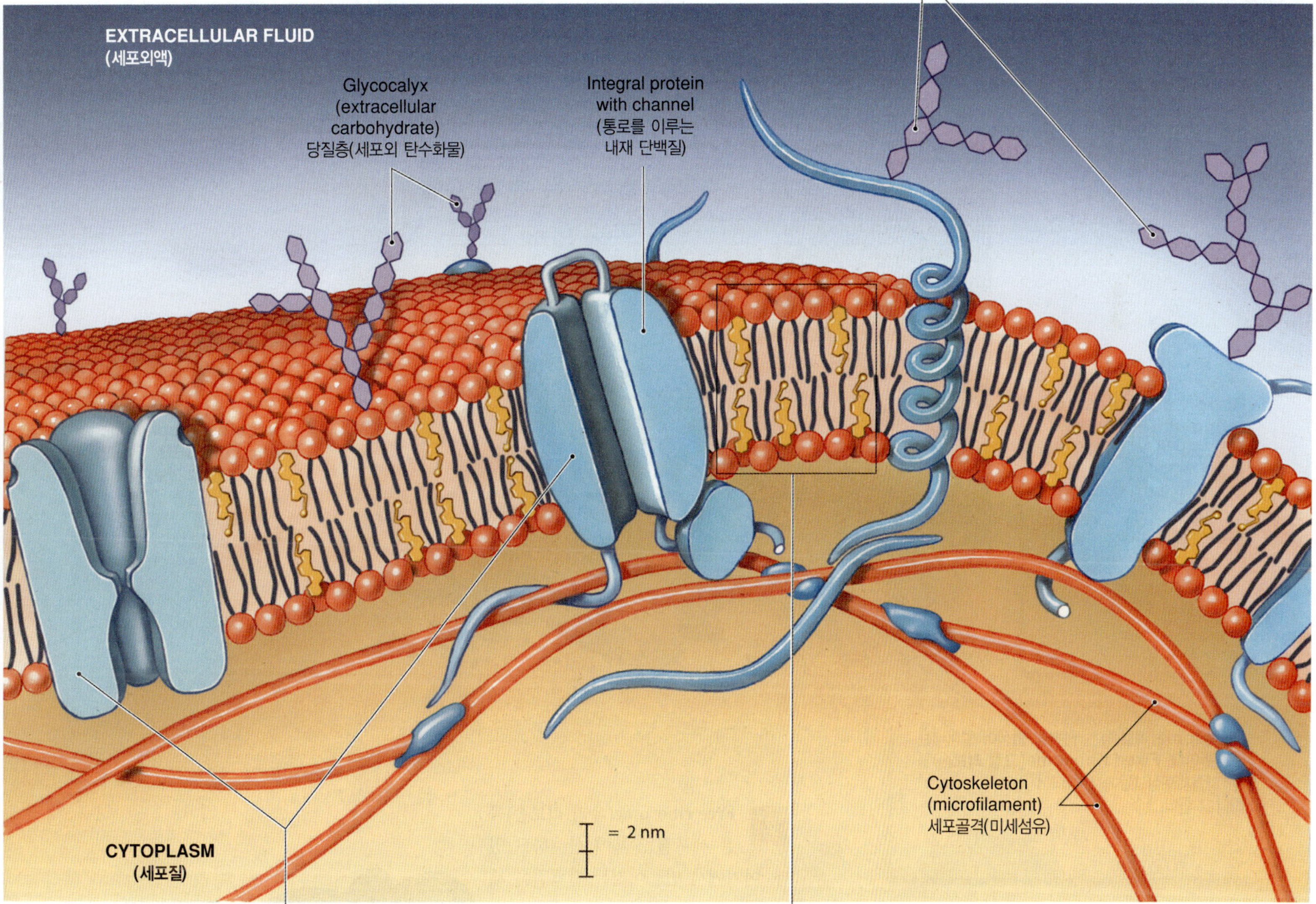

Integral protein(내재 단백질)은 막 구조의 한 부분으로 막을 파괴하지 않고는 분리할 수 없다. 대부분 내재 단백질은 막의 폭을 한두 차례 왕복하여 분포하고 있다. 어떤 경우에는 물이나 용질이 통과할 수 있는 구멍이나 통로를 포함하고 있다.

원형질막은 두 층의 인지질 분자로 이루어져 있기 때문에 **phospholipid bilayer(인지질 이중층)**라고 한다. 인지질의 친수성 머리부분은 막 표면쪽으로 향하고 소수성 꼬리 부분은 내부로 향하고 있다. 막의 가운데 부위인 소수성 층이 세포질과 세포외액을 분리시키고 있다.

3.3

소포체(세포질그물)와 유리 리보솜에서의 단백질 합성은 기본적으로 미토콘드리아 작용에 의해 공급되는 에너지에 의존한다

세포들은 새로운 유기물질을 합성하기 위해 끊임없이 ATP를 소비한다. 세포들은 흡수하거나 재활용되는 영양소를 분해하여 ATP를 얻어낸다.

1 **Endoplasmic reticulum(소포체)**, 즉 ER은 세포 내 그물망의 막구조로서 핵을 둘러싸는 핵막(핵껍질)에 연결되어 있다. ER은 세포가 필요로 하는 단백질, 지질 및 탄수화물을 합성하여 저장하고 있다.

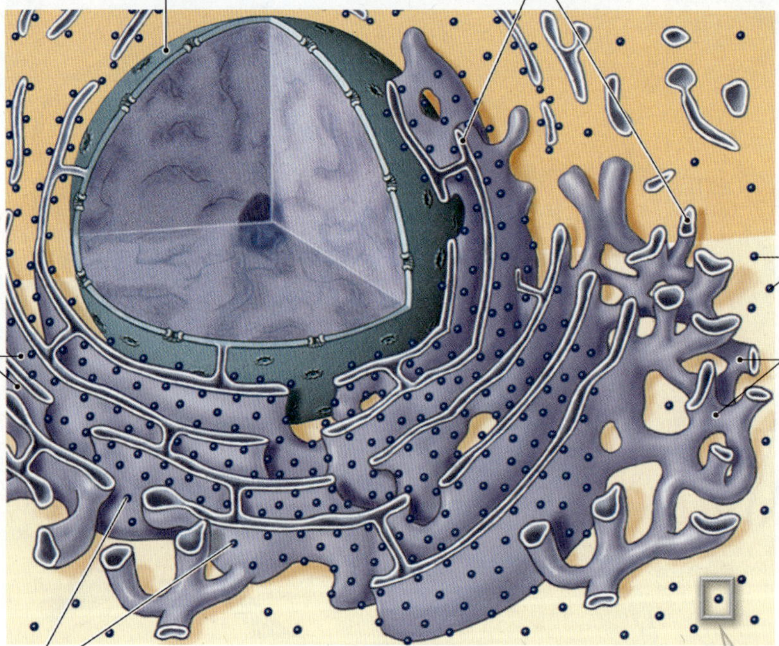

2 **Free ribosome(유리 리보솜)**들은 세포질 전체에 산재하고 있다. 여기에서 만들어지는 단백질은 세포질액으로 들어간다.

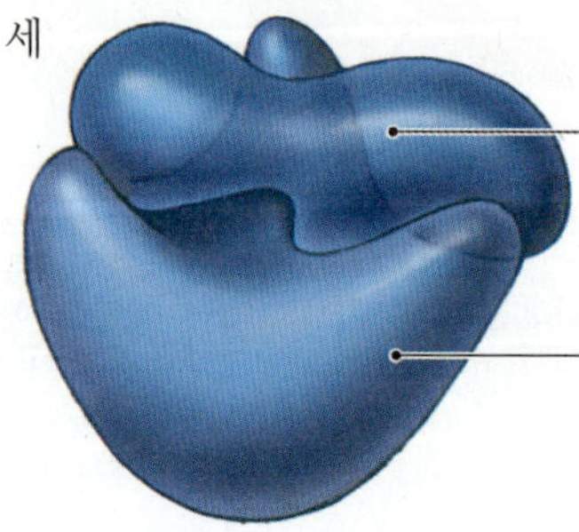

3 살아 있는 모든 세포들은 생명체로서의 기능을 수행하기 위해서 에너지를 필요로 한다. 에너지 생성을 담당하는 소기관은 **mitochondria(미토콘드리아)**이다. 미토콘드리아는 길고 홀쭉하거나 짧고 통통한 모양으로 다양하다. 그러나 모든 미토콘드리아는 기본적으로 동일한 구조를 하고 있다. 특정 세포에서 미토콘드리아의 수는 에너지 요구 정도에 따라 다양하다. 적혈구에는 미토콘드리아가 하나도 없지만 심장근육세포에는 부피의 30% 정도를 미토콘드리아가 차지하고 있다.

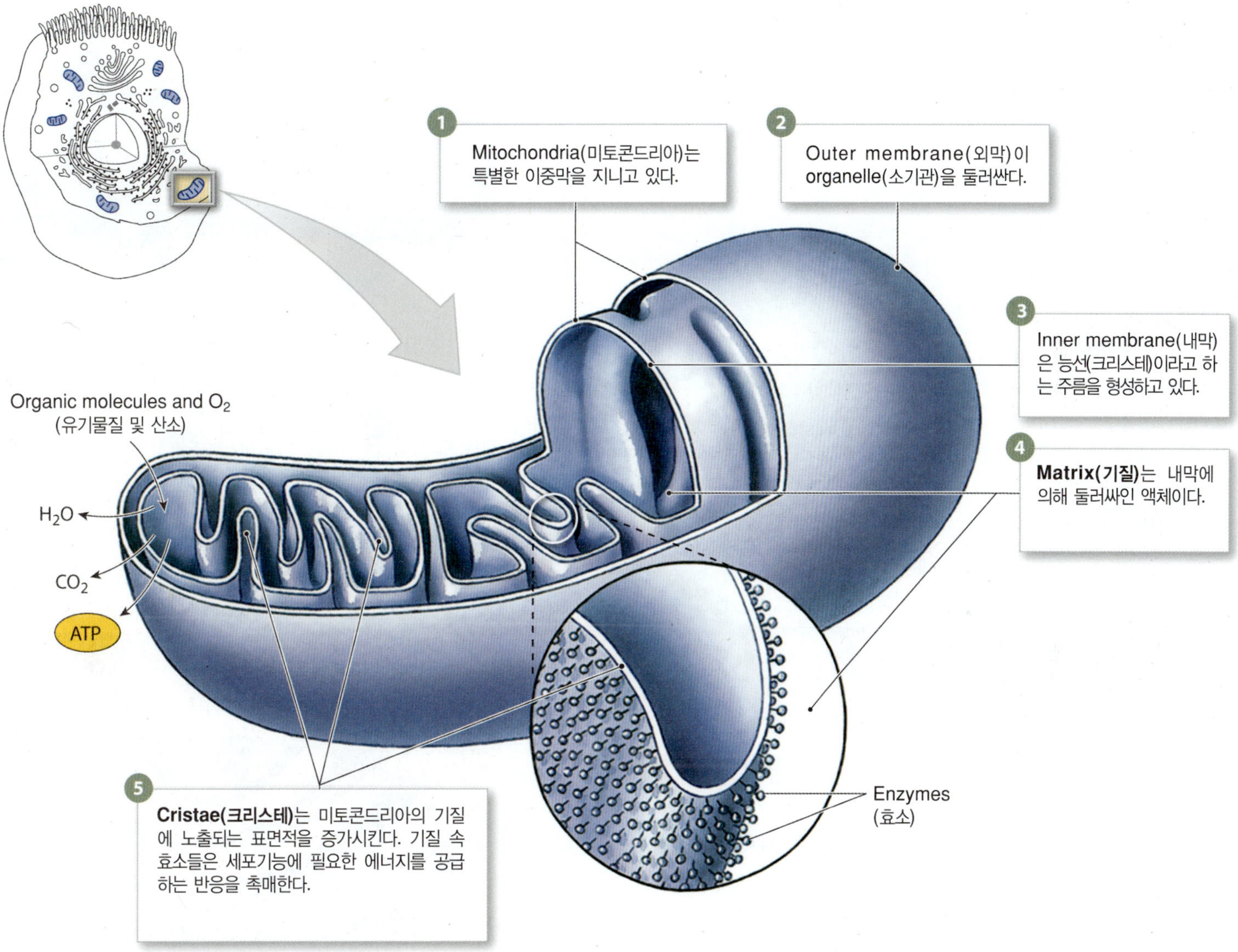

ATP 생성은 **aerobic metabolism(유기대사)** 또는 cellular respiration(세포호흡)이라고 하는 과정에 의해 이루어진다. 미토콘드리아에서의 유기호흡은 세포가 살아가는데 필요한 ATP의 95% 정도를 생산한다. (나머지는 세포액에서 효소반응에 의해.) 에너지를 방출하는 화학반응이 미토콘드리아에서 일어나기는 하지만 에너지를 필요로 하는 대부분의 세포작용은 주변 세포질에서 일어난다. 미토콘드리아를 세포기능 수행에 필요한 에너지를 공급장치인 작은 세포 배터리 혹은 연료전지라고 생각해 보자.

골지복합체는 포장센터이다

Golgi apparatus(골지복합체)는 (1) 원형질막을 보충하거나 변화시키고 (2) 세포외로 배출하는 호르몬이나 효소와 같은 분비물을 변경 및 농축시키며 (3) 세포질액에 사용될 특정 효소들을 주머니에 포장한다.

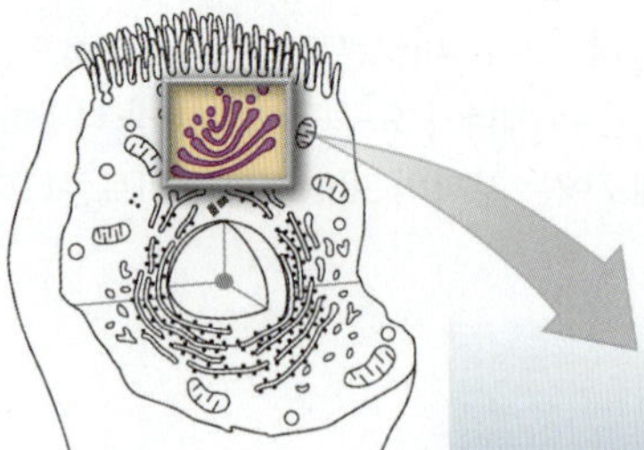

1 골지복합체는 전형적으로 **cisternae(수조)**라고 하는 5~6개의 납작한 막성 판으로 구성되어 있다. 세포 하나에는 하나 이상의 골지복합체가 있으며 일반적으로 핵 주변부에 존재한다.

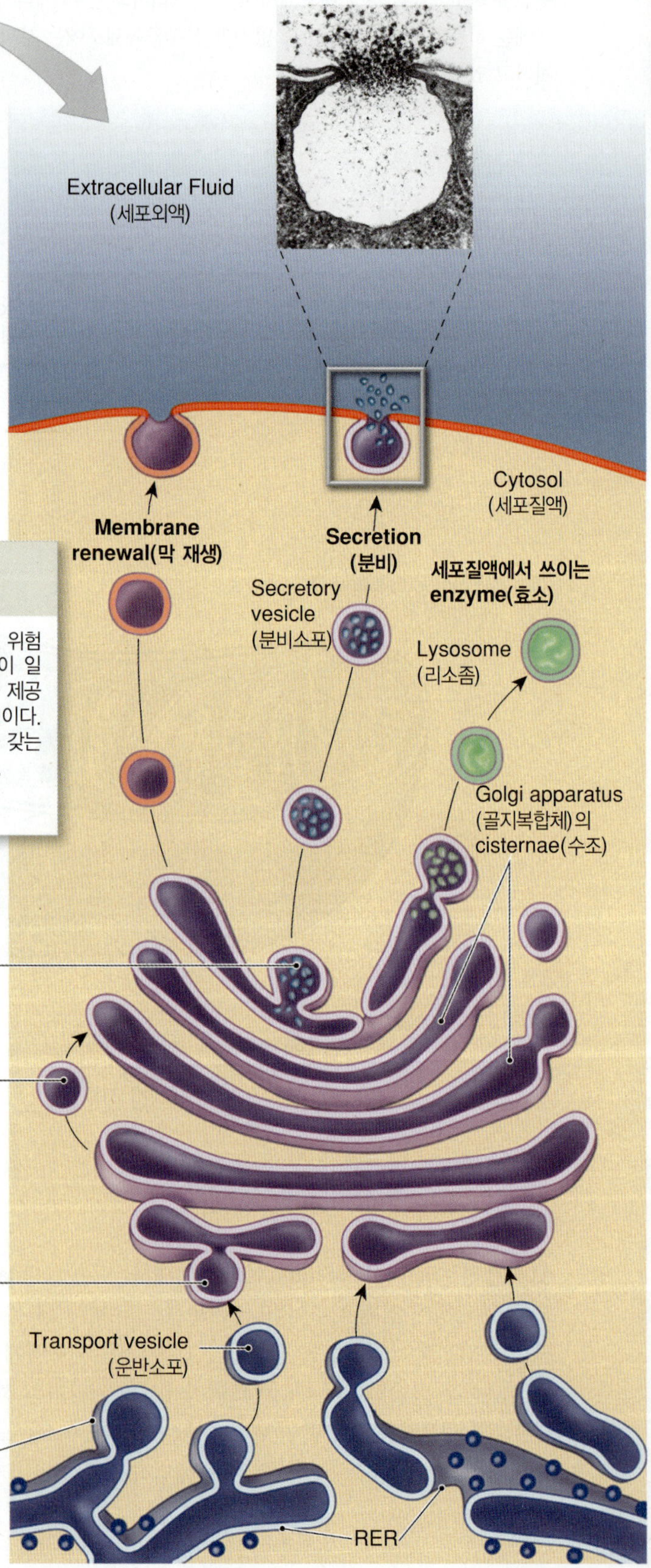

Membrane renewal (막 재생)

Membrane renewal vesicle(막재생소포)이 원형질막 표면에 합쳐진다. 동시에 원형질막의 다른 부위가 제거되고 재순환된다. 이처럼 골지복합체는 원형질막의 성질을 변화시켜 세포의 민감성과 기능을 바꿀 수 있다.

Secretion(분비)

Secretory vesicle(분비소포)은 세포에서 방출될 호르몬이나 효소들과 같은 분비물질을 포함하고 있다. 이 소포들은 원형질막과 융합한 후 세포외 환경으로 내용물을 쏟아낸다.

세포질액에서 쓰이는 Enzyme(효소)

Lysosome(리소좀)은 위험할 수도 있는 화학반응이 일어나도록 독립된 환경을 제공해 주는 특별한 주머니이다. 리소좀은 다양한 기능을 갖는 효소들을 포함하고 있다.

4 결국 생성물은 세포의 자유 표면쪽으로 이동

3 한 수조에서 다른 수조로 물질이 작은 주머니에 의해 이동

2 소포들은 골지막과 융합하여 수조 안으로 내용물을 비운다. 골지복합체 안에서 효소들에 의해 단백질과 당단백질들이 화학적 변화를 거친다. 예를 들면, 효소에 의해 당단백질의 탄수화물 구조가 바뀌거나 인산기, 당, 지방산이 단백질에 첨가된다.

시작 **1** **Transport vesicle(운반소포)**은 RER에서 합성된 단백질과 당단백질들을 골지복합체로 운반한다.

2 세포들은 종종 큰 유기물들을 분해하거나 재순환할 필요가 있으며, 세포를 죽이거나 손상을 입히는 독성물질을 만들어내기도 한다. 리소좀은 세포질로부터 고립되어 그러한 화학적 반응이 일어나도록 한다. 리소좀의 주요 세 가지 기능은: (1) 리소좀 내용물 소화, (2) 소포와의 융합 및 (3) 자가분해이다.

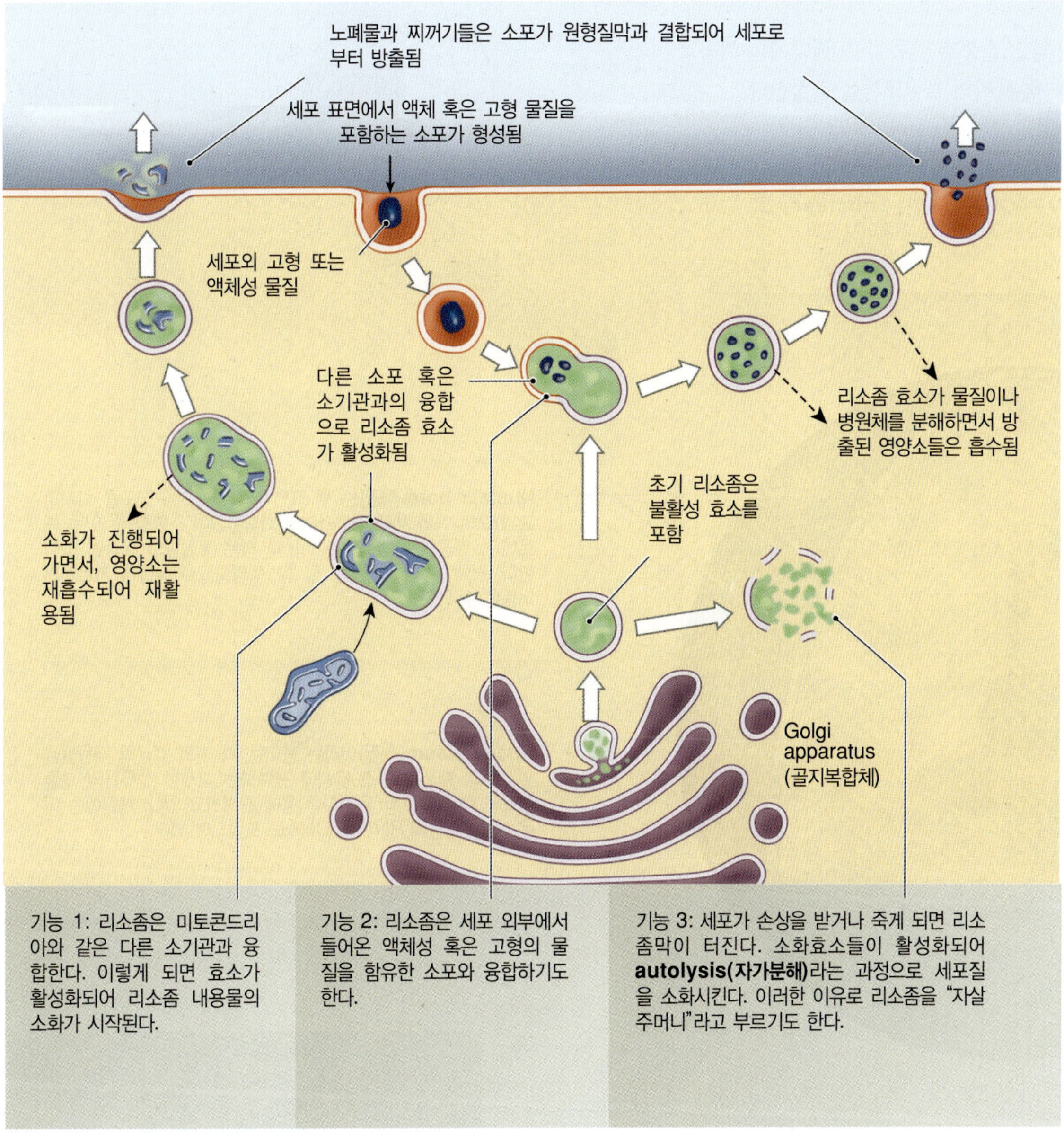

기능 1: 리소좀은 미토콘드리아와 같은 다른 소기관과 융합한다. 이렇게 되면 효소가 활성화되어 리소좀 내용물의 소화가 시작된다.

기능 2: 리소좀은 세포 외부에서 들어온 액체성 혹은 고형의 물질을 함유한 소포와 융합하기도 한다.

기능 3: 세포가 손상을 받거나 죽게 되면 리소좀막이 터진다. 소화효소들이 활성화되어 **autolysis(자가분해)**라는 과정으로 세포질을 소화시킨다. 이러한 이유로 리소좀을 "자살 주머니"라고 부르기도 한다.

핵은 DNA, RNA, 단백질 및 효소들을 포함하고 있다

핵은 대체로 가장 뚜렷하게 관찰되는 소기관이다. 일반적인 현미경 표본에서 핵은 어둡게 염색되어 쉽게 구분할 수 있다.

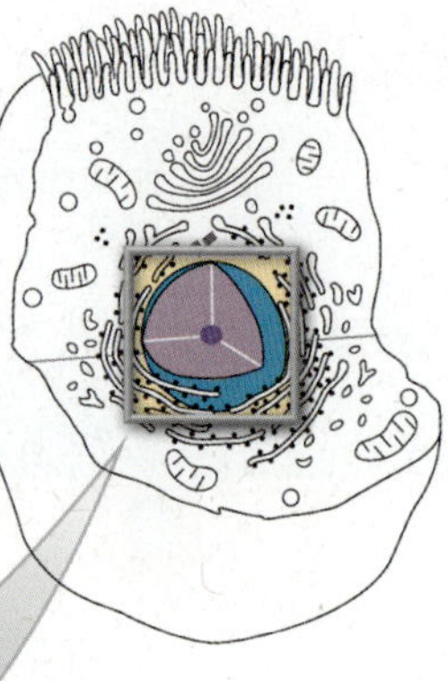

1 **Nucleus(핵)**는 세포작용의 조절중추이다. 주변 핵막에는 핵공들이 분포하고, 세포질과 핵 사이의 물질교환을 조절한다.

핵을 싸서 세포질과 분리시키는 **nuclear envelope(핵막)**는 이중막으로 이루어져 있다.

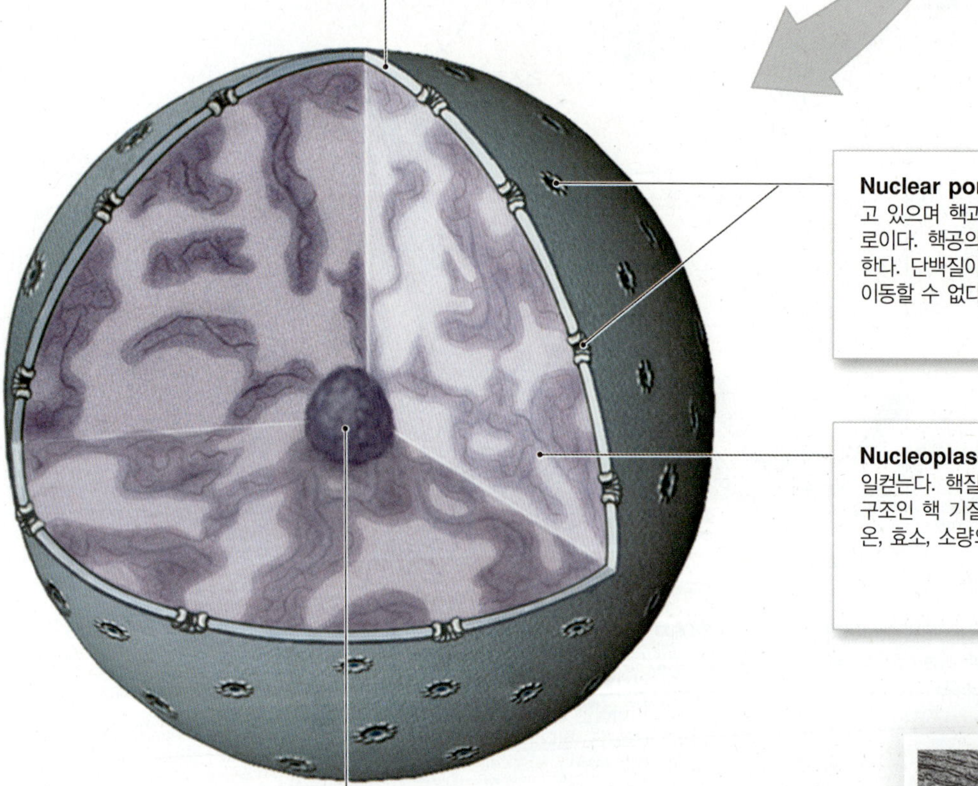

Nuclear pore(핵공)는 핵 표면적의 약 10% 정도를 차지하고 있으며 핵과 세포질액 사이의 화학물질이 소통할 수 있는 통로이다. 핵공의 단백질들은 이온과 작은 물질들의 이동을 조절한다. 단백질이나 DNA는 둘 다 핵껍질을 자유롭게 가로질러 이동할 수 없다.

Nucleoplasm(핵질)이라는 용어는 핵 속의 액상의 내용물을 일컫는다. 핵질은 구조 유지에 관여하는 미세한 섬유들의 그물구조인 핵 기질로서, 유전자 작용에 관여하고 있다. 핵질에는 이온, 효소, 소량의 RNA 및 DNA도 포함되어 있다.

Nucleolus(인)는 리보솜 RNA를 합성하는 핵 내 소기관이다. 인은 핵공을 통해 세포질로 나갈 리보솜들을 조립한다. 인은 다량의 단백질을 만드는 간, 신경 및 근육세포들에서 가장 뚜렷하게 나타난다.

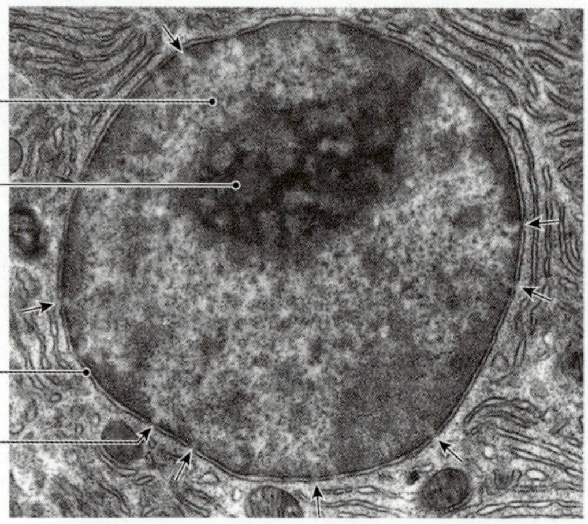

Nucleus(핵) TEM × 34,800

2 핵 속 DNA에는 단백질 합성에 필요한 정보가 포함되어 있다. 핵에서 DNA 가닥은 꼬여 있는 상태이며 히스톤이라고 하는 단백질들을 휘감고 있다. 따라서 커다란 DNA가 상당히 좁은 공간에 자리잡고 있다.

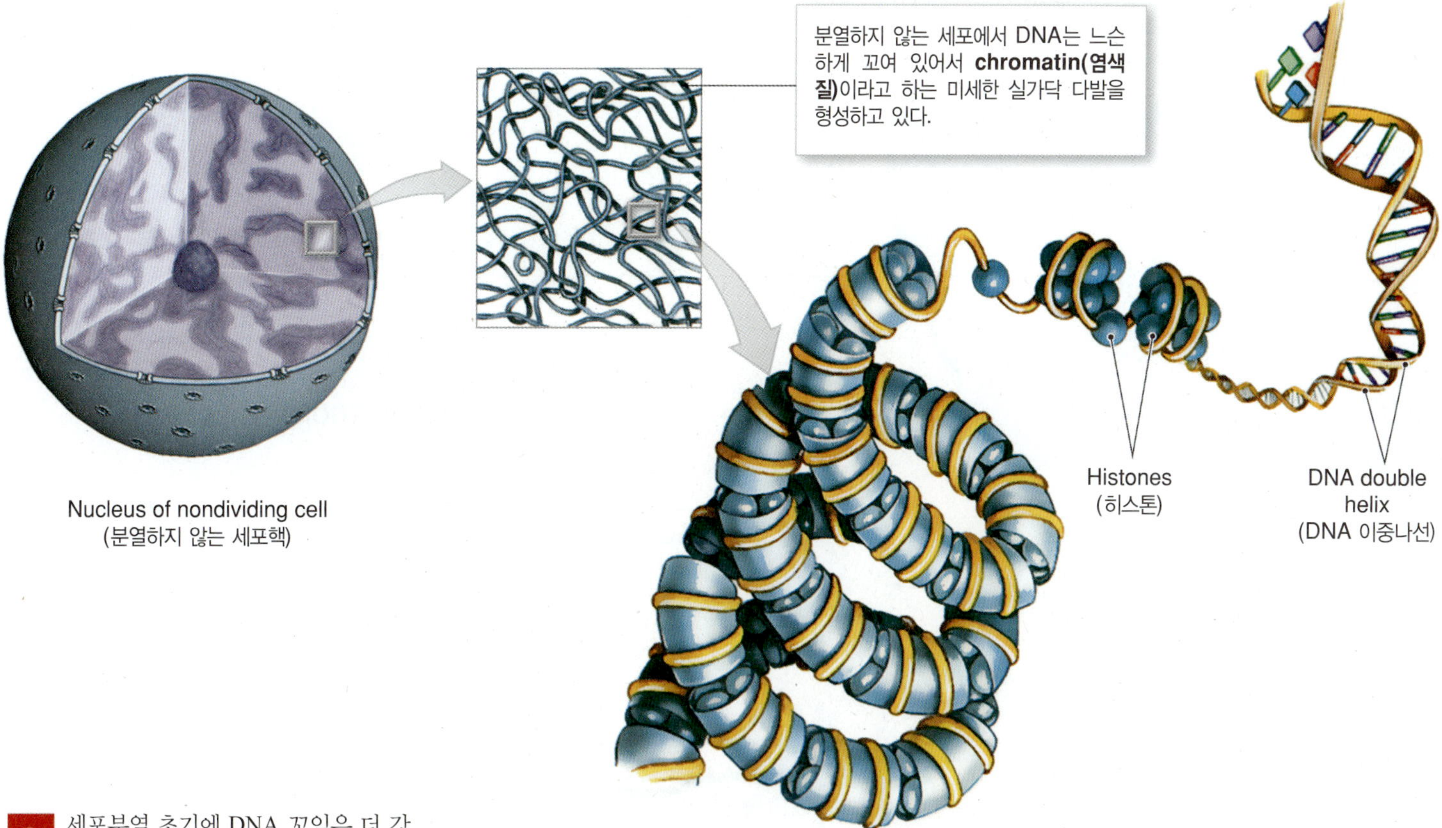

3 세포분열 초기에 DNA 꼬임은 더 강화되고 더 복잡해지는데(초나선구조) 결국에는 **chromosome(염색체)**이라고 하는 뚜렷한 구조가 된다.

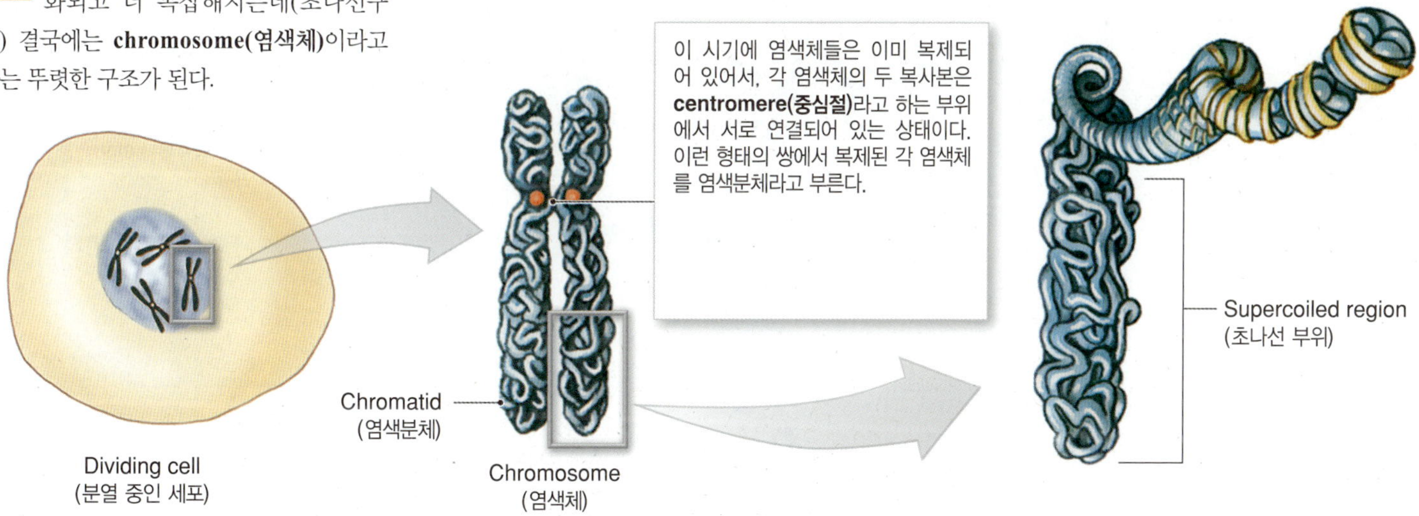

사람의 경우 체세포 핵은 23쌍의 염색체를 갖고 있다. 각 쌍에서 하나는 모계로부터, 다른 하나는 부계로부터 유래한 것이다. 이 염색체의 DNA에는 단백질과 RNA를 합성하는 정보가 포함되어 있다. 또한 어떤 DNA 부분은 조절기능을 갖지만 어떤 부분은 아직 그 기능이 밝혀져 있지 않은 것도 있다.

3.6

단백질 합성에는 DNA, 효소 및 세 종류의 RNA가 관여한다

여기서는 단백질 합성의 주요 성분들과 과정에 대하여 소개하고자 한다.

1 단백질 합성의 전체 과정은 전사 및 번역과정을 포함하고 있다.

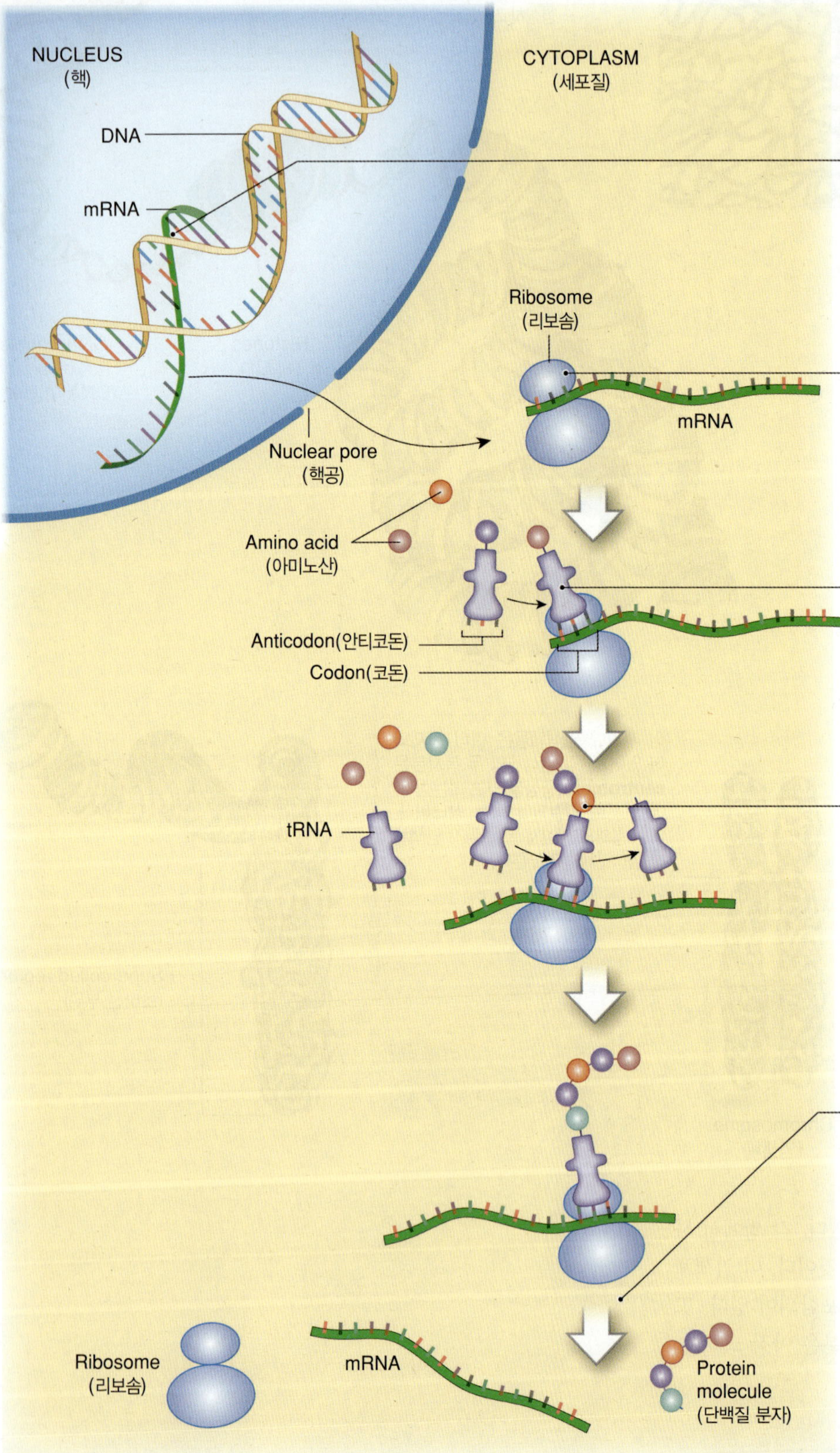

TRANSCRIPTION(전사)

1 **Transcription(전사)**은 핵 안에서 일어나고 DNA 유전암호가 mRNA 가닥의 형태로 복사된다.

TRANSLATION(번역)

2 **Translation(번역)**은 세포질 내 단백질 합성장소인 리보솜 위에서 일어난다. 각 리보솜은 단백질과 ribosomal RNA, rRNA(리보솜 RNA)라고 하는 RNA로 이루어져 있다.

3 **Transfer RNA(tRNA, 운반 RNA)** 분자는 아미노산을 리보솜으로 운반해준다. 각 tRNA는 **anticodon(안티코돈)**이라고 하는 뉴클레오티드 서열을 지니고 있다. 상보적인 결합은 tRNA 안티코돈과 mRNA 코돈 사이에서 일어난다.

4 번역과정에서, 유전암호는 mRNA에 의해 운반되어 단백질 분자를 이루는 특정 아미노산 사슬을 형성하게 된다.

5 번역이 종료되는 과정에서 리보솜 소단위들이 분리되어 단백질, 리보솜 및 mRNA 분자를 남기게 된다.

Memo

3.7

핵분열은 세포질분열에 의해 딸세포들을 분리시키기 전에 염색체들을 분배한다

Mitosis(핵분열)는 한 세포의 복제된 염색체들이 동일한 두 핵에 분배되는 일련의 과정이다. 핵분열이란 용어는 세포핵의 복제와 분열에 특수하게 사용하는 용어이다. **Cytokinesis(세포질분열)**는 핵분열과 다르긴 하지만 서로 연관되어 있으며, 세포질이 새로운 세포들로 분배되는 과정이다.

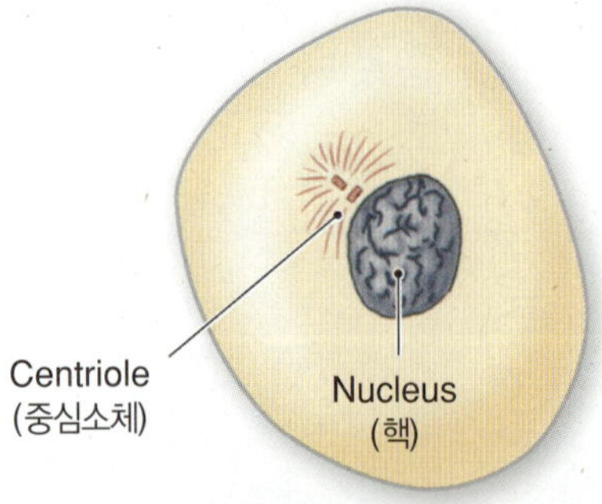

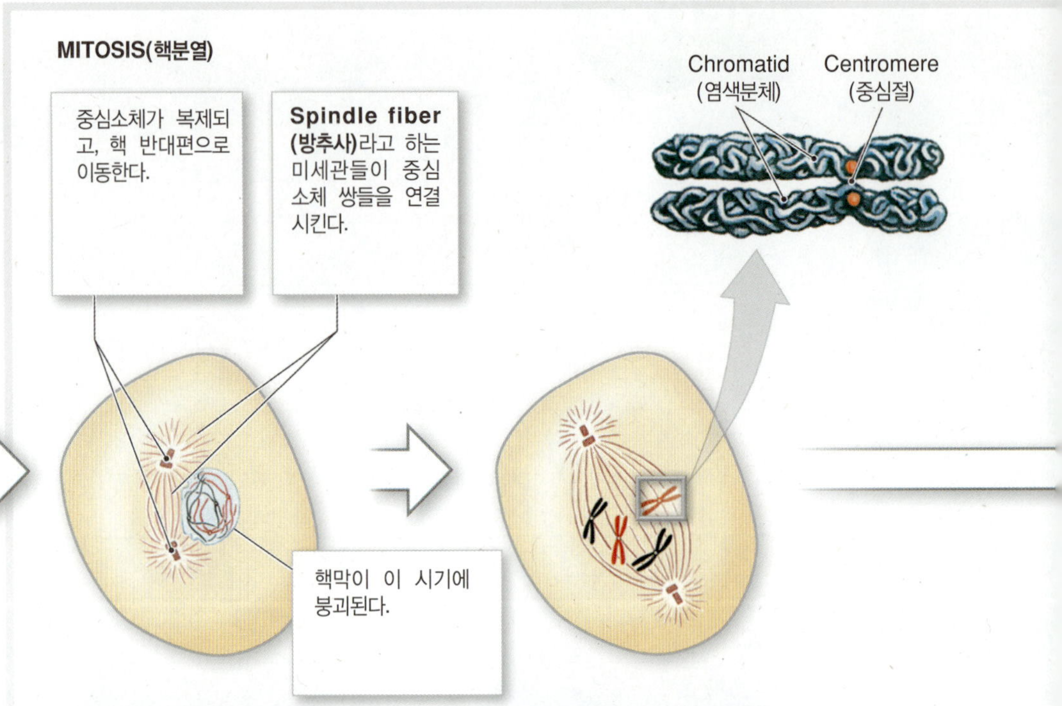

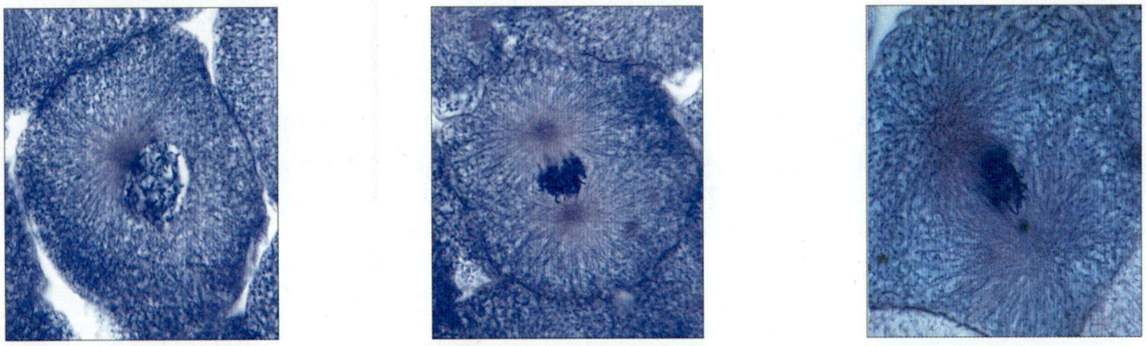

1 간기 동안에 DNA 가닥은 느슨하게 꼬여 있고 염색체는 식별되지 않는다.

2 **Prophase(전기)**는 염색체가 심하게 응축하여 광학현미경으로 관찰할 수 있는 시기이다. DNA 복제 결과 염색체는 복사본 2개가 있는 상태이다. 각 복사본을 **chromatid(염색분체)**라고 하면 염색분체 쌍은 동원체 부위에 서로 연결되어 있다.

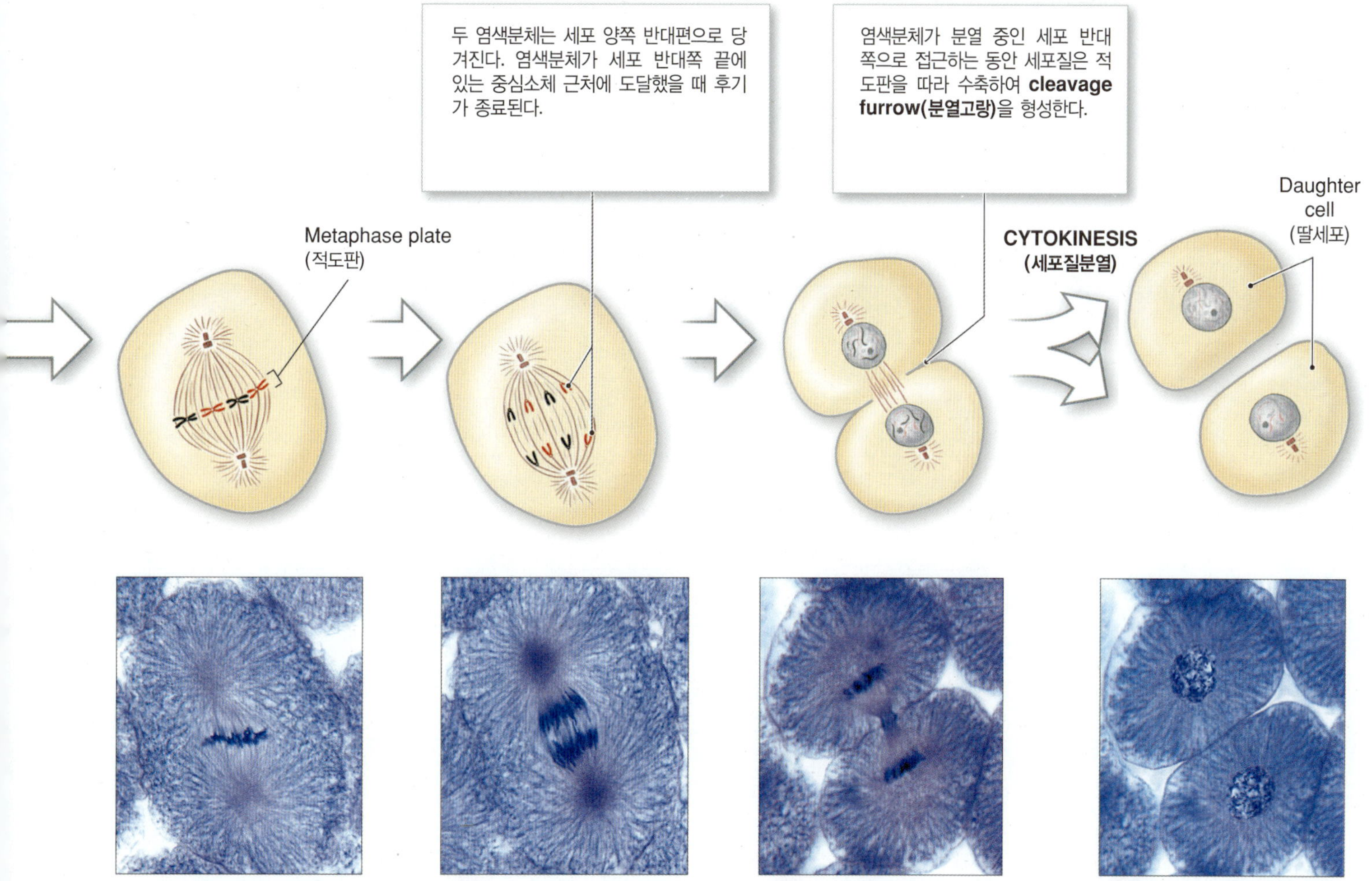

3 **Metaphase(중기**; *meta*, 뒤에)는 염색분체들이 좁은 **metaphase plate(적도판)**라고 하는 좁다란 중앙부분으로 이동하면서 시작된다. 중기는 모든 염색분체들이 적도판의 평면상에 배열하면서 종료된다.

4 **Anaphase(후기**; *ana-*, 떨어져)는 각 염색분체 쌍의 중심절이 떨어져 염색분체가 분리하면서 시작된다. 염색분체들은 분열 중인 세포의 반대쪽으로 방추사를 따라 끌려간다.

5 **Telophase(말기)** 동안, 핵막이 다시 형성되어 핵은 커지고 염색체들은 응축이 풀려 염색질 상태가 된다. 말기가 완료되는 것은 곧 세포분열이 끝났음을 알려주는 것이다.

6 세포질분열은 대체로 후기 중 분열 고랑이 형성되면서 시작되어 말기까지 계속된다.

Memo

세포 안팎으로의 물질 출입은 어떻게 이루어지나?

원형질막은 효과적인 장벽이기 때문에 세포 안의 조건은 세포 외부와 상당히 다르다. 그러나 세포는 자급자족이 어렵고 세포 작용도 상호 협조적으로 이루어져야 하기 때문에 이 장벽이 절대적인 것은 아니다. 이 절에서 우리는 원형질막이 어떻게 세포 안팎으로 물질들이 출입하는지에 대해 알아볼 것이다.

1 **Permeability(투과성)**는 물질들이 세포질 내로 들어가거나 밖으로 나가는 것을 정확하게 조절할 수 있는 원형질막의 특성이다.

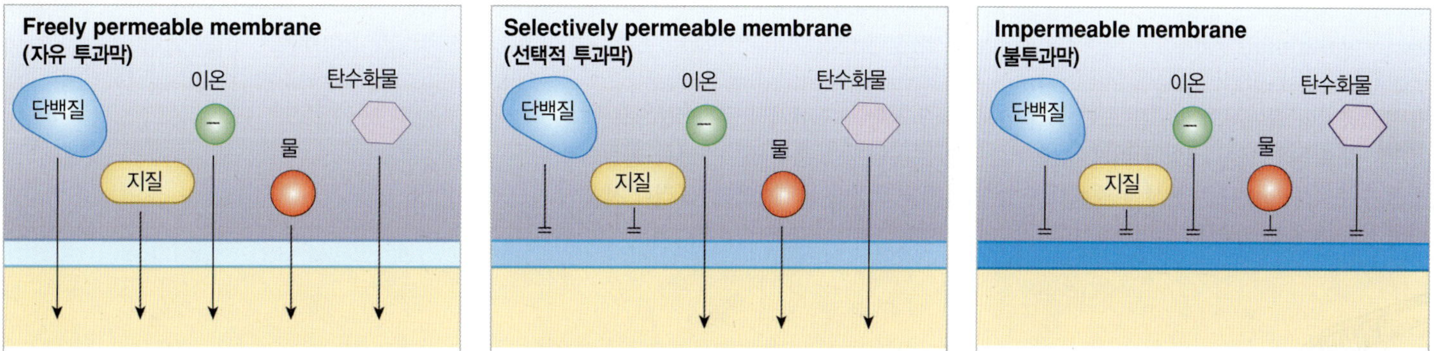

Freely permeable membrane(자유 투과막)은 어떤 물질도 어렵지 않게 통과하도록 한다. 자유 투과막으로 둘러싸인 세포는 생존할 수 없다.

원형질막과 같은 **selectively permeable membrane(선택적 투과막)**의 경우 어떤 물질은 통과시키고 어떤 물질은 통과시키지 않는 막이다.

Impermeable membrane(불투과막)은 어떤 것도 통과시키지 않는다. 세포는 특정 물질에 대해서는 불투과성이지만, 살아 있는 세포가 완전한 불투과막을 가질 수는 없다.

2 투과성은 크기, 전하, 분자 모양, 지질용해도 혹은 다른 요인들에 의해 결정된다. 세포들마다 원형질막에 존재하는 지질과 단백질의 함량과 배열상태에 따라 투과성이 다르다.

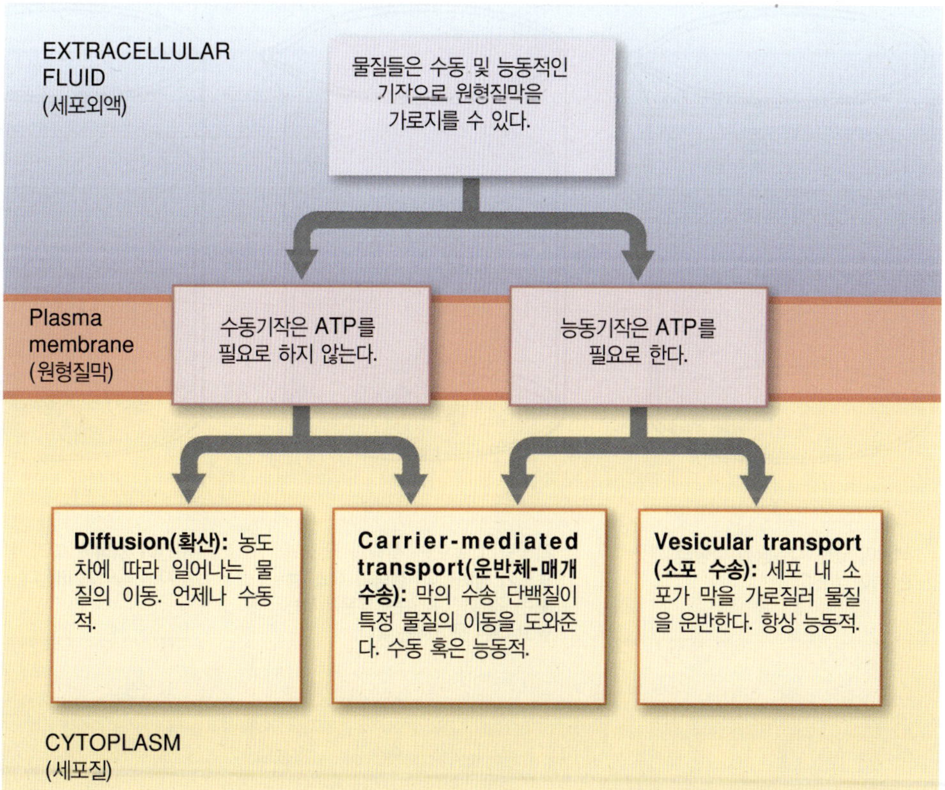

확산은 농도차에 따른 이동이다

물과 공기 중의 이온과 분자들은 가만히 있지 못하고 끊임없이 움직이고 충돌한다. 이 운동은 무작위적으로 일어난다. 어떤 분자는 어떤 방향으로도 튈 수 있다. 계속적인 무작위 운동에 의해 나타나는 결과 중의 하나는, 시간이 지나면 어떤 특정 공간 안의 분자들이 고르게 분포하려는 경향을 보인다는 것이다. 이러한 분포 과정을 **diffusion(확산)** 이라고 한다. 분자들이 고르게 분포하고 있지 않을 경우 농도차, 즉 **gradient(경사)**가 발생하게 된다. 농도차가 생기는 것을 막지 않고 충분한 시간이 지나면 확산에 의해 농도경사는 사라지게 된다. 경사가 없어진 이후에는 분자들의 운동이 계속되지만, 특정 방향으로의 총 이동은 더 이상 일어나지 않는다.

1 공기와 물에서의 확산은 느리게 일어나고 매우 짧은 거리에서의 물질이동으로 매우 중요하다. 물이 채워진 비커 속에 색깔이 있는 각설탕을 관찰하는 간단한 실험으로 세포 수준에서 일어나는 현상에 대해 뚜렷한 이미지를 제공해 줄 수 있다. 그러나 세포에 비해 물이 채워진 비커는 너무나 크다.

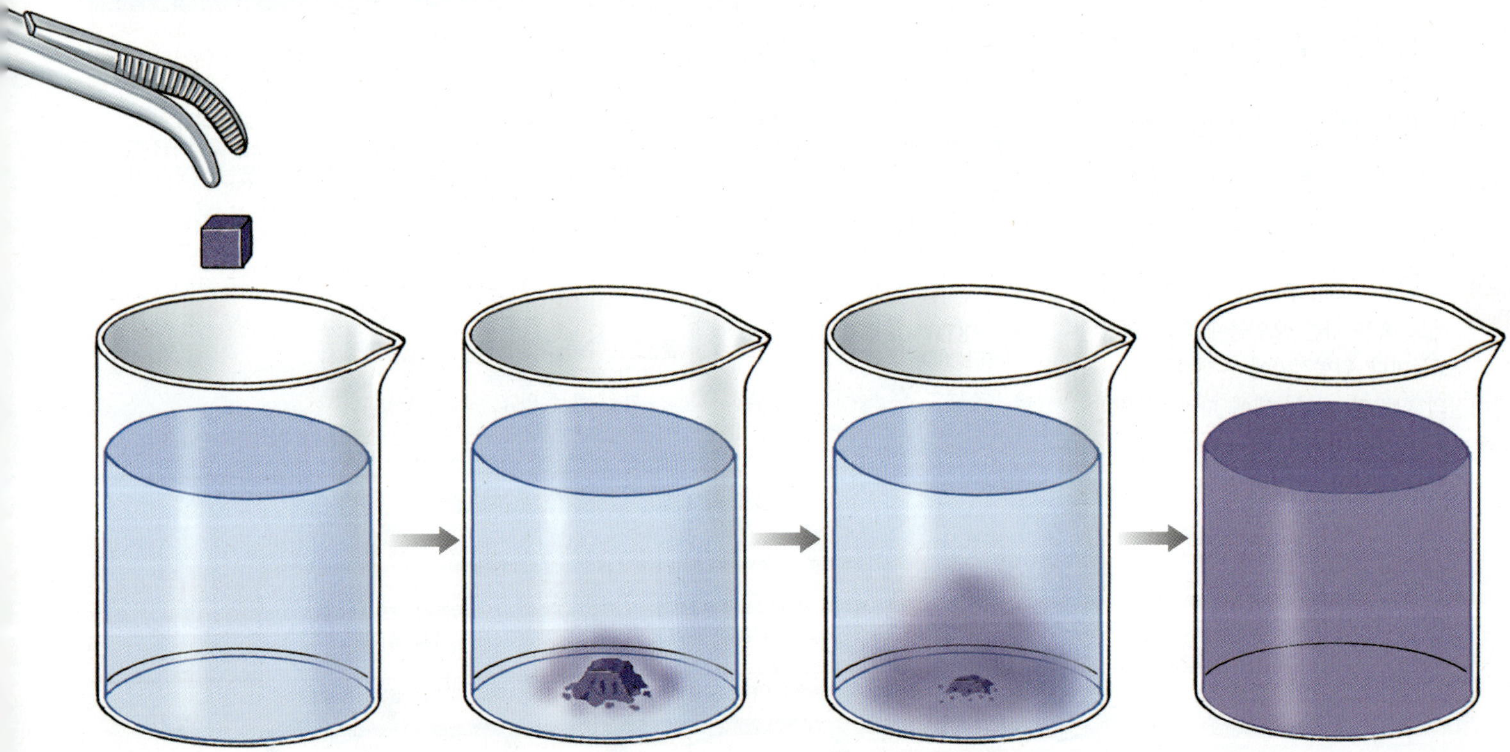

색깔이 있는 각설탕을 다량의 깨끗한 물에 넣는다.

각설탕이 녹으면 설탕과 색소의 농도가 높아진다. 설탕과 색소 농도는 각설탕이 있는 부분에서는 높고 다른 곳에서는 낮다.

시간이 지남에 따라 설탕과 색소 분자는 용액에 퍼진다.

결국 설탕과 색소 분자는 용액 전체에 고르게 분포하게 된다.

2 세포외액에서 물과 녹아 있는 용질들은 자유롭게 확산된다. 그러나 원형질막은 선택적으로 확산을 제한하는 장벽으로 작용한다: 어떤 물질은 쉽게 통과하지만 다른 물질은 막을 통과할 수 없다. 이온이나 분자는 (1) 막의 지질 부분을 가로지르거나 혹은 (2) 막 통로를 통과할 수 있는 경우에만 원형질막을 가로질러 확산할 수 있다.

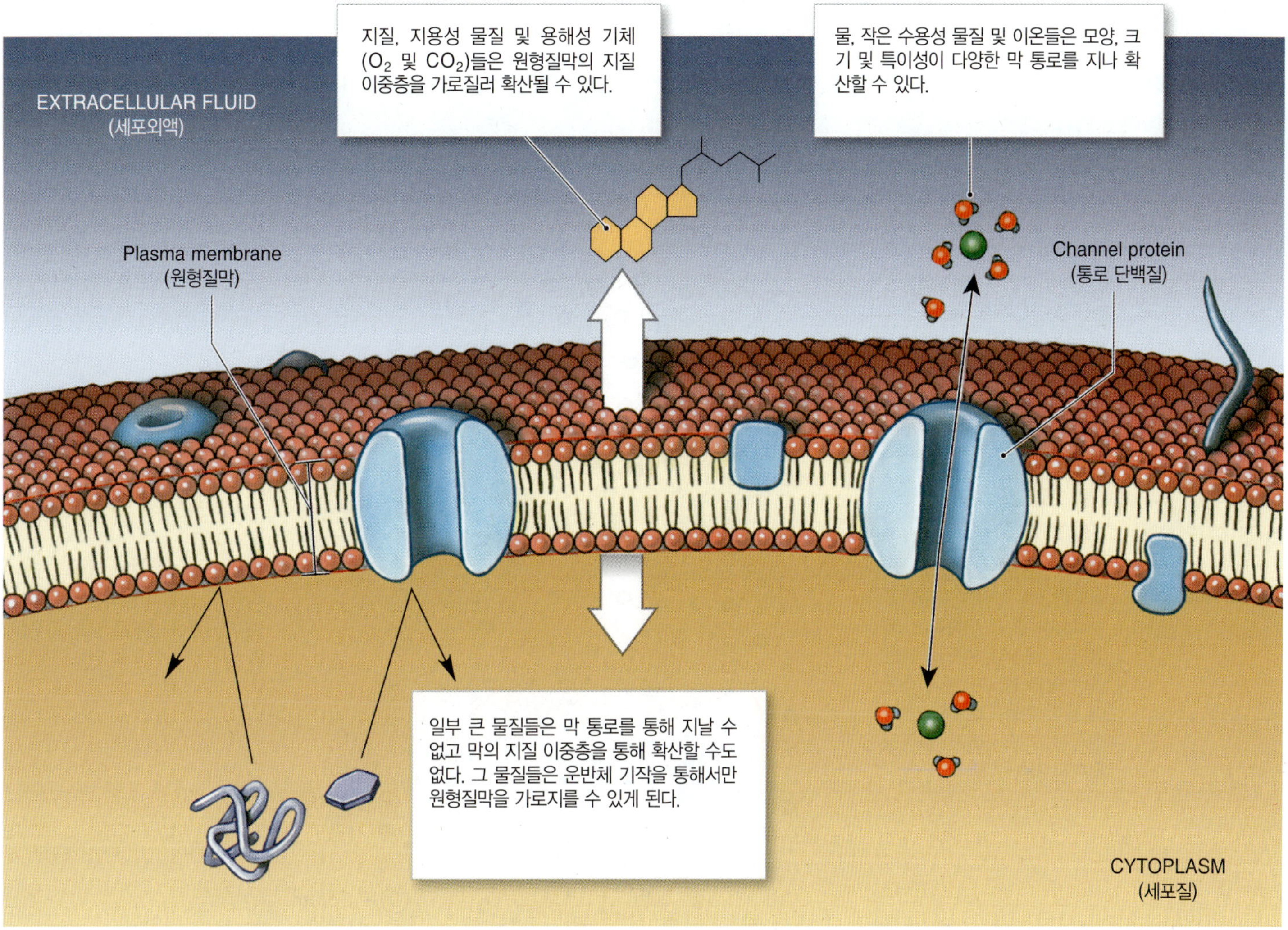

세포 안팎의 액체는 다양한 용해성 물질들을 포함하는 용액이다. 각 용질은 마치 용액 속의 유일한 물질인 것처럼 확산된다. 만일 각 용질의 농도를 생각하지 않고 단순하게 이온과 분자들의 수에 대해서만 생각한다면, 용해된 이온들이나 분자들의 전체 농도는 원형질막 양쪽에서 똑같게 될 것이다. 전형적인 원형질막은 물을 자유롭게 통과시키기 때문에 이러한 평형상태는 지속된다. 막을 통한 물의 확산은 매우 중요해서 **osmosis(삼투작용)**라는 특별한 이름을 붙였다.

수동 또는 능동적인 과정에 의해 물질이 세포 안팎으로 이동한다

원형질막은 각 세포를 세포 밖 환경과 격리시키지만 완벽한 것은 아니다. 세포가 생존하기 위해서는 계속적으로 영양소와 산소를 흡수하고 이산화탄소와 노폐물을 방출해내야 한다. 이러한 교환에는 수동적인 과정과 능동적인 과정이 있다.

수동수송 과정(세포 에너지 소모가 없음)

과정	설명	예	
Diffusion(확산)	확산은 농도가 높은 곳에서 낮은 곳으로 물질이 이동하는 과정이다. 즉 물질이동은 농도경사에 따라 (높은 곳에서 낮은 곳으로) 일어난다.	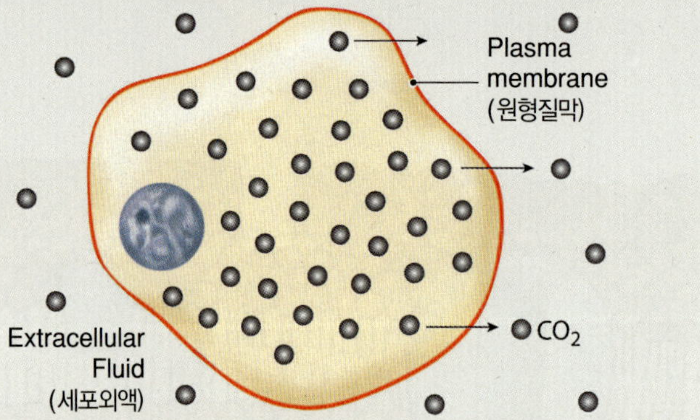	세포 안의 이산화탄소 농도가 바깥보다 높으면 이산화탄소는 세포 밖 세포외액으로 확산된다.
Osmosis(삼투)	삼투현상은 선택적 투과막을 가로질러 물이 이동하는 과정이다. 용질의 농도가 높은 쪽이 물의 농도가 낮기 때문에 물이 이동하게 된다. 삼투현상은 농도구배가 없어질 때까지 지속된다.	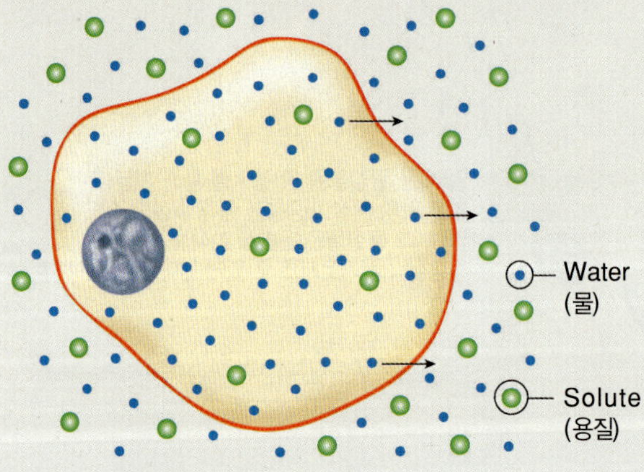	세포 밖 용질의 농도가 안쪽보다 높다면 물은 원형질막을 가로질러 세포외액 쪽으로 이동하게 된다.
Facilitated diffusion 촉진확산 (carrier-mediated transport 운반체 매개 수송)	촉진확산은 운반 단백질에 의해 물질이 막을 건너 이동하는 것이다. 이동은 농도구배에 따른다.	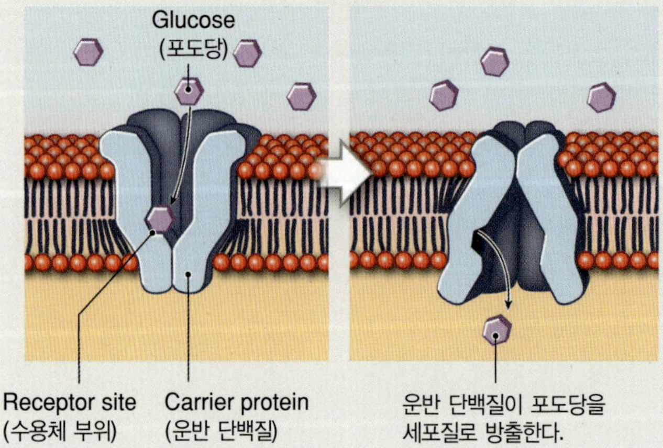	지질에 녹지 않거나 통과하기에 너무 큰 영양소들은 운반 단백질에 의해 원형질막을 건너 수송된다.

능동수송 과정(ATP 또는 다른 에너지원을 요구함)

과정	설명	예	
Active transport 능동수송 (carrier-mediated transport 운반체 매개 수송)	**Active transport(능동수송)**는 막을 가로질러 특정 물질을 운반하는 운반 단백질을 필요로 한다. 농도경사에 역행하여 계속적으로 진행될 수 있다. 한 운반체가 어떤 용질을 수송하면 다른 운반체는 또 다른 용질을 반대 방향으로 수송하는 경우 교환 펌프라고 부른다.	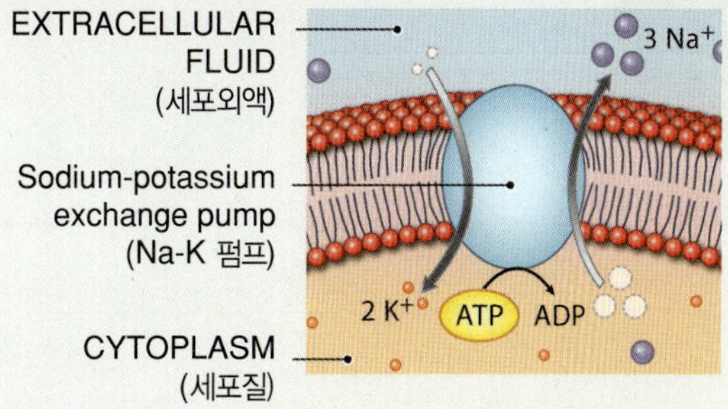	능동수송계 중에서 가장 흔한 예 중의 하나가 **sodium-potassium exchange pump(Na^+-K^+ 펌프)**이다. ATP 한 분자가 소모되면서 3개의 Na 이온이 세포 밖으로, 2개의 K 이온이 세포 안으로 회수된다.
Vesicle formation 소포형성(endocytosis 세포내섭취) Pinocytosis (포음작용)	**Pinocytosis(포음작용)**에서 원형질막에 의해 형성된 소포가 액체성 혹은 작은 물질들을 운반한다. 이 과정을 종종 "음세포작용"이라고 부른다.	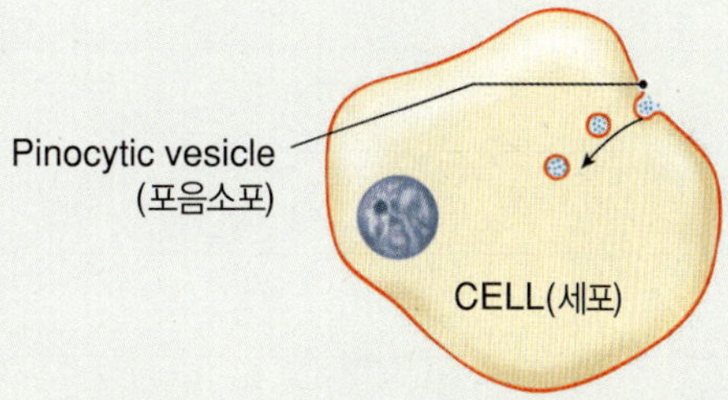	소포가 일단 세포질 안으로 들어오면 물과 작은 분자들은 소포의 막을 가로질러 세포질액으로 나온다.
Receptor-mediated endocytosis (수용체 매개 세포내섭취)	**Receptor-mediated endocytosis(수용체 매개 세포내섭취작용)**는 특정 물질이 막 표면의 수용체 단백질과 결합하여 소포를 형성하면서 시작된다.	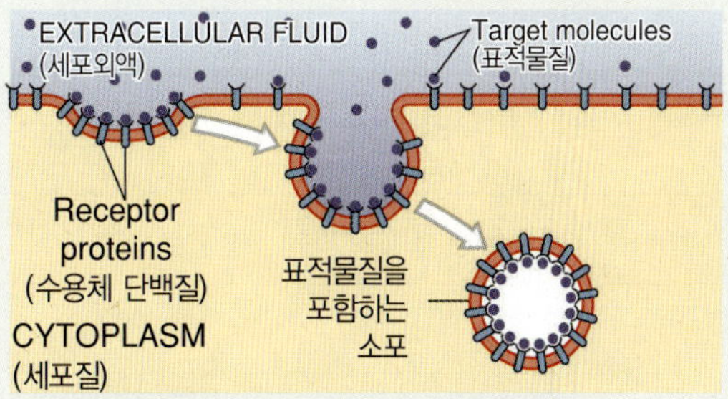	각 세포는 세포외 물질들에 대해 원형질막에 존재하는 수용체 단백질에 의해 특이적인 민감성을 지니고 있다.
Phagocytosis (포식작용)	**Phagocytosis(포식작용)**의 경우, 원형질막으로 형성된 소포에 의해 고체성 입자를 세포 안으로 운반한다. 이 과정을 종종 "식세포작용"이라고 한다.	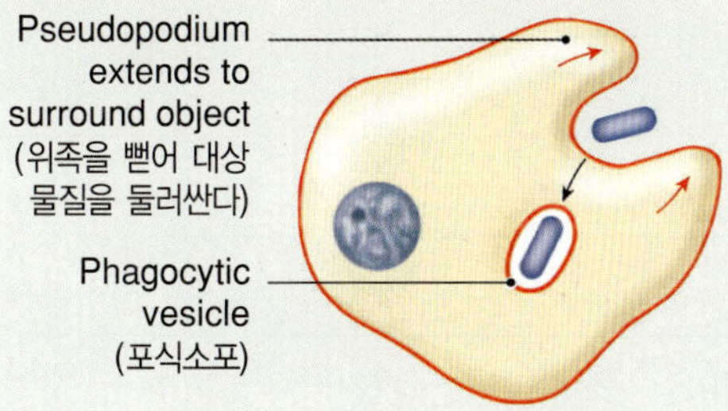	큰 입자들은 **pseudopodia(위족)**이라고 하는 세포질 돌기가 둘러싼 다음 세포 내로 끌어들인다. 특정한 세포들만 포식작용을 수행한다. 이러한 세포들을 **phagocyte(식세포)** 또는 **macrophage(대식세포)**라고 부른다.
Exocytosis (세포외배출)	**Exocytosis(세포외배출작용)**를 통하여 세포 내 소포가 원형질막과 융합하여 액체성 또는 고체성 물질을 세포 밖으로 배출한다.	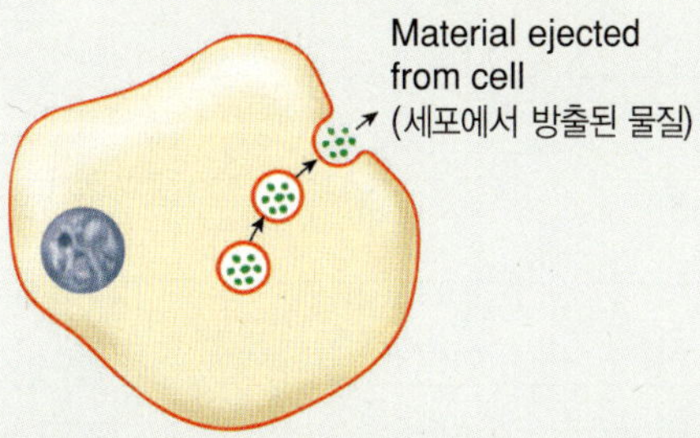	세포 노폐물 혹은 분비물질들은 소포에 농축되어 세포로부터 방출된다.

Memo

Tissue(조직)

우리의 관점을 바꾸어 조직 수준에서 몸의 체제를 살펴보기로 하자. 예를 들어 원자와 분자를 알기 위해서는 특별한 영상기술과 실험법들이 필요하다. 전자현미경을 사용하지 않고서는 세포 수준의 상세한 구조를 알 수 없다. 그러나 광학현미경으로도 조직의 구조를 관찰할 수 있으며 육안으로도 조직을 구별할 수 있을 것이다.

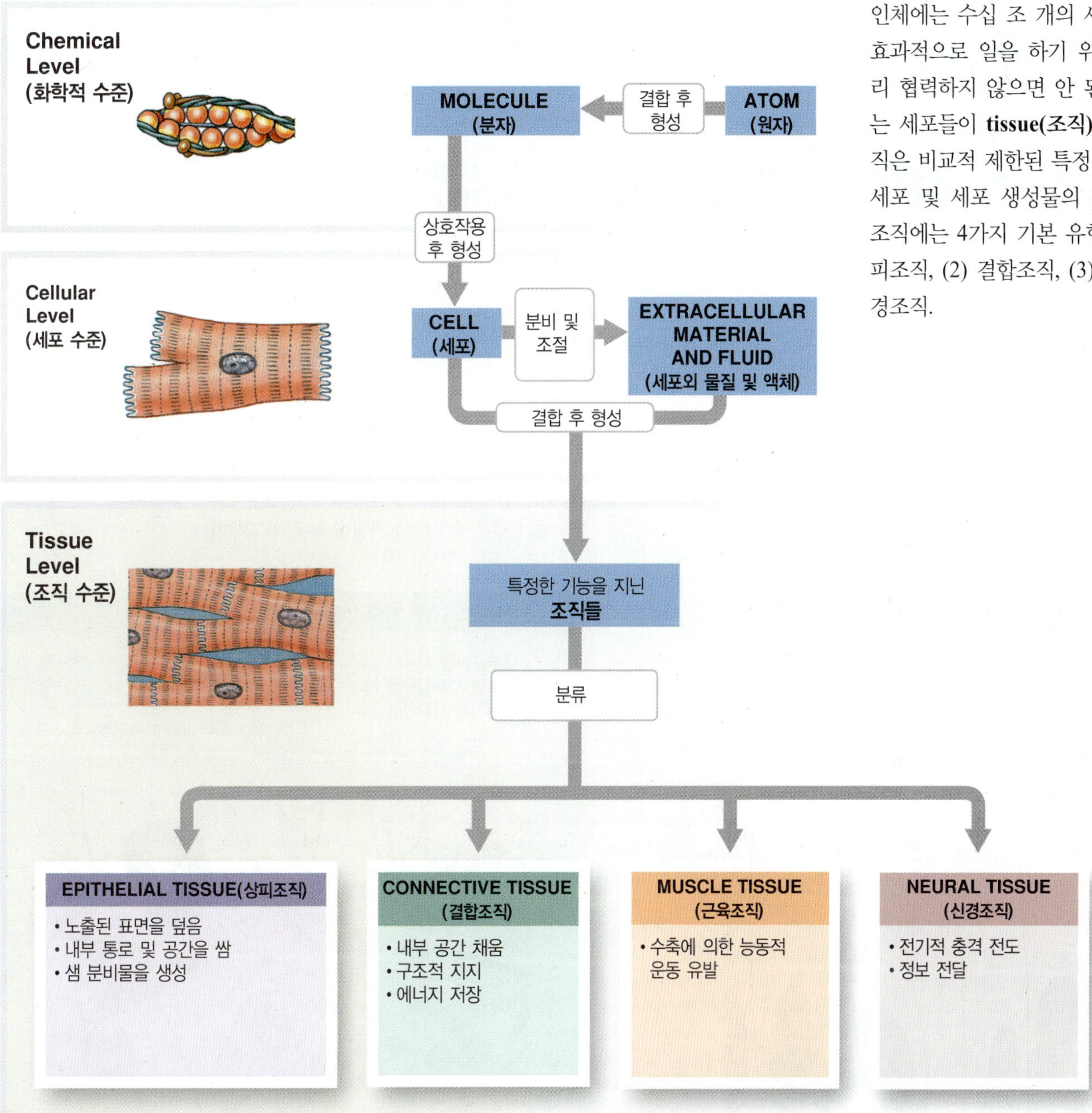

인체에는 수십 조 개의 세포가 있다. 몸이 효과적으로 일을 하기 위해서는 세포들끼리 협력하지 않으면 안 된다. 함께 작용하는 세포들이 **tissue(조직)**를 이룬다. 즉 조직은 비교적 제한된 특정 기능을 수행하는 세포 및 세포 생성물의 집합체를 말한다. 조직에는 4가지 기본 유형이 있다: (1) 상피조직, (2) 결합조직, (3) 근육조직 (4) 신경조직.

조직은 특정 세포 및 세포 생성물의 집합체이다

EXTRACELLULAR MATERIAL AND FLUIDS(세포외 물질 및 액체)
CELLS(세포)
결합 후 형성
TISSUES(조직)
결합 후 형성
ORGANS(기관)
상호작용
ORGAN SYSTEMS(기관계)
EPITHELIAL TISSUE(상피조직)
CONNECTIVE TISSUE(결합조직)
MUSCLE TISSUE(근육조직)
NEURAL TISSUE(신경조직)

몸에는 약 200 종류의 세포들이 특정 기능을 수행하는 세포 및 세포 생성물의 집합체인 조직을 구성하고 있다. **Histology(조직학)**는 조직을 연구하는 분야이다. 여기서는 몸의 조직을 형성하는 **primary tissue type(기본조직 유형)**인 상피조직, 결합조직, 근육조직 및 신경조직을 소개한다.

1 **Epithelial tissue(상피조직)**의 가장 흔한 유형은 특수한 성질을 지닌 장벽을 이루는 세포층이다. 상피는 노출된 전체 몸 표면을 덮고 있다; 소화, 호흡, 생식 및 비뇨계 통로의 내벽을 싸고, 흉강이나 뇌, 눈 및 내이를 둘러싸며, 혈관 및 심장 내부 표면을 싸고 있다.

2 **Connective tissue(결합조직)**는 모양이 매우 다양하다. 모든 종류의 결합조직은 특수한 세포들, 단백질 섬유들로 이루어진 세포외 **matrix(기질)** 및 **ground substance(무형질)**이라고 하는 액체를 포함하고 있다. 기질의 양과 농도는 결합조직 유형에 따라 결정된다. 혈액의 경우 세포들은 혈장이라고 하는 액체 기질 속에 떠 있다. 뼈의 경우는 섬유성 구조 주변에 칼슘염 결정체들이 침착되고 무형질은 거의 없기 때문에 고형의 기질이 더욱 견고해진다.

EPITHELIAL TISSUE(상피조직)

- 노출된 표면을 덮고 보호한다
- 내부 통로나 공간 내부를 싼다
- 선 분비물을 생성한다

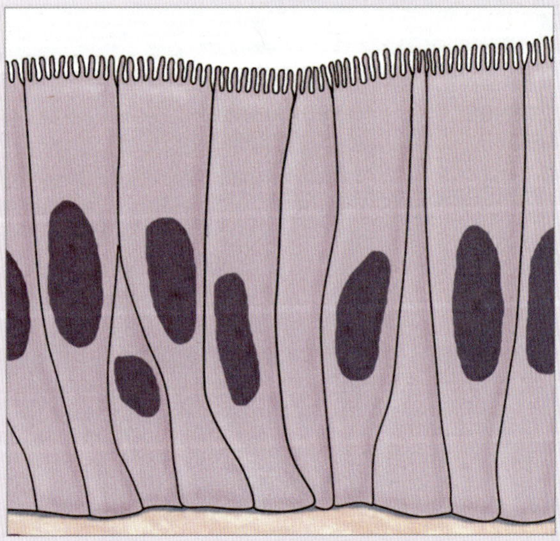

CONNECTIVE TISSUE(결합조직)

- 내부공간을 채운다
- 구조적 지지작용을 한다
- 에너지를 저장한다

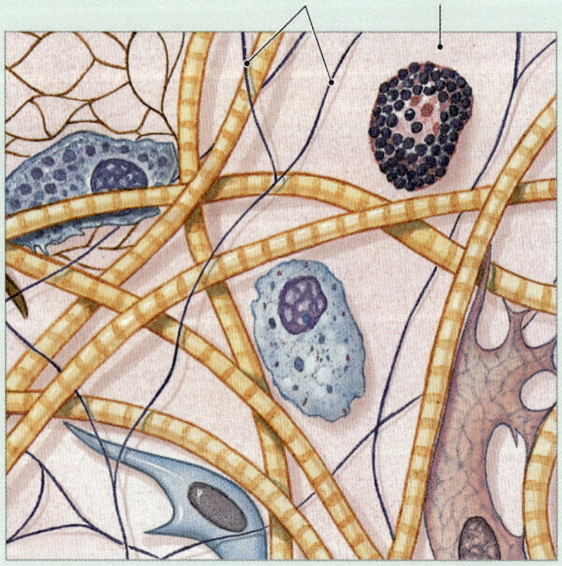

3 **Muscle tissue(근육조직)**는 유일하게 개별 근육세포가 강력하게 수축할 수 있는 능력을 지녔다. 근육조직의 주요 기능으로서는 골격 운동, 연한 조직의 지탱, 혈류 유지, 내부통로를 통한 물질이동 및 정상적인 체온 유지 등이다.

MUSCLE TISSUE(근육조직)

- 수축으로 능동적 운동을 유발한다.

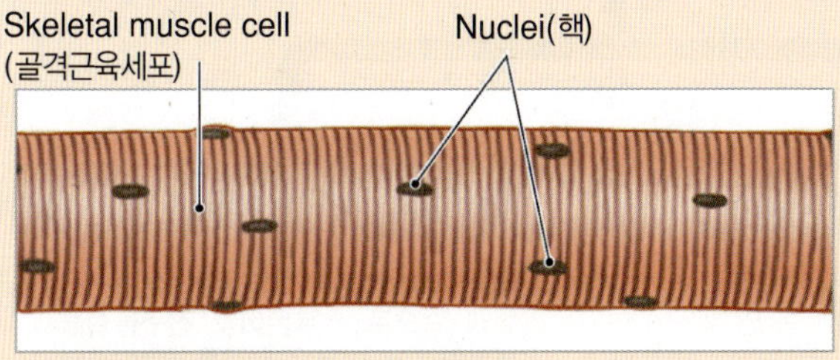

Skeletal muscle tissue(골격근조직)는 일반적으로 직, 간접적으로 뼈에 붙어 있으며 수축하여 움직이거나 뼈와 내장기관들의 위치를 안정화시킨다.

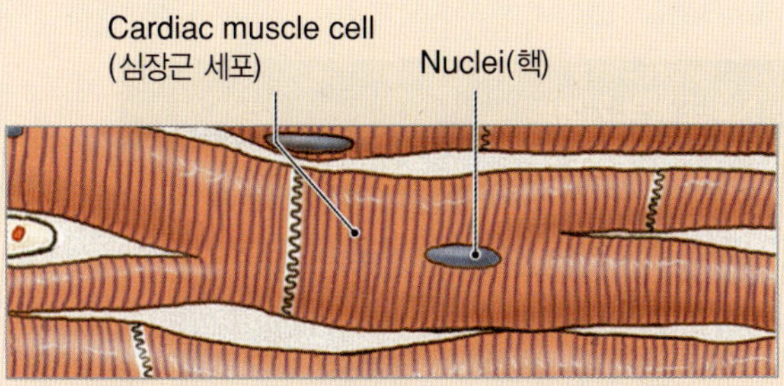

Cardiac muscle tissue(심근조직)는 심장에만 존재하여, 수축함으로써 혈액을 혈관으로 밀어낸다.

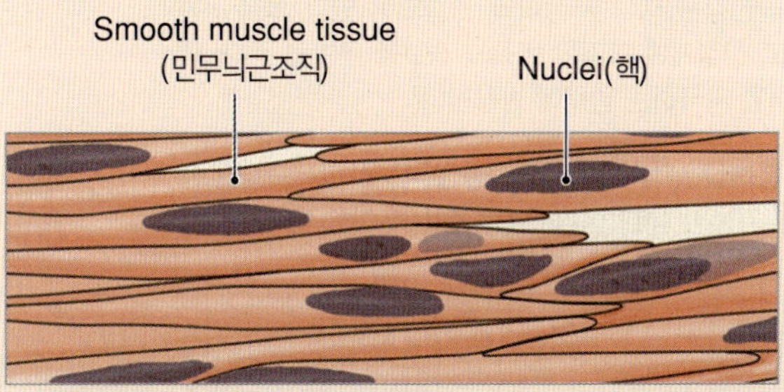

Smooth muscle tissue(민무늬근조직)는 혈관벽, 분비샘 내부 그리고 호흡, 순환, 소화 및 생식 통로를 따라 분포하고 있다.

4 **Neural tissue(신경조직)**는 몸의 한 부위에서 다른 부위로 정보나 명령을 운반하도록 분화되어 있다. 신경조직은 기본적으로 두 종류의 세포들을 가지고 있다: 신경세포, 즉 **neuron(뉴런)** 및 지지세포, 즉 **neuroglia(신경교세포**; *glia*, 접착제). 뉴런은 전기적 충격의 형태로 정보를 전달한다. 신경교세포는 지지대 역할을 하면서 뉴런을 분리시키고 보호한다. 몸속 신경조직은 해부학적으로 뇌와 척수로 이루어진 **central nervous system(중추신경계)**과 다른 조직이나 기관을 중추신경계와 연결하는 신경인 **peripheral nervous system(말초신경계)**으로 나눈다.

NEURAL TISSUE(신경조직)

- 전기적 충격을 전도한다
- 정보를 운반한다

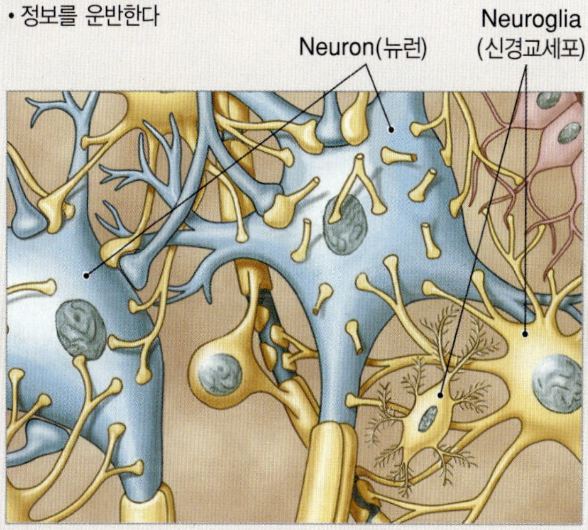

3.11

상피조직은 표면을 덮고 구조물 내강을 싸며 분비샘을 형성한다

1 상피조직은 우리에게 친숙한 구조인 피부 표면을 포함하므로 여기서부터 논의를 시작하기로 하자. 상피조직에는 상피와 분비샘들이 있다.

Epithelial Tissue (상피조직)

포함한다

Epithelia(상피)

Epithelia(상피)는 표면을 덮고 내강과 통로의 내부를 싼다; 종종 다른 유형의 세포들 사이에 분포하는 분비세포 즉 분비샘세포들을 포함하기도 한다.

Gland(분비샘)

Gland(분비샘)은 상피에서 유래하지만 분비세포들이 대부분이다. 두 종류 분비샘이 있다.

Exocrine Gland(외분비샘)

Exocrine gland(외분비샘)는 외부에 연결된 통로(관)을 통해 몸 안이나 밖으로 분비한다.

Endocrine Gland(내분비샘)

Endocrine gland(내분비샘)는 간질액 속으로 호르몬이나 전구물질을 분비하는데, 보통은 혈류를 통해 보내어진다.

2 이 표는 상피조직의 기본적인 4가지 기능을 설명해 주고 있다.

Functions of Epithelial Tissue(상피조직의 기능)

- **Provide physical protection(물리적 보호기능):** 상피는 노출된 내장기관 표면이 화학적, 생물학적 물질에 의해 마모되거나 탈수 혹은 손상되지 않도록 보호해 준다.
- **Control permeability(투과성 조절):** 어떤 물질이 몸으로 출입할 경우 반드시 상피를 지나야 한다. 어떤 상피는 상대적으로 불투과성이고, 어떤 상피는 단백질과 같이 큰 화합물도 통과시킬 수 있다. 대부분은 선택적으로 흡수하거나 분비하는 기능을 지니고 있다.
- **Provide sensation(감각작용):** 감각신경은 대부분 상피와 연결되어 있다. 특수화된 상피세포들은 환경의 변화를 감지하고 신경계에 그러한 변화의 정보를 운반해 준다. 예를 들어 촉각 수용체는 감각신경 근처를 자극하는 압력에 반응한다.
- **Produce specialized secretion(분비물 생성):** 분비물을 생성하는 상피세포들을 분비샘세포라고 한다. 각 분비샘세포는 기능이 다른 상피 안에 여러 세포들 사이에 산재하고 있다.

3 상피세포들은 공통적인 특징을 많이 가지고 있다. 상피는 몸 밖 또는 체강쪽 바깥 표면인 **apical surface(자유면)**와 인접한 조직에 부착된 **basal surface(바닥면)**를 갖는다.

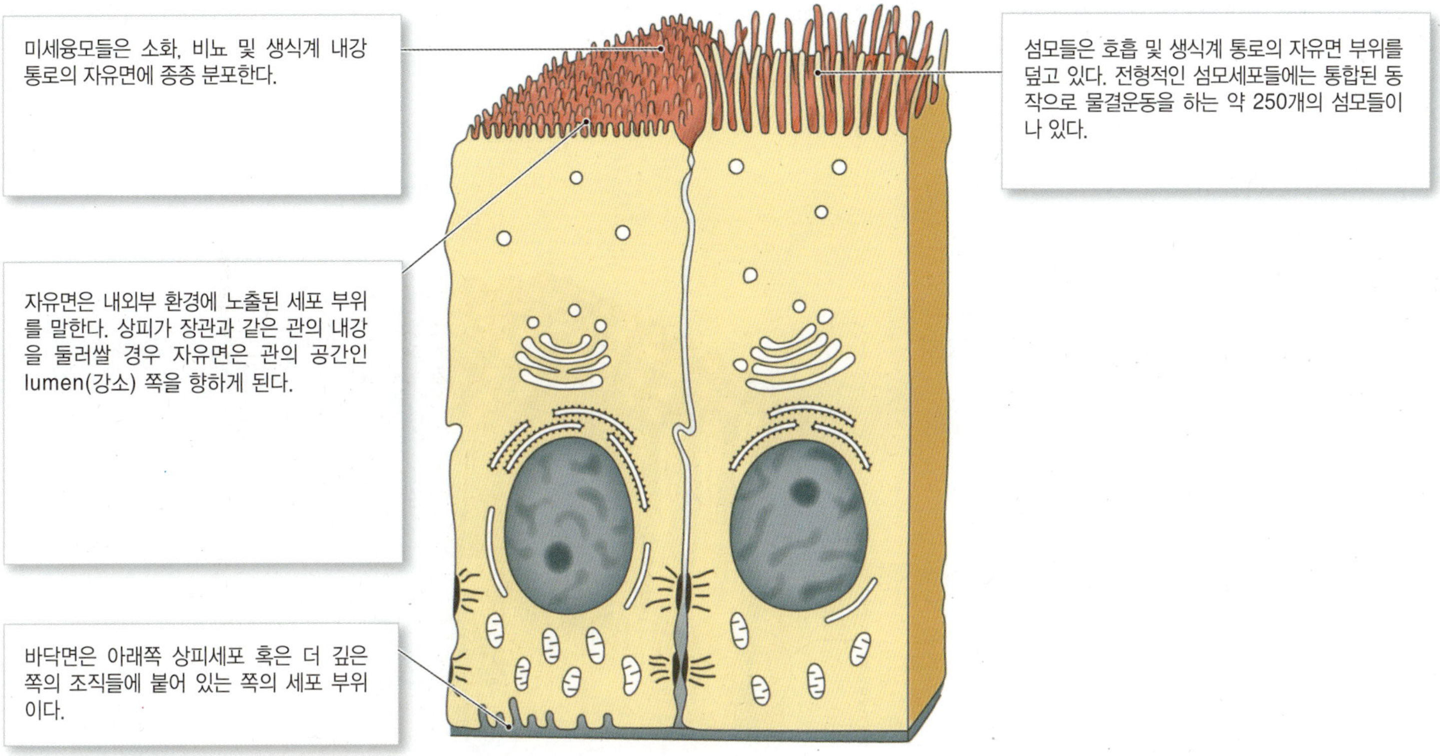

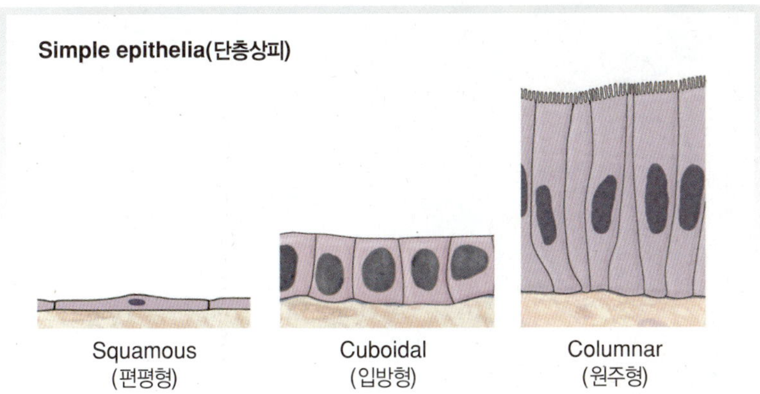

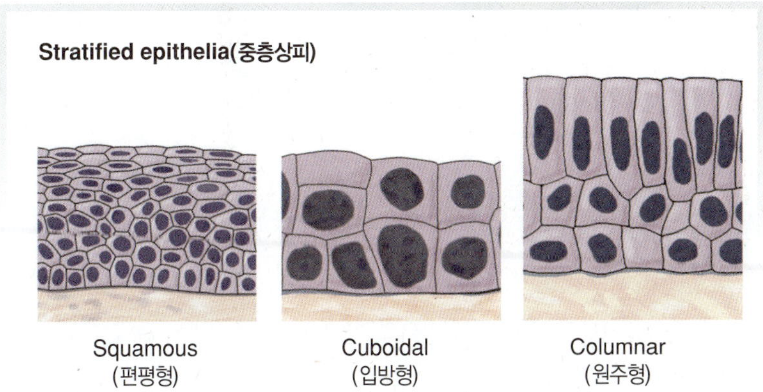

4 상피세포들의 모양은 세 가지로 나누어볼 수 있다: **squamous(편평형)**하거나, **cuboidal(입방형)** 혹은 **columnar (원주형)**. 분류한 특징을 알기 위해 단면도의 표면층 세포들을 보기 바란다. 단면도에서 편평세포들은 얇고 납작하며, 입방세포들은 작은 상자 모양이며 원주세포들은 키가 크고 길쭉한 모양을 하고 있다. 만약 단 한층의 세포만 있으면 **simple epithelium(단층 상피)**이라 한다. 반대로 **stratified epithelium(중층상피)**은 여러 층의 세포들로 이루어져 있다. 중층상피는 피부 표면이나 구강 상피와 같이 일반적으로 기계적, 화학적 자극이 많은 곳을 보호할 필요가 있는 부위에 존재하고 있다.

3.12

상피세포는 구조적, 기능적으로 광범위하게 상호 연결되어 있다

상피가 효과적인 장벽이 되려면 완전한 덮개 혹은 피막이 되어야 한다. 또한 줄기세포의 분열을 통해 죽거나 소실되는 세포들을 대체할 수 있어야 한다. 상피가 물리적으로 완벽하기 위해서는 세포간 연결과 인접 조직과의 부착이 보장되어야 한다.

1 세포간 부착 형태의 상세한 구조에 대해 모든 면에서 구조와 기능과의 연관을 보여주고 있다.

Intercellular Attachment(세포간 부착)

Tight junction(밀착연접)은 옆바닥면과 깊은 쪽 조직으로 강소 내용물들이 들어가지 못하도록 하는 장벽을 이루고 있다.

Gap junction(틈새이음)은 화학물질의 소통을 가능하게 함으로써 이웃 세포들의 작용의 통일성을 유지해 준다.

Desmosome(데스모좀, 부착반점)은 이웃 세포들간 세포 골격의 교합으로 단단한 부착력을 부여해 준다.

Basement membrane(바닥막)

Basement membrane(바닥막)은 상피 바닥면과 아래의 결합조직에 의해 형성된 복잡한 구조이다. 거기에는 당단백질과 미세한 단백질 섬유들의 그물구조가 형성되어 있다.

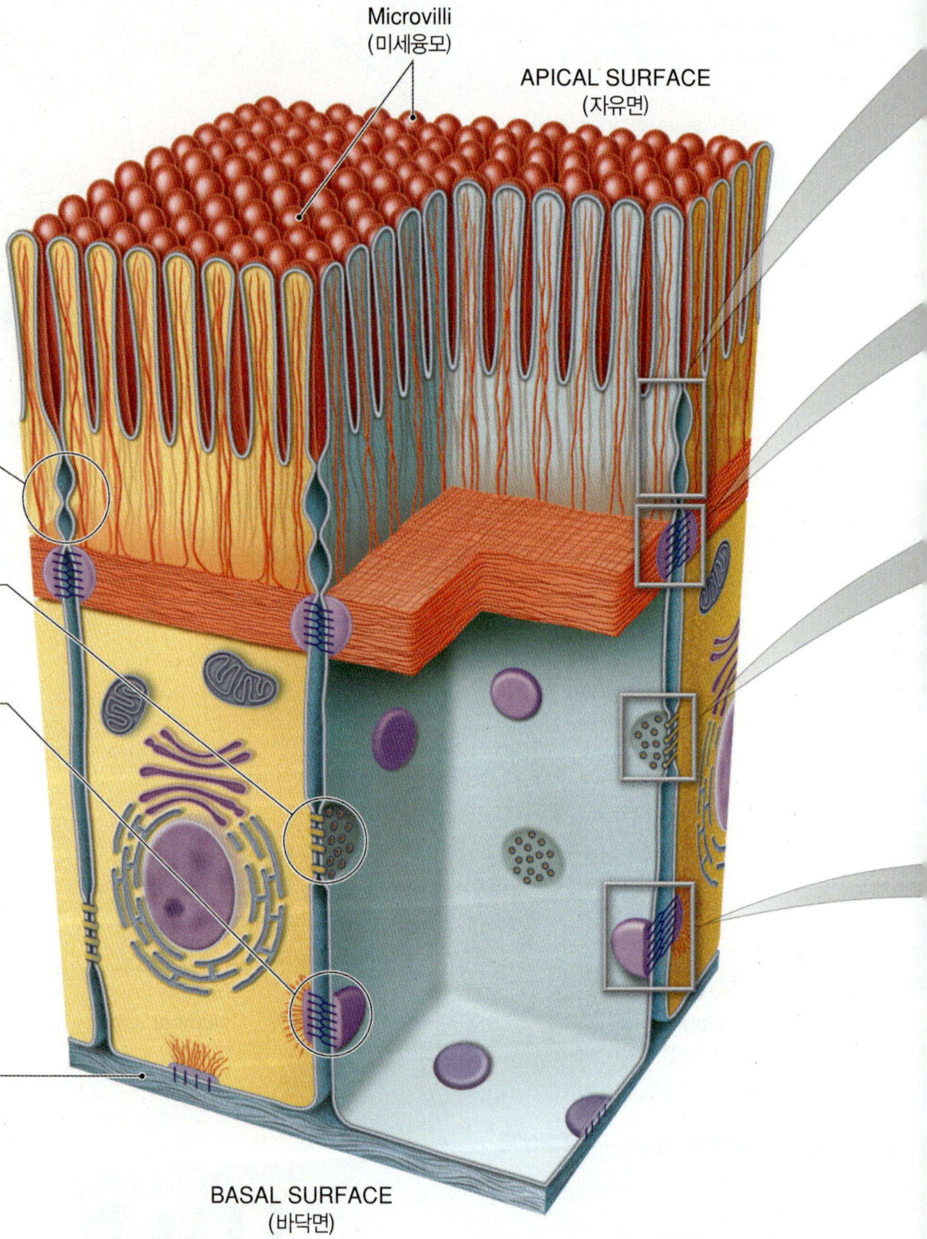

2 밀착연접의 경우 부착정도가 강하여 세포 사이로 물과 용질의 통과가 억제된다. 밀착연접은 효소, 산 및 노폐물이 소화관 강소에서 작용하도록 도와주며 상피 바닥옆 면으로 이동하여 아래 조직이나 기관이 손상되지 않도록 해준다.

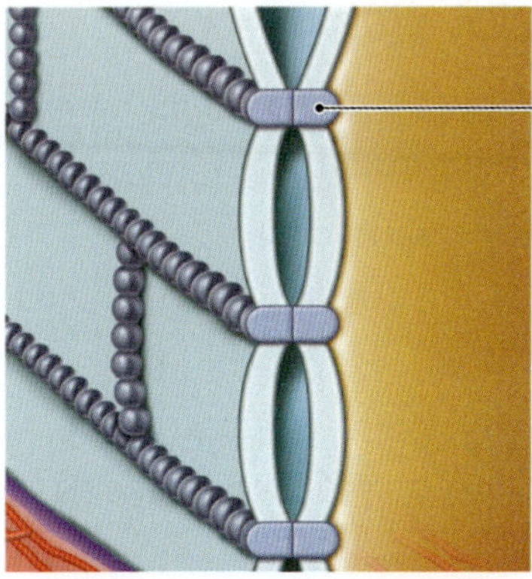

3 부착띠는 밀착연접 아래에 위치한다. 이것은 막 단백질의 연속된 띠로서 세포들을 둘러싸서 이웃세포들과 결합시킨다. 이 띠는 세포골격의 미세섬유에 부착된 단백질들이다.

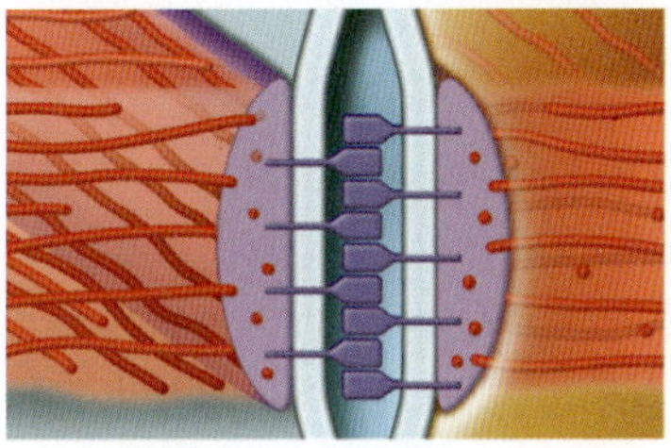

4 틈새이음의 경우 서로 교합된 단백질들을 **connexon(커넥손)**이라는 단백질에 의해 두 세포가 연결되어 있다. 상피세포 사이의 틈새이음은 분비작용 혹은 섬모운동과 같이 협동적으로 기능이 수행되도록 이온의 이동이 일어나는 세포들에서 흔하게 발견된다. 틈새이음은 다른 조직에서도 볼 수 있다; 예를 들어 심근조직에서 틈새이음은 심장근육의 협동적 수축이 일어나도록 해준다.

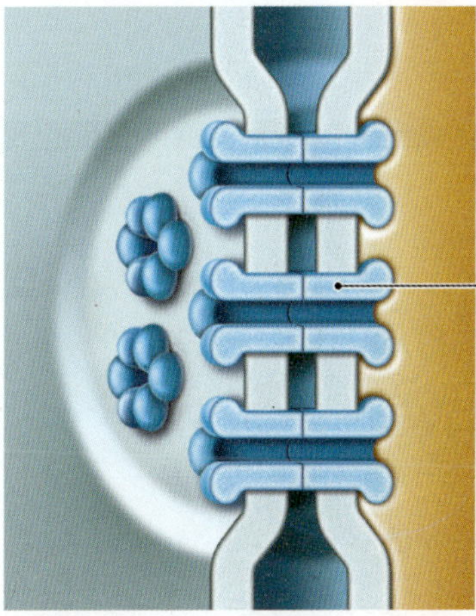
커넥손은 좁은 통로를 이루어 작은 분자들이나 이온들이 세포에서 세포로 이동하도록 해주는 통로 단백질이다.

5 데스모좀은 마주하는 원형질막을 단단하게 연결해준다. 데스모좀은 매우 강하고 늘어나거나 꼬임에 저항력을 지니고 있다. 데스모좀은 피부 표층의 세포들 사이에 발달하고 있다. 따라서 손상된 피부세포들은 개별 세포들로 떨어지지 않고 껍질 형태로 탈락된다. 이것이 햇볕에 그을렸을 때 피부가 가루처럼 떨어지지 않고 벗겨지는 이유이다.

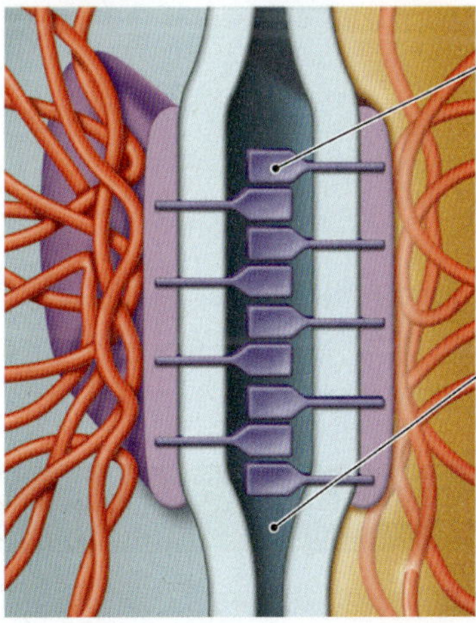

상피에는 혈관이 없어서 **avascular(무혈관성)**라고 한다. 상피 깊은 층을 이루는 세포들은 혈관에 의해 그 조직으로 영양 공급이 이루어지기 때문에 아래쪽 결합조직과 밀접하게 연관되어 있어야 한다.

3.13

샘상피는 분비작용을 할 수 있도록 분화되어 있다

많은 상피가 분비작용을 할 수 있도록 분화되어 있는 샘세포들을 포함하고 있다. 분비물을 생성하는 상피세포(혹은 상피세포에서 파생된 구조) 집합체를 분비샘이라고 한다. 이 세포들은 산재되어 있기도 하고 복잡한 분비 기관으로 존재하기도 한다.

Gland(분비샘)의 종류

Endocrine gland(내분비샘)는 분비물을 간질액 혹은 혈장(혈액의 액체부분)으로 방출한다. **Exocrine gland(외분비샘)**는 분비물을 상피 표면으로 열려져 있는 **duct(관)**이라고 하는 통로 속으로 방출한다.

1 내분비샘(*endocrine*; *endo-*, 안에 + *krinein*, 분리하다)은 내분비물질을 생성한다.

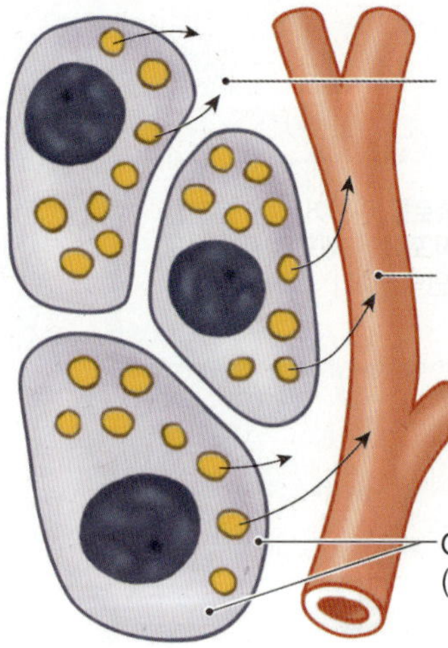

2 외분비샘은 외분비(*exocrine*; *exo-*, outside)물질을 생성한다. 대부분 외분비물질은 관을 따라 피부 표면이나 외부로 연결되는 통로 내벽에 도달한다.

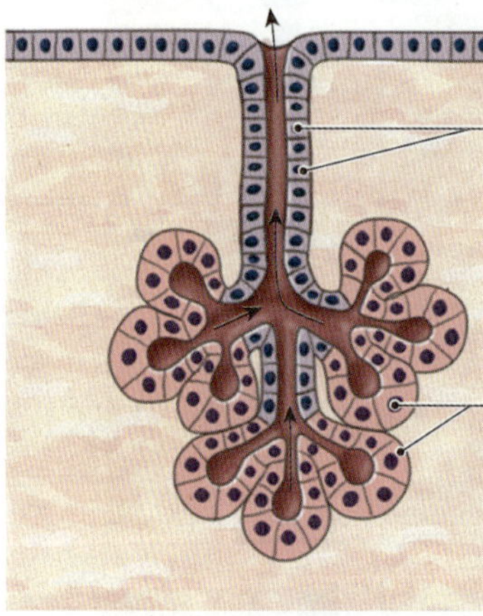

3 체내 유일한 단세포 외분비샘은 **mucous cell(점액세포)**로서 mucin(뮤신)이라고 하는 분비물을 방출한다. 이 세포들은 장이나 기관 내피와 같은 다른 상피세포들 사이에 산재되어 있다.

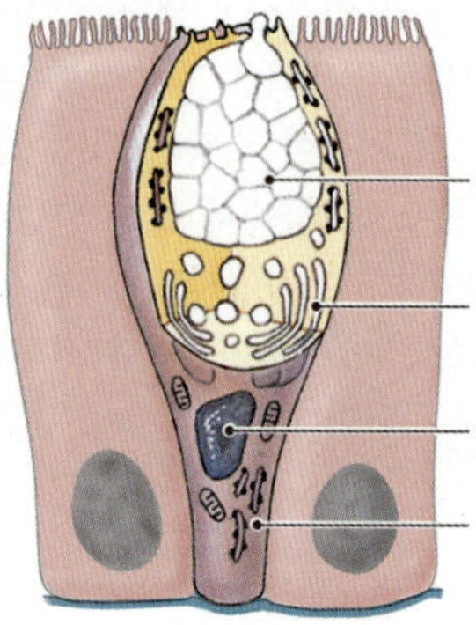

Classification of Exocrine Gland(외분비샘 분류)

4 분비물의 종류에 따라 외분비샘을 분류한다. Serous gland(장액샘)는 효소들을 함유하는 액상의 물질을 분비한다. Mucous gland(점액샘)는 두껍고, 매끄러운 점액을 이루는 뮤신을 분비한다. Mixed gland(혼합샘)는 장액 및 점액샘 세포를 모두 포함하고 있다.

Secretion Type(분비물 유형)	Description(특징)	Examples(예)
Serous(장액)	효소들을 함유한 액상 물질	귀밑 침샘(이하샘) 분비물
Mucous(점액)	두껍고 매끄러운 점액	혀밑 침샘(설하샘) 분비물
Mixed(혼합)	장액 및 점액세포 둘 다 포함	턱밑 침샘(악하샘) 분비물

5 외분비샘을 분비 기작에 따라서 분류할 수도 있다. 샘상피세포들은 분비물을 세 가지 방식 중 한 방법으로 방출한다.

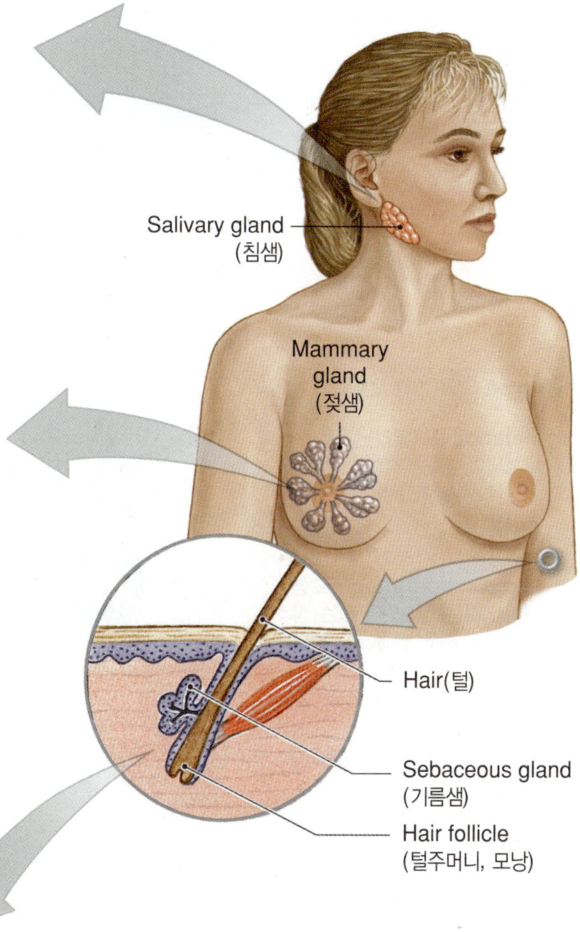

뮤신은 물과 혼합되어 점액을 형성하는 샘분비이다. **Mucus(점액)**는 효과적인 윤활액이고 보호장벽이며 외부 입자나 미생물을 걸러내는 덫의 기능을 한다.

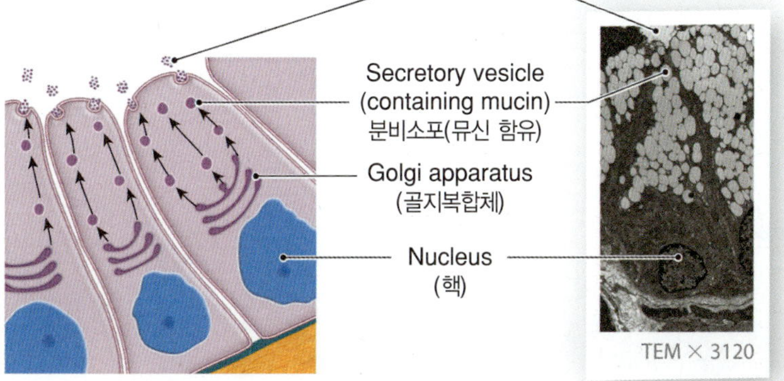

Merocrine secretion(샘분비; *meros*, 일부**)**에서 생성물은 소포의 세포외배출작용으로 방출된다. 이것은 분비작용의 가장 흔한 방식이다. 침샘에서 생성된 침은 샘분비작용으로 방출된다.

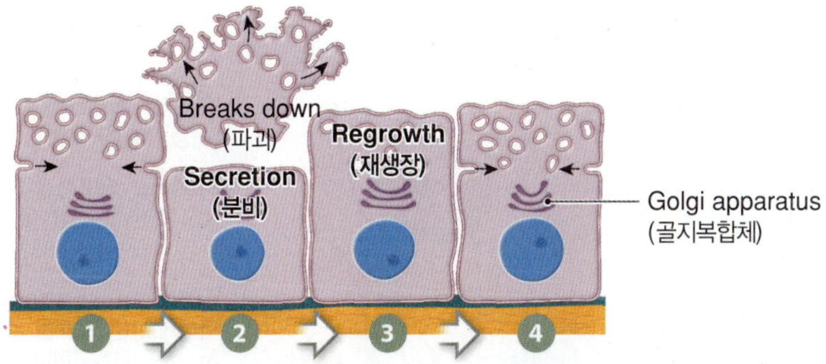

Apocrine secretion(부분분비; *apo-*, 떨어져 나감**)**에서는 분비물과 함께 세포질이 소실되지 않는다. 세포질 윗부분에는 분비소포가 밀집해 있고 그 부위만 방출된다. 젖샘(유선)에서 젖의 분비는 샘분비와 부분분비가 섞여 이루어진다.

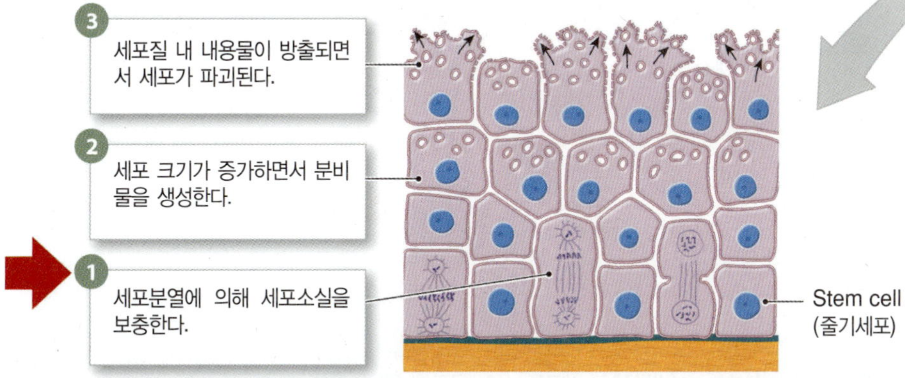

반대로, **holocrine secretion(온분비**; *holos*, 전체의**)**은 분비샘 세포가 파괴된다. 온분비 과정에서 세포안 전체에 분비생성물이 가득차고 세포가 터져 분비물이 방출되기 때문에 세포는 죽게 된다. 이후 분비는 줄기세포가 죽은 선세포들을 대체함으로써 가능해진다.

3.14

성긴결합조직은 완충 및 지지작용을 하고, 치밀결합조직은 강도를 부여한다

성긴결합조직과 치밀결합조직은 세포질 외 단백질 섬유, 점액성의 지질 및 두 종류 세포들로 구성되어 있다. 고정세포(fixed cell)들은 정지한 상태로 주로 부위별 유지, 수선 및 에너지 저장에 관여하고 있다. 이동세포(wandering cell)들은 주로 방어작용이나 손상된 조직의 복구에 관련되어 있다.

Loose Connective Tissues(성긴결합조직)

가장 흔하게 분포하는 성긴 결합조직은 젖샘(유선)조직과 지방조직이다.

1 **Areolar tissue(성긴 조직)**는 체내의 전체적인 세포 포장 구조이다. 모든 유형의 세포들을 성긴조직에서 관찰할 수 있다.

Fiber(섬유)

Reticular fiber(그물섬유)는 질기고 가지가 있는 망을 형성한다.

Collagen fiber(콜라겐섬유)는 두껍고, 곧거나 구부러져 있으며 종종 다발로 분포한다. 강력하고 장력에 견딜 수 있다.

Elastic fiber(탄력섬유)는 가늘고, 가지를 치지 않으며 신축성이 크다. 늘어지거나 변형된 후 다시 꼬이는 방식으로 원래 길이로 돌아간다.

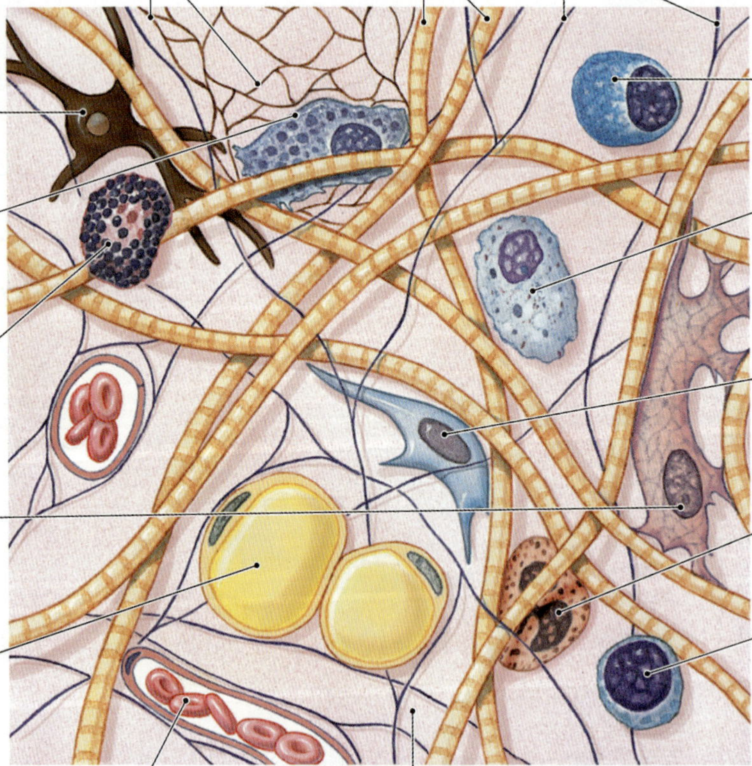

Fixed Cell(고정 세포)

Melanocyte(멜라닌세포)는 고정되어 있는 색소세포로서 황갈색 색소인 멜라닌을 합성한다.

Fixed macrophage(고정대식세포)는 정지되어 있는 식세포로서 세포 잔유물이나 병원체를 포식한다.

Mast cell(비만세포)은 염증을 자극하여 조직 방어를 유발하는 고정 세포이다.

Fibroblast(섬유모세포)는 결합조직의 세포외 섬유들을 합성하는 고정 세포이다.

Adipocyte(지방세포)는 지방을 합성하여 커다란 세포 내 주머니에 저장하는 고정세포이다.

Wandering Cell(이동 세포)

Plasma cell(형질세포)은 항체를 생성하는 활성이 높고 운동성이 있는 면역세포이다.

Free macrophage(자유대식세포)는 조직을 순환하면서 세포 잔유물이나 병원체를 탐식하는 이동성 식세포이다.

이동성 **stem cell(줄기세포)**은 손상된 조직을 복구한다.

작고, 이동성이 있는 식작용을 하는 혈액세포들은 감염 혹은 손상시 조직으로 빠져나간다.

Lymphocyte(림프구)는 면역계의 이동 세포들이다.

Red blood cell in vessel (혈관 속 적혈구)

Ground substance(바탕질)는 세포들 사이 공간을 채우고 결합조직 섬유들을 둘러싼다. 기질은 일반적으로 점액성이 있으며 무색 투명하다.

2 **Adipose tissue(지방조직)**, 즉 지방은 엉덩이, 옆구리 및 가슴의 피부 깊은 곳에 분포한다. 또한 눈 주변, 배와 가슴 속 및 콩팥 주위에서 완충역할을 수행하기도 한다. 성긴조직과 지방조직의 구별은 다소간 인위적인 측면이 있다. 지방세포들은 지방조직의 대부분 부피를 차지하지만 성긴조직에서는 일부만 차지하고 있다.

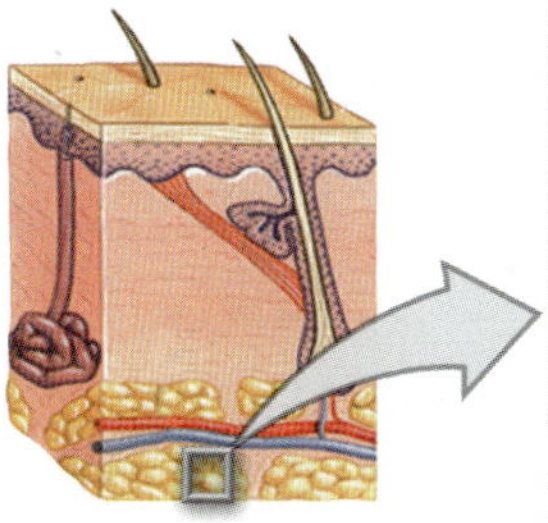

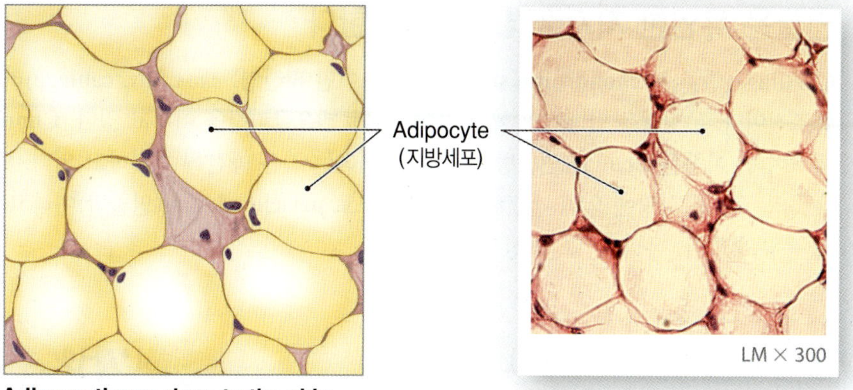

Adipose tissue deep to the skin
(피부 깊은 곳의 지방조직)

Dense Connective Tissue(치밀결합조직)

Dense connective tissue(치밀결합조직) 부피의 대부분은 세포외 섬유들로 채워져 있다. 몸에는 세 가지 종류의 치밀결합조직이 있다: 치밀규칙결합조직, 치밀불규칙결합조직, 탄력조직.

3 **Dense regular connective tissue(치밀규칙결합조직)** 는 골격근을 뼈에 연결하는 건(힘줄)이나 뼈와 뼈를 연결하고 내장기관들의 위치를 안정시키는 인대에서 볼 수 있다.

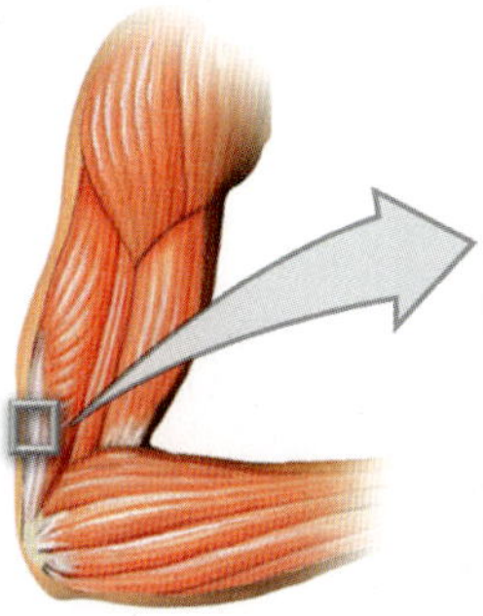

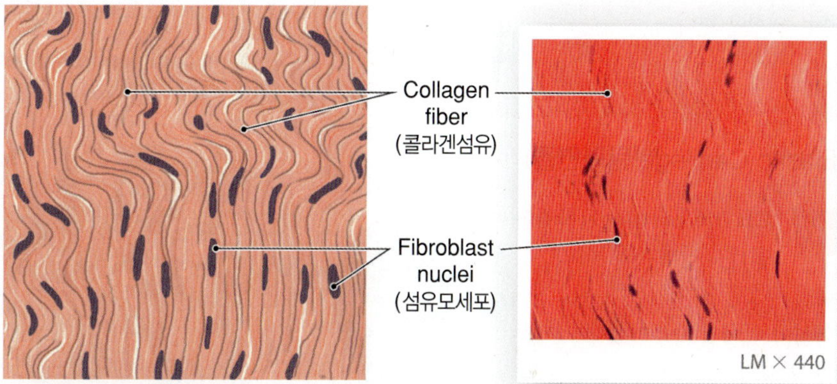

Tendon from triceps muscle
(세갈래 근육의 건)

4 **Dense irregular connective tissue(치밀불규칙결합조직)**에서 섬유들은 일정한 규칙없이 섞여 있는 그물처럼 분포하고 있다. 이 조직은 여러 방향으로 압박을 받는 부위를 강화시키고 지지해준다. 치밀불규칙결합조직은 (1) 내장기관의 싸는 덮개 혹은 피막; (2) 뼈, 연골 및 말초신경을 덮는 표층 (3) 피부(진피)에서 두꺼운 지지층을 형성하고 있다.

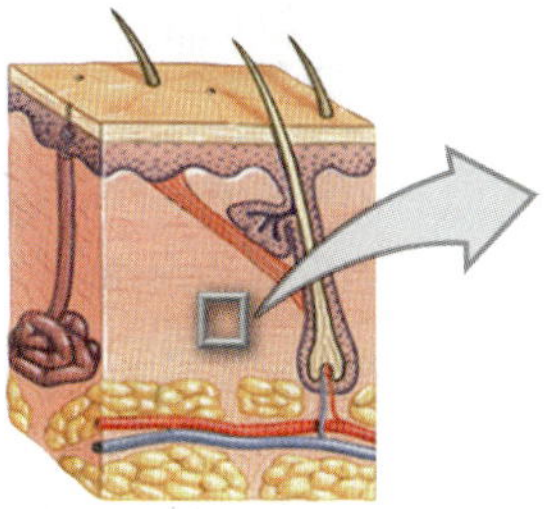

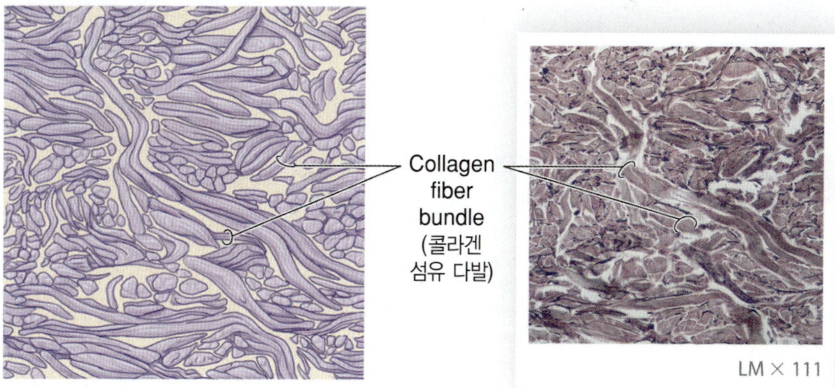

Dermis(진피)

3.15

연골은 유연한 지지골격으로 작용한다

Cartilage(연골)는 **chondroitin sulfate(콘드로이틴 황산염**; *chondros*, catilage)라고 하는 다당류 물질을 함유하고 있는 조밀하고 유연한 결합조직이다. 무형질은 단백질과 함께 섞여서 프로테오글리칸을 이루고 있다. **Chondrocyte(연골세포)**들은 연골 기질 안에 유일하게 존재하는 세포이다. 이들은 **lacunae(연골방**; *lacus*, lake)라는 작은 공간을 차지하고 있다. 연골의 물리적 성질은 기질 내 프로테오글리칸과 세포외 섬유들의 종류와 함량에 의해 결정된다. 일반적으로 **perichondrium(연골막)**이라고 하는 막은 연골과 주변조직을 분리시켜 놓고 있다. 연골은 세 종류가 있다: 유리, 탄력 및 섬유연골이다.

Hyaline Cartilage(유리연골)

1 **Hyaline cartilage(유리연골)**는 갈비뼈 끝과 복장뼈 사이, 가동관절 표면, 호흡관 지지대 및 코 간극을 이루는 부분들에 분포하고 있다. 이 연골은 견고하면서도 약간 구부러지는 것이 가능하여 뼈 표면 간의 마찰을 줄여 주는 역할을 한다.

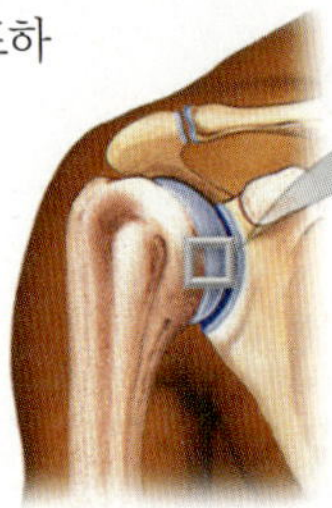

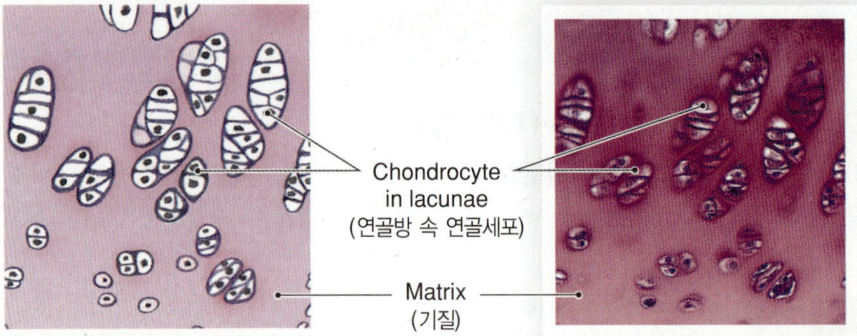

Hyaline cartilage from shoulder joint
(어깨 관절의 유리연골)

Elastic Cartilage(탄력연골)

2 **Elastic cartilage(탄력연골)**는 귓바퀴와 여러 내장 구조들을 지지한다. 탄력성이 있어서 구부러졌다가 제 모양으로 돌아올 수 있다.

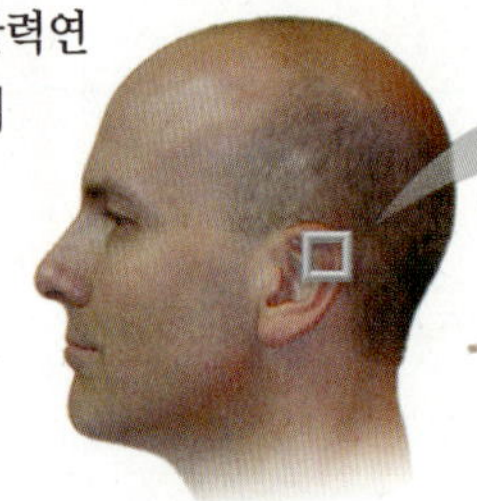

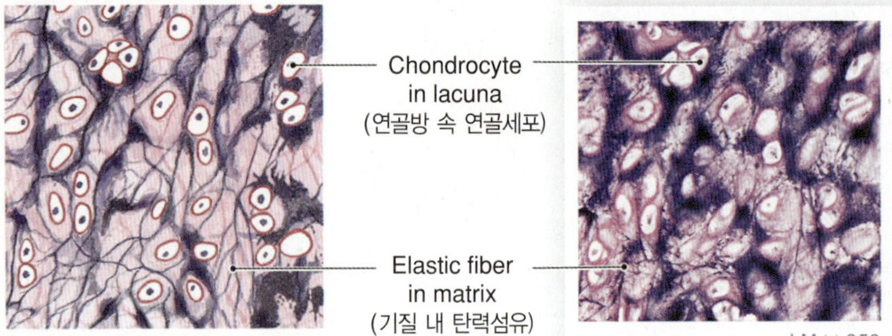

Elastic cartilage from external ear
(귀바퀴의 탄력연골)

Fibrocartilage(섬유연골)

3 **Fibrocartilage(섬유연골)**는 무릎관절, 골반 두덩뼈 사이 및 등뼈의 척추간 판에 분포하고 있다. 압박에 견디며 뼈 끼리 마찰을 막아주고 운동을 제한한다.

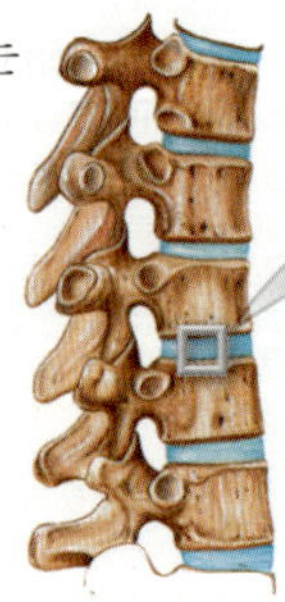

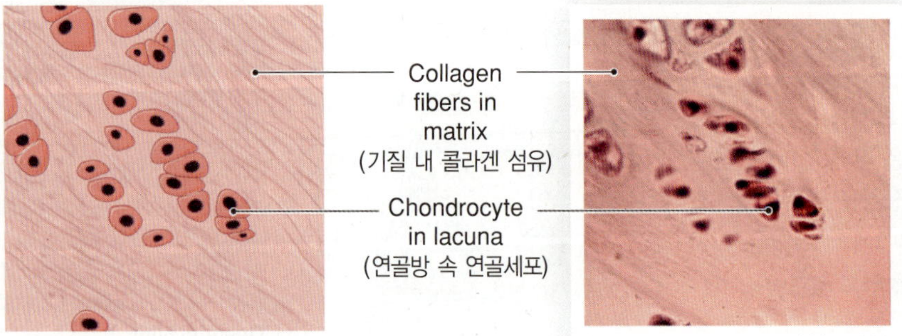

Fibrocartilage from intervertebral disc
(척추간 판의 섬유연골)

3.16

뼈는 몸의 강력한 지지대이다

뼈, 즉 **osseous tissue(뼈조직**; *os*, 뼈)는 견고하고, 결정체 기질을 포함하고 있는 결합조직이다. 기질 내에는 소량의 무형질이 있다. 뼈 기질의 2/3는 칼슘염으로 구성되어 있다. 기질의 나머지 부분은 콜라겐섬유들이 차지하고 있다. 이러한 조합이 뼈의 뚜렷한 특징을 부여해 준다. 칼슘염은 그 자체가 잘 부러지지 않고 딱딱하기는 하지만 콜라겐섬유도 강하고 유연성이 있다. 뼈에서 콜라겐섬유들을 둘러싸는 무기물들은 강하면서도 다소간 유연한 조합을 함으로써 충격에 잘 견딜 수 있다. 전체적인 성질로 볼 때, 뼈는 가장 강력한 철근 콘크리트에 견줄 수 있다. 본질적으로 뼈의 콜라겐섬유들은 철근 막대기에 해당하고, 무기물 기질은 콘크리트와 같은 작용을 한다고 볼 수 있다.

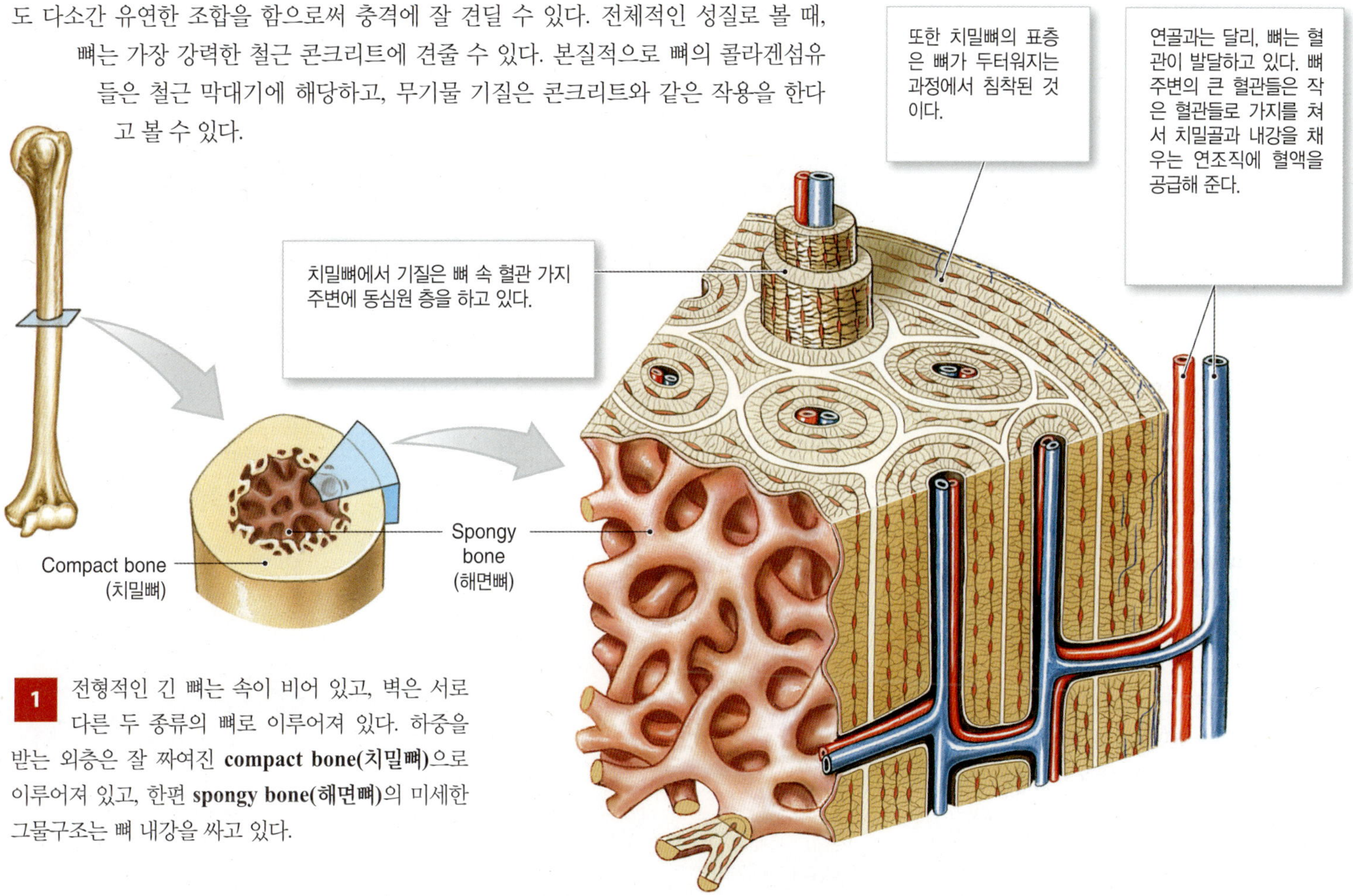

1 전형적인 긴 뼈는 속이 비어 있고, 벽은 서로 다른 두 종류의 뼈로 이루어져 있다. 하중을 받는 외층은 잘 짜여진 **compact bone(치밀뼈)**으로 이루어져 있고, 한편 **spongy bone(해면뼈)**의 미세한 그물구조는 뼈 내강을 싸고 있다.

2 연골과 뼈는 여러 기능들을 공유하고 있으나, 이 두 지탱 결합조직은 서로 다르게 구성되어 있다.

A Comparison of Cartilage and Bone(연골과 뼈 비교)

Characteristic(특성)	Cartilage(연골)	Bone(뼈)
Cell(세포)	연골세포방 내 연골세포	뼈소강 내 뼈세포
Ground substance (바탕질)	콘드로이틴 황산염과 물	불용성 칼슘염 결정체 주변의 소량의 액체
Fiber(섬유)	콜라겐, 탄력 및 그물섬유(비율 다양)	콜라겐섬유가 우세함
Vascularity(혈관)	없음	발달
Covering(외피)	연골막	골막
Strength(강도)	제한적: 쉽게 구부러지나 잘 부러지지 않음	강함: 부러지기 전까지 변형 안됨

3.17

근육조직은 수축하도록 특화되어 있고, 신경조직은 소통하도록 특화되어 있다

Muscle Tissue(근육조직)

여러 생명 기능들에는 소화관에서 음식물의 이동, 심혈관계의 혈액 이동 혹은 한곳에서 다른 곳으로의 몸의 이동 등 여러 방식의 움직임들이 포함된다. 운동은 수축할 수 있도록 특화된 muscle tissue(근육조직)에 의해 일어난다. 세 종류의 근육조직이 있다: 골격근, 심장근 및 평활근.

1 **Skeletal muscle tissue(골격근조직)**는 결합조직과 신경조직도 함께 포함하고 있는 뼈 근육에 분포하고 있다.

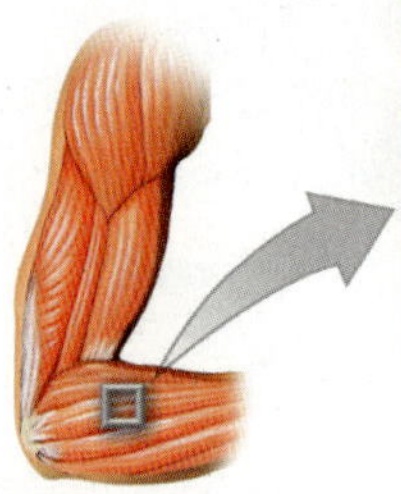

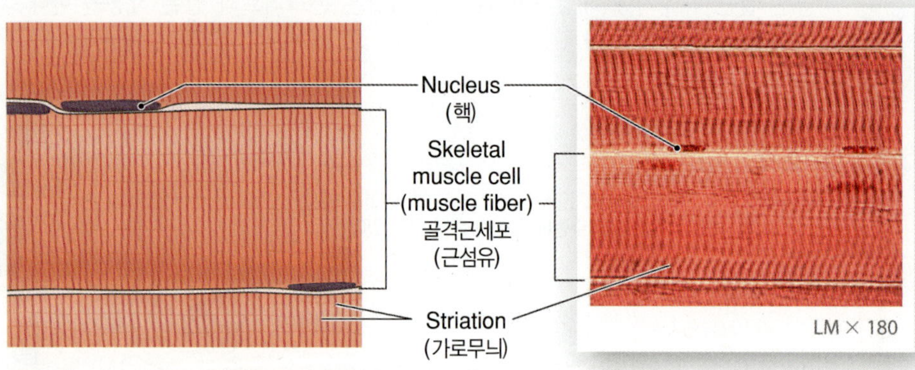

골격근은 뼈의 위치를 바꾸거나 안정화시킨다; 소화, 호흡 및 비뇨계 출입구에 분포한다; 열을 발생한다; 내장기관을 보호한다.

2 **Cardiac muscle tissue(심장근조직)**은 심장에만 분포한다. 세포들은 짧고, 가지를 치며, 가로무늬가 있고 핵은 하나 혹은 두 개를 갖는다. 세포들끼리 Intercalated disc(개재판)라고 하는 세포간 연접부위에서 상호연결되어 있다. 개재판에서 세포막은 데스모좀, 프로테오글리칸 및 틈새연접으로 서로 결합되어 있다. 틈새연접을 통한 이온의 이동은 심장근육들이 동시에 수축하도록 해준다.

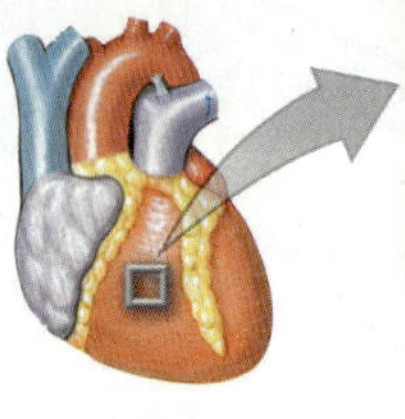

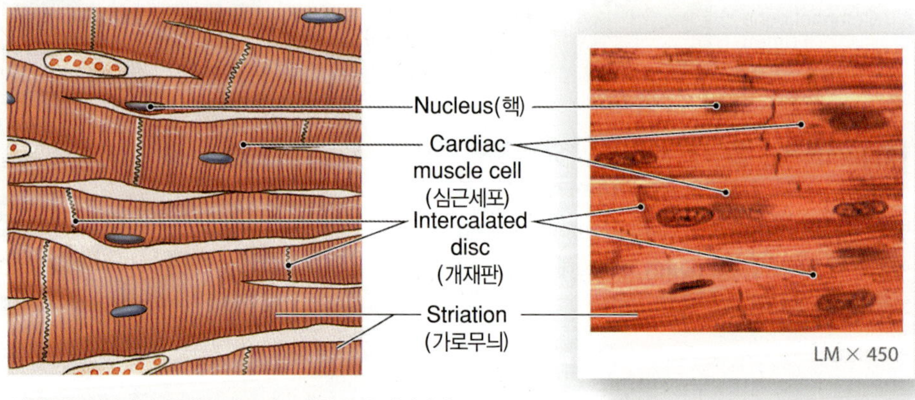

심장근은 심장에서 혈액을 내보내고 혈압을 유지시킨다.

3 **Smooth muscle tissue(평활근조직)**는 몸 전체에 분포하고 있다. 예를 들어 평활근은 피부, 혈관벽 그리고 소화, 호흡, 비뇨, 생식 기관들에도 분포하고 있다. 세포들은 짧고 방추형이며 무늬가 없고 중앙에 단일 핵을 지니고 있다.

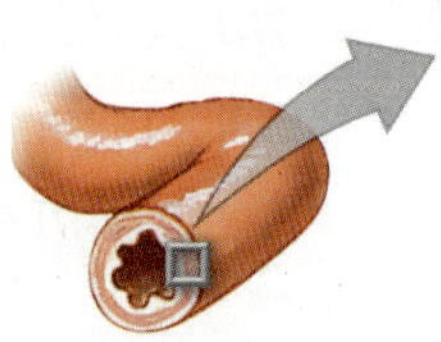

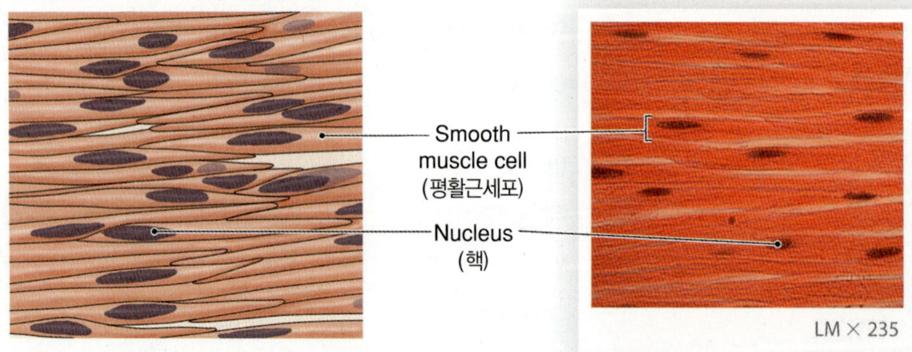

평활근은 음식, 오줌 및 생식계 분비물을 이동시킨다; 그리고 호흡통로의 직경을 조절하고 혈관의 직경을 조절한다.

Neural Tissue(신경조직)

Neural tissue(신경조직)은 몸의 한 부위에서 다른 부위로 전기적 충격을 전도하도록 특화되어 있다. 체내 98%의 신경조직은 신경계의 조절중추인 뇌와 척수에 집중하고 있다. 신경조직에는 2개의 기본적인 세포 유형이 있다: (1) **neuron(뉴런**; *neuro*, 신경) 및 (2) **neuroglia(신경교세포)** 혹은 **glial cell(아교세포**; *glia*, 접착제).

4 뉴런은 정보를 한 장소에서 다른 장소로 운반하고 살아 있는 컴퓨터 칩처럼 정보를 가공한다. 크기와 모양은 매우 다양하다. 체내에서 가장 큰 세포는 다리에서 볼 수 있는 뉴런으로서 길이가 1 m에 이른다.

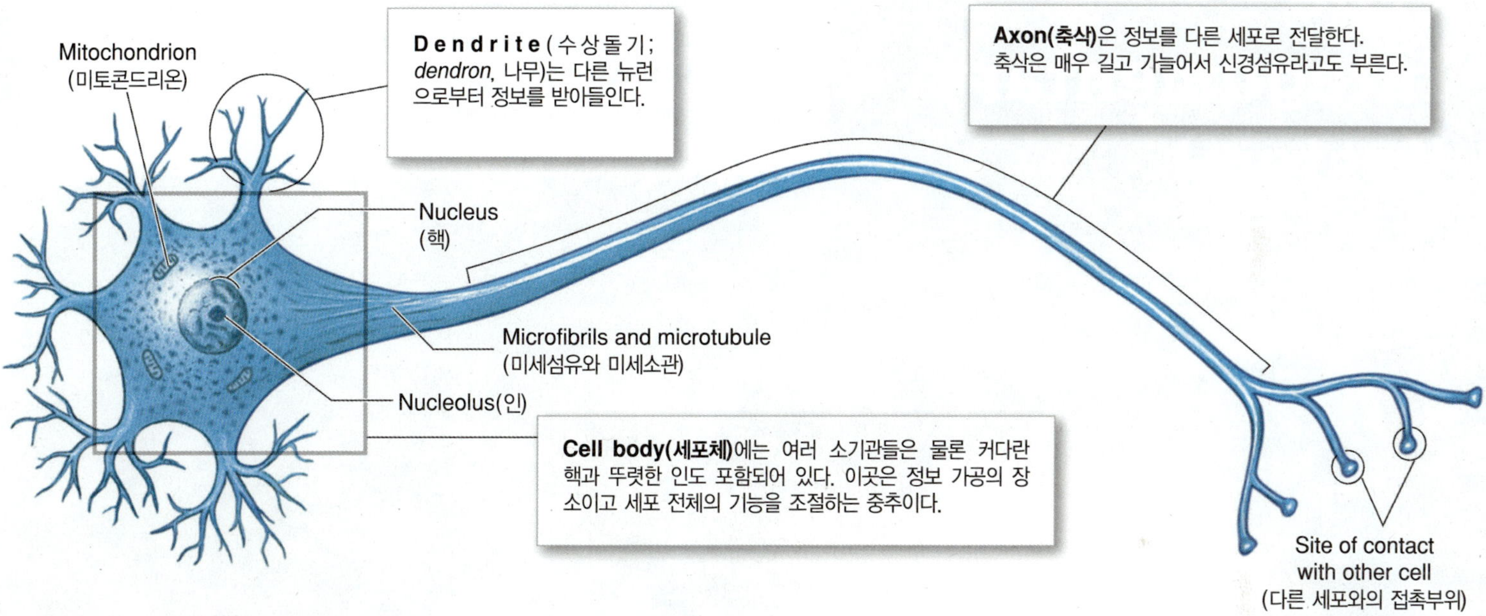

5 신경교세포는 각자 독특한 기능을 갖는 여러 종류가 있다. 각 종류는 그들의 주요 기능과 관련된 뚜렷한 모양을 하고 있다. 일반적으로 신경교세포는 신경조직을 보호하고, 지탱하며 복구하는 기능을 수행하며 영양소를 뉴런에 공급해 준다.

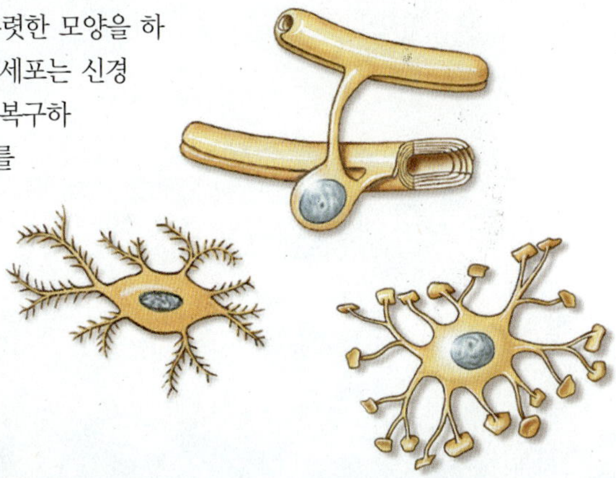

우리들의 의식적 혹은 무의식적 사고 과정은 뇌 속 뉴런들 사이에서의 소통을 반영하는 것이다. 그러한 소통은 세포체에서 발생되어 축삭을 따라 다른 세포들로 전달되는 전기적 충격이 전파되는 과정이다.

4

외피계통 (The Integumentary System)

학습성과

1절 • Skin(피부)의 Functional Anatomy(기능해부학)

4.1 표피의 주요한 구조적 특징들을 기술하고, 각 기능의 중요성을 설명한다.

4.2 개인 간 피부색의 차이가 나타나는 이유는 무엇인지 설명하고, 몇 종류의 피부암을 비교해 본다.

4.3 진피와 피하층의 구조와 기능을 기술한다.

2절 • Skin(피부)의 Accessory Organ(부속기관)

4.4 털 생성의 기작을 설명하고 털의 구성과 색에 대한 구조적 기초를 설명한다.

4.5 피부에 분포하는 여러 종류의 외분비샘들을 기술하고, 각 분비샘에서 나오는 분비물에 대해 논의한다.

4.6 전형적인 손톱(발톱)의 구조에 대해 설명한다.

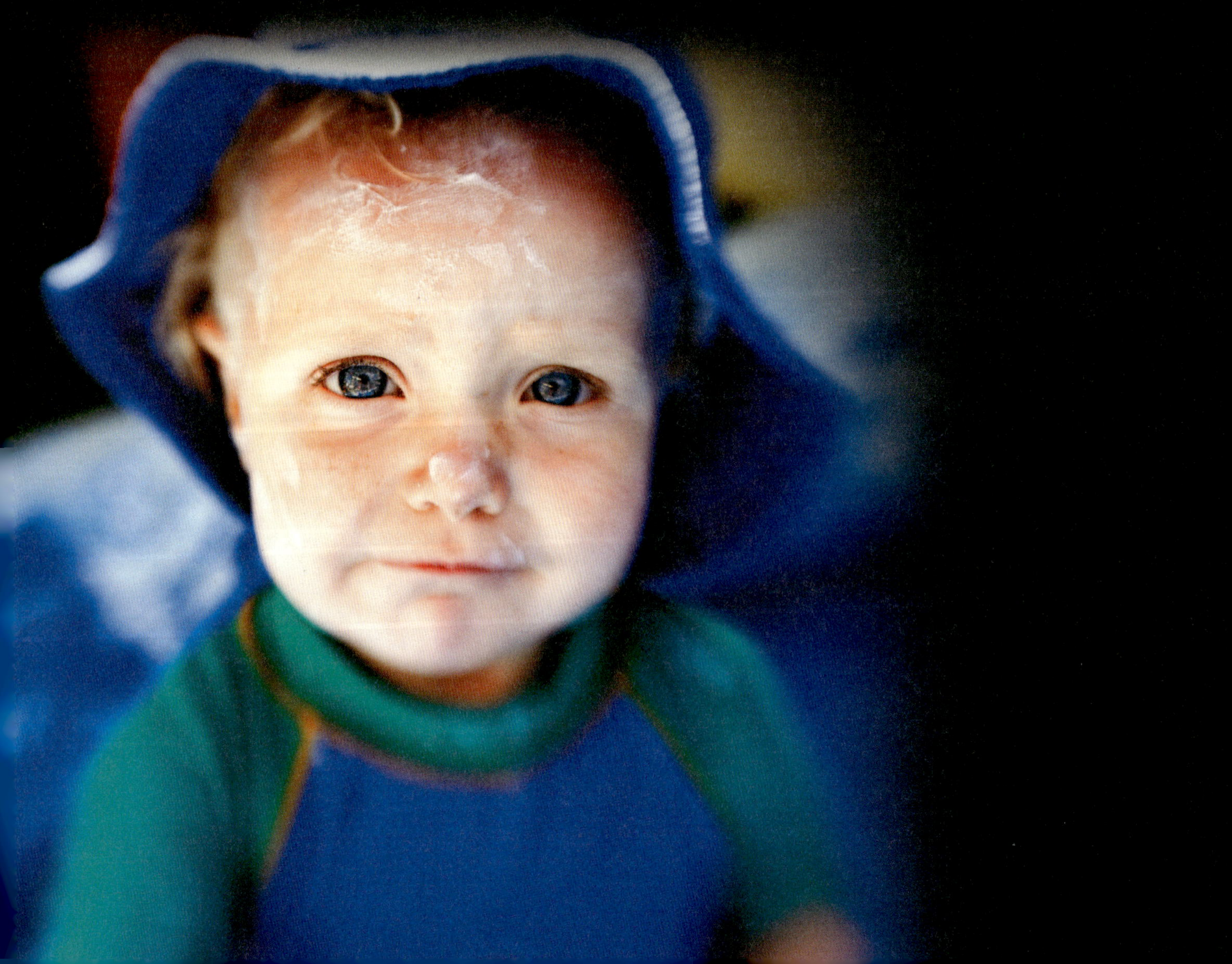

Skin(피부)의 Functional Anatomy (기능해부학)

Integumentary system(외피계통) 또는 간단하게 **integument(외피)**는 피부막과 부속구조인 두 성분으로 구성되어 있다. **Cutaneous membrane (피부막)**, 즉 피부는 표층 상피인 표피와 아래 진피 결합조직으로 구성되어 있다. **Accessory structure(부속구조)**에는 털, 손톱, 발톱 및 여러 외분비샘들이 포함된다. 외피계통은 우리가 외부 세계와 만나는 곳으로서 종종 적대적이기도 한 환경에 대한 우리 몸의 1차 방어선이기도 하다.

Cutaneous Membrane (피부막)

Epidermis(**표피**; *epi*, above)는 중층편평상피로 이루어져 있다.

Dermis (진피)
- Papillary layer (유두층)
- Reticular layer (그물층)

Dermis(진피)는 areolar tissue(성긴조직)의 유두층과 치밀 불규칙 결합조직의 그물층으로 이루어져 있다.

Hypodermis(피하층), 즉 피부 아래층은 외피를 그 아래 조직 및 기관들과 분리시킨다. 피하층은 종종 외피계통의 일부로 간주되지 않지만 결합조직 섬유들이 진피 섬유들과 상호 연결되기 때문에 여기서 포함시켜 다루기로 한다.

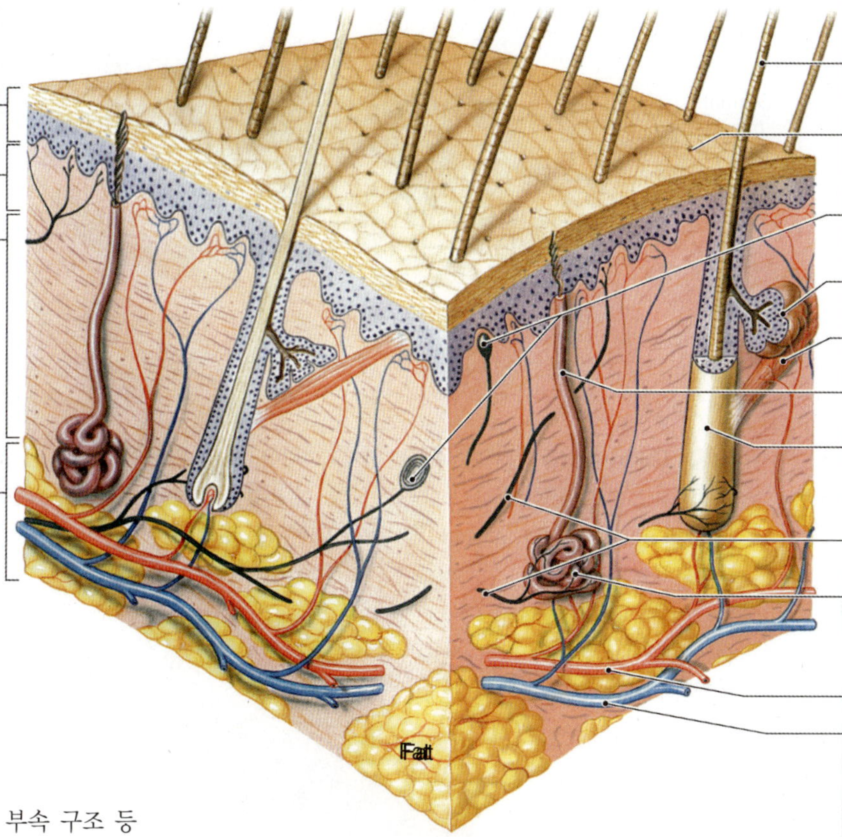

Accessory Structure (부속 구조)
- Hair shaft(털줄기)
- Pore of sweat gland duct(땀샘관의 구멍)
- Touch and pressure receptors(촉각 및 압각 수용기)
- Sebaceous gland (기름샘)
- Arrector pili muscle (털세움근)
- Sweat gland duct (땀샘관)
- Hair follicle (털주머니)
- Nerve fibers (신경섬유)
- Sweat gland (땀샘)

- Artery(동맥)
- Vein(정맥)

Cutaneous plexus (피부혈관얼기)는 동맥과 정맥의 그물망으로서 외피계통 조직에 분포하는 더 작은 혈관들에 연결된다.

1 외피계통은 피부막과 여러 부속 구조 등 2개의 주요 성분으로 구성되어 있다.

외피계통의 기능

- 아래 조직과 기관들을 충격, 파손, 체액 소실 및 화학적 손상으로부터 보호
- 외피 분비샘에서의 염, 물 및 유기 노폐물 배설
- 필요에 따라 냉기를 차단 혹은 발산함으로써 정상적인 체온 유지
- 아래 조직을 자외선으로부터 보호하는 멜라닌 생성
- 파손을 막아주고 물을 차단하는 케라틴 생성
- 정상적인 칼슘 대사에 중요한 호르몬인 calcitriol(칼시트리올)로 전환되는 일종의 스테로이드 비타민 D_3 합성
- 진피와 피하층 지방조직에 있는 지방세포에 시질 저장
- 촉각, 압각, 통각 및 온각 자극을 감지
- 병원체 및 피부암에 대한 면역반응 조절

표피는 다양한 기능이 있는 층들로 구성되어 있다

표피는 체내에서 가장 풍부한 상피세포들인 **keratinocyte(각질세포)**들이 대부분을 차지하고 있다. 이 세포들은 여러 개의 층을 형성한다. 표피 가장 아래 층에 있는 줄기세포들은 끊임없이 분열하여 노출 표면에서 탈락될 각질세포들을 생성한다.

1 표피 깊은 층은 진피쪽으로 확장된 표피 융기를 형성한다. 이 융기들은 표피쪽으로 돌출된 **dermal papillae(진피유두)**에 근접한다. 이 융기와 유두는 부착면적을 증가시키고 표피를 진피에 단단하게 결합하도록 해주기 때문에 중요하다.

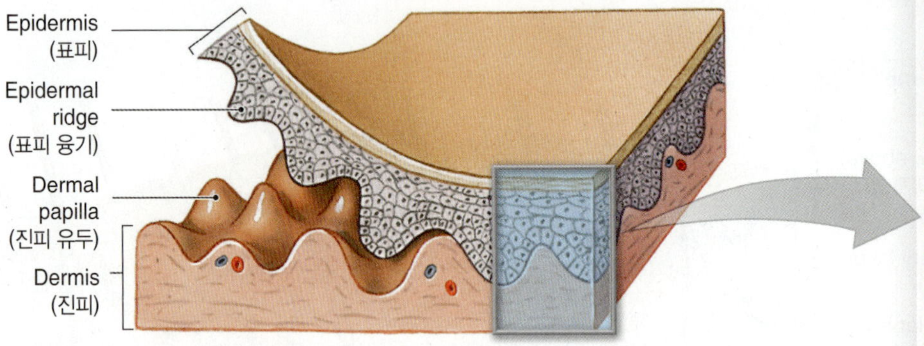

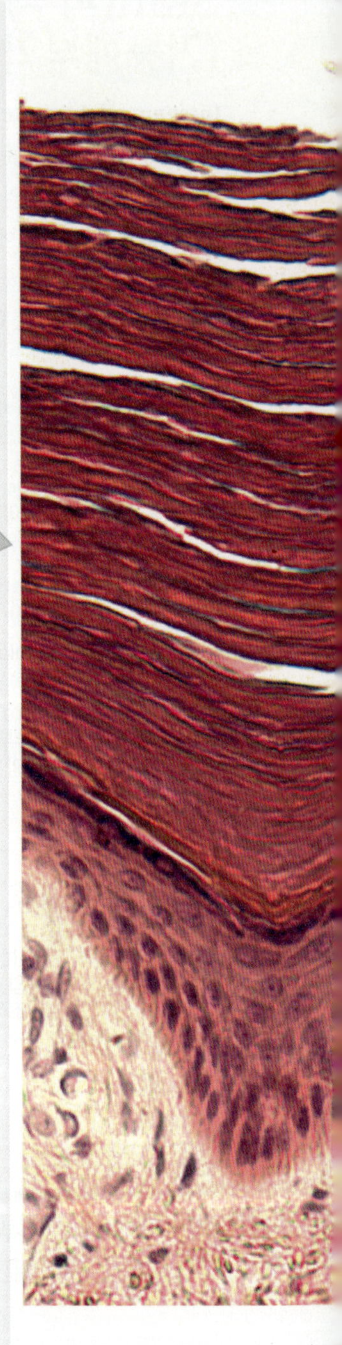

2 **Thin skin(얇은 피부)**은 체표면 대부분을 덮고 있으며, 4개의 층으로 구성되어 있고 두께가 비닐주머니 정도(약 0.08 mm)이다.

3 **Thick skin(두꺼운 피부)**은 손바닥과 발바닥에서 볼 수 있으며 제5의 층을 포함하고 있다. 이 피부는 보통의 페이퍼타월 정도(약 0.5 mm)의 두께이다. "두껍고", "얇고"는 표피의 상대적인 두께를 의미하는 것이지 외피 전체의 두께가 아니다.

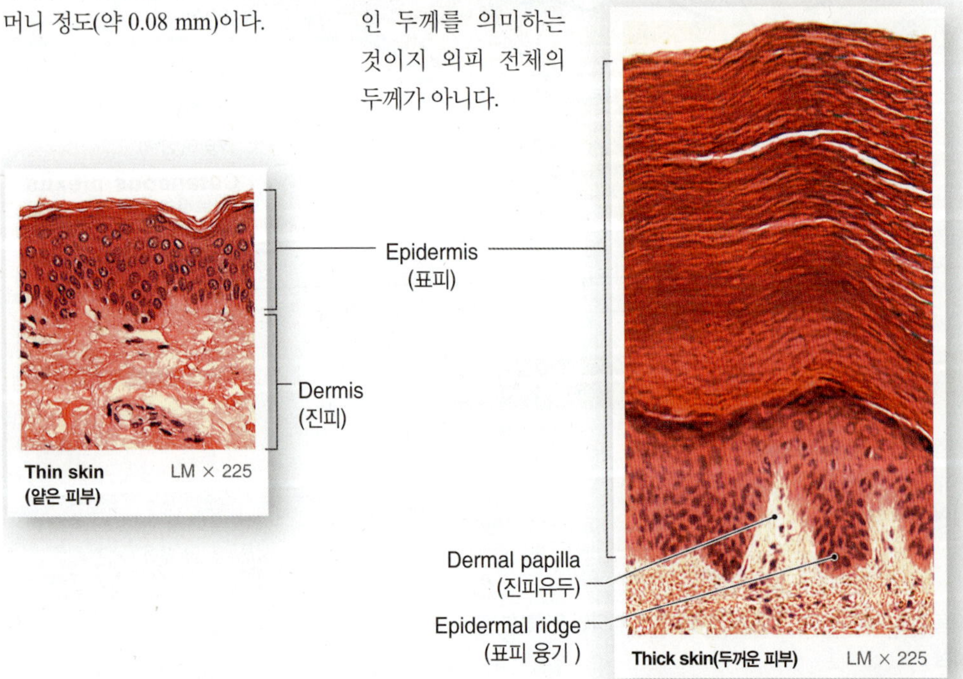

Thin skin (얇은 피부) LM × 225

Thick skin(두꺼운 피부) LM × 225

4 다른 상피들과 마찬가지로, 표피는 혈관이 존재하지 않는다. 상피세포들은 진피 내 모세혈관으로부터 확산되는 산소와 영양소에 의존하고 있다. 따라서 가장 근접하게 존재하며 그것은 아래 표 내용에서 살펴볼 수 있다.

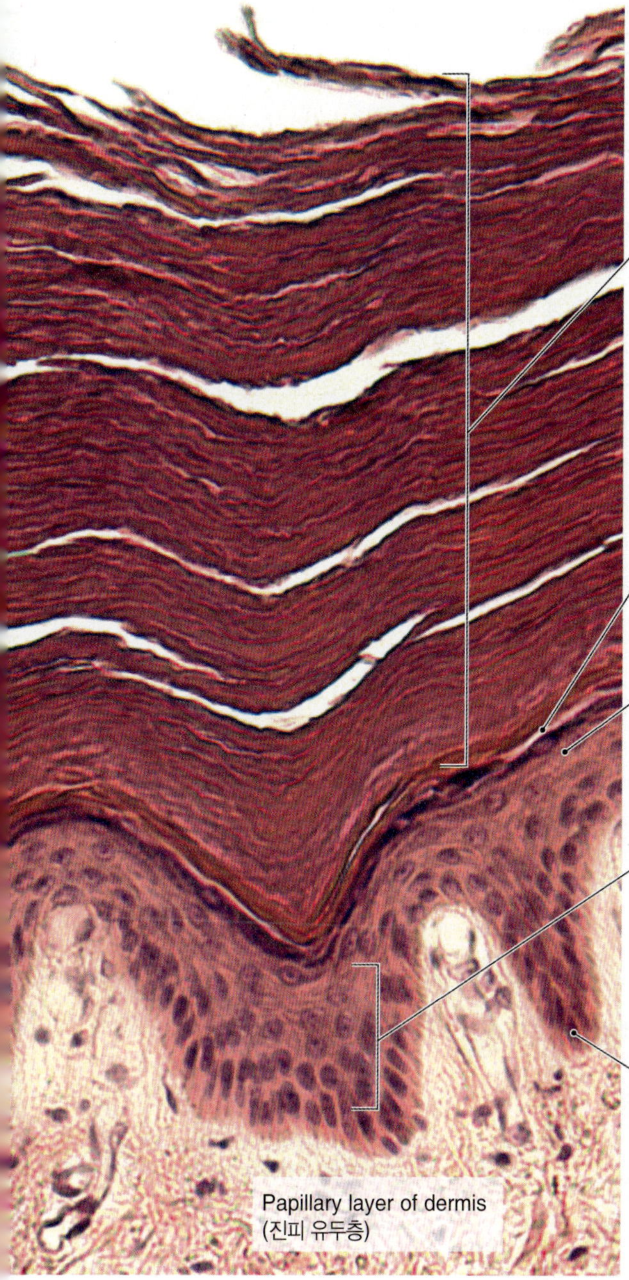

LM × 470

Layers of the Epidermis(표피층)
Stratum corneum(각질층): 외부 표면에 노출된 층으로서 각질층은 보통 15~30층의 각질세포들을 포함하고 있다. 각화과정을 통해 **keratin(케라틴**; *keros*) 단백질로 채워진 세포들로 보호작용을 하는 세포층이 형성된다. 각질층의 죽은 세포들은 서로 데스모좀에 의해 단단하게 연결되어 있다. 표피 가장 아래층(바닥층)에서 각질층까지 한 세포가 이동하는데 7~10일 정도 시간이 걸린다. 죽은 세포들은 보통 노출된 각질층에 약 2주 정도 머물다가 탈락되거나 제거된다. 즉 각질층은 피부가 생물학적인 정상적 기능을 유지할 수 있는 환경을 제공하고, 일차적인 방어적 역할을 담당한다.
Stratum lucidum(투명층): 손바닥과 발바닥의 두꺼운 피부에서 투명층은 각질층과 그 아래층을 분리시킨다. 투명층 세포들은 편평하고, 조밀하게 붙어 있으며 대부분의 세포소기관은 소실되어 케라틴 단백질로 채워져 있다. 투명층에 도달하는 시점에서 세포들은 죽고 탈수된다.
Stratum granulosum(과립층): 이 "과립이 포함된 층"은 3~5층의 각질세포들로 구성되어 있다. 세포들이 이 층에 이르는 시점에 대부분의 세포들은 분열을 멈추고 다량의 케라틴을 만들기 시작한다. 케라틴섬유들이 발달하면서 세포들은 점차 가늘어지고 편평해지면 막은 비후해지고 투과성이 감소된다.
Stratum spinosum(가시층): 이 "가시 모양의 층"은 데스모좀에 의해 결합하고 있는 표피층에서 가장 두꺼운 각질세포들로 이루어져 있다. 조직 표본관찰에서 세포들이 조그만 핀쿠션처럼 보이기 때문에 이런 이름이 붙여졌다. 각질세포들은 세포질이 위축되고 세포골격 성분과 데스모좀만 남게 되어 그렇게 보이는 것이다. 가시층에는 표피를 통해 들어오는 미생물이나 피부암에 대한 방어작용을 자극함으로써 면역반응에 관여하는 **dendritic cell**(수지상세포)들도 포함되어 있다.
Stratum basale(바닥층): 바닥층은 표피의 맨 아래층이다. 반데스모좀에 의해 세포는 표피와 진피 유두층 근처 성긴조직에 부착되어 있다. **Basal cell(바닥세포)**은 바닥층 대부분을 차지하고 있다. 바닥세포는 줄기세포로서 분열하여 피부 표면에서 제거되거나 탈락하는 각질세포를 대체하게 된다. 털이 없는 피부 표면 부위에는 **Merkel cell(메르켈세포)**이라고 하는 특수한 상피세포가 바닥세포들 사이에 흩어져 있다. 메르켈세포는 촉각에 예민하여 압박하면 감각신경종말을 자극하는 화학물질을 방출한다.

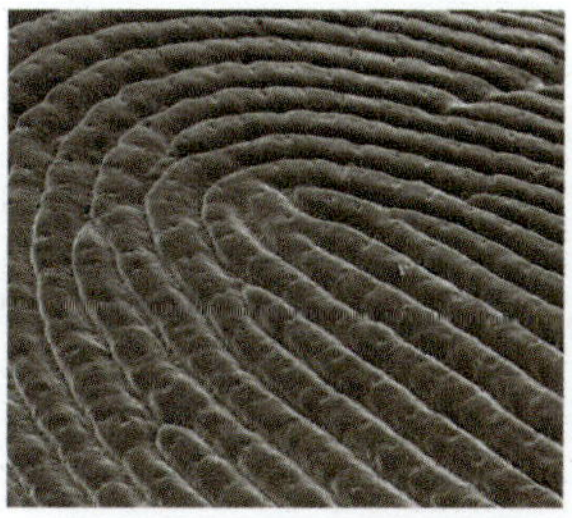
SEM × 25

5 손가락 끝 두꺼운 피부의 융기 패턴이 지문을 형성하는데, 이것은 1세기 이상 범죄수사에서 개인을 식별하는데 사용되고 있다. 이 주사전자현미경 사진은 집게손가락 지문을 보여주고 있다.

피부색에 영향을 미치는 요인은 표피 색소와 진피 혈액순환이다

피부색에 영향을 미치는 두 요인: 피부 색소 및 진피에서의 혈액순환 정도.

1 피부색에 관여하는 주요 색소는 카로틴과 멜라닌이다. 사진은 피부가 흰 사람의 얇은 피부 절편을 보여주고 있다. 멜라닌세포와 바닥세포들의 비율이 신체 부위에 따라 1:4에서 1:20 사이 범위에 있다. 전신을 덮고 있는 피부에는 제곱미터당 약 1,000개의 멜라닌세포들이 있다. 개인간 피부 색소 차이는 멜라닌세포의 수가 다르기 때문이 아니라, 색소 크기 정도가 다르기 때문이다. 백색 피부를 가진 사람에서도 멜라닌세포들은 정상적으로 분포하고 있으나, 멜라닌 색소를 생성할 수 없다. 아래 그림은 바닥층에 있는 하나의 멜라닌세포를 보여주고 있다.

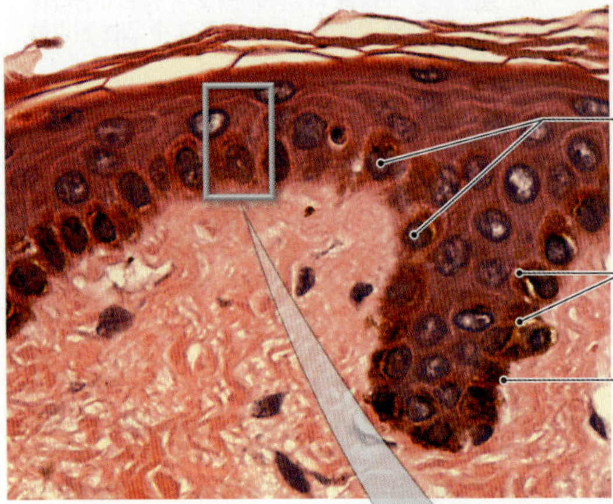

Thin skin(얇은 피부)

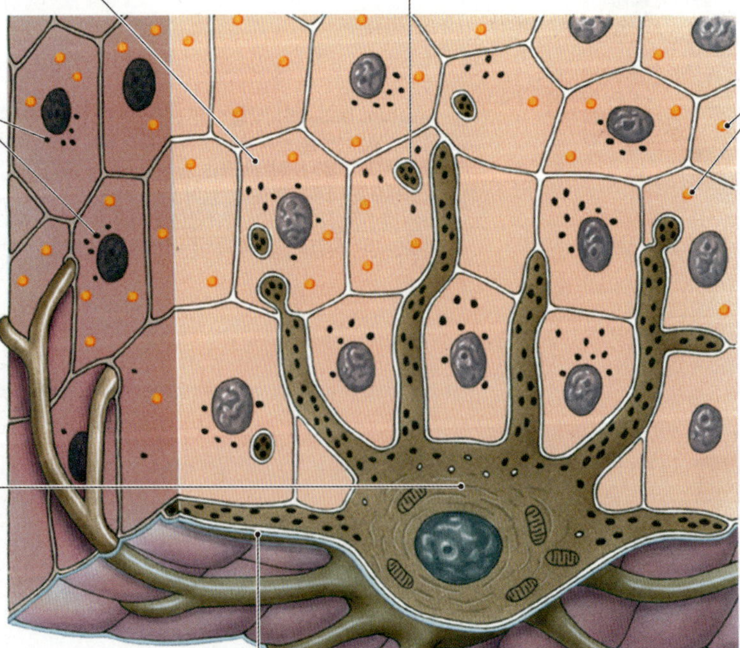

3 흑색소포들은 멜라닌세포에서 각질세포로 전달된다. 피부가 검은 사람에서 흑색소포들은 더 커져서 피부 색소가 더 진해지고 계속적으로 유지된다.

1 **Melanin(멜라닌)**은 **melanocyte(멜라닌세포)**에서 생성되는 갈색, 황갈색 혹은 흑색 색소이다.

2 멜라닌세포는 바닥층에 표피세포 아래 혹은 사이에 끼어서 존재한다. 멜라닌세포는 아미노산 티로신으로부터 합성되고 **melanosome(흑색소포)**이라고 하는 세포내 주머니에 농축되어 있다.

4 **Carotene(카로틴)**은 주황색 색소로서 표피세포들에 축적된다. 피부가 흰 사람의 각질층에서 가장 뚜렷하지만, 진피와 피하의 지방조직에 축적되기도 한다. 카로틴은 여러 종류의 황색 채소에도 존재한다.

5 피부색은 유전적으로 결정된다. 그러나 자외선(UV)에 대한 반응으로 색소가 증가하여 햇볕에 피부가 탈 수 있다.

4.3

진피는 표피를 지탱해 주고, 피하층은 진피를 신체 다른 부위에 연결한다

Dermis(진피)는 표피와 피하층 사이에 존재한다. 진피에는 두 종류의 섬유가 있어서 장력에 견딜 수 있다. 콜라겐섬유들은 강력하고 장력에 저항하지만 쉽게 구부러지고 꼬일 수 있으며, 탄력섬유들은 구부러지고 꼬였다가 다시 원래 길이로 되돌아간다. 탄력섬유는 탄력성을 부여하고, 콜라겐섬유는 조직에 손상을 줄 정도로 휘어지는 것을 제한한다. 노화, 호르몬 변화 및 자외선의 영향으로 진피의 엘라스틴의 양이 영구적으로 감소된다. 그 결과로 주름살과 탄력이 감소된다.

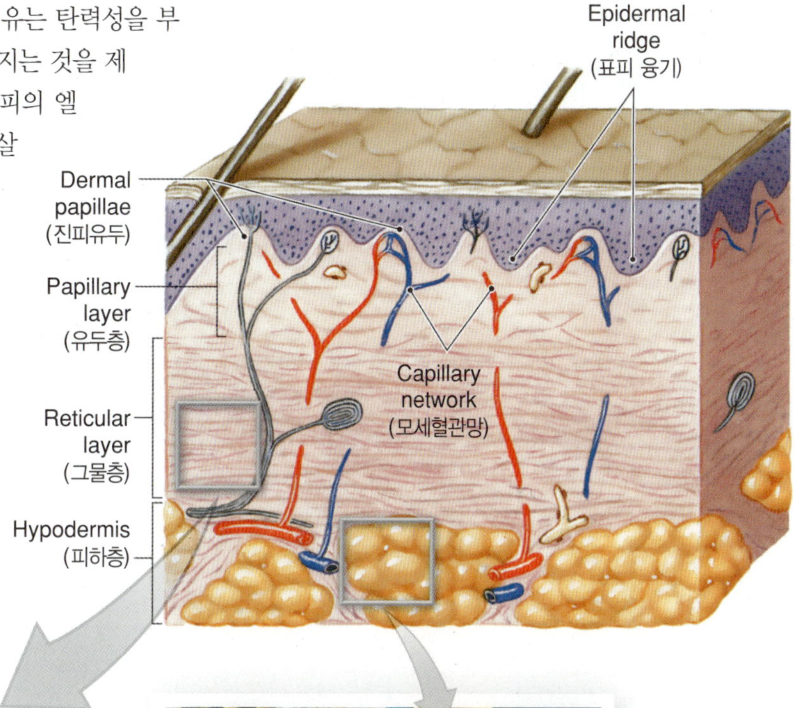

1 **Papillary layer(유두층)**는 성긴조직으로 구성되어 있다. 이 층에는 또한 모세혈관과 림프관이 포함되고 피부 표면으로 연결되는 감각뉴런들도 있다. 유두층이라는 이름은 표피 융기 사이로 돌출된 진피 유두에서 붙여졌다. 이 층에는 촉각 수용기들도 포함되어 있다.

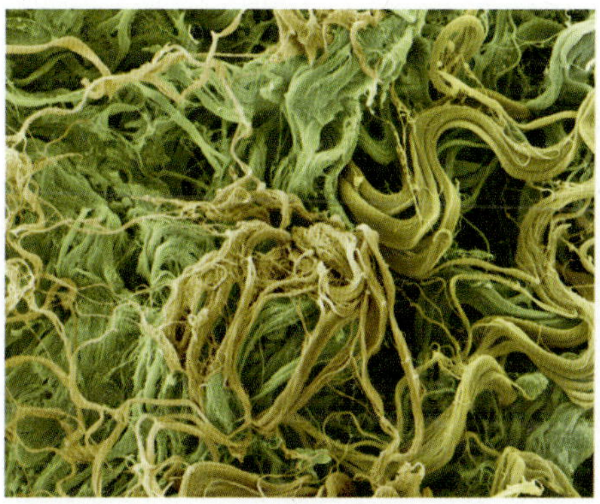

Reticular layer of dermis(진피의 그물층) SEM × 1500

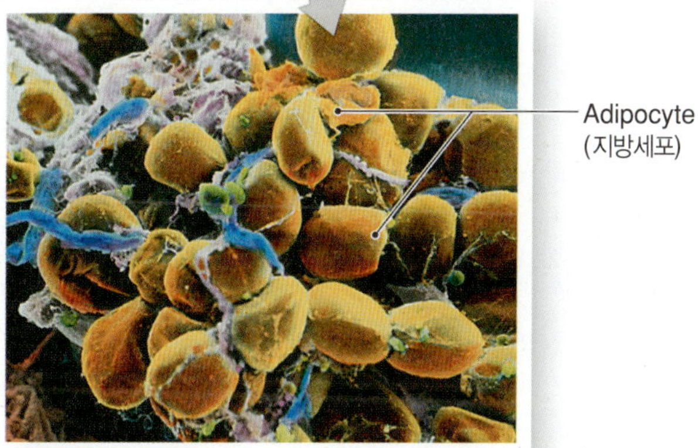

Hypodermis(피하층) SEM × 250

2 **Reticular layer(그물층)**는 콜라겐섬유와 탄력섬유들을 포함하는 치밀불규칙결합조직이 그물처럼 엉켜 이루어져 있다. 콜라겐섬유 다발은 표층과 심층으로 더 확장되어 뻗어 있다. 진피의 그물층과 유두층에는 혈관, 림프관, 신경섬유나 털주머니와 땀샘과 같은 부속기관들이 포함되어 있다.

3 **Hypodermis(피하층)**는 피부와 심층 구조를 분리시킨다. 피부가 독립적인 운동을 가능하게 해주면서 아래의 조직을 안정화시킨다. 지방조직이 많이 분포하고 있기 때문에 에너지 저장의 주요 장소이기도 하다.

Memo

Skin(피부)의 Accessory Organ(부속기관)

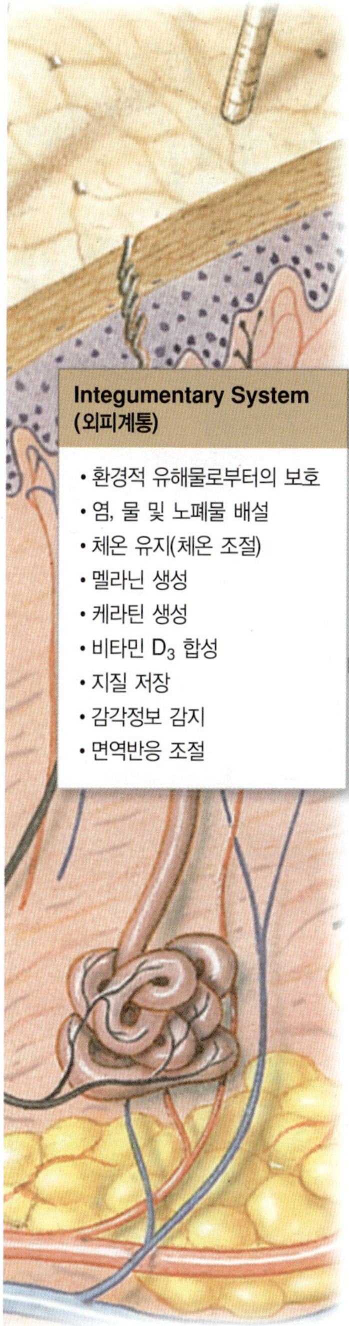

Integumentary System (외피계통)

- 환경적 유해물로부터의 보호
- 염, 물 및 노폐물 배설
- 체온 유지(체온 조절)
- 멜라닌 생성
- 케라틴 생성
- 비타민 D_3 합성
- 지질 저장
- 감각정보 감지
- 면역반응 조절

Cutaneous membrane (피부막)

Epidermis(표피)

- 외상 및 화학물질로부터 진피 보호
- 피부의 투과성 조절 및 수분 손실 방지
- 병원체 감염 방지
- 비타민 D_3 합성
- 감각 수용기는 촉각, 압각, 통각 및 온각을 감지한다.
- 병원체와 피부암에 대한 면역반응 조절

Dermis(진피)

Papillary Layer(유두층)	Reticular Layer(그물층)
• 영양소 공급 및 표피 지탱	• 표피를 통과한 병원체의 확산 억제 • 지질 저장 • 피부를 아래 조직에 부착 • 감각 수용기는 촉각, 압각, 통각, 진동 및 온도를 감지한다. • 혈관은 체온조절을 돕는다.

Accessory structures (부속 구조들)

Hair Follicles(털주머니)

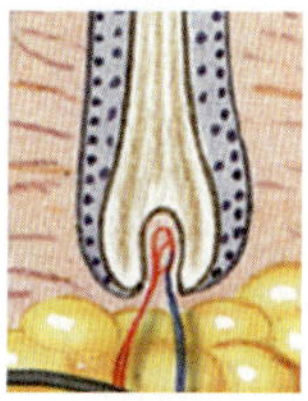

- 머리뼈를 보호하는 털 생성
- 전신 표면의 미세한 촉각을 감지하는 털 생성

Exocrine Glands(외분비샘)

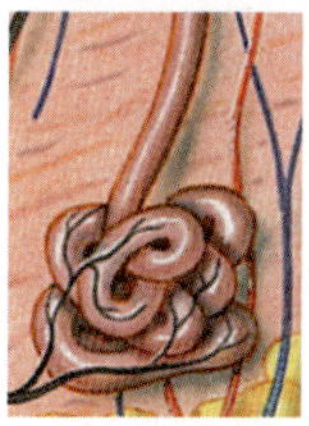

- 체온조절 보조
- 노폐물 배설
- 표피 윤활작용

Nails(손톱 및 발톱)

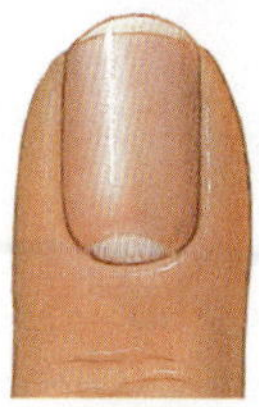

- 손가락과 발가락 끝을 보호하고 지탱

털은 특수화된 털주머니에서 만들어지는 죽어서 각화된 세포들이다

Hair(털)는 손바닥, 발바닥, 손가락과 발가락의 옆, 입술 및 외부 생식기 부위를 제외하고 몸 전체 피부에 나 있다. 인체에는 250만 개 정도의 털이 나 있고, 그 중 75%는 머리 이외의 전신에 분포하고 있다. 털은 털주머니라고 하는 기관에서 만들어지는 죽어 있는 구조이다.

1 **Hair follicle(털주머니)**은 한 개의 털을 형성하는데 기여하는 상피와 결합조직으로 이루어진 작은 구조를 말한다.

2 털은 털주머니 바닥에서 형성되기 시작한다. 여기서 상피세포들이 덩어리를 이루어 모세혈관과 신경들을 포함하는 결합조직인 작은 **hair papilla(털유두)**를 둘러싼다.

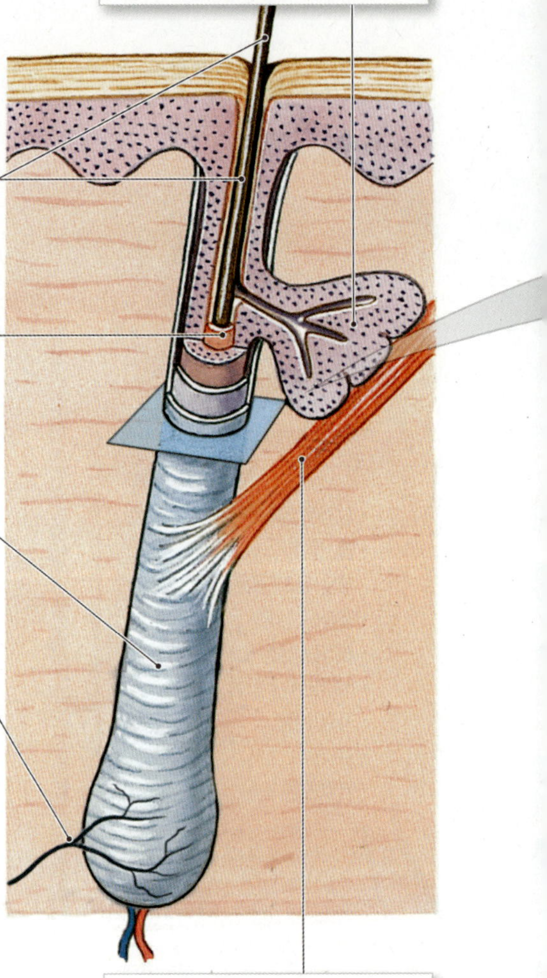

Sebaceous gland(기름샘)는 피부의 털과 인근 표면을 덮는 분비물을 생성한다.

Hair shaft(털줄기)는 외부에서 볼 수 있는 부분으로 털주머니 안에서부터 시작한다.

털을 피부에 고정시키는 **hair root(털뿌리)**는 털이 생겨나기 시작하는 털주머니 바닥에서 털줄기가 털주머니 벽에 연결되는 지점까지 확장된다.

결합조직 수초는 털주머니 상피세포 주변을 둘러싼다.

감각신경의 **root hair plexus(털뿌리 얼개)**가 각 털주머니 바닥부분을 둘러싼다.

Arrector pili(털세움근; a-REK-tor PĪ-lē; plural)는 수축하여 털주머니를 끌어당겨 털이 곧게 서서 "goosebump(닭살)"가 돋게 하는 평활근이다.

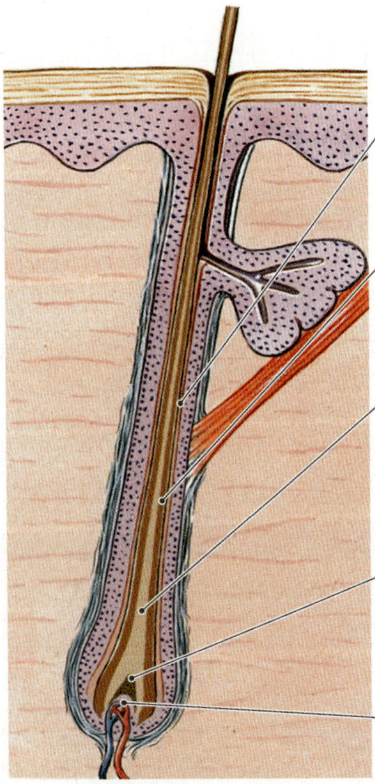

털의 **cuticle(큐티클)**은 털기질 가장자리에서 생성되는 세포들로 이루어져 있다. 큐티클은 털의 표면을 구성한다.

털의 **cortex(피질)**은 큐티클 깊이 있는 중간 세포층이다.

털의 **medulla(수질)** 혹은 core(속)는 털 기질 중앙의 세포들로 구성되어 있다.

털 바닥 가운데 근처 세포들이 분열하면서 딸세포들은 점차 표면으로 밀리게 된다. 이 부위를 **matrix(기질)**라고 하며 털이 자라나는 부위이다.

털유두는 혈관과 신경들로 채워진 결합조직 덩어리이다.

Hair Structure(털의 구조)		
털의 수질은 탄력성의 **soft keratin(연질 케라틴)**을 포함한다.	털의 피질은 털에 강도를 부여하는 두꺼운 층의 **hard keratin(경질 케라틴)**을 포함한다.	큐티클은 비록 얇지만 경질 케라틴으로 구성되어 있어서 매우 딱딱하다.

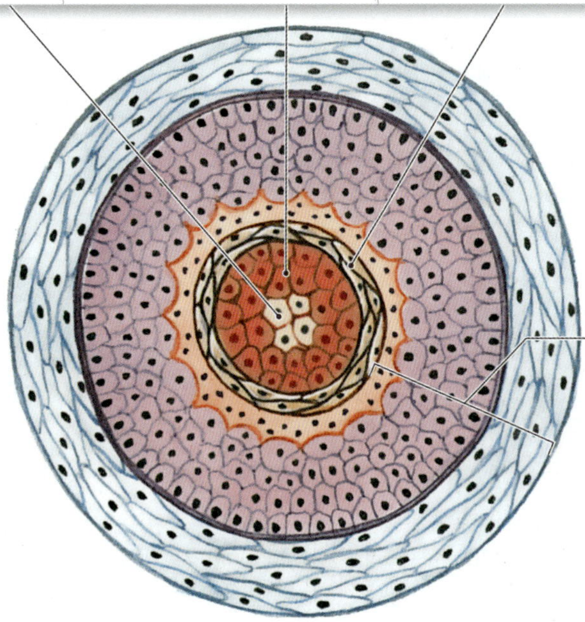

3 털주머니를 횡단하면 털과 털주머니의 내부 구조를 볼 수 있다.

4 털은 활성기와 휴면기로 이루어진 **hair growth cycle(털생장주기)**에 따라 자라고 탈락한다. 생장 속도와 생장주기의 길이는 잘려져 있지 않은 개별적인 털 길이의 차이에 따라 달라진다.

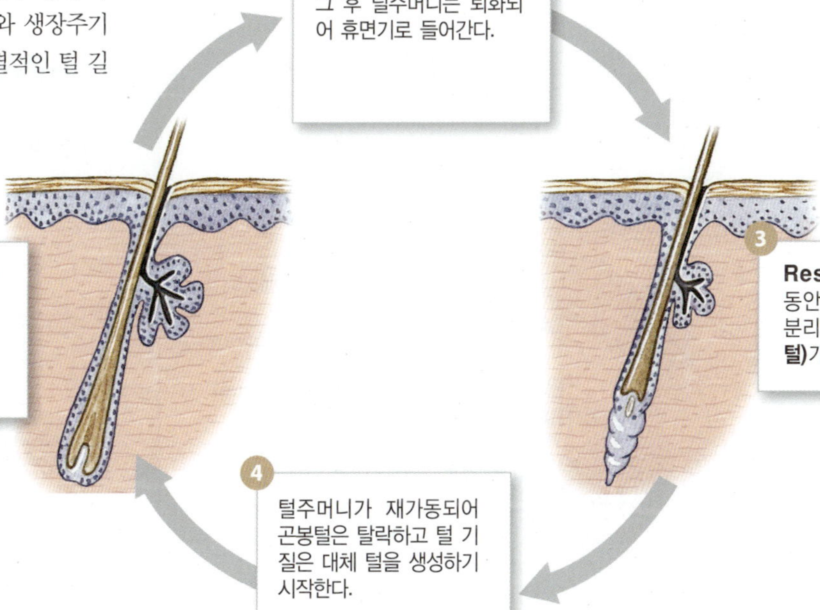

1. **Active phase(활성기)**는 2~5년 지속한다. 활성기 동안 털은 약 0.33 mm/일의 속도로 계속 자란다.
2. 그 후 털주머니는 퇴화되어 휴면기로 들어간다.
3. **Resting phase(휴면기)** 동안에 털은 털주머니에서 분리되어 **club hair(곤봉털)**가 된다.
4. 털주머니가 재가동되어 곤봉털은 탈락하고 털 기질은 대체 털을 생성하기 시작한다.

털 색깔의 다양성은 털 유두의 멜라닌세포들에서 만들어지는 색소의 구조와 변이를 반영한다. 멜라닌 유형에 따라 머리털이 암갈색, 갈색 혹은 붉은색을 나타낸다. 노화에 따라 색소 생성이 줄어들기 때문에 털색이 옅어진다. 흰 머리는 색소가 결핍되고 털 줄기의 수질에 기포들이 있어서 발생한다.

4.5

기름샘과 땀샘은 피부에 분포하는 외분비샘이다

기름샘과 땀샘을 중심으로 외분비 분비물을 생성하는 부속 구조들의 구조와 기능을 알아보자. 이 외분비샘들은 표피를 매끄럽게 하고, 노폐물을 배설하며 체온조절을 도와준다.

1 **Sebaceous gland(기름샘)**는 트리글리세리드, 콜레스테롤, 단백질 및 전해질이 섞여 있는 피지를 생성하여 전분비 방식으로 방출한다. 기름샘은 한 개씩의 털주머니와 연관되어 있고 duct(관)를 공유하고 있어서 simple branched gland(단일 가지 분비샘)로 분류된다. 기름샘에서 방출된 지질은 분비샘의 lumen(강소)으로 들어간다. 털세움근이 수축하면 기름샘을 압박하여 털주머니와 피부 표면으로 기름을 보낼 수 있게 된다. 기름은 털과 주변 피부가 축축하고 건강을 유지하도록 해준다.

Sebaceous Gland(기름샘)

기름샘은 털줄기와 주변 표피를 덮는 **sebum(피지, 기름)**을 분비한다. 피지는 털줄기를 윤택하게 해주고 건조하거나 부러지지 않도록 해준다. 피지는 또한 항균 기능도 있다.

Typical Sebaceous Gland(전형적인 기름샘)

Secrete into hair follicle
(털주머니 속으로 분비)

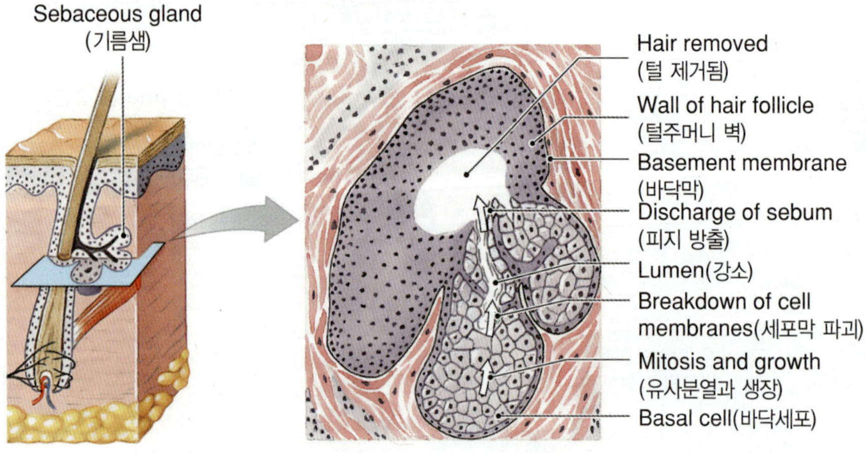

Sebaceous Follicle(기름샘 주머니)

얼굴, 등, 가슴, 유두 및 외부생식기와 같은 피부 표면으로 분비

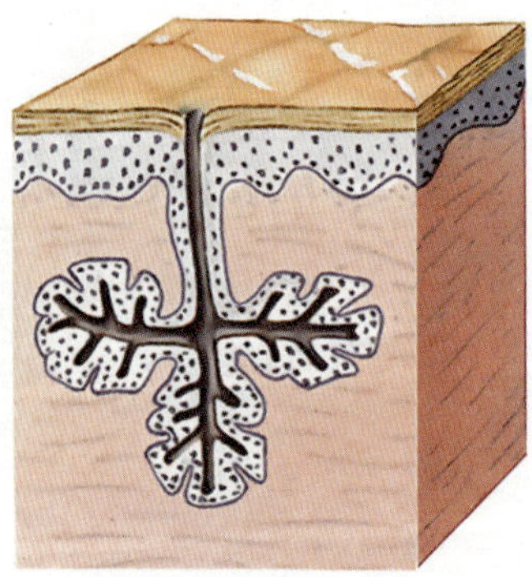

Sweat Gland(땀샘)

땀샘은 샘분비 방식으로 물과 같은 용액의 땀을 생성한다. 표피 표면을 씻어내고 기타 특별한 기능들도 수행한다.

Apocrine Sweat Gland(부분분비 땀샘)

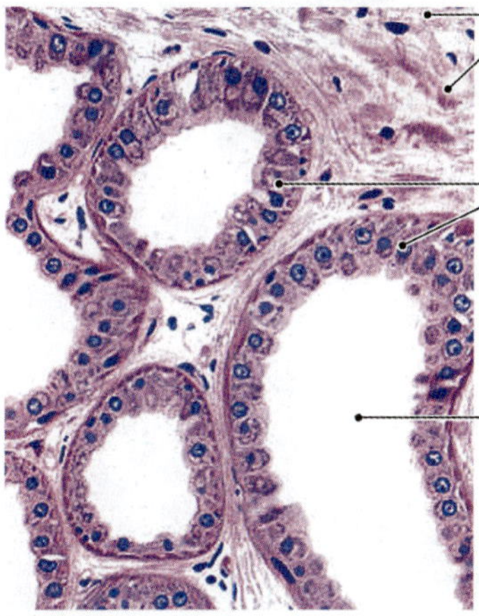

Section of apocrine sweat gland (부분분비 땀샘의 절단면)

- 분포 제한(겨드랑이, 사타구니, 유두)
- 점액성의 분비물 생성
- Ceruminous gland(외이의 귀지샘)와 젖을 생성하는 mammary gland(유선)를 포함
- 호르몬에 의해 영향 받음
- 냄새 감각과 같은 후각과 관련된 기능

Merocrine Sweat Gland(샘분비 땀샘)

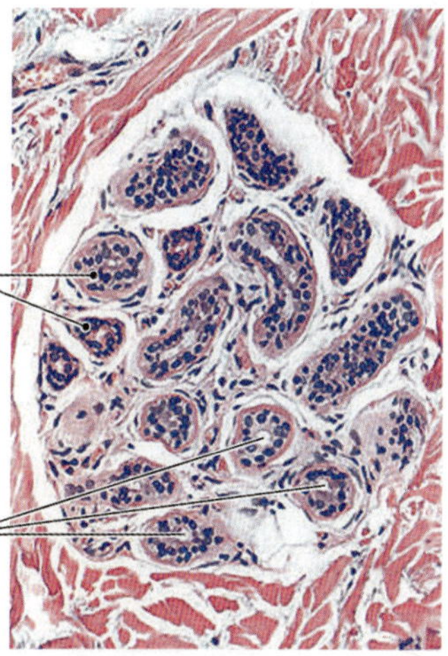

Section of merocrine sweat gland (샘분비 땀샘의 절단면)

- 대부분 부위의 피부에 분포
- 전해질을 함유한 물과 유사한 분비물 생성
- 샘분비 기작
- 일차적으로 신경계의 조절을 받음
- 체온조절과 배설에 중요
- 약간의 항균 효과
- Sweat pore(땀 구멍)

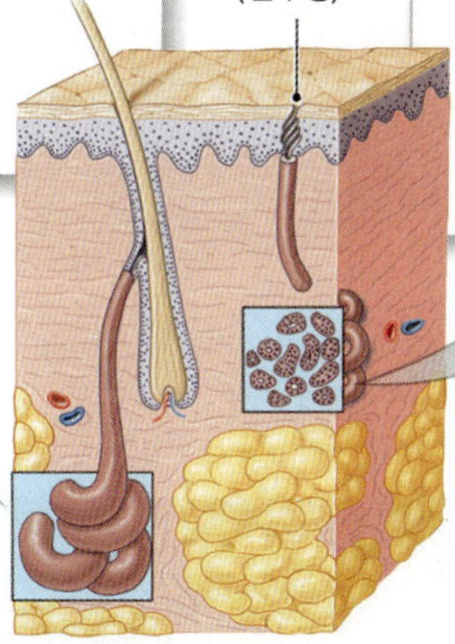

2 **Apocrine sweat gland(부분분비 땀샘)**는 겨드랑이, 젖꼭지 주변 및 pubic region(두덩부위) 털주머니 속으로 땀을 분비한다. 이 분비샘은 끈적거리고 탁하며 냄새가 많이 나는 분비물을 생성한다. 이름과는 달리 이 분비샘은 샘분비 방식에 의존한다. 성인 피부에는 또한 2~5백만 개의 샘분비 땀샘이 있어서 피부 표면 위로 직접 분비물을 방출한다. 손바닥과 발바닥에는 그 수가 최대이다. 손바닥에는 약 1 cm^2당 500개의 샘분비 땀샘이 있는 것으로 추정된다.

손(발)톱은 손가락과 발가락 끝부분을 보호하는 각질 표피세포들의 두꺼운 판이다

Nail[손(발)톱]은 손가락과 발가락의 끝부분의 등쪽 노출된 표면에 돌출하고 있다. 손(발)톱은 손가락과 발가락이 달리거나 물건을 잡는 것과 같은 기계적 압박에 의해 손상되지 않도록 도와준다.

1 이 표층 단면은 손(발)톱의 공통적인 특징을 보여주고 있다. 손(발)톱 몸통은 케라틴으로 꽉 찬 죽은 세포들이 밀집되어 구성되어 있다. 몸통은 주변 상피의 깊이까지 우묵하게 박혀 있다.

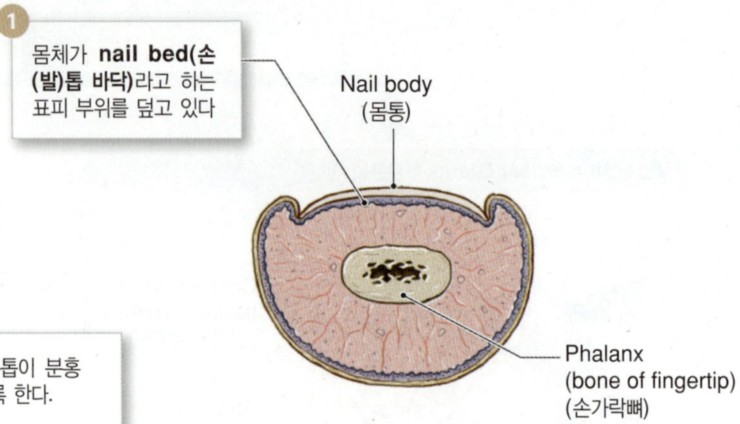

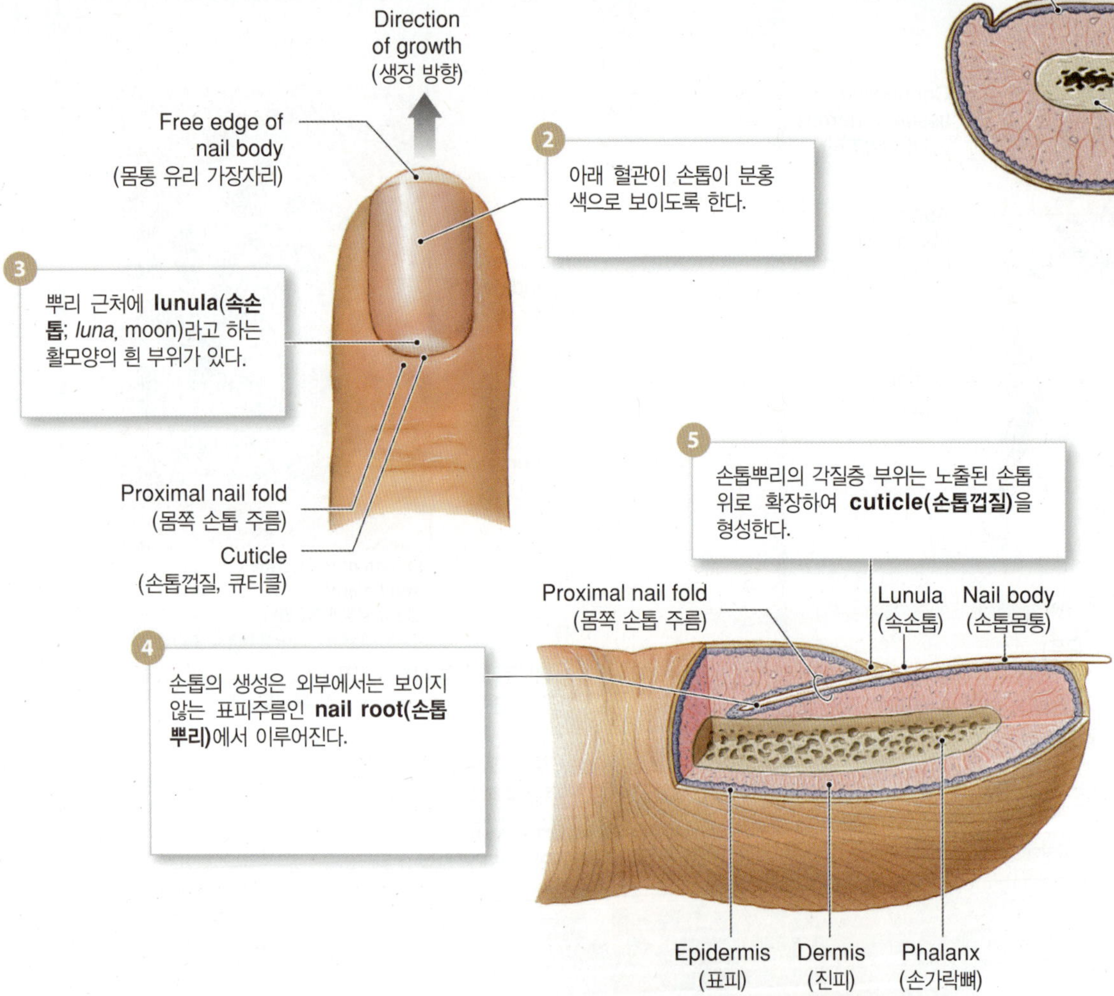

2 손톱을 생성하는 세포들은 신진대사를 바꾸는 건강상태에 따라 영향을 받기 때문에 손톱의 모양, 구조 또는 형태 변화는 건강 진단에 유용한 정보를 제공하기도 한다. 예를 들어 바닥층에서 줄기세포들이 빠르게 분열하는 상태인 psoriasis(마른 버짐, 건선)는 손톱이 찌그러지거나 패이게 한다. 어떤 혈액성 질환은 손톱을 오목하게 하는 원인이 되기도 한다.

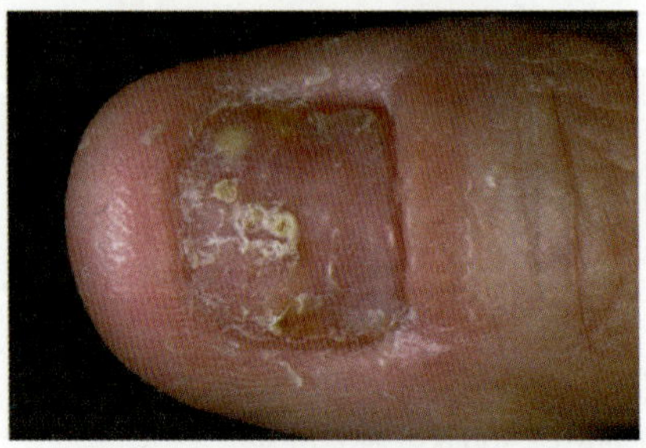

5

뼈대계통 (The Skeletal System)

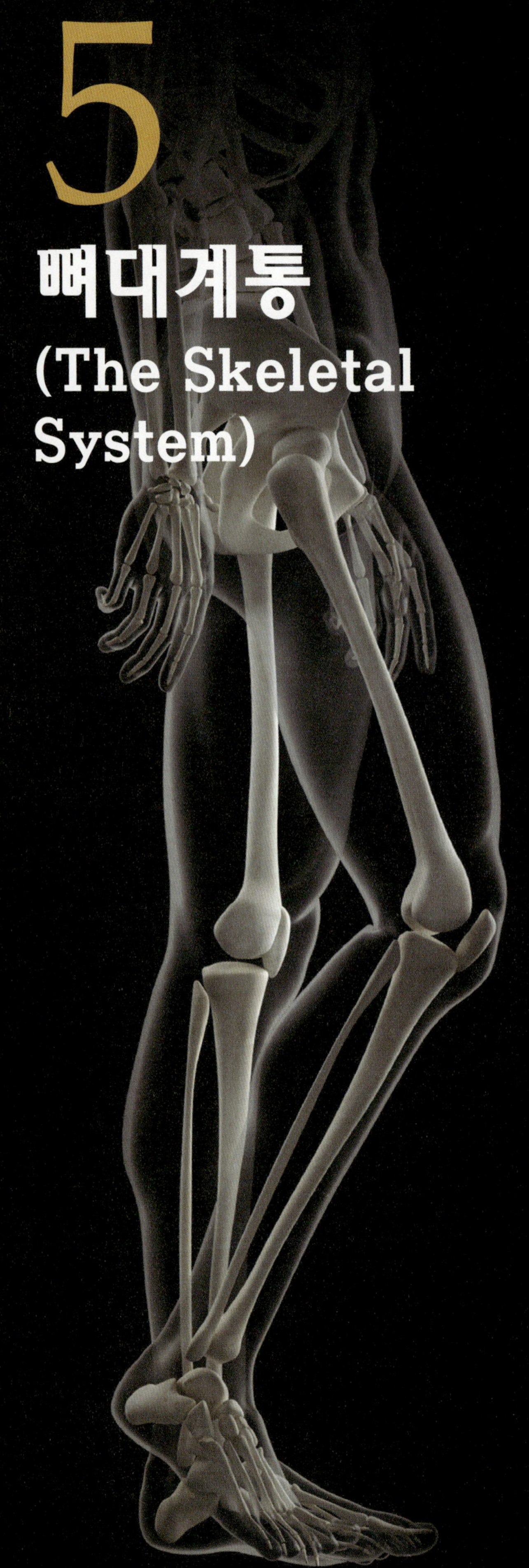

학습성과

1절 • 뼈대계통을 구성하는 뼈

5.1 모양에 따라 뼈를 분류하고 주요 surface feature(표면구조의 특징)를 서술한다.

5.2 전형적인 긴뼈의 각 부위를 구분하고 치밀뼈와 해면뼈의 위치를 서술한 후 긴뼈 내부의 해부학적 구조를 서술한다.

5.3 뼈를 구성하는 세 가지 세포를 나열하고 그 세포의 주요 기능을 알아본 후 칼슘 항상성을 요약한다.

5.4 연골뼈형성을 요약한다.

2절 • Skeleton(뼈대)

5.5 머리뼈와 얼굴뼈를 알아보고 머리뼈의 봉합을 확인한 후 그 위치를 파악한다.

5.6 머리뼈의 표면 특징을 알아보고 서술한다.

5.7 머리뼈 단면에서 볼 수 있는 주요 부위를 표시하고 코복합체를 구성하는 요소들을 알아보고 서술한다.

5.8 머리뼈와 이와 연관된 뼈를 나열하고 목뿔뼈의 기능과 특징을 토론한다.

5.9 숫구멍을 정의하고 의의를 설명한다. 유아, 어린이 그리고 성인의 머리뼈에 나타나는 구조적 차이를 서술한다.

5.10 척주굽이와 기능을 알아보고 서술한다. 부위에 따른 척추의 특징을 확인하고 척추뼈의 각 구조에 대해 서술한다.

5.11 가슴우리를 서술하고 등뼈와 갈비뼈를 잇는 관절 그리고 갈비뼈와 복장뼈를 잇는 관절의 중요성을 설명한다.

5.12 팔이음뼈를 구성하는 뼈를 알아보고 기능과 표면의 특징을 서술한다.

5.13 위팔과 아래팔을 구성하는 뼈에 대해 알아보고 기능과 표면 특징을 서술한다.

5.14 손목과 손을 구성하는 뼈를 알아보고 그 위치를 해부학적 용어를 사용하여 서술한다.

5.15 다리이음뼈를 구성하는 볼기뼈의 기능과 표면 특징을 서술한다.

5.16 넙다리뼈와 정강뼈, 종아리뼈의 기능과 표면 특징을 알아본다.

5.17 발목과 발의 뼈에 대해 알아보고 그 위치를 해부학적 용어를 사용하여 서술한다.

3절 • 관절의 구조와 운동

5.18 윤활관절의 기본적인 구조를 서술하고 부속구조와 기능을 서술한다.

5.19 각 윤활관절의 구조와 기능의 상관관계를 설명한다.

뼈대계통을 구성하는 뼈

뼈대계통은 여러 뼈, 연골, 인대 그리고 그들을 안정시키고 연결하는 결합조직으로, 몸통뼈대와 팔다리뼈대로 성인의 뼈는 206개의 뼈로 구성된다. 이 장에서는 뼈에 대한 전반적인 해부학적 지식을 학습하고 뼈 성장과 remodeling(재구성) 그리고 치유 과정을 학습함으로써 뼈조직 전반에 걸쳐 설명할 것이다.

뼈대계통의 기능

- **Support(버팀목):** 뼈대계통은 신체의 구조적인 지지대 역할을 한다. 각 뼈 혹은 뼈들은 부드러운 조직과 기관들이 부착할 수 있는 틀 역할을 한다.
- **Storage of Minerals(무기물 저장소):** 뼈의 칼슘염은 체액의 정상적인 칼슘과 인산염 농도를 유지하는 중요한 저장소이다. 칼슘은 인체에서 가장 풍부한 무기물이다. 보통 인체는 1~2 kg의 칼슘을 비축한다. 그 중 98%가 뼈에 저장된다.
- **Blood Cell Production(혈구 생성):** 적혈구, 백혈구, 혈소판은 뼈의 내부를 채우는 적색골수에서 생성된다.
- **Protection(보호):** 섬세한 조직과 기관들은 종종 뼈대에 둘러싸여 있다. 갈비뼈는 심장과 폐를 보호하고 머리뼈는 뇌를 둘러싸고 있으며 척추뼈는 척수를 보호한다. 또한 골반은 소화기관과 생식기관을 감싸고 있다.
- **Movement(운동):** 뼈대를 이루는 뼈들은 뼈대근육에서 생성된 힘의 강도와 방향을 바꾸는 지렛대 역할을 한다. 따라서 생성된 운동은 손끝의 섬세한 운동에서부터 몸 전체를 움직이는 강한 운동까지 다양하다.

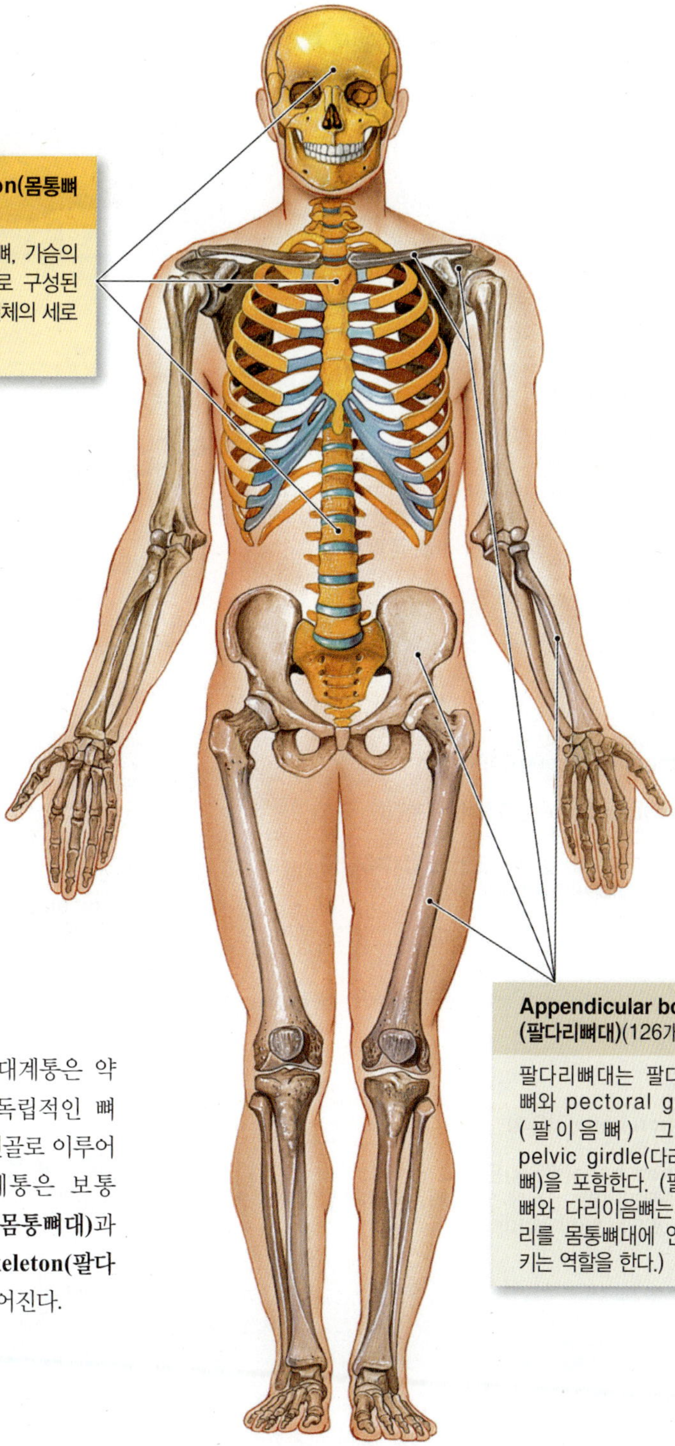

Axial skeleton(몸통뼈대) (80개)

몸통뼈대는 머리뼈, 가슴의 뼈, 그리고 척주로 구성된다. 몸통뼈대는 신체의 세로축으로 배열한다.

Appendicular bone (팔다리뼈대)(126개)

팔다리뼈대는 팔다리의 뼈와 pectoral girdle(팔이음뼈) 그리고 pelvic girdle(다리이음뼈)을 포함한다. (팔이음뼈와 다리이음뼈는 팔다리를 몸통뼈대에 연결시키는 역할을 한다.)

1 성인의 뼈대계통은 약 206개의 독립적인 뼈 및 이와 연관된 연골로 이루어져 있다. 뼈대계통은 보통 **axial skeleton(몸통뼈대)**과 **appendicular skeleton(팔다리뼈대)**으로 나누어진다.

2 뼈대는 앞서 요약한 것처럼 여러 필수적인 기능을 한다. 이 모든 기능들은 궁극적으로 뼈조직의 특별하고 역동적인 특성에 의해 이루어진다. 실험실 연구나 사후 동물의 뼈대에서 제작된 뼈표본은 이 살아 있는 조직의 마른 잔존물일 뿐이다. 이 뼈표본과 살아 있는 뼈조직의 관계는 인공 건조된 목재와 살아 있는 나무의 관계와 같다.

뼈는 모양과 구조에 따라 분류되며 표면에 다양한 특징을 가진다

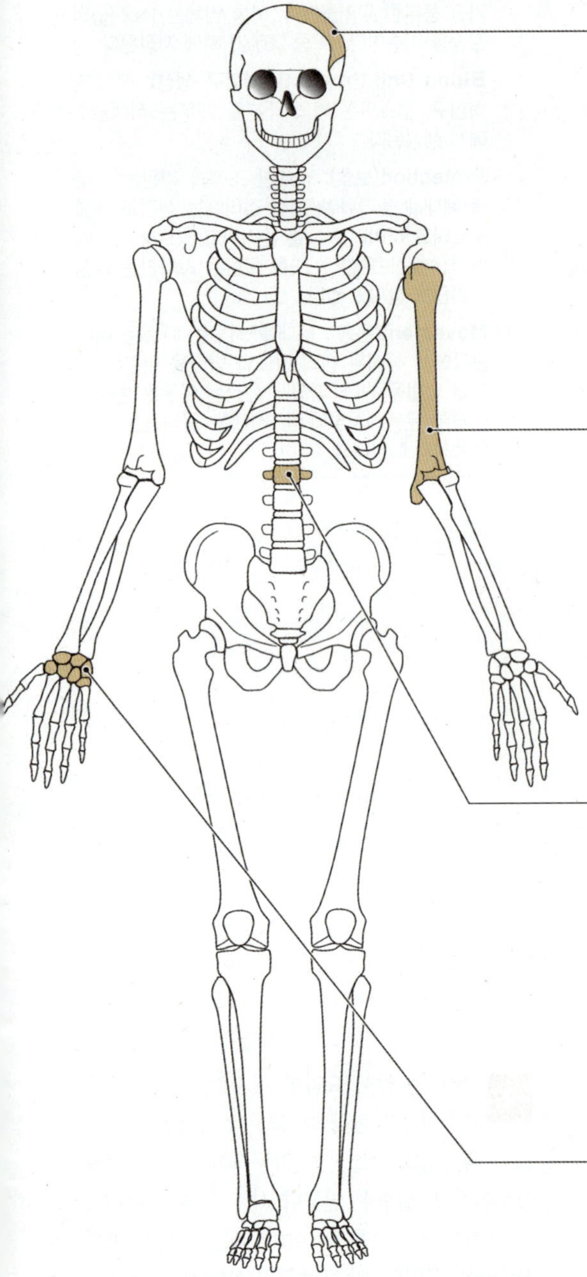

Flat bone(납작뼈)

Flat bone(납작뼈)은 얇고 거의 평행한 두 층의 뼈를 가진다. 납작뼈는 머리덮개뼈, 복장뼈, 갈비뼈 그리고 어깨뼈로 구성된다. 이 뼈들은 아래의 부드러운 조직을 보호하고 뼈대근육의 부착을 위해 넓은 표면을 가진다.

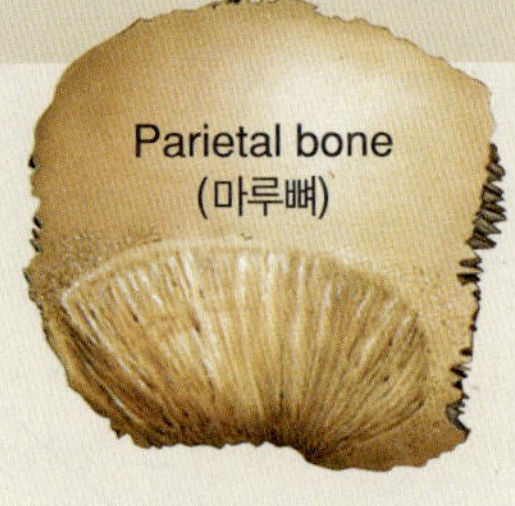

Long bone(긴뼈)

Long bone(긴뼈)은 상대적으로 길고 가는 형태를 한다. 긴뼈는 위팔과 아래팔, 넙다리와 종아리, 손바닥, 발바닥, 손가락, 그리고 엄지손•발가락에 위치한다. 넙다리의 긴뼈인 넙다리뼈는 우리 몸에서 가장 크고 무거운 뼈이다.

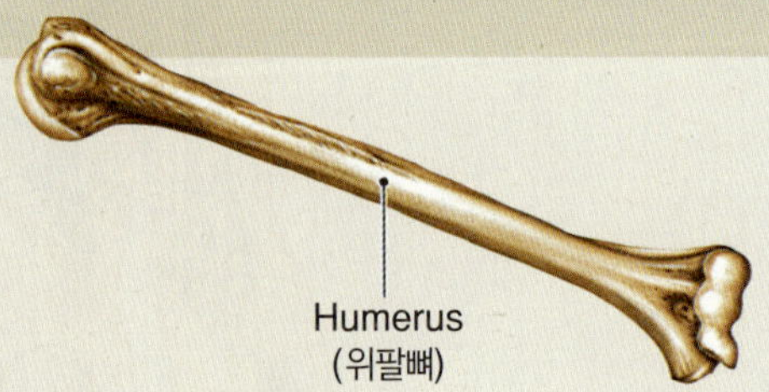

Irregular bone(불규칙뼈)

Irregular bone(불규칙뼈)은 복잡한 모양을 한다. 짧고 납작하고 톱니모양 혹은 능선 형태의 표면을 갖는다. 골반의 엉치뼈와 몇 개의 머리뼈가 불규칙뼈에 속한다.

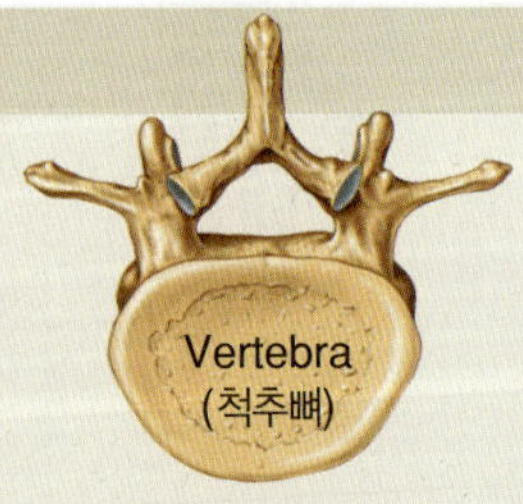

Short bone(짧은뼈)

Short bone(짧은뼈)은 작고 입방형태이다. 짧은뼈의 예는 손목에 있는 뼈(손목뼈)와 발목에 있는 뼈(발목뼈)이다.

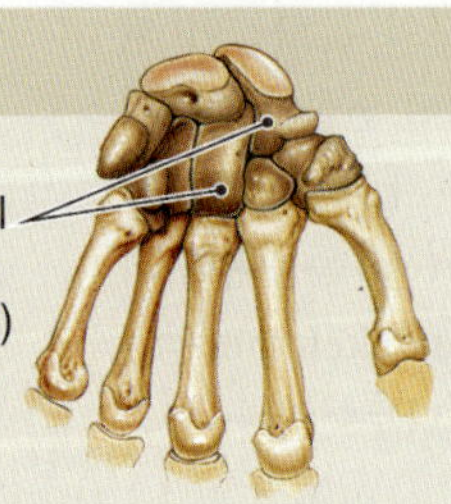

1 보통 성인의 206개의 주요 뼈는 각각의 모양에 따라 4종류로 나눌 수 있다.

5.2

긴뼈는 풍부한 혈액 공급을 받는다

여기에서 전형적인 긴뼈의 여러 측면을 살펴본다.

The Humerus(위팔뼈)

1 이 오른쪽 위팔뼈의 앞에서 외부 구조, 주요 부분의 경계 그리고 관절연골의 위치를 볼 수 있다.

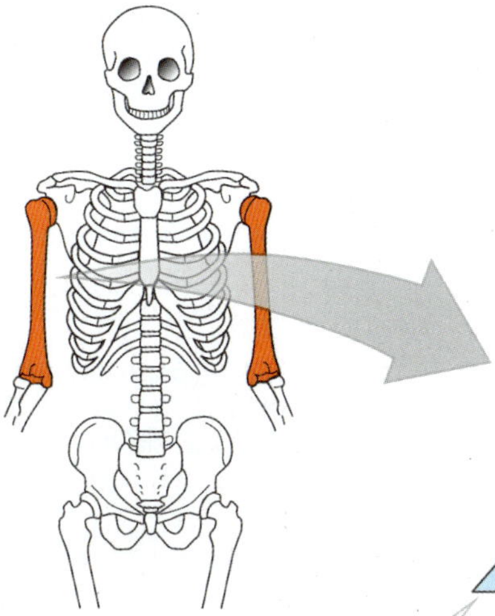

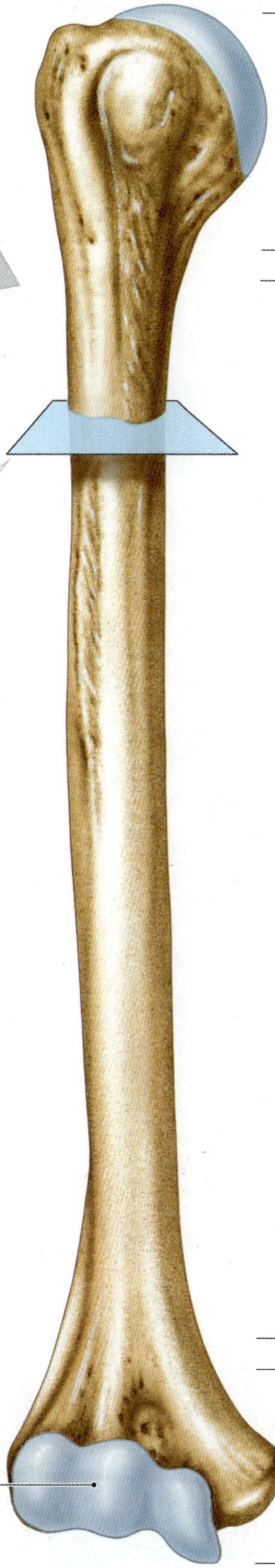

Epiphysis(뼈끝)는 뼈의 양쪽 끝의 확장된 부분이다.

Diaphysis(뼈몸통)는 긴 관형태이다.

Epiphysis(뼈끝)

2 이 오른쪽 위팔뼈의 단면도는 골수공간의 위치를 보여준다.

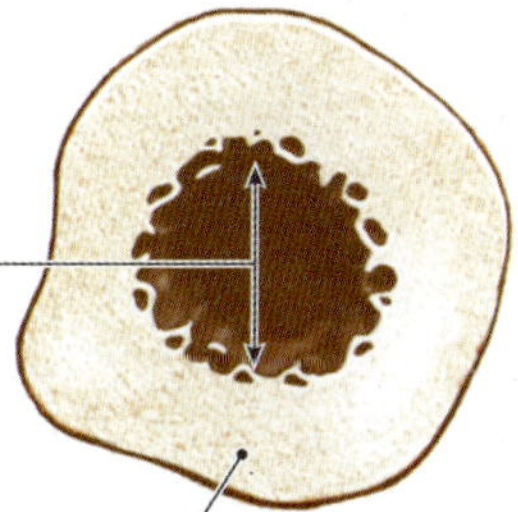

Marrow cavity(골수공간)는 뼈몸통 내부의 빈 공간을 말한다. 살아 있을 때는 혈관조직인 골수로 채워져 있다. **Red bone marrow(적색골수)**는 적혈구 생성에 연관되어 있다. **Yellow bone marrow(황색골수)**는 지방조직이다. 황색골수는 에너지 비축 측면에서 매우 중요하다.

뼈몸통의 벽은 **compact bone(치밀뼈)**의 두꺼운 층으로 이루어져 있다. 해면뼈는 골수공간에 막을 형성한다.

Articular cartilage(관절연골)는 다른 뼈와 관절을 이루는 뼈 끝을 덮는다. 연골은 혈관이 없고 산소와 영양공급 및 노폐물 제거는 윤활액에 의해 이루어진다.

3 뼈가 성장하고 유지되기 위해서는 풍부한 혈액 공급이 필요하다.

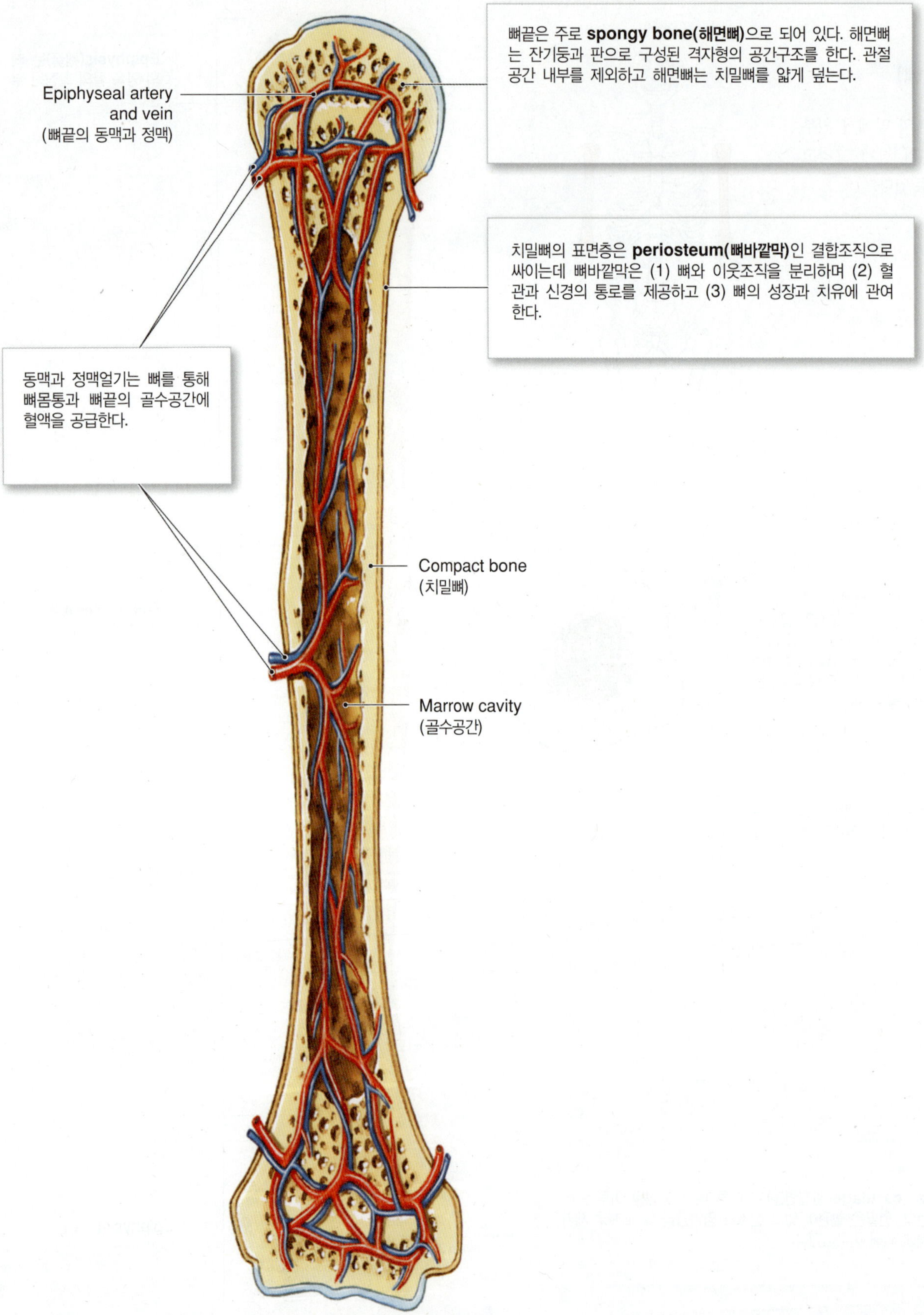

뼈는 뼈세포, 뼈모세포, 뼈파괴세포가 산재하는 석회화된 바탕질로 구성된다

치밀뼈과 해면뼈 모두 동일한 3종류의 세포를 가지고 있다.

1 **Osteocyte(뼈세포**; osteo, 뼈 + *cyte*, 세포)는 성숙한 뼈의 세포로 주변 바탕질 성분의 순환을 통해 단백질과 무기질의 양을 유지한다. 뼈세포는 화학물질을 배출하여 인접한 바탕질을 용해시키며 이때 방출된 무기질은 혈액으로 들어간다. 그 후 뼈세포는 무기질 결정의 축적을 자극하며 바탕질을 재구성한다. 뼈세포는 손상된 뼈를 재생시키는 역할도 한다.

3 **Osteoclast(뼈파괴세포**; *clast*, 파괴)는 뼈 바탕질을 제거하고 재활용하는 세포이다. 이 세포는 거대한 세포로 50개 이상의 핵을 가진다. 뼈파괴세포는 단핵구와 큰포식세포를 생성하는 동일한 줄기세포로부터 발생한다. 뼈파괴세포로부터 방출되는 산과 단백질가수분해(단백질을 소화하는) 효소는 바탕질을 용해시켜 무기질을 사이물질로 배출한다. **osteolysis(뼈용해**; *lysis*, 용해) 혹은 재흡수 과정은 체액의 칼슘과 인산이온의 농도를 조절하는데에 중요하다.

바탕질의 층을 **lamellae(뼈층판)**라고 한다.

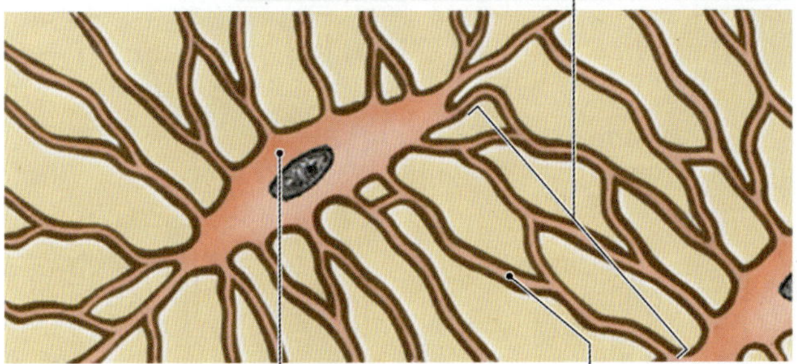

뼈세포는 뼈에 있는 대부분의 세포로 각각의 뼈세포는 바탕질의 층 사이의 공간인 **lacuna(뼈세포방)**을 차지하고 있다. 뼈세포는 세포분열을 하지 않으며 뼈세포방에는 하나의 뼈세포가 들어 있다.

뼈세포의 돌기는 바탕질에 형성된 **canaliculi(뼈소관)**로 뻗는다. 뼈소관은 뼈방과 연결되어 영양분 확산을 위한 통로인 맥관통로를 형성한다.

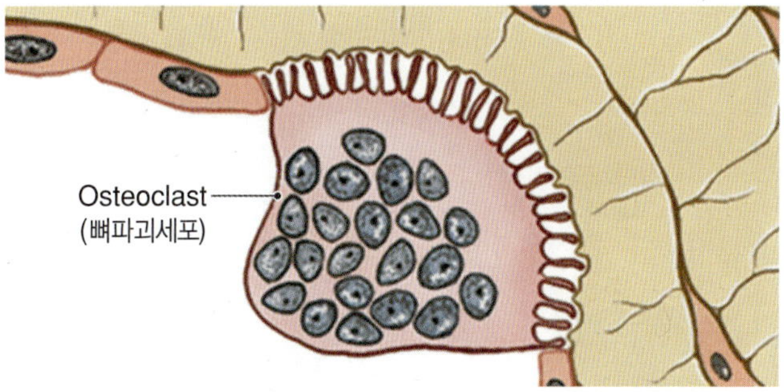

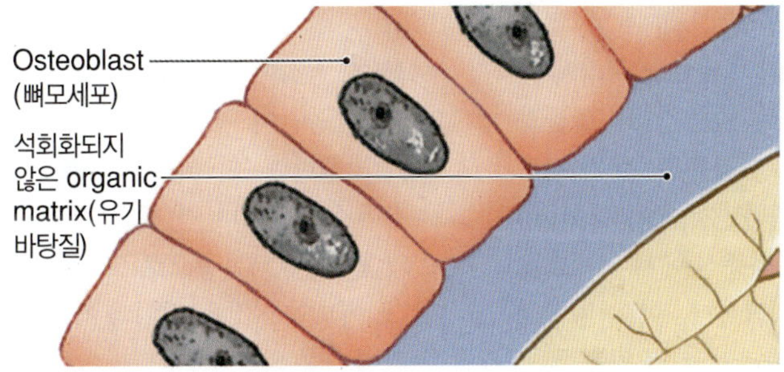

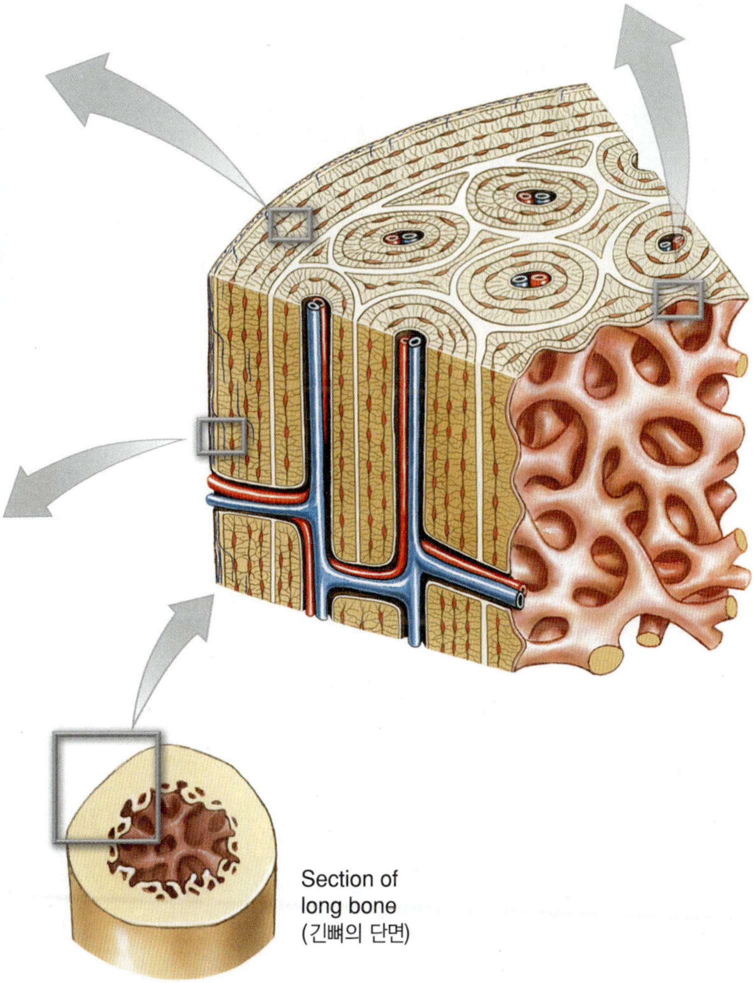

2 **Osteoblast(뼈모세포**; *blast*, 모세포)는 **ossification(뼈형성)**에서 새로운 바탕질을 생성한다. 뼈모세포는 바탕질의 단백질과 기타 유기물을 생성하고 배출한다. 또한 인산칼슘의 농도를 증가시켜 뼈를 형성하는 유기바탕질에 칼슘염을 축적하게 한다. 뼈세포는 뼈 바탕질에 완전히 둘러싸인 뼈모세포를 말한다.

가장 일반적인 뼈형성 방법은 연골이 뼈로 교체되는 것이다

배자시기에 뼈형성이 시작될 때 모든 뼈대는 연골상태이다. 이 연골들은 **endochondral** (*endo-*, 내부 + *clondros*, 연골) **ossification(연골속뼈형성)** 과정을 통해서 서서히 뼈로 교체된다. 다음의 그림들은 연골뼈형성의 주요 단계를 보여준다. 이 과정은 성인 뼈의 작은 모델인 연골로부터 시작한다. 성장하기 시작하면서 뼈의 직경과 길이가 자란다. 직경의 성장은 부가성장에 의한다.

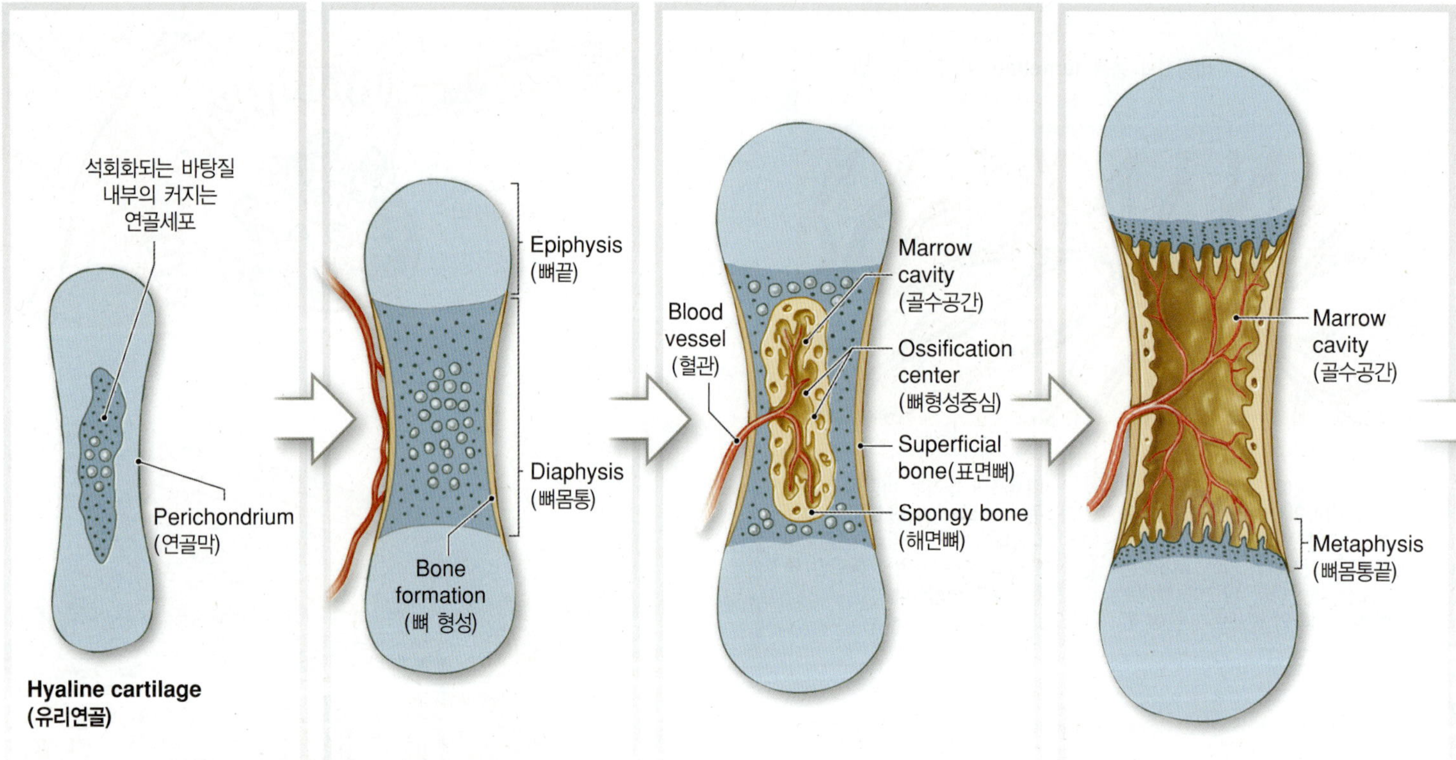

1 연골이 커지면서 몸통 중심부의 연골세포의 크기가 대단히 커진다. 바탕질은 여러 잔기둥을 형성하며 곧 석회화되기 시작한다. 이후 커진 연골세포는 죽어 연골 내에 구멍을 남기면서 소멸된다.

2 연골의 모서리 주변에서 혈관이 자라기 시작하며 연골막의 세포가 뼈모세포로 변한다. 이후 연골 몸통의 외부에 뼈층이 덮인다.

3 혈관이 연골에 침투하여 중심부로 들어간다. 혈관과 함께 들어오는 섬유모세포가 뼈모세포로 분화하면서 **ossification center(뼈형성중심)**에서 해면뼈를 형성하기 시작한다. 이후 뼈형성은 몸통을 따라서 뼈의 양쪽 끝으로 퍼져나간다.

4 성장이 진행하면서 골수공간이 형성되고 재구성이 발생한다. 연골몸통의 뼈조직이 두꺼워지며 각 뼈끝 주변의 연골은 뼈몸통으로 교체된다. 이후의 성장은 길이와 직경의 증가에 의한다.

Skeleton(뼈대)

뼈대계통은 **axial skeleton(몸통뼈대)**과 **appendicular skeleton(팔다리뼈대)**으로 나눈다. 몸통뼈대에는 머리뼈 그리고 관련된 뼈, 가슴우리, 척주 그리고 여러 연골들이 속한다. 팔다리뼈대는 팔다리와 지지하는 요소들 혹은 팔다리를 몸통에 연결시키는 관절을 포함한다.

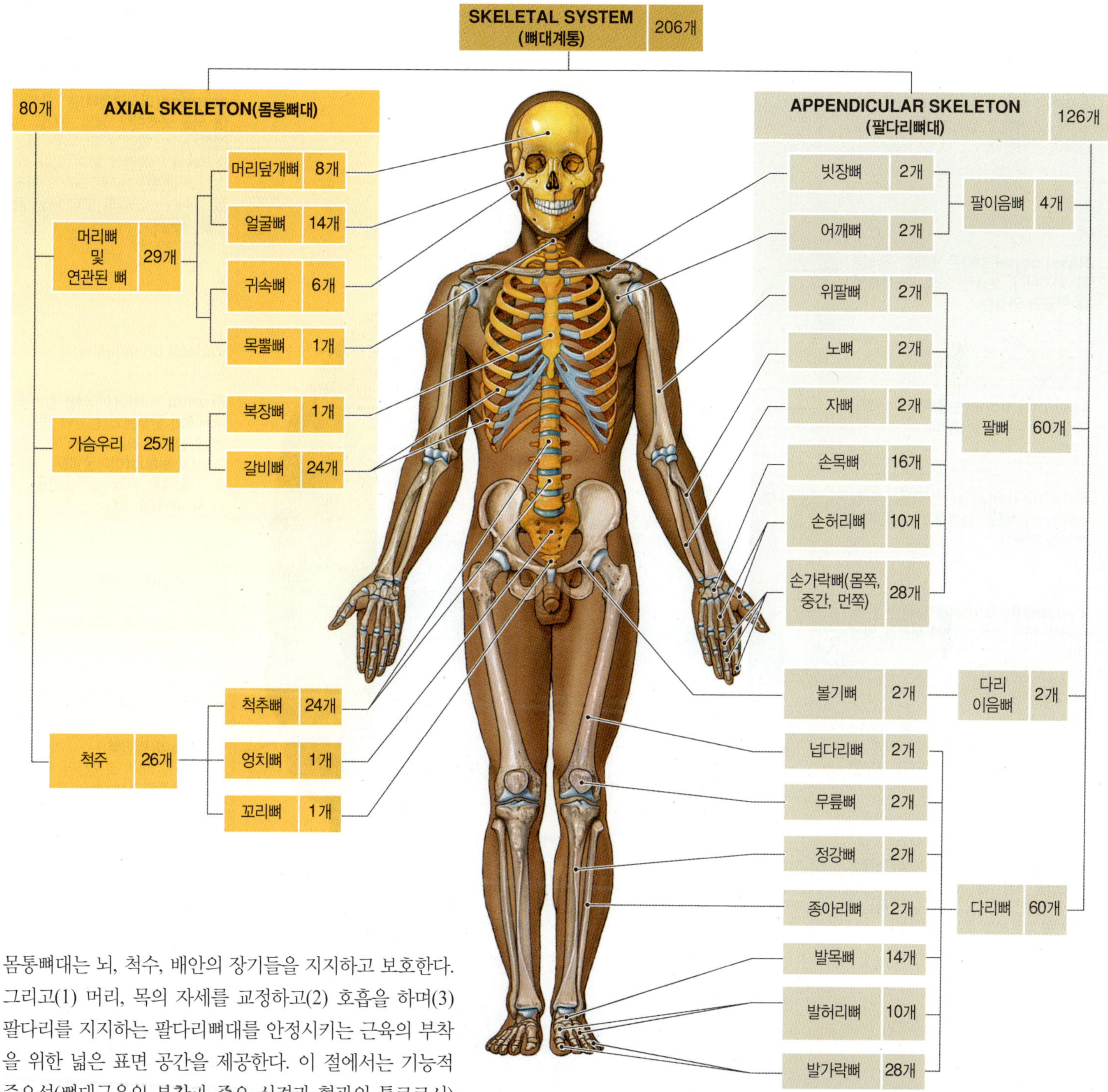

몸통뼈대는 뇌, 척수, 배안의 장기들을 지지하고 보호한다. 그리고(1) 머리, 목의 자세를 교정하고(2) 호흡을 하며(3) 팔다리를 지지하는 팔다리뼈대를 안정시키는 근육의 부착을 위한 넓은 표면 공간을 제공한다. 이 절에서는 기능적 중요성(뼈대근육의 부착과 주요 신경과 혈관의 통로로서)을 갖거나 신체 구조물의 영역과 위치를 나타내는 표면특징을 강조하게 된다.

5.5

얼굴뼈는 앞쪽 머리뼈에서 두드러지며 머리덮개뼈는 뒤쪽에서 두드러진다

1 우선 머리뼈의 앞쪽면을 보자. 머리뼈를 뇌의 집이라고 한다면 얼굴뼈는 현관이라고 할 수 있다. 머리뼈는 22개의 뼈로 구성되는데 8개는 뇌머리뼈에 속하며 14개는 얼굴뼈에 속한다.

Facial Bone(얼굴뼈)

Facial bone(얼굴뼈)은 소화관과 호흡관의 입구를 보호하고 지지한다. 표정을 조절하고 씹기에 관련된 얼굴 근육이 부착한다.

Nasal bone(코뼈)은 콧대의 윗부분을 지지한다. 코뼈는 코의 말단 부분의 연골과 연결된다.

Lacrimal bone(눈물뼈)은 눈확의 중간벽의 부위를 형성한다.

Palatine bone(입천장뼈)은 단단입천장의 뒷부분을 형성하고 각 눈확의 바닥을 이룬다.

Zygomatic bone(광대뼈)은 눈확 옆쪽의 벽이 되고 광대뼈 부분을 형성한다.

Maxillae(위턱뼈)는 윗니를 지지하고 눈확 모서리의 아랫부위, 바깥 콧구멍의 가장자리, 윗턱 그리고 대부분의 단단입천장을 형성한다.

Inferior nasal conchae(아래코선반)는 코공간을 통하는 공기의 난류를 형성하고 상피면적을 늘려 유입된 공기를 따뜻하고 축축하게 한다.

Vomer(보습뼈)는 뼈코중격의 아랫부분을 형성한다.

Mandible(아래턱뼈)은 아랫턱을 형성한다.

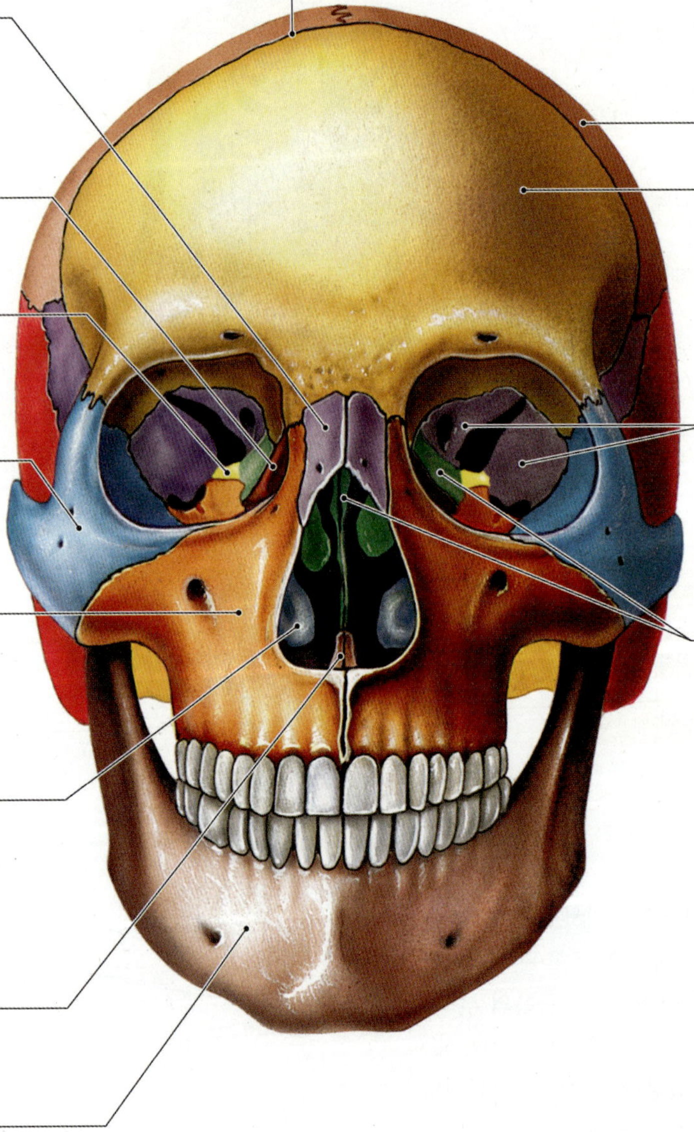

Cranial Bone(머리의 뼈)

Cranial bone(머리의 뼈)은 **cranium(머리덮개뼈)**을 형성하여 뇌를 보호한다. 뇌의 위치를 안정화시키는 혈관, 신경, 막은 머리덮개뼈의 안쪽면에 붙어 있다. 이것의 바깥면은 눈, 턱 그리고 머리를 움직이는 근육의 부착 위한 공간을 제공한다.

Parietal bone(마루뼈)

Frontal bone(이마뼈)은 머리덮개뼈의 앞부분과 눈확의 윗부분을 형성한다. 이 뼈 내부에 있는 frontal sinus(이마굴)에서 분비되는 점액은 코공간의 표면을 씻어내는 역할을 한다.

Sphenoid(나비뼈)는 머리덮개뼈의 바닥부분을 형성하고, 머리덮개뼈와 얼굴뼈를 결합시키며 머리뼈의 양쪽을 강화하는 가로대 역할을 한다.

Ethmoid(벌집뼈)는 머리덮개뼈의 앞안쪽 바닥, 코공간의 지붕 그리고 코중격과 눈확의 안쪽벽을 형성한다.

5.6

머리뼈의 표면 특징은 기능을 나타낸다

1 이 머리뼈의 가쪽그림은 어떻게 큰 뼈들이 서로 연결되는지 보여주며 머리의 뼈와 얼굴뼈의 중요한 특징을 설명한다.

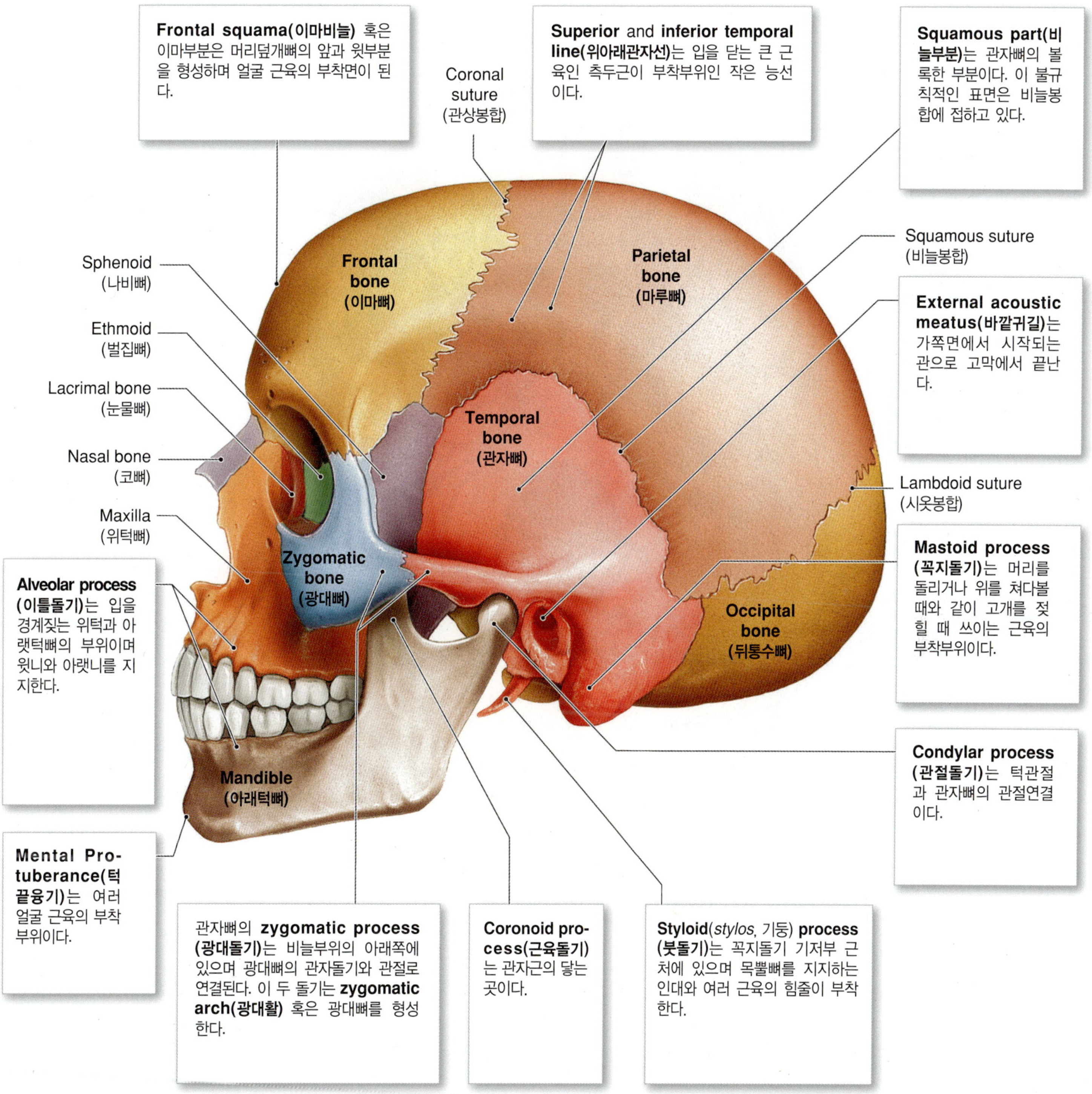

2 이 아래면 그림에서 척수와 뇌를 연결하는 구멍은 물론 혈관과 신경의 중요한 통로를 볼 수 있다.

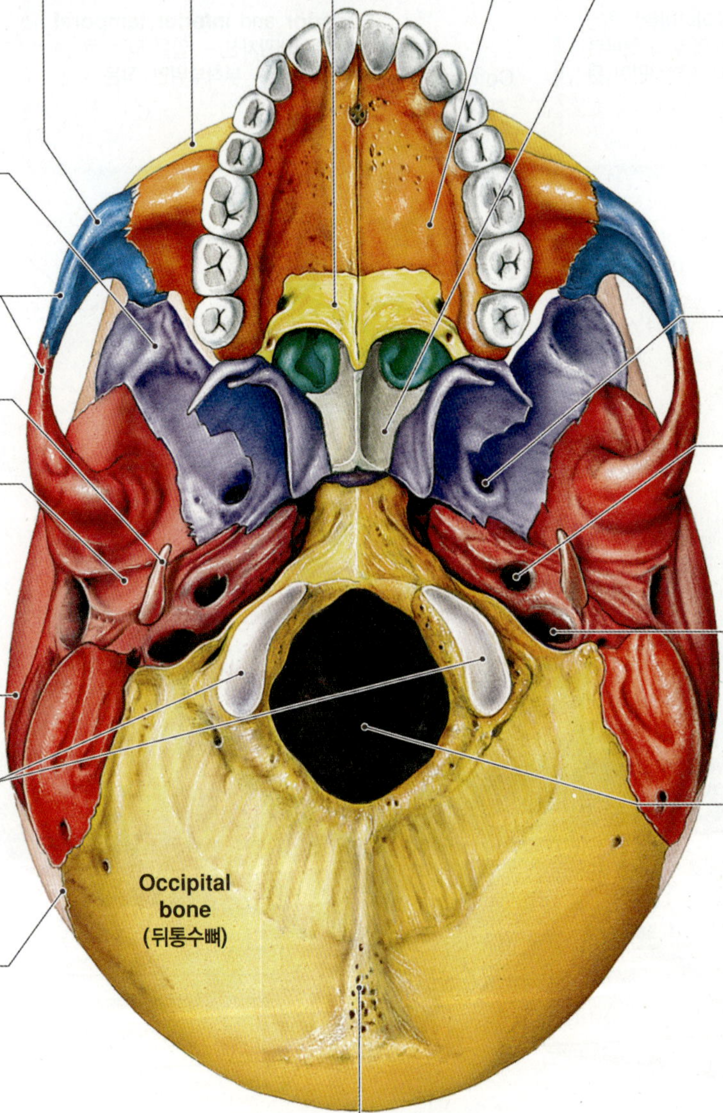

관자뼈의 아랫면에 있는 **mandibular fossa(턱관절오목)**는 아래턱뼈와 관절을 이룬다.

Occipital condyles(뒤통수뼈관절융기)는 머리뼈와 첫째 목뼈 사이의 관절을 이룬다.

Foramina(구멍)
Foramen ovale(타원구멍)은 턱으로 가는 신경의 길 역할을 한다.
Carotid canal(목동맥관)은 뇌로 가는 주요 동맥인 속목동맥의 통로이다.
Jugular foramen(목정맥구멍)은 뒤통수뼈와 관자뼈 사이에 위치한다. 속목정맥이 이 구멍을 통과하며 뇌에서 나오는 정맥혈을 운반한다.
Foramen magnum(큰구멍)은 머리공간과 척주를 둘러싸는 척주관을 연결시킨다. 이 구멍은 뇌와 척수의 경계부가 된다.

머리뼈의 단면도를 통해 또 다른 특징적인 부위를 볼 수 있다

1 이 수평절단면은 이전 모듈의 아랫면과 비교해야 한다.

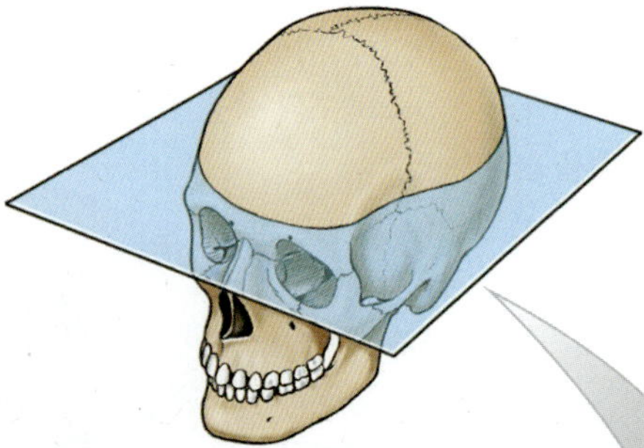

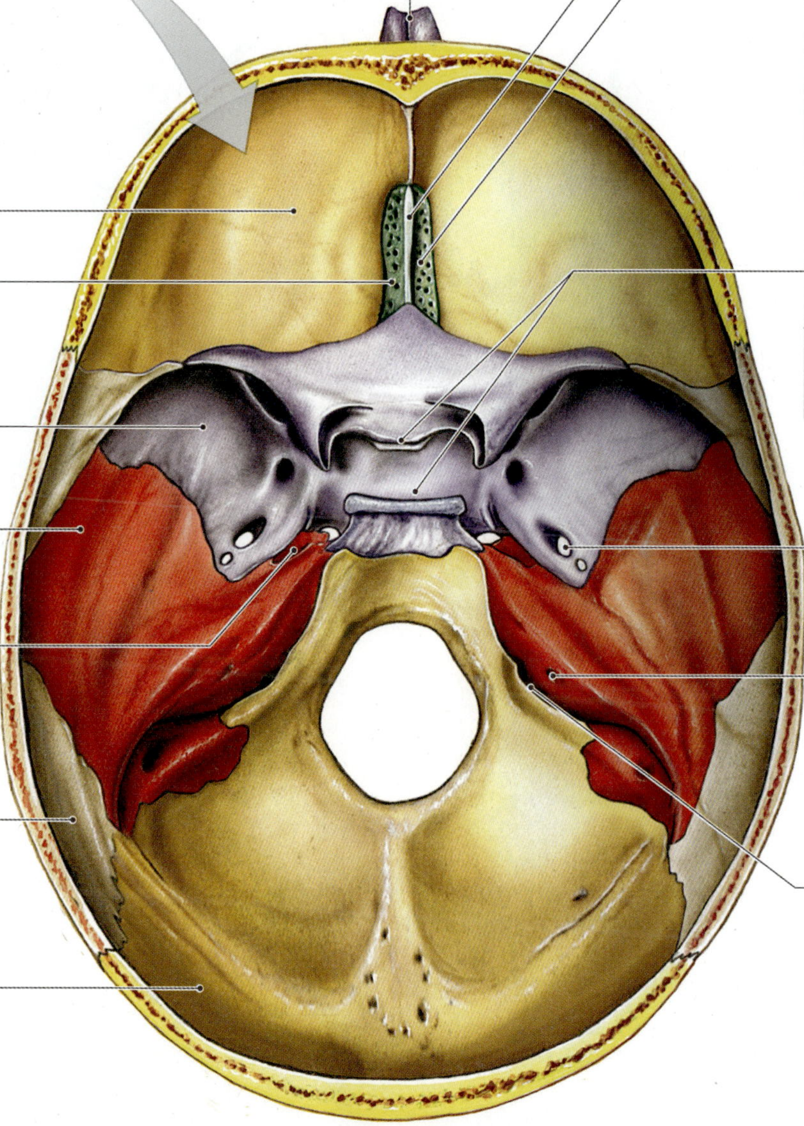

Crista galli(볏돌기; *crista*, 능선 + *gallus*, 닭; 요리사의 닭볏모양 모자)는 체판 위로 튀어나온 뼈 능선이다. 뇌의 위치를 안정되게 하는 조직인 대뇌낫이 이 능선에 붙는다.

Cribriform plate(체판; *cribrum*, 체)는 머리뼈의 앞안쪽 바닥과 코공간의 지붕을 형성한다. 체판 내의 후각구멍은 냄새를 맡는 후각신경의 통로가 된다.

Sella turcica(안장)는 뼈로된 터키 안장 모양의 폐쇄부로 몸통의 위표면에 위치한다. 안장은 뇌하수체를 둘러싼다.

Internal acoustic meatus(속귀길)는 혈관과 신경을 속귀로 운반한다. 속귀에서 나오는 큰 감각신경은 평형감각과 청각을 관장한다.

5.8

머리뼈와 연관된 뼈들은 특별한 기능이 있다

SKULL (머리뼈)

얼굴뼈	14개
위턱뼈	2개
입천장뼈	2개
코뼈	2개
아래코선반	2개
광대뼈	2개
눈물뼈	2개
보습뼈	1개
아래턱뼈	1개

머리덮개뼈	8개
뒤통수뼈	1개
마루뼈	2개
이마뼈	1개
관자뼈	2개
나비뼈	1개
벌집뼈	1개

관련된 뼈	7개
목뿔뼈	1개
관자뼈로 둘러싸인 귀속뼈 6개(9장 참조)	6개

1 머리뼈와 관련된 뼈로 세 개의 작은 **auditory ossicle(귀속뼈)**이 있는데 이 뼈들은 가운데귀의 공간에 위치하며 관자뼈의 바위부분에 둘러싸여 있다. 귀속뼈는 고막에서 생산된 소리파의 진동을 속귀의 수용기로 전달하는 역할을 한다.

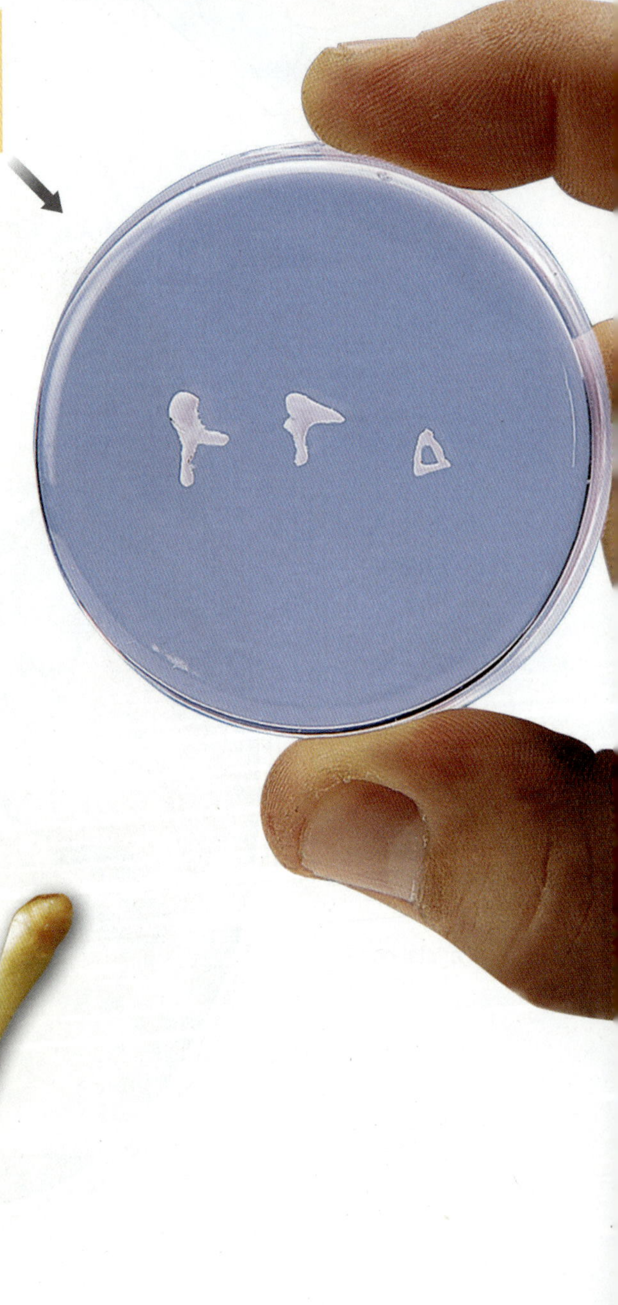

2 **Hyoid bone(목뿔뼈)**은—머리뼈와 관련된 7가지 뼈 중 하나—후두를 지지하고 후두와 인두 그리고 혀의 근육이 부착한다.

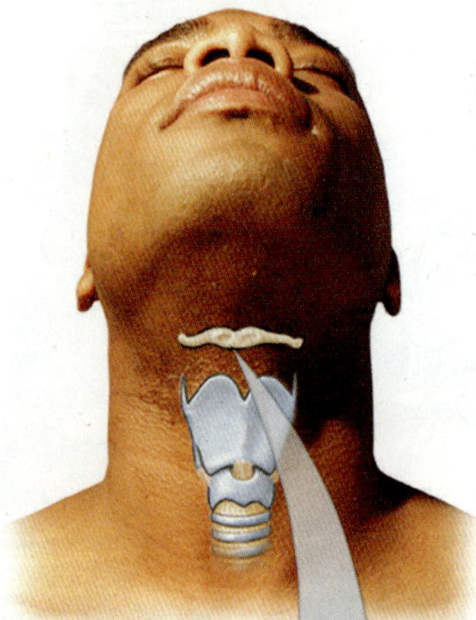

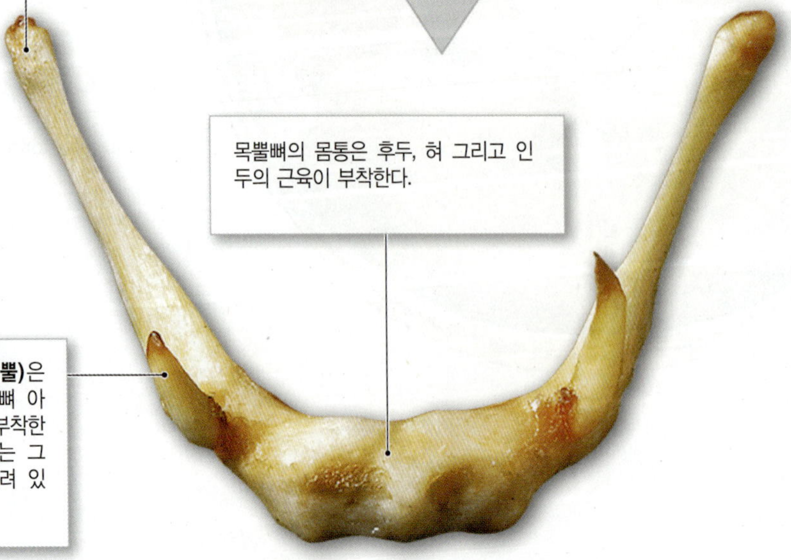

Greater horn(큰뿔)은 후두를 지지하고 혀를 움직이는 근육이 부착한다.

목뿔뼈의 몸통은 후두, 혀 그리고 인두의 근육이 부착한다.

Lesser horn(작은뿔)은 목뿔뼈와 후두를 머리뼈 아래에 매다는 인대가 부착한다. 마치 어린이가 타는 그네가 나뭇가지에 매달려 있는 형상이다.

숫구멍은 유아와 어린아이의 머리뼈 성장을 가능하게 한다

머리뼈는 성장하는 뇌를 둘러싼다. 출생시기가 되면 뇌는 급격하게 커진다. 물론 머리뼈도 성장하지만 뇌의 성장 속도를 따라가지 못한다. 태어날 때 머리의 뼈들은 유연한 섬유결합조직으로 연결되어 있다. 이 섬유연결조직은 머리뼈가 손상을 받지 않도록 쉽게 일그러지는데 이는 유아가 산도를 안정적으로 빠져나올 수 있게 한다. 머리의 뼈 사이의 가장 큰 섬유성 부위를 **fontanelle(숫구멍)**이라 한다.

1 이 가쪽그림은 유아의 얼굴뼈가 머리덮개뼈와 비교해서 얼마다 작은지 보여준다.

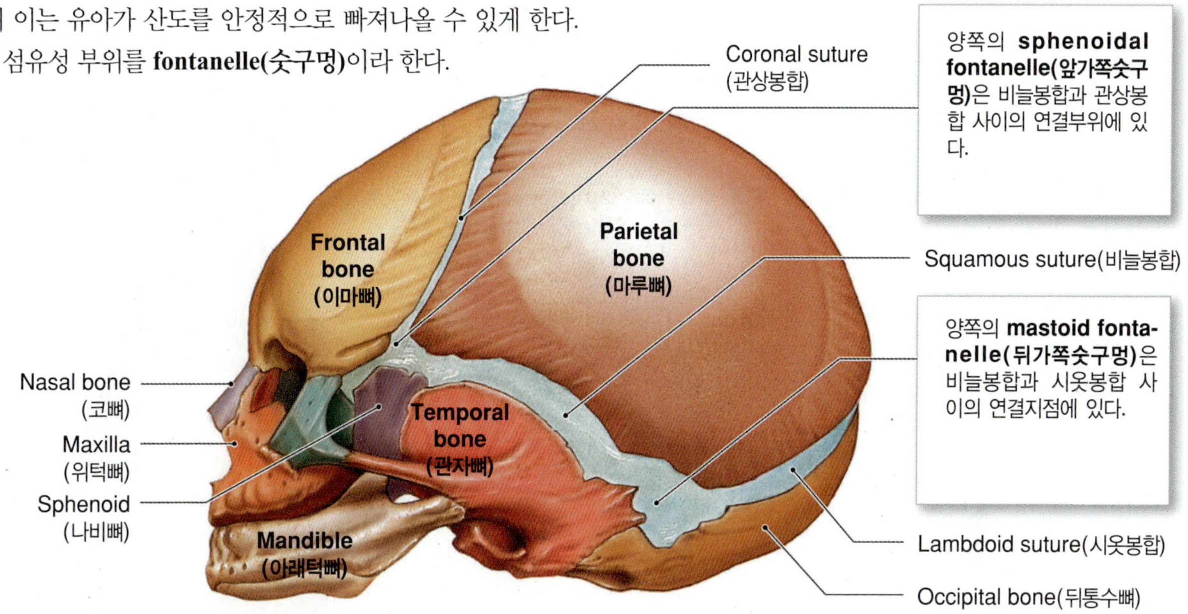

2 이 위쪽 그림은 성인 머리뼈의 봉합이 될 섬유성 영역의 넓이와 비교해 앞숫구멍의 크기를 보여준다.

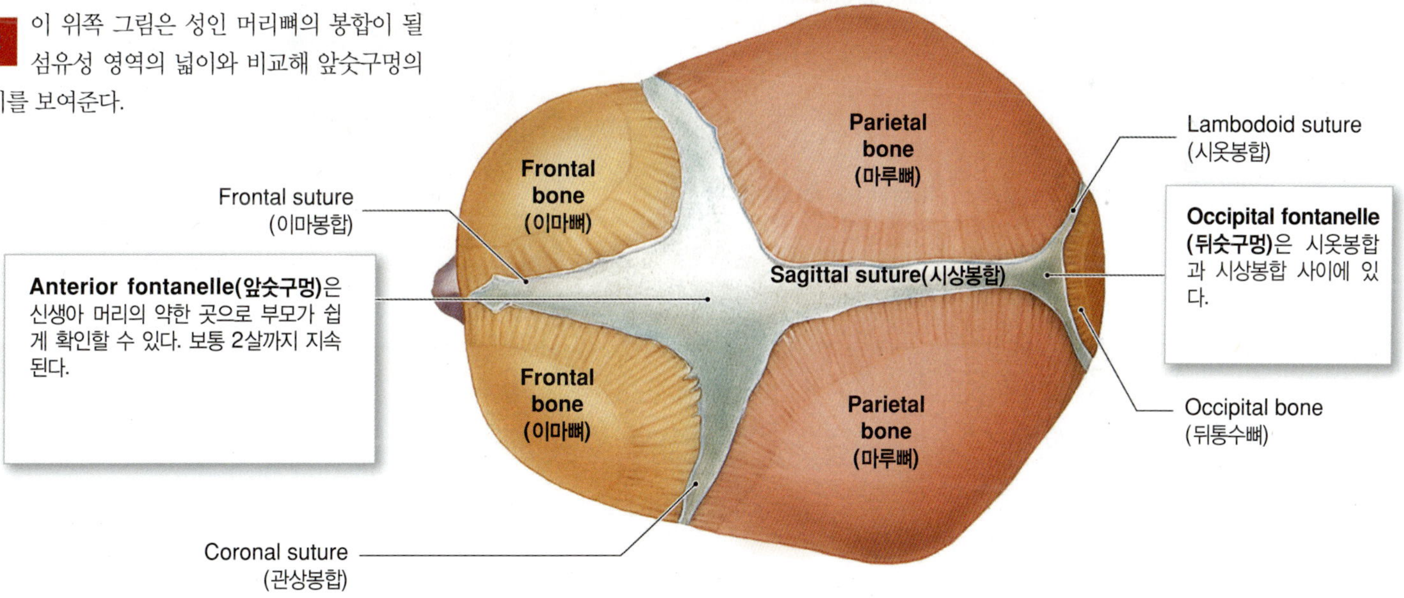

뒤통수뼈, 나비뼈, 뒤가쪽숫구멍은 태어난 후 1~2개월 내에 사라진다. 숫구멍이 사라진 후에도 뼈들은 섬유결합조직으로 분리되어 있다. 머리뼈의 가장 중요한 성장은 5세 이전에 일어난다. 이 시기에 뇌의 성장이 멈추며 머리뼈 봉합에서 뼈형성이 이루어진다.

척주는 4개의 척주굽이를 가지며 척추뼈는 형태적, 국소적 차이를 보인다

1 성인의 척주는 26개의 척추뼈로 구성된다. 즉, 24개의 척추뼈, 엉치뼈 그리고 꼬리뼈이다. 척추뼈는 머리, 목 그리고 몸통의 무게를 지탱하며 궁극적으로는 몸무게를 다리의 뼈대로 전달한다. 또한 척추뼈는 척수를 보호하고 앉거나 서 있을 때 꼿꼿한 자세를 유지하게 한다. 성인 척주의 총길이는 평균 71 cm이다.

Spinal Curves(척주굽이)

일차굽이는 출생 전에 발달하며 이차굽이는 출생 후에 발달한다.

Cervical curve(목굽이)는 이차굽이로 목뼈로 머리의 균형을 잡으면서 발달한다.

Thoracic curve(등굽이)는 일차굽이로 가슴의 장기를 수용한다.

Lumbar curve(허리굽이)는 이차굽이로 몸통 무게의 균형을 잡는다. 걷기 사작하면서 발달한다.

Sacral curve(엉치굽이)는 일차굽이로 배와 골반장기를 수용한다.

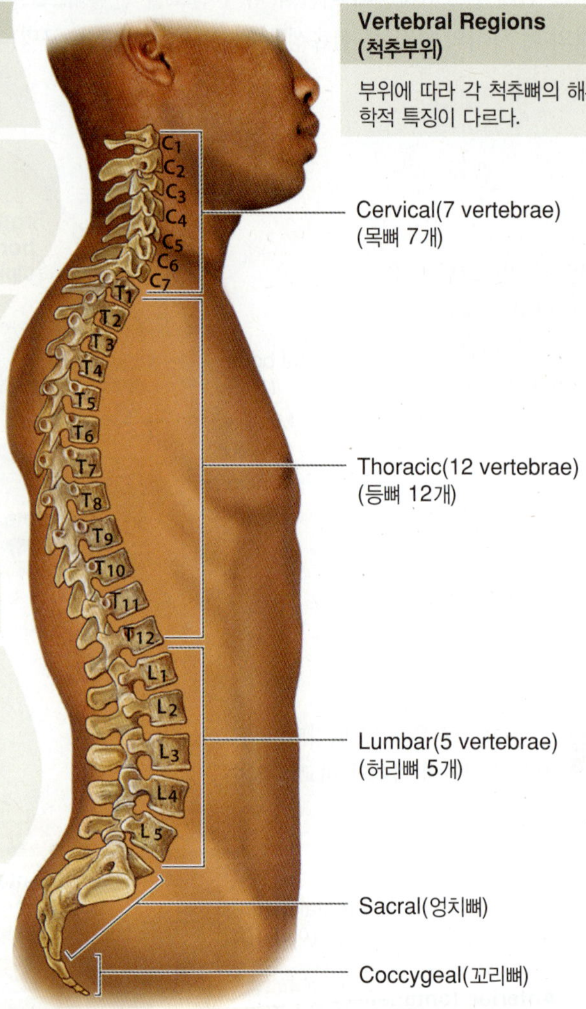

Vertebral Regions (척추부위)

부위에 따라 각 척추뼈의 해부학적 특징이 다르다.

부위에 따른 척추뼈의 구조와 기능의 차이

	목뼈(7개)	등뼈(12개)	허리뼈(5개)
위치	목	가슴	등의 아랫부위(허리)
몸통	작고 원형이며 굽어 있다.	중간이고 심장모양이며 편평하고 갈비오목을 가진다.	크고 원형이며 편평하다.
척추구멍	크다	보다 작다	가장 작다
가시돌기	길고 끝이 나뉘며 아래를 향한다.	길고 가늘며 아래를 향한다.	두껍고 넓으며 뒤를 향한다.
가로돌기	가로돌기 구멍이 있다.	대부분 2개의 갈비오목을 가진다.	짧고 관절면이나 구멍이 없다.
기능	머리뼈를 지탱하고 머리의 운동이 가능하게 하며 뇌와 척수의 위치를 잡아준다.	머리, 목, 팔, 몸통의 무게를 지탱하고 갈비뼈와 관절을 이루어 가슴우리의 용량을 변화시킨다.	머리, 목, 팔, 몸통의 무게를 지탱한다.

가슴우리는 가슴안의 기관들을 보호하고 근육 부착부위 역할을 한다

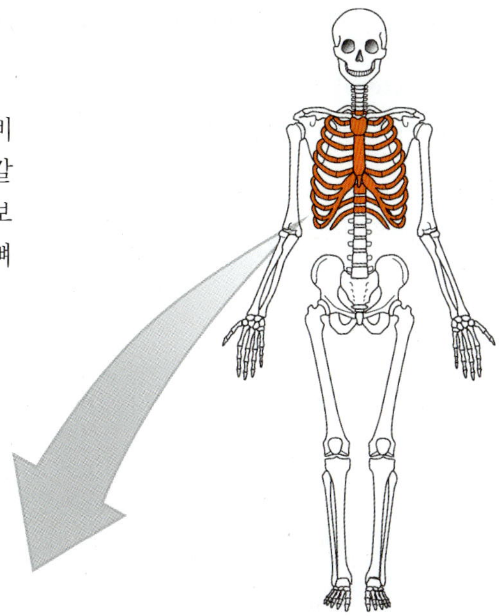

Thoracic cage(가슴우리)는 가슴안의 벽에 지지 뼈대 역할을 한다. 가슴우리는 등뼈, 갈비뼈 및 복장뼈로 이루어져 있다. 갈비뼈와 복장뼈는 호흡 시 중요하게 움직이는 rib cage(갈비우리)를 형성한다. 가슴우리는 가슴안에 있는 심장, 폐, 가슴샘, 그리고 다른 구조들을 보호한다. 갈비우리는 호흡에 관여하는 근육, 척주의 위치를 잡아주는 근육, 그리고 팔이음뼈와 팔뼈의 움직임에 관여하는 근육이 부착한다.

1 가슴우리의 앞면은 복장뼈, 갈비연골, 그리고 갈비의 주요 유형를 보여준다.

빗장관절 사이에 위치한 **jugular notch (목아래패임)**는 자루의 윗면에 있는 얕은 패임이다.

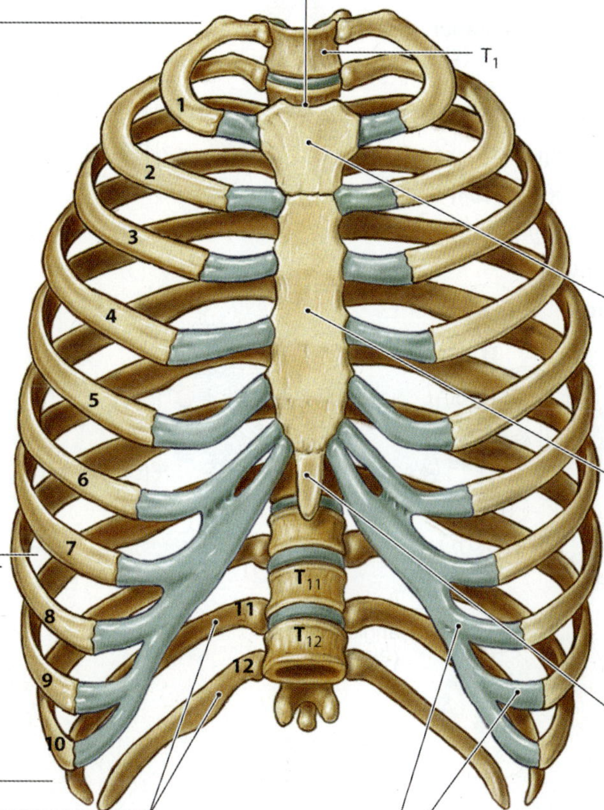

Rib(갈비뼈)

Rib(갈비뼈)은 가슴안의 뒤와 옆을 강화한다. 갈비뼈 1~7번으로 갈수록 길이와 굽이의 반경이 서서히 커진다. 갈비뼈는 움직임이 자유롭고 가장 유연한 뼈 중 하나이지만 급격한 타격과 심각한 충격에는 부러질 수 있다. 다행히도 갈비뼈는 연결 조직과 주위 근육으로 잘 안정이 되어 있어서 개방 골절은 흔치 않으며 부목을 댈 필요도 없다.

True ribs(참갈비뼈)(1~7번 갈비뼈)는 갈비연골로 복장뼈에 연결된다.

False rib(거짓갈비뼈)은 복장뼈와 직접 연결되지 않는다. (8~10번 갈비뼈는 위쪽 갈비연골에 연결된다.)

마지막 두 쌍의 갈비뼈(11번과 12번)는 **floating rib(뜬갈비뼈) (vertebral rib)**이라 하는데 이는 복장뼈에 연결되지 않고 척추뼈와 몸통벽의 근육에 연결되기 때문이다.

Costal cartilage(갈비연골)은 갈비뼈를 하나하나 혹은 통째로 복장뼈와 연결시킨다.

Sternum(복장뼈)

성인의 **sternum(복장뼈)**은 편평하며 가슴벽의 앞쪽 정중앙에 위치한다. 복장뼈는 3개의 특징적인 부위를 가지는데 성인이 되면 융합된다.

Manubrium(자루): 넓고 사다리꼴 형태인 자루는 빗장뼈와 갈비의 첫 번째 쌍이 연골을 통해 관절로 연결된다.

Body(몸통): 몸통은 자루의 아래에 붙으며 정중앙선을 따라 아래로 퍼진다. 갈비뼈 2~7번 쌍의 각 갈비연골이 이 부분에 연결된다.

Xiphoid process(칼돌기)는 복장뼈의 가장 작은 부위로서 복장뼈 몸통의 아랫면에 붙어 있다.

팔이음뼈 – 빗장뼈, 어깨뼈 – 는 팔을 몸통뼈대에 연결시킨다

각 팔은 **pectoral girdle(팔이음뼈)**를 통해 몸통과 관절을 이룬다. 팔이음뼈는 2개의 S모양의 **clavicle(빗장뼈)** 및 2개의 넓고 편평한 **scapulae(어깨뼈)**로 이루어져 있다.

1 빗장뼈는 복장뼈 자루의 위쪽에서 시작된다.

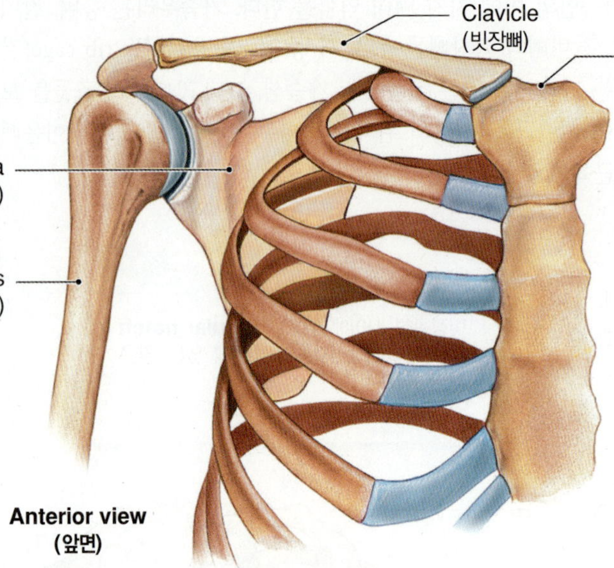

Anterior view
(앞면)

2 각 어깨뼈 **body(몸통)**의 앞면은 넓고 매끄러운 삼각형 모양을 한다. 이 삼각형의 세 부위는 각각 **superior border (위모서리)**, **medial**(vertebral) **border(안쪽**(척추)**모서리)**, **lateral**(axillary) **border(가쪽**(겨드랑)**모서리)**가 된다. 어깨뼈를 제 위치에 놓이게 하는 근육들은 이 모서리를 따라 붙는다. 이 삼각형의 꼭지점을 각각 **superior angle(위각)**, **inferior angle(아래각)**, **lateral angle(가쪽각)**이라 한다. 앞면의 오목한 부분을 **subscapular fossa(어깨뼈밑 오목)**라고 부른다.

3 어깨뼈의 뒤면은 볼록하며 근육이 붙을 수 있는 돌출된 능선과 돌기들이 있다.

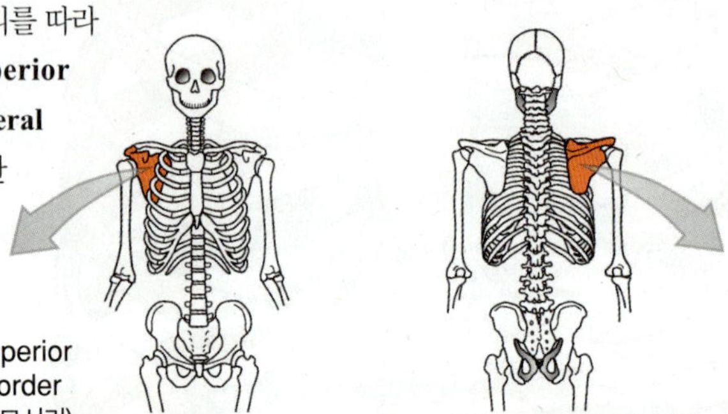

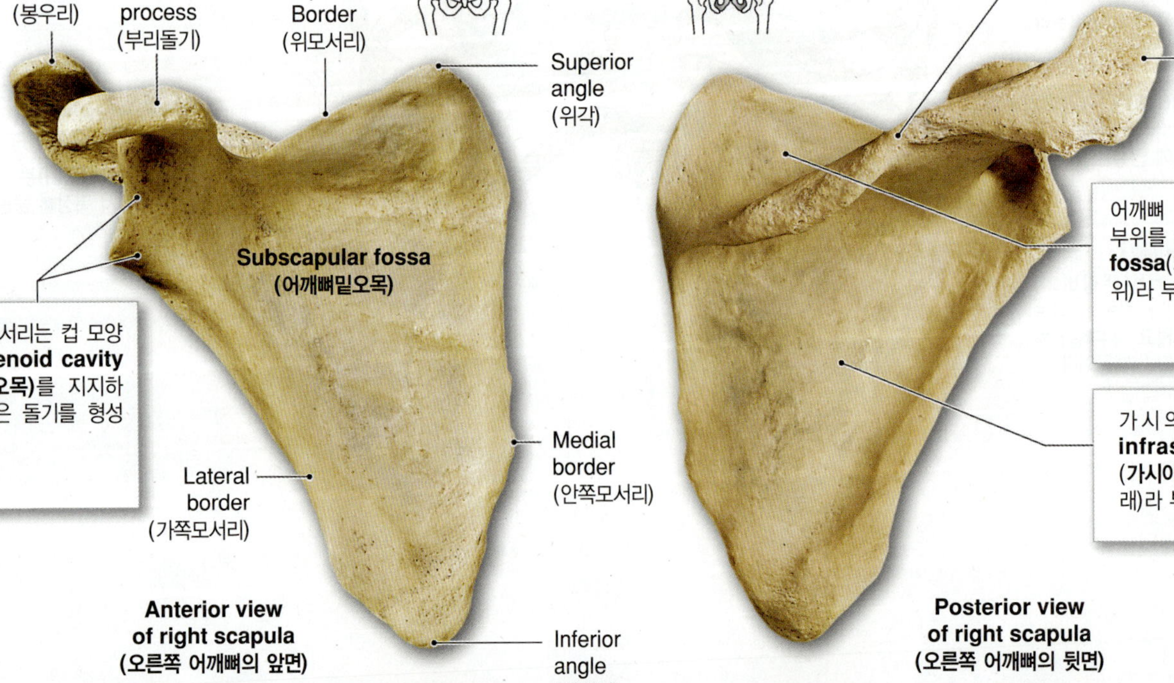

Anterior view of right scapula (오른쪽 어깨뼈의 앞면)

Posterior view of right scapula (오른쪽 어깨뼈의 뒷면)

5.13

위팔뼈는 아래팔의 노뼈 그리고 자뼈와 관절을 이룬다

팔의 뼈대는 위팔뼈, 아래팔뼈, 손목, 손으로 구성된다. 해부학적으로 통상 "arm(팔)"이라는 용어는 팔의 전체가 아니라 어깨에서부터 팔꿈치까지의 몸쪽 부분을 지칭한다. 오른쪽 팔의 뼈들을 살펴본다.

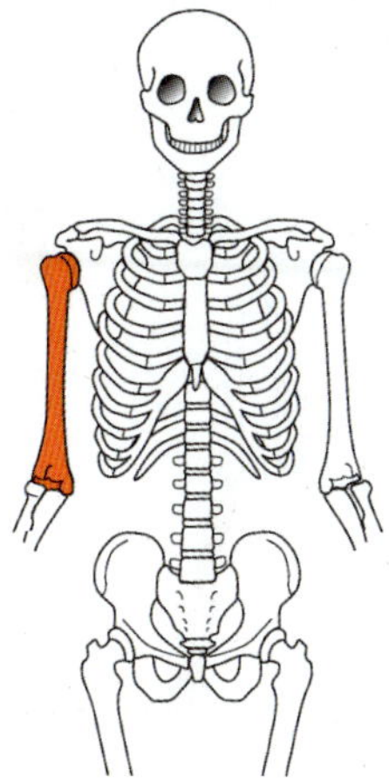

1 위팔은 **humerus(위팔뼈)**로만 구성되며 어깨에서 팔꿈치까지 뻗는다. 아래팔의 뼈와 먼쪽관절 근처에서 뼈몸통에서 **medial epicondyle(안쪽위관절융기)**와 **lateral epicondyle(가쪽위관절융기)**가 돌출된다. 위관절융기는 관절융기 위에 위치한 관절끝 근처의 돌출부위로 근육이 부착하는 공간을 제공한다.

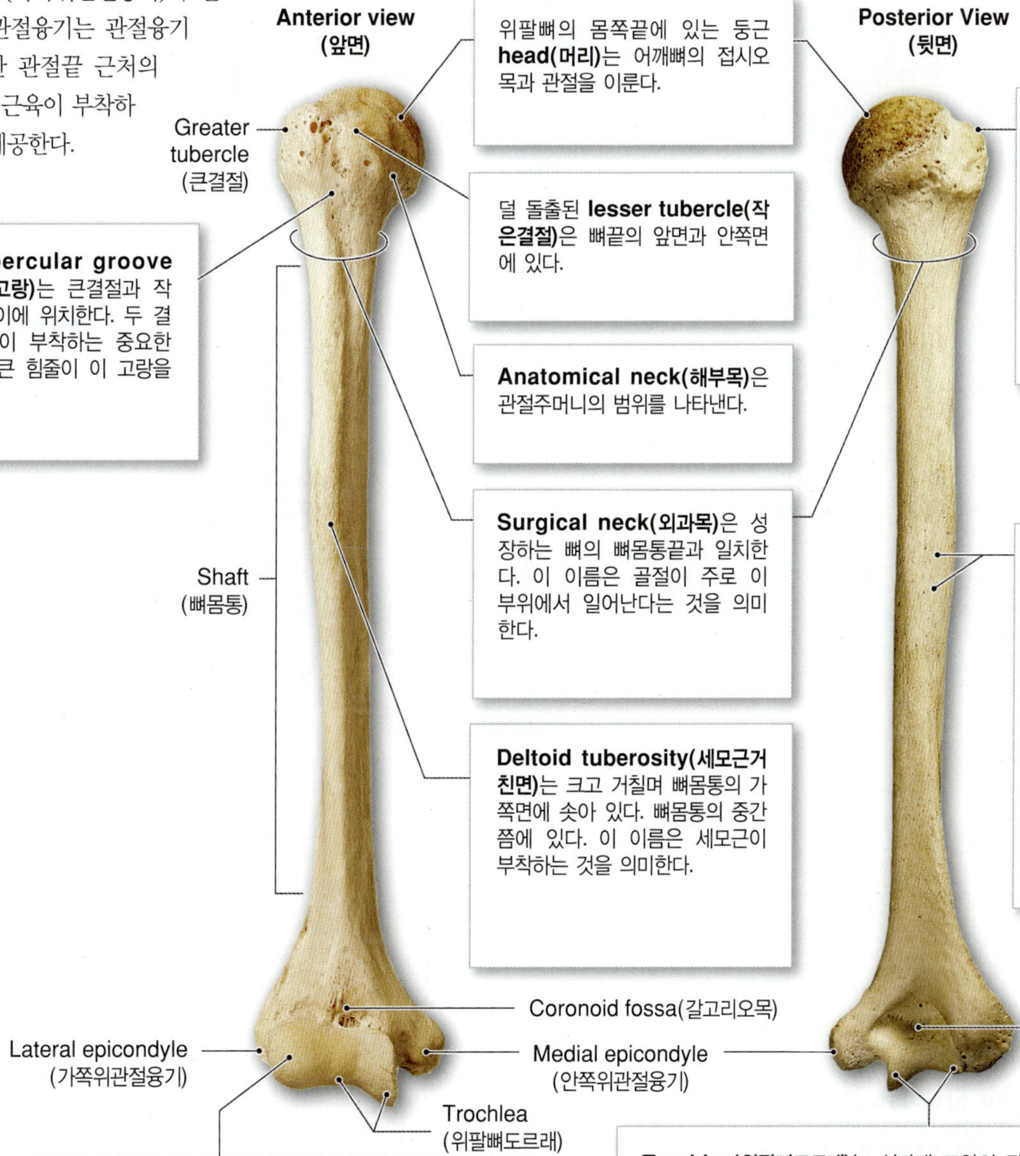

위팔뼈의 몸쪽끝에 있는 둥근 **head(머리)**는 어깨뼈의 접시오목과 관절을 이룬다.

덜 돌출된 **lesser tubercle(작은결절)**은 뼈끝의 앞면과 안쪽면에 있다.

Intertubercular groove (결절사이고랑)는 큰결절과 작은결절 사이에 위치한다. 두 결절은 근육이 부착하는 중요한 부위이다; 큰 힘줄이 이 고랑을 주행한다.

Anatomical neck(해부목)은 관절주머니의 범위를 나타낸다.

Surgical neck(외과목)은 성장하는 뼈의 뼈몸통끝과 일치한다. 이 이름은 골절이 주로 이 부위에서 일어난다는 것을 의미한다.

Deltoid tuberosity(세모근거친면)는 크고 거칠며 뼈몸통의 가쪽면에 솟아 있다. 뼈몸통의 중간쯤에 있다. 이 이름은 세모근이 부착하는 것을 의미한다.

뚜렷한 **greater tubercle (큰결절)**은 위팔뼈 머리의 경계부 근처의 뼈몸통끝의 가쪽면에 있는 둥근 돌출부이다. 큰결절은 어깨의 가쪽 윤곽을 형성한다.

Radial groove(노신경고랑)는 세모근거친면의 아래끝을 가로지른다. 이 패인 부분은 노신경이 통과한다. 노신경은 큰 신경으로 팔의 뒷부분에서 오는 감각정보를 전달하고 팔꿈치를 펴는데 관여하는 근육의 운동조절을 수행한다.

둥근 **capitulum(위팔뼈작은머리)**는 **condyle(관절융기)**의 가쪽면을 형성한다. 관절융기에서 위팔뼈는 아래팔의 자뼈, 노뼈와 관절을 이룬다. 관절융기는 두 개의 관절부위로 구분된다.

Trochlea(위팔뼈도르래)는 실타래 모양의 관절융기 부분이다. 위팔뼈도르래는 뒷면의 **olecranon fossa(팔꿈치오목)**에서부터 앞면의 **coronoid fossa(갈고리오목)**까지 이어진다. 이 함몰부위로 팔꿈치가 최대 범위로 움직였을 경우 자뼈의 팔꿈치머리가 들어간다.

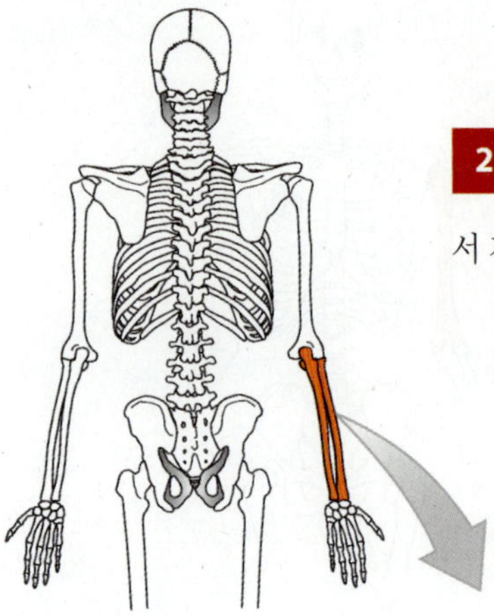

2 **Ulna(자뼈)**와 **radius(노뼈)**는 평행하게 배열하며 아래팔을 지지하는 뼈이다. 해부학적 위치에서 자뼈는 노뼈의 안쪽에 위치한다.

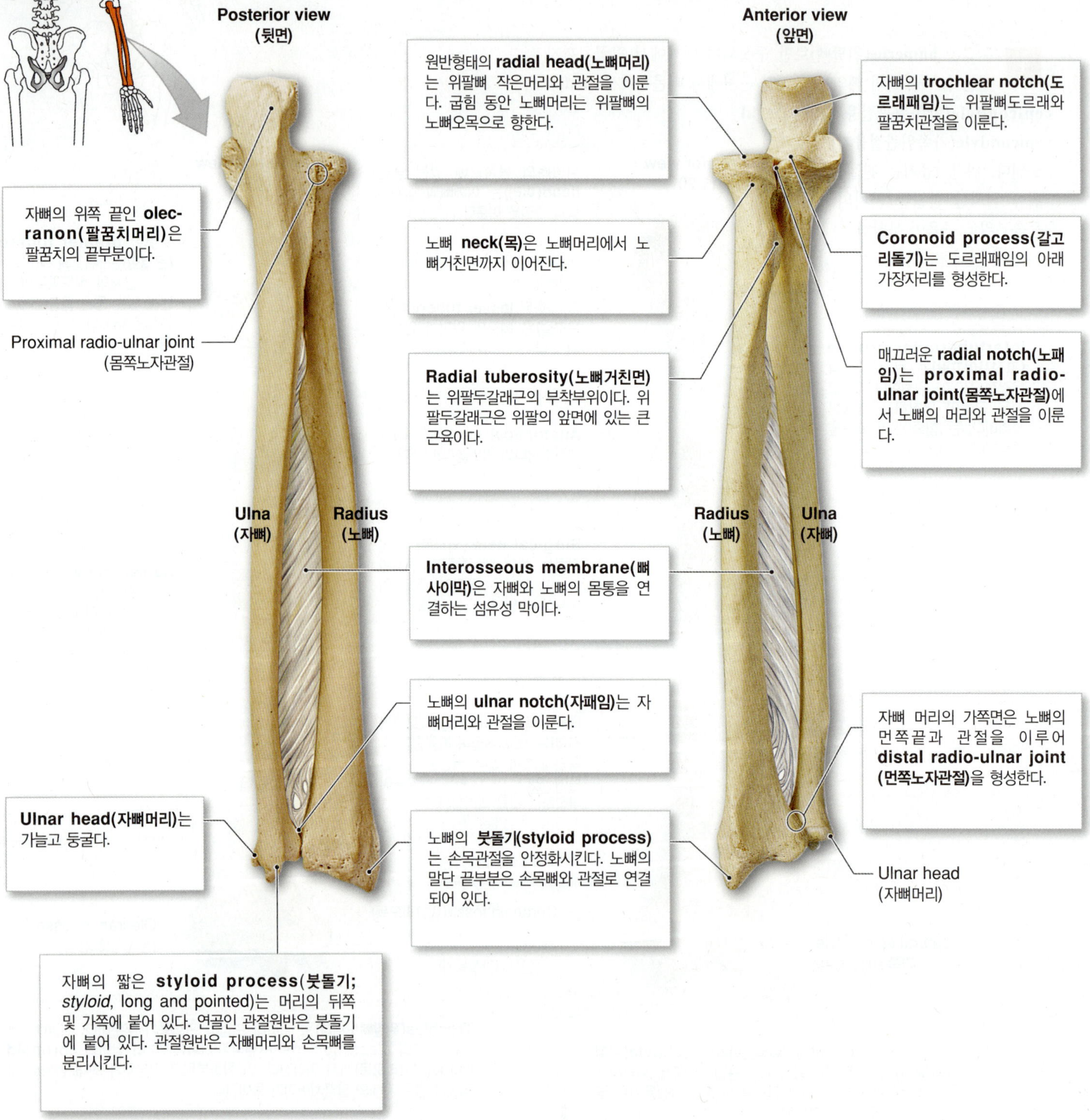

5.14

손목은 손목뼈로 이루어지며 손은 손허리뼈와 손가락뼈로 이루어진다

1 **Carpus(손목)**는 두 줄로 배열된 8개의 손목뼈로 이루어진다. 한 줄은 4개의 근위 손목뼈로, 다른 한 줄은 4개의 먼쪽 손목뼈로 이루어진다.

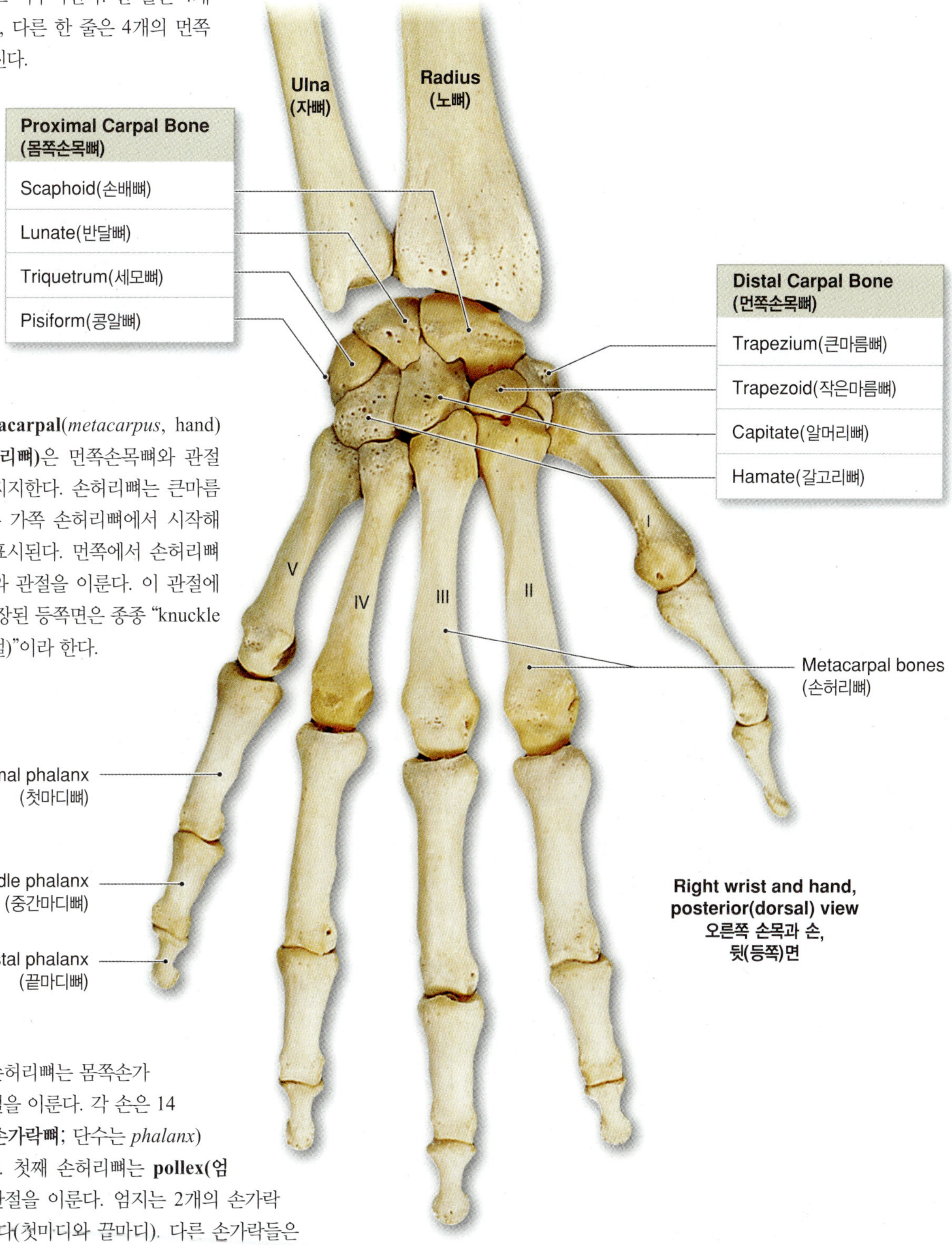

Right wrist and hand, posterior(dorsal) view
오른쪽 손목과 손, 뒷(등쪽)면

2 5개의 **metacarpal**(*metacarpus*, hand) **bone(손허리뼈)**은 먼쪽손목뼈와 관절을 이루며 손을 지지한다. 손허리뼈는 큰마름뼈와 관절을 이룬 가쪽 손허리뼈에서 시작해서 로마 숫자로 표시된다. 먼쪽에서 손허리뼈는 몸쪽손가락뼈와 관절을 이룬다. 이 관절에서 손허리뼈의 확장된 등쪽면은 종종 "knuckle(손허리손가락관절)"이라 한다.

3 먼쪽에서 손허리뼈는 몸쪽손가락뼈와 관절을 이룬다. 각 손은 14개의 **phalanges(손가락뼈**; 단수는 *phalanx*)로 이루어져 있다. 첫째 손허리뼈는 **pollex(엄지)**의 몸쪽뼈와 관절을 이룬다. 엄지는 2개의 손가락뼈로 이루어져 있다(첫마디와 끝마디). 다른 손가락들은 3개의 손가락뼈로 이루어져 있다(첫마디, 중간마디, 끝마디).

볼기뼈는 엉덩뼈, 궁둥뼈, 두덩뼈가 융합하여 형성된다

1 **Pelvic girdle(다리이음뼈)**은 한 쌍의 **hip bone(볼기뼈**, coxal bone)으로 이루어져 있다. 각 볼기뼈는 3개의 뼈인 **ilium(엉덩뼈**; 복수는 *ilia*), **ischium(궁둥뼈)**, **pubis(두덩뼈)**가 융합하여 형성된다.

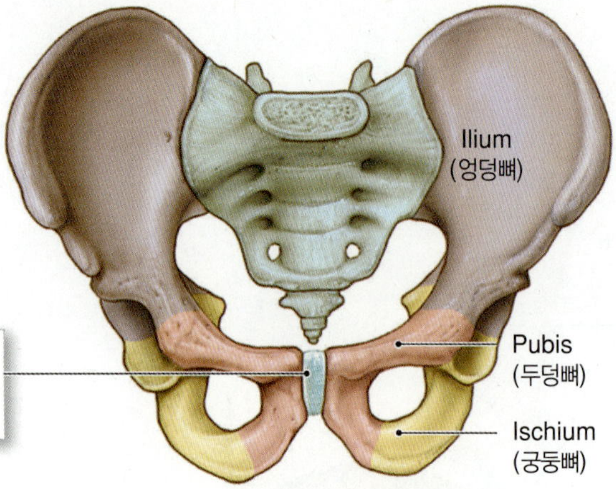

Pubic symphysis(두덩결합)의 경우 오른쪽과 왼쪽의 두덩뼈가 중간의 섬유연골덩이를 통해 서로 관절을 이룬다.

2 가쪽면에서 엉덩뼈는 볼기뼈의 대부분을 차지한다. 엉덩뼈의 가장자리를 따라 위치하는 특징적인 부위로 **iliac spine(엉덩뼈가시)**은 중요한 근육과 인대가 부착한다; 볼기근육이 부착하는 **gluteal lines(볼기근선)**, 주요 신경(궁둥신경)이 통과하여 다리로 주행하는 **greater sciatic notch(큰궁둥패임)**가 있다.

3 안쪽면은 골반을 안정화시키는 거친 관절면과 궁둥뼈와 두덩뼈의 추가적인 특징들을 보여준다.

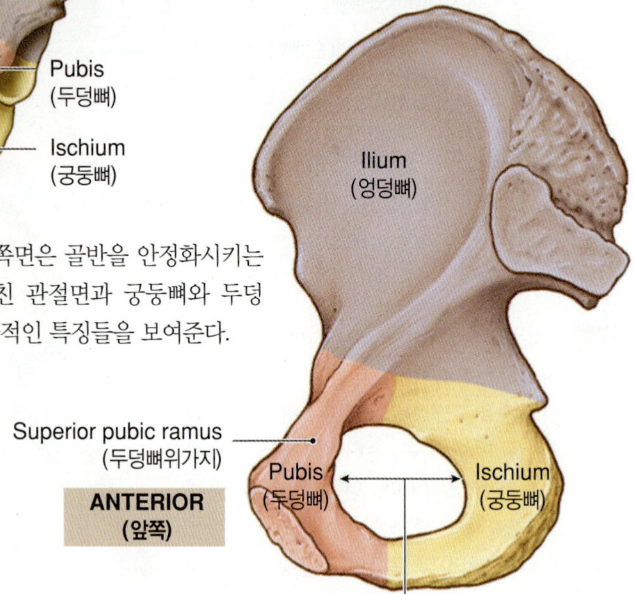

Obturator foramen(폐쇄구멍)은 콜라겐 섬유막으로 막힌 공간이다. 이 구멍은 볼기의 근육이 부착하는 부위이며 **ischial ramus(궁둥뼈가지)**, **inferior pubic ramus(두덩뼈아래가지)**, **superior pubic ramus(두덩뼈위가지)**로 경계지워진다.

Iliac crest(엉덩뼈능선)는 근육이 붙는 중요한 능선이다.

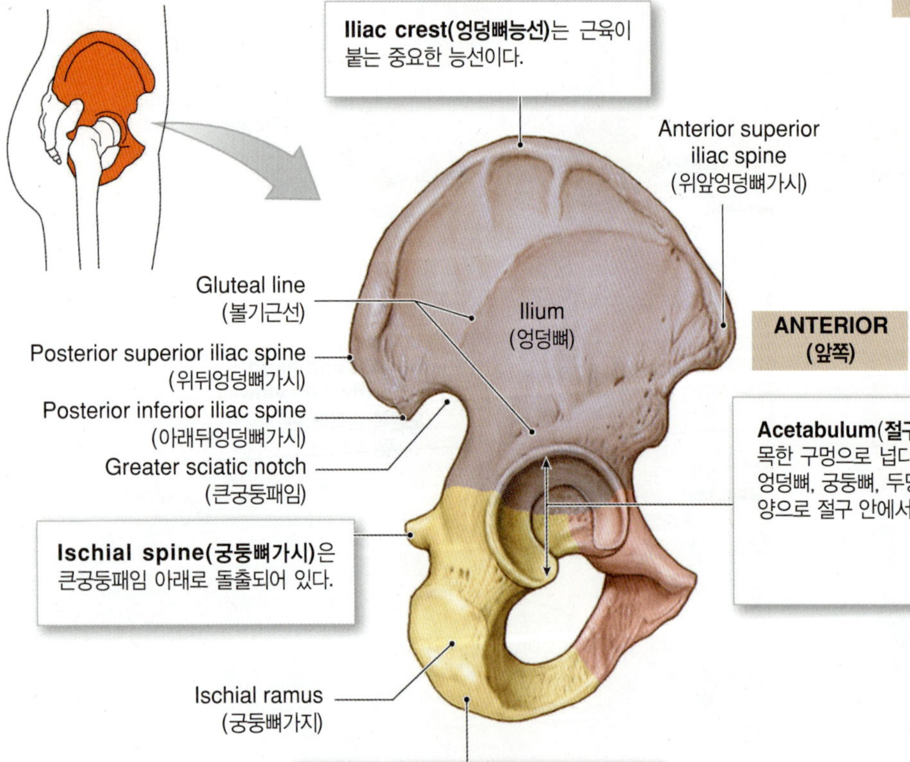

Acetabulum(절구; *acetabulum*, 식초컵)은 오목한 구멍으로 넙다리뼈의 머리와 관절을 이룬다. 엉덩뼈, 궁둥뼈, 두덩뼈는 3개로 조각난 파이의 모양으로 절구 안에서 접한다.

Ischial spine(궁둥뼈가시)은 큰궁둥패임 아래로 돌출되어 있다.

Ischial tuberosity(궁둥뼈결절)는 앉을 때 몸무게를 지탱하는 거친 돌출부이다.

넙다리뼈는 무릎뼈, 정강뼈와 관절을 이룬다

다리뼈는 **femur(넙다리뼈)**, **patella(무릎뼈)**, **tibia(정강뼈)**, **fibula(종아리뼈)**, **tarsal bone(발목뼈)**, **metatarsal bone(발허리뼈)**, **phalange(발가락뼈)**로 이루어져 있다. 즉, 해부학적 용어는 일반적인 단어의 사용과 차이가 있다. 해부학적 용어로 "leg"는 다리전체가 아닌 종아리 부분만을 지칭한다. 그래서 우리는 위다리와 아래다리가 아닌 넙다리와 종아리라는 용어를 사용할 것이다. 다리의 기능 해부학적 구조는 팔과 다르다. 그 이유는 다리가 몸무게를 바닥으로 전달하기 때문이다.

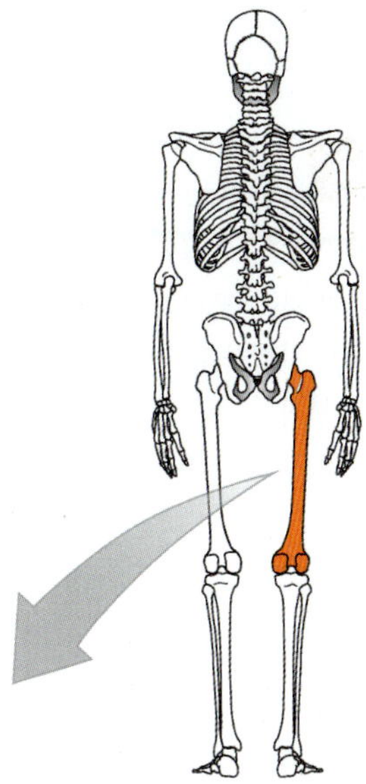

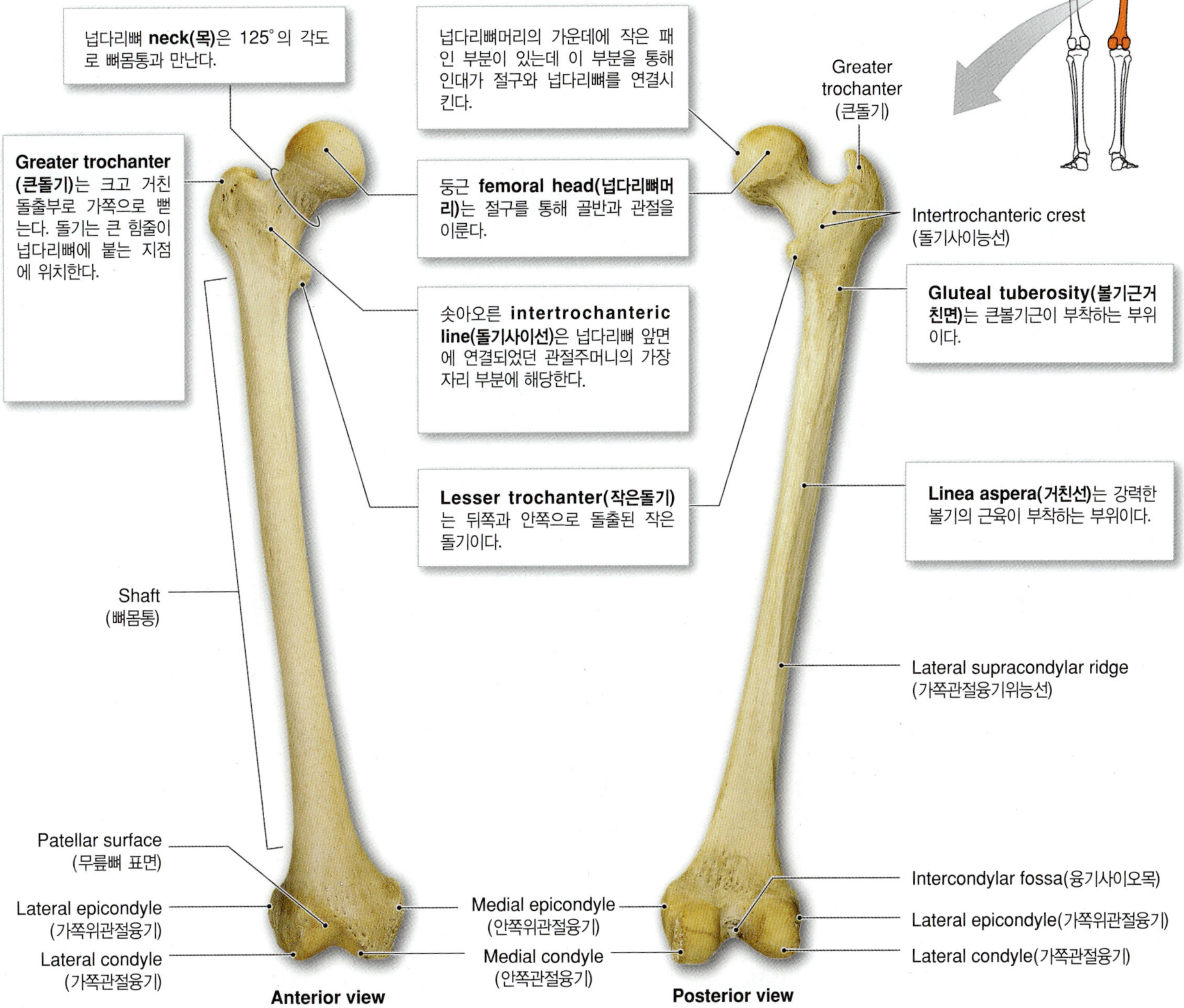

Anterior view
(앞면)

Posterior view
(뒷면)

1 넙다리뼈는 인체에서 가장 길고 무거운 뼈이다. 넙다리뼈는 볼기뼈와 엉덩관절로 연결되며 정강뼈와 무릎관절로 연결된다.

2 넙다리뼈의 먼쪽부분에서 **medial condyle(안쪽관절융기)**와 **lateral condyle(가쪽관절융기)**는 무릎관절을 형성한다. 앞쪽과 아래쪽에서 두 관절융기는 **patellar surface(무릎면)**에 의해 나누어진다. 무릎면은 무릎뼈가 움직이는 자리로 매끄러운 관절면이다. 뒤쪽에서 안쪽과 가쪽관절융기는 깊은 **intercondylar fossa(융기사이오목)**으로 나뉘며 이 오목이 앞쪽까지 뻗지는 않는다.

3 **Tibia(정강뼈)**는 안쪽의 큰 뼈이다. 정강뼈의 몸쪽끝에서 **medial (안쪽)**과 **lateral tibial condyles(가쪽정강뼈관절융기)**는 넙다리뼈의 안쪽과 가쪽관절융기와 관절을 이룬다. 가는 **fibula(종아리뼈)**는 정강뼈의 가쪽 모서리와 평행하게 위치하지만 무릎관절을 이루지 않으며 몸무게를 지탱하지도 않는다. 그러나 종아리뼈는 발과 발가락을 움직이는 근육이 부착하는 중요한 부위이다. 또한 종아리뼈의 먼쪽 끝은 발목의 가쪽까지 퍼져 있어 발목관절의 안정에 중요하다.

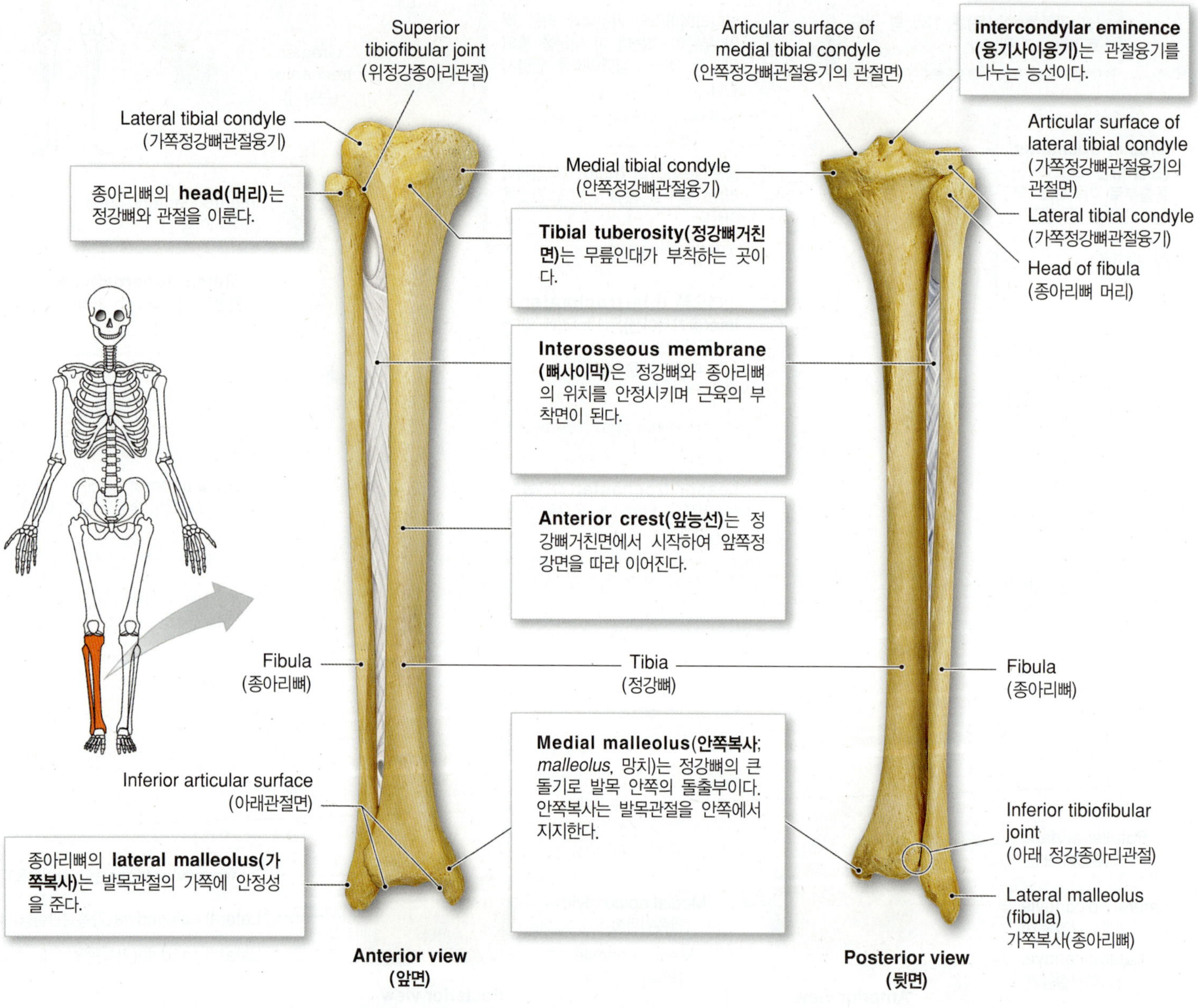

발목과 발은 발목뼈, 발허리뼈, 발가락뼈로 이루어진다

1 **Ankle(발목)**의 뼈는 발의 뼈를 통해 몸무게를 다리에서 지면으로 전달한다. 발목과 발의 결합은 매우 튼튼하면서도 걸을 때, 달릴 때, 뛸 때의 몸무게 변화를 처리할 수 있을 만큼 유연해야 한다.

Ankle(발목)

발목은 7개의 **tarsal bone(발목뼈)**으로 이루어져 있다.

3개의 **cuneiform bone(쐐기뼈)**은 서로 관절을 이루며 한 줄로 정렬되어 있다. 이것들은 위치에 따라 이름이 붙혀진다; 안쪽, 중간, 가쪽

Metatarsals(발허리뼈)

입방뼈와 쐐기뼈의 먼쪽은 **metatarsal bones (발허리뼈)**와 연결되어 있다. 5개의 긴 발허리뼈는 발의 먼쪽부분을 형성한다.

발허리뼈는 발바닥을 가로질러서 안쪽부터 가쪽까지 로마 숫자 I~V로 표시된다. 몸쪽에서 발허리뼈 I~III은 세개의 쐐기뼈와 관절을 이루고 발허리뼈 IV와 V는 입방뼈와 관절을 이룬다. 먼쪽에서 각 발허리뼈는 발가락 첫마디뼈와 연결된다.

Phalanges(발가락뼈)

Phalanges(발가락뼈)는 손가락과 해부학적 구성이 같다. 발가락은 14개의 발가락뼈로 구성된다. **hallux(엄지발가락)**은 2개의 발가락뼈(첫마디, 끝마디)를 가진다. 다른 4개의 발가락은 각각 3개의 발가락뼈를 가진다(첫마디, 중간마디, 끝마디).

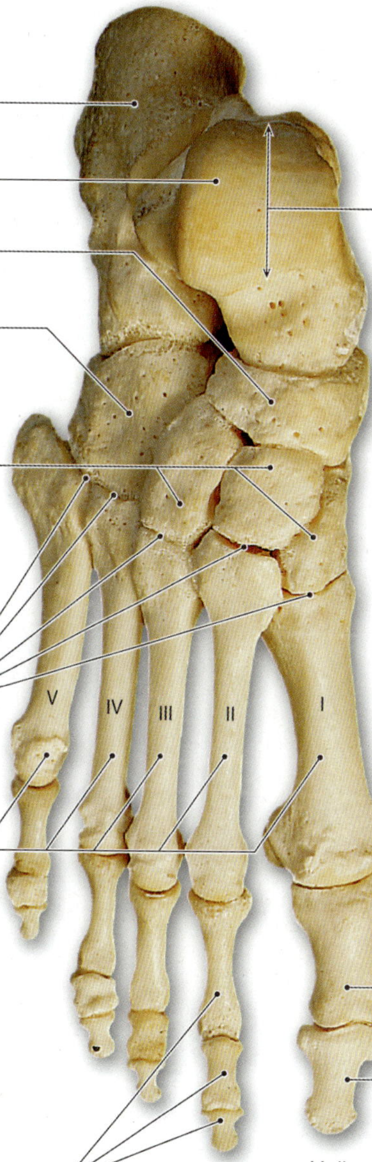

목말뼈와 정강뼈 사이의 관절은 도르래 모양의 관절돌기인 **trochlea(도르래)**의 위쪽과 안쪽면을 가로질러 형성된다.

Superior view (윗면)

Memo

관절의 구조와 운동

뼈는 상대적으로 잘 구부러지지 않기 때문에 2개의 뼈가 연결되는 **articulations**(joint; **관절**)에서만 움직일 수 있다. 관절의 해부학적 구조에 따라 운동의 종류와 정도가 결정된다. 각 관절은 힘과 움직임에 대한 요구를 충족한다. 결과적으로 관절은 운동의 범위에 따라 다르며 이러한 범위를 **Range of motion(ROM, 운동범위)**이라 한다. 관절은 종종 운동의 범위에 따라 해부학적 구조에 기초하여 세분화된다.

기능과 구조에 따른 관절의 분류

기능(운동의 범위)	구조(연결형태)와 유형	내용	예
Synarthrosis(no movement) **못움직관절**(부동관절) 못움직관절에서 두뼈의 뼈끝은 매우 근접하여 있으며 때때로 서로 맞물려 있다. 이 매우 강한 관절은 뼈 사이의 움직임이 있어서는 안되는 위치에 있다.	**Fibrous(섬유연결)** Suture(봉합) 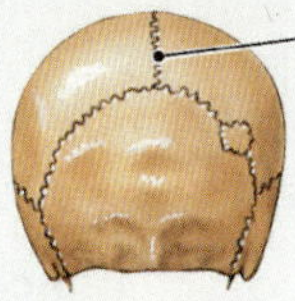	**Suture(봉합)**는 섬유(치밀결합조직)연결로 된 톱니형태로 맞물린다.	머리의 뼈 사이
	Gomphosis (못박이관절) 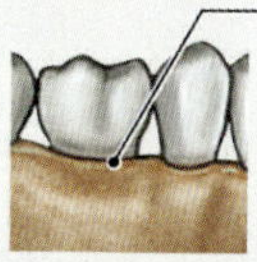	**Gomphosis(못박이관절)**는 섬유연결이며 이틀뼈에 치아가 박혀 있다.	치아와 턱 사이
	Cartilaginous **(연골결합)** Synchondrosis (유리연골결합) 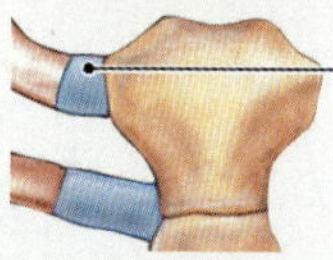	**Synchondrosis(유리연골결합)**는 연골판이 삽입된 형태이다.	첫 번째 갈비뼈와 복장뼈 사이
Amphiarthrosis(little movement) **좀움직관절**(약한 운동) 좀움직관절은 못움직관절보다는 넓은 운동이 가능하지만 자유롭게 움직이지는 않는다. 관절을 이루는 뼈들은 콜라겐섬유나 연골로 연결된다.	**Fibrous(섬유관절)** Syndesmosis (인대결합) 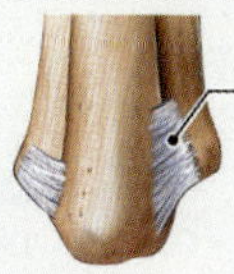	**Syndesmosis(인대결합)**에서 뼈들은 인대로 연결되어 있다.	정강뼈와 종아리뼈 사이
	Cartilaginous **(연골관절)** Symphysis (섬유연골결합) 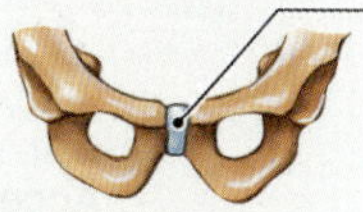	**Symphysis(섬유연골결합)**에서 뼈가 섬유연골덩이로 연결된다.	골반의 왼쪽과 오른쪽 사이
Diarthrosis(free movement) **움직관절**(자유로운 운동)	**Synovial(윤활관절)** 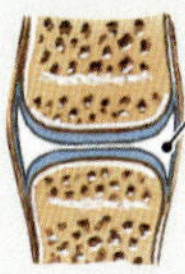	**Diarthroses**, 또는 **synovial joint(움직관절, 윤활관절)**는 관절주머니로 싸이고 윤활액을 포함하는 복잡한구조를 한다.	운동의 범위에 따라 세분

못움직관절과 좀움직관절의 구조는 맞물려 있는 뼈들이 직접 연결된 형태로 단순하다. 윤활관절은 구조적으로 매우 복잡하며 운동의 범위가 넓다. 이 절에서 윤활관절의 구조와 기능을 논의한다.

윤활관절은 자유롭게 움직이며 윤활액을 포함한다

이 모듈에서는 윤활관절의 일반적인 구조에 관해 토론한다. 또한 윤활관절의 주요 요소인 관절연골과 부속구조에 초점을 맞출 것이다.

1 정상 상태에서 윤활관절 내의 뼈표면은 서로 맞닿을 수 없다. 왜냐하면 이 표면은 매끄러운 관절연골로 덮여 있기 때문이다. 이러한 특징만으로도 관절이 움직일 때의 마찰을 줄일 수 있다. 그러나 관절에 압력이 가해질 때도 매끄러운 관절연골은 서로 맞닿지 않는다. 왜냐하면 관절공간 내에서 윤활액의 얇은 층으로 분리되기 때문이다.

2 무릎과 같은 복잡한 윤활관절에는 다양한 덧구조가 있어 안정성이 보강된다. 여러 부속구조는 무릎 단면도에서 볼 수 있다.

넙다리네갈래근육의 힘줄은 무릎뼈의 기저부에 부착한다. 비록 관절의 일부는 아닐지라도 관절 주위의 힘줄은 움직임의 범위를 제한하고 기계적으로 지지한다.

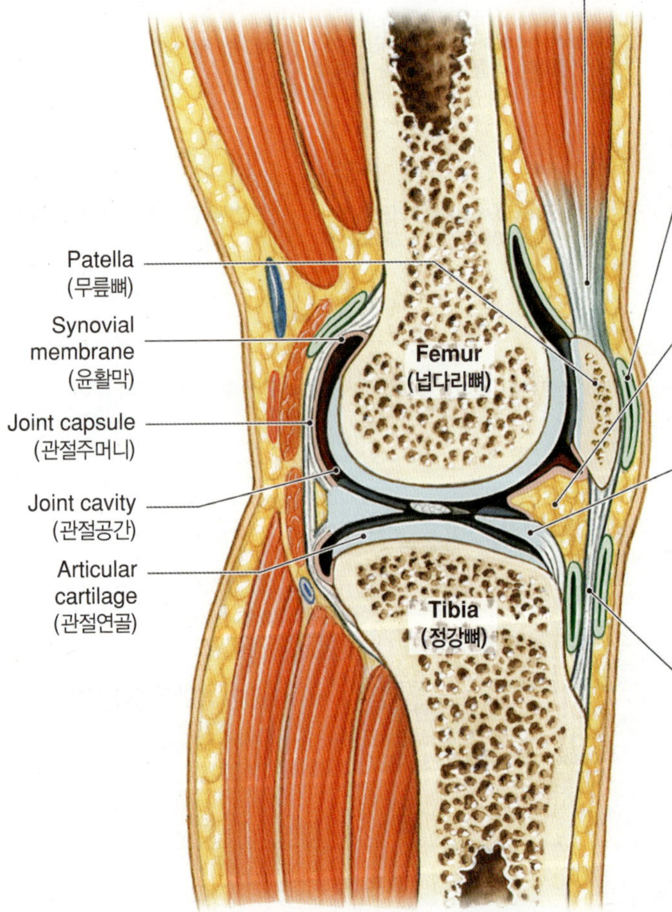

Accessory Structures Supporting the Knee
(무릎을 지지하는 부속구조)

Bursa(윤활주머니)는 작고 액체로 채워진 결합조직 주머니이다. 윤활주머니는 윤활액을 포함하며 윤활막으로 덮여 있다. 윤활주머니는 대체로 힘줄과 인대가 다른 조직과 마찰하는 부위에 위치한다. 무릎관절등 대부분의 윤활관절 주위에 위치한 윤활주머니는 마찰을 줄여주며 충격을 흡수한다.

Fat pads(지방덩이)는 윤활막 층으로 덮인 지방조직의 덩어리이다. 일반적으로 관절주머니 표면에 위치한다. 지방덩이는 관절연골을 보호하고 관절의 포장재 역할을 한다. 뼈가 움직이면 지방덩이는 관절공간의 모양이 변하면서 생긴 공간을 채운다.

Meniscus(관절반달)는 윤활관절 내의 맞물리는 뼈 사이의 섬유연골판이다. 관절반달(관절원반)은 윤활공간을 나누며 윤활액을 운반하고 관절면의 형태에 다양성을 제공한다.

Accessory ligament(부속인대)는 윤활관절을 지지하고 강화한다.

Patellar ligament(무릎인대)

관절은 잘 움직이면서 동시에 강할 수는 없다. 관절의 운동범위가 넓을수록 관절은 약해진다. 가장 튼튼한 관절인 못움직관절은 움직일 수 없다. 반면에 어깨관절과 같은 윤활관절은 못움직관절에 비해 훨씬 약하나 운동범위가 넓다. 윤활관절은 운동이 정상범위를 초과하면 손상된다. 지지구조가 심한 압박으로부터 관절을 보호하지 못하면 **dislocation(탈구)**이 일어난다. 탈구되면 관절면의 위치가 정상위치에서 벗어난다. 탈구가 발생하면 관절연골이 손상되고, 인대가 찢어지며 관절주머니가 손상된다. 비록 관절 내부에는 통증 수용기가 없지만 관절주머니, 인대, 힘줄에 분포하는 신경은 매우 예민하기 때문에 탈골이 발생하면 매우 고통스럽다.

해부학적 구성이 윤활관절의 기능적 특성을 결정한다

관절 기능을 정확히 기술하려면 운동의 종류를 나타내는 용어를 사용해야 한다. 다음의 그림 요약은 관절면의 형태를 토대로 윤활관절을 분류하였다. 또한 관절구조를 단순화된 관절 모델로 나타내었고 각각의 관절의 종류별 예를 열거하였다.

<table>
<tr><th>윤활관절의 종류</th><th></th><th>관절운동의 모델</th><th>예</th></tr>
<tr><td>Gliding joint (미끄럼관절)
편평한 관절면을 가지며 미끄럼운동이 가능하다.</td><td>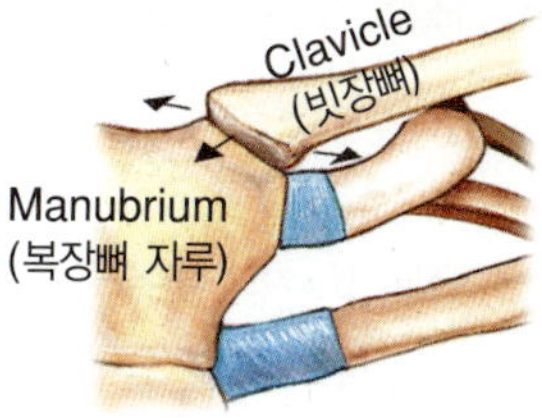
</td><td>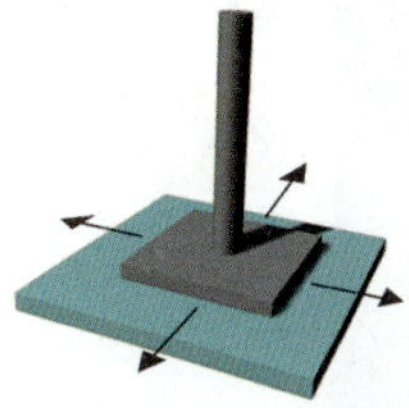</td><td>• 봉우리빗장관절과 복장빗장관절
• Intercarpal joint(손목뼈사이관절), intertarsal joint(발목뼈사이관절)
• Vertebrocostal joint(척추갈비관절)
• Sacro-iliac joint(엉치엉덩관절)</td></tr>
<tr><td>Hinge joint (경첩관절)
쪽 문의 경첩과 같이 한축 운동이 가능하다.</td><td>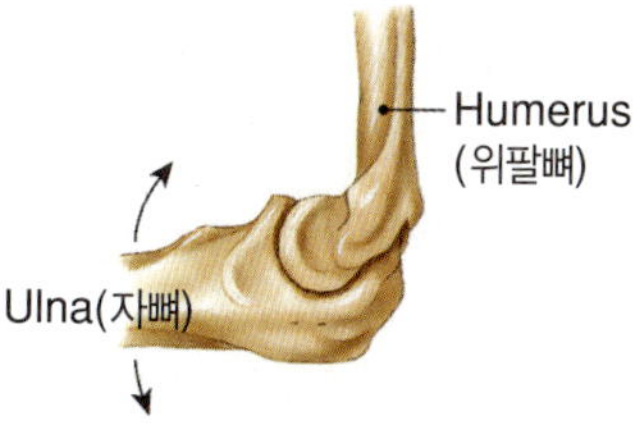
</td><td>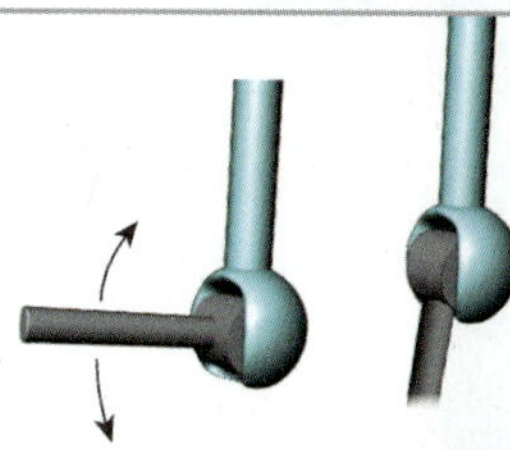</td><td>• Elbow joint(팔굽관절)
• Knee joint(무릎관절)
• Ankle joint(발목관절)
• Interphalangeal joint (손 · 발가락뼈사이관절)</td></tr>
<tr><td>Pivot joint (중쇠관절)
축은 고정된 채 회전운동이 가능하다.</td><td>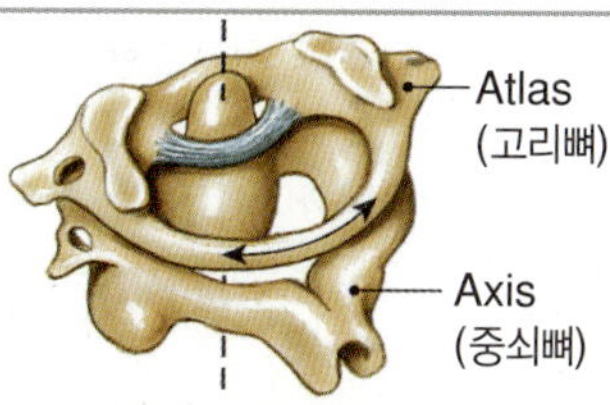
</td><td>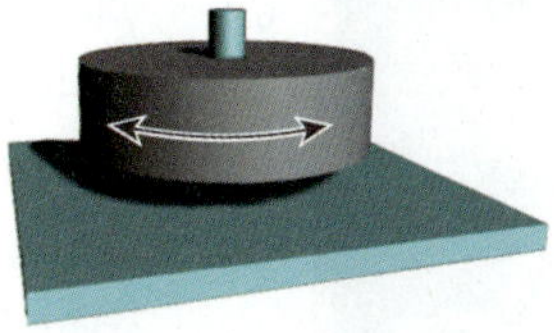</td><td>• Atlas(고리뼈)/axis(중쇠뼈)
• Proximal radio-ulnar joint (몸쪽노자관절)</td></tr>
<tr><td>Condylar joint (타원관절)
두축운동이 가능하며 회전운동은 어렵다.</td><td>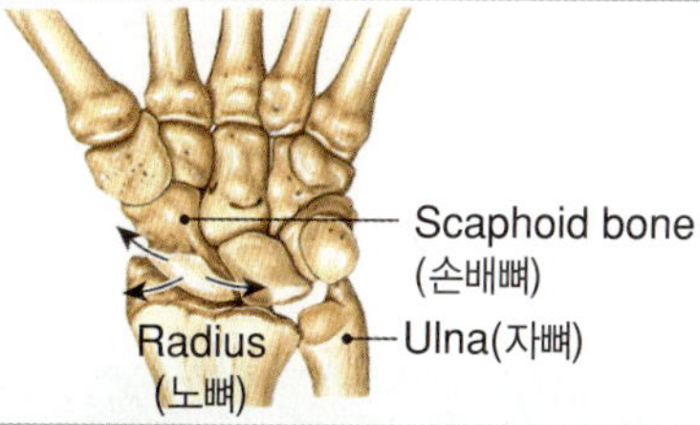
</td><td>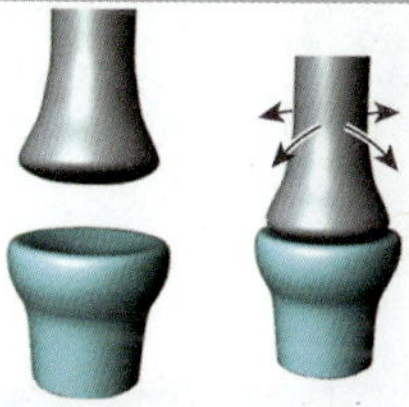</td><td>• Radiocarpal joint(노손목관절)
• Metacarpophalangeal joint (손허리손가락관절) 2~5
• Metatarsophalangeal joint (발허리발가락관절)</td></tr>
<tr><td>Saddle joint (안장관절)
두축운동이 가능하며 회전운동은 어렵다.</td><td>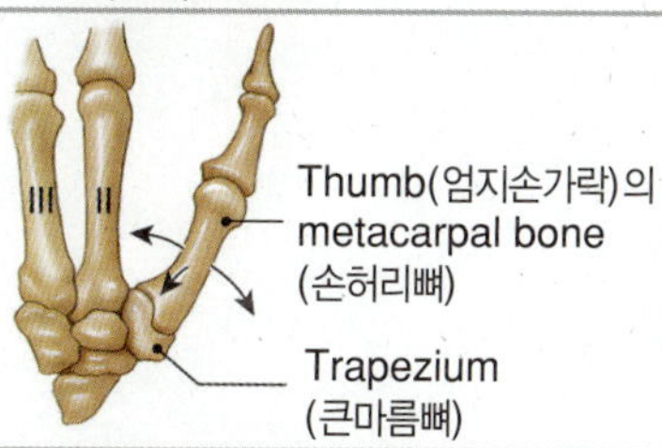
</td><td>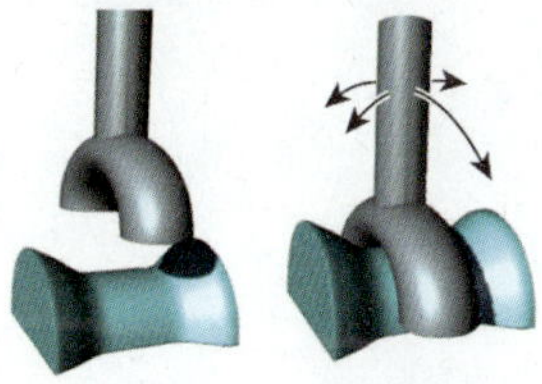</td><td>• First carpometacarpal joint (첫째 손목손허리 관절)</td></tr>
<tr><td>Ball-and-socket joint(절구관절)
여러 방향은 물론 회전운동이 가능하다.</td><td>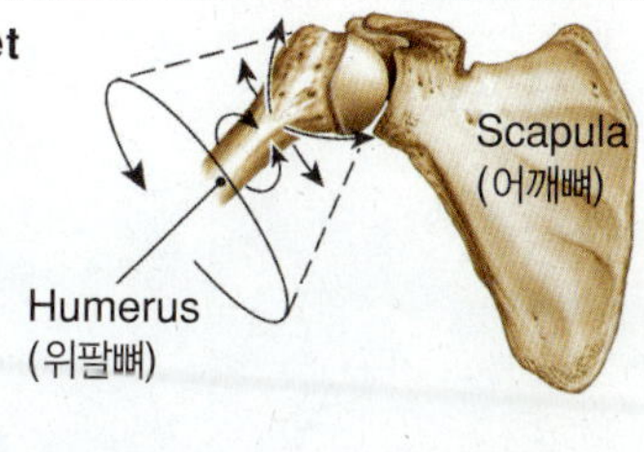
</td><td>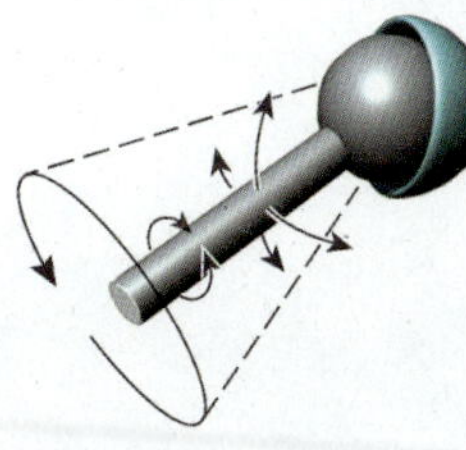</td><td>• Shoulder joint(어깨관절)
• Hip joint(엉덩관절)</td></tr>
</table>

6

근육계통 (The Muscular System)

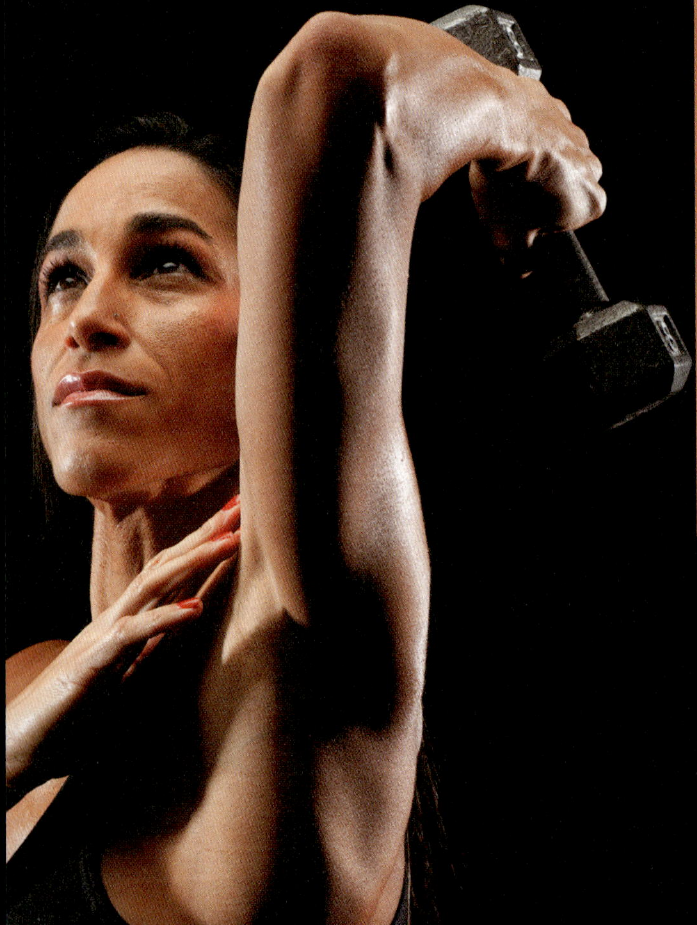

학습성과

1절 • Skeletal Muscle Tissue(뼈대근육조직)의 기능해부학

6.1 뼈대근육의 조직학적 구성을 서술한다.

6.2 근육원섬유마디의 구조적 성분을 확인하고 가는잔섬유와 굵은잔섬유를 구분한다.

6.3 신경근육연접의 성분을 확인하고 뼈대근육섬유의 신경조절을 요약한다.

6.4 근육수축에서 ATP의 역할을 기술하고 뼈대근육섬유의 수축을 단계별로 설명한다.

2절 • 뼈대근육조직의 기능적 특성

6.5 근육섬유의 긴장을 유도하는 기전을 서술하고 뼈대근육수축 시 최대긴장을 유발하는 요인을 논의한다.

6.6 휴지기 시, 적당한 활동 시, 최대활동 시 ATP가 근육에서 생산되는 과정을 서술한다.

3절 • 근육계통의 기능적 구성

6.7 근육의 명칭에 따라 그 근육의 위치, 외형, 기능을 구별하여 설명한다.

6.8 근육을 axial muscle(몸통근육)과 appendicular muscle(팔다리근육)로 구분하고 핵심적인 근육을 열거한다.

6.9 머리와 목의 주요근육과 그들의 origin(이는곳), insertion(닿는곳), action(작용)을 확인한다.

6.10 Vertebral column(척주)의 주요 근육과 그들의 이는곳, 닿는곳, 작용을 확인한다.

6.11 주요 appendicular muscle of trunk(팔다리이음근육)와 이들을 이는곳, 닿는곳, 작용을 확인한다.

6.12 Arm(위팔), forearm(아래팔), finger(손가락)의 주요 근육과 이들을 이는곳, 닿는곳, 작용을 확인한다.

6.13 다리를 움직이는 주요 근육과 이들을 이는곳, 닿는곳, 작용을 확인한다.

6.14 발과 발가락을 움직이는 주요 근육과 이들을 이는곳, 닿는곳, 작용을 확인한다.

Skeletal Muscle Tissue(뼈대근육조직)의 기능해부학

우리 몸을 구성하는 네 가지 기본조직 중 하나인 근육조직은 주로 수축할 수 있게 분화된 근육세포로 구성된다. 세 가지 근육조직–뼈대근육, 심장근육, 민무늬근육–외에 어떤 조직도 몸을 움직이게 할 수 없다. 이번 장에서는 뼈대근육조직의 구조와 기능을 학습한다. 뼈대근육조직의 각 세포는 하나의 근육섬유이다. 뼈대근육은 뼈대근육조직과 결합조직, 신경, 혈관으로 구성된 기관이다. 뼈대근육은 직접 혹은 간접적으로 뼈에 연결되며 오른쪽에 기술한 여러 기능을 수행한다.

근육조직

뼈대근육조직

뼈대근육조직의 수축은 뼈를 당겨 몸을 움직이게 하며 걷고 춤추고 사과를 먹고 우크레레(작은 기타)를 연주하게 한다.

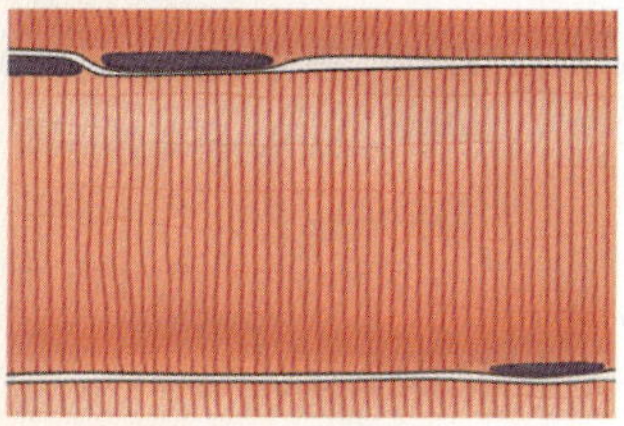

심장근육조직

심장근육조직의 수축은 심장에서 혈액을 혈관으로 이동시킨다.

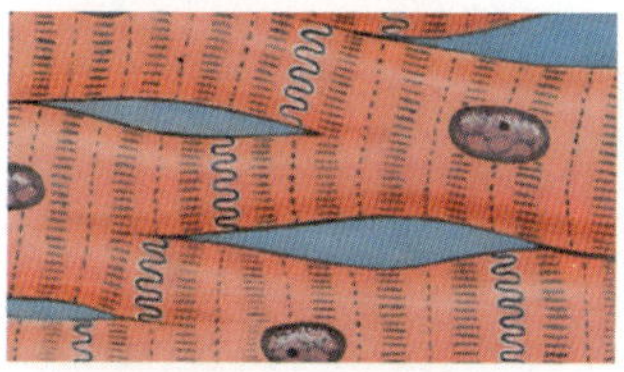

민무늬근육조직

민무늬근육조직은 소화관을 따라 음식물을 이동시키며 작은 혈관의 직경을 조절한다.

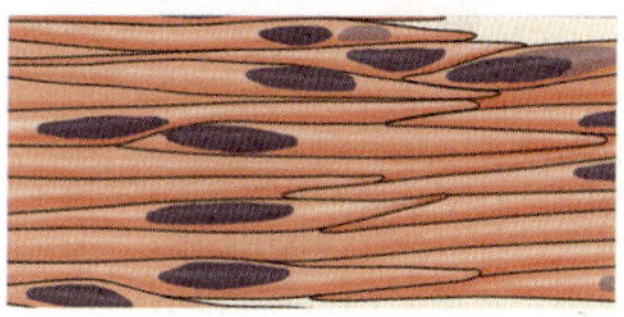

뼈대근육조직의 기능

- **Production skeletal movement(뼈대의 운동 유도).** 뼈대근육의 수축은 힘줄을 당겨 뼈를 움직인다. 이러한 움직임은 팔을 펴거나 숨을 쉬는 단순한 형태에서 수영, 스키타기, 타자치기와 같은 고도의 협동운동 형태로 다양하게 일어난다.
- **Maintain Posture and Body Position(몸의 자세유지).** 뼈대근육의 긴장은 몸의 자세를 유지한다.–예를 들어 책을 읽을 때 머리는 그래로 유지되며 또 걸을 때 발이 몸무게의 중심을 잡는다. 지속적인 근육의 활동이 없다면 똑바로 앉거나 설 수 없다.
- **Support Soft Tissues(부드러운 조직 지지).** 배벽과 골반공간의 바닥은 뼈대근육층으로 구성된다. 이 근육들은 내장기관의 무게를 지탱하며 내부조직을 보호한다.
- **Guard Entrances and Exits(내용물의 출입 조절).** 뼈대근육은 소화관과 비뇨관의 구멍을 감싼다. 이 근육들(조임근)은 삼키거나 배변 혹은 배뇨를 위해 의지적인 조절을 한다.
- **Maintain Body Temperature(체온유지).** 근육수축은 에너지를 필요로 한다. 에너지는 몸에서 사용될 때 이 중 일부는 열로 전환된다. 근육작용에 의해 방출된 열은 정상 기능에 필요한 범위 내에서 체온을 유지한다.
- **Provide Nutrient Reserves(영양분 저장).** 음식물에 충분한 단백질이나 열량이 결핍될 경우 뼈대근육에 있는 수축단백질이 파괴되어 아미노산을 형성하여 혈액으로 방출한다. 간은 이 아미노산 중 일부를 사용하여 포도당을 합성하며 일부는 에너지를 생산하는데 사용한다.

6.1

뼈대근육은 뼈대근육조직과 결합조직, 혈관과 신경을 포함한다

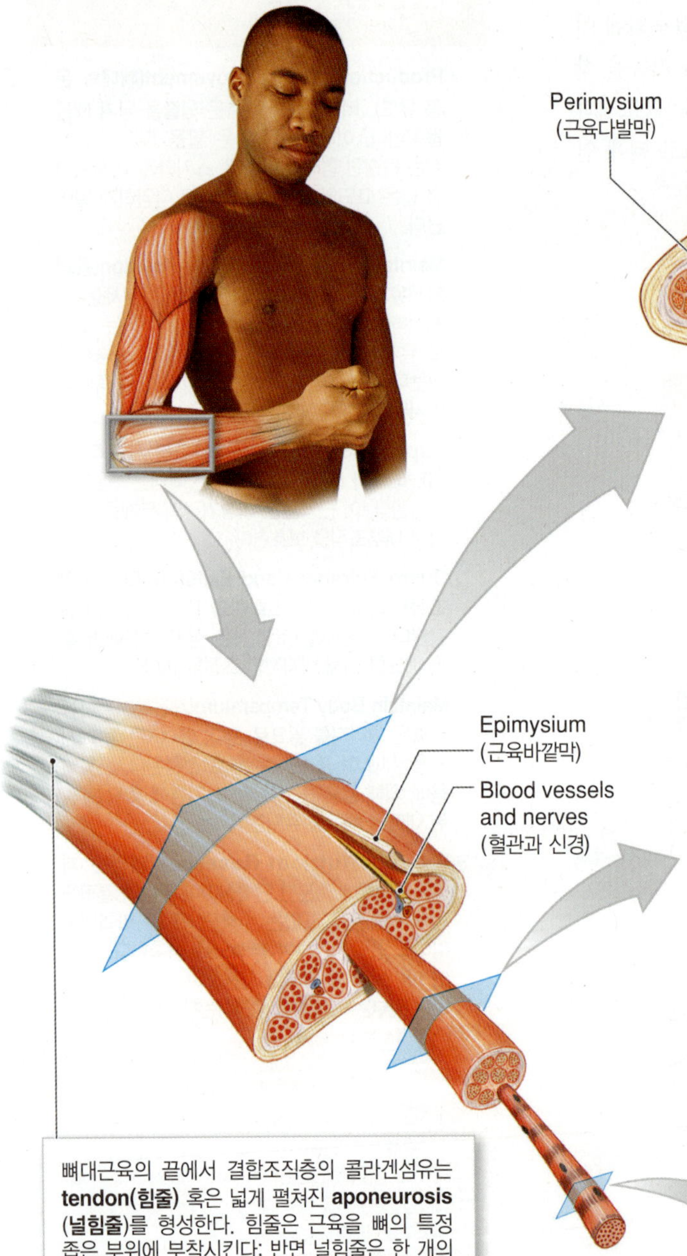

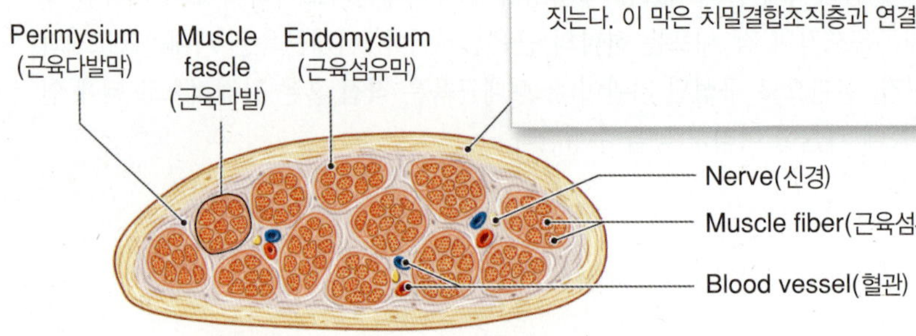

Epimysium(근육바깥막; *epi-*, 위 + *mys*, 근육)은 콜라겐섬유가 치밀한 층으로 전체 근육을 둘러싼다. 근육바깥막은 근육을 주위 조직, 기관과 구별짓는다. 이 막은 치밀결합조직층과 연결된다.

1 **Skeletal muscle(뼈대근육)**은 뼈대근육섬유, 수축력을 전달하는 결합조직, 근육섬유에 양분을 공급하는 혈관 및 수축을 조절하는 신경을 함유하는 복합 기관이다.

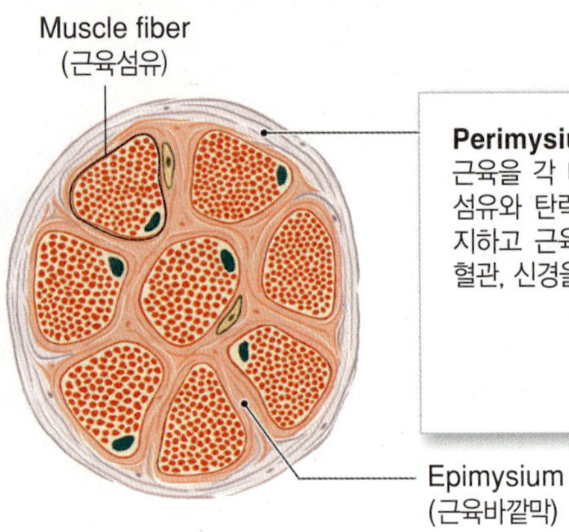

Perimysium(근육다발막; *peri-*, 주위)은 뼈대근육을 각 다발로 구분하는 섬유층이다. 콜라겐섬유와 탄력섬유 외에 근육다발막은 혈류를 유지하고 근육다발내근육섬유의 수축을 조절하는 혈관, 신경을 함유한다.

2 **Muscle fascicle(근육다발**; *fasciculus*, 다발)은 근육섬유 덩어리다. 근육다발막의 결합조직섬유는 근육다발들을 서로 구분한다.

뼈대근육의 끝에서 결합조직층의 콜라겐섬유는 **tendon(힘줄)** 혹은 넓게 펼쳐진 **aponeurosis (널힘줄)**를 형성한다. 힘줄은 근육을 뼈의 특정 좁은 부위에 부착시킨다; 반면 널힘줄은 한 개의 뼈 이상의 넓은 부착부분을 갖고 있다. 뼈에 접촉하는 부위에서 콜라겐섬유가 뼈의 기질까지 뻗어 단단히 부착한다. 그러므로 근육의 수축은 뼈를 움직인다.

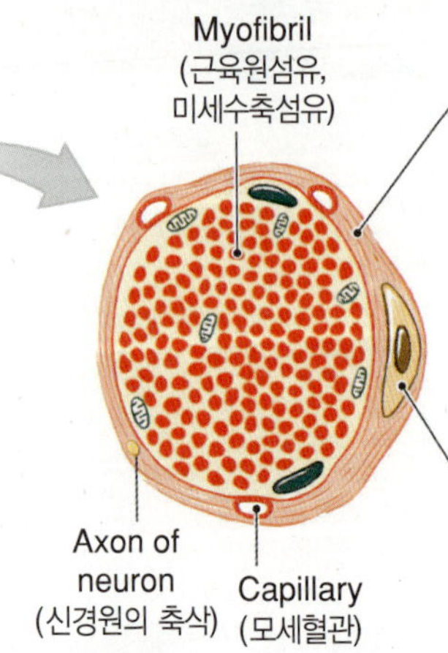

근육다발에서 미세한 결합조직인 **endomysium(근육섬유막**; *endo-*, 내부)은 각각의 뼈대근육섬유를 둘러싸며 이웃근육섬유에 약하게 연결된다.

근육섬유 사이에 흩어져 있는 줄기세포는 손상된 근육조직을 재생시키는 기능을 담당한다.

3 각 **muscle fiber(근육섬유)**는 얇은 근육섬유막에 싸여 있으며 모세혈관, 줄기세포, 근육섬유를 조절하는 신경원의 축삭을 함유한다.

4 성숙한 뼈대근육섬유는 무수히 많다. 하나의 근육섬유는 직경이 100 mm 길이는 30 cm 혹은 12인치 정도 된다. 각 뼈대근육섬유는 수백 개의 핵을 갖는다. 이 핵의 유전자는 정상 근육수축에 필요한 효소과 구조단백질의 생산을 조절한다. 뼈대근육섬유는 크기와 외형이 특이하여 특별한 용어가 사용된다. plasma membrane(형질막)은 **sarcolemma(근육세포막**; *sarkos*, 살(근육) + *lemma*, 껍질)라 하고 세포질은 **sarcoplasm(근육세포질)**이라 한다.

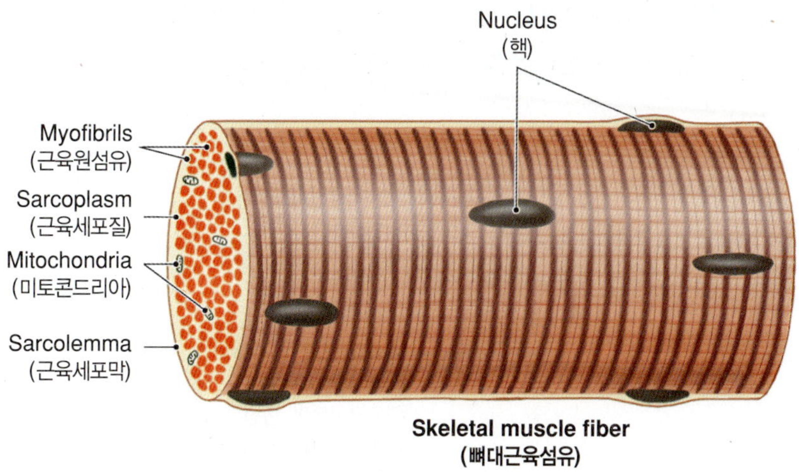

5 **Myofibril(근육원섬유**; *myo-*, 근육)은 원통형태이며 직경은 근육섬유 전체 길이에 걸쳐 1~2 mm이다. 한 개의 뼈대근육섬유의 근육세포질은 수백에서 수천에 이르는 근육원섬유를 함유한다. 각각의 근육원섬유는 띠모양을 하며 반복적으로 나란히 위치하므로 전체 근육섬유가 띠 혹은 가로무늬를 갖는 것 같이 보인다.

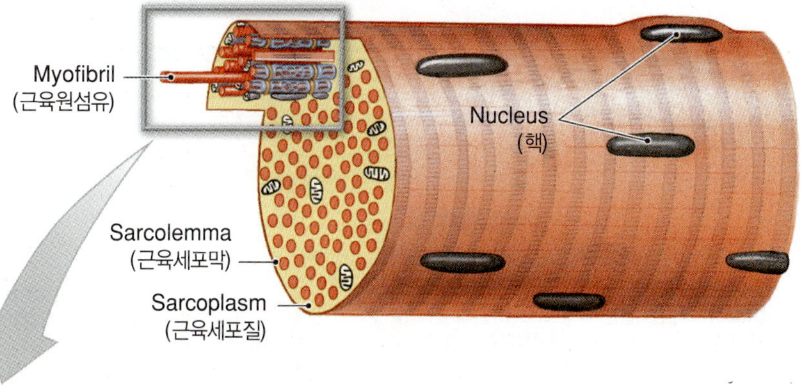

6 근육원섬유는 **myofilament(근육잔섬유)**라는 단백질성 잔섬유다발로 구성된다. 가장 풍부한 근육잔섬유는 **thin filament(가는잔섬유)**인데 주로 액틴으로 구성되며 **thick filament(굵은잔섬유)**는 주로 미오신으로 구성된다.

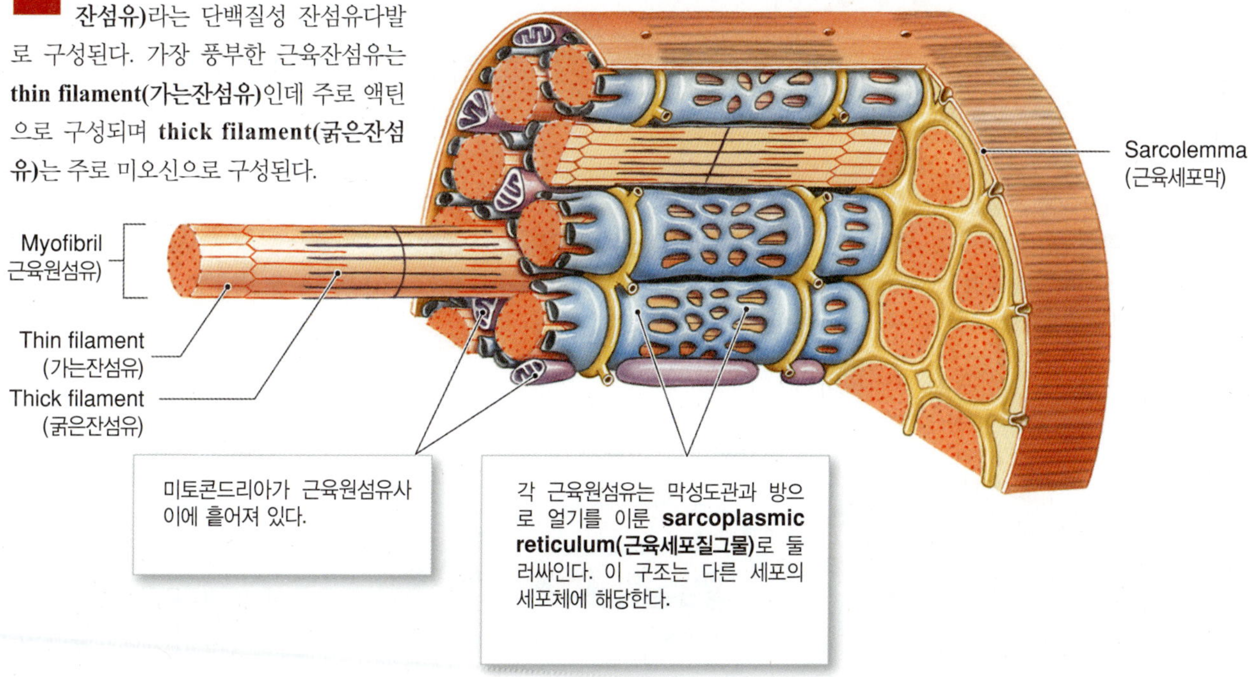

6.2

뼈대근육섬유는 수백에서 수천 개의 근육원섬유마디로 구성된 수축할 수 있는 근육원섬유로 형성된다

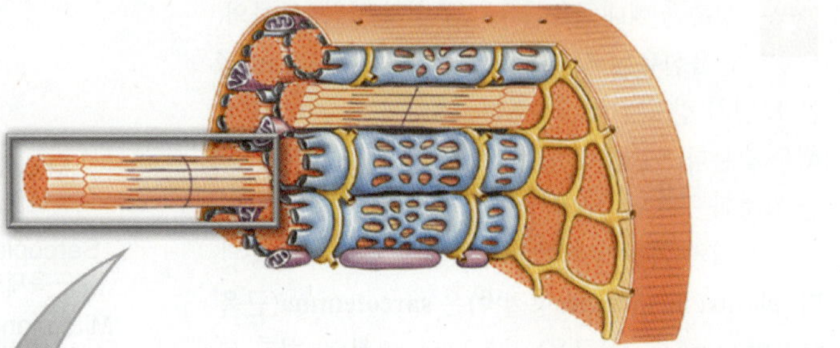

1 근육원섬유는 기능단위인 **sarcomere(근육원섬유마디**; *sarkos*, 살(근육) + *meros*, 일부)가 반복된 구조를 한다. 각각의 근육원섬유는 거의 10,000개의 근육원섬유마디로 구성되며 휴지기상태에서 길이는 2 μm 정도이다.

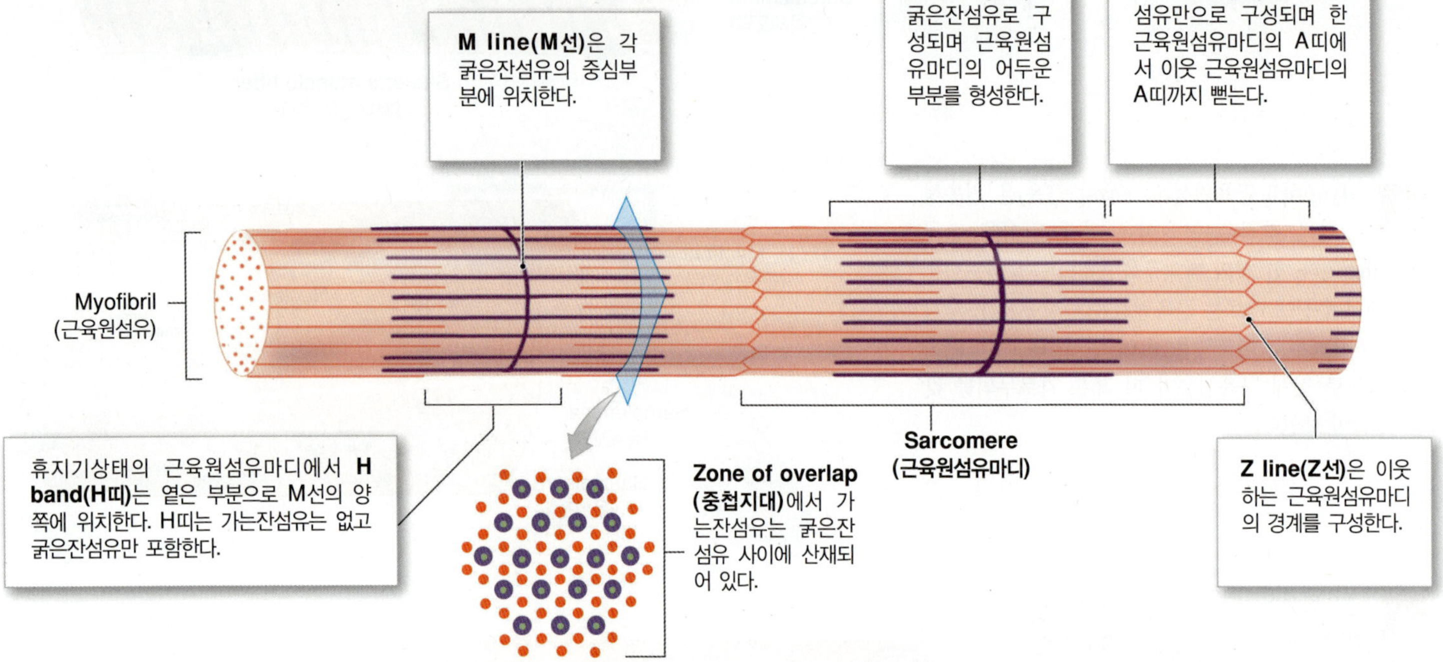

가는잔섬유의 구조

2 근육원섬유마디의 양쪽끝에서 가는잔섬유는 Z선에 부착된다. 아래 확대그림에서 지적한 것과 같이 각 잔섬유는 주로 **actin(액틴)**단백질로 구성되며 소량의 다른 단백질도 함유한다.

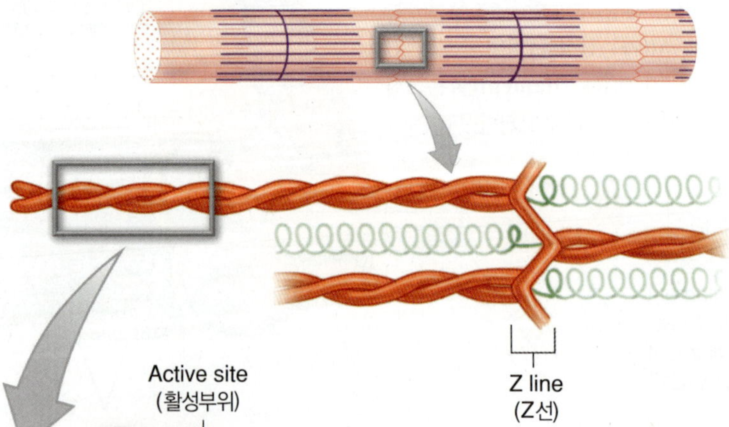

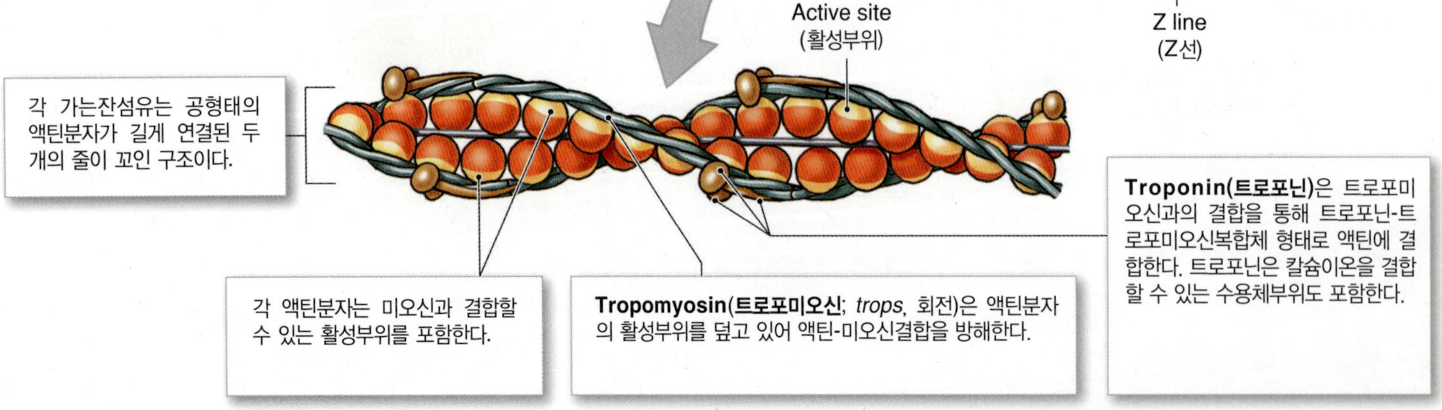

굵은잔섬유의 구조

3 각각의 굵은잔섬유는 약 300개의 **myosin molecule(미오신분자)**를 포함한다. 모든 미오신 분자는 꼬리가 M선 쪽으로 배열된다.

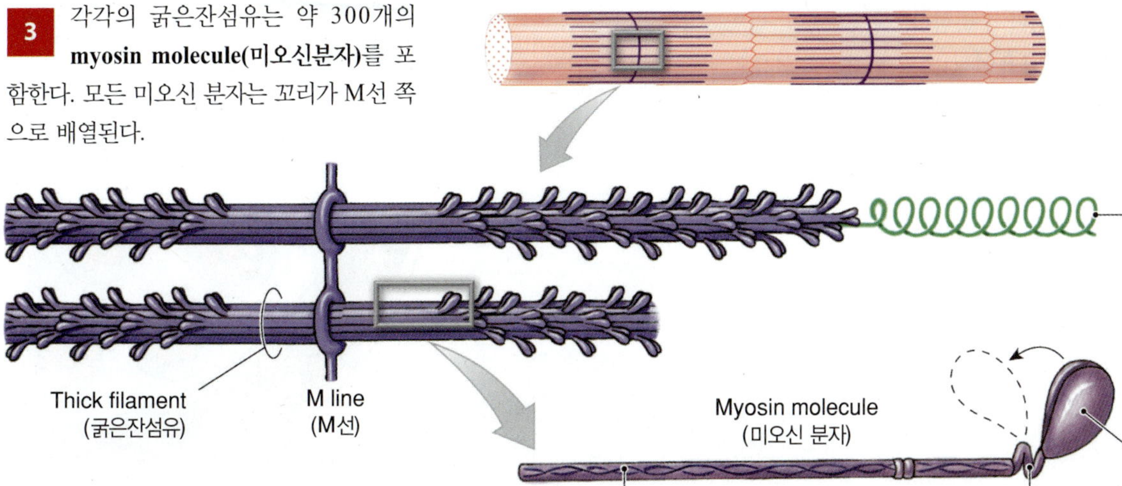

각 굵은잔섬유는 I띠를 가로질러 Z선까지 계속되는 중심부를 갖는다. I띠에서 노출된 중심부는 탄력이 있어 늘어난 후 원위치한다. 이러한 특성이 굵은잔섬유와 가는잔섬유의 일정한 배열을 유지하게 한다.

굵은잔섬유에서 각각의 긴 미오신 **tail(꼬리)**은 다른 미오신 분자와 결합한다.

머리와 꼬리 사이의 연결은 머리가 기저부에서 회전하게 하는 경첩으로 작용한다.

노출된 **head(머리)**는 두 개의 공형태의 단백질 소단위를 갖는다. 수축하는 동안 미오신 머리는 가는잔섬유와 결합하여 교차다리를 형성한다.

4 근육세포막은 근육세포질을 주위의 사이질과 분리하며 근육세포막을 중심으로 안팎에서 양전하와 음전하가 달리 분포한다. 이러한 전하의 차이를 **membrane potential(막전위)**이라고 한다. 모든 살아 있는 세포는 막전위를 갖는데 형질막의 선택적 투과성에 의해 형성된다. 뼈대근육세포에서 막전위의 급격한 변화는 근육수축을 유도하는 첫 번째 단계이다. 막전위의 변화는 근육세포막의 한 곳에서 신경원의 작용으로 시작되는데 근육섬유의 전체 표면을 거쳐 빠르게 전파된다.

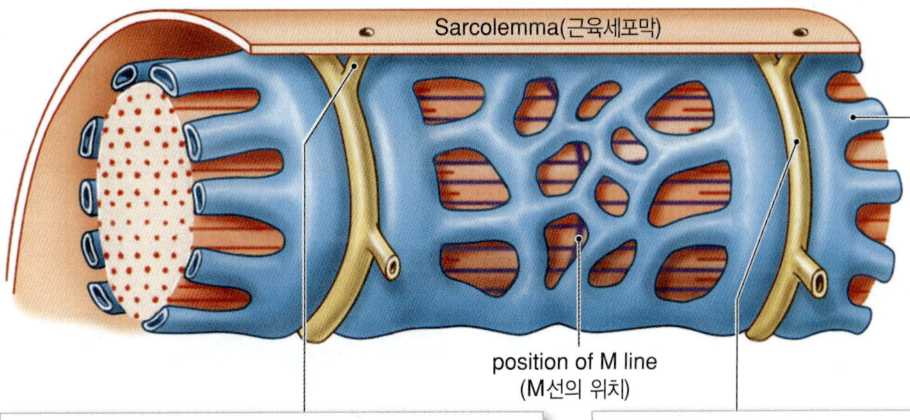

Sarcoplasmic reticulum(SR, 근육세포질그물)은 무과립속형질그물과 마찬가지로 각 근육원섬유 주위에 그물구조로 배열한다. T소관의 한쪽에는 SR의 팽창된 소관이 결합하여 넓은 방을 형성한다. SR의 막에는 칼슘이온을 근육세포질에서 SR로 보내는 이온펌프가 있다. 근육의 수축은 T소관의 막전위변화로 인해 저장된 칼슘이온을 근육세포질로 방출하며 시작된다.

Transverse tubule(가로소관) 또는 **T tubule(T소관)**은 근육세포막에서 수직으로 근육세포질로 뻗은 좁은 관이다. T소관은 근육섬유에 마치 산을 관통하는 터널과 같이 통로를 형성한다. 근육세포막의 막전위의 변화는 T소관을 타고 세포내부로 신속하게 전달된다.

근육세포질의 내부에서 T소관은 각 중첩지대에서 근육원섬유마디를 둘러싼다. T소관이 근육원섬유를 둘러싸는 곳에서 이 소관은 근육세포질그물의 막에 강하게 결합한다.

6.3

뼈대근육섬유는 운동신경원의 자극에 의해 수축한다

뼈대근육섬유는 신경계통의 조절하에서만 수축한다. 신경계통은 세포사이연접인 **neuromuscular junction(NMJ, 신경근육연접)**에서 뼈대근육섬유의 수축을 조절한다. NMJ는 근육섬유 전체 길이의 중간정도에 위치한다.

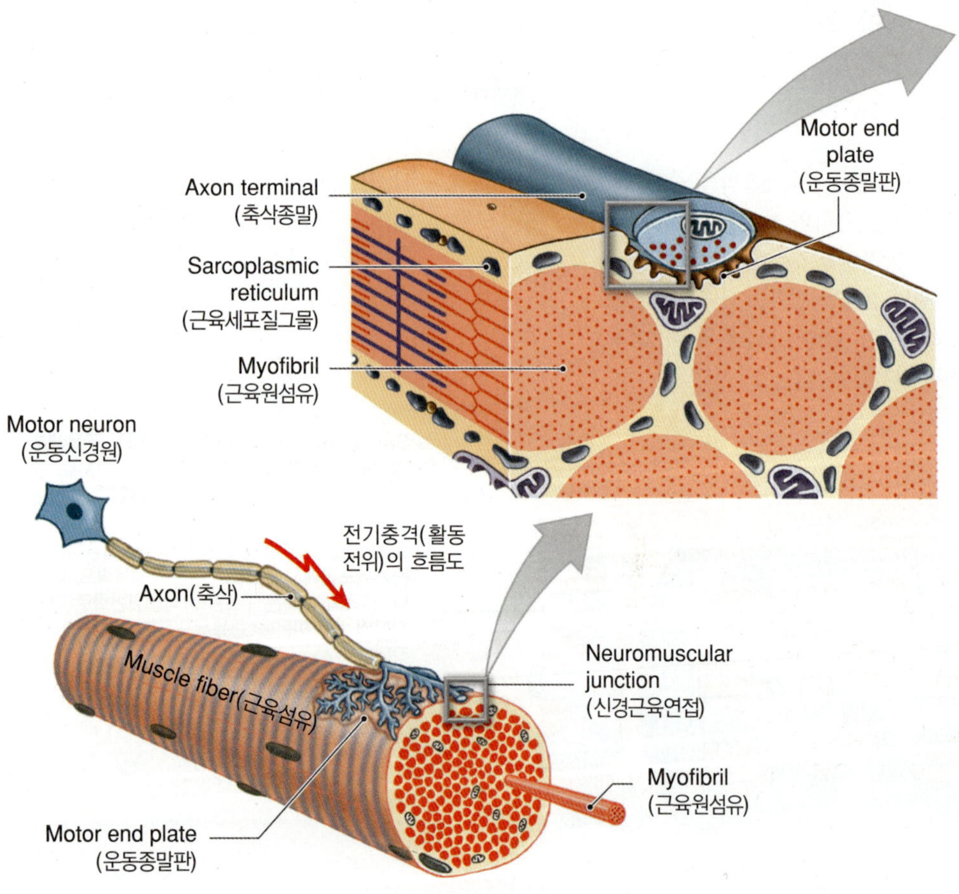

1 한 개의 축삭은 분지하여 한 개 이상의 뼈대근육섬유를 조절하며 각 근육섬유는 한 개의 NMJ만을 갖는다. NMJ에서 **axon terminal(축삭종말)**은 운동신경원과 뼈대근육섬유를 연결하는 **motor end plate(운동종말판)**와 근접해 있다. 운동신경원은 근육을 수축시키는 신경원이다.

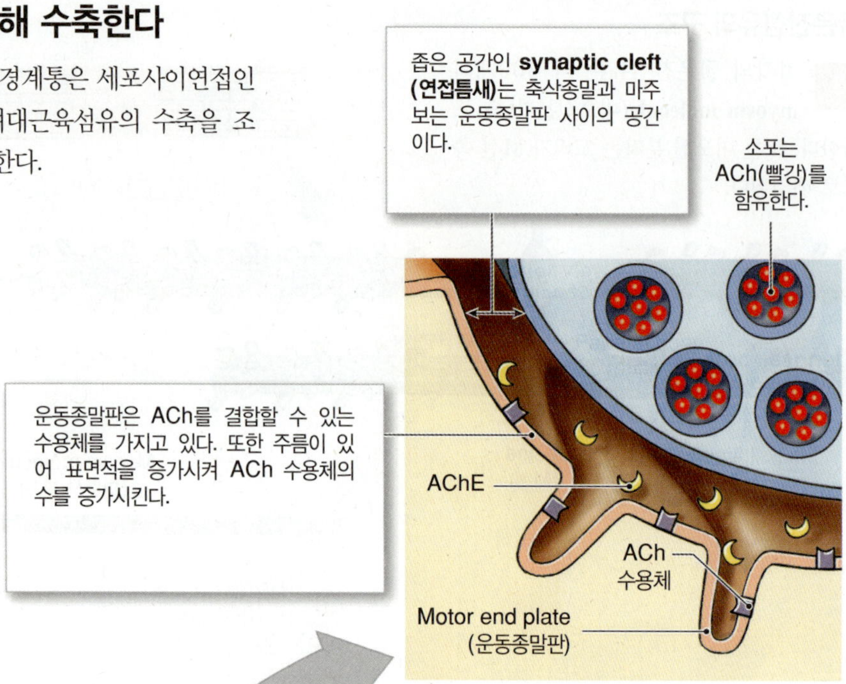

2 축삭종말의 세포질에는 **acetylcholine (ACh, 아세틸콜린)** 분자로 채워진 소포가 있다. 아세틸콜린은 신경전달물질로서 신경원에서 방출되어 다른 세포의 형질막의 투과성을 변화시킨다. 연접틈새와 근육세포막은 ACh를 분해하는 **acetylcholinesterase (AChE, 아세틸콜린 가수분해효소)**를 함유한다.

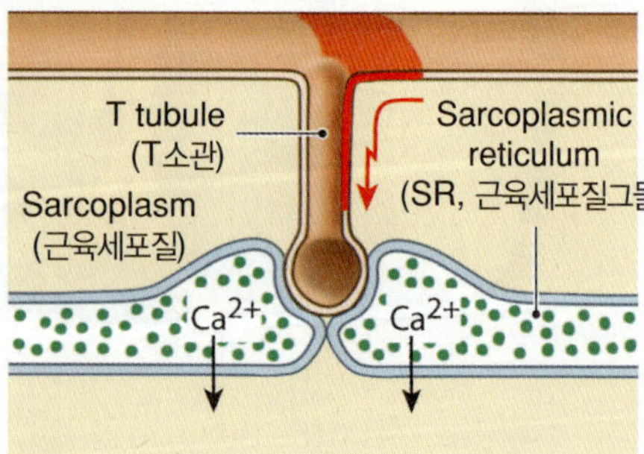

8 활동전위가 근육세포질그물의 T소관을 타고 흘러감에 따라 SR의 투과성이 변하고 칼슘이온이 중첩지대의 근육원섬유마디로 쏟아진다. 이러한 일련의 과정을 통해 근육섬유의 수축이 시작된다.

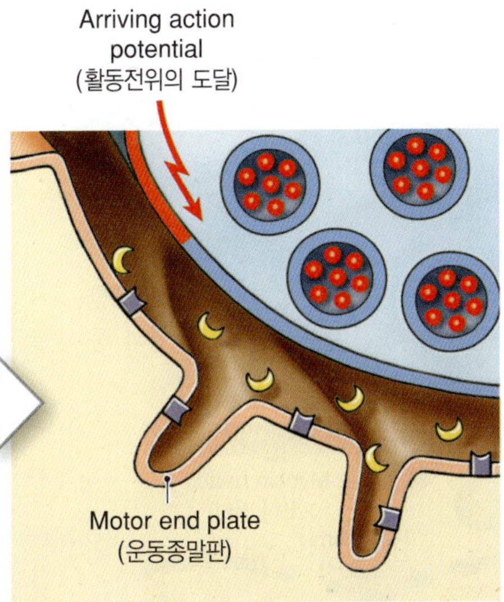

3 전기충격 혹은 **action potential(활동전위)**가 도달하면 축삭종말에서 ACh의 방출이 시작된다. 활동전위는 막전위의 급격한 변화이고 축삭의 전체 길이를 따라 전달된다.

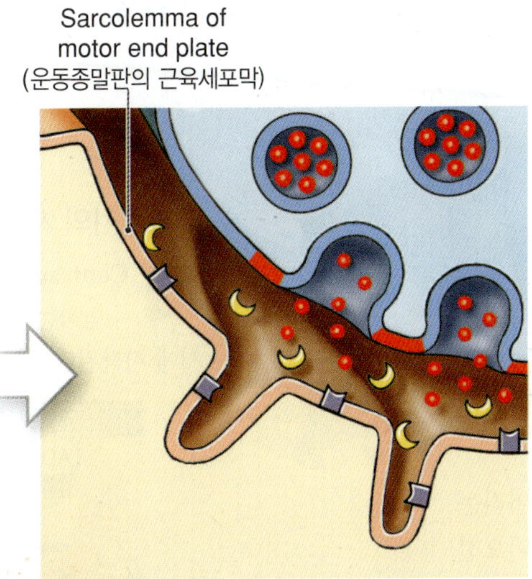

4 막전위가 축삭종말에 도달하면 막투과성이 변해 ACh가 연접틈새로 세포외배출을 시작한다.

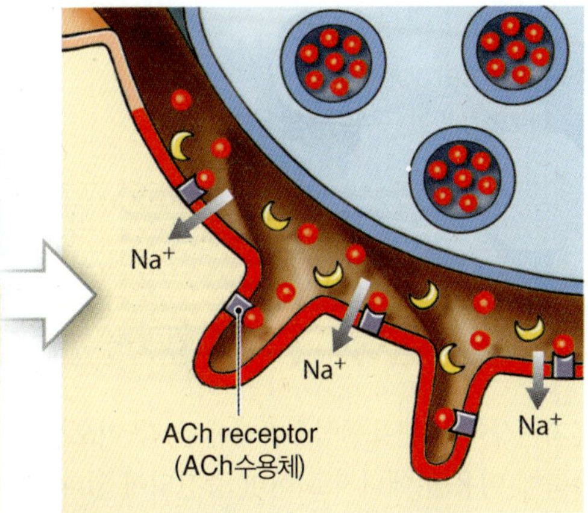

5 ACh분자가 연접틈새를 가로질러 확산되어 운동종말판의 ACh수용체와 결합한다. ACh의 결합은 나트륨이온에 대한 막투과성을 변화시킨다. 세포바깥액이 고농도의 나트륨이온을 함유하며 세포안쪽의 농도는 아주 낮은 상태이므로 나트륨이온이 근육세포질로 몰려간다.

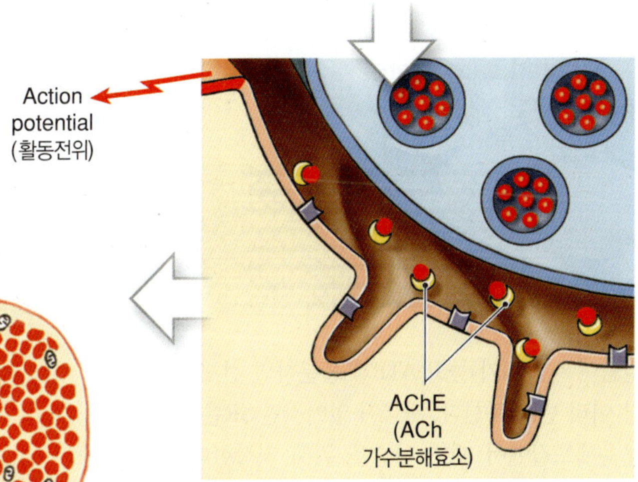

6 양으로 하전된 나트륨이온의 급격한 유입으로 근육세포막에서 활동전위가 생긴다. AChE는 신속하게 ACh를 연접틈새에서 분해되어 ACh수용체를 불활성화시킨다.

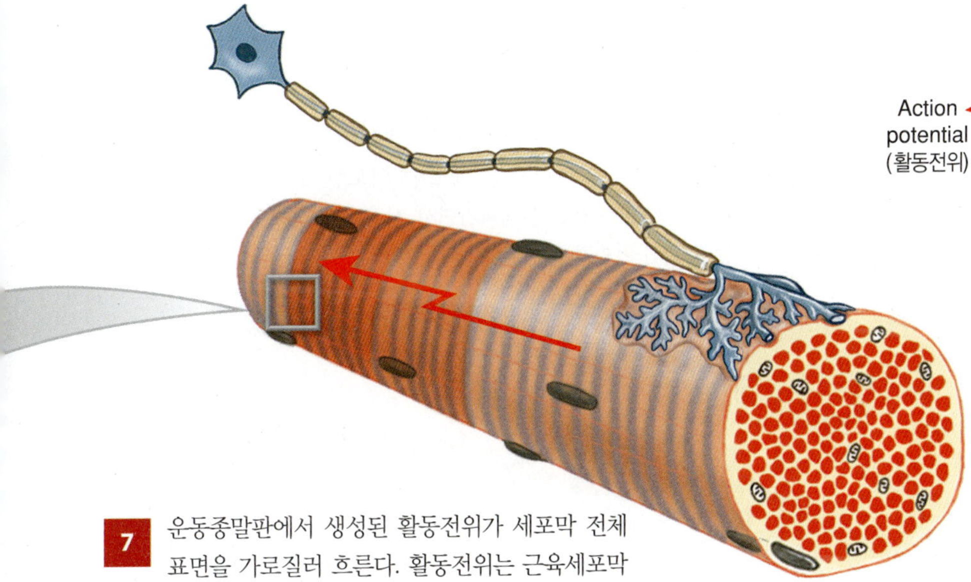

7 운동종말판에서 생성된 활동전위가 세포막 전체 표면을 가로질러 흐른다. 활동전위는 근육세포막을 가로질러 순간적으로 일어나는 전기적 사건이기 때문에 활동전위의 효과는 신속하다. 그렇지만 ACh가 분해되기 때문에 그 효과는 짧다. 또 다른 활동전위가 축삭종말에 도달하기까지 운동종말판에 작용하는 더 이상의 자극은 없다.

근육섬유의 수축은 수축하는 동안 반복되는 회로를 통해 ATP를 이용한다

Resting sarcomere
(휴지기상태의 근육원섬유마디)

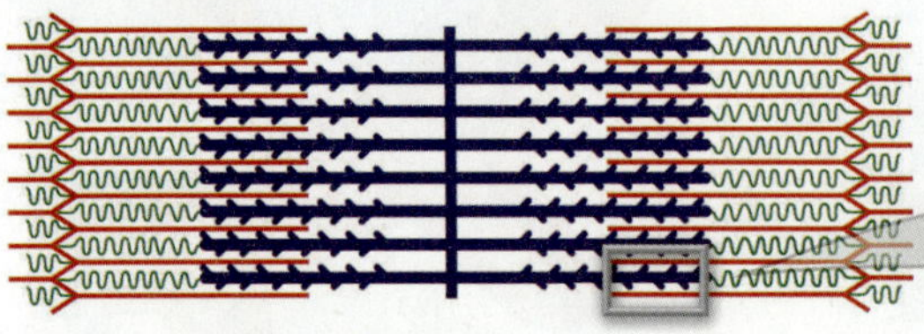

휴지기상태의 근육원섬유마디에서 각 미오신의 머리는 수축에 이용될 에너지로 이미 충전되어 있다. 각 미오신 머리는 M선과 반대방향을 향한다. 이러한 위치에서 미오신의 머리는 쥐덫의 용수철같이 곧추서 있게 된다. 미오신 머리가 곧추서는데는 ATP를 분해하여 얻는 에너지가 필요하다. 그러기 위해 미오신 머리는 ATP를 분해하는 효소로서 작용한다. 수축주기가 시작되면 분해산물인 ADP와 인산(P)은 미오신 머리에 결합된 상태를 유지한다.

수축주기의 시작

1 **Contraction cycle(수축주기)**은 일련의 여러 단계를 수반하는데 중첩지대 내로 칼슘이온이 도착함과 동시에 시작된다.

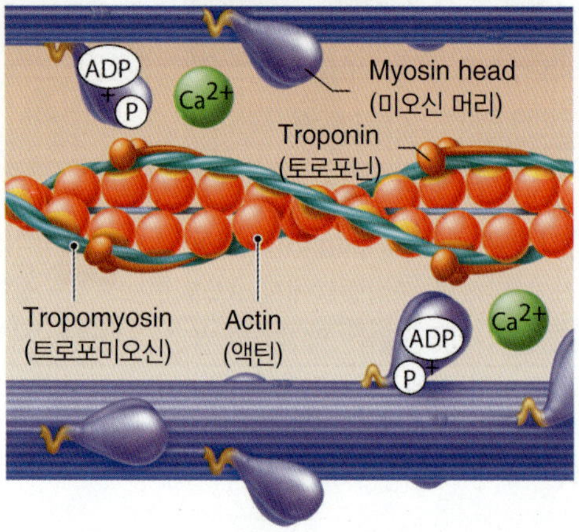

Contracted sarcomere
(수축한 근육원섬유마디)

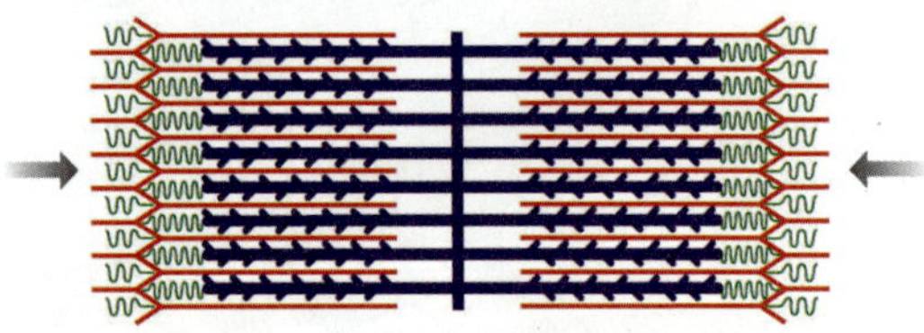

칼슘이온 농도가 높고 ATP가 충분하면 전체주기는 매초당 여러 번 반복한다. 자극이 없어지면 SR은 칼슘이온을 근육세포질에서 빼내 나중을 위해 저장한다. 트로포닌 분자는 위치가 바뀌며 트로포미오신 사슬을 활성부위로 이동시켜 교차다리가 더 이상 형성되지 않게 한다.

Myosin reactived(미오신의 재가동)

6 미오신의 재가동은 노출된 미오신 머리가 ATP를 ADP와 P로 분해시키면서 시작된다. 방출된 에너지는 미오신 머리가 다시 곧추서게 한다.

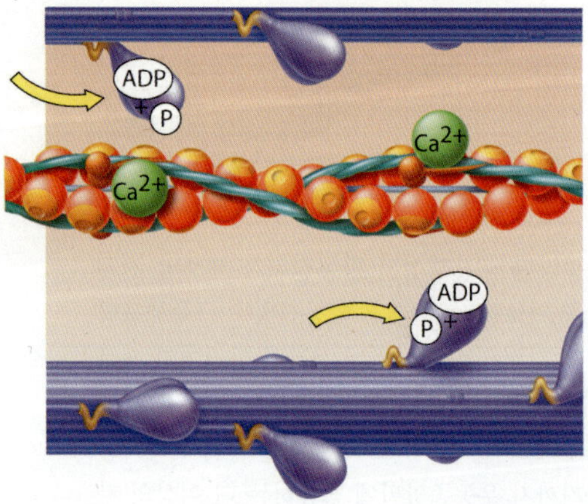

Active site exposed(활성부위의 노출)

2 칼슘이온이 트로포닌에 결합하면 액틴과 트로포닌-트로포미오신 복합체 사이의 결합이 약해진다. 트로포닌 분자는 위치가 바뀌며 트로포미오신 분자를 밀어내 액틴에 위치한 활성부위를 노출시켜 에너지로 충전된 미오신 머리와 결합하게 한다.

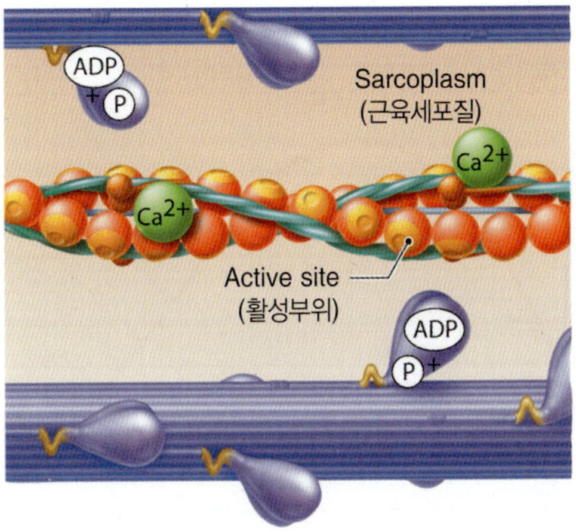

Cross-bridge form(교차다리 형성)

3 활성부위가 노출되면 에너지로 충전된 미오신 머리가 활성부위와 결합하여 교차다리를 형성한다.

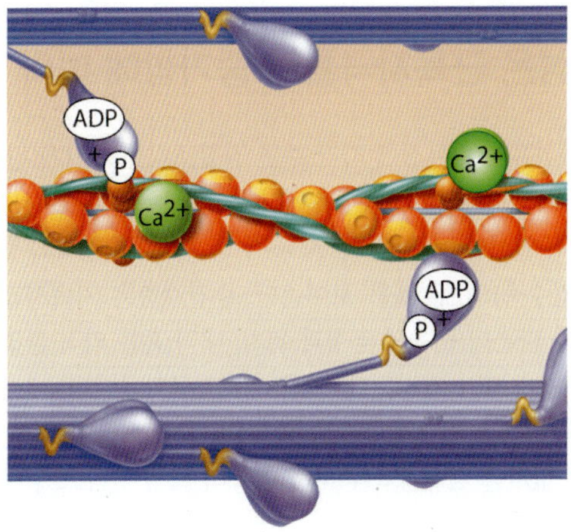

Myosin head pivot(미오신 머리의 회전)

4 교차다리가 형성된 후 저장된 에너지는 방출되어 미오신 머리가 M선을 향해 회전하게 한다. 이것을 파워스트로크(강하게 치기)라고 하며 결합되어 있던 ADP와 P가 방출된다.

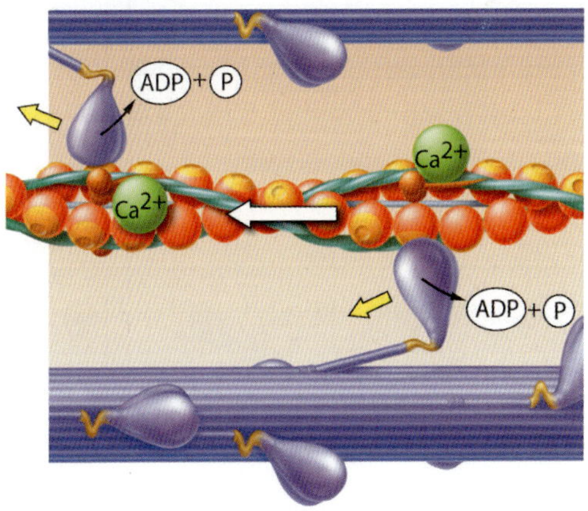

Cross–bridge detach(교차다리 분리)

5 또 다른 ATP가 미오신 머리에 결합하면 미오신 머리와 액틴의 활성부위 사이의 연결이 해체된다. 활성부위는 노출되어 또 다른 교차다리를 형성할 수 있다.

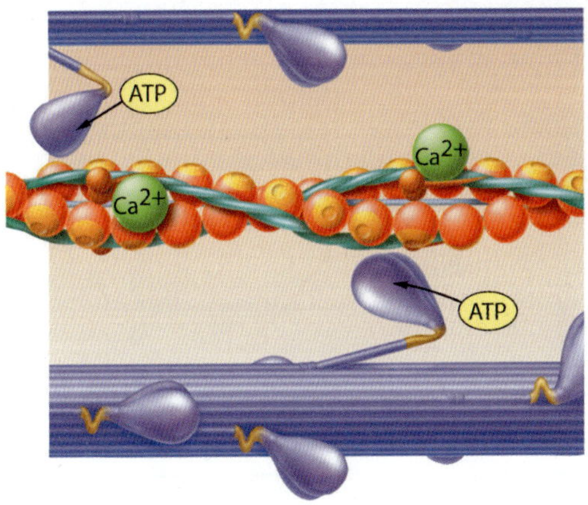

뼈대근육조직의 기능적 특성

6.5

긴장형성은 근육자극률이 증가함에 따라 최대치로 증가한다

1 근육섬유가 짧아짐에 따라 주변 결합조직을 당기게 된다. 오른쪽 그래프는 근육섬유에서 발생하는 긴장도로서 근육섬유에서 일어나는 한번의 자극-수축-이완의 연속과정인 **twitch(순간수축)**의 두 예를 보여준다. 순간수축은 지속시간이 근육에 따라 다른데 근육의 유형과 위치, 내적 혹은 외적 환경조건 등의 요인에 따라 결정된다. 비록 전기자극이 실험실 내에서 근육의 순간수축을 일으킬 수 있는데 너무 짧아 정상 수축의 일부로 볼 수 없지만 뼈대근육에 따라 기능적 특성이 다르게 나타낸다.

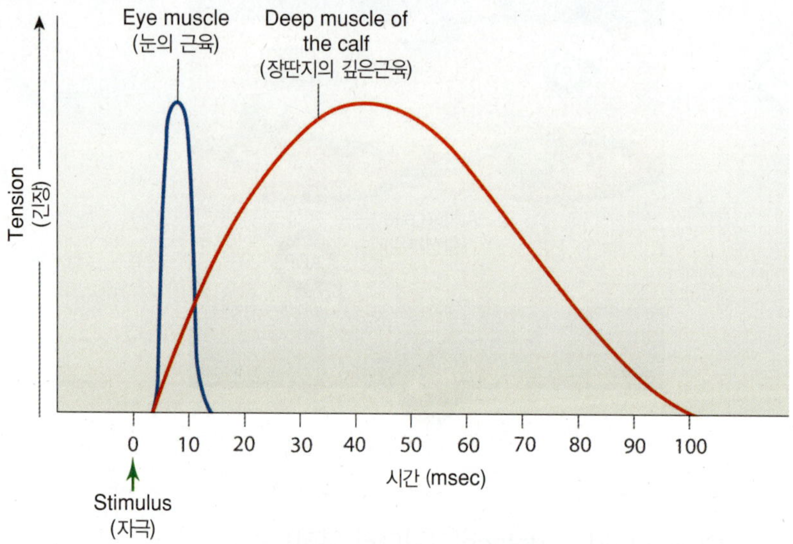

2 이 그래프는 장딴지근의 근육섬유에서 40 msec 동안 일어나는 변화를 보여준다.

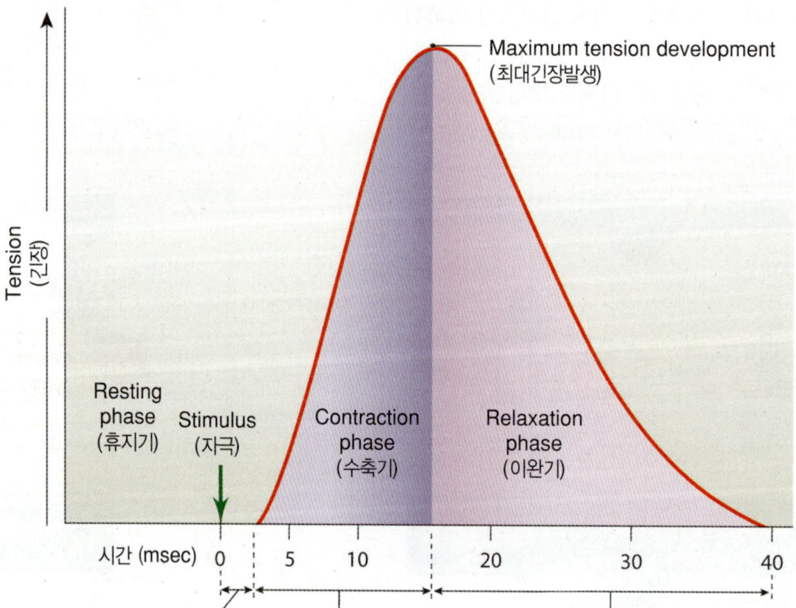

자극의 초기에 **latent period(잠복기)**가 있고 전형적으로 약 2 msec 동안 지속된다. 잠복기 동안에도 활동전위는 근육세포막을 타고 흐르며 근육세포질그물에서 칼슘이온이 방출된다. 수축주기가 아직 시작되지 않았기 때문에 근육섬유는 잠복기 동안 긴장을 형성하지 못한다.

Contraction phase(수축기)는 13 msec 정도 지속되는데 긴장이 최대치로 올라간다. 긴장도가 올라갈수록 칼슘이온이 트로포닌에 결합하여 가는잔섬유에 있는 활성부위가 노출되고 교차다리반응이 시작된다.

Relaxation phase(이완기)는 약 25 msec 지속된다. 이 기간 동안 칼슘농도는 떨어지고 트로포닌은 활성부위를 덮어 교차다리가 분리되며 감소한다. 결국 긴장은 휴지기상태로 되돌아간다.

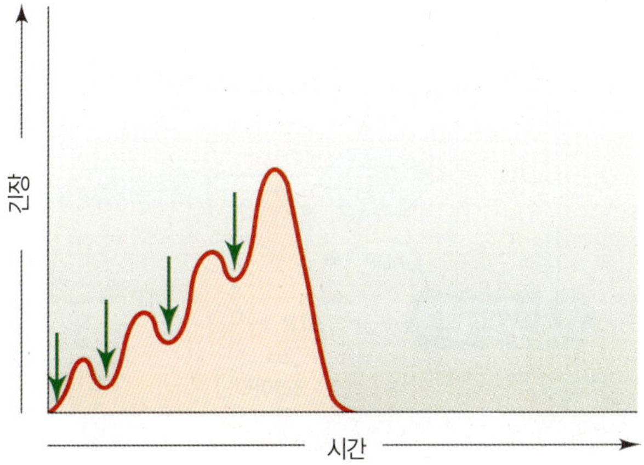

3 만일 또 다른 자극이 이완기가 끝나기 전에 도달하면 보다 강력한 또 다른 수축이 일어난다. 이러한 방식으로 반복적 순간수축은 **wave summation(수축파가중)**을 계속한다. 한번의 순간수축의 지속여부가 수축파가중을 일으킬 수 있는 최대시간을 결정한다.

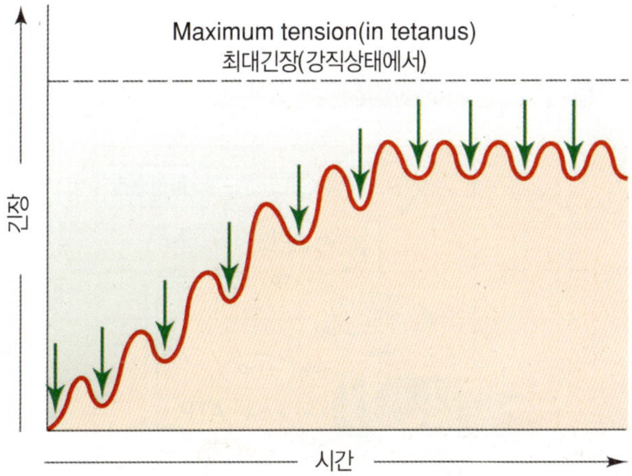

4 수축과 이완의 빠른 주기 동안 최대에 근접한 긴장도를 일으키는 근육은 **incomplete tetanus(불완전강직**, 경련성 긴장) 상태에 있다고 할 수 있다. (그래프에서 점선을 주목하고 그 아래는 강직상태에서 발생하는 최대 긴장을 나타낸다.)

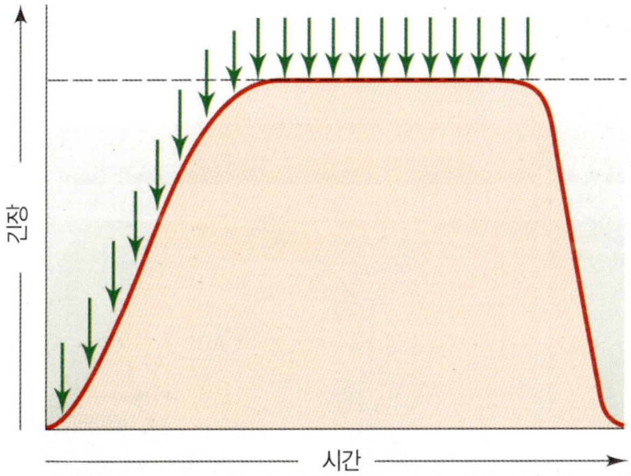

5 **Complete tetanus(완전강직)**는 높은 자극빈도에 의해 이완기가 소멸될 때 일어난다. 완전강직 동안 활동전위가 너무 빨리 도달하여 근소포체의 칼슘이온을 회수하지 못한다. 근육세포질에 높은 칼슘이온농도로 인해 수축이 장기간 지속된다. 비록 실험조건에서 근육을 강직시킬 수는 있지만 정상 활동 과정에서는 최대긴장을 일으키기는 쉽지 않다. 왜냐하면 정상적인 운동은 긴장의 형성 정도를 정확히 통제하고 또 지속적으로 변화시켜야 할 필요가 있기 때문이다.

KEY

↓ = Stimulus(자극)

6.6

근육수축은 호흡 혹은 무호흡에 의해서 형성된 다량의 ATP를 필요로 한다

1 휴지기의 뼈대근육의 경우 ATP 요구량이 낮다. 필요량 이상의 산소가 미토콘드리아에 공급되며 과잉의 ATP를 생산한다. 남은 ATP는 또 다른 고에너지 형태의 **creatine phosphate(CP, 인산크레아틴)**와 글리코겐을 저장하기 위해 사용된다. 휴지기 근육섬유는 혈액으로부터 지방산과 포도당을 흡수한다. 지방산은 미토콘드리아에서 분해되어 ATP를 생산하는데, 생산된 ATP는 크레아티닌을 인산크레아티닌으로 바꾸고 포도당을 글리코겐으로 바꾸는데 이용한다.

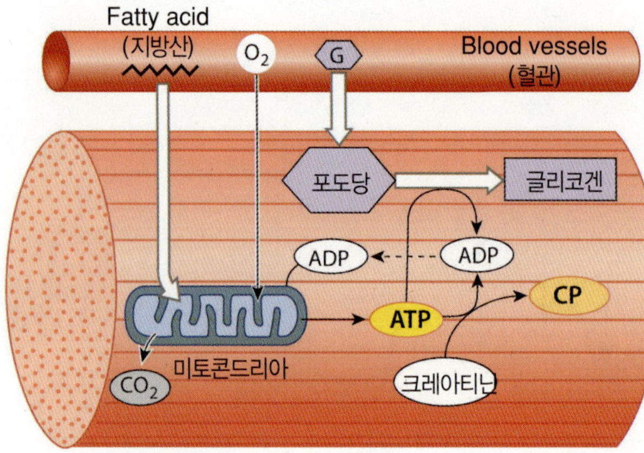

휴지기상태의 근육

2 적당하게 운동하면 ATP의 요구량이 증가한다. 이러한 요구에 의해 미토콘드리아의 산소 소비율이 증가하게 된다. 뼈대근육은 주로 미토콘드리아에서 호흡을 통한 **pyruvate(피루브산염)** 대사에 의존한다. 두 개의 3-탄소인 피루브산염은 한 개의 6-탄소인 포도당을 효소로 분해하여 생산된다. 비록 피루브산염이 생성되며 소량의 ATP가 생산되지만 주로 미토콘드리아의 피루브산염 대사에 의해서 많은 양이 생성된다. 미토콘드리아의 활성이 ATP의 요구량을 충족시키는 한에서 근육은 저장하고 있는 글리코겐, 지질, 아미노산이 고갈될 때까지 지치지 않는다. 따라서 여러 시간을 운동하는 달리기 선수 같은 운동선수의 근육이 지치지 않는 것도 그러한 이유이다.

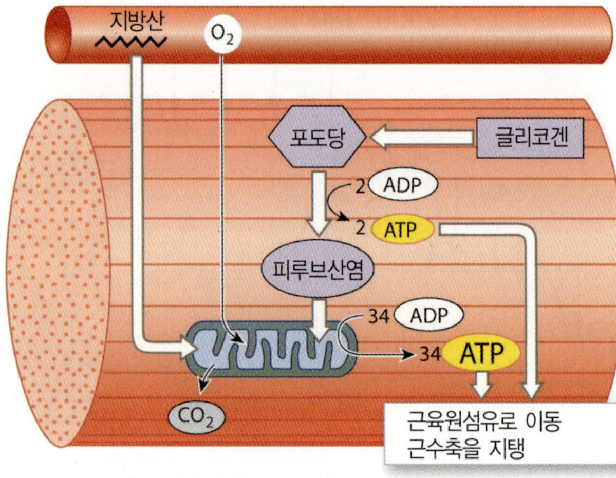

적당한 활성상태의 근육

3 최대 운동의 경우 ATP의 요구가 엄청나서 미토콘드리아의 ATP 생산은 최대율로 증가하는데 증가 정도는 산소활용능력에 의해 결정된다. 극한운동 시 미토콘드리아에 의해 공급되는 ATP는 필요량의 1/3 정도에 불과하다. 나머지는 무호흡(산소결핍)으로 포도당을 피루브산염으로 분해하며 생산된다. 피르부산염의 농도가 증가함에 따라 피루브산염이 **lactic acid(젖산)**으로 변하여 3-탄소분자인 **lactate(젖산염)**과 한 개의 수소이온으로 분해된다. 극한 운동 시 젖산의 생성은 세포 안과 밖의 pH를 떨어뜨려 운동시작 후 얼마 지나지 않아 pH의 변화로 인해 필수 효소의 특성이 변화되어 근육섬유가 더 이상 수축하지 않는다. 단거리 선수는 보통 이러한 유형의 근육피로도를 경험한다.

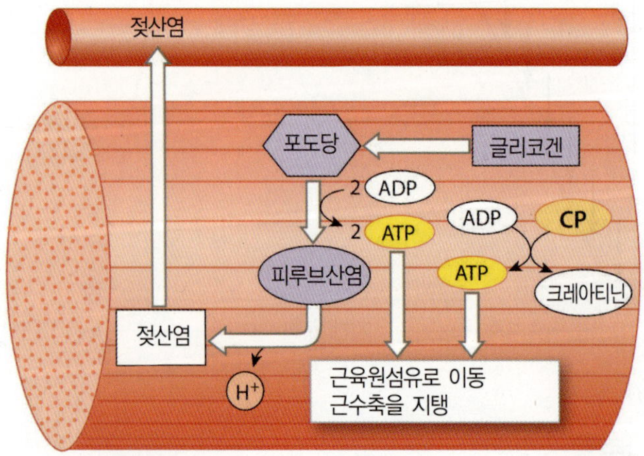

최대 운동 중인 근육

근육계통의 기능적 구성

6.7

근육의 이름은 형태나 작용을 의미한다

1 대부분의 경우 수축하는 동안 근육의 한쪽 끝은 고정되어 있고 다른 한쪽이 움직인다. 고정된 쪽을 근육의 **origin(이는곳)**이라고 한다. 대부분의 근육은 뼈에서 일어나지만 일부 근육은 결합조직에서 일어난다. 움직임이 있는 다른 쪽끝을 **insertion(닿는곳)**이라고 한다. 해부학적 자세에서 이는곳은 대체로 닿는곳에 비해 몸쪽에 위치한다. 그렇지만 이는곳과 닿는곳을 아는 것보다 양쪽의 부착부분과 작용을 알아내는 것이 더 중요하다. 근육이 수축할 경우 근육은 특정 운동 또는 **action(작용)**을 하게 된다. 일반적으로 특정 관절에서 일어나는 운동을 중심으로 작용을 설명한다.

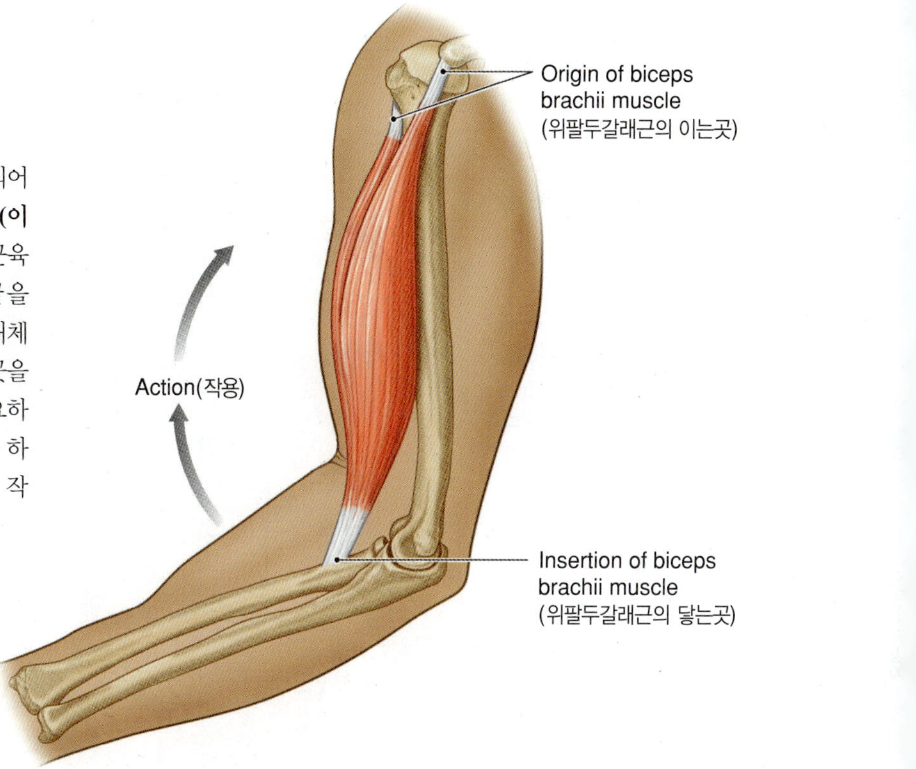

2 복잡한 운동에서 근육은 집단으로 움직인다. 그 근육들의 협동작용으로 특정 운동이 효과적으로 일어난다. 그 근육들의 기능을 토대로 주작용근, 대항근, 협동근이라 한다.

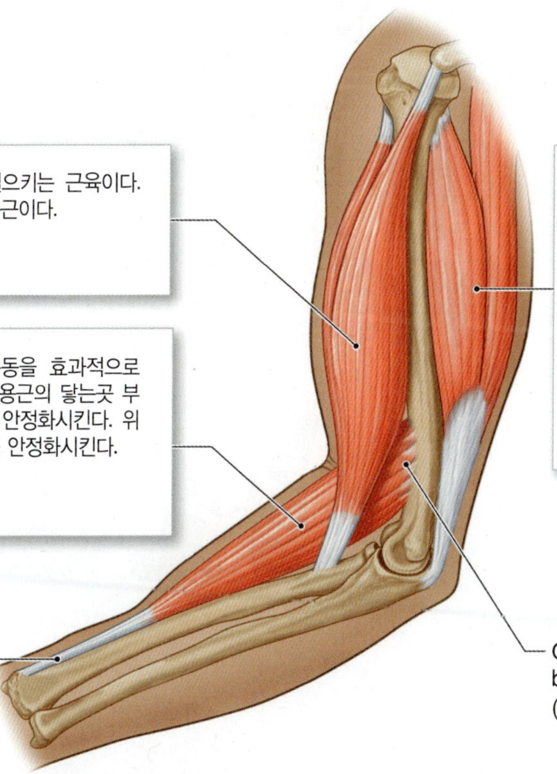

Agonist(주작용근)는 특정 운동을 일으키는 근육이다. 위팔두갈래근은 팔꿈치를 굽히는 주작용근이다.

Synergist(협동근)는 주작용근의 운동을 효과적으로 일어나게 돕는 근육이다. 협동근은 주작용근의 닿는곳 부근에서 한 번 더 당겨주거나 이는곳을 안정화시킨다. 위팔노근은 위팔두갈래근을 도와 팔꿈치를 안정화시킨다.

Antagonist(대항근)는 주작용근과 반대작용을 하는 근육이다. 위팔세갈래근은 팔꿈치를 펴므로써 위팔두갈래근의 대항근이 된다. 반대로 위팔두갈래근은 위팔세갈래근의 대항근으로 작용한다.

6.8

뼈대근육은 이는곳과 작용을 기준으로 몸통근육과 팔다리근육으로 나눈다

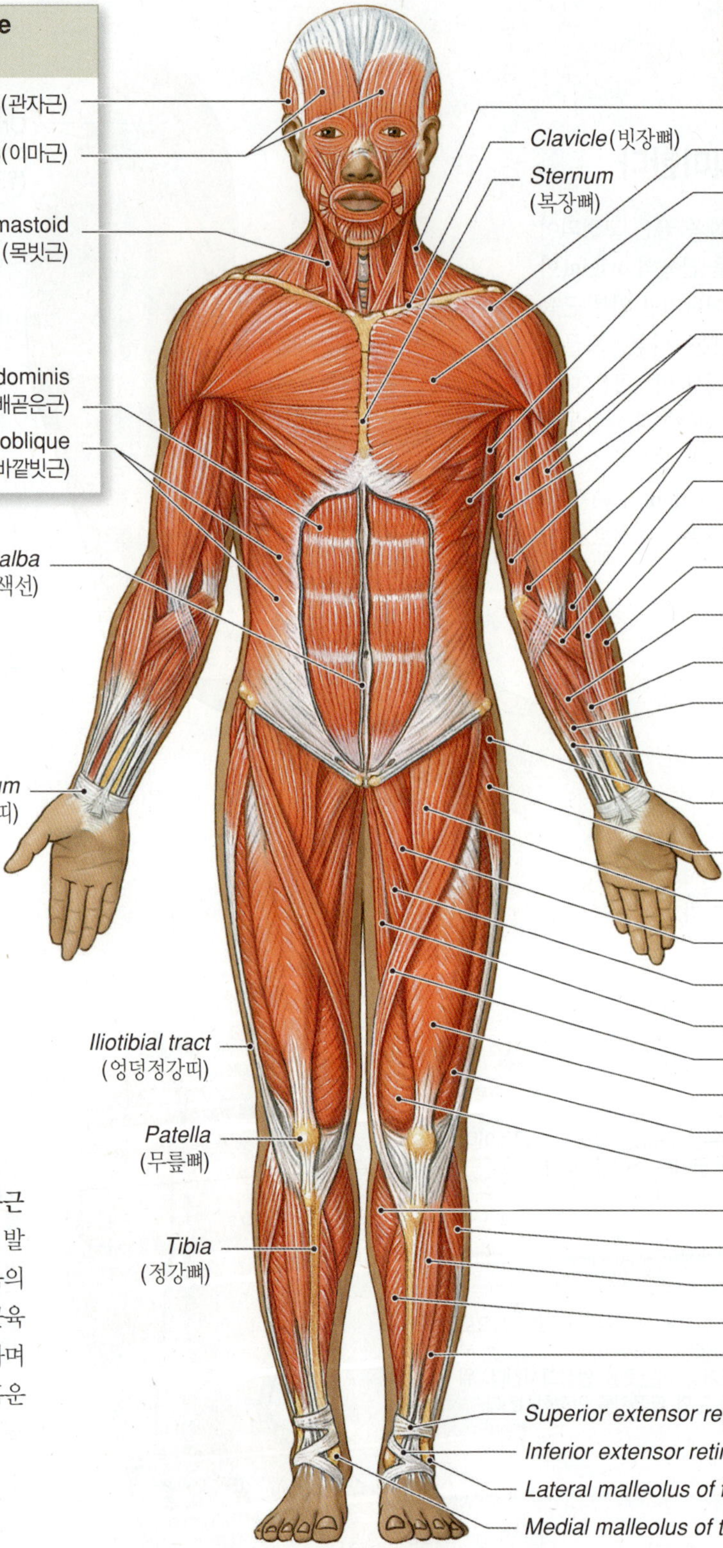

1 **Axial muscle(몸통근육)**은 몸통뼈대에서 발달하며 우리 몸의 뼈대근육의 약 60%를 구성한다. 이 근육들은 머리와 척주에 위치하며 가슴우리를 움직이며 호흡운동에 관여한다.

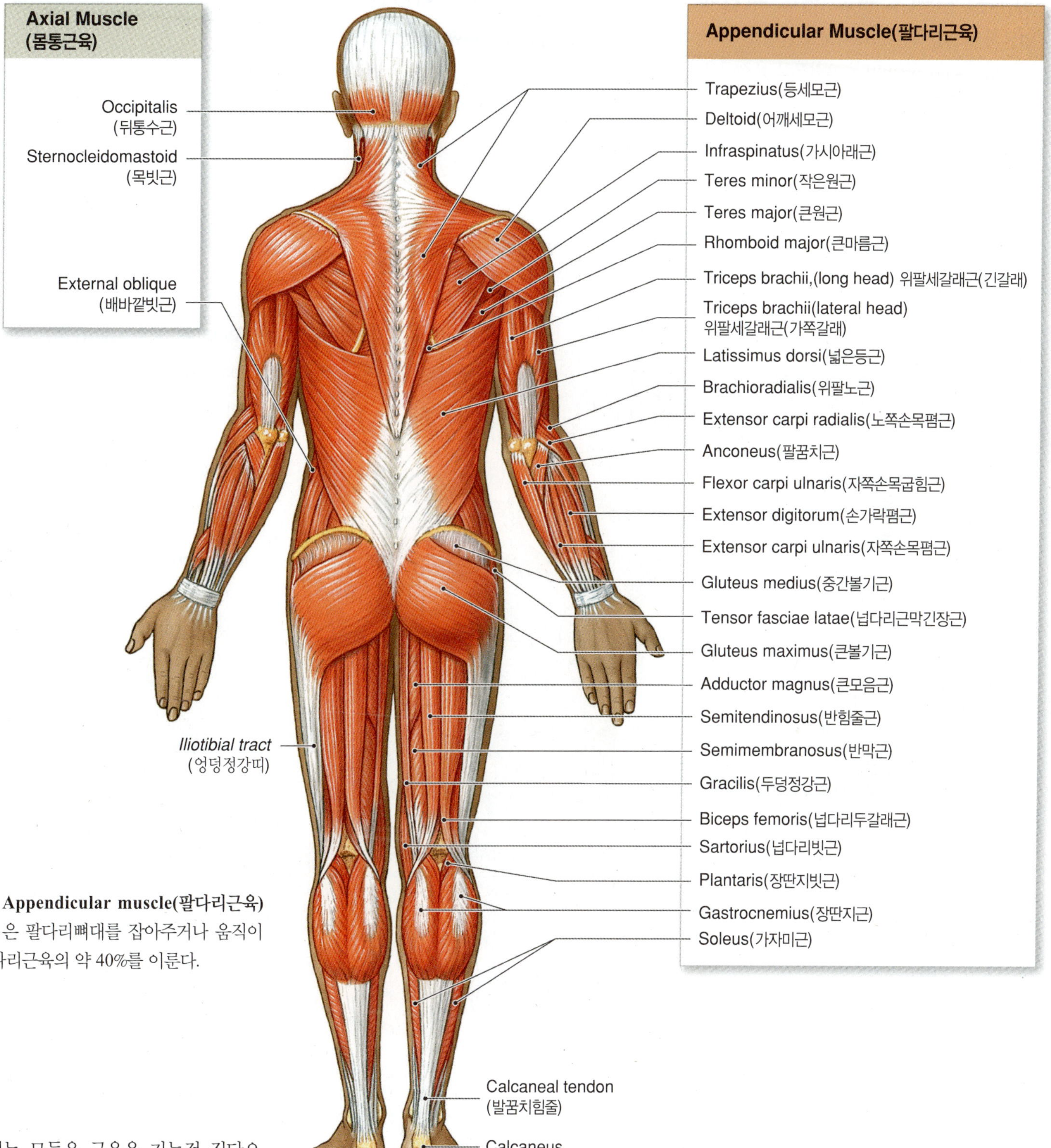

2 **Appendicular muscle(팔다리근육)**은 팔다리뼈대를 잡아주거나 움직이며 팔다리근육의 약 40%를 이룬다.

이어지는 모듈은 근육을 기능적 집단으로 구분한다. 그렇지만 뼈대계통은 집단으로 기능을 나타내므로 각각의 그림에서 한 근육집단보다 많이 표시될 것이다. 또 근육계통이 아닌 구조물은 이탤릭체로 표시할 것이다.

6.9

머리와 목의 근육은 먹는 과정에 중요하며 의사소통에도 이용된다

얼굴의 표정근육은 머리뼈의 표면에서 일어난다. 닿는곳인 근육바깥막은 결합조직으로서 피부의 진피를 구성한다. 그러므로 표정근육이 수축하면 피부가 움직인다.

1 다음 앞쪽 그림은 오른쪽 얼굴의 얕은근육과 왼쪽얼굴의 깊은근육을 보여준다.

Facial Muscles(얼굴근육)

Frontalis(이마근)

이는곳: 두피의 널힘줄
닿는곳: 눈썹과 코뿌리의 피부
작용: 눈썹을 올리고 이마의 주름을 형성한다.

Orbicularis oculi(눈둘레근)

이는곳: 눈확의 안쪽모서리
닿는곳: 눈꺼풀주위의 피부
작용: 눈을 감게 한다.

Zygomaticus(광대근)

이는곳: 광대뼈
닿는곳: 입과 위입술의 각
작용: 입과 위입술의 모서리를 당기고 올린다.

Platysma(넓은목근)

이는곳: 둘째 갈비연골과 어깨뼈 봉우리 사이의 위쪽 가슴
닿는곳: 아래턱뼈와 볼의 피부
작용: 목의 피부를 당기고 아래턱뼈를 내림

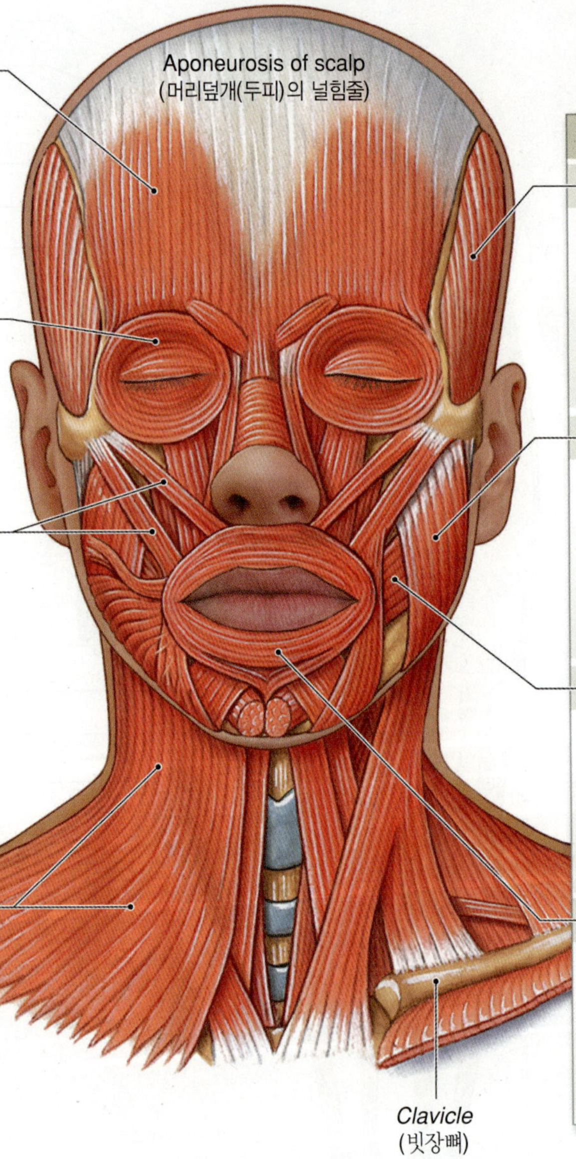

Facial Muscles(얼굴근육)

Temporalis(관자근)

이는곳: 머리뼈의 관자선
닿는곳: 아래턱뼈의 근육돌기
작용: 아래턱뼈를 올려 위턱뼈와 맞닿게 한다.

Masseter(깨물근)

이는곳: 광대활
닿는곳: 아래턱뼈 가지의 가쪽면
작용: 아래턱뼈를 올려 위턱뼈와 맞닿게 한다.

Buccinator(볼근)

이는곳: 위턱뼈와 아래턱뼈의 이틀돌기
닿는곳: 입둘레근
작용: 볼을 누른다.

Orbicularis oris(입둘레근)

이는곳: 위턱뼈와 아래턱뼈
닿는곳: 입술
작용: 입술을 오무린다.

2 다음의 가쪽 단면은 주요 얼굴근육을 보여준다. 입술의 움직임에 관여하는 근육이 풍부하다.

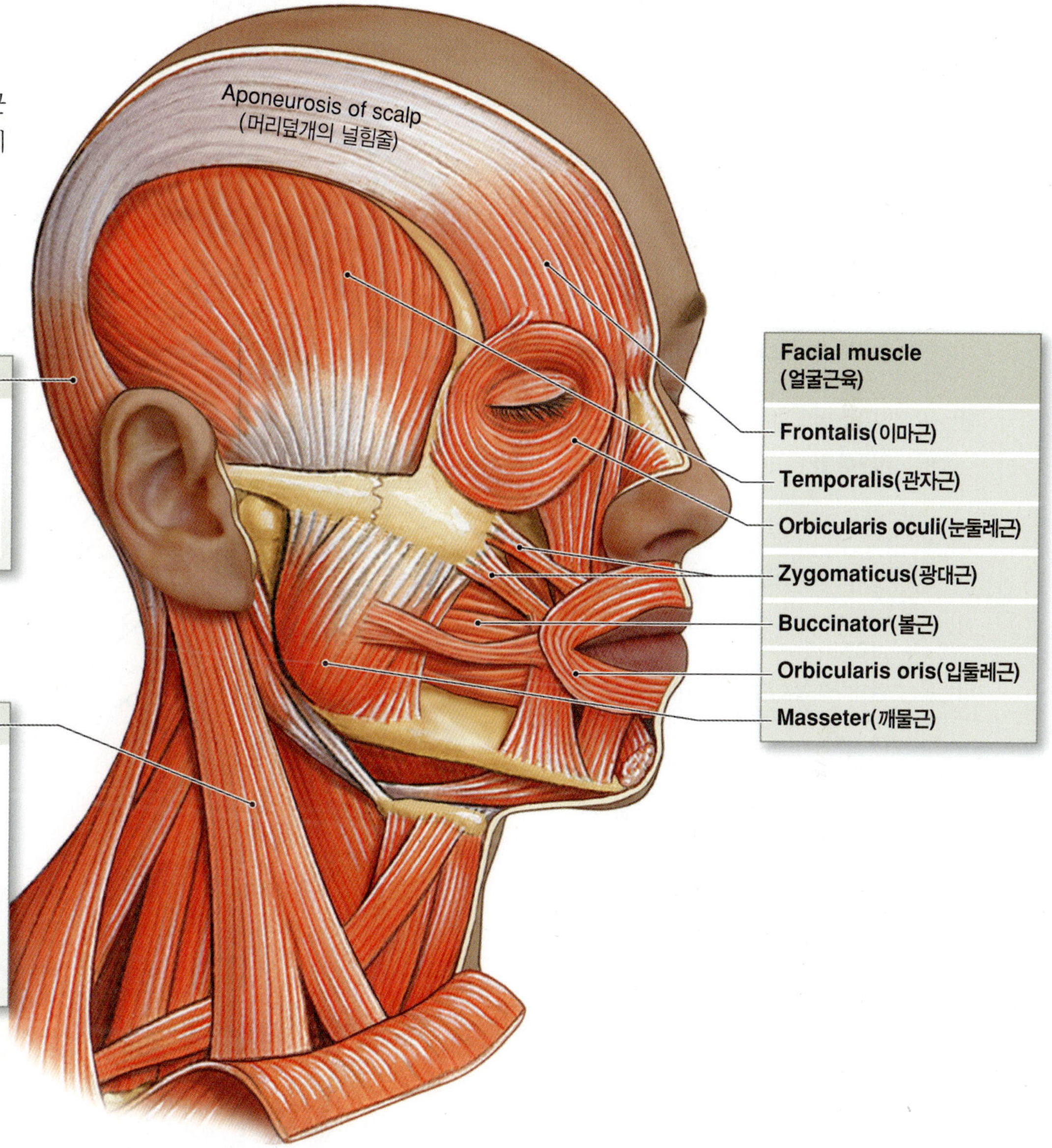

Occipitalis(뒤통수근)

이는곳:	뒤통수뼈와 관자뼈
닿는곳:	머리덮개의 널힘줄
작용:	머리덮개를 긴장시키고 당긴다.

Sternocleidomastoid(목빗근)

이는곳:	빗장갈래는 빗장뼈, 복장갈래는 복장뼈
닿는곳:	머리뼈의 꼭지부위, 관자뼈와 뒤통수뼈의 근접부위
작용:	양쪽수축으로 목을 굽힘, 한쪽 수축으로 그 방향으로 목의 회전

척주의 근육은 몸통뼈대를 지탱하고 잡아준다

1 **Muscle of the vertebral comumn(척주의 근육)**은 여러 층으로 배열된다. 이 근육들은 갈비뼈나 척추뼈의 돌기에서 일어나거나 닿는다. 이 근육이 엉치뼈에서 머리뼈까지 뻗어 있지만 각 근육은 다양한 길이의 여러 독립된 근육으로 구성된다.

Spinal Extensor(척추폄근), Superficial Layer(얕은층)

Splenius capitis(머리널판근)

Erector Spinae(척주세움근)

척주세움근은 척주에 근접하는 정도에 따라 세분한다.

Spinalis(가시근)

이는곳: 등뼈와 위쪽허리뼈의 가시돌기와 가로돌기

닿는곳: 위쪽 등뼈의 가시돌기

작용: 척주를 폄

Longissimus(가장긴근)

이는곳: 아래쪽 목뼈와 가슴뼈 및 허리뼈의 가로돌기

닿는곳: 관자뼈의 꼭지돌기; 중간위쪽의 목뼈, 등뼈의 가로돌기; 갈비뼈의 아랫면

작용: 양쪽 작용으로 척주를 펴고 한쪽 작용으로 그 방향으로 돌림과 굽힘

Iliocostalis(엉덩갈비근)

이는곳: 갈비뼈 가장자리, 엉덩뼈능선, 허리뼈의 가시돌기

닿는곳: 중간아래쪽 목뼈의 가로돌기; 아래 7개의 갈비뼈의 아랫면

작용: 척주를 펴거나 가쪽으로 굽히고 갈비뼈를 올리거나 내린다.

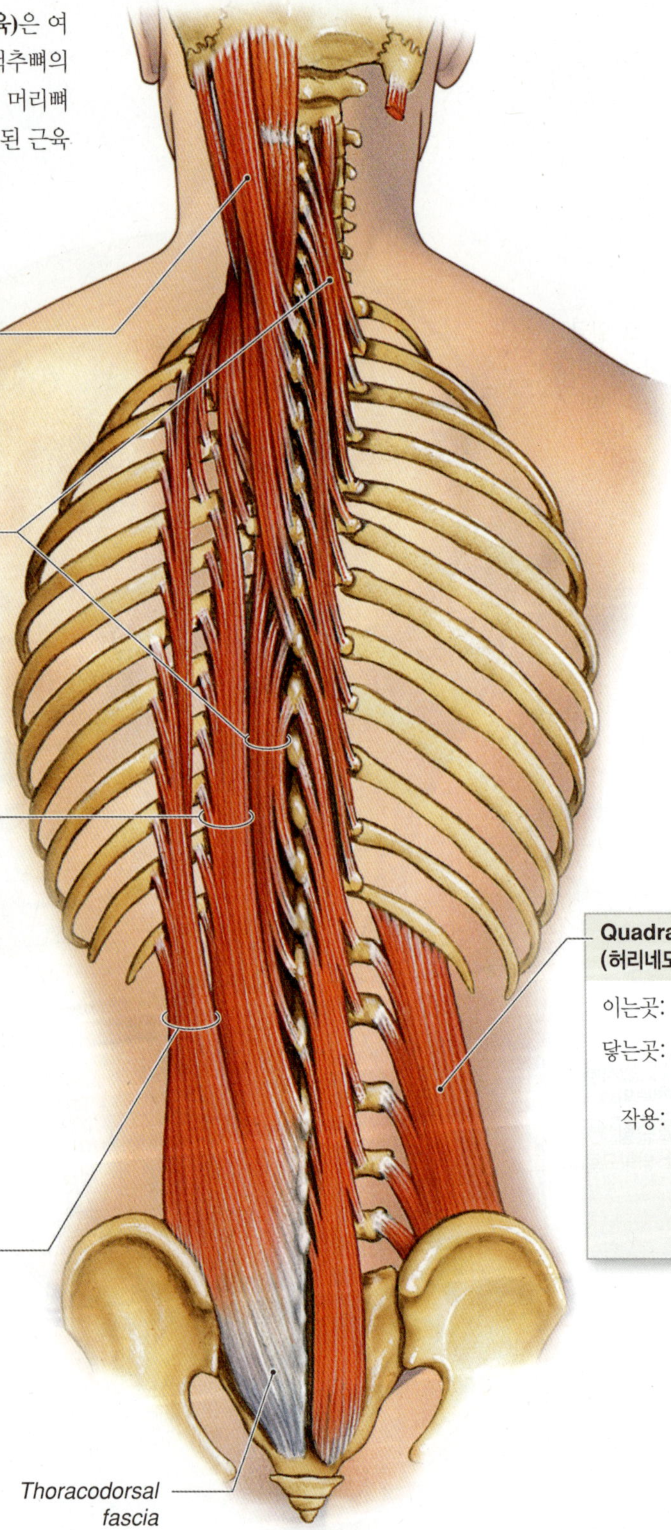

Posterior view
(뒷면)

Quadratus lumborum (허리네모근)

이는곳: 엉덩뼈능선

닿는곳: 마지막 갈비뼈와 허리뼈의 가로돌기

작용: 공통작용으로 갈비뼈를 내리고 한쪽 작용으로 척주를 가쪽으로 굽힌다.

Memo

큰 몸통근육과 팔다리근육은 몸통에서 일어난다

1 일반적으로 몸통에서 일어나는 근육은 팔다리의 큰 움직임을 조절한다. 이 근육은 크기가 크고 힘이 세다. 먼쪽으로 팔다리근육은 작아지고 수가 많아지며 운동은 정교해진다.

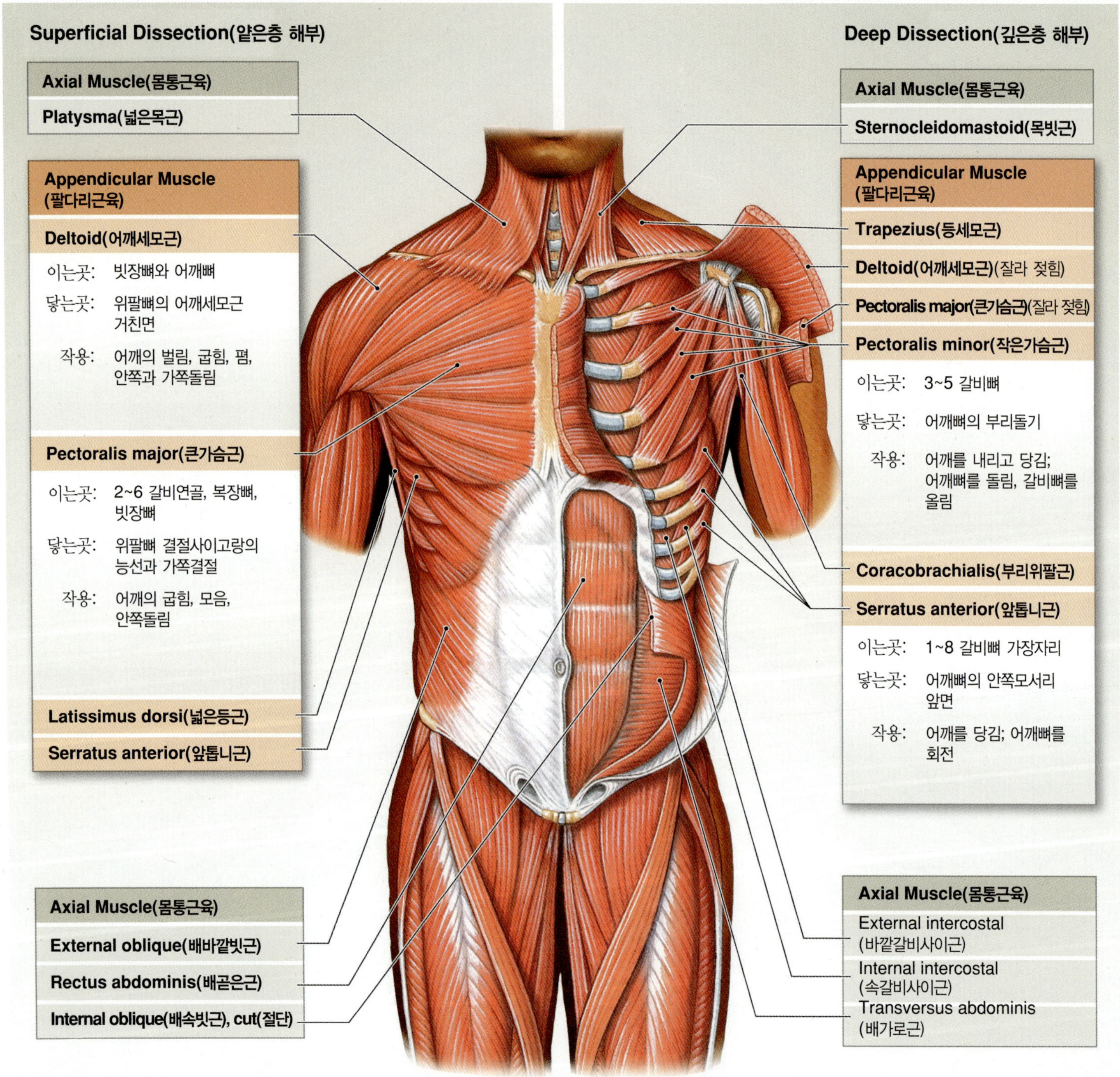

2 몸통의 뒷면은 팔이음뼈가 위팔뼈에서 일어나는 팔다리근육이 두드러진다.

Superficial Dissection(깊은층 해부)

Deep Dissection(깊은층 해부)

Nuchal ligament(목덜미인대)는 뒤통수뼈에서 전체 목뼈의 가시돌기에 연결된다.

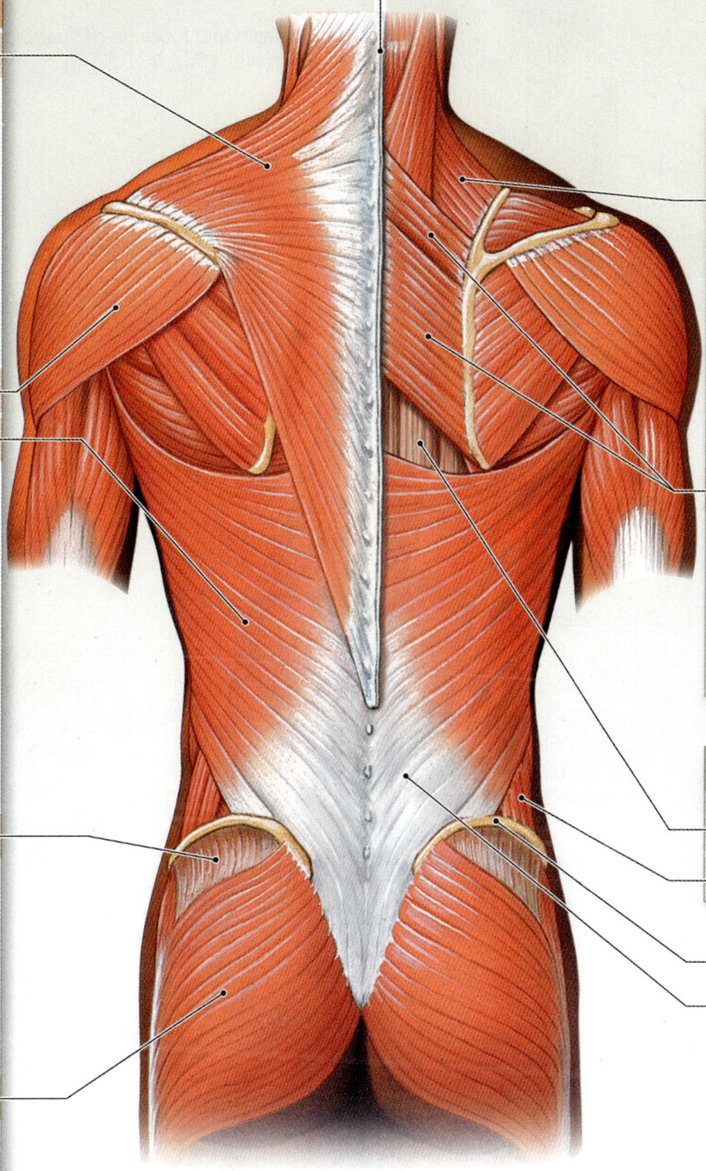

Appendicular Muscle (팔다리근육)

Trapezius(등세모근)

이는곳: 뒤통수뼈, 목덜미인대, 등뼈의 가시돌기

닿는곳: 빗장뼈와 어깨뼈

작용: 어깨뼈를 올리고 회전, 빗장뼈를 올림, 목을 폄

Deltoid(어깨세모근)

Latissimus dorsi(넓은등근)

이는곳: 허리뼈와 아래쪽 등뼈의 가시돌기, 8~12 갈비뼈와 등허리근막

닿는곳: 위팔뼈 결절사이고랑의 바닥

작용: 어깨를 펴고 모으고 안쪽 돌림

Gluteus medius(중간볼기근)

이는곳: 엉덩뼈능선, 엉덩뼈의 볼기근선

닿는곳: 넙다리뼈의 큰돌기

작용: 넙다리를 벌리고 안쪽돌림

Gluteus maximus(큰볼기근)

이는곳: 엉덩뼈능선, 엉덩뼈, 엉치뼈, 꼬리뼈, 등허리근막

닿는곳: 엉덩정강띠와 넙다리뼈의 볼기근거친면

작용: 넙다리의 폄과 가쪽돌림

Appendicular Muscle (팔다리근육)

Levator scapulae(어깨올림근)

이는곳: 처음 4개의 목뼈 가로돌기

닿는곳: 어깨뼈 위모서리의 안쪽 가장자리

작용: 어깨를 올림

Rhomboid muscle(마름근육)

이는곳: 일곱째 목뼈와 다섯째 등뼈의 가시돌기

닿는곳: 어깨뼈의 안쪽 가장자리

작용: 어깨를 모음

Axial Muscle(몸통근육)

Erector spinae muscle group (척주세움근육)

External oblique(배바깥빗근)

Iliac crest(엉덩뼈능선)

Thoracolumbar fascia (등허리근막)

6.12

몸쪽 팔다리근육은 먼쪽 팔다리근육에 비해 크고 강하며 수가 적고 작용은 정확하지 않다

1 다음 뒷면 그림은 팔꿈치와 손목을 펴는 얕은층의 근육을 보여준다.

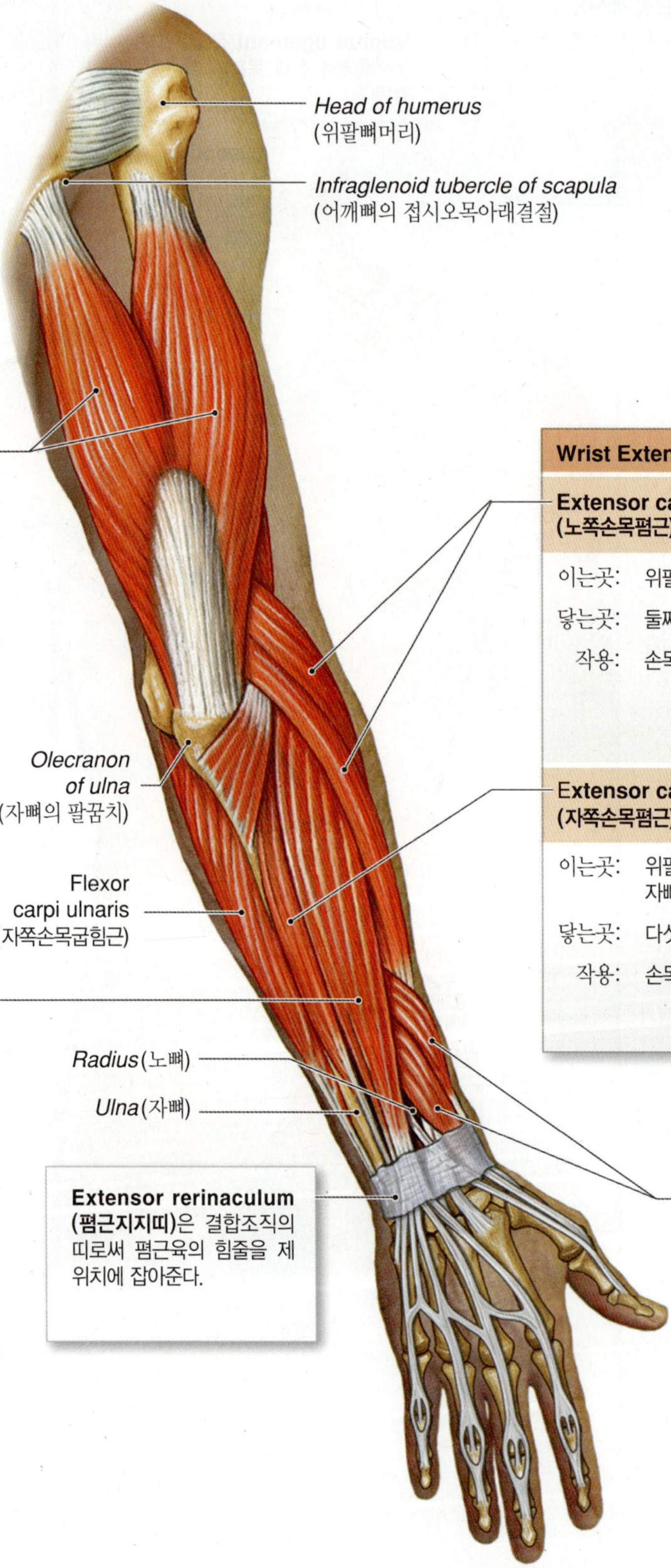

Elbow Extensor(팔꿈치폄근육)

Triceps brachii(위팔세갈래근)

이는곳: 위팔뼈의 윗쪽과 가쪽모서리, 위팔뼈의 뒷면, 어깨뼈에서 각각 일어남

닿는곳: 자뼈의 팔꿈치

작용: 팔꿈치의 폄, 어깨의 폄과 모음

Muscles that Extend the Finger (손가락을 펴는 근육)

Extensor digitorum muscle (손가락폄근)

이는곳: 위팔뼈의 가쪽 위관절융기

닿는곳: 손가락뼈의 뒷면

작용: 손가락과 손목을 폄

Wrist Extensor(손목폄근육)

Extensor carpi radialis (노쪽손목폄근)

이는곳: 위팔뼈의 가쪽위관절융기

닿는곳: 둘째, 셋째 손허리뼈의 바닥

작용: 손목의 폄과 벌림

Extensor carpi ulnaris (자쪽손목폄근)

이는곳: 위팔뼈의 가쪽위관절융기; 자뼈의 등쪽면

닿는곳: 다섯째 손허리뼈의 바닥

작용: 손목의 폄과 모음

Extensor rerinaculum (폄근지지띠)은 결합조직의 띠로써 폄근육의 힘줄을 제 위치에 잡아준다.

아랫팔과 손목에서 일어나는 근육들은 손가락의 복잡한 운동을 조절한다.

2 이 앞면은 팔꿈치와 손목의 굽힘에 관여하는 얕은근육을 보여준다.

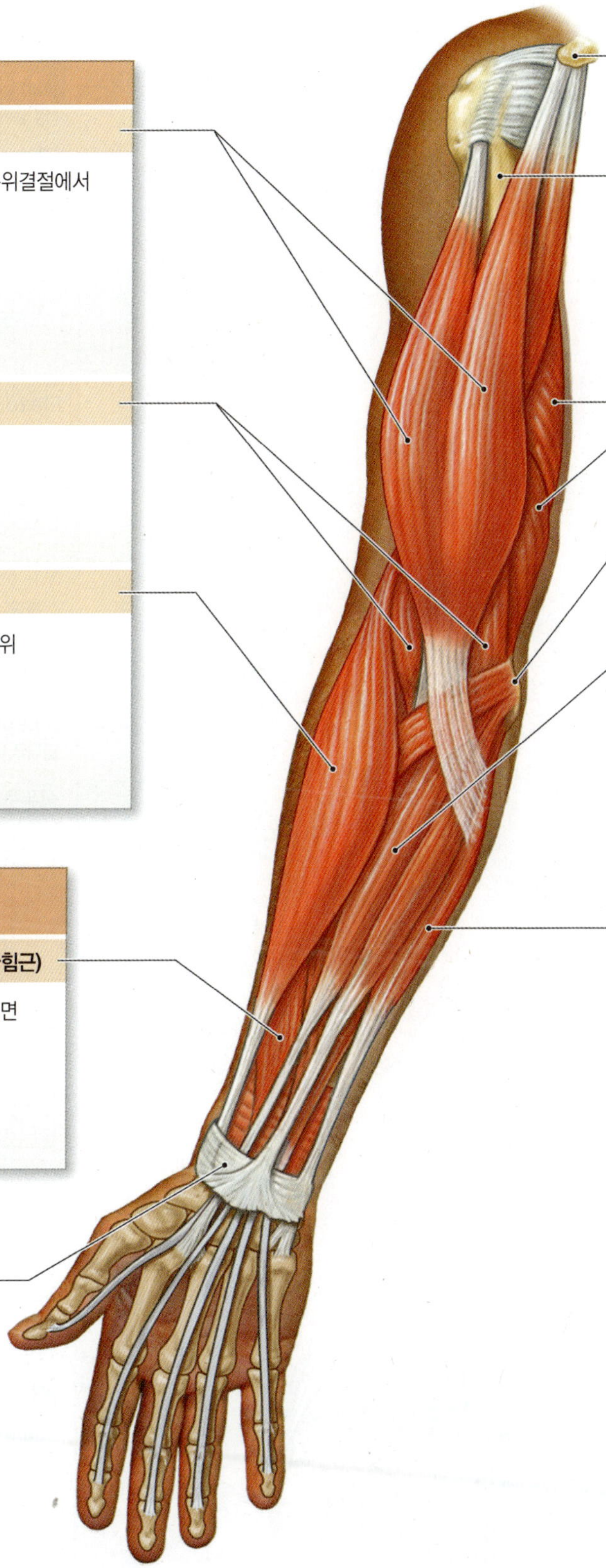

Elbow Flexor(팔꿈치굽힘근육)

Biceps brachii(위팔두갈래근)

이는곳: 어깨뼈의 부리돌기; 관절오목위결절에서 각각 일어남

닿는곳: 노뼈거친면

작용: 팔꿈치와 어깨의 굽힘; 뒤침

Brachialis(위팔근)

이는곳: 위팔뼈의 먼쪽 앞면

닿는곳: 자뼈거친면

작용: 팔꿈치의 굽힘

Brachioradialis(위팔노근)

잇는곳: 위팔뼈 가쪽위관절융기의 능선위

닿는곳: 노뼈붓돌기의 가쪽면

작용: 팔꿈치의 굽힘

Elbow Extensor(팔꿈치폄근육)

Triceps brachii(위팔세갈래근)

Wrist Flexor(손목굽힘근육)

Flexor carpi radialis(노쪽손목굽힘근)

이는곳: 위팔뼈의 안쪽위관절융기

닿는곳: 둘째, 셋째 손허리뼈의 바닥

작용: 손목의 굽힘과 벌림

Flexor carpi ulnaris(자쪽손목굽힘근)

이는곳: 위팔뼈의 안쪽위관절융기; 자뼈의 팔꿈치

닿는곳: 안쪽손목뼈와 다섯째 손허리뼈

작용: 손목의 굽힘과 모음

Muscles that Flex the Finger (손가락굽힘근육)

Flexor digitorum muscles(손가락굽힘근)

이는곳: 위팔뼈의 안쪽위관절융기; 자뼈면

닿는곳: 손가락뼈의 앞면

작용: 손가락의 굽힘

Flexor retinaculum (굽힘근지지띠)은 결합조직띠로써 굽힘근의 힘줄을 잡아준다.

6.13

골반과 넙다리뼈에서 일어나 다리를 움직이는 근육

1 **Flexors of the knee(무릎굽힘근육)**은 다리이음뼈에서 일어나 넙다리의 뒤와 안쪽면을 따라 주행한다. 넙다리 뒤에 위치하는 반힘줄근, 넙다리두갈래근, 반막근을 **hamstring muscle(넙다리뒤근육)** 이라 한다. 이 중 어느 한 근육에서 염좌가 발생하면 늘어진 넙다리뒤근육이라 한다.

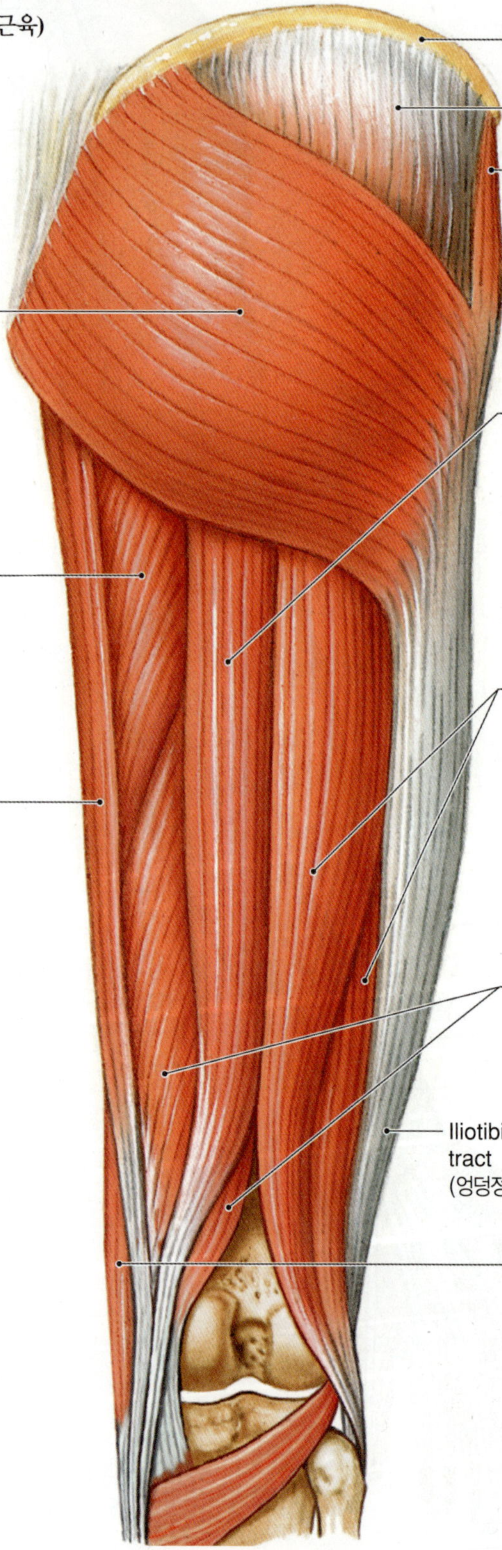

Adductor Group(모음근육)

Adductor muscle(모음근)

이는곳: 두덩뼈 아래가지

닿는곳: 넙다리뼈 거친선

작용: 넙다리의 모음과 굽힘

Gracilis(두덩정강근)

이는곳: 두덩뼈의 아래가지

닿는곳: 정강뼈의 안쪽관절융기 아래 안쪽면

작용: 넙다리의 모음과 안쪽돌림

Flexors of the Knee(무릎의 굽힘근육)

Semitendinosus(hamstring muscle)
반힘줄근(넙다리뒤근육)

이는곳: 궁둥뼈결절

닿는곳: 정강뼈의 몸쪽, 안쪽면

작용: 무릎의 굽힘; 넙다리의 폄과 안쪽 돌림

Biceps femoris(hamstring muscle)
넙다리두갈래근(넙다리뒤근육)

이는곳: 궁둥뼈결절과 넙다리뼈의 거친선

닿는곳: 종아리뼈 머리, 정강뼈의 가쪽관절융기

작용: 무릎의 굽힘, 넙다리의 폄과 가쪽 돌림

Semimembranosus(hamstring muscle)
반막근(넙다리뒤근육)

이는곳: 궁둥뼈결절

닿는곳: 정강뼈 안쪽관절융기의 뒷면

작용: 무릎의 굽힘; 넙다리의 폄과 안쪽돌림

Sartorius(넙다리빗근)

이는곳: 위앞엉덩뼈 가시

닿는곳: 정강뼈의 안쪽면

작용: 무릎의 굽힘; 넙다리의 굽힘과 가쪽 돌림

2 **Extensors of the knee(무릎폄근육)**의 대부분은 넙다리뼈에서 일어나 앞과 가쪽을 거쳐 주행한다. 무릎폄근육은 모두 **quadriceps muscle(넙다리네갈래근)**이라 한다.

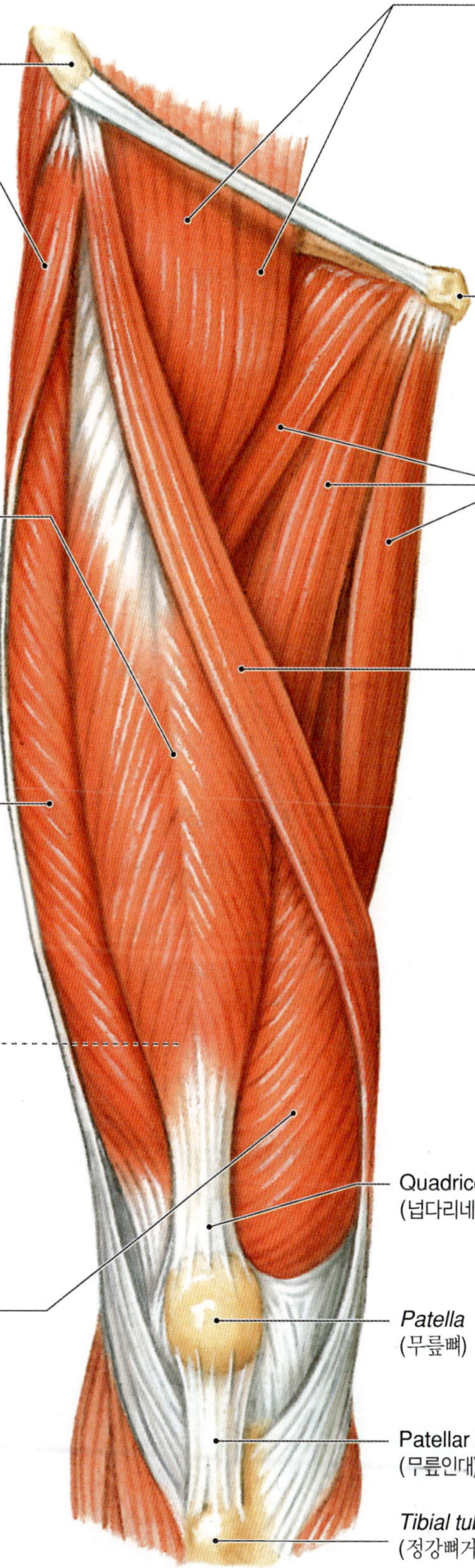

Iliopsoas muscle(엉덩허리근)

이는곳: 엉덩뼈오목과 T_{12}~L_5 척추뼈

닿는곳: 넙다리뼈작은돌기

작용: 넙다리의 굽힘

Tensor fasciae latae (넙다리근막긴장근)

이는곳: 엉덩뼈능선과 위앞엉덩뼈가시

닿는곳: 엉덩정강띠

작용: 넙다리의 굽힘과 안쪽돌림

Extensors of the Knee, Quadriceps muscle(무릎의 폄근육, 넙다리네갈래근)

Rectus femoris(넙다리곧은근)

이는곳: 아래앞엉덩뼈가시와 절구 테두리

닿는곳: 무릎인대를 경유하여 정강뼈거친면

작용: 무릎의 폄; 넙다리의 굽힘

Vastus lateralis(가쪽넓은근)

이는곳: 넙다리뼈의 큰돌기, 거친선

닿는곳: 무릎인대를 경유하여 정강뼈거친면

작용: 무릎의 폄

Vastus intermedius(중간넓은근; 넙다리곧은근과 가쪽넓은근의 깊은쪽에 위치)

이는곳: 넙다리뼈면과 거친선

닿는곳: 무릎인대를 경유하여 정강뼈거친면

작용: 무릎의 폄

Vastus medialis(안쪽넓은근)

이는곳: 넙다리거친선의 전체길이

닿는곳: 무릎인대를 경유하여 정강뼈거친면

작용: 무릎의 폄

6.14

발과 발가락을 움직이는 주요 근육은 정강뼈와 종아리뼈에서 일어난다

1 다음 두 개의 뒤에서 본 그림은 오른쪽 다리의 얕은층과 깊은층의 근육을 보여준다.

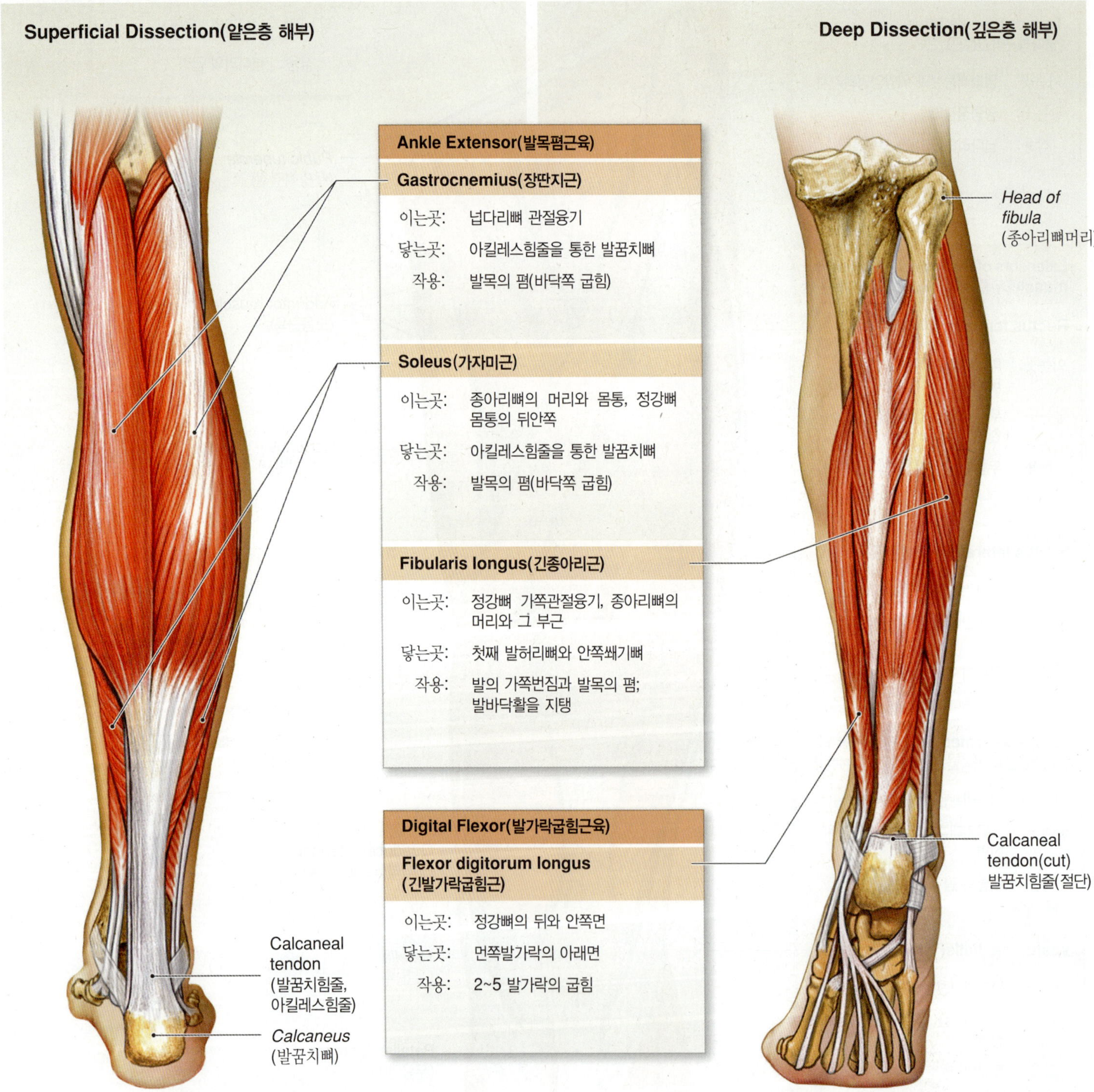

Ankle Extensor(발목폄근육)

Gastrocnemius(장딴지근)

이는곳: 넙다리뼈 관절융기
닿는곳: 아킬레스힘줄을 통한 발꿈치뼈
작용: 발목의 폄(바닥쪽 굽힘)

Soleus(가자미근)

이는곳: 종아리뼈의 머리와 몸통, 정강뼈 몸통의 뒤안쪽
닿는곳: 아킬레스힘줄을 통한 발꿈치뼈
작용: 발목의 폄(바닥쪽 굽힘)

Fibularis longus(긴종아리근)

이는곳: 정강뼈 가쪽관절융기, 종아리뼈의 머리와 그 부근
닿는곳: 첫째 발허리뼈와 안쪽쐐기뼈
작용: 발의 가쪽번짐과 발목의 폄; 발바닥활을 지탱

Digital Flexor(발가락굽힘근육)

Flexor digitorum longus (긴발가락굽힘근)

이는곳: 정강뼈의 뒤와 안쪽면
닿는곳: 먼쪽발가락의 아래면
작용: 2~5 발가락의 굽힘

2 다음의 가쪽과 안쪽단면은 주요 표면 근육의 배열을 보여준다.

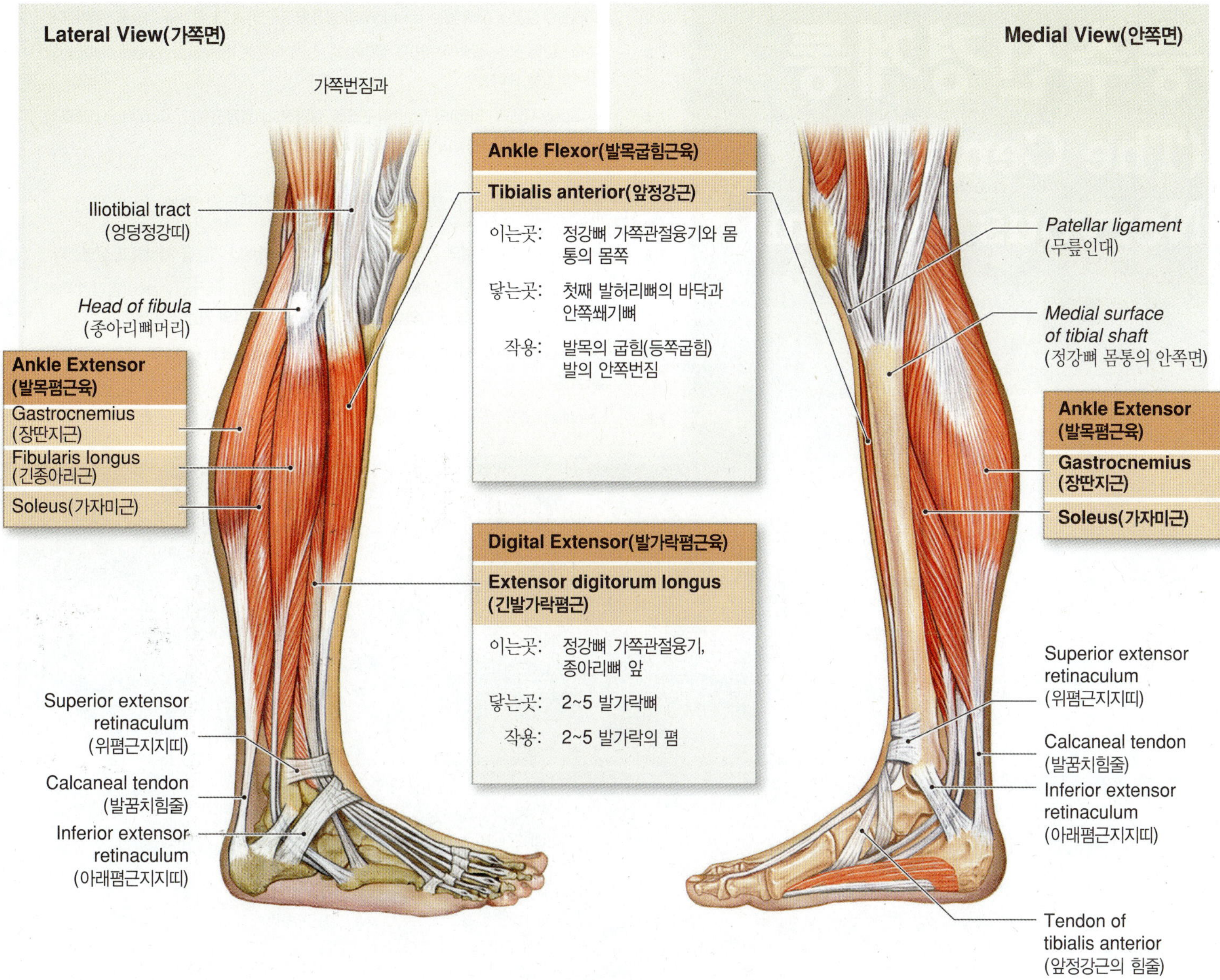

발목의 움직임에 관여하는 가장 큰 근육은 **gastrocnemius muscle(장딴지근)**과 **soleus muscle(가자미근)**이다. 이 두 근육은 걷거나 달릴 때 필요한 운동인 폄의 작용(발목의 바닥쪽굽힘)을 한다. 발가락을 움직이는 근육은 훨씬 작고 정강뼈와 종아리뼈의 표면에서 일어난다. 힘줄집이 발목관절을 가로지르는 곳에서 힘줄을 둘러싼다. **Superior and inferior retinaculum(위아래폄근지지띠)**은 이교섬유로 이루어진 지지띠로 힘줄집을 제 위치에 잡아준다.

7

중추신경계통 (The Central Nervous System)

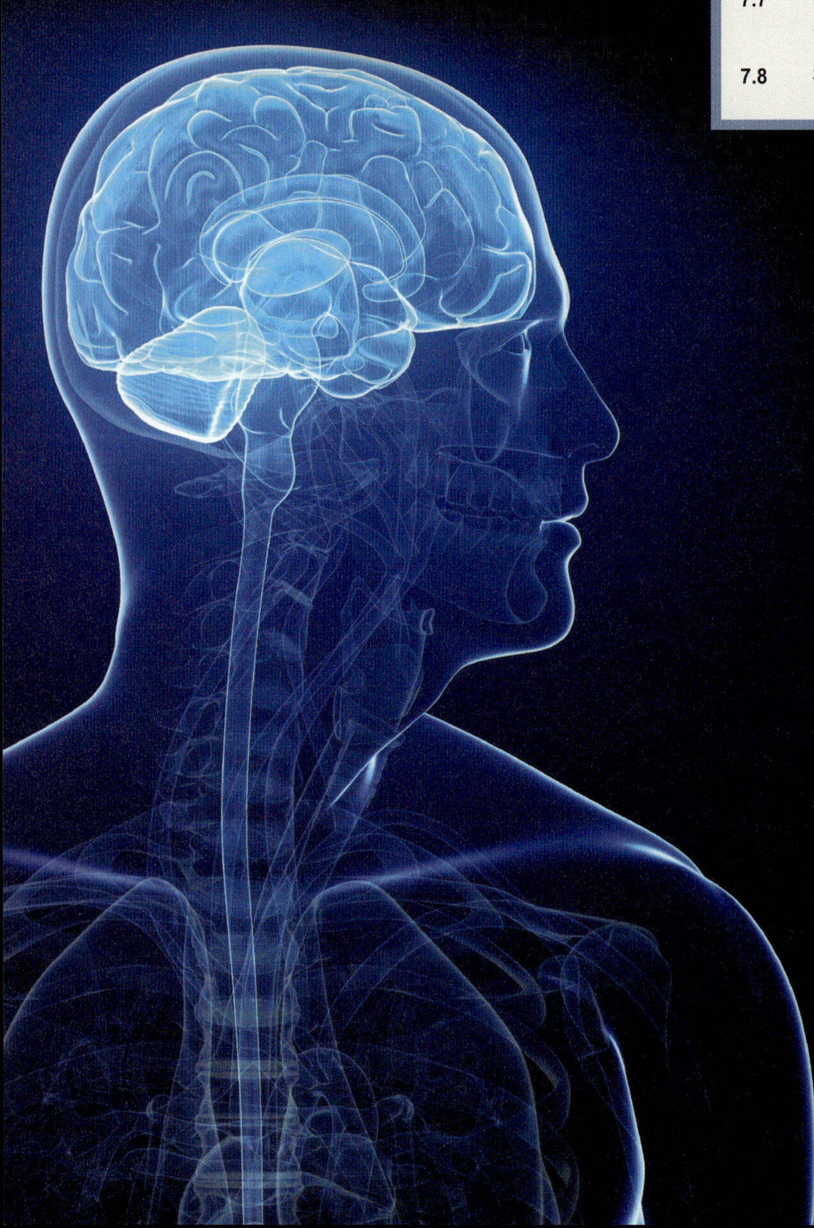

학습성과

1절 • Neuron(신경세포)과 Neuroglia(신경아교세포)

7.1 전형적인 neuron을 그린 후에 세부 명칭을 표시하고 설명하며, neuron의 구조와 기능을 기준으로 분류하고 설명한다.

7.2 CNS(중추신경계통)에 있는 neuroglia의 종류를 확인하고 그 위치와 기능을 설명한다.

7.3 Membrane potential(막전위)을 설명하고, 신경 작용에 membrane potential이 담당하는 역할을 요약한다.

7.4 Synapse(시냅스, 연접)의 일반적 구조를 설명하고, 활동전위가 axon terminal(축삭종말)에 도달했을 때 일어나는 변화를 요약한다.

2절 • Central Nervous System(중추신경계통)의 구조와 기능

7.5 Brain(뇌)의 주요 부위의 명칭을 열거하고, 각각의 위치와 기능을 지적하고 설명한다.

7.6 Cerebral cortex(대뇌겉질)에서 motor area(운동영역)와 sensory area(감각영역)와 association area(연합영역)의 위치를 지적하고, 각 영역의 기능을 논의한다.

7.7 Diencephalon(사이뇌)과 brain stem(뇌줄기)과 cerebellum(소뇌)의 구조와 기능을 설명한다.

7.8 Spinal cord(척수)의 구조에서 볼 수 있는 특징에 관해 논의한다.

Neuron(신경세포)과 Neuroglia(신경아교세포)

7장에서는 neural tissue(신경조직)의 구조를 검토하고 neurophysiology(신경생리학)의 기본 원리를 소개한다. 신경 기능을 논의하려면 먼저 nervous system(신경계통)의 기본적 기능과 구성체계를 이해해야 한다. 아래 흐름도는 신경계통의 주요 구성요소와 기능을 나타낸다.

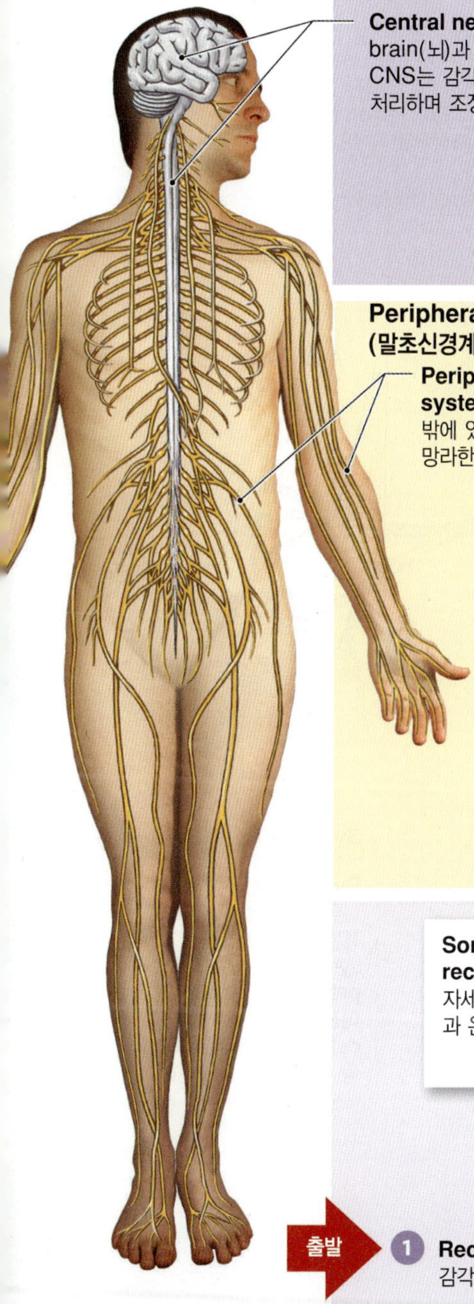

Central Nervous System(중추신경계통)

Central nervous system(CNS)은 brain(뇌)과 spinal cord(척수)로 구성된다. CNS는 감각 정보와 운동 명령을 통합하고 처리하며 조정하는 기능을 주관한다.

Peripheral Nervous System (말초신경계통)

Peripheral nervous system(PNS)은 CNS 밖에 있는 모든 신경조직을 망라한다.

출발 ① **Receptor(수용기)**는 내부나 외부 환경 변화를 감지하는 감각 장치이다.

Somatic sensory receptor(몸감각수용기)는 자세와 촉각과 압력과 통증과 온도 감각을 제공한다.

Special sensory receptor(특수감각수용기)는 후각과 미각과 시각과 평형감각과 청각을 제공한다.

Visceral sensory receptor(내장감각수용기)는 내부 기관을 감시한다.

② PNS의 **sensory division(감각신경부분)**인 **afferent division(들신경부분)**은 말초 조직과 기관에 있는 receptor(수용기)에서 받은 정보를 CNS로 전달한다.

③ **Information processing(정보처리)** 과정은 CNS에서 정보를 통합하고 분배하는 작용을 포함한다.

④ PNS의 **motor division(운동신경부분)**인 **efferent division(날신경부분)**은 CNS에서부터 말초 조직과 계통으로 운동 명령을 전달한다.

구분

Somatic nervous system(SNS, 몸신경계통)은 skeletal muscle(뼈대근육, 골격근) 수축을 조절한다.

Skeletal muscle (뼈대근육)

Autonomic nervous system(ANS, 자율신경계통)은 smooth muscle(민무늬근육, 평활근)과 cardiac muscle(심장근육, 심근)과 gland(샘)와 adipose tissue(지방조직)를 무의식 수준에서 조절한다.

- Smooth muscle(민무늬근육)
- Cardiac muscle(심장근육)
- Gland(샘)
- Adipose tissue(지방조직)

⑤ **Effector(효과기)**는 신경 명령에 반응하여 작용이 변하는 표적 기관이다.

7.1

Neuron(신경세포, 신경원)은 세포 사이에서 정보를 교환하도록 특화된 신경계통의 주연 세포이다

이번 모듈에서는 neuron 구조의 특징을 검토한다. Neuron은 크게 세 부분으로 구성된다. Dendrite(가지돌기)는 외부 환경이나 다른 neuron으로부터 자극을 받아들이고, cell body(세포체)는 nucleus(핵)와 기타 organelle(소기관)들을 포함하며, axon(축삭)은 다른 세포로 정보를 운반한다.

Dendrite(가지돌기, 수상돌기)

전형적인 dendrite는 가지가 많으며, 각 가지마다 길이가 0.5~1 μm인 미세한 돌기들이 돋아 있다. CNS에 있는 neuron은 정보의 대부분을 dendrite에서 받는다.

Axon(축삭)

Axon hillock(축삭둔덕)은 neuron의 cell body에서 axon이 시작하는 곳이다.

Axon에서 **collaterals(곁가지)**가 시작되기도 한다. 곁가지 덕분에 한 neuron이 다른 몇 개의 세포에 정보를 전달할 수 있다.

Axon의 본 줄기는 끝나기 직전에 여러 차례 미세한 돌기들로 갈라진다. 각 돌기의 끝마다 **axon terminal(축삭종말)**이 하나씩 있다.

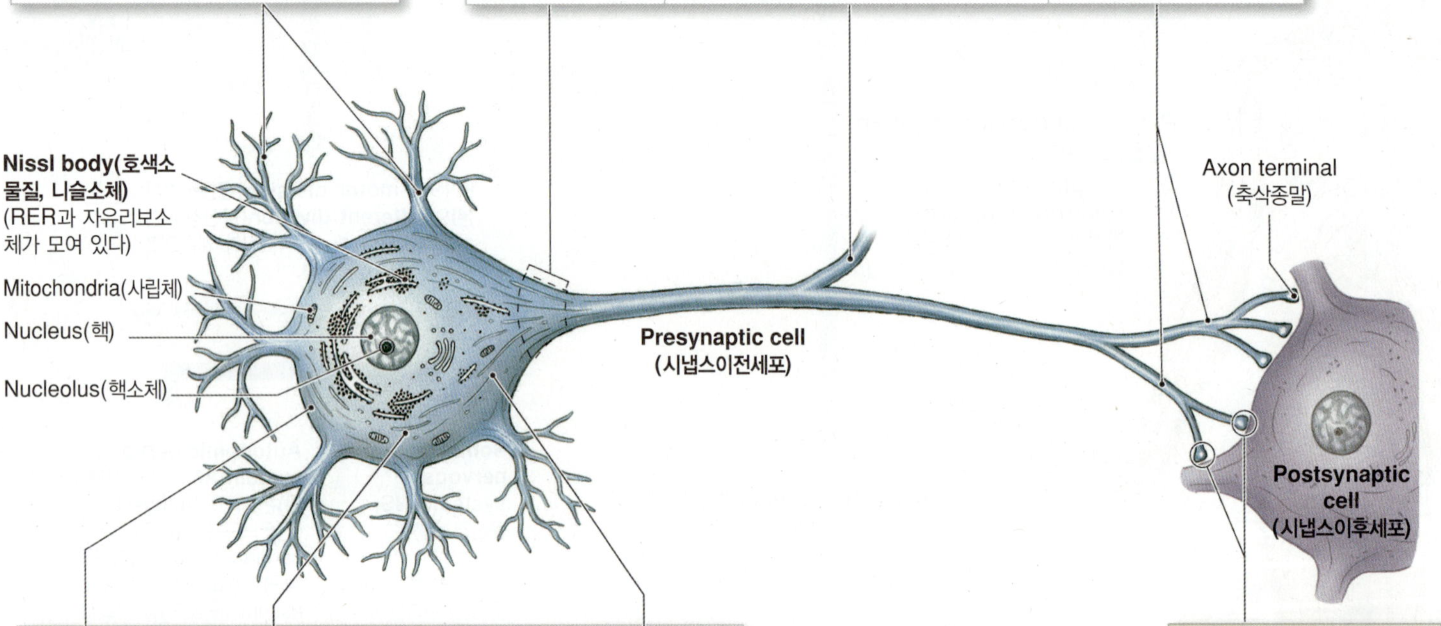

Cell body(세포체)

핵을 에워싸고 있는 cytoplasm(세포질)에는 에너지를 제공하거나 neurotransmitter(신경전달물질)라는 화합물을 합성하는 organelle(소기관)들이 들어 있다. 신경전달물질은 세포와 세포 사이에서 일어나는 정보 교환에 중요하다.

세포체에 있는 cytoskeleton(세포뼈대)에는 **neurofilament(신경잔섬유)**가 포함되어 있는데, 이는 다른 세포에 있는 intermediate filament(중간잔섬유)와 비슷하다. 신경잔섬유로 구성된 다발들은 dendrite와 axon의 내부로 연장되어 이 가느다란 돌기들을 지지한다.

Synapse(시냅스, 연접)

Synapse는 신경세포가 다른 세포와 정보를 교환하는 특별한 곳이다. 모든 synapse에는 **presynaptic cell(시냅스이전세포)**과 **postsynaptic cell(시냅스이후세포)**이 하나씩 포함된다.

1 여기에 있는 그림은 대표적인 신경세포의 주요 특징만을 함축해서 표현했다. 축삭은 하나의 긴 세포질 돌기로, 세포체에서 시작하여 먼 곳까지 연장된다. 효소나 lysosome(용해소체) 같은 여러 가지 물질이나 소기관이 긴 축삭을 따라 쌍방향으로 운반되는데, 이 운반 과정은 축삭 속에 있는 **neurotubule(신경미세관)**을 타고 진행된다. 신경미세관은 신경세포의 microtubule(미세관)이다. 세포성분의 잔해나 다른 곳에서 온 화학물질이 축삭종말에 모이면 이 축삭운반 장치가 이들을 곧 세포체로 운반한다.

Memo

Oligodendrocyte(희소돌기아교세포)와 astrocyte(별아교세포)와 ependymal cell(뇌실막세포)과 microglia(미세아교세포)는 CNS(중추신경계통)의 neuroglia(신경아교세포)들이다

Neuroglia(신경아교세포)는 **glial cell(아교세포)**이라고도 하며, PNS(말초신경계통)와 CNS(중추신경계통)에서 neuron(신경세포)들을 지지하고 보호하는 세포로서, neuron보다 수가 많고 종류가 다양해서 전체 신경계통 부피 중 약 절반을 차지한다. CNS 신경조직이 PNS와는 다르게 구성되어 있는 주된 이유는 CNS는 신경아교세포의 종류가 더 많기 때문이다. 중추신경아교세포에 관한 지식을 아래 그림에 요약했다.

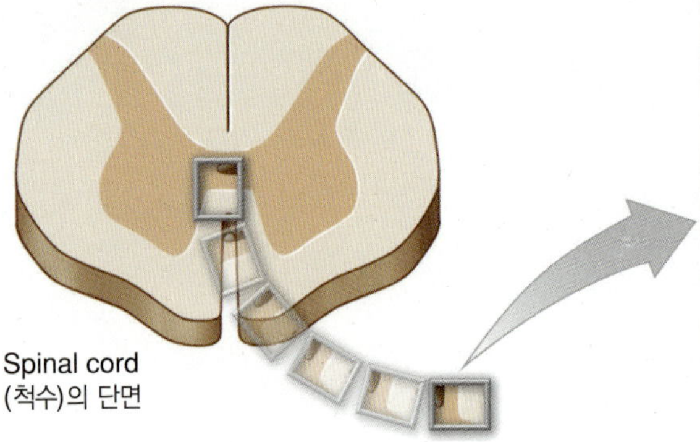

Spinal cord
(척수)의 단면

Ependymal cell(뇌실막세포)은 **ependyma(뇌실막)**라 불리는 epithelium(상피)을 형성하는데, 뇌실막은 뇌와 척수 속에 있는 액체가 차 있는 통로의 속면을 덮고 있다. 이 액체는 **cerebrospinal fluid(CSF, 뇌척수액)**로, 뇌와 척수의 바깥도 둘러싸고 있다. 뇌실막세포들은 뇌척수액을 생산하고 그 성분을 감지하며 흐름을 원활하게 만드는데, 뇌 속 통로인 ventricle(뇌실)에 있는 뇌실막세포 중 일부에는 cilia(섬모)가 돋아 있어 흐름을 돕는다.

Microglia(미세아교세포)는 그 기원이 monocyte(단핵구)나 macrophage(큰포식세포)와 같다. 미세아교세포는 신경계통이 형성될 때 CNS 조직 속으로 이주해온 후 정착한 세포이다. 이 세포는 신경조직 속을 끊임없이 돌아다니면서 세포 잔해와 노폐물과 pathogen(병원체)을 phagocytosis(포식)해서 제거한다.

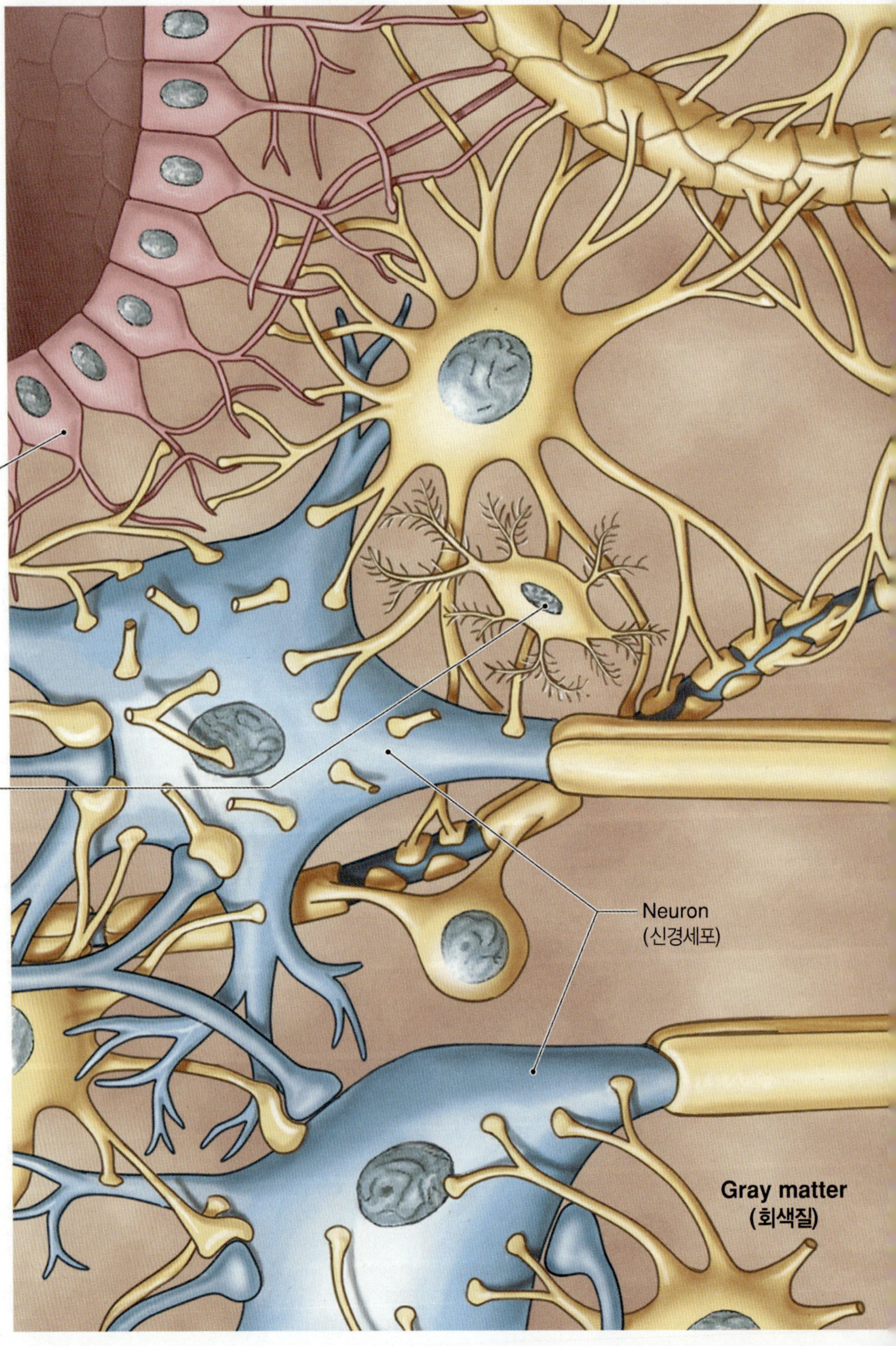

Astrocyte(별아교세포)는 **blood-brain barrier(BBB, 혈액뇌장벽)**를 유지하는 데 기여한다. 이 장벽 덕분에 혈액 속을 순환하는 각종 화학물질과 호르몬으로부터 CNS가 격리될 수 있다. 별아교세포는 신경조직의 구조를 지탱하며, 신경세포를 에워싸고 있는 interstitial fluid(사이질액)에 들어 있는 여러 가지 이온과 영양소와 기체 농도를 조절하며, synapse(시냅스)에서 분해되거나 재흡수되지 않고 남은 neurotransmitter(신경전달물질)를 흡수해서 재활용시키고, CNS가 손상을 입은 후에 scar(흉터) 조직을 만든다.

Oligodendrocyte(희소돌기아교세포)는 축삭들의 위치를 고정시킴으로써 CNS 내부 구조의 틀을 형성한다. 이 세포들은 **myelin(미엘린)**도 생산한다. 미엘린은 lipid(지질)가 많이 포함된 막으로, 축삭을 둘러싸서 nerve impulse(신경자극, 신경임펄스)가 전도되는 속도를 향상시킨다. 미엘린이 만들어지기 시작할 때 희소돌기아교세포의 돌기들의 끝부분이 넓어져서 세포질은 매우 적고 거의 다 세포막으로만 이루어진 거대한 판이 형성된다. 이 '빈대떡'처럼 납작눌린 판이 축삭을 둘둘 감아서 두루마리 화장지처럼 촘촘히 감긴 층들이 형성된다. 이 층들이 **myelin sheath(미엘린집, 말이집, 수초)**를 구성한다.

상당수 희소돌기아교세포들이 축삭을 따라 길이 방향으로 미엘린집을 형성한다. 이러한 축삭을 **myelinated axon(미엘린집축삭)**이라 한다. 희소돌기아교세포 하나는 여러 개의 축삭에서 미엘린집을 여러 개 형성한다. 미엘린집축삭은 대부분이 미엘린집에 싸여 있는데, 미엘린집이 감싸고 있는 축삭의 각 부분을 **internode(마디사이분절**; *inter*는 '사이'라는 뜻임)라 한다.

서로 이웃한 두 마디사이분절 사이에 있는 몇 마이크로미터에 불과한 작은 간격을 **node(미엘린집마디, Ranvier node, 랑비에마디)**라 한다. 미엘린집축삭들로 구성된 말초신경을 맨눈으로 보면 하얗게 윤이 나는데, 미엘린에 지질이 포함되어 있는 것이 가장 큰 이유이다. 따라서 CNS에서 미엘린집축삭이 많은 부위는 **white matter(백색질)**를 이룬다.

CNS에 있는 모든 축삭이 미엘린집에 둘러싸여 있지는 않다. CNS의 **unmyelinated axon(무미엘린집축삭)**은 대개 neuroglia(신경아교세포)와 무관하다. 조밀하게 모여 있는 신경세포체들과 synapse(시냅스)하는 비교적 짧은 축삭이나 collateral(곁가지)에 무미엘린집축삭이 많다. 신경세포체들과 가지돌기들과 무미엘린집축삭들로 구성된 부위는 회색을 띠는데, 이 부위들이 CNS의 **gray matter(회색질)**를 구성한다.

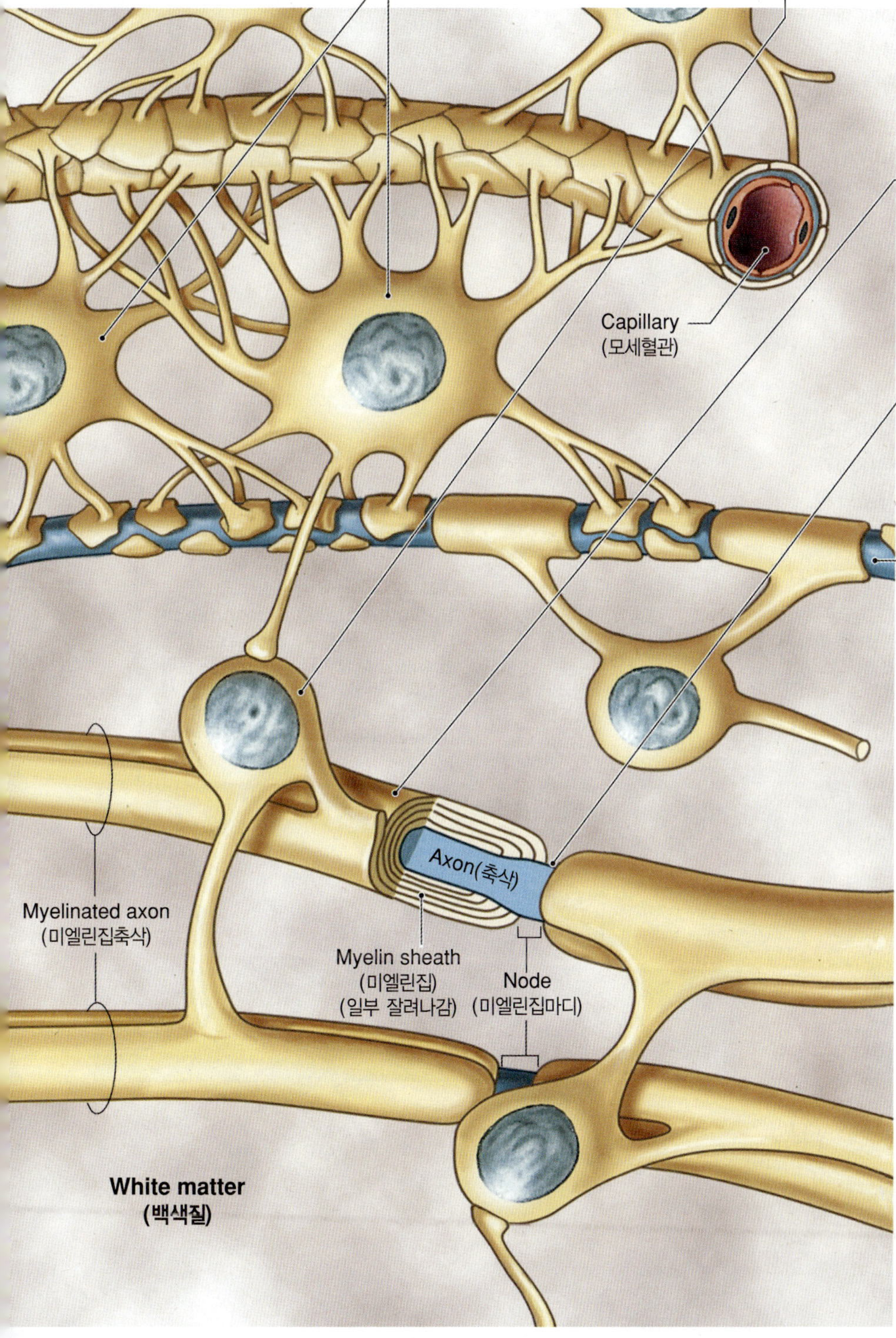

신경계통에서 일어나는 모든 정보 전달과 처리는 개별 neuron(신경세포)의 membrane potential(막전위) 변화에 따라 결정된다

신경계통에서 일어나는 모든 다양한 기능들은 세포와 세포 사이에 일어나는 정보 전달에 기반을 둔다. 각 신경세포는 다른 신경세포나 종류가 다른 세포와 정보를 소통한다. 정보 소통이 어떻게 일어나는지는 그 신경세포의 plasma membrane(세포막, 형질막)의 투과성 변화에 따라 결정된다.

1 Plasma membrane(세포막)은 selective permeability(선택투과성)가 있으며, cytosol(세포질액)과 extracellular fluid(세포바깥액)는 구성 성분이 서로 다르다. 보통 상황에서는 세포막 내부가 바깥에 비해 약간 음전하를 띤다. 왜 그럴까? 세포막 바깥에는 양이온이 약간 더 많으며, 세포막 속에는 음이온이 약간 더 많기 때문이다. 이렇게 전하가 불균등하게 분포하는 상태를 **membrane potential(막전위)**이라 하는데, 이는 모든 살아 있는 세포의 특성이다. 막전위는 이온마다 세포막 투과성이 다르기 때문에 형성되며, active transport(능동운반)도 막전위 형성에 기여한다.

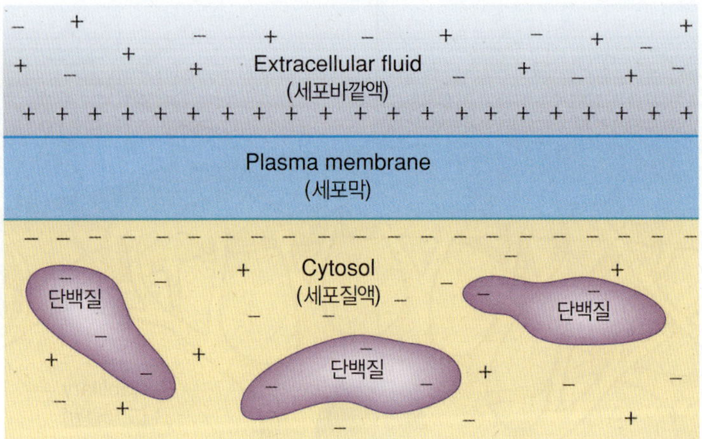

2 Extracellular fluid(ECF, 세포바깥액)에는 나트륨 이온(Na^+)과 염소 이온(Cl^-) 농도가 높지만 세포질액에는 칼륨 이온(K^+)과 음전하를 띤 단백질(Pr^-) 농도가 높다. 이 이온들은 세포막의 lipid(지질) 성분을 막힘 없이 통과할 수 없다. 이 이온들은 membrane channel(막통로)을 통과하거나 능동운반을 거쳐야만 세포를 출입할 수 있다. 막전위가 형성되는 가장 큰 이유는 세포막에 수많은 나트륨 통로와 칼륨 통로가 항상 열려 있기 때문이다. 각 이온 통로마다 어떤 이온이 통과할 수 있는지는 이 통로의 크기와 모양과 구조에 따라 결정된다. 세포가 자극을 받지 않은 상태일 때는 닫혀 있는 나트륨 통로와 칼륨 통로도 세포막에 있다. 어떤 통로들은 특정 신경전달물질에 노출되었을 때 열리며, 또 다른 통로들은 막전위가 크게 변하면 이에 대한 반응으로 열리거나 닫힌다.

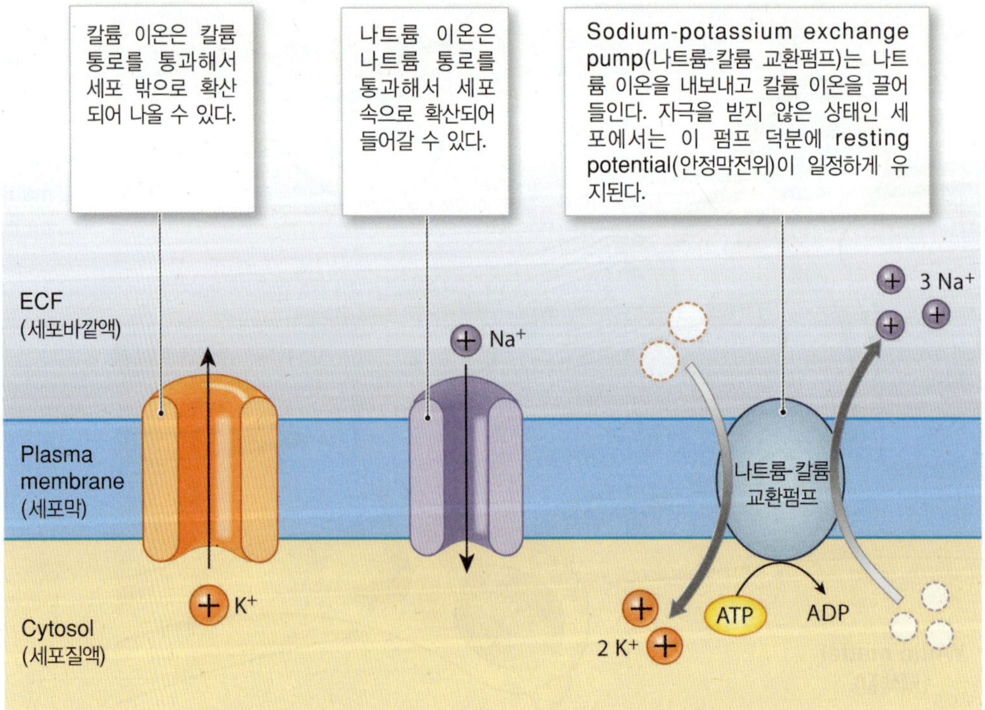

3 이 그림에는 신경 작용에 membrane potential(막전위)이 담당하는 역할을 요약했다. 막전위가 변하면 여러 가지 중요한 작용이 일어난다. 예를 들어 근육 수축과 샘 분비가 촉발되고, 신경계통에서 정보가 전달된다.

1 자극을 받지 않은 상태의 막전위를 **resting potential(안정막전위)**이라 한다. 모든 신경 작용은 한 신경세포의 안정막전위가 변화함으로써 시작된다.

2 전형적인 자극이 한 번 가해지면 그 부위에 국한해서 안정막전위 변화가 잠깐 일어난다. 이 변화는 자극에서 멀어질수록 감소하는데, 이 막전위 변화를 **graded potential(단계전위)**이라 한다.

3 단계전위 값이 어느 단계 이상으로 크면 axon(축삭)의 세포막에서 **action potential(활동전위)**이 촉발된다. 활동전위는 그 세포막의 한 지점에서 한 번 일어나는 전기 작용이다. 한 지점에서 한번 발생한 활동전위는 축삭의 표면을 따라 axon terminal(축삭종말)을 향해 전파된다.

4 전형적인 **synaptic activity(시냅스작용)**가 일어나는 과정에서 presynaptic cell(시냅스이전세포)이 화합물을 방출한다. 이 화합물은 **neurotransmitter(신경전달물질)**라 하며, postsynaptic cell(시냅스이후세포) 세포막에 있는 receptor(수용체)에 결합함으로써 이 세포막의 투과성을 변화시킨다.

5 신경세포체는 저마다 최대 수천에서 수만에 이르는 축삭종말들로 뒤덮여 있다. 어떤 순간에도 이 축삭종말들 중 일부는 작용을 하고 있는데, 일부 축삭종말은 신경세포를 자극하는(흥분시키는) 화학물질을 분비하고 다른 일부 축삭종말은 신경세포를 억제하는 화학물질을 분비하기도 한다. 이 신경세포의 축삭에 활동전위가 발생할지 아닐지를 결정하는 것은 이 흥분 및 억제 화학물질 작용의 총합이다. 이는 신경계통에서 일어나는 가장 단순한 형태의 **information processing(정보 처리)**이다.

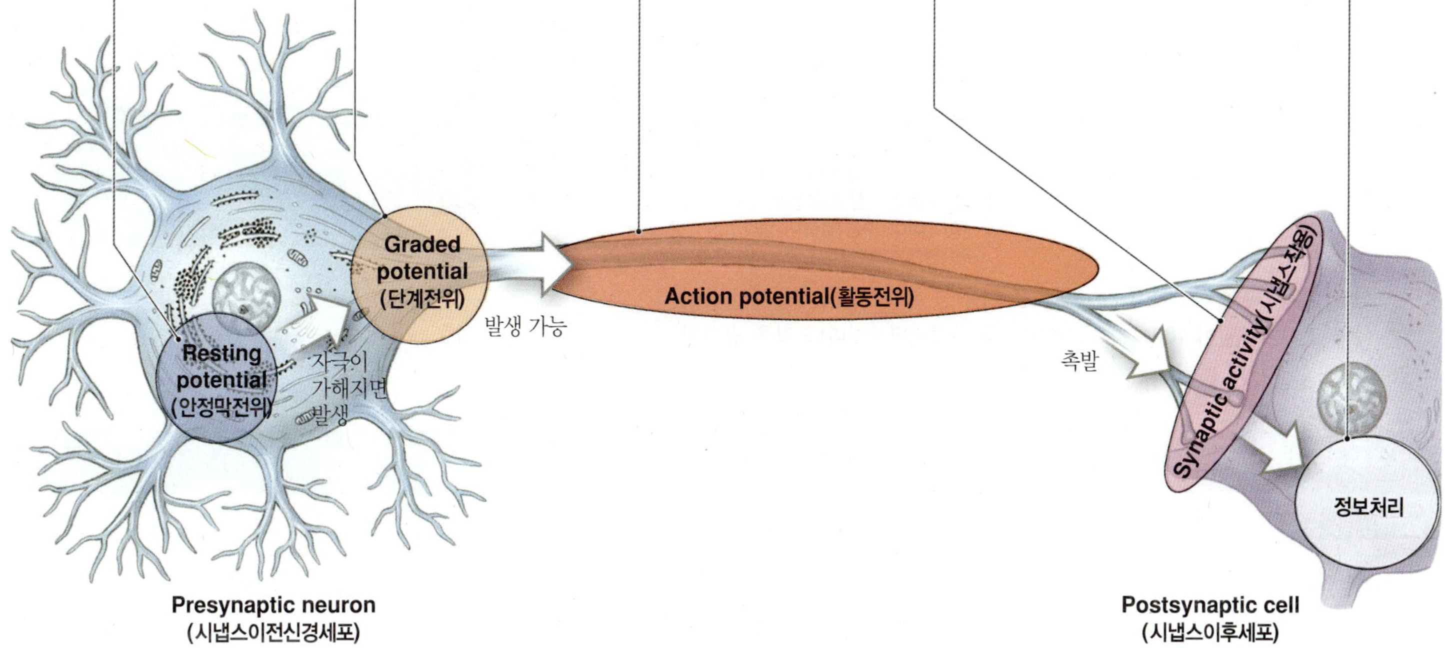

7.4

Synapse(시냅스)에서는 정보가 presynaptic cell(시냅스이전세포)에서부터 postsynaptic cell(시냅스이후세포)로 전달된다

신경계통에서는 정보가 한 곳에서 시작하여 다른 곳까지 axon(축삭)을 따라 action potential(활동전위) 형태로 전달되는데, 이를 'nerve impulse(신경자극, 신경임펄스)'라고도 한다. 이 정보는 한 신경세포 내에서 축삭을 따라 전달되는 데 그치지 않고 어떤 방식으로든 다른 신경세포나 effector(효과기) 세포에도 전달되어야 의미가 있다. 이러한 세포 사이 전달은 **synapse(시냅스, 연접)**에서 일어난다. 두 신경세포로 이루어진 시냅스에서는 정보가 presynaptic neuron(시냅스이전신경세포)에서 postsynaptic neuron(시냅스이후신경세포)으로 중계된다. 시냅스이전세포는 거의 언제나 신경세포이지만 몇 가지 특별한 예외가 있는데, 그 예로는 sensory receptor(감각수용기)가 있다.

1 시냅스이전세포에서 시냅스이후세포로 정보를 전달하는 과정은 **neurotransmitter(신경전달물질)**라는 화학물질이 **synaptic cleft(시냅스틈새)**로 분비됨으로써 일어나는 경우가 가장 많다. 시냅스틈새는 두 세포 사이에 있는 좁은 공간이다. Axon terminal(축삭종말)은 시냅스틈새에서 분해된 신경전달물질의 파편을 재흡수해서 다시 조립할 수 있다.

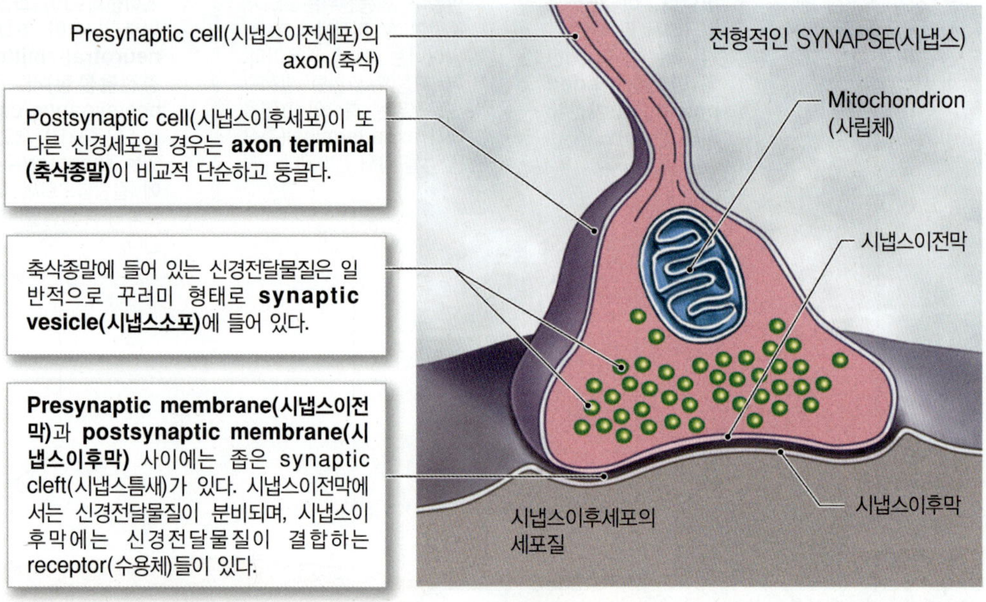

2 신경계통이 매우 복잡하고 기능이 많은 이유 중 하나가 신경계통에서 쓰이는 신경전달물질이 100가지 이상이며, 각 신경전달물질마다 작용 방식이 다르다는 사실이다. 몇 가지 중요한 신경전달물질을 다음 표에 소개한다.

대표적 Neurotransmitter(신경전달물질)

신경전달물질	화학 구조	설명
Acetylcholine (ACh, 아세틸콜린)	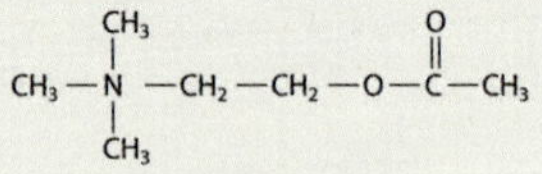	CNS와 PNS에 광범위하게 분포; neuromuscular junction(NMJ, 신경근육연접)에서 분비됨; 가장 많이 연구되어 잘 알려진 신경전달물질
Norepinephrine (NE, 노르에피네프린)	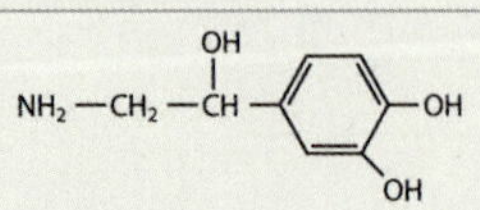	주의집중과 의식, 체온 조절 등에 관여; 교감신경계통 신경전달물질
Epinephrine (E, 에피네프린)	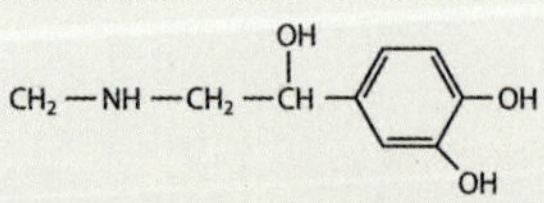	CNS 농도 낮음; CNS에서의 기능이 불확실함
Serotonin(세로토닌)	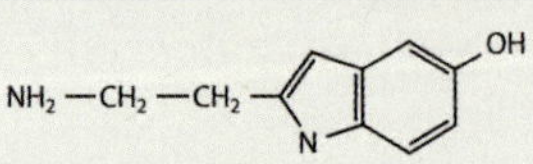	감정 상태, 기분, 체온에 중요; 엑스타시를 포함한 몇 가지 불법 환각제가 세로토닌 수용체에 작용한다
Glutamate(글루탐산염)	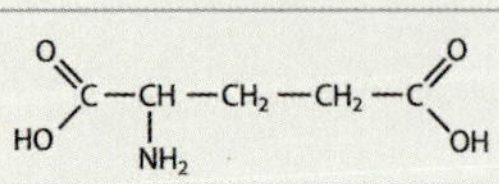	CNS에서 가장 많고 중요한 흥분성 신경전달물질

1단계
활동전위가 시냅스이전세포의 축삭종말에 도달한다. 활동전위로 인해 축삭종말이 depolarization(탈분극)되고, 탈분극이 일어나면 신경전달물질이 방출되도록 자극된다.

2단계
축삭종말이 탈분극되면 칼슘 통로가 열린다. 세포바깥액에 있던 칼슘 이온들은 축삭종말 속으로 쏟아져 들어온 후 ACh(아세틸콜린)가 exocytosis(세포외배출) 방식을 거쳐 시냅스틈새로 방출되도록 촉발한다.

3단계
방출된 아세틸콜린은 시냅스틈새를 가로질러 postsynaptic membrane(시냅스이후막)에 있는 닫힌 상태인 나트륨 이온 통로에 결합한다. 아세틸콜린이 많이 분비될수록 반응하는 수용체가 많아져서 탈분극이 커진다. 탈분극 정도가 충분히 크면 postsynaptic neuron(시냅스이후신경세포)에 활동전위가 발생한다.

4단계
시냅스이후막에 일어나는 작용은 잠깐만 지속되는데, 이는 시냅스틈새에 acetylcholinesterase(AChE, 아세틸콜린에스테라아제)가 있기 때문이다. AChE는 ACh를 분해한다.

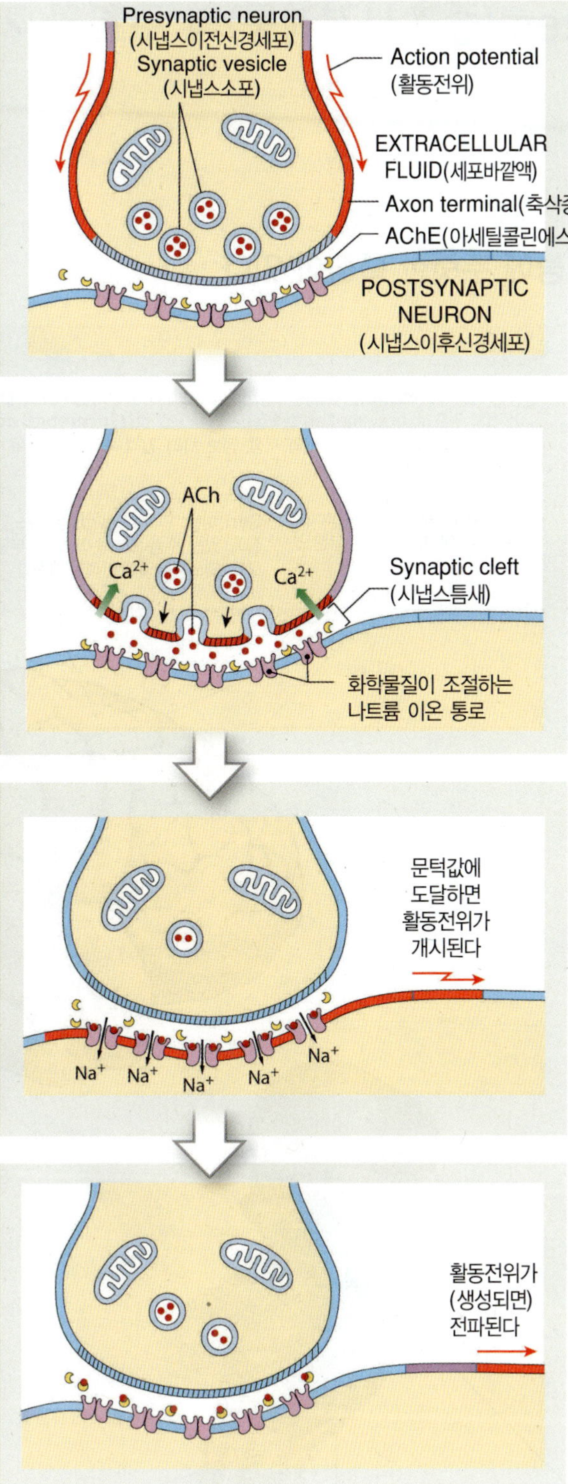

3 Action potential(활동전위)이 축삭종말에 도달했을 때 아세틸콜린이 신경전달물질로 분비되는 시냅스에서 일어나는 변화를 그림으로 요약했다.

활동전위가 축삭종말에 도달하는 순간과 연접이후막에 작용하는 순간 사이에는 0.2~0.5 msec 정도의 synaptic delay(시냅스지연)가 일어난다. 얼핏 생각하면 0.5 msec이 그리 길지 않은 시간 같지만 이 시간 동안 활동전위는 7 cm 이상 이동할 수 있다. 사슬처럼 일렬로 연결된 신경세포들을 통해 정보가 전달될 때는 시냅스지연이 차례로 누적되어 제법 길어진다. Reflex(반사)가 생존에 중요한 이유가 바로 이 때문이다. 반사 과정에서는 시냅스가 내개 한두 번만 일어나기 때문에 자극을 받으면 자동 반응이 즉각 일어날 수 있다.

Central Nervous System(중추신경계통)의 구조와 기능

7.5

Brain(뇌)은 각 부분마다 구조와 기능에 뚜렷한 특징이 있다

1 이 뇌 그림은 뇌의 주요 부위와 부위별 기능을 간략하게 표시한 것이다. 각 부위마다 다른 색깔로 표시했는데, 7장에 있는 모든 그림에 이 색깔 구분 원칙이 적용된다.

Cerebrum(대뇌)

성인 뇌의 **cerebrum**은 커다란 좌우 두 **cerebral hemisphere(대뇌반구)**로 나뉜다. 대뇌반구의 겉면은 주름이 많이 접혀 있으며, gray matter(회색질)로 이루어진 겉층인 **cerebral cortex(대뇌겉질, 대뇌피질)**가 덮고 있다. 대뇌반구의 기능은 의식적인 사고, 기억 저장, 정보 처리, 감각 처리, skeletal muscle(뼈대근육) 수축 조절 등이 있다.

Fissure(틈새)는 깊은 sulcus(고랑)로, 대뇌반구를 몇 부분으로 세분한다.

Gyri(이랑; 단수는 *gyrus*)는 대뇌겉질에 있는 주름에서 솟아 있는 부분으로, 대뇌겉질의 표면적을 넓힌다.

Sulci(고랑; 단수는 sulcus)는 대뇌겉질에 있는 얕게 패인 함몰부로, 이랑과 이랑 사이를 가른다.

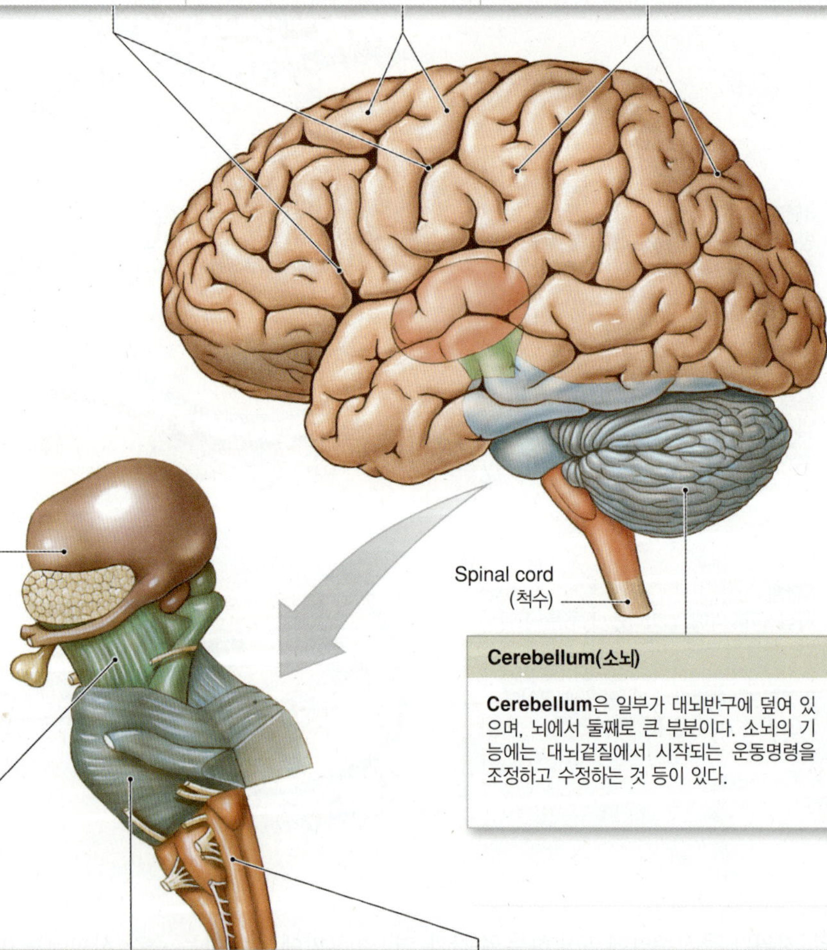

Diencephalon(사이뇌)

사이뇌는 대뇌반구와 나머지 CNS 부분 사이를 연결하는 구조이자 둘 사이에서 정보를 중계한다.

Thalamus(시상)에는 감각정보를 중계하고 처리하는 중추가 있다.

Hypothalamus(시상하부; *hypo*-는 아래를 뜻함)는 사이뇌의 바닥을 이루며, 감정과 자율신경기능과 호르몬 생산을 담당하는 중추들이 있다.

Cerebellum(소뇌)

Cerebellum은 일부가 대뇌반구에 덮여 있으며, 뇌에서 둘째로 큰 부분이다. 소뇌의 기능에는 대뇌겉질에서 시작되는 운동명령을 조정하고 수정하는 것 등이 있다.

Brain stem(뇌줄기, 뇌간)

뇌줄기는 중간뇌와 다리뇌와 숨뇌로 구성된다.

Midbrain(중간뇌)은 시각과 청각 정보를 처리하고 시각이나 청각 자극이 유발한 반사를 조절한다. 의식을 유지하도록 돕는 중추들도 있다.

Pons(다리뇌; *pons*는 교량이라는 뜻임)는 소뇌와 뇌줄기를 연결한다. 다리뇌에는 tract(신경로)와 중계중추가 있으며, somatic motor control(몸운동 조절)과 visceral motor control(내장운동 조절) 기능도 있다.

Medulla oblongata(숨뇌)는 감각정보를 뇌줄기 중 다른 부분으로 중계하거나 시상으로 중계한다. 숨뇌에는 심장박동수와 혈압 등과 같은 자율신경 기능을 조절하는 중요한 생명중추들도 있다.

Cerebral cortex(대뇌겉질, 대뇌피질)는 눈에 띄는 몇 가지 표면 구조를 기준으로 몇 개의 lobe(엽)로 분할된다

1 좌우 각 cerebral hemisphere(대뇌반구)는 **lobe(엽)**라 불리는 몇 가지 부위로 나눌 수 있다. 뇌는 sulcus(고랑)와 gyrus(이랑)의 배열 양상이 지문처럼 사람마다 조금씩 다르지만, 엽과 엽 사이의 경계는 누구에게서나 쉽게 식별할 수 있다. 각 엽은 그 겉을 덮고 있는 머리뼈 이름을 따서 명명한다.

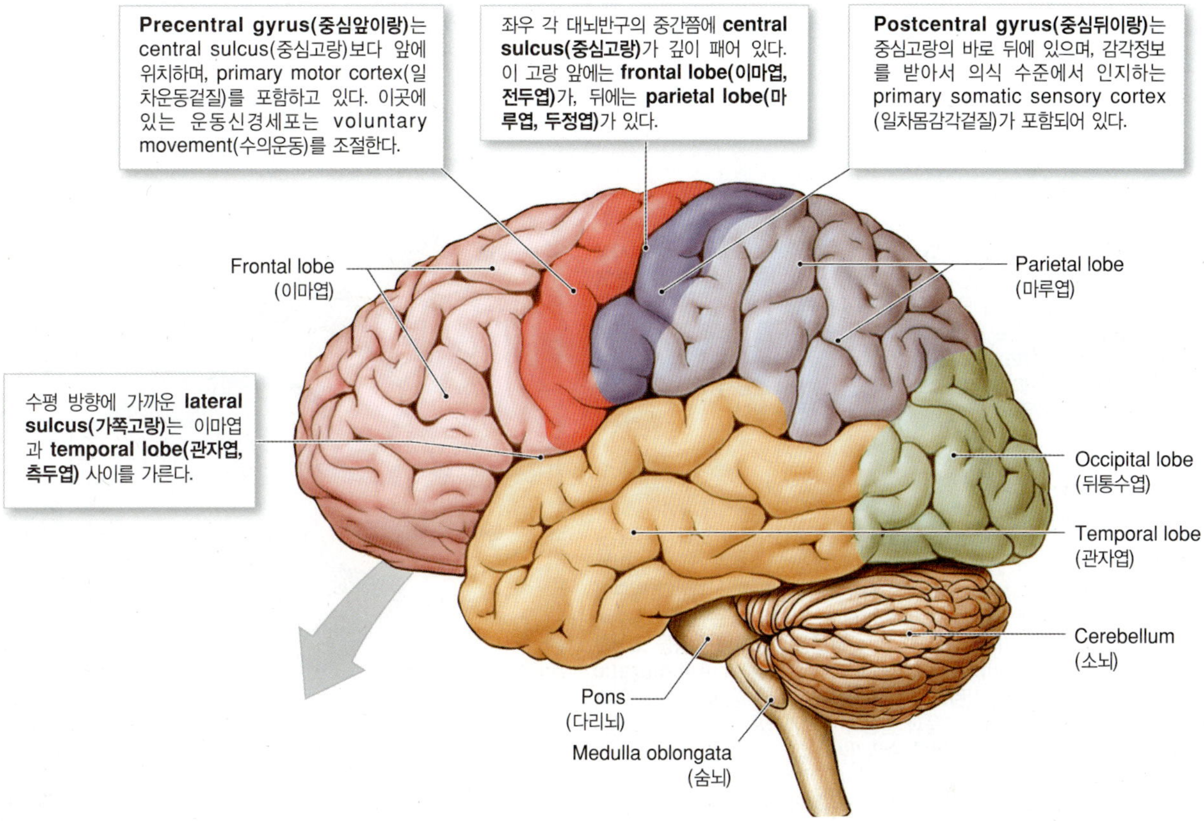

2 뇌의 정중단면 그림으로, 대뇌반구의 안쪽면에서 lobe(엽)의 경계를 표시했다. 대뇌반구가 나머지 뇌의 대부분을 덮고 있음을 알 수 있다. 혼동을 줄이기 위해 대뇌에 속하지 않은 구조들의 영어 이름은 모두 이탤릭체로 표시했다.

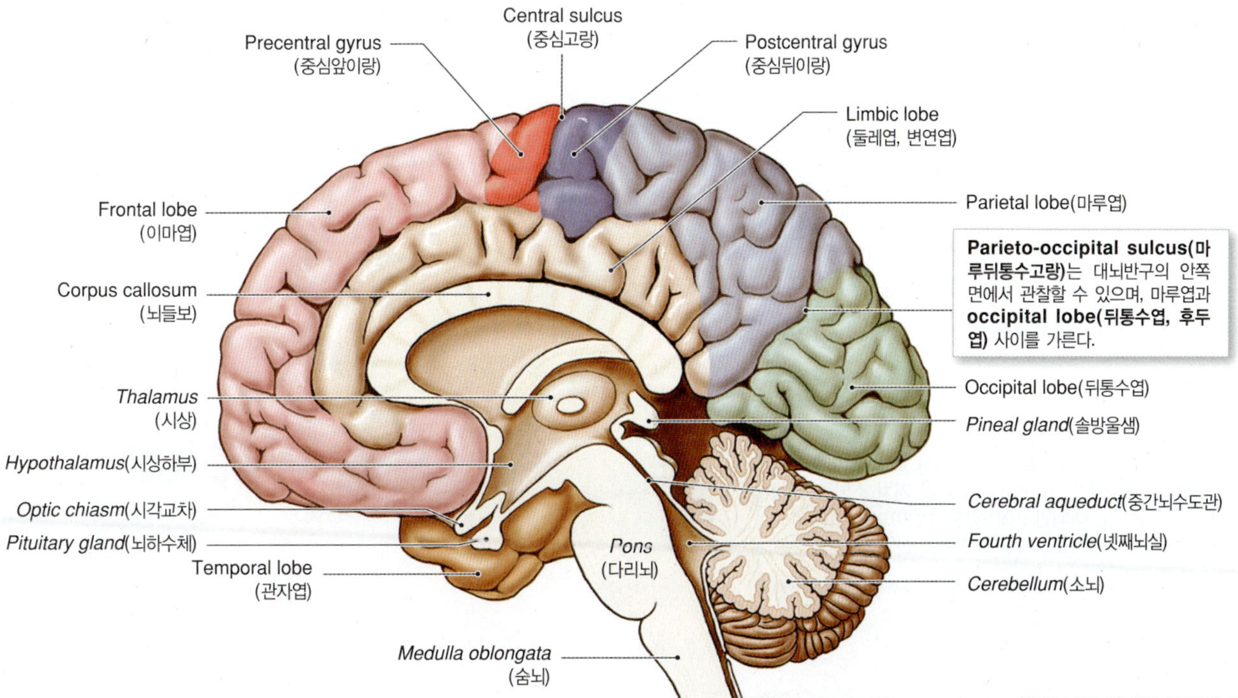

7.7

Diencephalon(사이뇌)과 brain stem(뇌줄기)과 cerebellum(소뇌)에 있는 중계중추는 우리가 의식하지 못하는 정보를 처리한다

1 **Diencephalon(사이뇌, 간뇌)**은 third ventricle(셋째뇌실)을 에워싸고 있으며, 좌우 thalamus(시상) 및 hypothalamus(시상하부) 등으로 구성된다. 시상의 한 부분이 사이뇌의 천장을 형성한다. 천장 중 앞부분에는 커다란 choroid plexus(맥락얼기)가 발달되어 있다. 뒷부분에는 **pineal gland(솔방울샘, 송과체)**가 있다. 솔방울샘은 melatonin(멜라토닌)이라는 호르몬을 분비하는 내분비기관이다. 멜라토닌에는 여러 가지 기능이 있지만 가장 중요한 것은 낮과 밤의 주기를 조절하는 기능이다.

Diencephalon(사이뇌)

Thalamus(시상)

셋째뇌실은 좌우 시상 사이를 가른다. 좌우 각 시상은 thalamic nuclei(시상핵) 집단으로 이루어진 달걀처럼 생긴 회색질 덩어리다. 시상은 후각을 제외한 모든 감각이 우리 의식에 도달하기 전에 마지막으로 거치는 중계국이다. 시상은 일종의 여과 장치로 작용하여 시상에 도달한 감각정보 중 일부만이 primary sensory cortex(일차감각겉질)로 보내진다. 나머지는 뇌에 있는 잠재의식 중추로 중계된다. 시상은 또한 의도적인 수의운동 명령과 의도대로 통제할 수 없는 불수의운동 명령을 조정하는 데 한몫을 한다.

Hypothalamus(시상하부)

시상하부에는 다음 여덟 가지 중요한 조절중추와 통합중추가 있다. (1) 분노와 기쁨과 통증과 성적 흥분에 관여하는 잠재의식 중추가 있는데, 이는 *limbic system*(둘레계통, 변연계)이라 하는 더 광범위한 신경망의 일부이다. (2) Pons(다리뇌)와 medulla oblongata(숨뇌)에 있는 심장박동수나 혈압이나 호흡이나 소화 기능 등을 담당하는 자율신경 중추의 작용을 조절한다. (3) 신경계통과 내분비계통의 작용을 조정한다. (4) Antidiuretic hormone(ADH, 항이뇨호르몬)과 oxytocin(옥시토신) 등을 포함한 여러 가지 호르몬을 분비한다. (5) 배고픔과 갈증과 관계가 있는 행동을 할 '충동'을 일으킨다. (6) 개인의 의도에 따른 수의기능과 그렇지 않은 자율신경기능이 충돌 없이 매끄럽게 일어나도록 조정한다. (7) 정상 체온을 유지하도록 조절한다. (8) 하룻동안 일어나는 활동 주기를 조정한다.

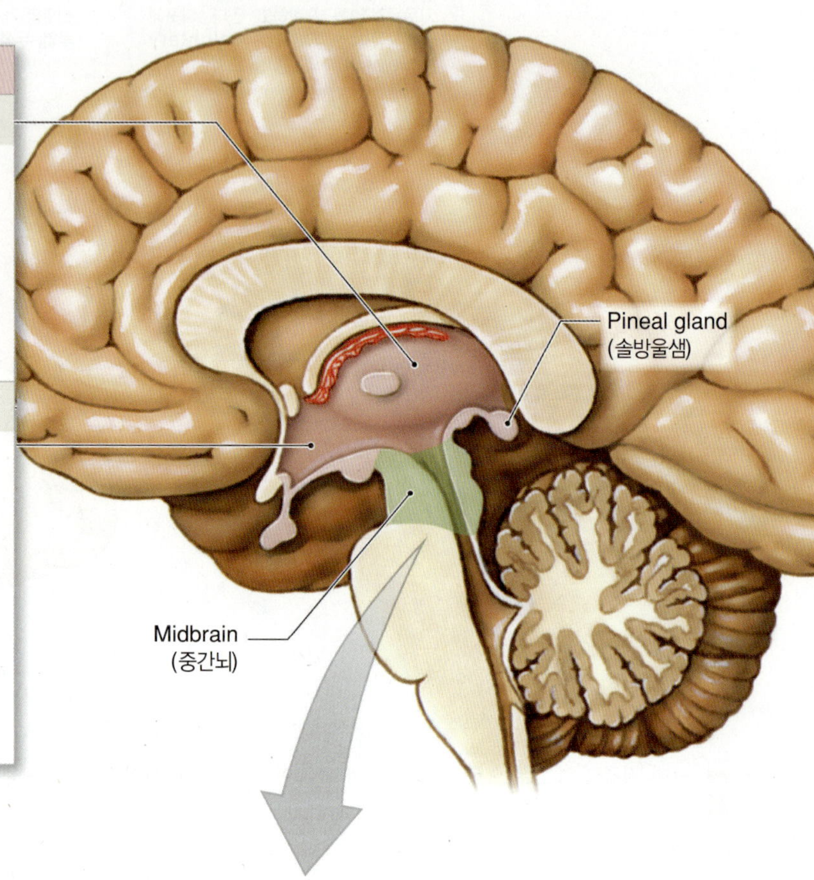

2 **Midbrain(중간뇌, 중뇌)**에는 **colliculi(둔덕**; 단수는 *colliculus*로, 낮은 언덕이라는 뜻임)가 두 쌍이 있다. Colliculus는 일종의 sensory nucleus(감각핵)로, 시각반사나 청각 처리에 관여한다. 중간뇌에는 (1) 안구운동을 조절하는 두 가지 뇌신경(III, IV) 운동핵과 (2) reticular formation(그물체)의 본부와 (3) muscle tone(근육긴장)과 자세를 유지하는 데 관여하는 신경핵과 (4) basal nucleus(바닥핵)의 운동조절 작용을 통제하는 신경핵인**substantia nigra(흑색질)**도 있다.

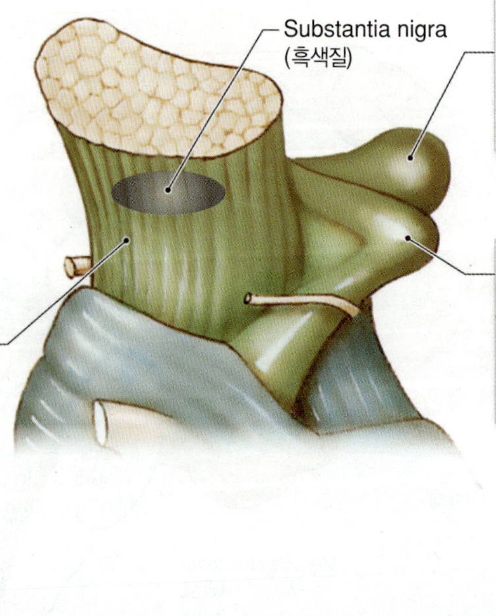

Superior colliculus(위둔덕) 한 쌍은 눈이 부시게 번쩍이는 불빛 같은 시각 자극이 가해질 때 눈이나 머리나 목에서 일어나는 반사운동을 조절한다.

Inferior colliculus(아래둔덕) 한 쌍은 청각을 중계하고, 청각 자극(큰 소리 등)을 받았을 때 머리와 목과 몸통에서 일어나는 반사운동을 조절한다.

Cerebral peduncle(대뇌다리; *peduncle*은 작은 발이라는 뜻임)에는 아래로 내려가는 nerve fiber(신경섬유) 다발들이 들어 있다. 이 내림신경섬유 중 일부는 pons(다리뇌)를 거쳐 소뇌로 들어가고, 나머지는 좌우 각 대뇌반구에 있는 primary motor cortex(일차운동겉질)에서 시작된 수의운동명령을 전달한다.

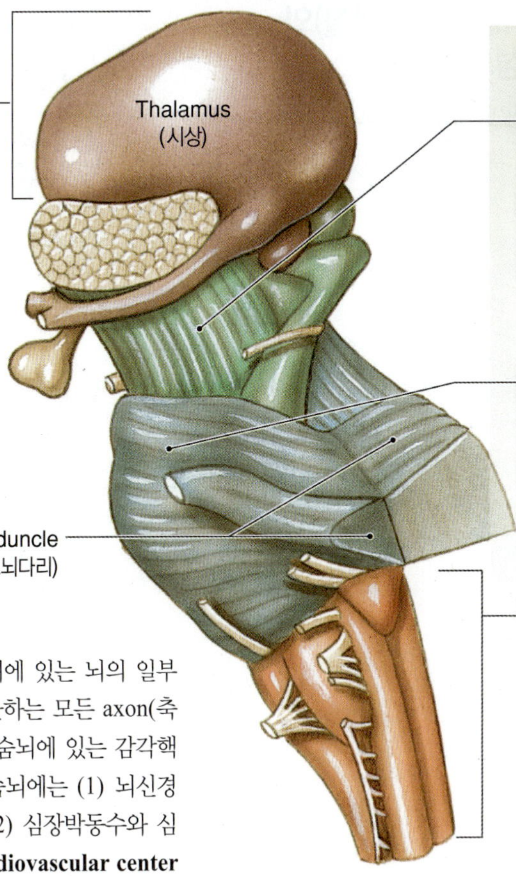

3 **Pons(다리뇌, 교뇌)**는 대뇌와 소뇌 사이를 잇는 교량 같은 구조이다. 대뇌에서 다리뇌를 거쳐 소뇌로 전달되는 정보는 **cerebellar peduncle(소뇌다리)** 중 하나를 통과한다. 소뇌다리는 세 쌍이 있는데, 각각 소뇌를 중간뇌와 다리뇌와 숨뇌에 연결한다. 다리뇌에 있는 신경핵 중에는 뇌신경 네 쌍(V~VIII)의 감각핵과 운동핵이 있다. 나머지 다리뇌 신경핵은 호흡 속도와 깊이를 무의식 수준에서 조절하는 데 관여한다.

4 **Medulla oblongata(숨뇌, 연수)**는 척수 바로 위에 있는 뇌의 일부분이다. 따라서 뇌와 척수 사이에서 정보를 교환하는 모든 axon(축삭)은 숨뇌를 통해 올라가거나 내려간다. 이 축삭들은 숨뇌에 있는 감각핵이나 운동핵에서 synapse(시냅스)를 이루기도 한다. 숨뇌에는 (1) 뇌신경 다섯 쌍(VIII~XII)과 관련이 있는 감각핵과 운동핵, (2) 심장박동수와 심장수축력과 말초조직에서의 혈액 흐름을 조절하는 **cardiovascular center(심장혈관중추)**, (3) 호흡운동의 기본 속도를 설정하는 **respiratory rhythmicity center(호흡주기중추)**도 있다.

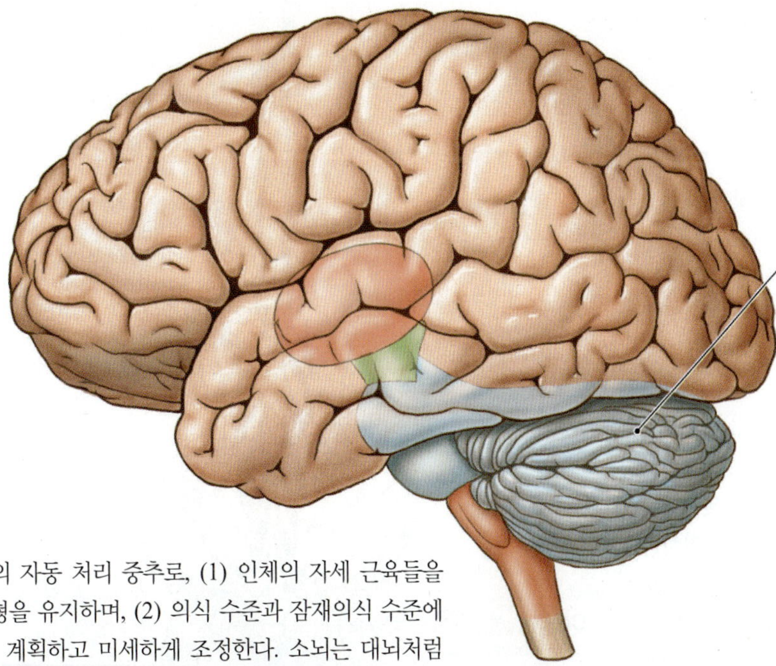

5 소뇌는 일종의 자동 처리 중추로, (1) 인체의 자세 근육들을 조절하고 균형을 유지하며, (2) 의식 수준과 잠재의식 수준에서 조절되는 운동을 계획하고 미세하게 조정한다. 소뇌는 대뇌처럼 속에 white matter(백색질)가 있고 그 겉을 *cerebellar cortex*(소뇌겉질)라는 gray matter(회색질) 층이 덮고 있다.

Spinal cord(척수)는 gray matter(회색질)와 white matter(백색질)로 구성되어 있다

성인 척수는 길이가 약 45 cm이고, 가장 굵은 곳의 폭이 약 14 mm이다. 척수 단면은 바깥층이 백색질이고 속이 회색질이다. 회색질은 작은 central canal(중심관)을 에워싸고 있다.

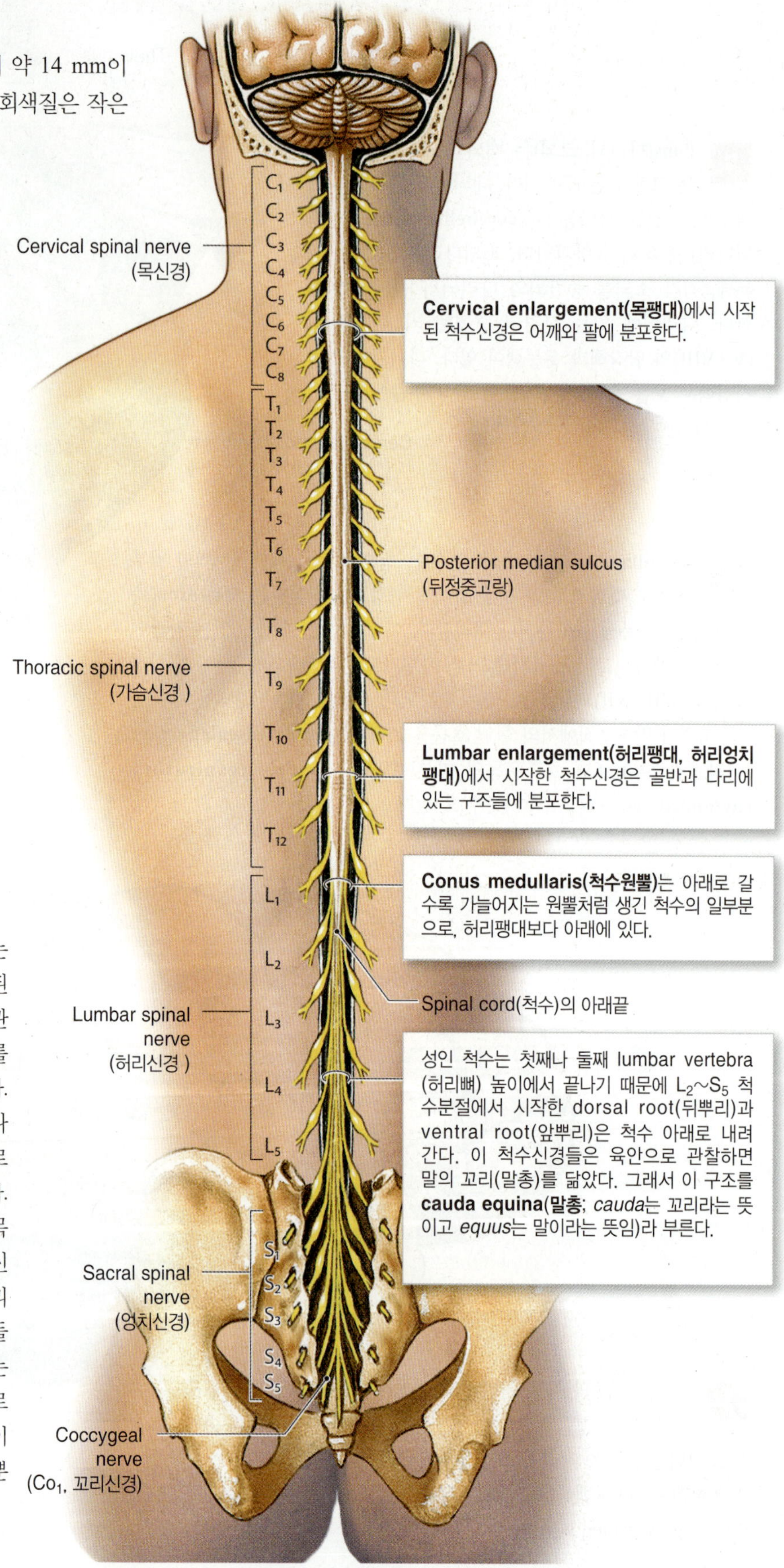

1 척수는 모두 31개의 segment(분절)로 구분할 수 있는데, 각 분절마다 spinal nerve(척수신경) 한 쌍이 시작된다. 몇 번째 척수신경 쌍인지는 vertebra(척추뼈)와의 위치 관계로 확인할 수 있다. 첫째 thoracic vertebra(등뼈)보다 아래를 지나는 척수신경들은 바로 위에 있는 척추뼈와 순서가 같다. 즉 T_1 척수신경은 T_1 척추뼈 바로 아래를 통해 척주 밖으로 나오고, T_2 척수신경은 T_2 척추뼈 바로 아래를 통해 척주 밖으로 나오는 식으로 계속된다. 하지만 목부위는 배열 상태가 다르다. 첫째 척수신경 쌍인 C_1은 머리뼈와 첫째 cervical vertebra(목뼈) 사이를 지난다. 이러한 이유 때문에 각 cervical nerve(목신경)는 그 바로 아래에 있는 척추뼈(목뼈)와 순서가 같다. 달리 말하면 C_2 목신경은 C_2 척추뼈 위로 나오며, 나머지 목신경들도 같은 방식으로 순서가 정해진다. 척수신경 순서를 정하는 방법은 이렇게 두 가지가 있는데, 첫째 방법이 다음 방법으로 바뀌는 곳은 마지막(일곱째) 목뼈와 첫째 등뼈 사이에 있다. 이 곳을 통과하는 척수신경은 C_8로 정한다. 따라서 목뼈는 7개뿐이지만 목신경은 8쌍이다.

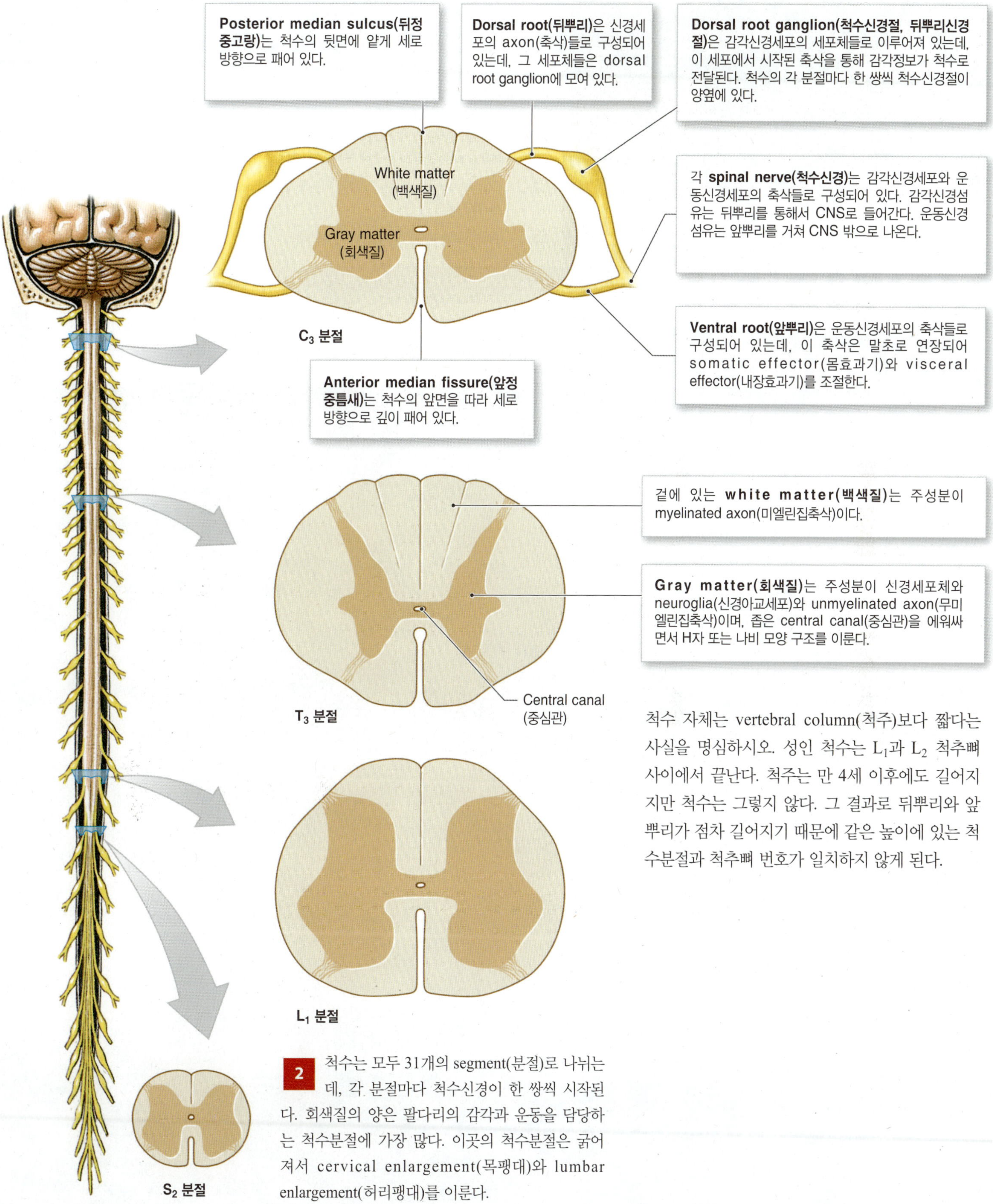

척수 자체는 vertebral column(척주)보다 짧다는 사실을 명심하시오. 성인 척수는 L_1과 L_2 척추뼈 사이에서 끝난다. 척주는 만 4세 이후에도 길어지지만 척수는 그렇지 않다. 그 결과로 뒤뿌리와 앞뿌리가 점차 길어지기 때문에 같은 높이에 있는 척수분절과 척추뼈 번호가 일치하지 않게 된다.

2 척수는 모두 31개의 segment(분절)로 나뉘는데, 각 분절마다 척수신경이 한 쌍씩 시작된다. 회색질의 양은 팔다리의 감각과 운동을 담당하는 척수분절에 가장 많다. 이곳의 척수분절은 굵어져서 cervical enlargement(목팽대)와 lumbar enlargement(허리팽대)를 이룬다.

8

말초신경계통과 자율신경계통 (The Peripheral and Autonomic Nervous Systems)

학습성과

1절 • Peripheral Nervous System(말초신경계통)

8.1 Spinal nerve(척수신경)의 주성분에 관해 기술하고, dermatome(피부분절)과 shingles(대상포진)에 관해 논의한다.

8.2 Cranial nerve(뇌신경) 12쌍의 이름을 열거하고, 각 뇌신경의 기능 구분과 분포 양상을 확인한다.

8.3 감각경로와 운동경로에 관해 기술한다.

2절 • Autonomic Nervous System(자율신경계통)

8.4 자율신경계통 중 sympathetic division(교감신경계통)과 parasympathetic division(부교감신경계통)의 구성체계와 기능에 관해 기술한다.

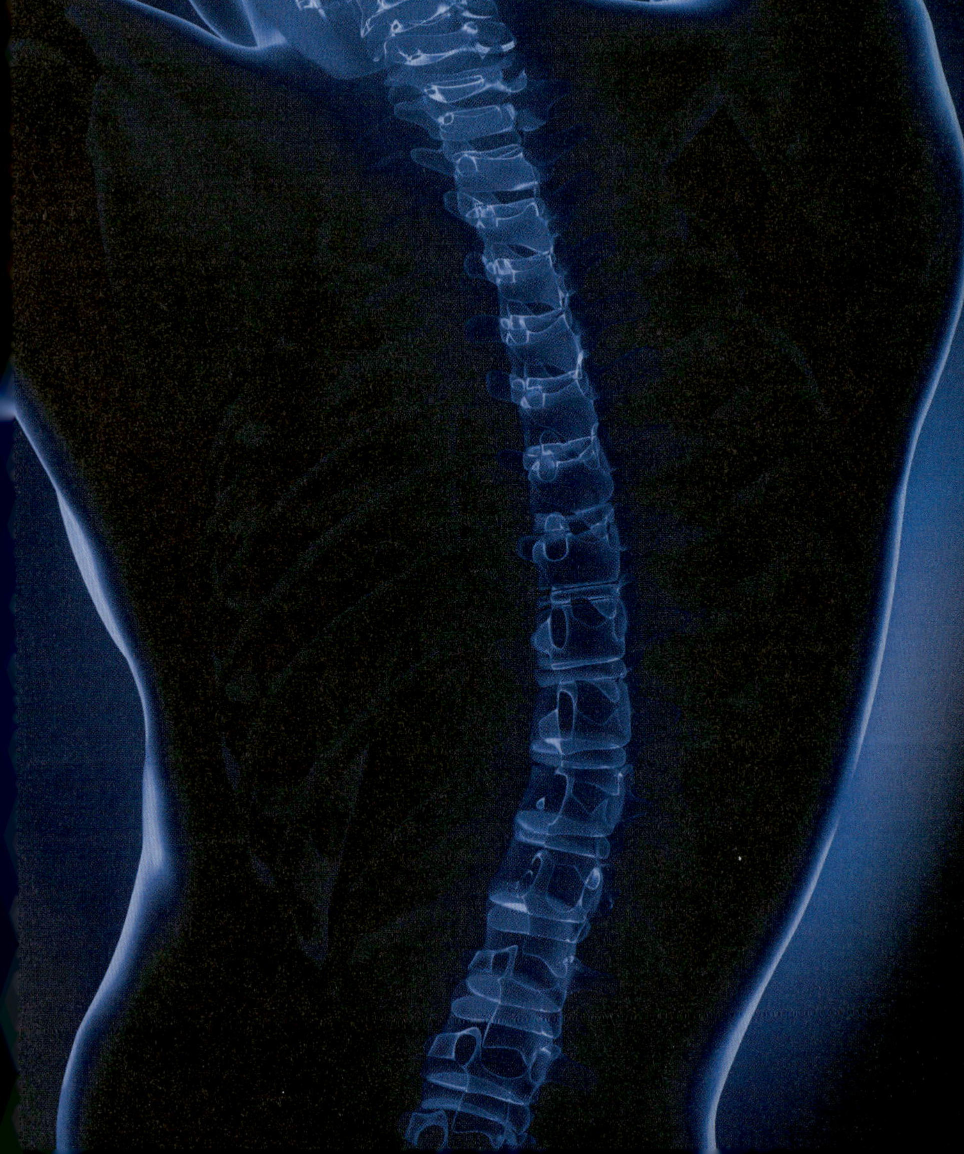

Peripheral Nervous System(말초신경계통)

Central nervous system(중추신경계통)은 **peripheral nervous system(PNS)**을 통해 받은 감각정보를 처리한 후 PNS로 운동명령을 전달한다. PNS는 peripheral nerve들로 이루어진 신경망이다. **Peripheral nerve(말초신경)**는 어디에서 시작하는지를 기준으로 구분할 수 있다. 뇌에서 시작한 말초신경은 **cranial nerve(뇌신경)**이고, 척수에서 시작한 말초신경은 **spinal nerve(척수신경)**이다.

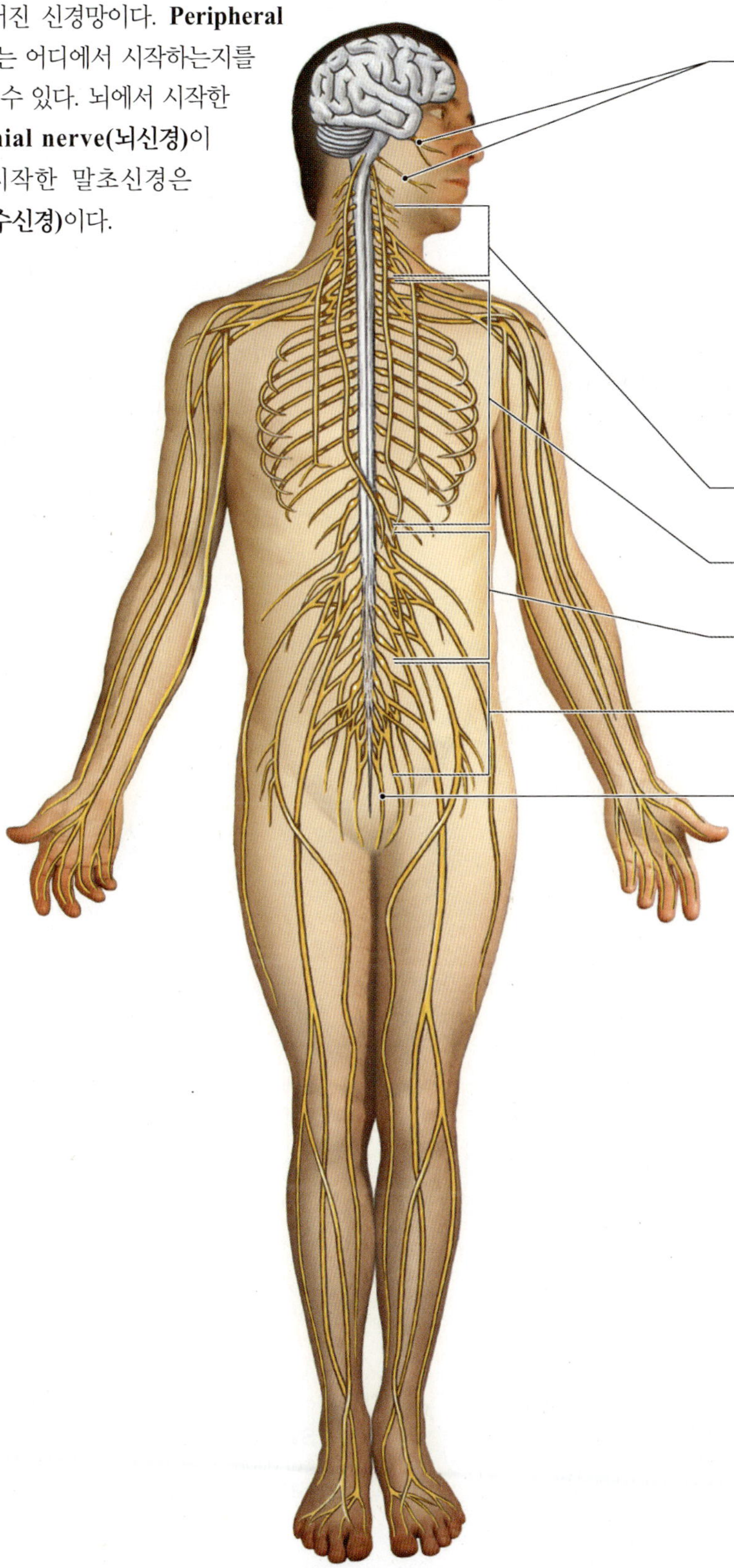

각 spinal nerve(척수신경)는 구조와 분포 양상에 일정한 원칙이 있다

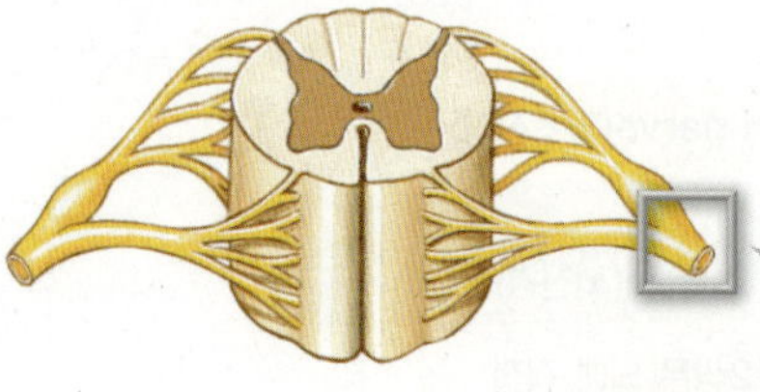

1 척수는 각 segment(분절)마다 척수신경이 한 쌍씩 연결되어 있다. 각 척수신경은 일련의 결합조직막으로 덮여 있는데, 이 결합조직막들은 척수신경에 연결된 peripheral nerve(말초신경)들에 있는 결합조직막과 연속되어 있다. 이 막들은 척수신경 단면그림에서 가장 쉽게 확인할 수 있는데, 뼈대근육에 있는 결합조직막들과 유사한 점이 많다.

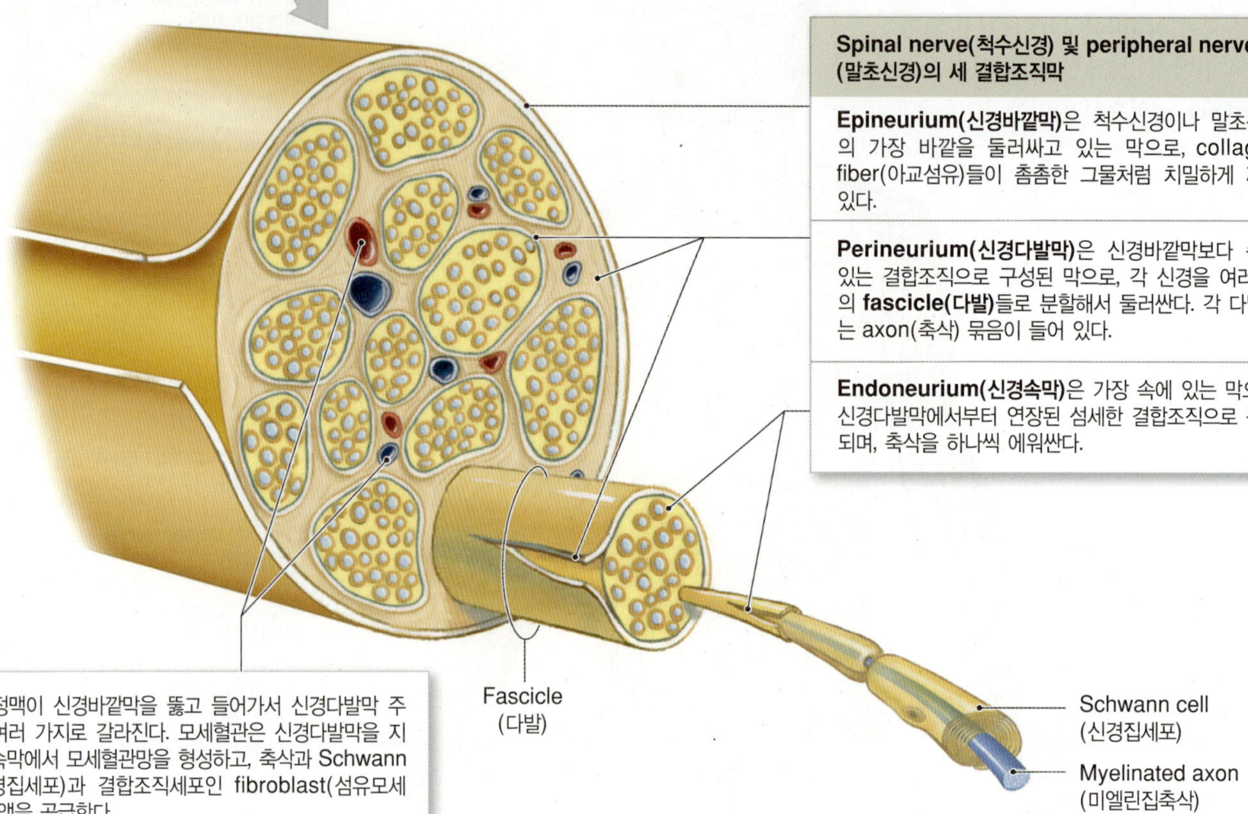

Spinal nerve(척수신경) 및 peripheral nerve (말초신경)의 세 결합조직막

Epineurium(신경바깥막)은 척수신경이나 말초신경의 가장 바깥을 둘러싸고 있는 막으로, collagen fiber(아교섬유)들이 촘촘한 그물처럼 치밀하게 짜여 있다.

Perineurium(신경다발막)은 신경바깥막보다 속에 있는 결합조직으로 구성된 막으로, 각 신경을 여러 개의 **fascicle(다발)**들로 분할해서 둘러싼다. 각 다발에는 axon(축삭) 묶음이 들어 있다.

Endoneurium(신경속막)은 가장 속에 있는 막으로, 신경다발막에서부터 연장된 섬세한 결합조직으로 구성되며, 축삭을 하나씩 에워싼다.

동맥과 정맥이 신경바깥막을 뚫고 들어가서 신경다발막 주위에서 여러 가지로 갈라진다. 모세혈관은 신경다발막을 지나 신경속막에서 모세혈관망을 형성하고, 축삭과 Schwann cell(신경집세포)과 결합조직세포인 fibroblast(섬유모세포)에 혈액을 공급한다.

2 척수신경은 곧 갈라져서 **rami(가지)**를 이룬다. 이 가지들에는 autonomic nervous system(ANS, 자율신경계통)에 속하는 visceral motor fiber(내장운동신경섬유)도 포함되어 있다. Thoracic spinal cord(가슴척수)와 상위 lumbar spinal cord(허리척수)에서 시작된 척수신경에는 **sympathetic division (교감신경계통)**의 운동신경섬유도 포함되어 있는데, 교감신경은 소위 'fight or flight' response(맞섬도피반응)를 일으킨다.

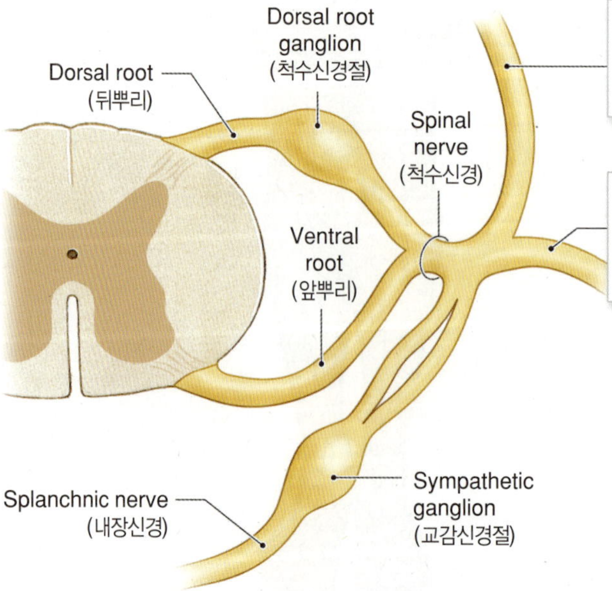

Dorsal ramus(뒤뿌리)는 등에 있는 근육과 관절과 피부에 분포한다.

Ventral ramus(앞뿌리)는 팔다리는 물론 가쪽몸통벽과 앞몸통벽에 있는 구조들에 분포한다.

Memo

Cranial nerve(뇌신경) 12쌍은 감각신경과 특수감각신경과 운동신경과 혼합신경으로 구분된다

뇌신경 12쌍은 PNS의 일부분이지만 뇌에 직접 연결되고 뇌의 배쪽면에서 볼 수 있다. 뇌신경은 척수신경과 마찬가지로 결합조직막에 둘러싸여 있다. 뇌신경 이름은 기능이나 모양과 관련이 있다. 각 뇌신경에 표시된 로마숫자는 대뇌에서 시작해서 뇌에 연결된 위치에 따라 차례대로 정해진다.

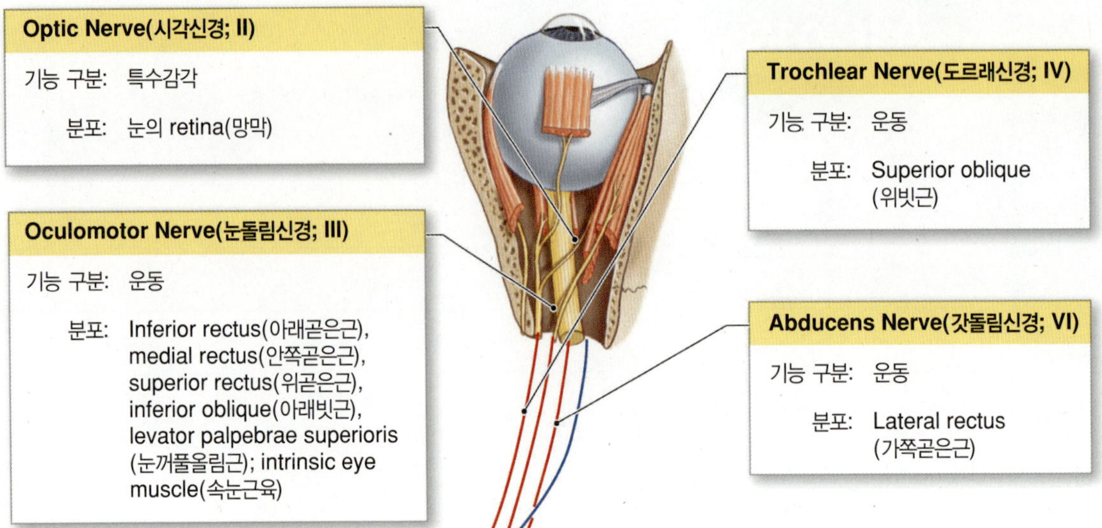

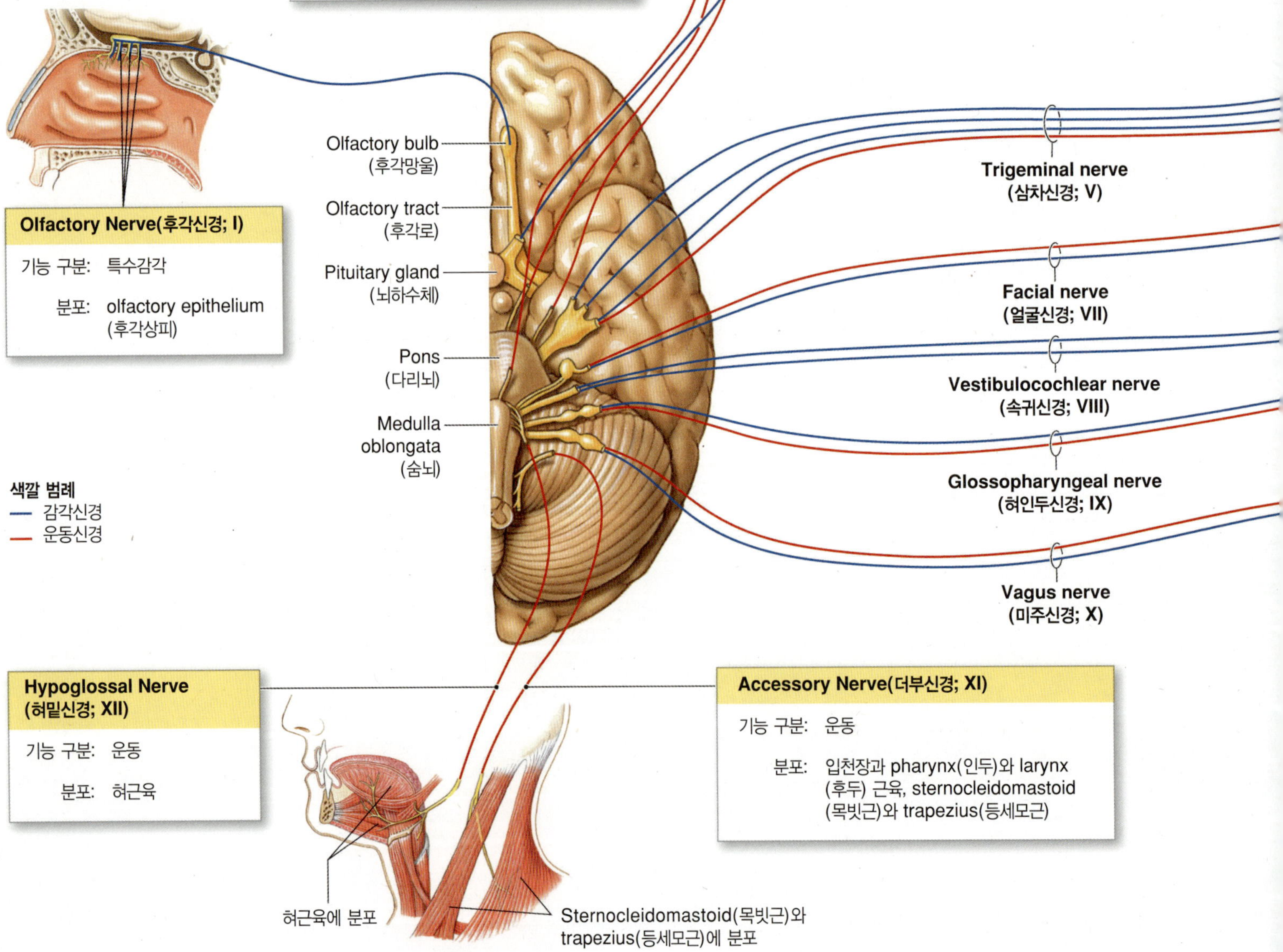

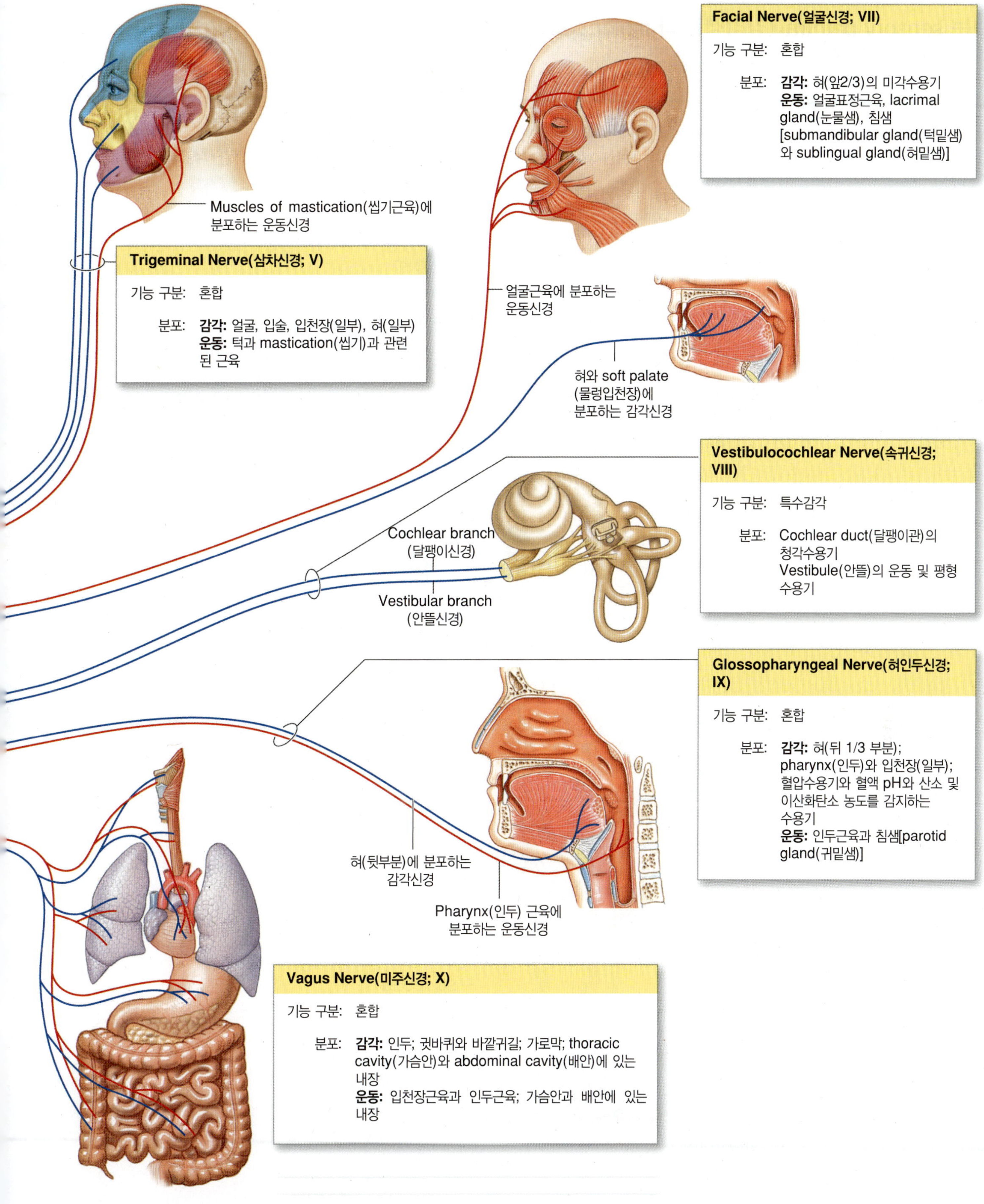

Trigeminal Nerve(삼차신경; V)

기능 구분: 혼합

분포: **감각:** 얼굴, 입술, 입천장(일부), 혀(일부)
운동: 턱과 mastication(씹기)과 관련된 근육

Facial Nerve(얼굴신경; VII)

기능 구분: 혼합

분포: **감각:** 혀(앞2/3)의 미각수용기
운동: 얼굴표정근육, lacrimal gland(눈물샘), 침샘 [submandibular gland(턱밑샘)와 sublingual gland(혀밑샘)]

Vestibulocochlear Nerve(속귀신경; VIII)

기능 구분: 특수감각

분포: Cochlear duct(달팽이관)의 청각수용기
Vestibule(안뜰)의 운동 및 평형 수용기

Glossopharyngeal Nerve(혀인두신경; IX)

기능 구분: 혼합

분포: **감각:** 혀(뒤 1/3 부분); pharynx(인두)와 입천장(일부); 혈압수용기와 혈액 pH와 산소 및 이산화탄소 농도를 감지하는 수용기
운동: 인두근육과 침샘[parotid gland(귀밑샘)]

Vagus Nerve(미주신경; X)

기능 구분: 혼합

분포: **감각:** 인두; 귓바퀴와 바깥귀길; 가로막; thoracic cavity(가슴안)와 abdominal cavity(배안)에 있는 내장
운동: 입천장근육과 인두근육; 가슴안과 배안에 있는 내장

8.3

정보는 sensory pathway(감각경로)나 motor pathway(운동경로)를 따라서 PNS와 CNS의 정보처리 중추 사이를 오간다

Sensory Pathway(감각경로)

Posterior column pathway(뒤백색질기둥경로)로는 위치를 정확히 파악하는 미세촉각(감별촉각)과 압력감각과 진동감각과 proprioception(고유감각)이 전달된다. 고유감각은 신체(특히 팔다리)의 운동과 위치를 파악하는 감각이다. 이 정보들은 말초수용기에서부터 뒤백색질기둥경로를 따라 전달되며, 결국 대뇌반구에 있는 primary somatic sensory cortex(일차몸감각겉질)에서 끝난다.

1 일반적인 감각경로에서는 sensory neuron(감각신경세포)이 감각을 CNS로 들여보낸다. 이 감각신경세포를 **first-order neuron(일차신경세포)**이라 하며, 이 세포에서 시작된 axon(축삭)들은 second-order neuron(이차신경세포)이라 불리는 interneuron(사이신경세포)에 synapse(시냅스) 한다. 이차신경세포는 세포체가 대개 척수나 brain stem(뇌줄기)에 위치한다. 우리가 감각을 인식하려면 이차신경세포의 축삭이 thalamus(시상)에 있는 **third-order neuron(삼차신경세포)**과 시냅스해야 한다. 대개는 이차신경세포의 축삭이 위로 올라가는 도중에 반대쪽 CNS로 넘어간다. 삼차신경세포는 일차몸감각겉질에서 시냅스한다. 아래 그림은 **posterior column pathway(뒤백색질기둥경로)** 그림이다.

Sensory homunculus(감각축소인간)는 특정 신체 부위별로 이를 담당하는 일차몸감각겉질의 면적을 종합해서 만든 가상 인체 지도이다. 감각축소인간의 신체 비율은 각 부위에 분포하는 감각수용기의 수에 비례한다. 수용기가 많을수록 정보를 처리하는 데 필요한 대뇌겉질 신경세포가 많다.

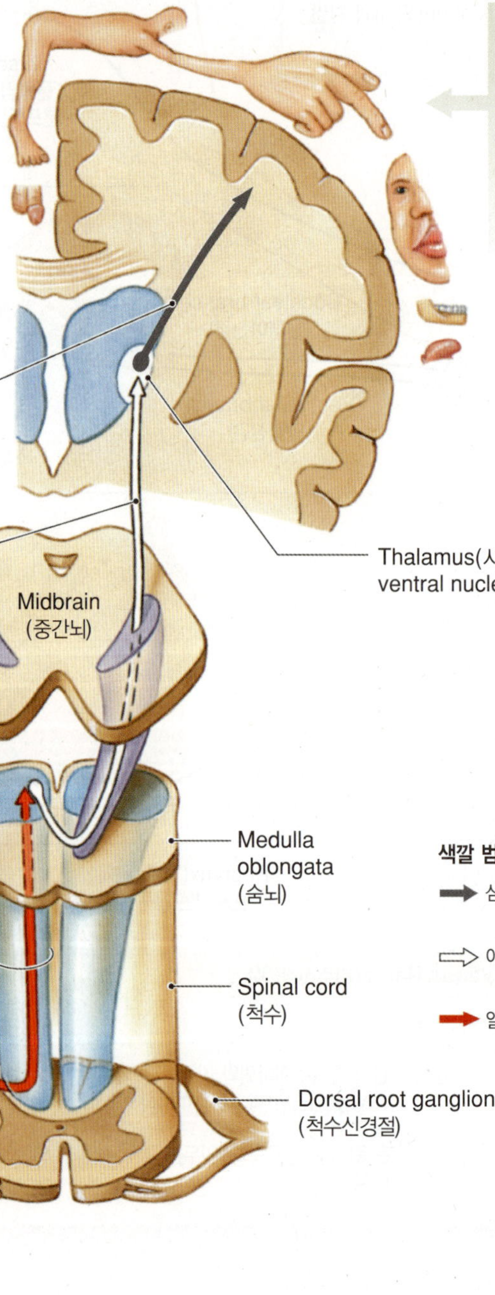

3 삼차신경세포는 시상에서부터 대뇌반구의 감각겉질로 정보를 전달한다.

2 이차신경세포에서 시작된 축삭들은 반대쪽 뇌로 교차한 후 위로 올라간다. 따라서 왼쪽 대뇌반구는 오른쪽 신체에서 시작된 정보를 받고, 오른쪽 대뇌반구는 왼쪽 신체에서 시작된 정보를 받는다. 이 같은 '교차'가 어떤 중요한 기능이 있는지는 알지 못한다.

출발 1 일차신경세포에서 시작된 축삭(감각)이 척수의 뒤백색질기둥을 통해 위로 올라간다.

오른쪽 신체에서 시작된 미세촉각, 진동감각, proprioception(고유감각)

색깔 범례

- 삼차신경세포
- 이차신경세포
- 일차신경세포

Motor Pathway(운동경로)

운동경로는 motor neuron(운동신경세포)이 두 개 이상 포함된다. **Upper motor neuron(위운동신경세포)**은 세포체가 CNS의 정보처리중추에 모여 있으며, **lower motor neuron(아래운동신경세포)**은 세포체가 brain stem(뇌줄기)이나 척수의 nucleus(신경핵)에 모여 있다.

2 **Corticospinal pathway(corticospinal tract, 겉질척수로)**는 뼈대근육(골격근)을 우리 의도에 따라 조절하는 수의운동을 담당한다. 이 신경로는 과거에 pyramidal system(피라미드계통)이라고도 했는데, 이 신경로가 primary motor cortex(일차운동겉질)에 있는 피라미드처럼 생긴 신경세포에서 시작하기 때문이다. 이 위운동신경세포의 축삭은 아래로 뇌줄기와 척수까지 내려가서 뼈대근육을 조절하는 아래운동신경세포와 시냅스한다.

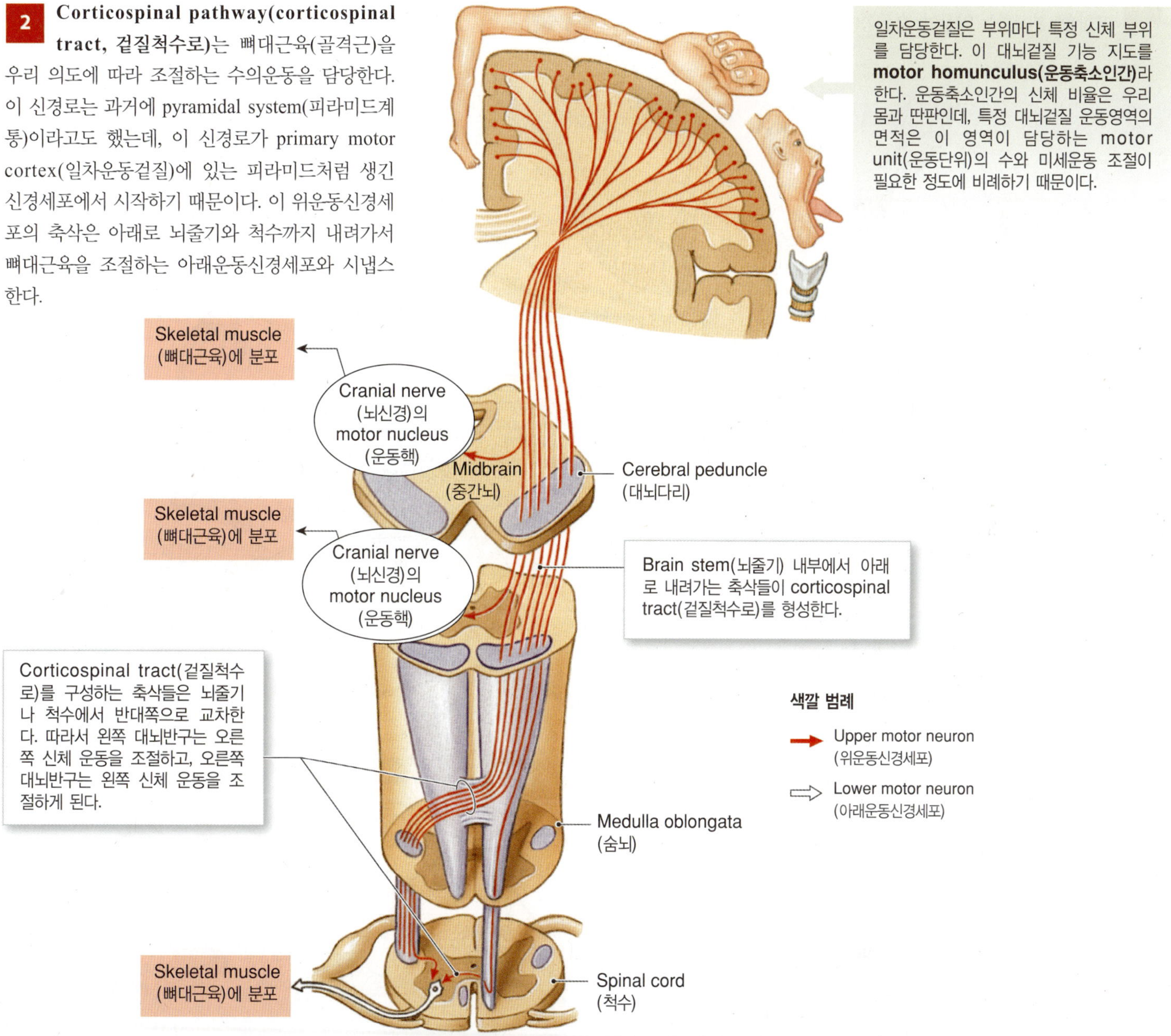

Autonomic Nervous System(자율신경계통)

8.4

자율신경계통의 두 구성원(교감신경계통과 부교감신경계통)은 한 기관에 함께 분포하는 경우가 많지만 분포 양상은 서로 다르다

교감신경계통의 신경분포

1 이 그림의 왼쪽에는 교감신경계통이 피부와 기타 조직(뼈대근육과 기타 몸통벽 조직 포함)에 분포하는 양상이, 오른쪽에는 내장에 분포하는 양상이 표시되어 있다.

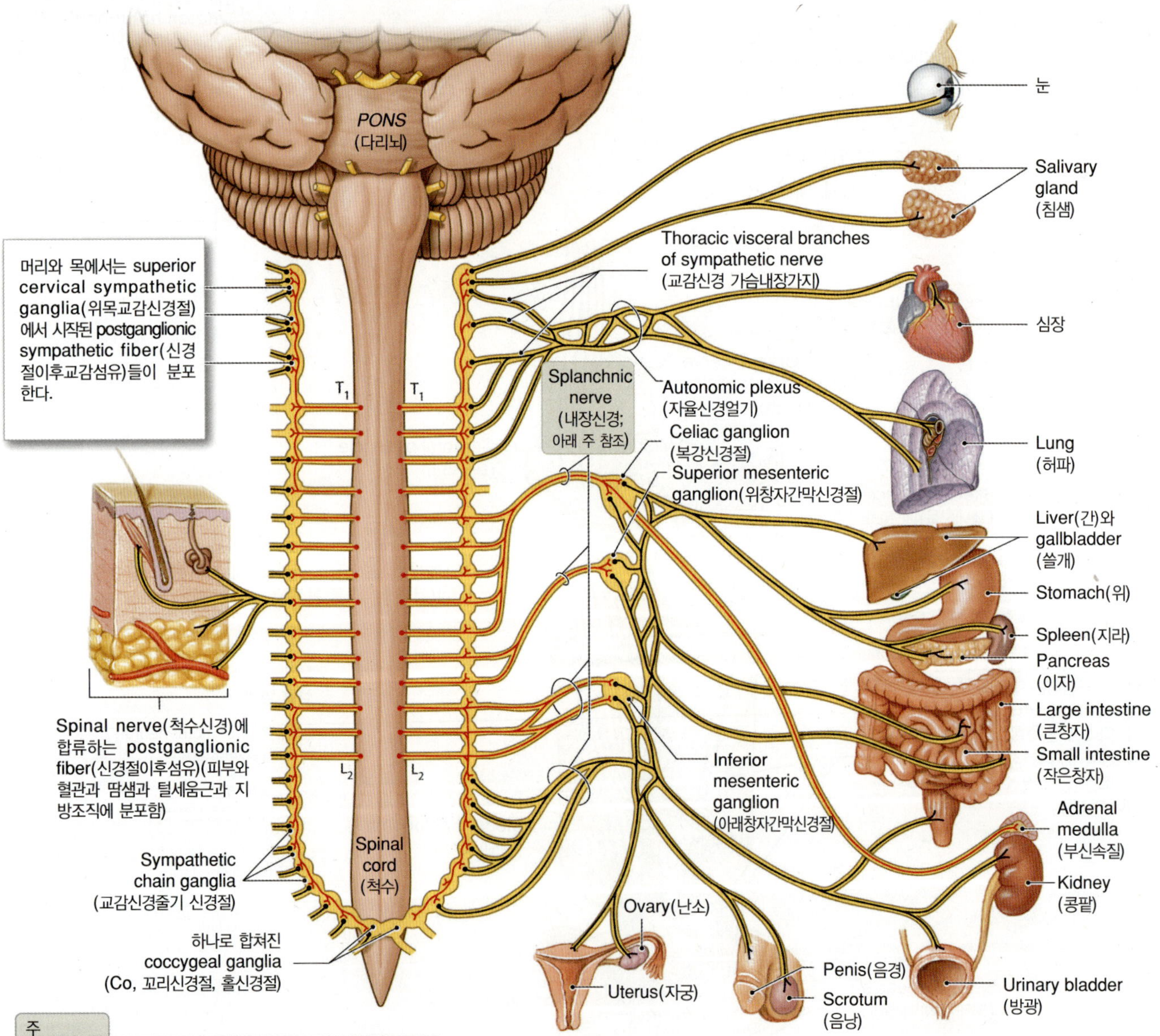

주

Collateral ganglia(곁신경절)로 진행하는 신경절이전섬유는 **splanchnic nerve**를 형성한다. 심장과 허파 등의 thoracic cavity(가슴안) 구조에 분포하는 신경절이후 섬유들은 다발을 이루어 **thoracic visceral branches of sympathetic nerve(교감신경 가슴내장가지)**를 형성한다.

색깔 범례

- Preganglionic neuron (신경절이전신경세포)
- Ganglionic neuron (신경절신경세포)

부교감신경계통의 분포

2 이 그림은 부교감신경계통이 한쪽 신체에 분포하는 양상을 나타낸다. 반대쪽은 따로 그리지 않았지만 양상이 동일하다.

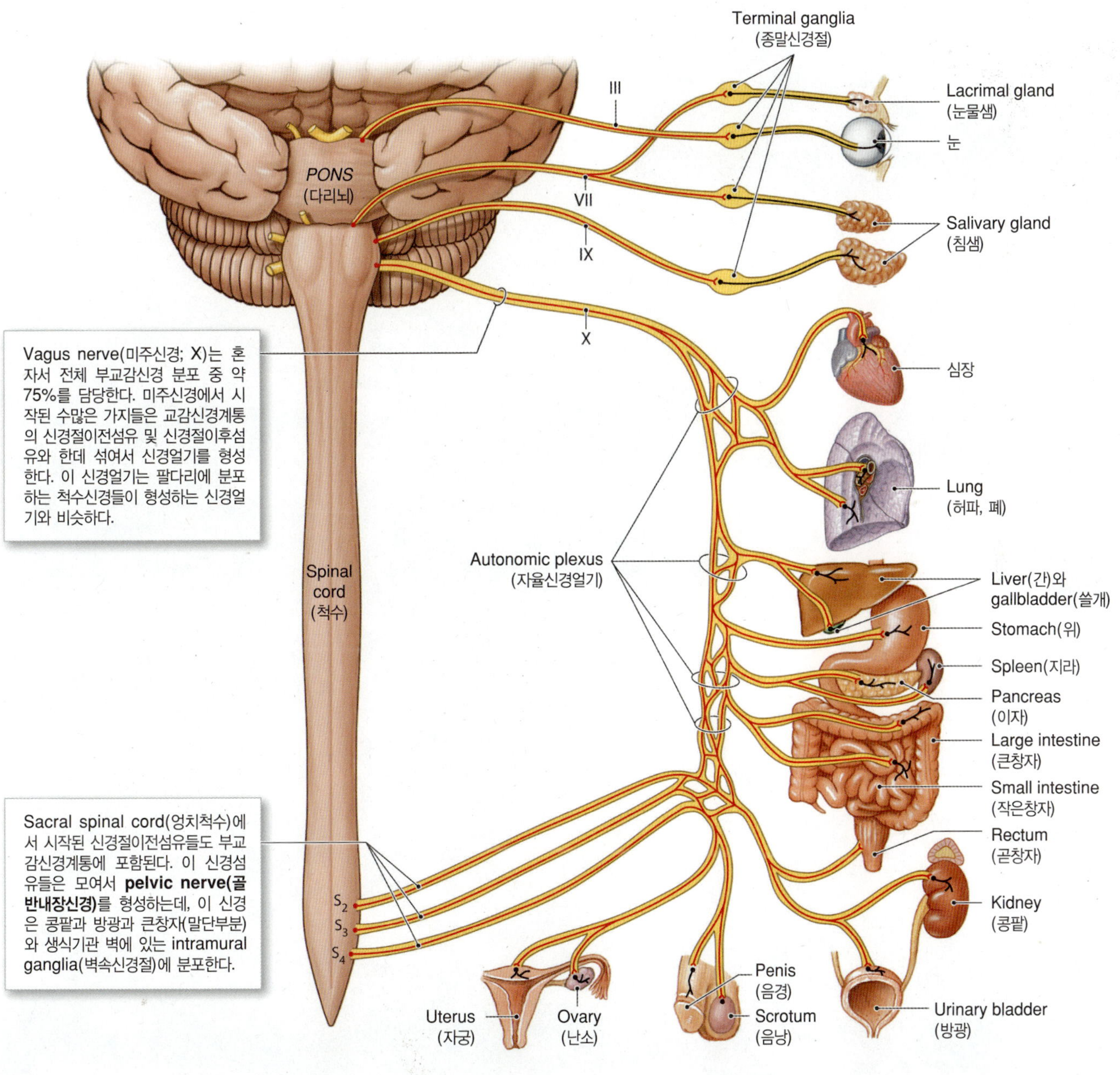

9 감각작용 (The Senses)

학습성과

1절 • General Sense(일반감각)

9.1 피부에 분포하는 감각수용기들의 종류와 그들의 기능을 이해한다

2절 • Special Sense(특수감각)

9.2 후각기관과 대뇌로 가는 후각경로에 대해 기술하고, 미각과 관련된 기관들과 뇌신경에 대해 기술한다.

9.3 바깥귀, 가운데귀 및 속귀의 구조를 기술하고 기능이 어떻게 수행되는지를 설명한다.

9.4 눈의 부속구조들을 살펴보고, 그들의 기능을 설명하며, 결막염에 대해 이해한다.

9.5 안구 벽의 층들과 앞뒤 눈 방을 살펴보고, 외재성 눈 근육들의 이름과 기능을 말한다.

9.6 망막층의 구조와 기능을 설명하고, 막대 및 원뿔세포들의 분포를 기술하며, 시력에 대한 빛수용기들의 역할을 논의한다.

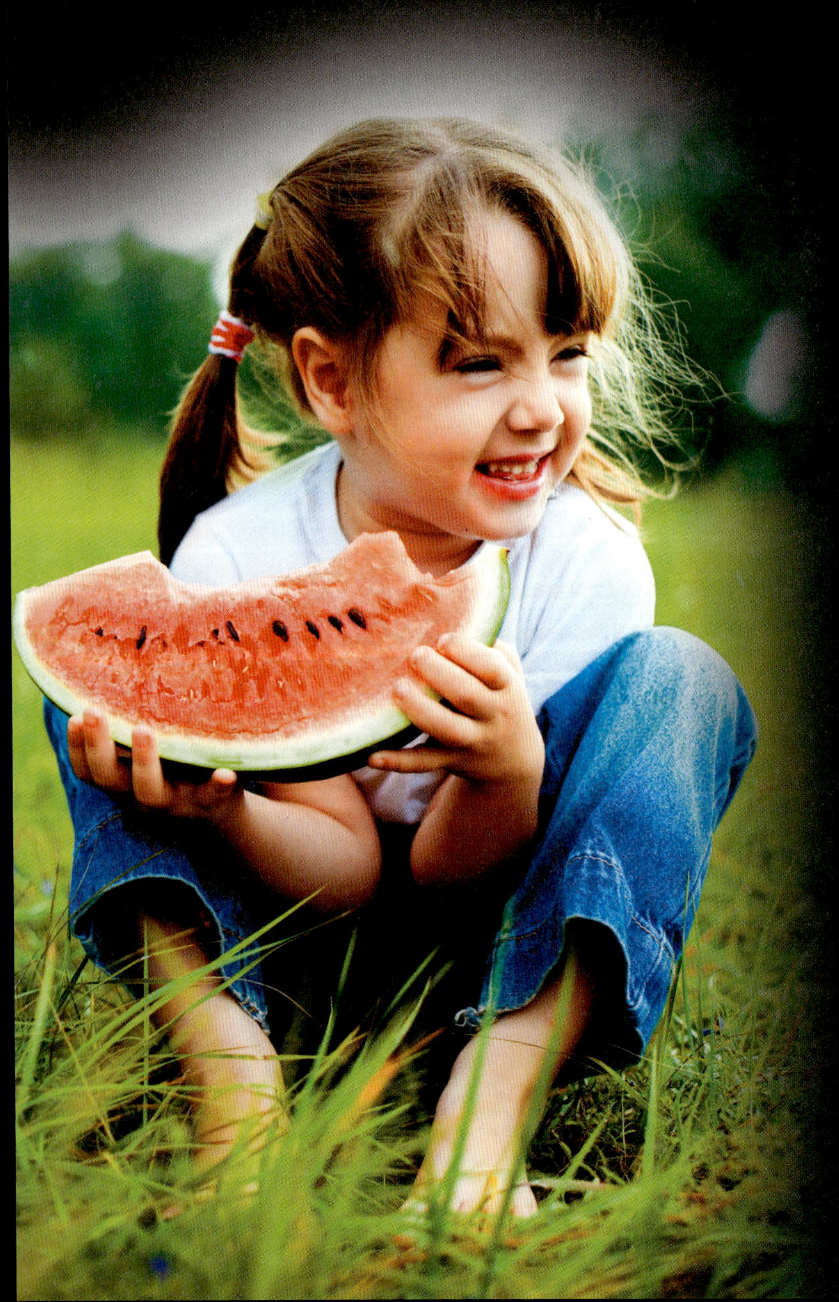

General Sense(일반감각)

1 **General sense(일반감각)**라는 말은 온도, 통증, 촉각, 압력, 진동 및 고유수용기에 대한 감각을 기술하는데 사용한다. 감각정보는 몸 안팎의 상태를 감시하는 특수한 세포 혹은 세포질돌기인 **sensory receptor(감각수용기)**들이 받아들인다. 가장 간단한 수용기로는 감각뉴런의 dendrite(가지돌기, 수상돌기)가 있다. 오른쪽 그림처럼, 자유 신경종말이라고 하는 가지돌기의 끝 가지는 부속구조물로 보호되어 있지 않다. 풀뿌리가 땅속으로 뻗어 있는 것처럼, 자유 신경종말은 조직 속으로 확장되어 있다. 이 수용기들은 여러 자극들을 받아들일 수 있기 때문에 수용기 specificity(특이성)는 거의 없다. 예를 들어 조직 손상에 반응하여 통각을 일으키는 자유 신경종말은 화학적 자극, 압력, 온도변화 혹은 외상에 의해서도 자극된다.

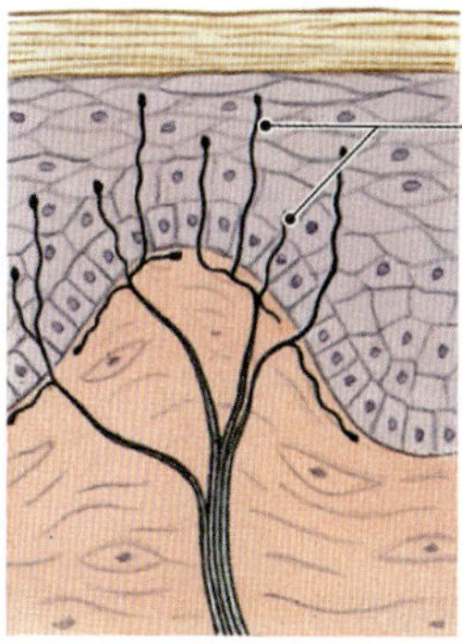

2 일반 감각수용기는 구조가 간단하고 몸에 넓게 분포하고 있다. 이 개념도에서 보여 주듯이, 이 수용기들은 1차 자극의 성질에 따라 분류한다.

일반 감각수용기들의 기능적 분류

Nociceptor (통각수용기)

Nociceptor(통각수용기)는 통증수용기이다. 자극을 받아들이는 면적이 넓고 광범위한 자유신경종말이다. 두 종류의 축삭–A형과 C형 섬유–들이 통각을 운반한다.

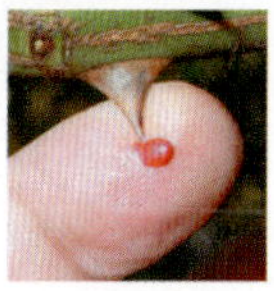

Thermoreceptor (온도수용기)

Thermoreceptor(온도수용기)는 진피, 골격근, 간 및 시상하부에 분포하는 자유신경종말이다. 냉각수용기가 온각수용기보다 3~4배 더 많다. 이 두 수용기의 구조적 차이는 없다.

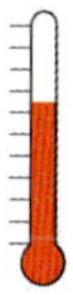

Mechanoreceptor (기계적 수용기)

Mechanoreceptor(기계적 수용기)는 원형질막이 구부러지는 자극에 예민하다. 이 막은 이온통로를 가지고 있어서 신장, 압축, 꼬임 등 막의 변형에 반응하여 개폐된다.

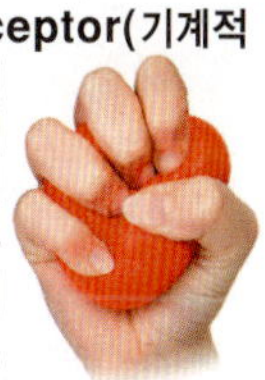

Chemoreceptor (화학수용기)

Chemoreceptor(화학수용기)는 체액(간질액, 혈장 및 뇌척수액) 속에 용해되어 있는 수용성 및 지용성 물질에 반응한다.

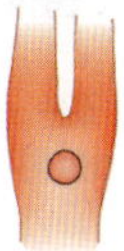

Proprioceptor(고유수용기)는 관절과 근육의 위치를 감지한다. 일반감각 수용기들 중에서 구조 및 기능이 가장 복잡한 수용기이다.

Baroreceptor(압수용기; *baro-*, 입력)는 혈관, 소화관, 호흡관, 비뇨관의 벽에서 압력의 변화를 감지한다.

Tactile receptor(촉각수용기)는 촉각, 압각 및 진동감각을 맡는다. 촉각은 모양과 구조에 관한 정보를 제공하고, 한편 압각은 기계적인 변형의 정도와 빈도를 나타낸다.

9.1

피부의 일반 감각수용기들의 형태와 기능은 매우 다양하다

인체에는 수백만 개의 일반 감각수용기들이 분포하고 있다. 항상 외부환경과 마주하고 항상성이 깨질 위험에 처하고 있는 피부에 수용기들이 가장 다양하게 분포하고 있다는 사실은 놀랄 일이 아니다. 이 개요도는 피부에 있는 중요한 수용체 종류의 구조 및 기능적 특징들을 소개하고 있다.

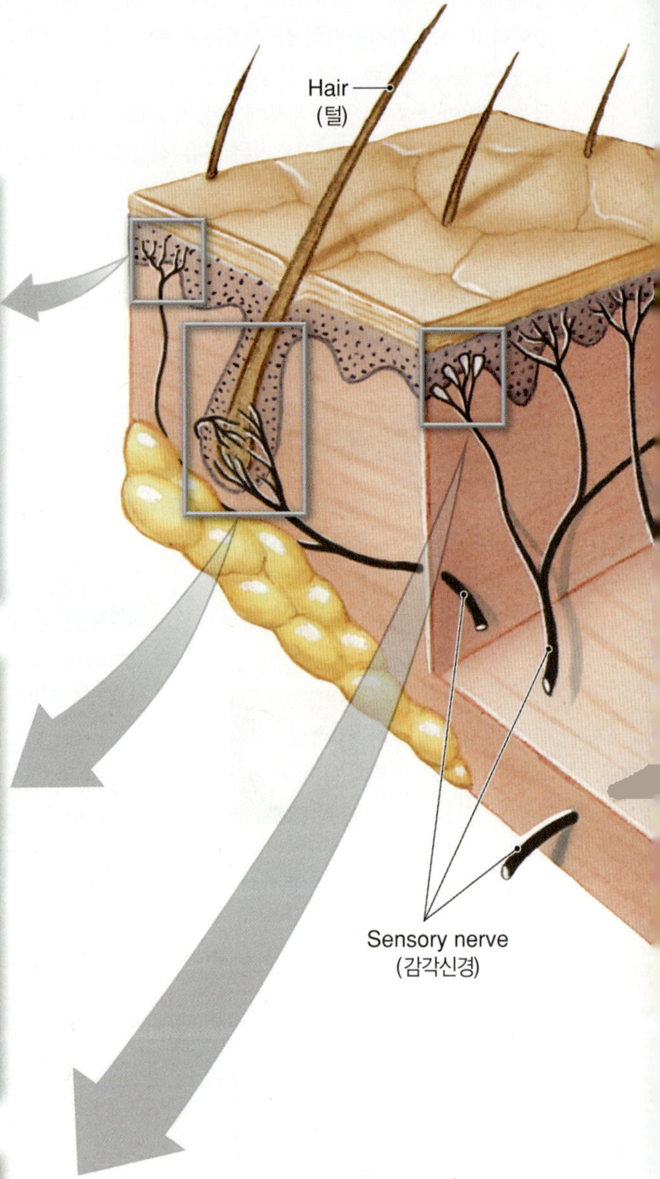

Free Nerve Endings(자유신경종말)

Free nerve ending(자유신경종말)은 감각 뉴런의 가지 끝부분들이다. 이들은 어떤 부속 구조에 의해 보호되지 않고 특이성도 없다. 촉각, 통각, 온도 자극에 반응한다. 자유신경종말은 피부에서 가장 흔한 수용기이다.

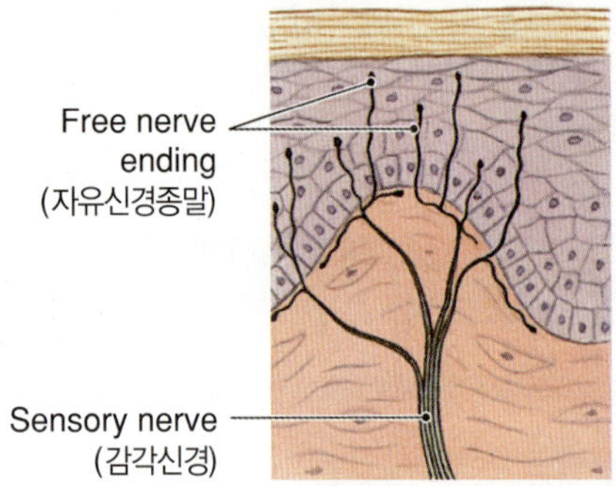

Root Hair Plexus(털뿌리 신경얼기)

털이 있는 곳이면 어디든지 **root hair plexus(털뿌리 신경얼기)**라고 하는 자유신경종말이 몸 표면의 변형과 운동을 감지한다. 털이 구부러지면 털주머니가 움직여 감각 가지돌기를 변형시켜 활동전위를 일으킨다.

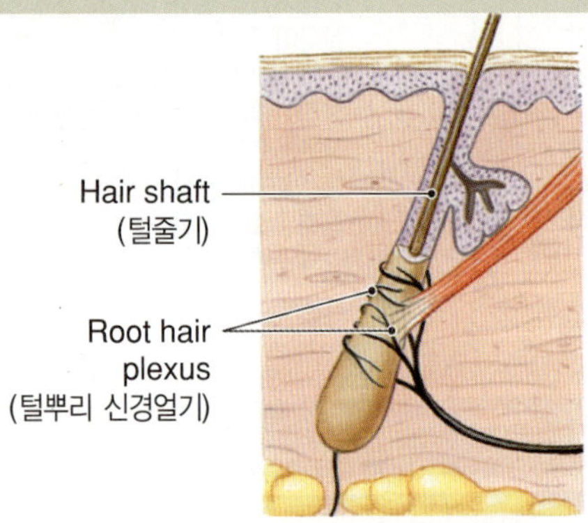

Tactile Disc(촉각원반)

Tactile disc(촉각원반)는 미세한 촉각과 압력 수용기이다. 구심성 미엘린 신경섬유의 가지돌기가 피부 표피 바닥층에 있는 아주 큰 상피세포들과 접촉하고 있다.

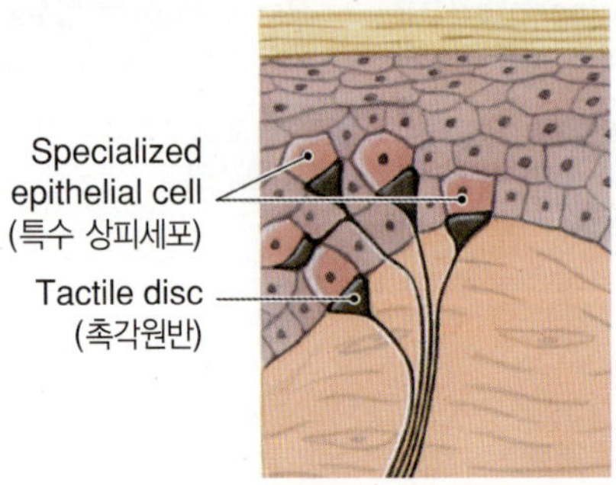

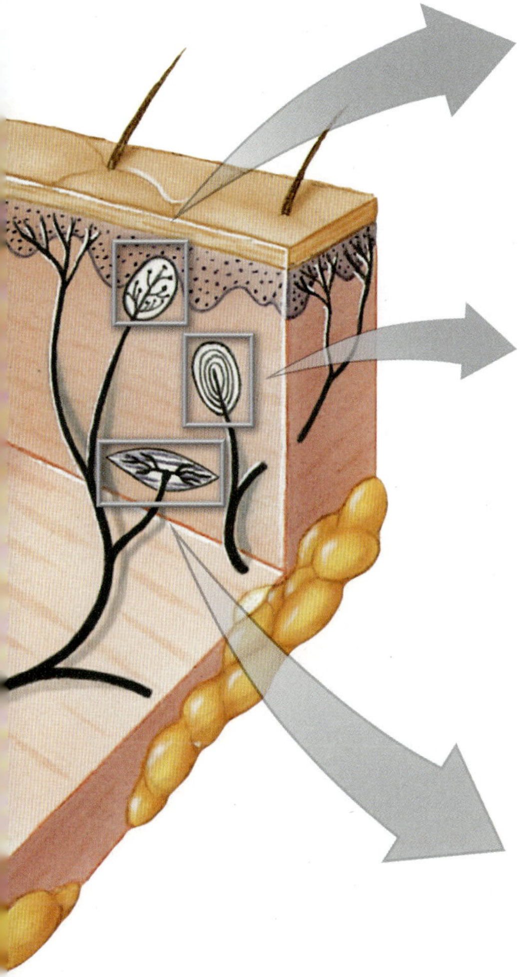

Tactile Corpuscle(촉각소체)

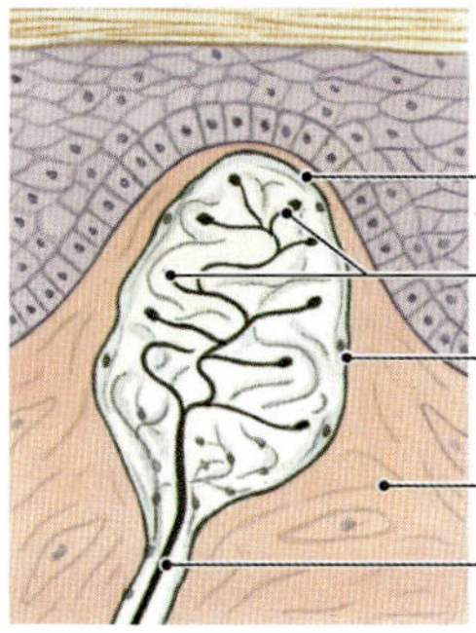

소체는 감각신경의 끝 부위 구조이다. Meissner corpuscle(마이스너소체)라고도 하는 **tactile corpuscle(촉각소체)**은 미세한 촉각과 압력 및 저주파 진동 자극을 담당한다. 이 수용기들은 접촉 1초 이내에 자극에 대한 감수성이 약해진다. 눈꺼풀, 입술, 손끝, 젖꼭지 및 외부생식기에 가장 풍부하다. 가지돌기들은 꼬이고 엉켜 있으며, 변형된 슈반세포(Schwann cell)에 의해 둘러싸여 있다. 섬유성 피막이 촉각소체 전체를 둘러싸서 진피에 단단히 부착시켜 주고 있다.

Lamellated Corpuscles(층판소체)

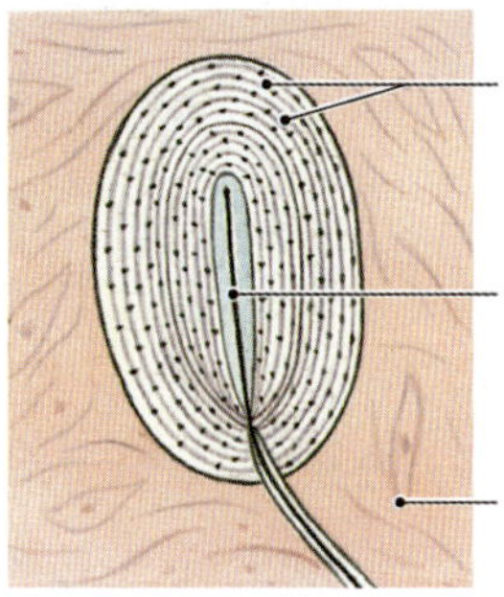

Lamellated corpuscle(층판소체; *lamella*, 얇은 판) 혹은 pacinian corpuscle(파치니소체)는 깊은 압력에 예민하다. 파동이나 고주파 진동 자극에 가장 민감하다. 콜라겐 섬유와 섬유모세포들로 이루어진 동심원층 안에 가지돌기가 존재하고 있다. 동심원층은 간질액과 분리되어 있어서 직접적인 압각 이외의 자극들로부터 가지돌기를 보호해주는 역할을 한다. 몸 표면 감각정보는 진피, 손가락, 젖샘, 외부생식기에 있는 층판소체에 의해 제공된다. 내장 감각정보는 장간막, 췌장 및 요도와 방광 벽에 존재하는 층판소체가 제공한다.

Ruffini Corpuscles(루피니소체)

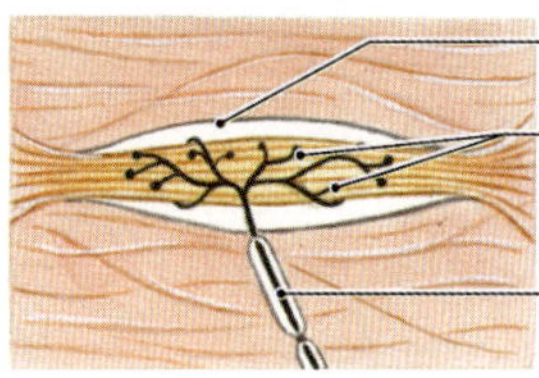

Ruffini corpuscle(루피니소체)은 깊은 진피에서의 압력이나 뒤틀림에 민감하다. 이 수용기들은 일정한 자극에 대해 감수성이 줄어드는 **adaptation(적응)**이 거의 없다. 피막이 진피와 연결되어 있는 콜라겐 섬유들을 둘러싼다. 피막 안에 가지돌기그물이 콜라겐 섬유들과 서로 엉켜 있다. 진피에서의 어떤 장력이나 뒤틀림이 피막 섬유들을 잡아당기거나 꼬이게 한다. 여기에 연결된 가지돌기들이 당겨지거나 압축되는 것이 구심성 미엘린 신경섬유의 작용을 변화시키는 것이다.

촉각의 민감도는 감염, 질병 및 감각 뉴런의 손상 등에 의해 변화할 수 있다. 촉각 반응의 위치 분석은 진단상의 중요성을 지니고 있다. 예를 들어, 피부 분절 경계를 따라 감각 상실을 조사하면 잘못된 척수신경이나 다른 신경들을 찾아내는데 도움을 줄 수 있다.

Memo

Special Sense(특수감각)

Special sense(특수감각)는 **olfaction(smell, 후각)**, **vision(sight, 시각)**, **gustation(taste, 미각)**, **equilibrium(balance, 평형감각)** 및 **hearing(청각)** 등이다. 이 감각작용들은 일반 감각들의 수용기보다 구조가 더 복잡한 수용기들에 의해 제공된다. 특수감각 수용기들은 눈과 귀처럼 주변 조직이 수용기를 보호해 주는 sense organ(감각기관) 안에 분포한다. 이 수용기들이 제공하는 정보는 대뇌피질의 특정부위(청각 피질, 시각 피질 등)와 brain stem(뇌줄기)의 중추로 보내진다.

1 후각작용을 하는 감각수용기들은 변형된 뉴런들이다. 한편 미각작용에 관여하는 수용기들은 감각뉴런들에 정보를 보내주는 특화된 수용기 세포들이다. 각 경우에서, 감각수용기들은 외부환경에 노출된 상피 안에 존재하며 정보는 CNS(중추신경계)로 전달되어 데이터 처리과정을 거친다.

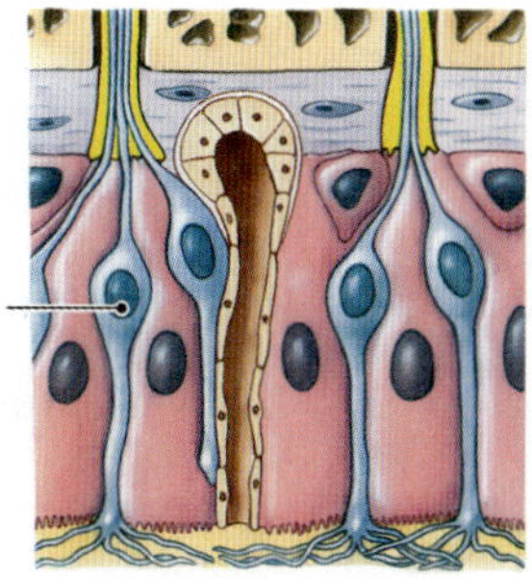

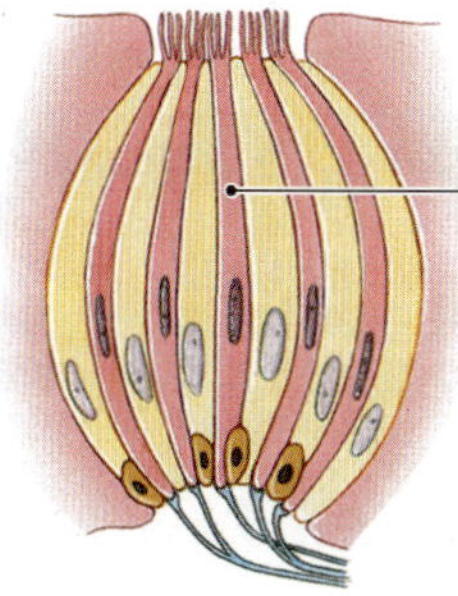

2 반대로, 평형 및 청각에 관련된 수용기들은 외부환경과 분리되어 있고 보호받고 있다. 이 수용기들은 복잡한 감각기관인 귀 안에 분포하고 있으며, 감각정보들은 CNS로 가기 전에 통합되고 체계화한다.

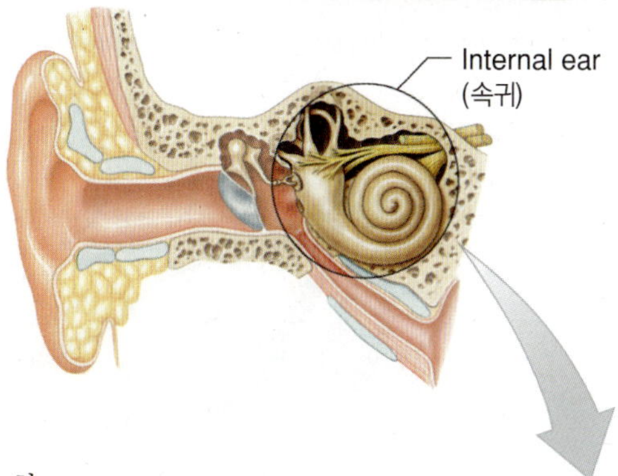

3 속귀의 수용기들을 **hair cell(털세포)**들이라고 하는데, 그 이유는 자유표면에 다른 세포들의 섬모나 미세융모와 비슷한 특수화된 돌기들이 덮여 있기 때문이다. 이들은 기본적으로 접촉 또는 운동에 민감한 기계수용기들이고, 지지세포들로 둘러싸여 있으며 감각뉴런의 가지돌기들로 자극을 전달한다. 외부의 힘으로 털세포 돌기들을 밀면 원형질막의 뒤틀림이 생겨 털세포가 화학전달물질을 방출하는 정도가 변화하게 된다. 이런 방식으로 털세포들은 기계적 자극의 방향과 강도에 관한 정보를 제공하게 되는 것이다.

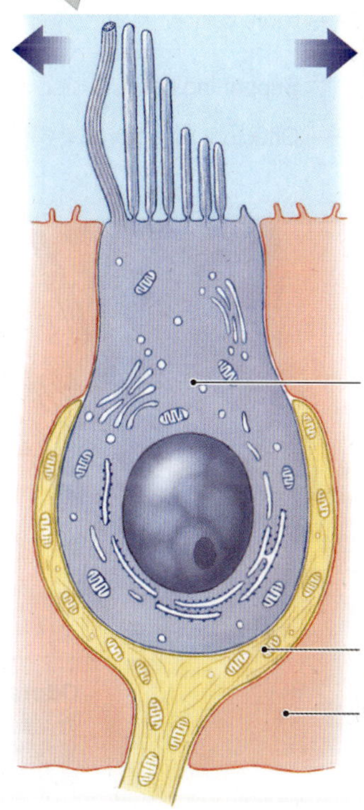

후각작용에는 특수한 화학수용기 뉴런들이 관여하며 미각수용기는 특수한 상피세포들이다

Olfaction(후각작용)

1 냄새 감각, 즉 **olfaction(후각)**은 한 쌍의 **olfactory organ(후각기관)**에 의해 제공된다. 후각기관은 코중격 양쪽 코안(비강)에 존재하고 있으며, cribriform plate(체판) 아래 표면, 수직판의 위 및 ethmoid bone(벌집뼈)의 superior nasal conchae(코선반)를 덮고 있다.

Cerebrum(대뇌)로 가는 Olfactory Pathway(후각경로)

후각기관 안에 있는 감각뉴런들이 공기 중 화학물질에 의해 자극된다. 1,000~2,000개의 후각수용기들이 5 cm^2 면적 안에 밀집되어 있다.	후각상피를 떠난 축삭들은 20개 이상의 다발로 모여져 벌집뼈의 체판을 뚫고 지난다.	체판 바로 위에 있는 **olfactory bulb (후각망울)**에서 첫 시냅스가 이루어진다.	후각망울을 떠난 축삭들은 **olfactory tract(후각로)**를 따라 후각피질, 시상하부 및 변연계로 이어진다.	변연계와 시상하부로 보내진 후각정보는 기억은 물론 어떤 냄새가 불러 일으키는 심오한 정서 및 행동반응을 일으킨다.

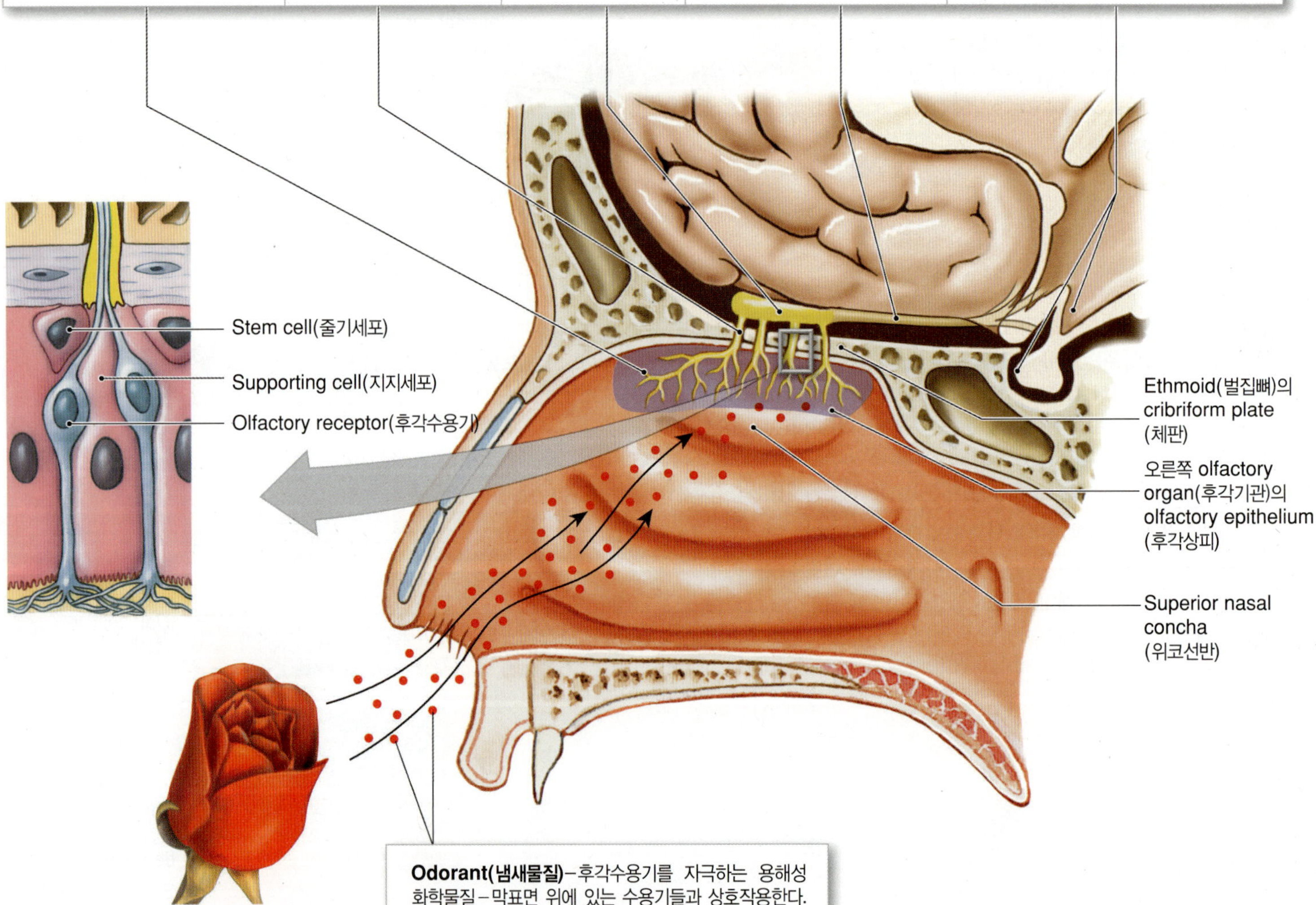

Odorant(냄새물질)–후각수용기를 자극하는 용해성 화학물질–막표면 위에 있는 수용기들과 상호작용한다. 일반적으로 냄새물질들은 작은 유기물로서 후각수용기를 활성화할 수 있는 물질은 4종류 정도 된다.

Gustation(미각)

맛, 즉 **gustation(미각)**은 우리가 먹는 음식과 물에 관한 정보를 제공해준다. **Taste receptor(맛수용기)** 즉 **gustatory receptor(미각수용기)**는 혀 위 표면과 인두와 후두 인접부위에 분포하고 있다. 가장 중요한 맛수용기들은 혀 위에 있다.

2 혀 위 표면에는 **lingual papillae(혀유두**; *papilla*)라고 하는 상피 돌기가 존재하고 있다. 사람 혀에는 3종류의 혀유두가 있다: (1) circumvallate papillae(벽유두), (2) fungiform papillae(버섯유두) 및 (3) filiform papillae(실유두)이다. 벽유두와 버섯유두는 **taste bud(맛봉오리, 미뢰)**라고 하는 감각구조 안에 맛수용기와 특수 상피세포를 포함하고 있다. 성인의 경우 약 5,000개의 맛봉오리가 있다.

Circumvallate Papillae(벽유두)

Circumvallate papillae(벽유두)는 비교적 크고, 연필지우개 끝 모양이며, 깊은 상피주름으로 둘러싸여 있다. 각각의 벽유두에는 100개 정도의 taste bud(맛봉오리)를 포함하고 있다.

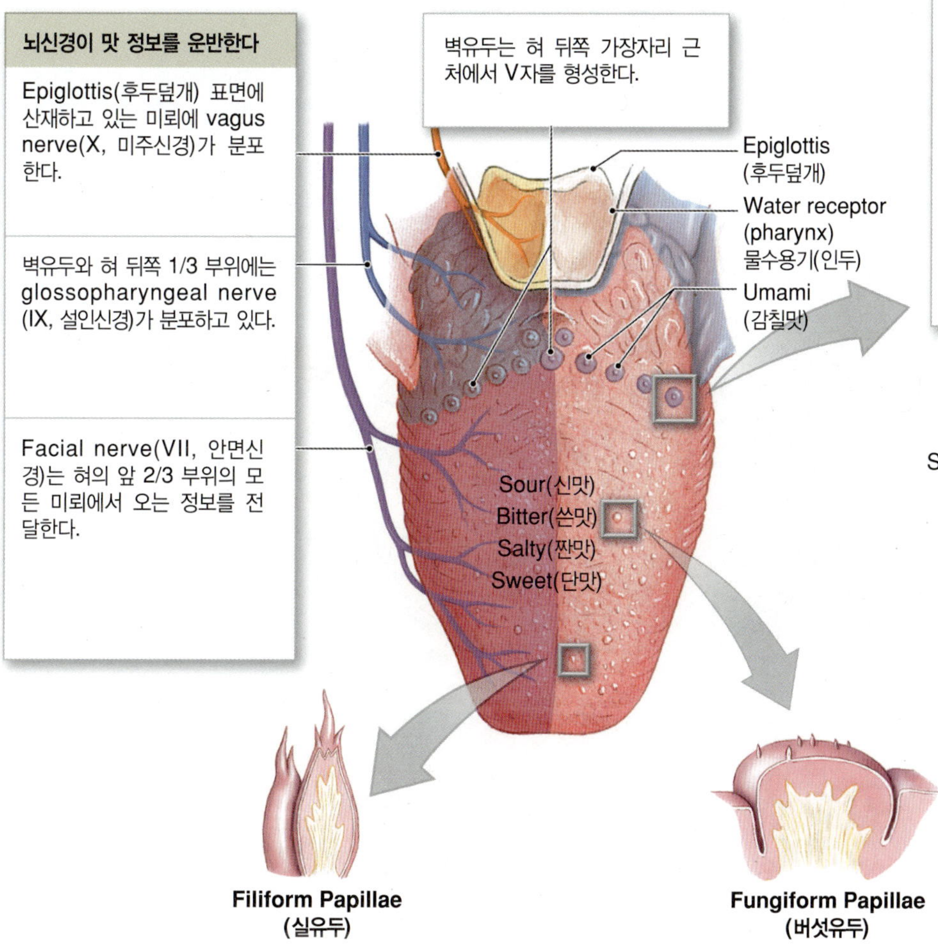

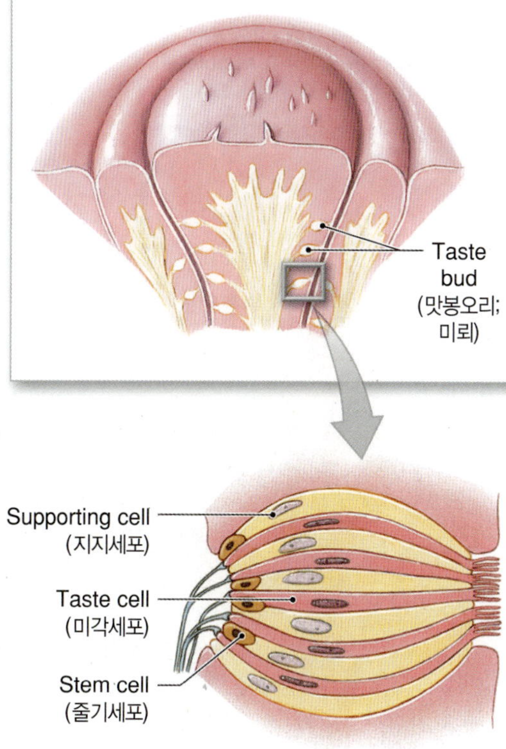

맛봉오리 구조 모식도

3 4개의 주요 미각-단맛, 짠맛, 신맛, 쓴맛-의 감수성은 혀 장축에 따라 다르다는 증거가 있다. 그러나 미뢰 구조의 차이는 없으며, 혀 모든 부위의 미뢰들이 4가지 주요 미각정보를 제공해 준다. 두 개의 다른 미각이 더 있다. **Umami(감칠맛)**는 쇠고기 국물, 닭고기 국물 및 파르메산 치즈의 특징적인 맛이다. 이 맛은 아미노산, 작은 펩티드 및 뉴클레오티드에 민감한 수용기에 의해 감지된다. 이 수용기들은 벽유두의 미뢰에 존재하고 있다. **Water receptor(물수용기)**들은 특별하게 인두에 집중하고 있다. 시상하부가 이 수용기들의 감각정보를 가공하여 수분평형과 혈액량에 영향을 준다.

귀는 바깥귀, 가운데귀 및 속귀로 나누어진다

1 귀는 해부학적으로 3부위로 나눈다. 바깥귀와 가운데귀는 청각에 관여하고, 속귀는 청각과 평형감각 두 가지 역할을 수행한다.

External Ear(바깥귀, 외이)	Middle Ear(가운데귀, 중이)	Internal Ear(속귀, 내이)
External ear(바깥귀)–귀에서 보이는 부위–는 음파를 모아서 가운데귀로 보낸다.	**Middle ear(가운데귀)**는 고막에 의해 바깥귀길(바깥귀길)과 분리된 공기가 차 있는 공간으로 tympanic cavity(고실)라고도 한다.	**Internal ear(속귀)**는 청각 및 평형감각을 담당하는 감각기관들을 포함하고 있다. 가운데귀로부터 증폭된 음파를 받아들인다.

탄력연골은 바깥귀길이 열려 있는 상태를 유지하도록 해주고 **auricle(귓바퀴)**의 유연성을 제공한다.

Auditory ossicle(귀속뼈)은 가운데귀에 있는 세 개의 작은 뼈들이다. 이 뼈들은 고막을 속귀 수용기 복합체들 중 하나에 연결시킨다.

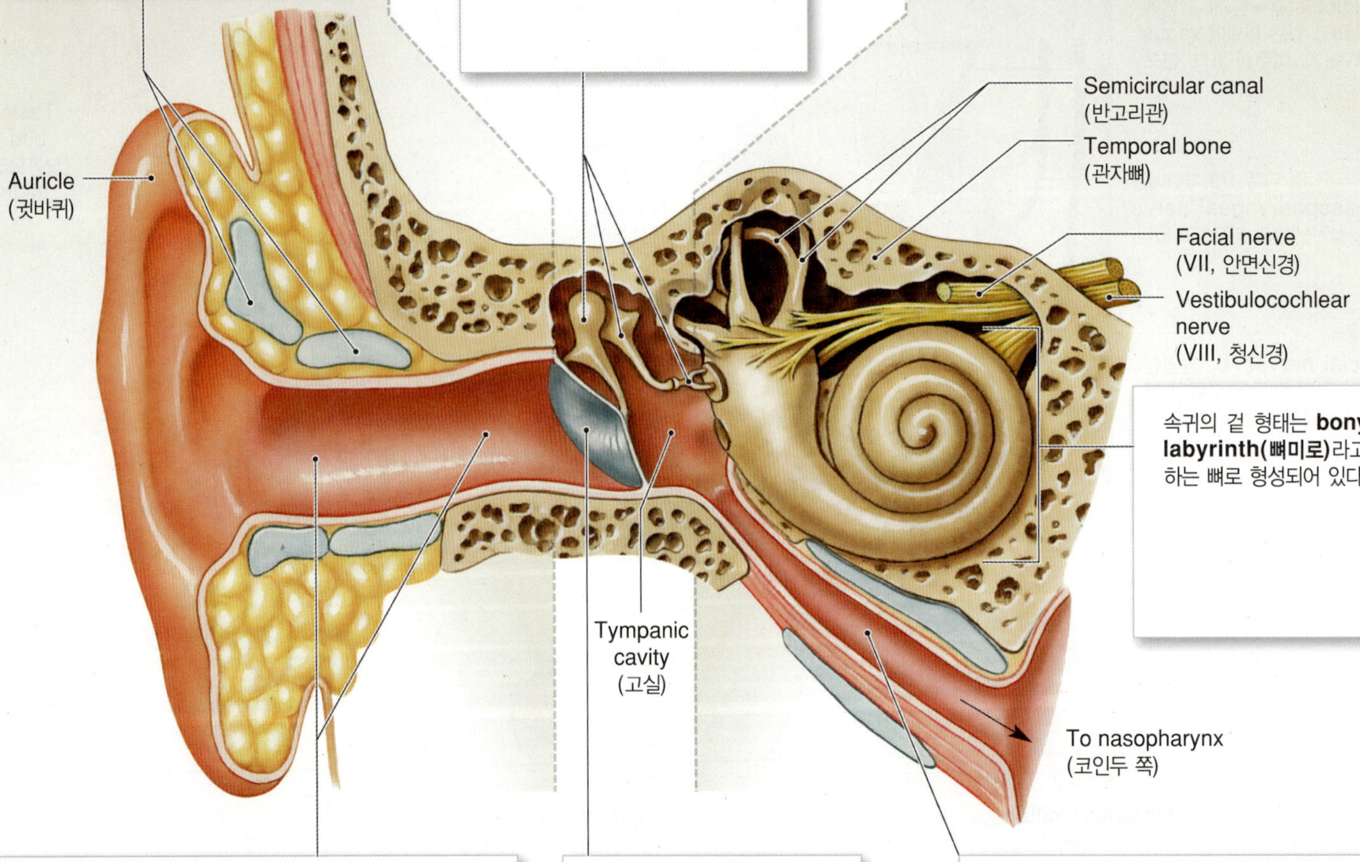

속귀의 겉 형태는 **bony labyrinth(뼈미로)**라고 하는 뼈로 형성되어 있다.

External acoustic meatus(바깥귀길)는 관자뼈 안에 있는 통로이다. 이 통로 피부에는 작고 밖으로 돌출된 털들이 있고 **ceruminous gland(귀지샘)**가 있어서 **cerumen(귀지)**이라고 하는 왁스 물질을 분비한다. 귀지와 털들은 외부 이물질이나 곤충들이 예민한 내부구조로 들어오지 않도록 도와준다. 귀지는 바깥귀길에서 미생물의 생장을 저지함으로써 바깥귀의 감염 우려를 줄여주기도 한다.

Tympanic membrane (eardrum, **고막**)은 바깥귀길 끝부위에 위치하고 있다. 고막은 바깥귀와 가운데귀를 나누는 얇고, 반투명한 판이다.

Auditory tube(귀관)는 Eustachian tube(유스타키오관)라고도 한다. 귀관은 고막 양쪽의 압력을 같게 해준다. 불행하게도, 귀관은 미생물들이 코인두에서 가운데귀로 이동하는 것을 허용할 수밖에 없다. 미생물의 침입은 **otitis media(중이염)**라고 하는 불쾌한 가운데귀 감염증에 걸리기도 한다.

눈의 부속구조들은 눈 속으로 빛을 모으는 한편 보호기능을 수행한다

1 눈 **accessory structure(부속구조)**들로서는 눈꺼풀, 속눈썹, 눈의 표면 상피들과 눈물을 생성하여 분비하거나 제거하는 구조들을 포함하고 있다.

Cornea(각막)는 눈 앞 표면의 투명한 부분이다.

옆으로는 2개의 눈꺼풀이 **lateral canthus(옆 안각)**에 연결되어 있다.

빛은 각막과 색깔을 띠는 **pupil(동공)**의 가운데 빈 부위인 **iris(홍채)**를 통해 지나간다.

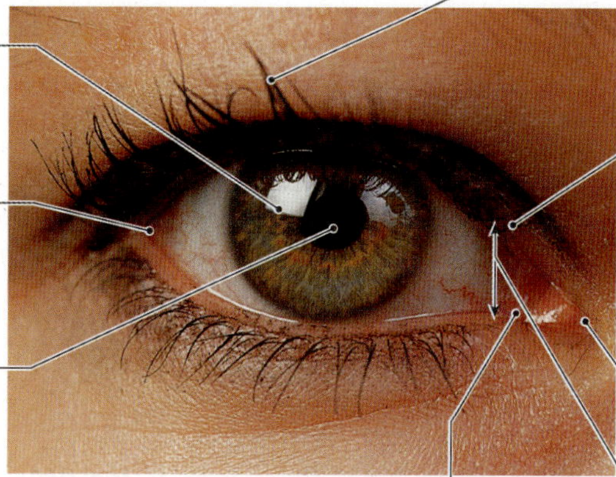

Lacrimal caruncle(눈물언덕)의 분비샘에서는 충분히 숙면을 취한 다음 종종 볼 수 있는 탁한 분비물인 눈곱의 원인이 되는 탁한 분비물을 생성한다.

Eyelid(눈꺼풀)와 Eyelash(속눈썹)

눈꺼풀 가장자리를 따라 나 있는 **eyelash(속눈썹)**는 눈으로 들어오는 외부 이물질을 막아주는 매우 거친 털들이다.

Palpebra(눈꺼풀; eyelid)는 피부가 연속된 것이다. 눈꺼풀을 계속해서 깜박이는 것은 눈 표면에 윤활액을 제공하고 먼지나 파편들을 제거하는 기능을 한다. 눈꺼풀은 섬세한 눈 표면을 보호하기 위해 위아래가 가까이 붙을 수 있게 되어 있다.

두 눈꺼풀은 가운데 부위 중앙 **canthus(안각)**에서 연결된다.

Palpebral fissure(눈꺼풀틈새)는 위아래 눈꺼풀의 틈을 말한다.

2 눈꺼풀 안쪽과 눈의 표면을 덮는 상피를 **conjunctiva(결막)**라고 한다. 그것은 특수화한 중층 편평상피에 의해 덮인 점막이다.

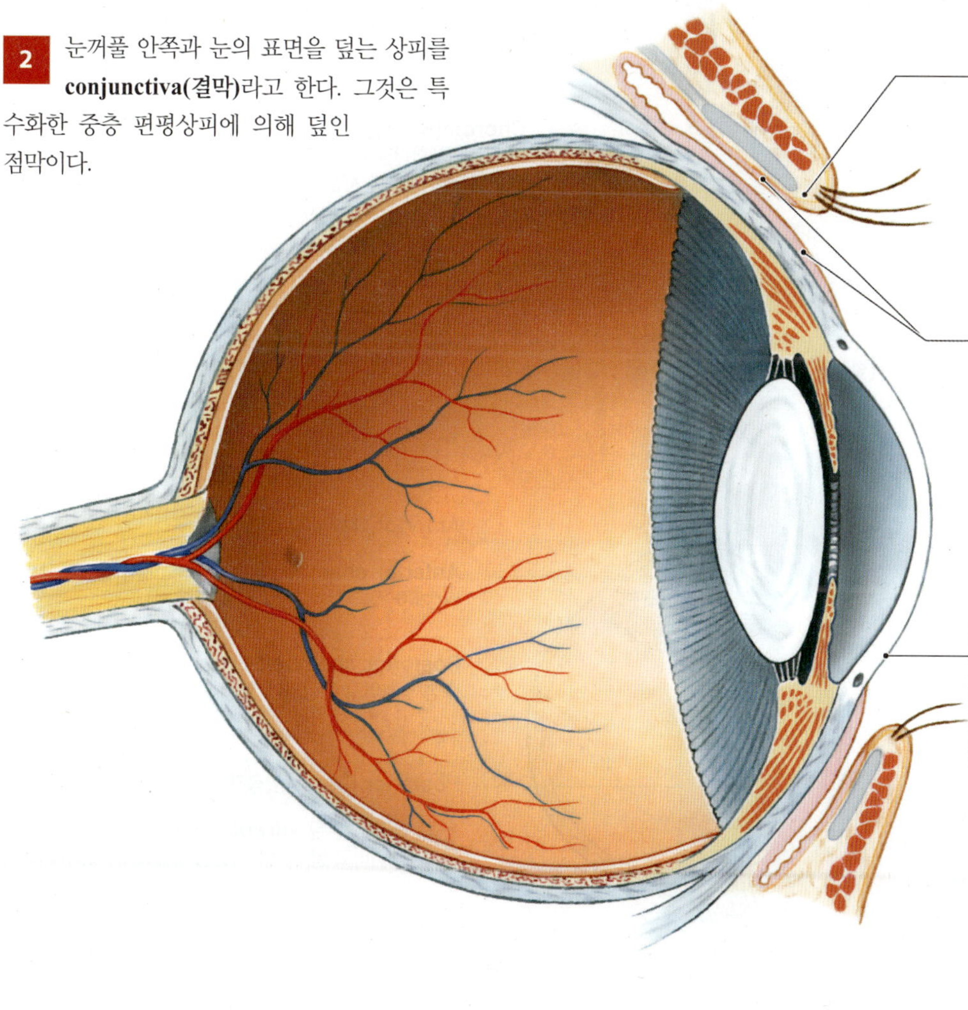

눈꺼풀의 안쪽 가장자리에는 변형된 기름샘인 **tarsal gland(눈꺼풀판샘)** 즉 Meibomian gland(마이보미언 샘)가 있다. 이 샘에서는 지질이 풍부한 생성물을 분비하여 눈꺼풀이 서로 달라붙지 않도록 한다.

결막은 눈 앞 표면에 있는 투명한 부분인 각막 표면을 덮는 매우 약한 상피에 연속되어 있다.

눈은 층으로 된 벽으로 이루어지고, 속은 비어서 앞뒤 방이 액체로 차 있다

1 눈(안구) 벽은 세 층으로 되어 있다.

Fibrous Layer(섬유층)

눈의 가장 바깥층은 **fibrous layer(섬유층)**로 각막 및 **sclera(공막**; SKLER-uh)로 구성되어 있다. 이 두 구조는 연속되어 있는데, 둘 사이 경계를 **corneal limbus(각막가장자리)**라고 한다. 섬유층은 (1) 기계적 지지작용과 물리적 보호작용, (2) 외재성 눈 근육의 부착장소로 작용하며 (3) 각막을 포함하고 있다.

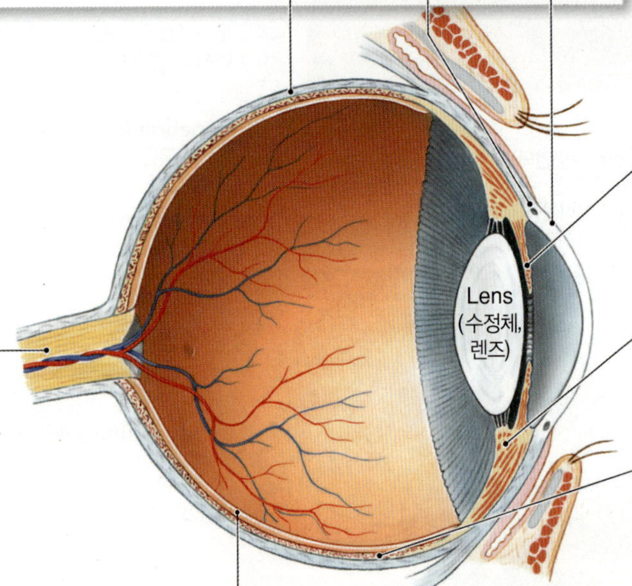

Vascular Layer(혈관층)

Vascular layer(혈관층)에는 다수의 혈관, 림프관 및 내재성(평활근) 눈 근육들이 포함되어 있다. 이 중간층의 기능은 (1) 눈 조직에 혈관과 림프관들을 제공하고, (2) 눈으로 들어오는 빛의 양을 조절한다. 또한 (3) 눈의 chamber(방)들에서 순환하는 수양액을 분비하고 재흡수하며, (4) 초점을 맞추는데 필수 부위인 수정체의 모양을 조절한다.

Iris(홍채)는 투명한 각막 표면을 통해 눈에 보인다. 여기에는 혈관, 색소 세포들 및 평활근 섬유층들이 포함되어 있다. 이 근육들을 수축하면, 동공의 지름과 눈으로 들어오는 빛의 양이 변하게 된다.

Ciliary body(섬모체)는 눈 안으로 두껍게 불룩 나온 부위이다. 여기에는 평활근 고리와 **aqueous humor(방수)**라고 하는 액체를 분비하는 상피세포들이 있다. 섬모체에서 뻗어나온 인대들이 홍채와 동공 뒤에서 수정체를 붙들어 매고 있다.

Choroid(맥락막)는 공막에 덮힌 혈관층이다. 맥락막에는 발달된 모세혈관망이 포함되어 있어서 망막층 안의 신경조직에 산소와 영양소를 운반해준다.

Neural Layer(신경층)

Neural layer(신경층) 즉 **retina(망막)**는 눈에서 가장 안쪽 층이다. 망막은 빛을 흡수하는 얇은 바깥층(색소층)과 빛에 민감한 세포들인 **photoreceptor(빛수용기)**들을 포함하는 두꺼운 안층으로 이루어져 있다.

2 위에서 본 단면도로서 섬모체와 수정체가 눈 안을 작은 **anterior cavity(앞공간)**와 큰 **posterior cavity(뒷공간)**로 나눈다.

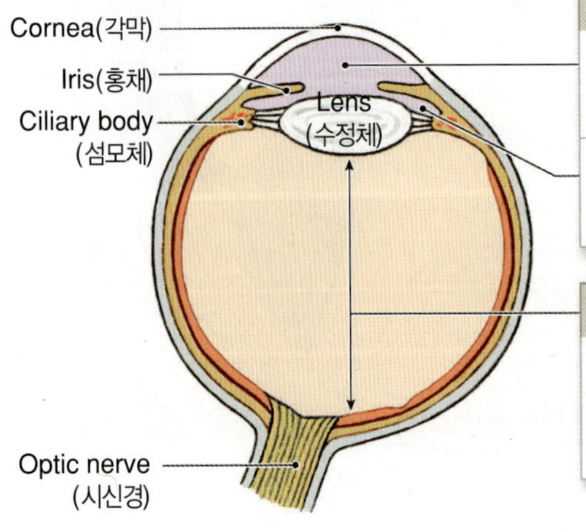

Anterior Cavity(앞공간)

Anterior chamber(앞방)는 각막에서 홍채까지 확장되어 있다.

Posterior chamber(뒷방)는 홍채와 섬모체 및 수정체 사이로 확장되어 있다.

Posterior Cavity(뒷공간)

뒷공간의 대부분은 **vitreous body(유리체)**, 즉 유리체액이라고 알려진 젤라틴성 물질로 차 있다.

9.6

망막의 신경조직은 여러 층의 특수한 빛수용기, 뉴런 및 지지세포들로 구성되어 있다

1 이 단면도는 망막이 두 종류의 빛수용기인 막대세포와 원뿔세포를 포함한 특수세포들로 여러 층을 형성하고 있음을 보여주고 있다.

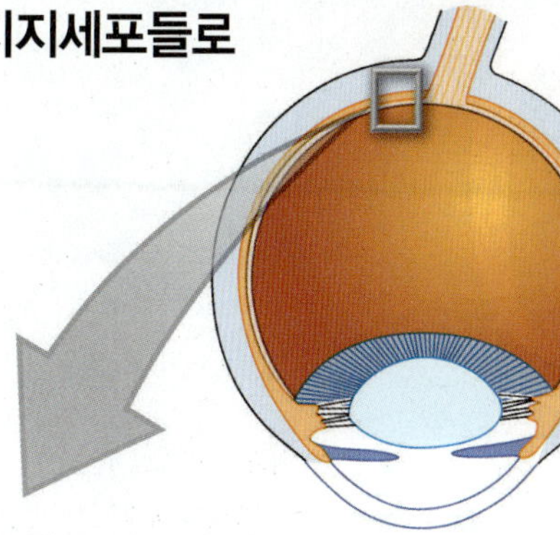

Retina(망막)의 Photoreceptor (빛수용기)

Rod(막대)는 빛의 색깔들을 구분하지 못한다. 우리가 불빛이 흐릿한 방에서, 새벽에 또는 희미한 달빛 아래에서 볼 수 있게 해준다. 한 쪽 눈의 망막에는 약 1억 2,500만 개의 막대들이 있다. 망막 주변부에서 막대들의 밀도는 가장 높고, 원뿔들은 가장 적다.

Cone(원뿔)은 우리들의 색각을 제공한다. 막대의 경우보다 더 예민하고 뚜렷한 상을 제공하지만 원뿔은 보다 강한 빛을 필요로 한다. 각 눈의 망막에는 약 600만 개의 원뿔들이 있다. 황반의 오목부위에서 원뿔들의 밀도는 최대이고, 이곳에 막대는 없다.

막대와 원뿔들이 **bipolar cell(두극세포)** 이라고 하는 뉴런들과 시냅스를 형성한다.

두극세포는 신경절세포와 시냅스를 형성한다.

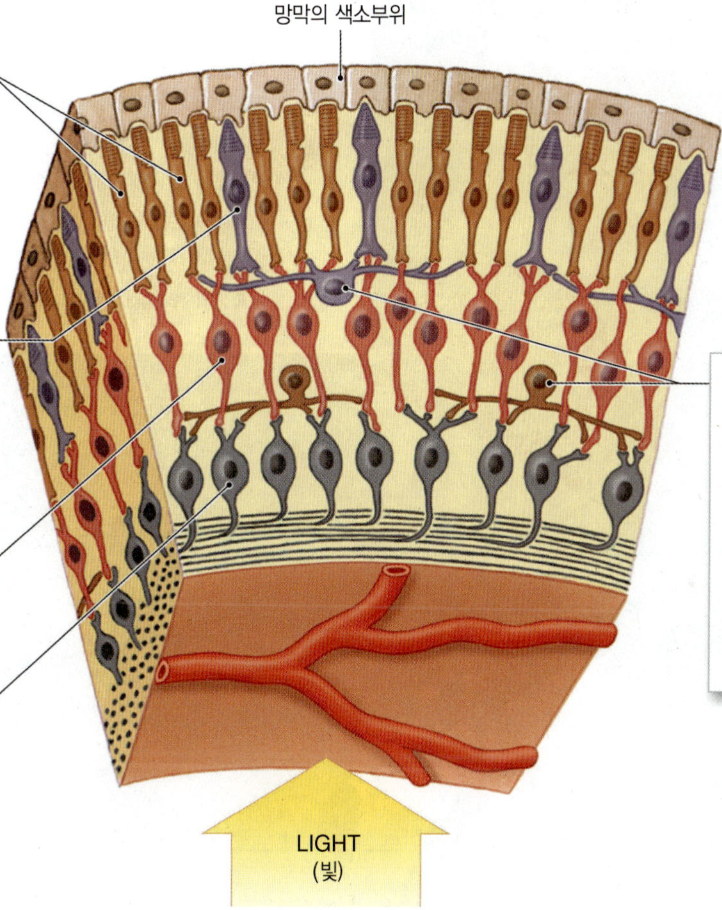

망막에 있는 다른 세포들은 빛수용기와 신경절세포들 간의 물질교환(소통)을 촉진하거나 억제함으로써 망막의 민감도를 변화시킬 수 있다. 그 효과는 TV에서 색상을 맞추는 것에 비유된다. 이 세포들은 어둡거나 밝은 빛 환경에서 눈의 조절에 중요한 역할을 수행하고 있다.

우리가 사물을 똑바로 쳐다볼 경우 상은 색각 및 상 선명도의 중심인 fovea(오목)에 맺힌다. 그러나 아주 희미한 빛에서는 원뿔이 기능을 발휘할 수 없다. 우리가 직접 응시하면 어두운 별을 볼 수 없으나 시선을 바꾸면서 쳐다보면 상이 좀 더 예민한 막대에 맺혀서 볼 수 있게 되는 것이 바로 이런 이유 때문이다.

10

내분비계통 (The Endocrine System)

학습성과

1절 • Hormone(호르몬)과 Intercellular Communication(세포간 연락)

10.1 비스테로이드 호르몬과 스테로이드 호르몬의 작용기전을 비교한다.

2절 • Endocrine Organ(내분비기관)

10.2 뇌하수체의 위치와 구조를 설명하고, 뇌하수체 호르몬, 표적세포 및 기능을 설명한다.

10.3 갑상샘의 위치와 구조를 설명하고, 갑상샘에서 분비하는 호르몬을 알아본다. 그리고 말초조직에서 갑상샘 호르몬의 효과를 설명한다.

10.4 부갑상샘의 위치와 구조를 설명하고, 부갑상샘이 생성하는 호르몬을 알아본다. 그리고 말초조직에서 부갑상샘 호르몬의 효과를 설명한다.

10.5 부신의 위치, 구조, 일반적인 기능을 설명하고, 부신겉질과 부신속질에서 생성되는 호르몬을 알아본다. 그리고 각 호르몬의 효과를 설명한다.

10.6 이자의 위치와 구조 및 이자의 주요 세포들과 이 세포들이 생성하는 호르몬을 알아본다. 또한 각 호르몬의 특성을 기능별로 분류하고, 혈당의 항상성을 요약한다.

10.7 송과샘의 위치를 설명하고, 멜라토닌의 기능을 알아본다.

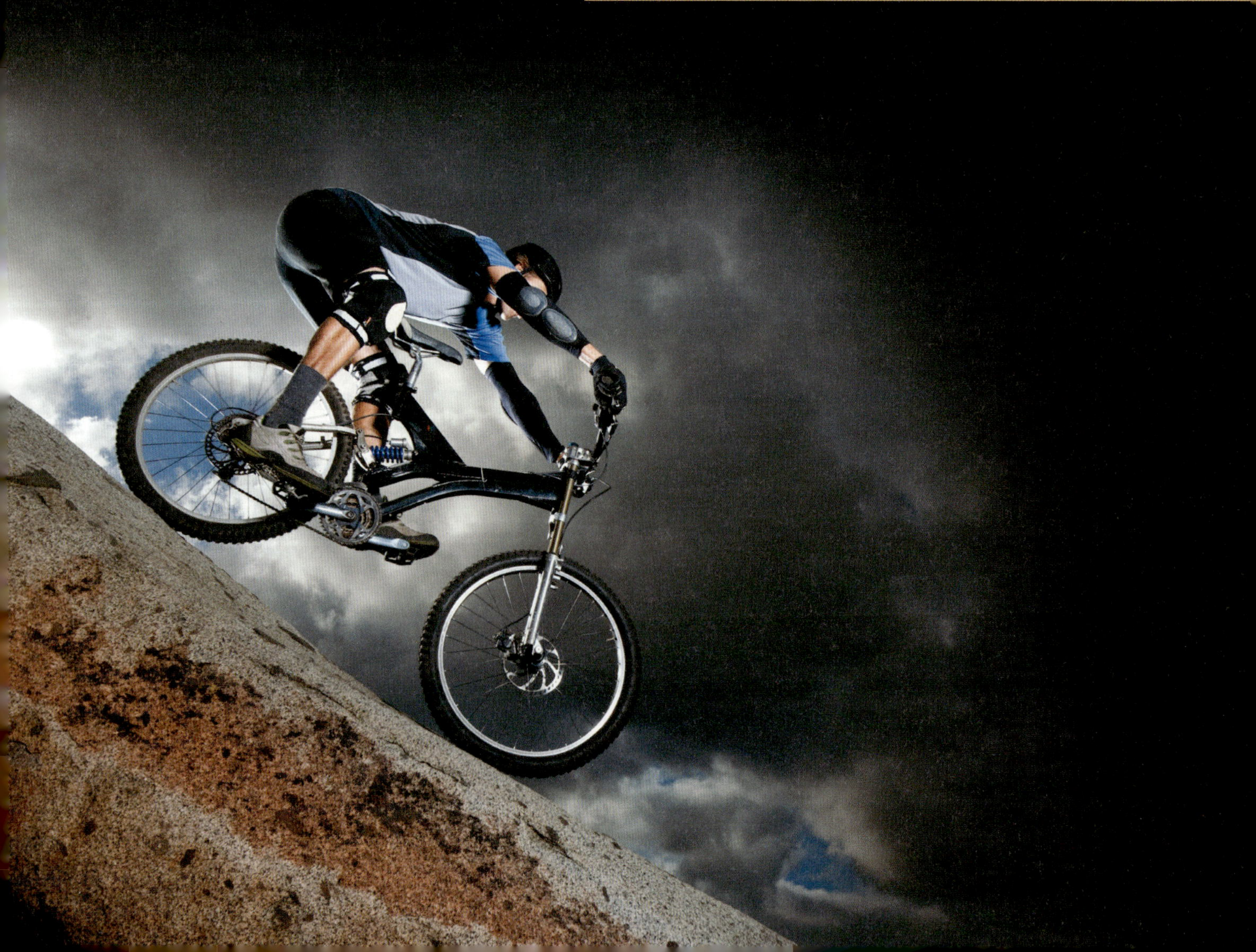

Hormone(호르몬)과 Intercellular Communication (세포간 연락)

항상성을 유지하기 위해서는 세포활동이 신체와 조화를 이루어야 한다. 이런 소통의 대부분은 화학전령물질이 세포외액(세포간질액과 혈액)으로 분비되어 일어난다. 화학물질에 의한 소통은 흔히 주변세포 사이에서 일어난다. 아래 표는 더 멀리 떨어져 있는 세포간 소통이 신경계통과 내분비계통 및 화학전령물질에 의해 조절되는 것을 나타낸다.

내분비계통과 신경계통에 의한 세포간 연락

세포형태	전달방식	화학전령물질	효과
Endocrine glandular cell (내분비샘 세포) 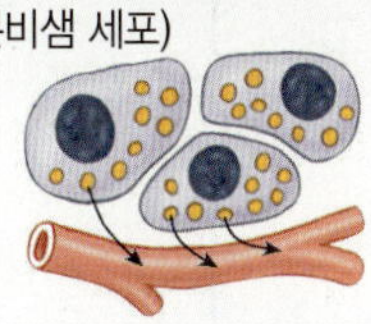	혈류	Hormone(호르몬; 특정조직에서 분비되어 혈류를 타고 신체의 다른 조직에 있는 표적세포로 이동함)	표적세포는 주로 다른 조직과 기관에 있으며 이에 알맞은 수용체가 있어야 함. 성장이나 발달 같은 장기간의 소통
Neuron (신경) 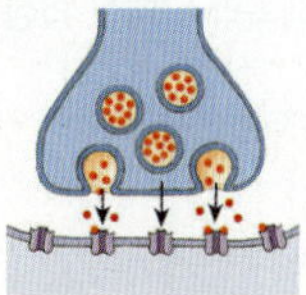	세포간극	신경전달물질	특정 부위로 한정됨; 표적세포에 알맞는 수용체가 있어야 함. 반사작용과 같은 짧고 빠른 소통

신경계통과 내분비계통의 차이는 비교적 분명해 보인다. 사실상 위에 설명한 차이점은 두 계통을 구분하는 근거가 된다. 하지만 자세히 살펴보면 이 두 계통 사이에는 구성방식에서 다음과 같은 공통점이 있다.

- 두 계통 모두 표적세포에 있는 특정 수용체와 결합하는 화학물질의 배출이 일어난다.
- 두 계통은 다양한 화학전령물질을 같이 사용한다. 예를 들어, 노르에피네프린과 에피네프린이 혈류로 분비되면 호르몬이라고 하고, 시냅스로 분비되면 신경전달물질이라고 한다.
- 두 계통의 활성은 주로 negative feedback(음성되먹임)으로 조절된다. 신경의 활동이나 분비된 호르몬은 처음 자극을 차단하거나 반대로 작용한다.
- 두 계통의 공통 목표는 서로 다른 세포, 조직, 기관 및 계통을 조화롭게 조절하여 항상성을 유지하는 것이다.

이 절에서는 내분비계통의 구조와 기능을 소개하고, 신경계통과 내분비계통의 상호작용에 대해 알아보기로 한다.

10.1

호르몬이 표적세포에 작용하는 데에는 2가지 주요 기전이 있다

1 비스테로이드 호르몬은 세포막의 수용체와 결합하여 G단백질을 활성화한다. G단백질은 **second messenger(2차 전령물질)**를 통해 표적세포에 효과를 발휘하는데, 2차 전령물질은 세포 사이의 중간물질로서 세포에 존재하는 효소의 활성을 변화시킨다. **Cyclic-AMP(c-AMP, 고리 AMP)** 같은 고에너지 화합물도 2차 전령물질의 하나이다.

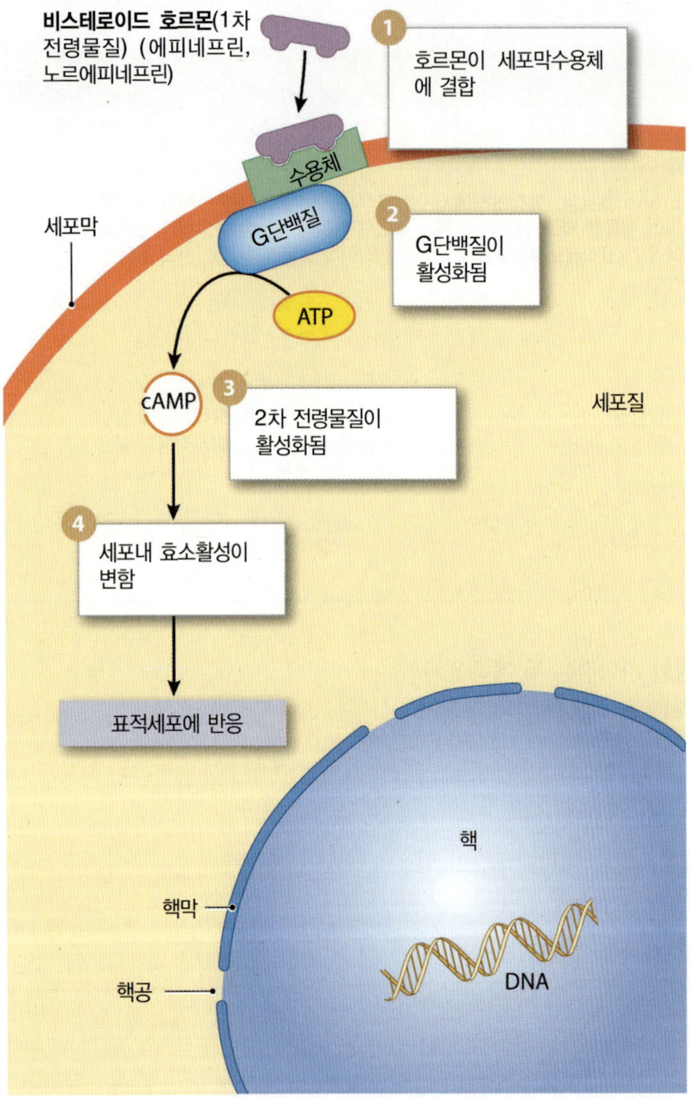

카테콜아민(E와 NE), 펩티드호르몬 및 아이코사노이드의 수용체는 표적세포의 세포막에 있다. 카테콜아민과 펩티드호르몬은 지용성이 아니기 때문에 세포막을 통과할 수 없다. 따라서 이 호르몬들은 세포막 표면에 있는 수용체 단백질과 결합한다. 아이코사노이드는 지용성이므로 세포막을 통해 확산되어 막 내부에 있는 수용체 단백질에 도달한다.

2 스테로이드호르몬은 지용성이므로 표적세포의 세포막을 직접 통과한다. 이 호르몬은 세포질과 핵 모두에 존재하는 수용체와 결합하여 유전자 활성과 단백질 합성에 영향을 준다.

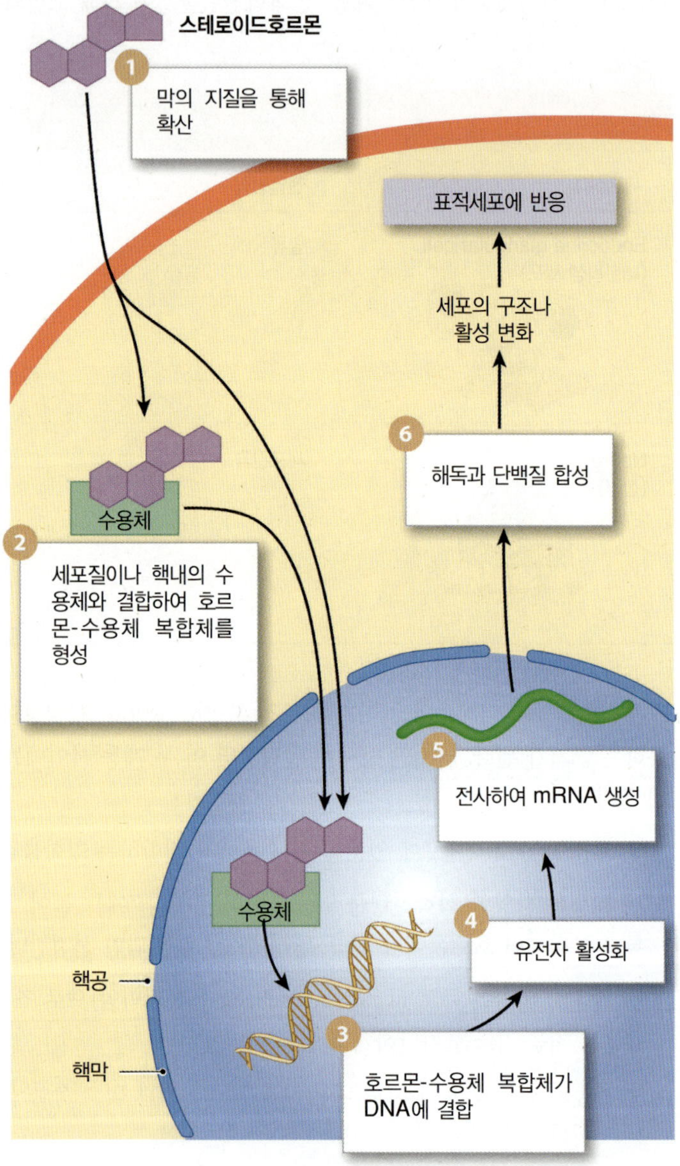

Endocrine Organ(내분비기관)

다음은 호르몬 분비가 주기능인 6개의 기관을 중심으로 설명한 것이다.

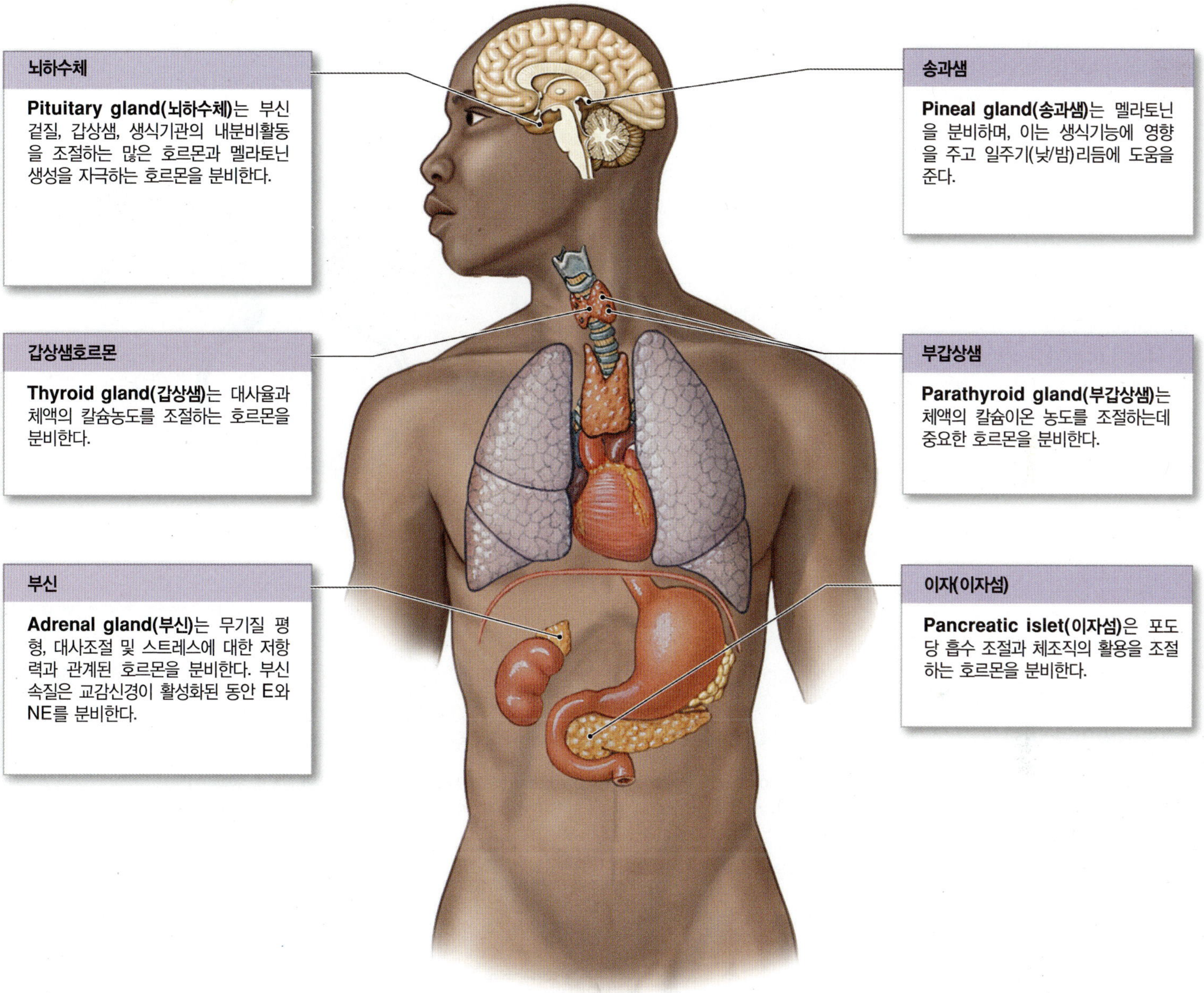

뇌하수체, 부갑상샘, 송과샘, 이자섬의 호르몬과 일부 부신 호르몬은 2차 전령계통을 통해 효과를 발휘하며, 주로 효소활성에 영향을 준다. 갑상샘호르몬과 기타 부신호르몬은 주로 유전자 활성을 변화시키는 작용을 하며 그 결과 호르몬 효과가 더 길게 나타난다.

뇌하수체는 주분비샘으로 작용한다

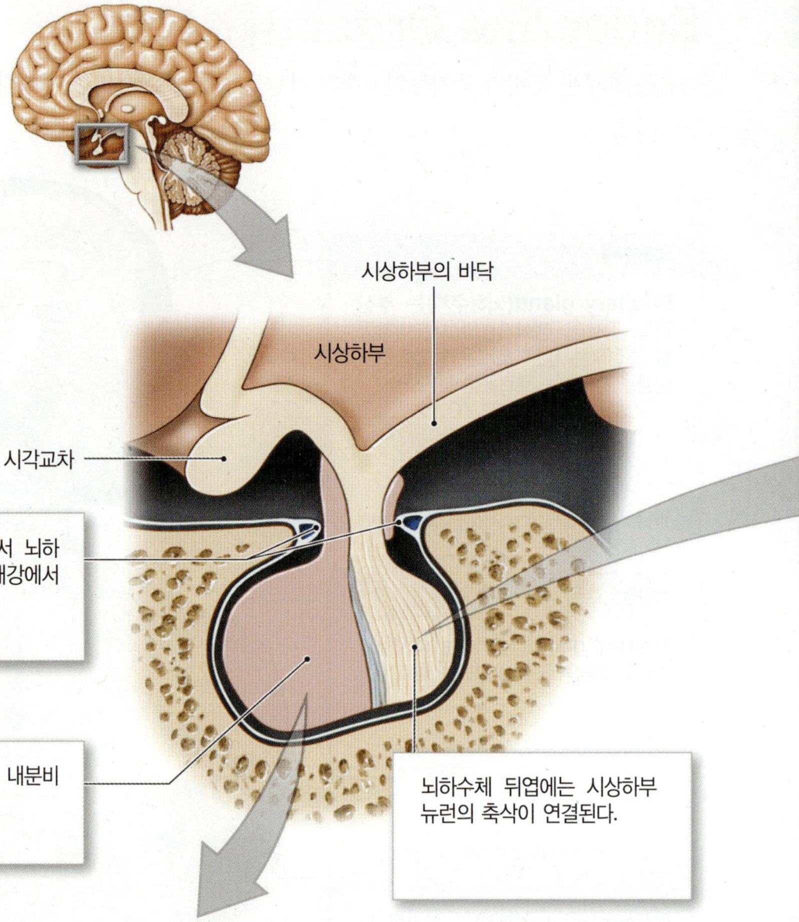

1 뇌하수체는 계란 모양의 작은 분비샘으로 sphenoid bone(나비뼈)에 있는 오목한 부분인 sella tunica(안장) 안에 들어 있다. 뇌하수체는 9가지 중요한 펩티드호르몬을 분비하는데, 앞엽에서 7가지, 뒤엽에서 2가지를 분비한다. 뒤엽호르몬은 시상하부에서 만들어진다. 9가지 호르몬 모두 막수용체에 결합하며 같은 2차 전령물질을 사용한다. 앞엽 호르몬을 **trophic hormone(자극호르몬**; *trope*, 돌려놓다)이라고도 하는데 이는 다른 분비샘을 작동시키거나 다른 기관의 기능을 지원하기 때문이다.

뇌하수체 전엽 호르몬

TSH(갑상샘자극호르몬)

Thyrotropin이라고도 하는 **thyroid stimulating hormone(TSH, 갑상샘자극 호르몬)**은 갑상샘이 표적이며, 갑상샘호르몬 분비를 자극한다.

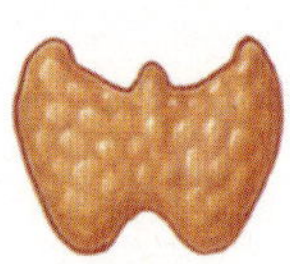

Thyroid gland
(갑상샘)

ACTH(부신겉질자극호르몬)

Adrenocoticotrophic hormone(ACTH, 부신겉질자극호르몬), coticotropin은 부신의 바깥부분인 겉질에서 스테로이드호르몬을 분비하도록 자극한다. 이 호르몬은 포도당 대사에 영향을 미치는 호르몬을 생성하는 표적세포에 작용한다.

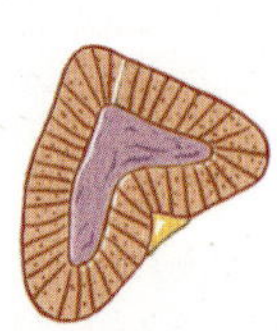

Adrenal gland
(부신)

Gonadotropin(FSH 또는 LH, 생식샘자극호르몬)

Gonadotrophin(생식샘자극호르몬)은 생식샘의 활동을 조절한다.
(남자의 정소와 여자의 난소는 생식세포를 만들어낸다.)

Follicle-stimulating hormone (FSH, 난포자극호르몬)은 여성의 난포발달을 촉진시키며, 황체형성호르몬과의 조화로 난소의 세포에서 **estrogen(에스트로겐)**의 분비를 자극한다. 남성의 경우 FSH는 고환에서 정자의 발달을 촉진한다. 고환과 난소의 세포에서 분비되는 펩티드 호르몬인 **inhibin(인히빈)**에 의해 억제된다.

Luitenizing hormone(LH, 황체형성 호르몬)은 배란을 유도하며, 여성의 생식세포 형성을 돕는다. 이 호르몬은 난소에서 에스트로겐과 프로게스틴 분비를 촉진시키며, 두 호르몬은 임신에 대비하여 신체를 준비시키는 호르몬이다. 남성의 경우, 정소의 interstitial cell(사이질 세포)에서 **androgen(안드로겐**; *andros*, 남성)이라는 성호르몬 분비를 자극하며, 가장 중요한 안드론겐이 테스토스테론이다.

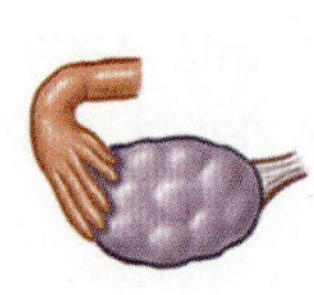

Ovary
(난소)

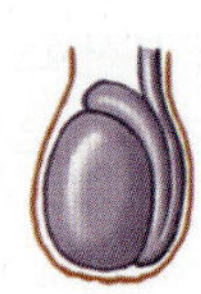

Testis
(정소)

뇌하수체 뒤엽 호르몬

ADH(항이뇨호르몬)

Vasopressin(바소프레신)으로도 알려진 **antidiuretic hormone(ADH, 항이뇨호르몬)**은 혈액의 용질 농도가 현저히 높거나 혈액량 또는 혈압이 떨어지는 다양한 자극으로 인해 분비된다. 용질농도가 상승하면 삼투수용기를 자극하며, 이는 체액의 삼투압 농도변화에 반응하는 특수화된 시상하부 뉴런이다. 삼투수용기는 신경분비뉴런을 자극하여 ADH를 분비한다.

- ADH의 주기능은 콩팥에서 소변으로 빠져나가는 수분의 양을 줄이는 것이다. 수분 손실을 최소화하면서 소화관에서 흡수된 수분도 유지되어 세포외액의 전해질 농도를 낮추게 된다.
- ADH는 또한 혈관수축, 즉 말초혈관을 수축시켜 혈압을 높인다.
- 알코올은 ADH의 분비를 억제하는데, 술을 마시면 소변의 양이 증가하는 것도 이런 이유 때문이다.

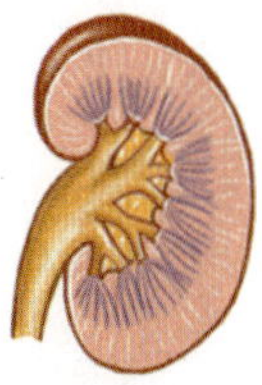

Kidney
(콩팥)

OXT(옥시토신)

여성의 경우 **oxytocin**(**OXT, 옥시토신;** *okytokos*, 빠른 출산)은 출산과 분만 시 자궁벽의 민무늬근을 자극한다. 분만 후 옥시토신은 젖샘의 분비세포와 배출관을 둘러싼 근상피 세포를 수축하도록 자극하여 모유가 분비되도록 한다. 성행위에 대한 옥시토신의 기능은 아직 불확실하지만 남성과 여성 모두성적 흥분을 느끼는 동안 혈중내 옥시토신 농도가 올라가는 것으로 알려져 있다.

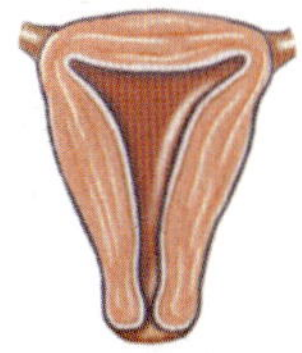

Uterus
(자궁)

GH(성장호르몬)

Growth hormone(GH, 성장호르몬)은 단백질의 합성률을 촉진시켜 세포성장과 생식을 자극한다. 골격근세포와 연골세포가 특히 GH에 민감하다.

- 상피조직과 결합조직에서 GH는 줄기세포의 세포분열과 딸세포의 분화를 촉진한다.
- 지방조직에서 GH는 지방세포를 자극하여 저장된 트리글리세리드를 분해하여 지방산을 혈액으로 방출하면, 여러 조직들이 포도당 분해를 멈추고 대신 지방산으로 ATP를 생산하는데 이를 **glucose-sparing effect(포도당 절약효과)**라고 한다.
- GH는 간에 저장된 글리코겐 분해를 자극하여 포도당을 혈류로 방출하도록 한다.

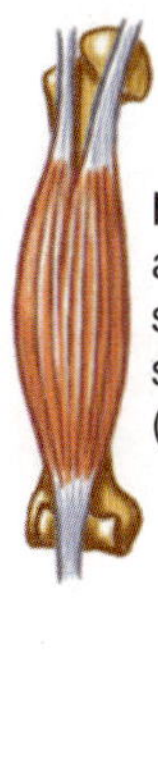

Muscular and skeletal system (근골격계통)

PRL(젖분비호르몬)

Prolactin(**PRL, 프로락틴;** *pro-*, before + *lac*, 우유, 젖)은 다른 호르몬과 함께 젖샘의 발달을 자극한다. 또한 임신과 출산 후 수유기간 동안 PRL은 젖샘의 모유 생산을 촉진한다.

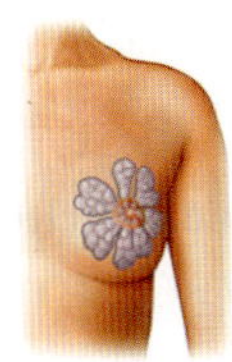

MSH(멜라닌세포자극호르몬)

뇌하수체 앞엽과 뒤엽이 근접한 좁은 부위에 해당하는 중간엽에서는 **melanocyte stimulating hormone (MSH, 멜라닌세포자극호르몬)**을 분비한다. MSH는 피부에 있는 멜라닌세포를 자극하여 멜라닌 생성을 촉진시킨다. 성인에서는 이 부위가 활동을 거의 하지 않으므로 순환혈액에 MSH가 거의 포함되어 있지 않다.

10.3

갑상샘호르몬은 대사와 칼슘이온 농도를 조절한다

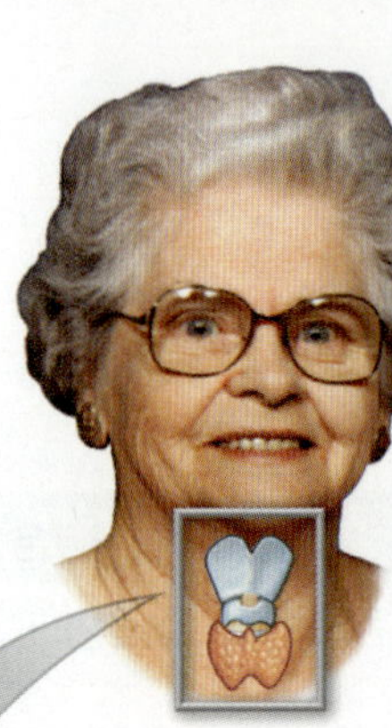

1 **Thyroid gland(갑상샘)**는 기관의 앞부분, thyroid cartilage(방패연골) 바로 아래 위치하며 후두의 앞면을 대부분 차지한다. 갑상샘의 두 개의 엽은 isthmus(갑상샘잘룩, IS-mus)라는 얇은 연결부위에 의해 연결되어 있다. 손가락으로 쉽게 갑상샘 부위를 느낄 수 있다. 갑상샘의 크기는 유전이나 환경, 영양조건에 따라 매우 다양하지만 평균 무게는 약 34 g 정도이다. 혈액이 많이 공급되므로 진한 붉은색을 띤다.

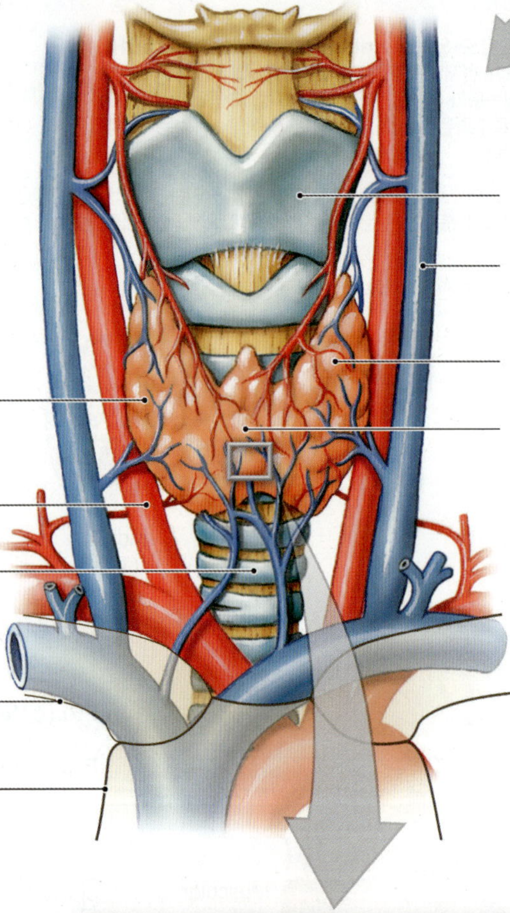

2 갑상샘에는 단층입방상피조직으로 덮인 구슬 모양의 수많은 **thyroid follicle(갑상샘소포)**이 있다. 소포 안에는 단백질을 다량 함유한 끈끈한 액체인 colloid(콜로이드)를 포함하고 있다. 모세혈관그물이 소포 주위를 둘러싸고 양분과 조절호르몬을 샘세포에 공급하며 분비물과 대사노폐물을 배출한다. 소포세포들은 **thyroglobulin(티로글로불린)**이라는 구형단백질을 합성한다. 티로글로불린 분자는 thyrosine(티로신)이라는 아미노산을 함유하고 있다. 티로신 분자에 요오드이온이 첨가되어 갑상샘호르몬이 만들어진다. 그런 뒤 티로글로불린-호르몬 복합체는 갑상샘소포에 저장된다.

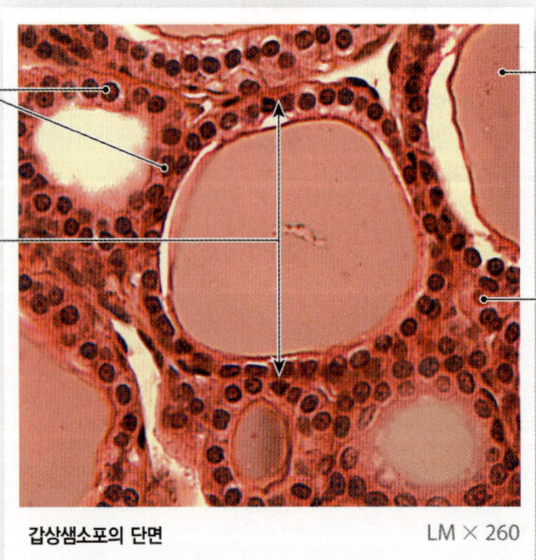

갑상샘소포의 단면 LM × 260

소포세포의 바닥막 사이에 끼어 있는 **C(clear) cell(C 세포)** 또는 parafollicular cell(소포곁세포)은 크고 희미하게 보이며, **calcitonin (CT, 칼시토닌)**을 분비하여 체액의 칼슘이온 농도를 조절한다.

3 갑상샘소포는 티로글로불린을 두 분자의 갑상샘호르몬인 **T_3(삼요오드티로닌)**와 **T_4(티록신)**로 분해하여 혈류로 보낸다(3과 4라는 수는 호르몬에 포함된 요오드이온의 수를 나타낸다). 갑상샘호르몬의 약 75%는 혈류로 들어가 운반단백질인 **thyroid-binding globulin(TBG, 갑상샘결합글로불린)**에 결합한다. 운반단백질은 갑상샘호르몬을 서서히 유리하며, 결합된 갑상샘 호르몬의 상당한 양을 비축하게 된다. 혈액에는 정상적으로 일주일 이상 사용할 수 있는 갑상샘호르몬이 있다.

4 갑상샘호르몬은 우선 수용체에 의해 세포막을 통과한다. 세포 내로 들어온 호르몬은 미토콘드리아나 핵에 있는 수용체와 결합한다. 이 호르몬이 미토콘드리아와 결합하면 ATP 생성을 증가시킨다. 핵에 있는 호르몬-수용체 복합체는 특정 유전자를 활성화하거나 전사율을 높이며, 이는 특정 효소의 농도를 증가 또는 감소시켜 세포대사율에 영향을 준다.

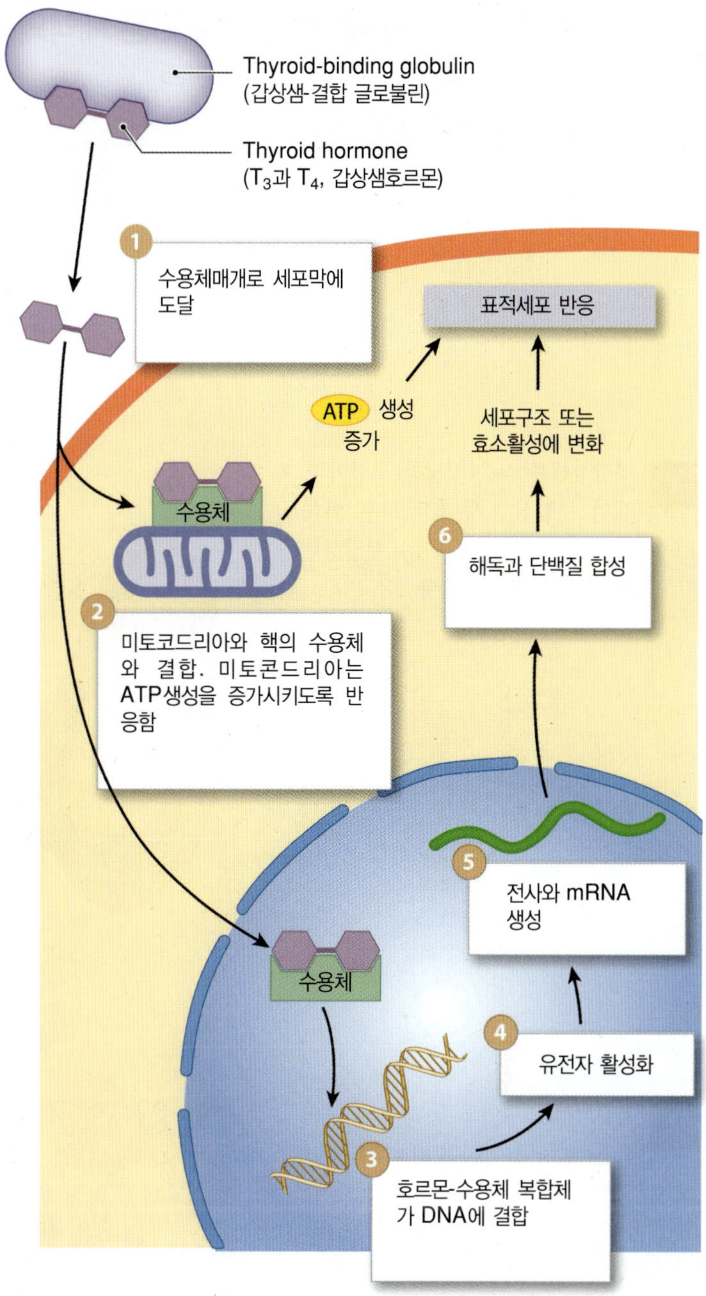

5 다음 표는 갑상샘호르몬이 말초조직에 나타내는 중요한 효과를 요약한 것이다.

말초조직에서 T_3와 T_4의 효과
• 대사율을 높인다(산소와 에너지 소모 증가); 어린이의 경우 체온 증가
• 심박률과 수축력이 증가; 일반적으로 혈압상승
• 교감신경 자극 활성 증가
• 산소와 이산화탄소 농도 변화에 의한 호흡중추의 정상활동 유지
• 적혈구 생성을 자극하여 산소운반을 높임
• 기타 내분비 조직의 활성을 자극
• 뼈의 무기질 교체율을 가속화

부갑상샘에서 생성되는 부갑상샘호르몬은 체액의 칼슘이온 농도를 조절한다

두 쌍의 **parathyroid gland(부갑상샘)**는 갑상샘 뒷면에 파묻혀 있다.

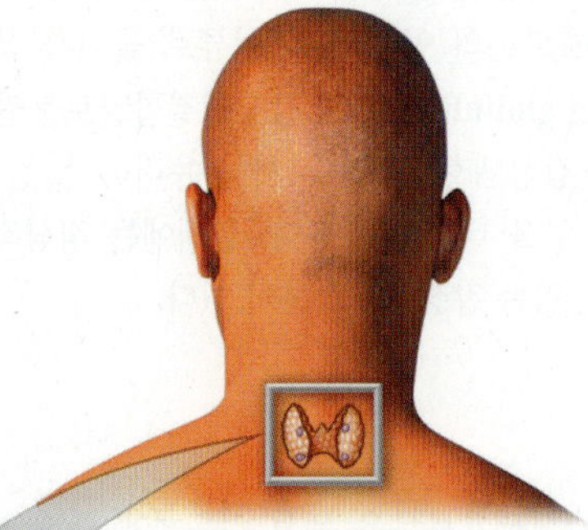

1 부갑상샘은 작은 강낭콩 모양이다. 4개의 부갑상샘 무게를 모두 합해도 1.6 g 정도이다. 갑상샘의 피막이 부갑상샘을 싸고 있어 위치를 고정해 준다.

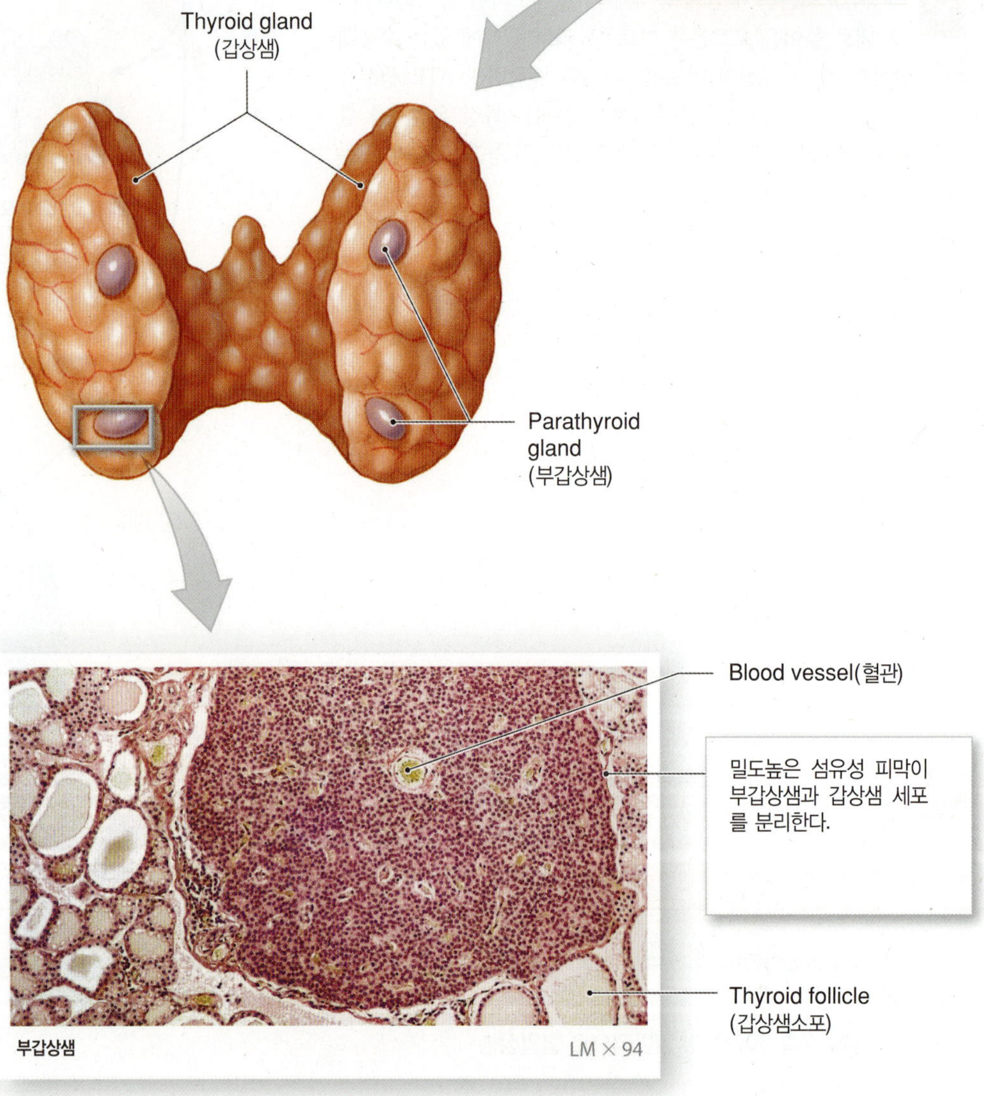

2 부갑상샘은 적어도 두 종류의 세포로 구성된다. (1) **Parathyroid cell(부갑상샘세포)**은 부갑상샘호르몬을 만든다. (2) 다른 세포로는 기능이 잘알려져 있지 않은 **oxyphil(호산성세포)**이 있다. 갑상샘의 C세포처럼 부갑상샘세포도 순환하는 칼슘이온의 농도를 모니터한다. 혈액의 칼슘농도가 정상 이하로 떨어지면, 부갑상샘세포는 **parathyroid hormone (PTH, 부갑상샘호르몬)**을 분비한다. PTH 분비는 체액의 Ca^{+}농도를 높인다.

Memo

부신은 대사조절에 관여하는 호르몬을 생성한다

1 노란 피라미드 모양의 **adrenal gland(부신)**는 콩팥의 위 모서리에 위치한다. 부신도 콩팥처럼 복막 뒤에 있으며, 앞쪽 표면만 벽측복막으로 싸여 있다. 다른 내분비샘들처럼 부신도 혈관이 풍부하게 분포되어 있다.

2 부신은 저장지방 특히 콜레스테롤과 다양한 지방산으로 인해 노란색을 띤다. 부신겉질은 20여 가지 이상의 스테로이드호르몬을 만들어내는데 이를 모두 합해서 **corticosteroid(겉질스테로이드)**라고 한다. 다른 스테로이드호르몬과 마찬가지로 겉질스테로이드는 표적세포 핵 속의 유전자를 일정 비율로 전사하도록 결정하는 효과를 나타낸다. 그 결과 세포질에서 효소의 특성과 농도의 변화가 일어나 세포대사에 영향을 준다. 겉질스테로이드는 생명유지에 필수적이다. 만일 부신이 파괴되거나 제거될 경우 겉질스테로이드를 투여하지 않으면 죽게 된다.

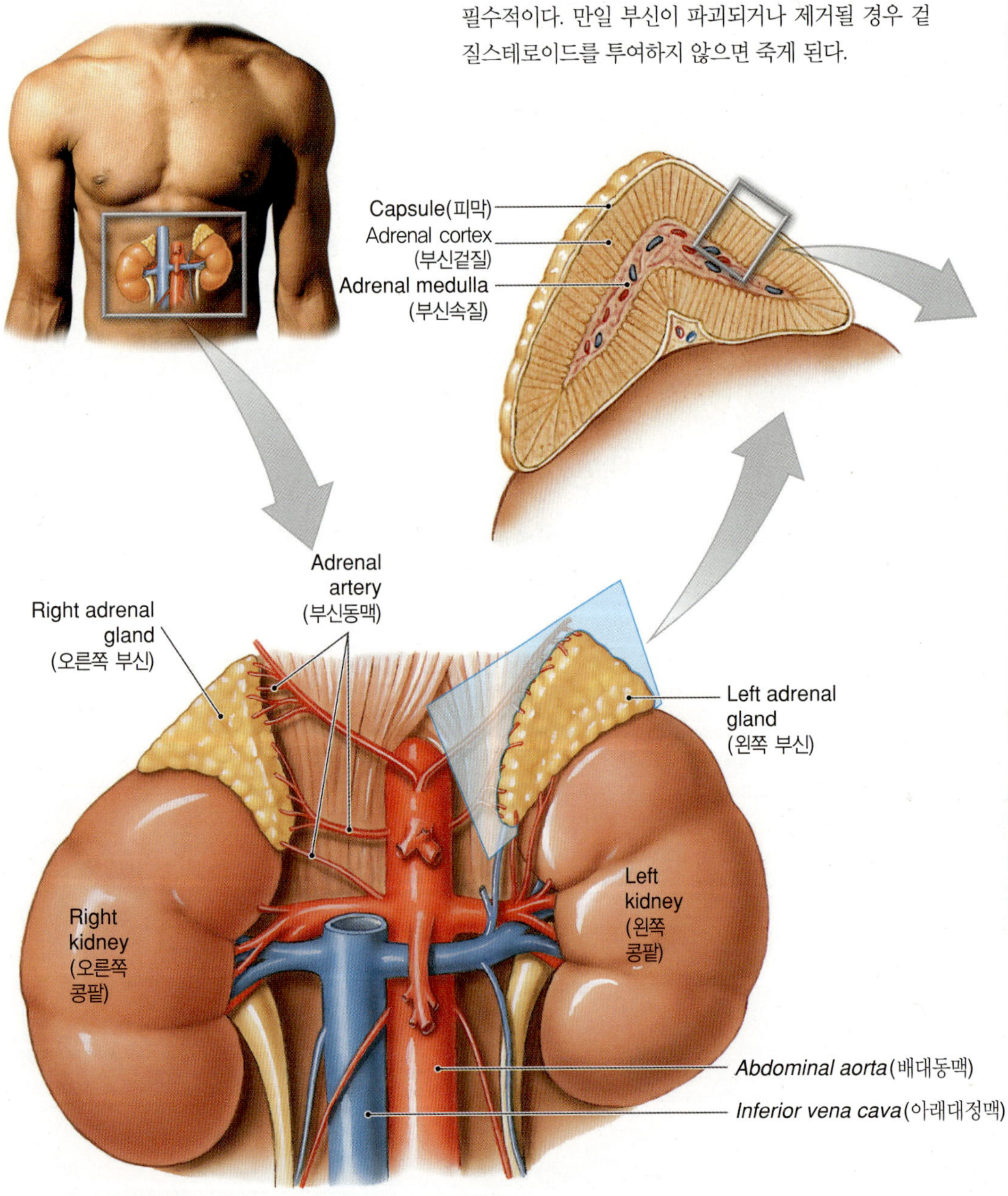

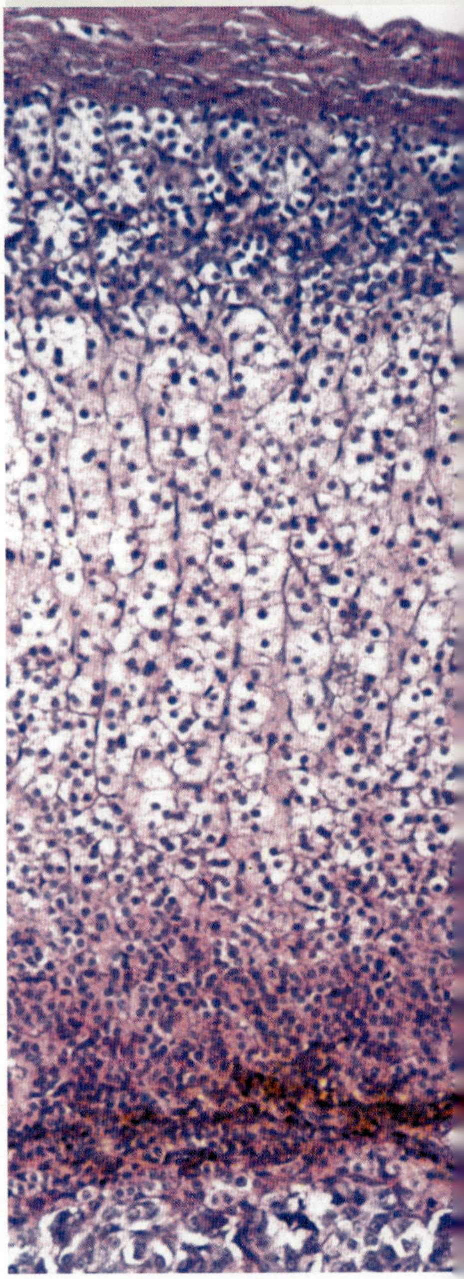

부신 LM × 250

3 부신겉질은 뚜렷하게 3부위로 나뉜다. 각 층은 특정 스테로이드호르몬을 합성한다. 겉질 안쪽에 있는 부신속질은 에피네프린과 노르에피네프린을 합성한다.

부신호르몬

부위	호르몬	표적세포/기관	호르몬 작용	조절
피막				
부신겉질				
부신겉질 외부	**Mineralocorticoid (MC, 무기질코르티코이드)**,주로 **aldosterone (알도스테론)**	콩팥	알도스테론은 특히 ADH가 있을 때 콩팥에서 Na^+와 수분 재흡수를 증가. 소변으로 K^+손실 증가	무기질코르티코이드 분비는 레닌-안지오텐신계의 활성으로 자극되며 이 호르몬의 반대작용을 하는 호르몬에 의해 억제됨
부신겉질의 넓은 중심부위	**Glucocorticoid(GC, 글루코코르티코이드)**는 포도당 대사에 영향을 주는 스테로이드호르몬, 주요 호르몬으로 **cortisol**(코**티솔**; 일명 하이드로코티손), 소량의 **corticosterone(코르티코스테론)**. 간은 순환하는 코티솔을 **cortisone(코티손)**으로 전환하며, 이는 대사적으로 활성화된 당질코르티코이드임	대부분의 세포	글루코코르티코이드는 간에서 포도당과 글리코겐 생성률을 증가시킴. 골격근에서 아미노산과 지방조직에서 지방유리를 자극하고 말초세포의 지질대사 촉진. 이 작용이 성장호르몬의 포도당 절약효과를 도와줌(모듈 10.4). 코티솔도 염증을 줄여주는 **anti-inflammatory effect (항염작용)**가 있음	글루코코르티코이드 분비는 뇌하수체 전엽에서 분비되는 ACTH(부신피질자극호르몬)에 의해 자극됨
부신속질과 경계가 되는 좁은 부위	소량의 안드로겐(남성호르몬)이 혈액에서 에스트로겐으로 전환될 수 있음	피부, 뼈, 기타조직. 정상 성인의 경우 효과가 적음	부신의 안드로겐은 사춘기 이전 청소년의 음모발달을 자극	안드로겐 분비가 ACTH에 의해 분비됨
부신속질	에피네프린(E)과 노르에피네프린(NE)	대부분의 세포	에피네프린과 노르에피네프린은 심장활동, 혈압, 글리코겐 분해, 혈당 농도를 증가시킴	에피네프린과 노르에피네프린은 교감신경 활성 중 교감신경 절전섬유에 의해 자극되어 분비됨

이자섬에서는 인슐린과 글루카곤을 분비하여 세포 대부분이 이용하는 포도당을 조절한다

1 **Pancreas(이자)**는 stomach(위)의 아랫부분과 작은창자 근처에 있는 고리형태로 배골반강 내 위치한다. 가느다랗고 밝은색의 표면이 울퉁불퉁한 기관이다. 성인의 이자는 길이가 20~ 25 cm 정도이고 무게는 약 80 g이다. 이자는 외분비와 내분비의 두 가지 기능을 모두 가진다. **Exocrine pancreas(이자의 외분비부분)**는 이자 부피의 약 99%를 차지하며, 샘분비세포는 덩어리로 구성되어 분비관에 연결되어 있다. 샘조직과 분비관세포는 많은 양의 알카리성 효소가 풍부한 액체를 1~2개의 이자관을 통해 소화관의 내강으로 분비한다.

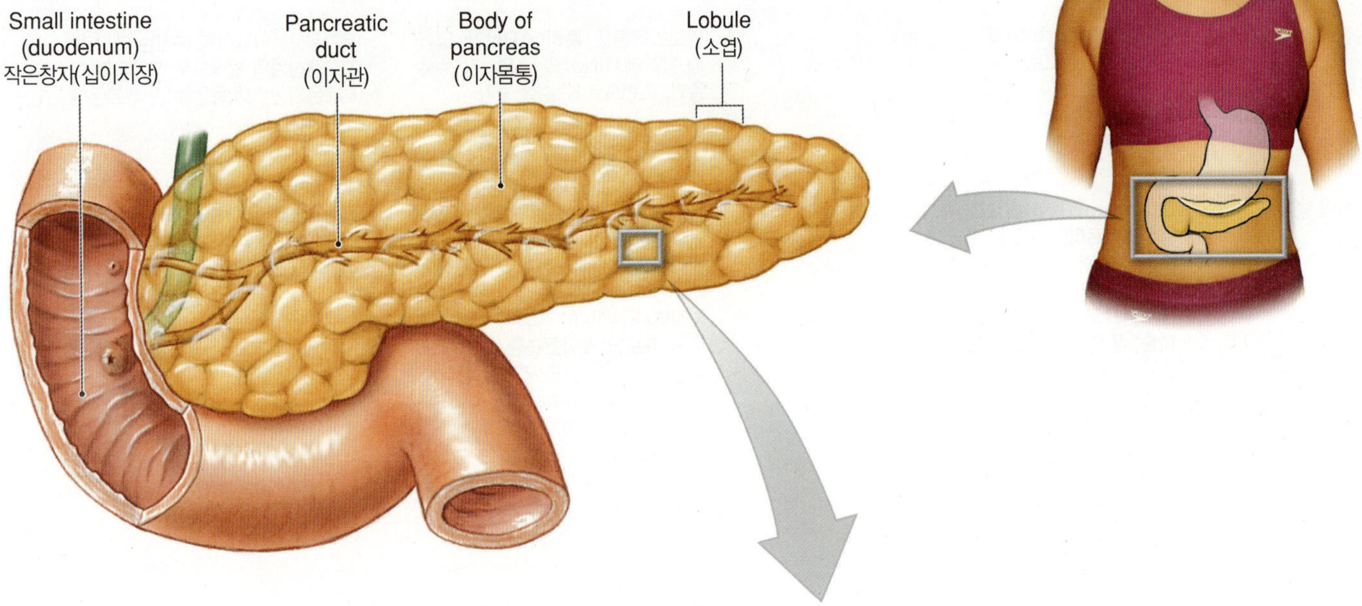

2 **Endocrine pancreas(이자의 내분비부분)**의 세포는 작은 집단을 이루어 외분비 세포 사이에 흩어져 있다. **Pancreatic islet(이자섬)** 또는 랑게르한스섬이라고 하는 내분비 집단은 이자 전체세포의 약 1%밖에 되지 않는다. 그럼에도 불구하고 이자에는 대략 200만 개의 이자섬이 있으며 이곳에서 분비하는 호르몬들은 생명유지에 필요하다.

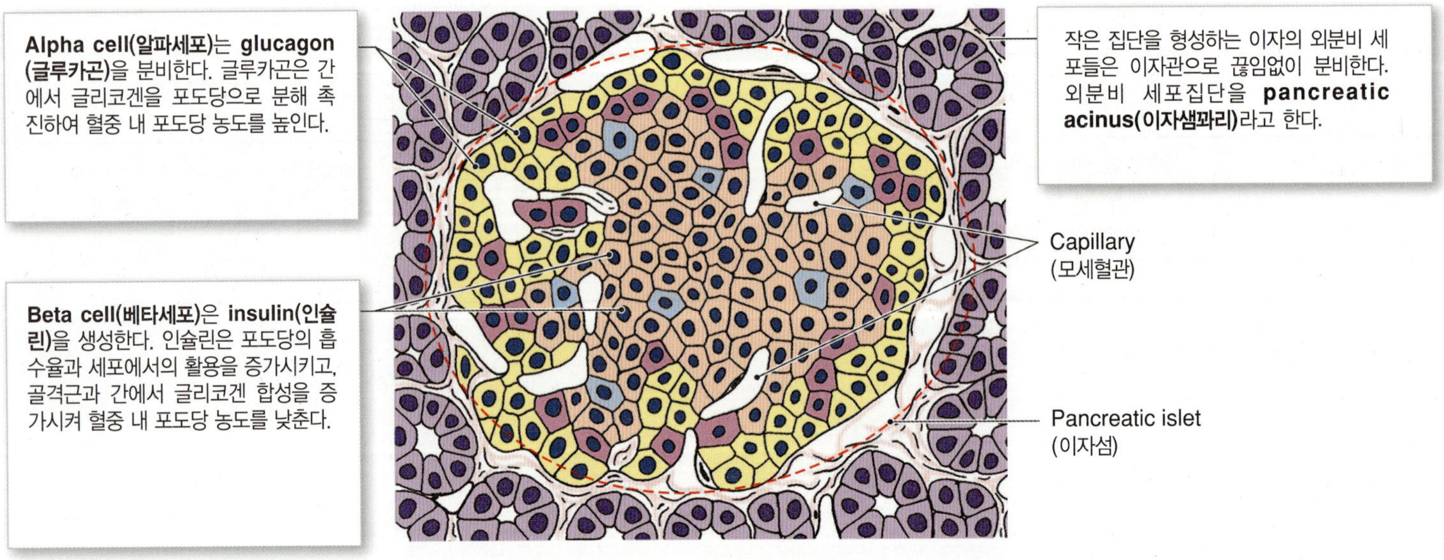

시상상부의 송과체(솔방울샘)는 멜라토닌을 분비한다

1 **Pineal gland(송과체)**는 시상상부의 일부이며, 셋째 뇌실의 천정 뒷부분에 놓여 있다. 송과체는 신경, 신경절, **melatonin(멜라토닌)**을 합성하는 특정 분비세포를 포함하고 있다. 시각경로를 이루는 신경세포의 축삭가지는 송과체로 들어와 멜라토닌 생성에 영향을 주는데 낮에 가장 낮고 밤에 가장 높다.

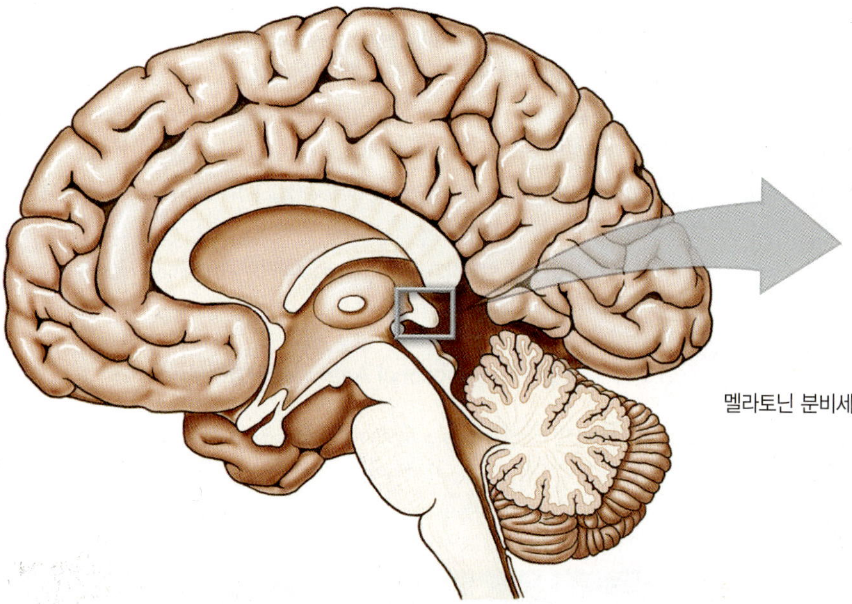

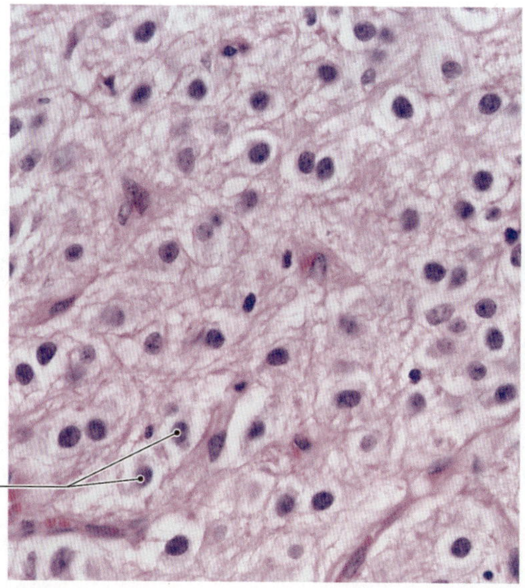

송과체 LM × 450

사람에서 멜라토닌의 기능

- 생식기능의 억제. 일부 포유류에서 생식샘자극호르몬의 분비 저하로 멜라토닌은 정자, 난자 및 생식기관의 성숙을 지연시킨다. 이 효과의 중요성은 아직도 확실하지 않지만, 사람에서 성적 성숙의 타이밍을 조절하는 역할을 할 수 있다는 증거가 많이 제시되고 있다. 사춘기에는 멜라토닌의 혈중 농도가 감소하여, 멜라토닌 생산을 하지 못하는 송과체 종양이 생기면 어린아이에게 사춘기가 일찍 나타나게 된다.
- 자유라디칼에 의한 조직손상을 막아줌. 멜라토닌은 항산화효과가 매우 탁월하여, 활동적인 신경조직에서 생길 수 있는 산화질소(NO)나 과산화수소(H_2O_2) 같은 **free radical(자유라디칼)**로부터 중추신경계를 보호한다.
- 낮과 밤의 행동주기 확립. 송과체는 활동이 주기적이므로, 기본적인 **circardian rhythm(하루주기 리듬)**을 유지하는데 관여한다-이 리듬은 매일 규칙적인 낮과 밤의 패턴을 따르면서 일어나는 생리적 변화를 말한다.

11

혈액 및 혈관 (Blood and Blood Vessels)

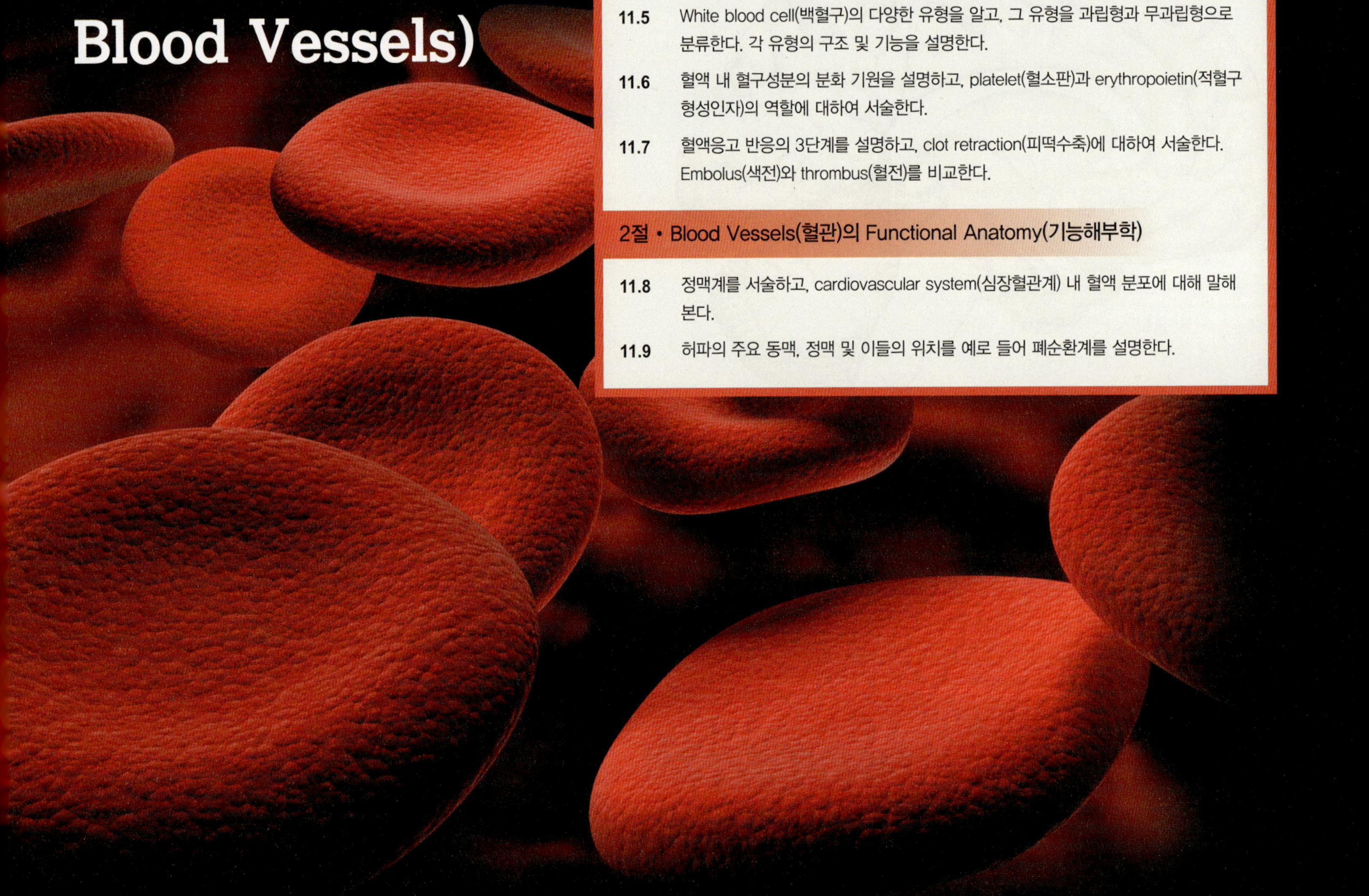

학습성과

1절 • Blood(혈액)

11.1 Blood(혈액)의 중요 성분과 특성을 설명한다.

11.2 Red blood cell(적혈구)의 특성과 기능을 열거하고, hemoglobin(헤모글로빈, 혈색소)의 구조 및 기능을 설명한다.

11.3 ABO blood type(ABO식 혈액형)과 Rh factor(Rh 인자)의 원리와 혈액형 및 혈액 적합성 검사의 중요성을 설명한다.

11.4 **+ 임상의학 모듈** 신생아의 hemolytic disease(용혈성 질환)에 대하여 서술한다. 태아와 어머니 혈액형 사이에서 일어나는 cross-reaction(교차반응)의 임상적 중요성을 설명하고, 예방을 위한 조치들의 예를 들어 본다.

11.5 White blood cell(백혈구)의 다양한 유형을 알고, 그 유형을 과립형과 무과립형으로 분류한다. 각 유형의 구조 및 기능을 설명한다.

11.6 혈액 내 혈구성분의 분화 기원을 설명하고, platelet(혈소판)과 erythropoietin(적혈구 형성인자)의 역할에 대하여 서술한다.

11.7 혈액응고 반응의 3단계를 설명하고, clot retraction(피떡수축)에 대하여 서술한다. Embolus(색전)와 thrombus(혈전)를 비교한다.

2절 • Blood Vessels(혈관)의 Functional Anatomy(기능해부학)

11.8 정맥계를 서술하고, cardiovascular system(심장혈관계) 내 혈액 분포에 대해 말해 본다.

11.9 허파의 주요 동맥, 정맥 및 이들의 위치를 예로 들어 폐순환계를 설명한다.

Blood(혈액)

1 **Cardiovascular system(심장혈관계통)**은 체액(혈액), 신체 여러 부위로 체액을 분배하는 일련의 전달관(혈관) 및 체액이 계속 흐르게 하는 펌프(심장)로 구성된다.

심장혈관계통의 구성요소

BLOOD(혈액)는 산소, 이산화탄소 및 혈액 세포를 분배한다. 영양분과 호르몬을 배달하고 노폐물을 수송한다. 체온조절 및 질병방어를 지원한다.

BLOOD VESSL(혈관)은 신체 곳곳에 혈액을 분배한다.

Capillary(모세혈관)를 통해 혈액과 interstitial fluid(간질액) 사이에서 확산이 일어난다.

Artery(동맥)는 심장으로부터 모세혈관으로 혈액을 운반한다.

Vein(정맥)은 모세혈관으로부터 심장으로 혈액을 되돌려 준다.

THE HEART(심장)은 혈액을 밀어내며 혈압을 유지한다.

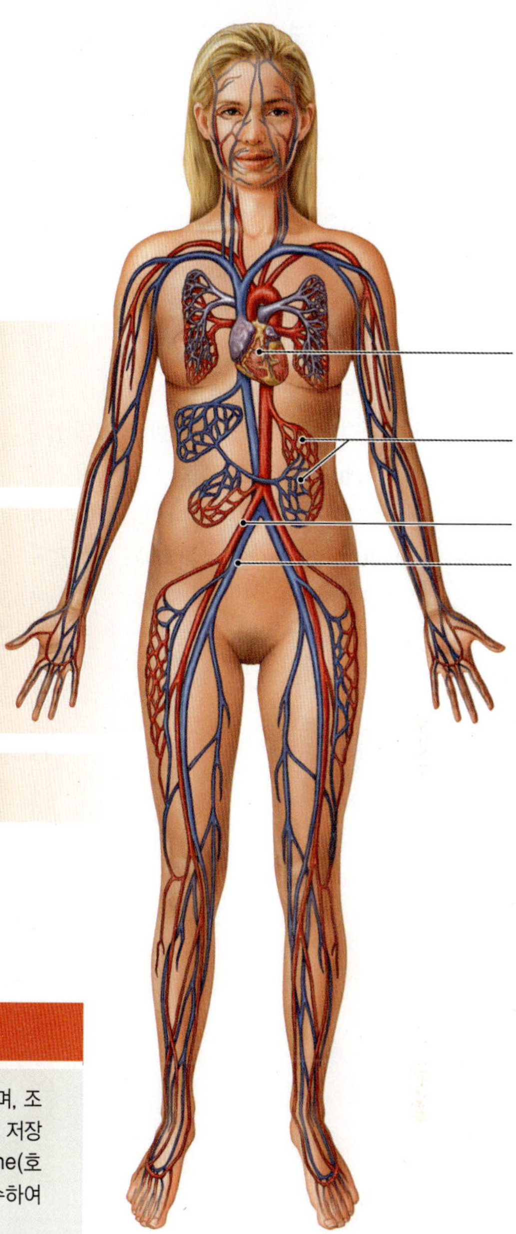

혈액의 기능

- **기체, 영양분, 호르몬 및 대사 노폐물의 수송.** 혈액은 허파로부터 말초조직으로 산소를 운반하며, 조직으로부터 허파로 이산화탄소를 수송한다. 혈액은 소화관에서 흡수되거나 지방조직 또는 간의 저장소에서 방출된 영양분을 분배한다. 혈액은 endocrine gland(내분비샘)로부터 분비된 hormone(호르몬)을 target cell(표적세포)로 운반하며, 배설을 위해 세포에서 생성된 노폐물을 흡수하여 kidney(신장)로 수송한다.
- **간질액의 pH 및 이온 조성 조절.** 골격근에 의해 생성되는 젖산처럼, 활동적인 조직에서 생성되는 acid(산)를 흡수하여 중화시킨다. 간질액과 혈액 사이의 확산은 칼슘 및 potassium(포타슘)과 같은 이온의 국소적 결핍 또는 과잉을 제거한다.
- **손상부위에서의 체액손실 제한.** 혈액에는 혈관벽 파괴에 반응하는 효소와 기타 물질들이 포함되어 있다. Blood clot(피떡)은 더 이상의 혈액손실을 방지하기 위한 임시 반창고로서 작용한다.
- **독소와 병원체에 대한 방어.** 혈액은 white blood cell(백혈구)을 수송하는데, 이들은 말초조직으로 이동하여 감염과 싸우거나 세포 잔해를 제거하기 위해 분화한다. 또한 혈액은 침입하는 미생물을 특이적으로 공격하는 antibody(항체) 단백질을 수송하기도 한다.
- **체온 안정화.** 혈액은 활동적인 골격근에 의해 생성된 heat(열)를 흡수하고, 그 열을 다른 조직에 재분배한다. 체온이 이미 높으면, 그 열은 피부 표면을 통해 소실될 것이다. 체온이 너무 낮으면, 따뜻한 혈액은 뇌와 기타 온도에 민감한 기관들로 보내진다.

2 이 절에서는 혈액의 구성과 기능에 대하여 살펴본다. 혈액은 다양한 기능과 놀라운 특성을 가진 fluid(체액)이다. 성인에서, 순환하는 혈액은 대략 75조의 신체 각 세포에 영양분, 산소 및 화학적 신호전달물질들을 제공하며, 노폐물을 제거할 장소까지 운반하는 수단을 제공한다. 또한 감염과 질병으로부터 말초조직을 방어하도록 분화된 세포들을 수송하기도 한다. 이러한 기능들은 매우 중요하기 때문에 혈액공급이 차단된 신체부위는 겨우 몇 분 내에 죽게 된다.

혈액은 혈장과 혈구성분으로 구성된 체액성 결합조직이다

혈액은 독특한 조성을 가진 체액성 결합조직으로 액상의 matrix(바탕질)인 **plasma(혈장)**와 세포 또는 세포파편인 formed element(혈구성분)로 구성된다. 성인 남성의 심장혈관계통에는 5~6 L의 혈액이 포함되어 있다. 여성의 경우 4~5 L의 혈액이 포함되어 있다. 혈액량의 남녀 차이는 신체의 평균크기 차이를 반영한다. 분석이나 보관을 위해 혈액을 채취한 후, 그 혈액의 조성이 변하지 않았다는 것을 표시하기 위해 **whole blood(전혈)**이라는 용어를 사용한다. 그러나 한 성분에만 관심이 있다면, 전혈의 성분들은 분리되거나 **fractionation(분할, 분획)**될 수 있다.

1 혈장은 전혈 부피의 약 55%를 차지한다. 여러 가지 면에서, 혈장의 조성은 간질액과 유사하다. 이 유사성은 모세혈관벽을 통해 혈장과 간질액 사이에서 수분, 이온 및 작은 용질이 끊임없이 교환되기 때문에 나타난다.

혈장의 조성	
혈장 단백질	7%
기타 용질	1%
수분	92%

혈장은 유기 및 무기 분자, 혈구성분 및 열을 수송한다

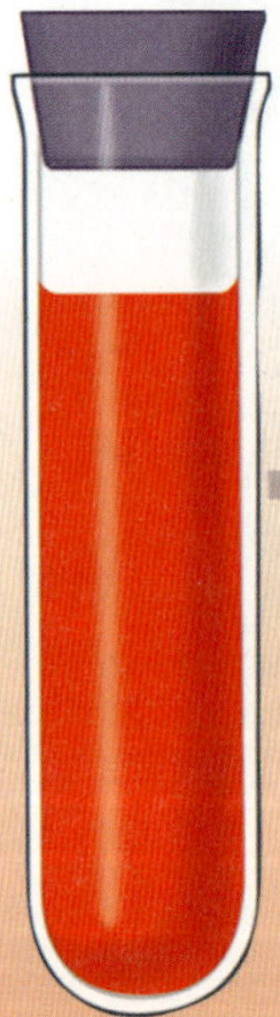

Whole blood (전혈)

혈장

55% (범위: 46~63%)

+

혈구성분

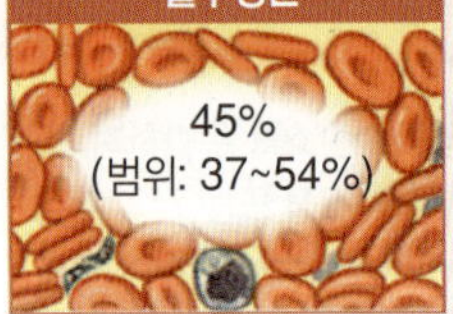

45% (범위: 37~54%)

Hematocrit(헤마토크릿; 적혈구용적률)은 전혈에서 혈구성분이 차지하는 부피의 백분율로서, 헤마토크릿의 99.9%는 적혈구이다. 성인 남성의 정상 헤마토크릿 또는 **packed cell volume(PCV, 농축세포용적)**은 평균 47%(범위: 40~54%)이며, 여성에서는 42%(범위: 37~47%)이다. 성별 헤마토크릿의 차이는 주로 androgen(안드로겐, 남성 호르몬)이 적혈구 생성을 촉진시키는 반면, estrogen(에스트로겐, 여성 호르몬)은 그렇지 않다는 사실을 반영한다.

혈구성분	
혈소판	< .1%
백혈구	< .1%
적혈구	99.9%

2 혈구성분은 혈장에 부유하는 혈액 세포들과 세포파편들이며, 전혈 부피의 약 45%를 차지한다.

전혈의 특성

- 혈액의 온도는 대략 38°C로, 정상 체온보다 약간 높다.
- 혈액의 점성은 물보다 5배 강하다. 즉, 5배 짙다. 높은 혈액의 점성도는 혈장에 녹아 있는 단백질, 혈구성분 및 물 분자 간의 상호작용을 유발한다.
- 혈액의 pH는 평균 7.4(범위: 7.35~7.45)로 약알칼리성이다.

Plasma protein(혈장 단백질)

Loose connective tissue(성긴결합조직) 또는 cartilage(연골)와 같은 다른 결합조직에서 단백질들이 불용성 섬유질을 형성하는데 반해, 혈장 단백질은 용해된 상태로 존재한다. 평균적으로 100 mL의 혈장에는 7.6 g의 단백질이 포함되어 있는데, 간질액 농도의 5배이다. 대부분의 혈액 단백질은 크기가 크며, 구형의 형태를 가지고 있어 보통 혈류에서 벗어나지 못한다. 간은 모든 혈장 단백질의 90% 이상을 합성하여 방출한다.

Albumin(알부민)은 혈장 단백질의 약 60%를 차지한다. 가장 많은 혈장 단백질로서, 이 용질은 혈장 삼투압의 주요 발생인자로 작용한다.

Globulin(글로불린)은 혈장 단백질의 약 35%를 차지한다. 주요 혈장 글로불린에는 항체와 운반글로불린이 포함된다. Antibody(항체)는 **immunoglobulin(면역글로불린)**으로 불리기도 하며 외래 단백질과 병원체를 공격한다. **Transport globulin(운반글로불린)**은 작은 이온, 호르몬, 지질 및 기타 화합물에 결합한다.

Fibrinogen(피브리노겐; 섬유소원)은 혈액응고의 기능을 수행하며, 보통 혈장 단백질의 약 4%를 차지한다. 특정 조건에서, 피브리노겐 분자들은 **fibrin(피브린**; 섬유소)이라는 큰 불용성 섬유가닥을 만들기 위해 상호작용한다. 피브린은 피떡을 위한 기본적인 골격을 형성한다.

혈장에는 농도가 계속 변하는 활성 및 불활성 효소들과 호르몬들이 포함되어 있다.

기타 용질

일반적으로 기타 다른 용질들의 농도는 혈장과 간질액에서 유사하다. 그러나 영양분과 노폐물의 농도 차이가 동맥혈과 정맥혈 사이에 있을 수 있다.

Electrolyte(전해질): 정상적인 세포외액의 이온조성은 세포의 생명 활동에 필수적이다. 주요 혈장 전해질은 Na^+, K^+ Ca^{2+}, Mg^{2+}, Cl^-, HCO_3^-, HPO_4^- 및 SO_4^{2-}이다.

Organic nutrient(유기 영양분): 유기 영양분은 ATP 생성, 성장 및 세포 부양을 위해 사용된다. 유기 영양분에는 지질(지방산, 콜레스테롤 및 글리세리드), 탄수화물(주로 포도당) 및 아미노산이 포함된다.

Organic waste(유기 노폐물): 노폐물은 분해 또는 배설 장소로 운반된다. 노폐물의 예로는 urea(요소), uric acid(요산), creatinine(크레아티닌), bilirubin(빌리루빈) 및 암모니아 이온 등이 있다.

혈소판

Platelet(혈소판)은 막으로 이루어진 작은 cell fragment(세포파편)로서 혈액응고 과정에 중요한 효소들과 기타 물질들을 가지고 있다.

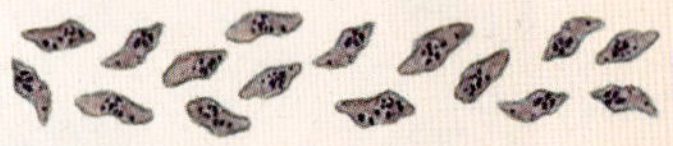

백혈구

White blood cell(WBC 또는 leukocyte, 백혈구; *leukos*, white + *-cyte*)은 신체방어 기전에 참여한다. 약간씩 다른 기능을 수행하는 5종류의 백혈구가 존재하는데, 이 장의 뒤에서 알아볼 것이다.

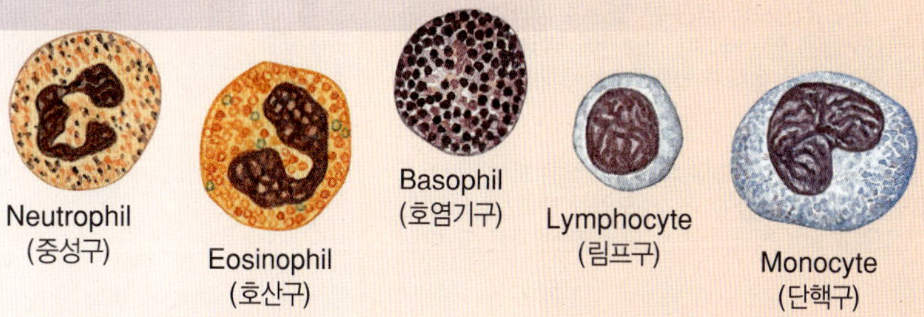

적혈구

Red blood cell(RBC 또는 erythrocyte, 적혈구; *erythros*, red + *-cyte*)은 가장 많은 혈액세포이다. 이 분화된 세포들은 혈액에서 산소운반에 필수적이다.

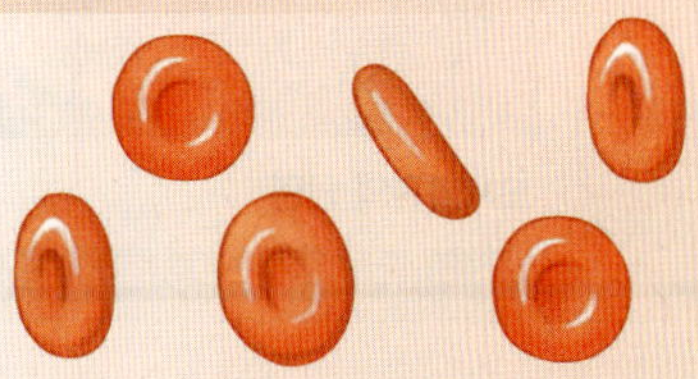

가장 흔한 혈구성분인 적혈구에는 헤모글로빈이 포함되어 있다

1 인체는 막대한 수의 적혈구를 포함한다. 표준혈액검사, 즉 **red blood cell count(적혈구 수 계산)**는 전혈 1 mL당 적혈구 수를 나타낸다. 성인 남성의 전혈 1 μL 또는 1 mm^3에는 450만~630만 개의 적혈구가 들어 있으며, 여성의 경우 1 μL의 혈액에 420만~550만 개가 포함되어 있다. 전혈 한 방울에는 약 2억 6,000만 개의 적혈구가 들어 있으며, 성인의 전체 혈액에는 25조 개의 적혈구가 포함되어 있다. 따라서 적혈구는 모든 인체 세포들의 2/3를 차지한다.

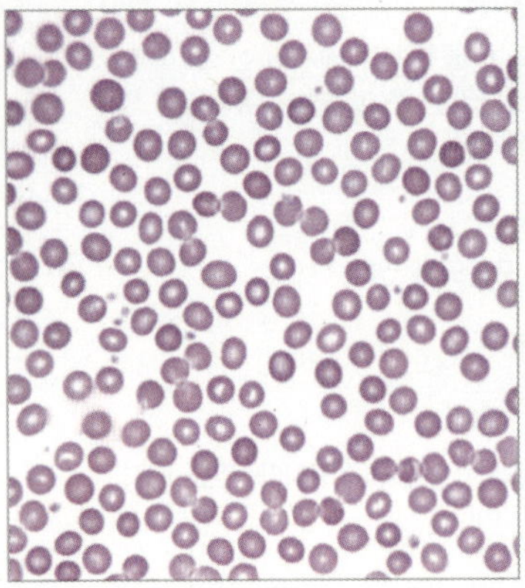

염색된 혈액 도말 표본 LM × 450

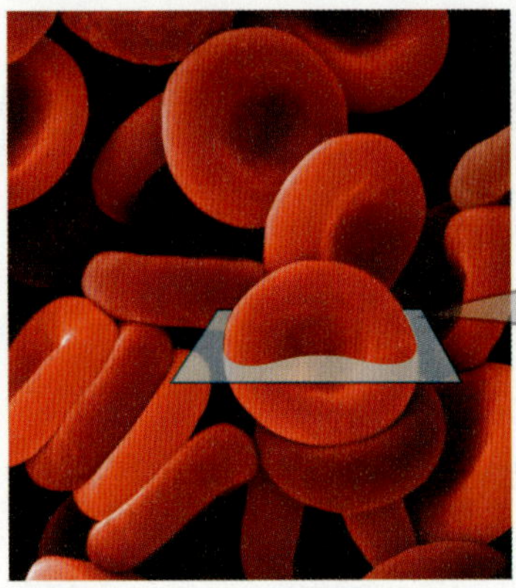

적혈구 채색된 SEM × 2100

2 적혈구는 중앙은 얇고 밖은 두터운 양면이 오목한 원반 모양이다.

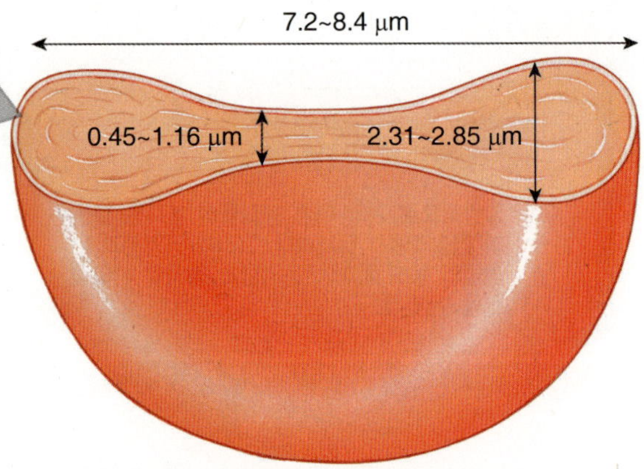

3 적혈구의 특이한 모양은 상세히 설명된 아래 표의 3가지 이유 때문에 중요하다.

적혈구의 기능적 측면

- **부피에 대한 넓은 표면적 비율.** 적혈구는 헤모글로빈이라는 세포 내 단백질에 결합된 산소를 운반하는데, 그 산소는 적혈구가 모세혈관을 지날 때 신속히 흡수되거나 방출되어야 한다. 단위 부피당 표면적이 클수록, 적혈구 내부와 주위 혈장 사이에서 일어나는 산소 교환이 더 빨라진다.
- **적혈구는 쌓일 수 있다.** 큰 접시들처럼, 적혈구들은 쌓일 수 있는데, 이로 인해 좁은 혈관을 통한 흐름이 용이하게 된다. 쌓인 적혈구들은 하나의 적혈구 직경보다 약간 큰 혈관을 통과할 수 있는 반면, 개개의 적혈구들은 혈관벽이나 상호간에 부딪치고 충돌하여 정체를 만들 것이다. 이 정체가 혈류를 제한하거나 차단할 수 있다.
- **Flexibility(유연성).** 적혈구는 매우 유연하여 작은 모세혈관이나 그 분지로 들어갈 때, 구부러질 수 있다. 모양을 변화시킴으로써, 개개의 적혈구들은 4 μm 직경의 좁은 모세혈관을 헤집고 나갈 수 있다.

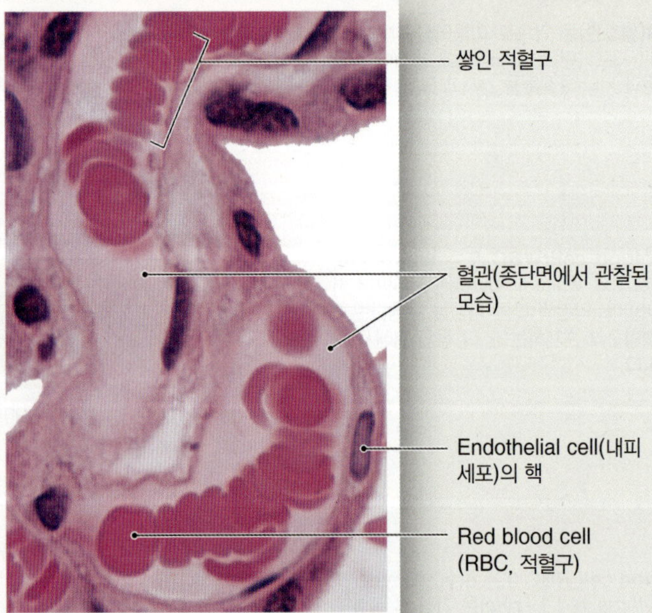

모세혈관의 단면 LM × 1430

4 적혈구는 우리가 3장에서 논의한 "전형적인 세포"와는 매우 다르다. 적혈구가 발생할 때, 핵을 포함한 대부분의 cell organelle(세포소기관)은 잃고, 오직 cytoskeleton(세포골격)만 보유하게 된다. 성숙한 적혈구에는 핵과 ribosome(리보소체)이 존재하지 않기 때문에, 적혈구는 세포분열을 할 수 없으며, 구조단백질이나 효소들도 합성할 수 없다. 그 결과, 적혈구는 상해로부터 스스로 회복될 수 없으며, 그 수명은 보통 120일 이하이다. 요컨대, 발생 중인 적혈구는 호흡기체 수송과 직접 관련되지 않은 세포소기관은 모두 잃는다. 호흡기체 수송기능은 **hemoglobin(Hb, 헤모글로빈)** 분자들에 의해 수행되는데, 이 헤모글로빈은 적혈구 내 단백질의 95% 이상을 차지한다. 전혈의 헤모글로빈 함유량은 전혈 100 mL(dL)당 Hb의 그램 수(g/dL)로 표시된다. 정상범위는 남성의 경우 14~18 g/dL이며, 여성은 12~16 g/dL이다.

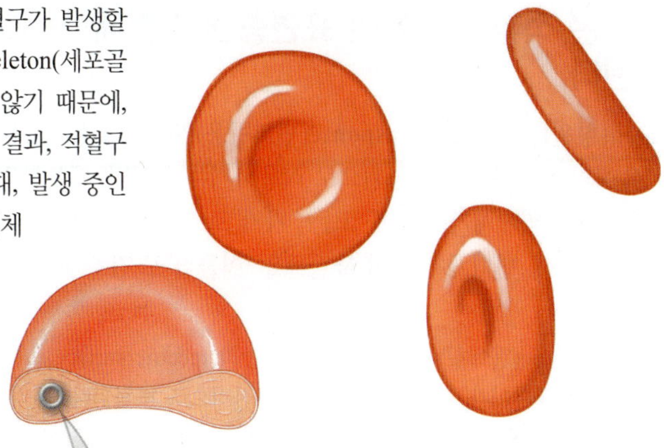

5 헤모글로빈은 4개의 globin subunit(글로빈 소단위)들로 구성된 복잡한 구조를 가지고 있다. 각 소단위들은 비단백질성 색소 복합체인 **heme(헴)** 분자를 하나씩 포함하고 있다.

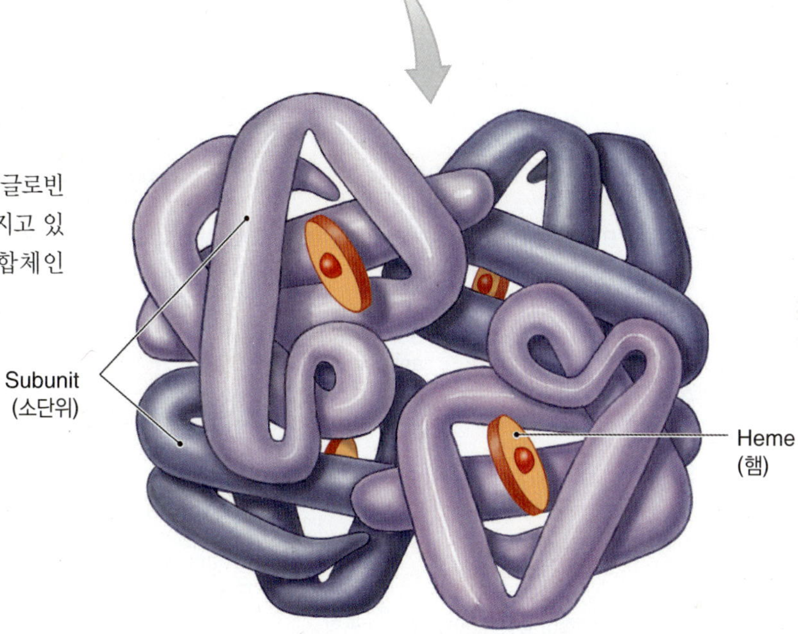

6 각 헴 단위는 철이온 하나씩을 보유하고 있는데, 철은 하나의 산소분자와 반응하여 **oxyhemoglobin(HbO_2, 산소헤모글로빈)**을 형성할 수 있다. 산소헤모글로빈으로 채워진 적혈구를 포함하는 혈액은 선홍색을 띤다. 산소와 결합되지 않은 철을 포함한 헤모글로빈 분자를 **deoxyhemoglobin(탈산소헤모글로빈)**이라고 한다. 탈산소헤모글로빈으로 채워진 적혈구를 포함하는 혈액은 거의 포도주 같은 암적색을 띤다. 혈액으로 운반되는 산소의 약 98.5%가 적혈구 내부의 Hb 분자에 결합된 형태로 혈류를 통해 이동하며, 나머지 산소는 혈장에 녹아 있다.

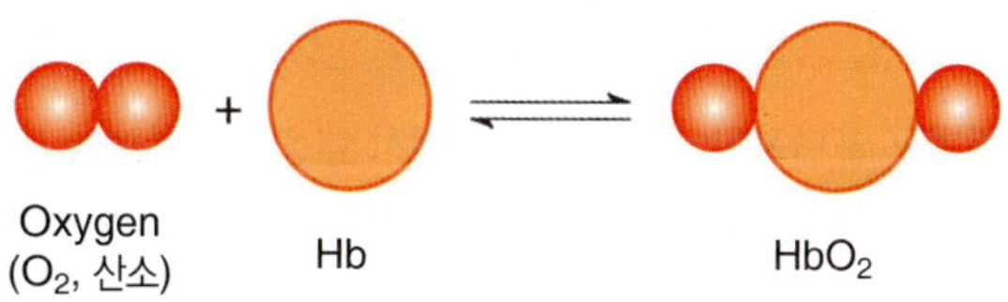

적혈구는 끊임없이 생성되며 재활용된다. 순환하는 적혈구의 약 1%가 매일 대체되는데, 그 과정에서 대략 300만 개의 새로운 적혈구가 매초마다 혈류에 입장한다. 전형적인 적혈구의 수명이 상대적으로 짧기 때문에 이런 빠른 대체 속도가 필요하다. 120일 동안 약 1,120 km를 순환한 후, 적혈구는 원형질막이 터지거나 간, 비장 또는 red bone marrow(적색골수)에서 대식세포에 의해 포획되어 그 수명을 다한다. 제거되는 속도와 비슷한 속도로 새로운 적혈구들이 혈류에 들어오는 한, 적혈구의 끊임없는 제거는 별로 눈에 띄지 않는다.

혈액형은 적혈구에 특이 표면항원이 존재하는지의 여부에 의해 결정된다

Antigen(항원)은 **immune response(면역반응)**라는 보호용 방어기전을 촉발하는 물질이다. 일부 다른 유형의 유기분자들도 항원으로 작용하기는 하지만, 대부분의 항원은 단백질이다. 세포의 원형질막에는 면역체계가 "정상" 또는 "자기"로 인식하는 **surface antigen(표면항원)**이 포함되어 있다. 다시 말해, 면역체계는 이 물질들을 "이물질"로 간주하여 공격하기보다는 무시한다.

1 **blood type(혈액형)**은 적혈구 원형질막의 specific surface antigen(특이 표면항원)에 의해 결정된 유형이다. 이 표면항원들은 유전적으로 결정된다. 우리의 면역체계는 고유의 적혈구에 있는 표면항원들은 무시한다. 그러나 혈장에는 이질적인 적혈구의 항원을 공격할 **antibody(항체)**들이 포함되어 있을 수 있다. 적어도 50여 종의 표면항원들이 적혈구에 발현되지만, A, B 및 Rh(또는 D)의 3가지 표면항원들이 특히 중요하다. A 및 B 표면항원의 존재 여부에 따라 4가지 혈액형이 존재한다.

Type A(A형)	Type B(B형)	Type AB(AB형)	Type O(O형)
A형의 혈액에는 A 표면항원만 발현하는 적혈구가 포함되어 있다. 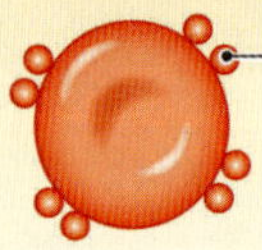	**B형**의 혈액에는 B 표면항원만 발현하는 적혈구가 포함되어 있다. 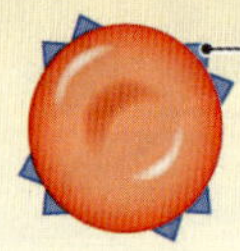	**AB형**의 혈액에는 A 및 B 표면항원 모두를 발현하는 적혈구가 포함되어 있다. 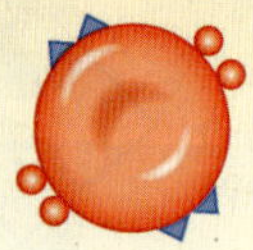	**O형**의 혈액에는 A 및 B 표면항원이 모두 없는 적혈구가 포함되어 있다. 응급상황 시, 소량의 O형 혈액은 cross reaction(교차반응)의 우려 없이 거의 수혈이 가능하다. O형의 사람들은 보통 **universal donor(만능 공혈자)**로 불린다. 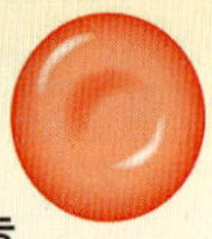
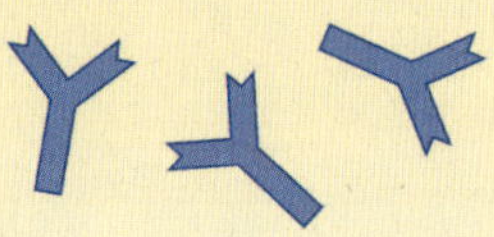 혈액형이 A형이라면, 혈장에는 B형 표면항원을 공격하는 anti-B antibody(항B 항체)가 들어 있다.	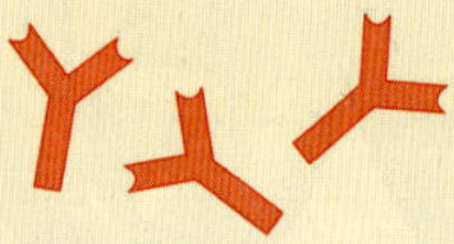 혈액형이 B형이라면, 혈장에는 A형 표면항원을 공격하는 anti-A antibody(항A 항체)가 들어 있다.	혈액형이 AB형이라면, 혈장에는 항A와 항B가 모두 들어 있지 않다. AB형의 사람은 어떤 유형의 혈액도 수혈 받을 수 있다. 이런 사람들을 대개 **universal recipient(만능 수혈자)**라고 한다.	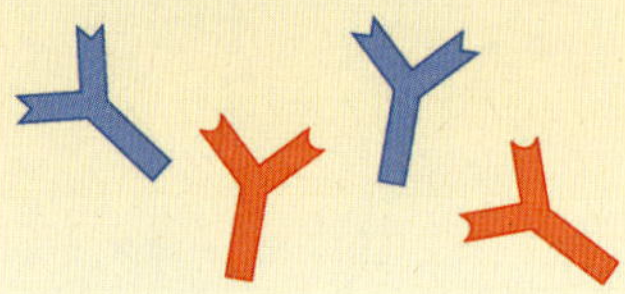 혈액형이 O형이라면, 혈장에는 항A와 항B가 모두 들어 있다.

2 한 혈액형의 적혈구 표면항원이 다른 혈액형에서 대응하는 항체에 노출되면, 적혈구는 **agglutinate(응집하다)** 또는 서로 엉켜 붙을 것이다. 이 과정을 **agglutination(응집)**이라고 한다. 적혈구에서는 막이 터지는 **hemolysis(용혈)**가 일어날 수 있다. 이런 **cross-reaction(교차반응)**은 매우 위험한데, 적혈구의 덩어리나 파편이 신장, 허파, 심장 또는 뇌의 작은 혈관을 틀어 막아서 영향을 받은 조직이 손상되거나 또는 파괴될 수 있기 때문이다. 심각한 출혈 때문에 치료를 받는 사람이 부적합한 혈액형의 혈액을 우연히 수혈 받으면 뜻밖의 교차반응이 발생할 수 있다.

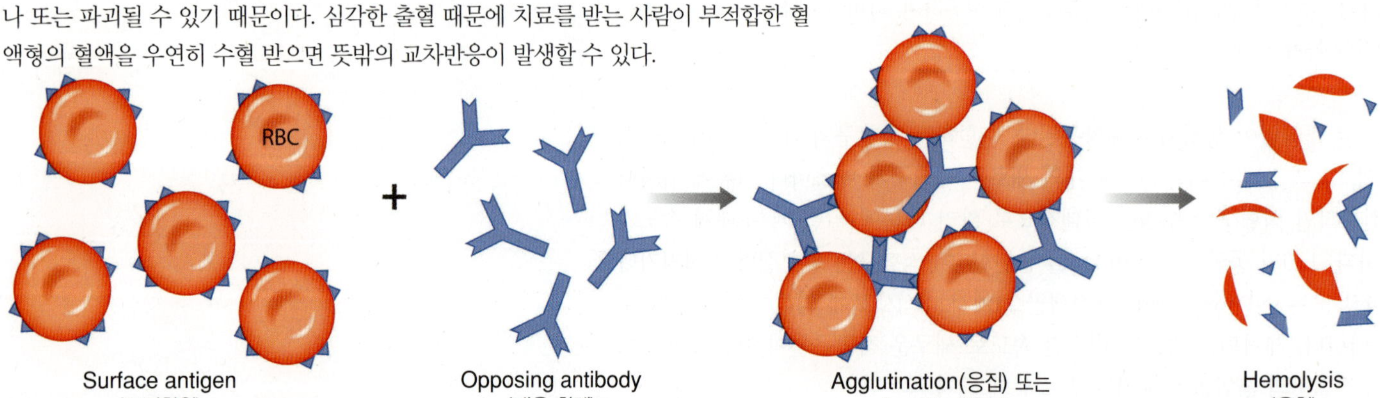

신생아 용혈성 질환은 태아와 어머니 혈액형 사이의 교차반응으로 인한 적혈구 관련 장애질환이다

적혈구 원형질막에 표면항원의 발현을 조절하는 유전자들은 양부모로부터 제공된다. 아이는 부모와는 다른 유전자조합을 물려받을 것이며, 따라서 부모와 다른 혈액형을 가질 수 있다. 태아와 어머니의 혈관계가 밀접하게 얽혀 있는 임신기간 동안, 어머니의 항체가 태반을 건너 태아의 적혈구를 공격 또는 파괴할 수 있다. 그 결과로 나타나는 **hemolytic disease of the newborn(HDN, 신생아 용혈성 질환)**에는 여러 유형이 있는데, 일부는 확인 안 될 만큼 증상이 가볍다. Rh 표면항원과 관련된 이 질환들은 상당히 위험한데, 항A와 항B 항체와는 다르게, 항Rh 항체가 태반을 건너 태아의 혈류로 들어갈 수 있기 때문이다.

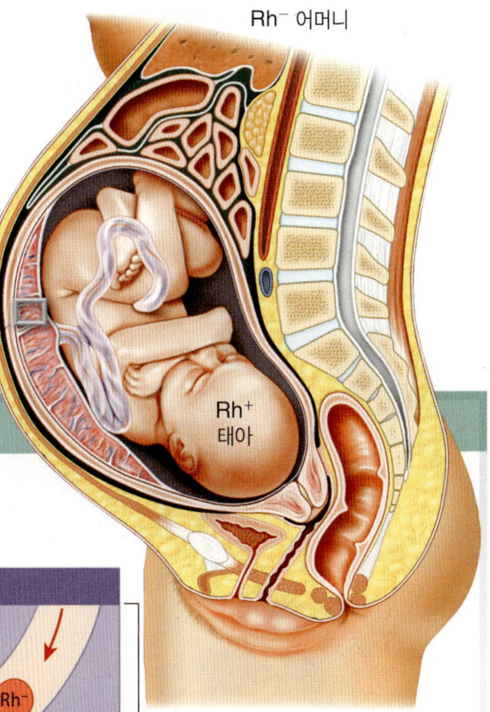

Rh⁻ 어머니의 첫 Rh⁺ 아기 임신

신생아 용혈성 질환의 가장 일반적인 형태가 Rh⁻ 여성이 Rh⁺ 태아를 임신한 후에 발생할 수 있다.

1 첫 임신 동안은 문제가 거의 발생하지 않는데, 태아의 세포가 어머니의 혈류에 거의 들어가지 않아서 어머니의 면역체계가 항Rh 항체를 만들도록 자극 받지 않기 때문이다.

2 태아 적혈구 항원에 대한 노출은 일반적으로 태반과 자궁에서 출혈이 발생하는 분만 시에 발생한다. 태아와 어머니 혈액의 이런 혼합이 어머니의 면역체계가 항Rh 항체를 생산하도록 자극할 수 있다. 이는 **sensitization(민감화, 면역화)**로 이어질 수 있는데, 이 반응을 통해 항원에 대한 특이 항체가 발생한다.

3 Rh⁺ 아이를 낳은 Rh⁻ 어머니들의 약 20%가 분만 후 6개월 내에 면역화된다. 분만 후까지는 항Rh 항체가 충분히 생산되지 않기 때문에, 해당 여성의 첫 아기는 영향을 받지 않는다.

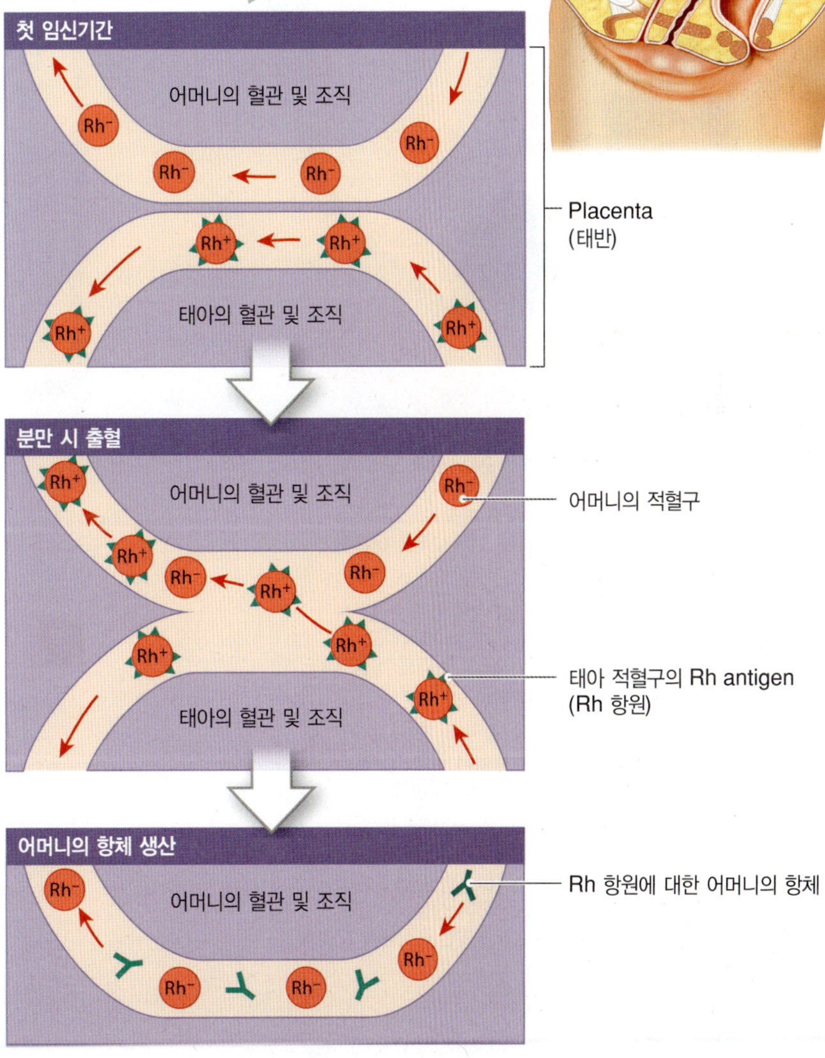

백혈구는 병원체, 독소, 세포 잔해 및 비정상적이거나 손상된 세포들로부터 신체를 방어한다

White blood cell(WBC 또는 leukocyte, 백혈구)은 아래 설명된 특성을 공유한다.

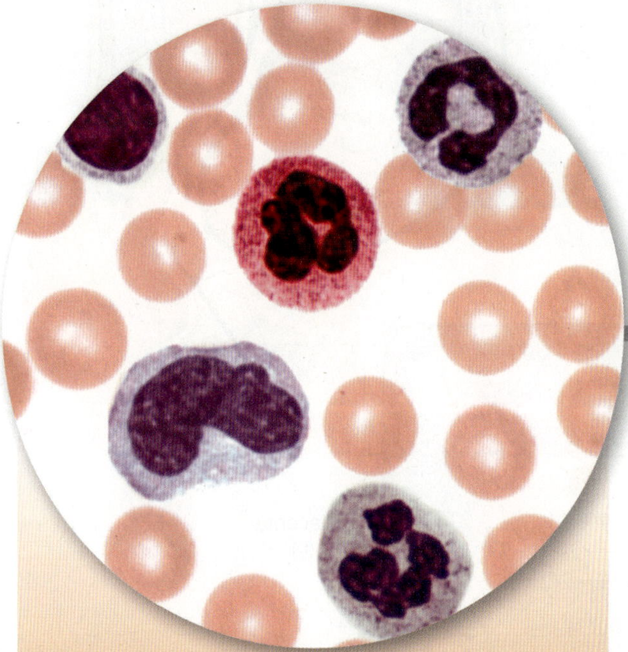

백혈구의 공통적인 특성

- 백혈구는 전체 수명 중 짧은 기간 동안만 순환하는데, 주로 혈류를 이용하여 조직 사이를 이동하며, 감염 또는 손상 부위에 신속히 도달한다. 백혈구는 성긴결합조직과 dense connective tissue(치밀결합조직)를 통해 신체 도처로 이동하는데 대부분의 시간을 보낸다.
- 모든 백혈구는 혈류 밖으로 이동할 수 있다. 혈류에서 순환하는 백혈구가 활성화될 때, 백혈구는 혈관벽에 맞닿아 부착하고, 주변 조직으로 들어가기 위해 인근의 내피세포들 사이를 비집고 나온다. 이 과정을 **diapedesis(혈구누출)**이라고 한다.
- 모든 백혈구는 특정한 화학적 자극에 끌린다. **Positive chemotaxis**(양성 화학주성)라고 하는 특성이 백혈구를 침입하는 병원체, 손상된 조직 및 다른 활성 백혈구로 안내한다.
- Neutrophil(중성구), eosinophil(호산구) 및 monocyte(단핵구)들은 phagocytosis(포식작용)를 할 수 있다. 이 phagocyte(포식세포)들이 pathogen(병원체), cell debris(세포 잔해) 또는 기타 물질들을 집어 삼킬 수 있다. Macrophage(대식세포)는 혈류에서 나와 활발한 포식성을 갖게 된 단핵구이다.

1 **Granular leukocyte(과립백혈구)**는 풍부한 세포질 과립을 가지고 있는데, 이 과립들이 Wright(라이트) 또는 Giemsa(김자) 같은 조직염색약을 흡수한다.

Granular leukocyte (과립백혈구)
Neutrophil(중성구)
Eosinophil(호산구)
Basophil(호염기구)

Agranular leukocyte (무과립백혈구)
Monocyte(단핵구)
Lymphocyte(림프구)

2 **Agranular leukocyte(무과립백혈구)**에는 조직염색약을 흡수하는 세포질 과립이 거의 없다.

White Blood Cell(백혈구)			
세포유형	평균 세포 수 / μL	염색된 혈액 도말 표본에서의 모습	기능
Neutrophil(중성구) 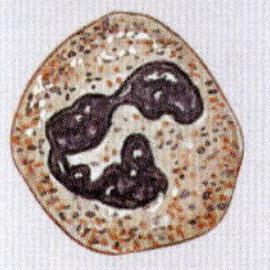	4150 (범위: 1,800~7,300) 감별계산: 50~70%	구형의 세포, 갈라진 나뭇잎 모양 또는 구슬을 꿴 실 모양의 핵, 크고 희미한 과립을 포함하는 세포질	포식작용: 손상되거나 감염된 조직에서 병원체 또는 세포 잔해를 집어 삼킴, cytotoxic(세포독성) 효소 및 화학물질 방출
Eosinophil(호산구) 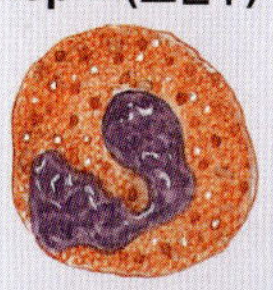	165(범위: 0~700) 감별계산: 2~4%	구형의 세포, 보통 2개의 엽으로 구성된 핵, 일반적으로 선홍색으로 염색되는 큰 과립을 포함하는 세포질	포식작용: 항체로 표지된 물질을 삼킴, 세포독성 효소 방출, 염증 완화, 알레르기 반응 및 기생충 감염 시 증가
Basophil(호염기구) 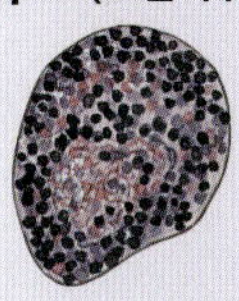	44(범위: 0~150) 감별계산: <1%	구형의 세포, 푸르게 염색되는 세포질의 치밀한 과립들에 의해 핵은 보통 보이지 않음	손상된 조직으로 입장하여 히스타민 및 염증을 촉진하는 기타 화학물질을 방출
Monocyte(단핵구) 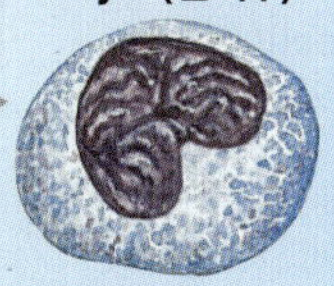	456(범위: 200~950) 감별계산: 2~8%	매우 큰 세포, 콩팥이나 말 편자 모양의 핵, 풍부한 세포질	포식작용: 조직으로 들어가 대식세포가 됨, 병원체 또는 세포 잔해를 집어 삼킴
Lymphocyte(림프구) 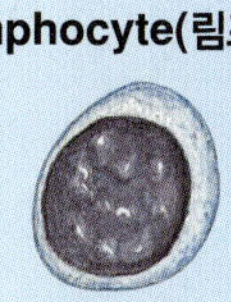	2185 (범위: 1,500~4,000) 감별계산: 20~40%	보통 구형의 세포, 적혈구보다 약간 큰 크기, 둥근 핵, 매우 적은 세포질	림프계의 세포, 특이 병원체 또는 독소에 대한 방어

혈액 1 mL에는 평균 7,000개(범위: 5,000~10,000)의 백혈구가 들어 있다. 병원체 감염, 염증 및 알레르기 반응을 포함하는 다양한 상황들이 순환하는 백혈구 개체군에서 특유의 변화들을 유발한다. 염색된 혈액 도말 표본을 검사하면, 백혈구 개체군의 **different count(감별계산)**가 가능해진다. 감별계산으로 보고된 값들은 100개의 백혈구 샘플 중 각 유형의 백혈구 수를 나타낸다.

혈구성분들은 혈구모세포로부터 유래된 줄기세포에 의해 생성된다

1 혈구성분의 발생은 혈관이 매우 많이 분포하는 성인의 적색골수에서 **hematopoiesis(조혈)**라는 과정을 통해 일어난다.

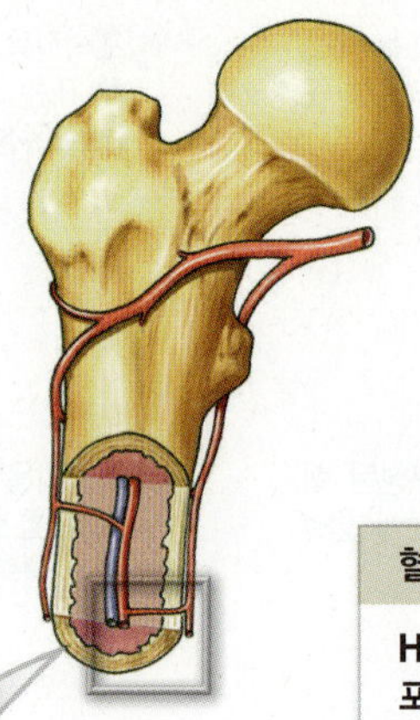

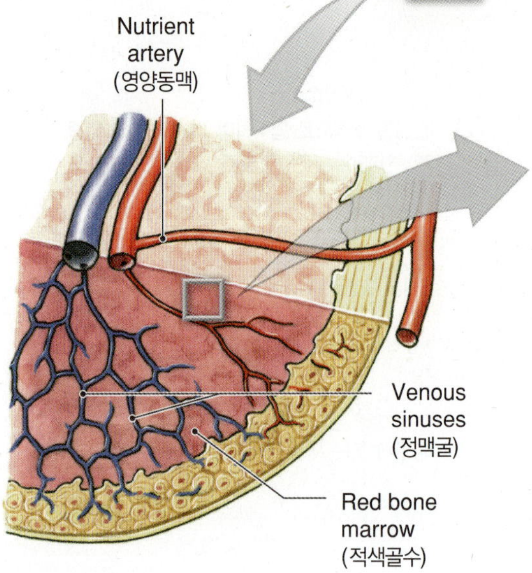

혈구모세포

Hemocytoblast(혈구모세포) 또는 multipotent stem cell(뭇분화 줄기세포)이 성인의 적색골수에서 발견된다. 이들의 분열은 모든 혈구성분을 생산하는 2가지 유형의 줄기세포를 낳는다.

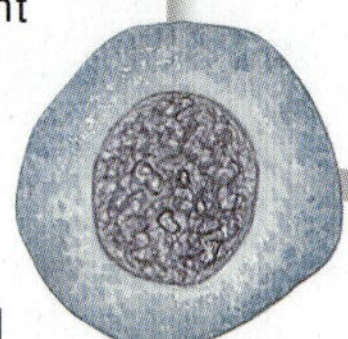

림프줄기세포

림프구 생성을 담당하는 **lymphoid stem cell (림프줄기세포)**은 적색골수에서 유래한다. 일부는 골수에 남지만, 다른 줄기세포들은 골수로부터 thymus(가슴샘), spleen(비장) 및 lymph node(림프절)를 포함하는 다른 **lymphoid tissue(림프조직)**로 이주한다. 그 결과, 적색골수뿐만 아니라 이 기관에서도 림프구들이 생성된다.

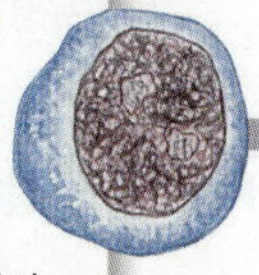

골수줄기세포

Myeloid stem cell(골수줄기세포)은 림프구 외 모든 유형의 혈구성분을 생성하기 위해 분열하는 적색골수의 줄기세포이다.

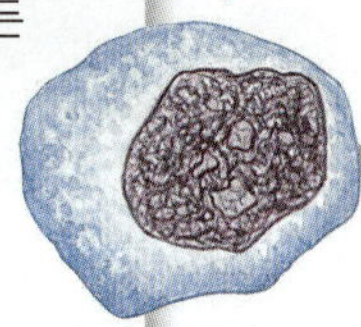

2 혈소판이 분화된 세포라기보다는 세포파편이기 때문에 "혈구성분"이란 용어가 적절하다. 이 표에는 혈소판에 대한 중요한 정보가 요약되어 있다.

혈소판의 구조와 기능

염색된 혈액 도말 표본에서의 모습	평균 개수/ μL	기능	비고
Platelet(혈소판)은 편평한 접시 모양으로 위에서 보면 구형으로, 단면 또는 혈액 도말 표본에서는 방추체 모양으로 나타난다. 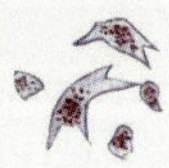	350,000(범위: 150,000 ~500,000)	혈소판은 서로 엉켜 손상된 혈관벽에 달라 붙으며, 혈액응고를 자극하는 화학물질들을 방출한다.	혈소판은 끊임없이 대체된다. 각 혈소판은 포식세포들에 의해 주로 비장에서 제거되기 전에 9~12일 동안 순환한다.

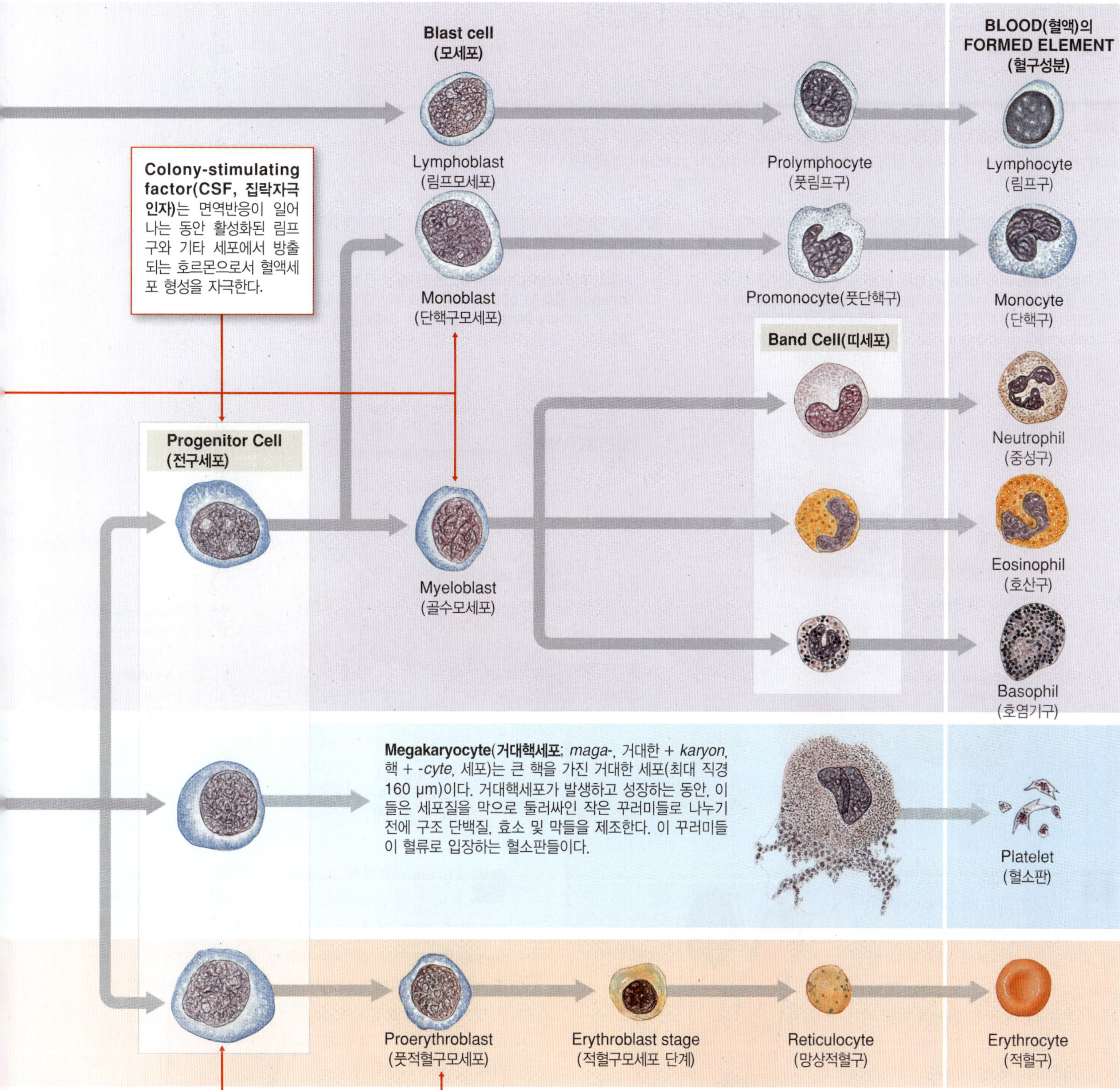

Erythropoietin(EPO, 적혈구형성인자)은 말초조직, 특히 신장이 낮은 산소 농도에 노출될 때 혈장에 방출된다. 조직의 산소량이 낮은 상태를 **hypoxia(저산소증**; *hypo-*, ~이하 + *oxy-*, 산소의 존재)라고 한다. 적혈구형성인자는 다음과 같은 상황에서 방출된다. (1) Anemia(빈혈), (2) 신장으로의 혈류가 감소할 때, (3) 폐질환 또는 높은 고도 때문에 허파공기의 산소성분이 감소할 때, (4) 허파의 respiratory surface(호흡면)가 손상될 때. 일단 혈류에 방출되면, EPO는 적색골수 영역으로 운반되며, 그곳에서 적혈구를 생성하기 위해 줄기세포를 자극한다.

11.7

혈액응고 반응은 혈액손실을 줄이는 사건들의 복잡한 연쇄반응이다

1 **Hemostasis(지혈**; *haima*, 혈액 + *stasis*, 중지) 과정은 손상된 혈관벽을 통한 혈액손실을 차단하는 일을 담당한다. 동시에 조직의 수리를 위한 발판을 마련한다. 보통 3단계로 구분되지만, 지혈은 한 단계가 다음 단계를 촉발하는 일련의 복잡한 **cascade(연쇄반응)**이다.

Vascular Phase(혈관 단계)

지혈의 **vascular phase(혈관 단계)**는 손상이 발생한 후 대략 30분 동안 지속된다. 내피세포 반응과 vascular spasm(혈관연축)이 이 단계를 담당한다. 내피세포들이 수축하고 아래쪽의 basement membrane(기저막)이 혈류에 노출된다. 혈관연축은 혈관벽을 구성하는 평활근의 국소적인 수축이다.

Platelet Phase(혈소판 단계)

지혈의 **platelet phase(혈소판 단계)**는 끈적거리는 내피세포 표면, 기저막, 노출된 collagen(콜라겐) 섬유 및 다른 혈소판에 혈소판들이 서로 부착하면서 시작된다. 혈소판은 clotting factor(응고인자)들을 방출하는데, 이 인자들은 상처부위에 응집하는 혈소판의 수를 증가시키며 국소혈관 수축을 더욱 자극한다.

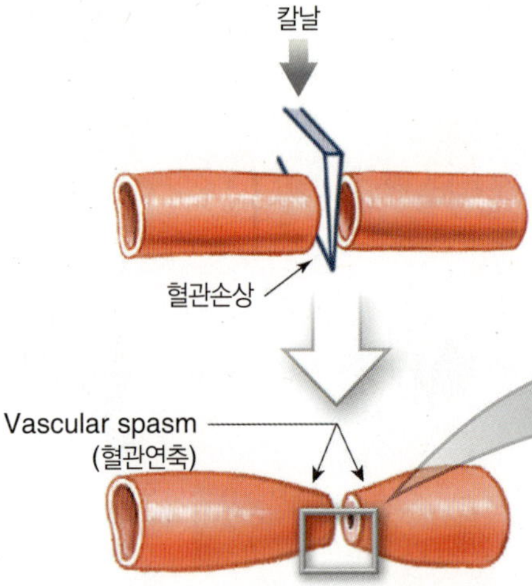

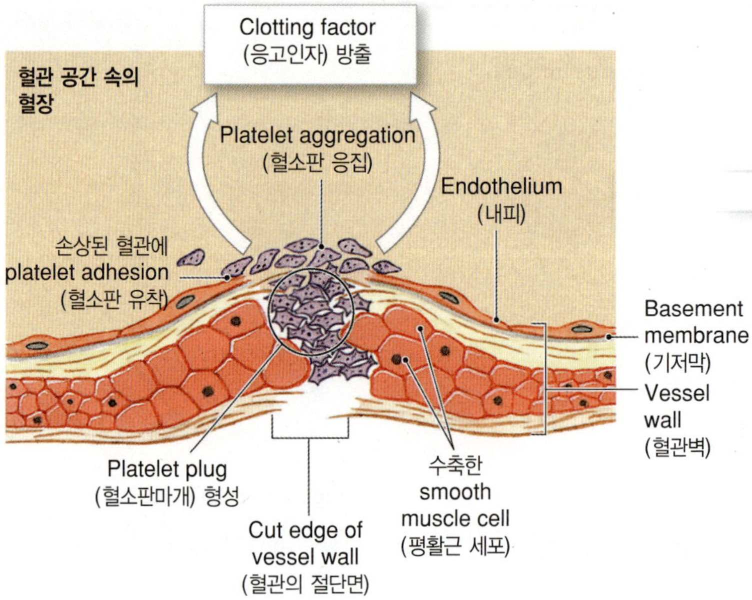

2 혈액응고 반응이 적절하게 조절되지 않으면, blood clot(피떡)이 손상부위보다는 혈류 중에 생성된다. 이 피떡들은 혈관벽에 달라붙지 않고, plasmin(플라스민, 섬유소용해효소)에 의해 분해되거나 작은 혈관에 박힐 때까지 끊임없이 표류할지도 모른다. 표류하는 피떡을 **embolus(색전**; *embolos*, 마개)라고 한다. 색전에 의해 혈관이 막히면, 그 아래 영역으로의 혈액순환이 차단됨으로써 해당 조직은 사멸한다. 색전에 의한 갑작스런 혈관의 봉쇄를 **embolism(색전증)**이라고 하며, 혈액순환 차단에 의해 손상된 조직부위를 **infarction(경색)**이라 부르는데, 대개 줄여서 infarct라 한다. 뇌에서의 경색은 stroke(뇌졸중)으로 알려져 있으며, 심장에서의 경색은 myocardial infarction(심근경색) 또는 heart attack이라고 불린다.

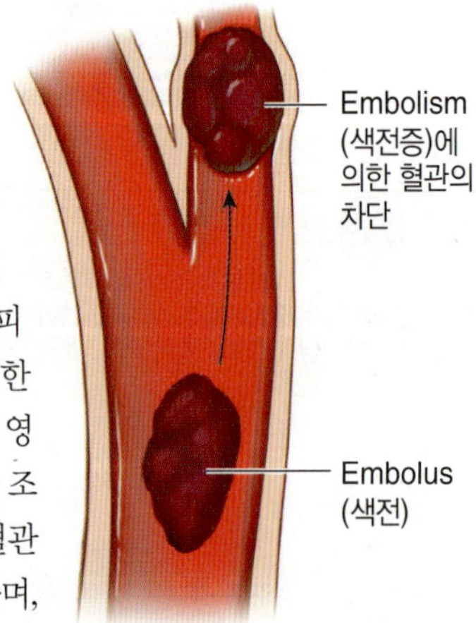

3 **Thrombus(혈전**; *thrombos*, 피떡)은 혈관벽에 붙어 있는 피떡이다. 혈전은 혈소판이 정상적인 혈관벽에 달라 붙을 때 형성되기 시작한다. 대개, plaque(플라크)라고 불리는 부위에 혈소판이 달라붙는데, 이 부위 혈관벽의 내피세포와 평활근 세포에는 많은 양의 지질이 포함되어 있으며, 이 세포들의 수축에 의해 혈관의 직경이 좁아져 있다.

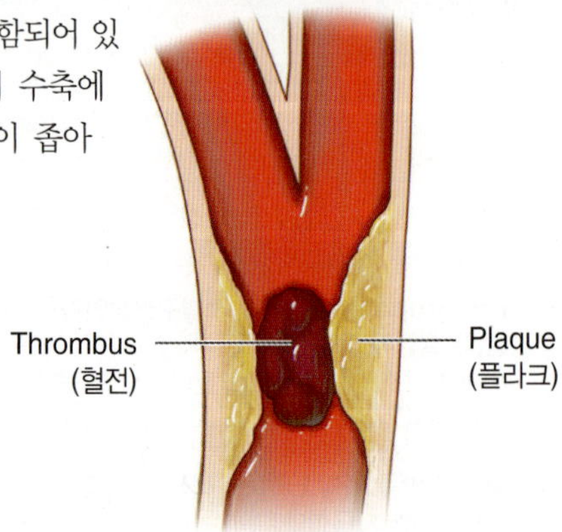

Coagulation Phase(응고 단계)

지혈의 **coagulation phase(응고 단계)**는 혈관이 손상된 후 30초 이상이 경과하지 않으면 시작되지 않는다. Coagulation(응고) 또는 blood clotting(혈액응고)는 순환하는 fibrinogen(섬유소원)을 불용성 단백질인 **fibrin(섬유소)**으로 전환시키는 연속적인 복잡한 단계에 관련된다. 섬유소의 망상구조가 커지면서, 얽힌 섬유소 안에 혈액 세포들과 추가적인 혈소판들이 갇히게 됨으로써 피떡이 형성된다. 이 피떡이 혈관의 손상된 부분을 봉쇄한다. 혈장의 **procoagulant**(clotting factor, **응고인자**)들이 이 단계에서 핵심적인 역할을 수행한다. 중요한 응고인자에는 Ca^{2+}과 로마 숫자로 표시되는 11가지의 단백질들이 포함된다. 많은 응고인자들이 proenzyme(효소전구체)인데, active enzyme(활성 효소)으로 전환될 때 혈액응고 과정에서 필수적 반응들을 유도한다. 하나의 효소전구체가 활성화되면 연쇄반응이 일어난다.

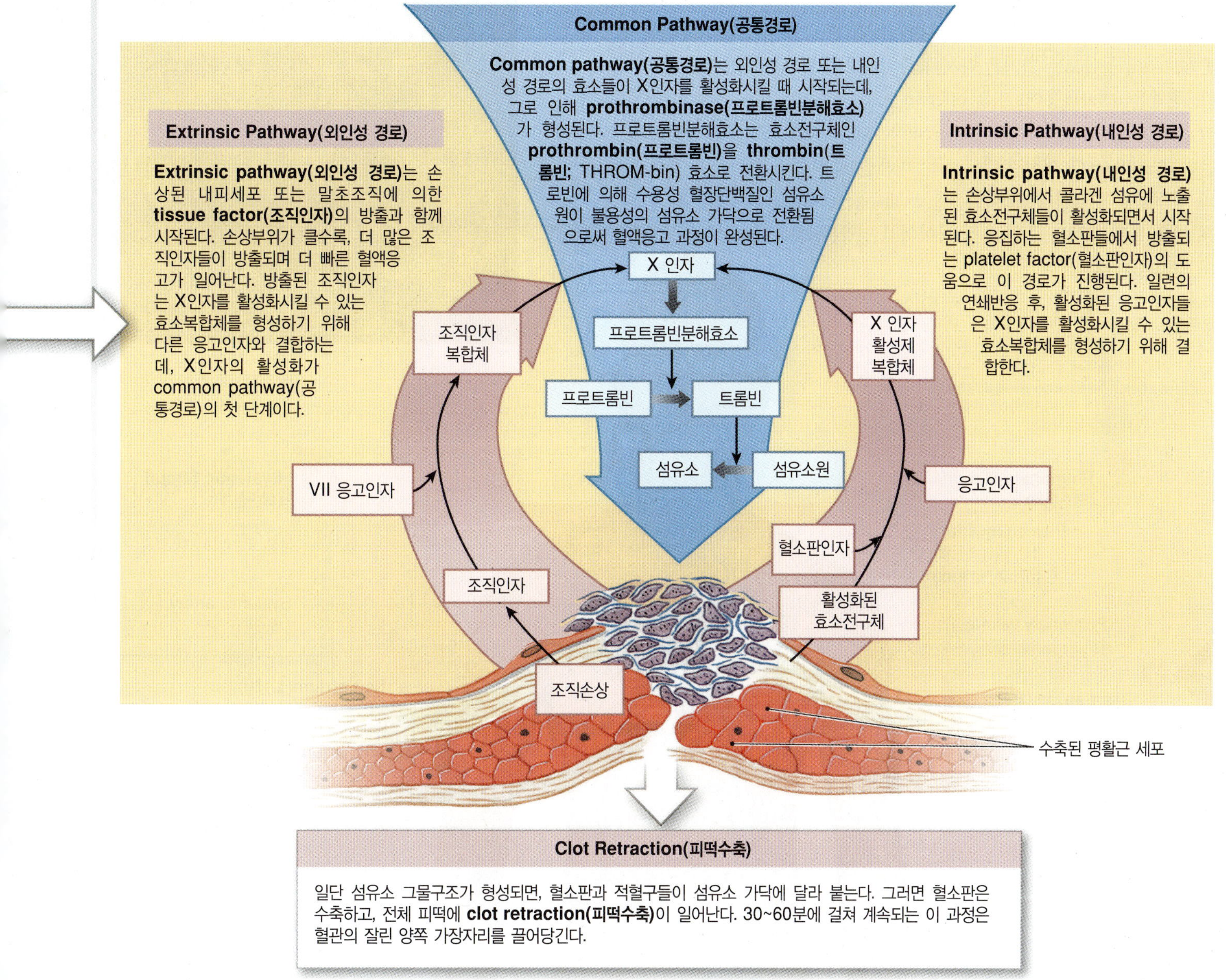

Clot Retraction(피떡수축)

일단 섬유소 그물구조가 형성되면, 혈소판과 적혈구들이 섬유소 가닥에 달라 붙는다. 그러면 혈소판은 수축하고, 전체 피떡에 **clot retraction(피떡수축)**이 일어난다. 30~60분에 걸쳐 계속되는 이 과정은 혈관의 잘린 양쪽 가장자리를 끌어당긴다.

손상된 혈관의 수리가 진행되면서, 피떡은 점차 용해된다. **Fibrinolysis(섬유소용해)**라는 이 과정은 효소전구체인 **plasminogen(플라스미노겐)**의 활성화와 함께 시작되는데, 플라스미노겐은 공통경로에 의해 생성되는 트롬빈과 손상된 조직에서 방출되는 **tissue plasminogen activator(t-PA, 조직플라스미노겐 활성제)**에 의해 활성화된다. 플라스미노겐의 활성화는 **plasmin(플라스민)** 효소를 생성하며, 이 플라스민이 피떡의 기초를 서서히 파괴한다.

Blood Vessel(혈관)의 Functional Anatomy (기능해부학)

혈액은 심장과 말초조직 사이에 뻗쳐 있는 혈관망을 통해 흐른다. 이 혈관들은 **pulmonary circuit(폐순환계)**와 **systemic circuit(체순환계)**로 편성될 수 있는데, 폐순환계는 심장과 허파의 가스교환 표면 사이로 혈액을 운반하며, 체순환계는 심장과 신체의 나머지 부분 사이에 혈액을 운반한다. 각 순환계는 심장에서 시작하여 심장에서 끝나며, 혈액은 이 순환계를 통해 순차적으로 흐른다. 따라서 체순환계로부터 돌아오는 혈액은 다시 체순환계로 들어가기 전에 폐순환을 마쳐야 한다. 혈액은 **artery(동맥)** 또는 efferent vessel(수출혈관)을 통해 심장으로부터 멀리 운반되며, **vein(정맥)** 또는 afferent vessel(수입혈관)을 통해 심장으로 되돌아온다. **Capillary(모세혈관)**라고 하는 미세한 벽을 가진 혈관들이 가장 작은 동맥과 정맥들을 연결한다. 모세혈관을 exchange vessel(교환혈관)이라고 하는데, 얇은 벽을 통해 혈액과 주변 조직 사이에서 영양분, 용해된 가스 및 노폐물의 교환이 일어나기 때문이다.

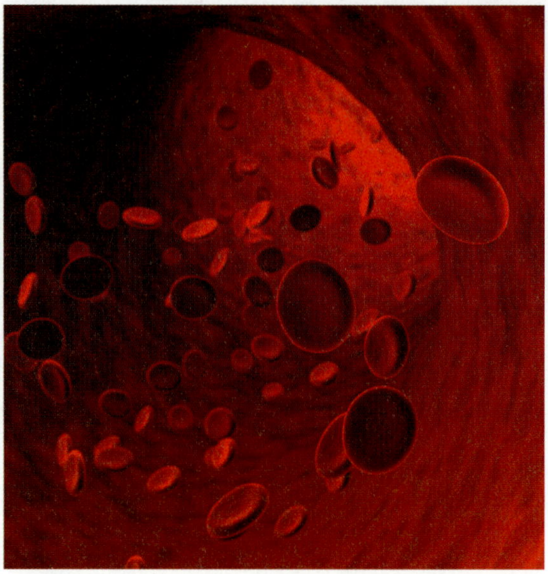

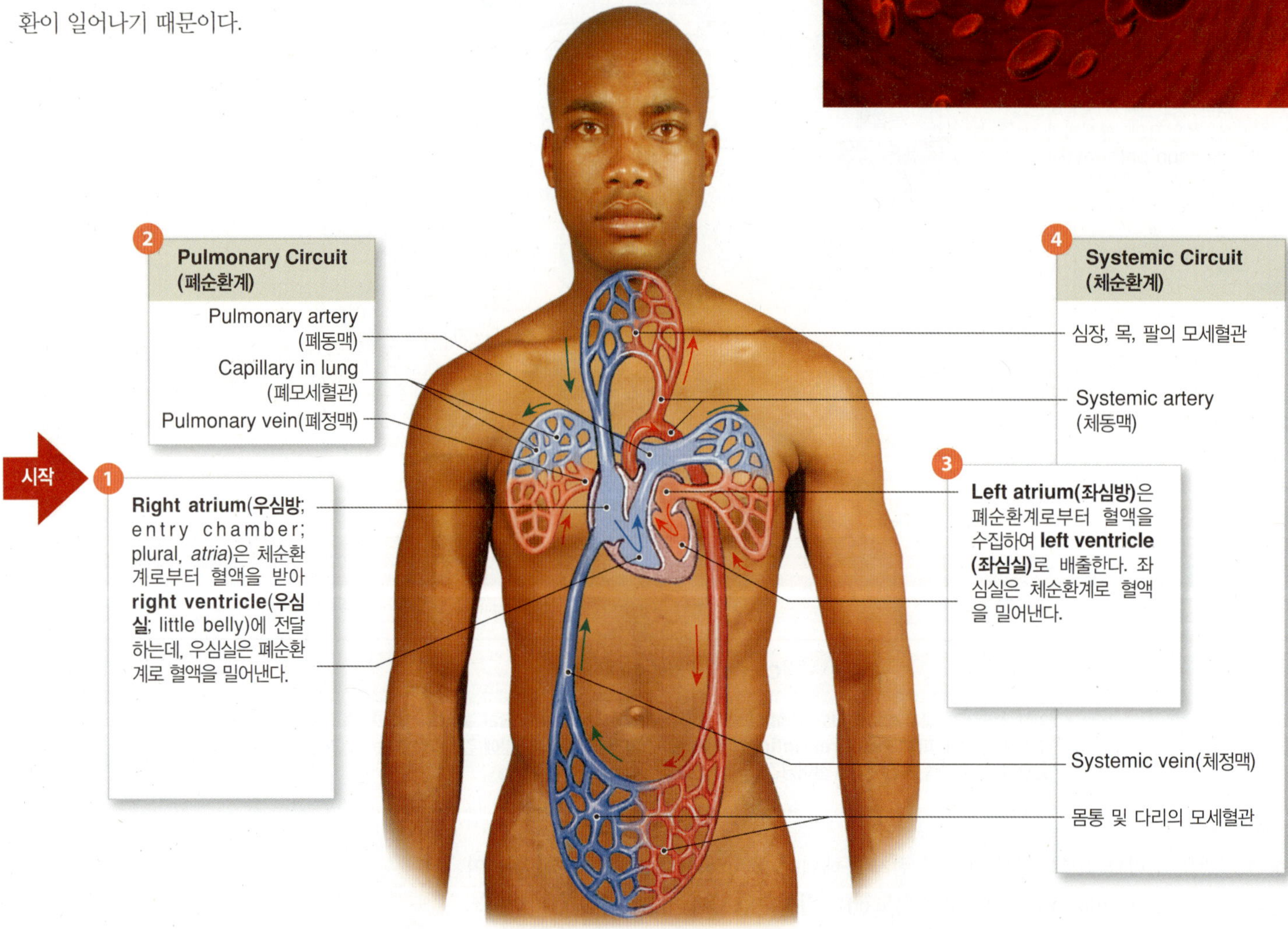

이 절에서 우리는 신체 주요 혈관들의 구조 및 분포에 대하여 자세히 알아볼 것이다.

11.8

정맥계의 혈압은 낮으며 신체 혈액량의 거의 2/3가 정맥계에 분포한다

동맥계의 혈압은 높다. 심장에 의해 발생한 거의 모든 힘이 동맥망과 수 km에 걸친 모세혈관으로 혈액을 밀어내는데 필요하다. 말초 세정맥에서의 혈압은 ascending aorta(오름대동맥)의 겨우 10%에 불과하며, 그 압력은 정맥계를 따라 계속 감소한다.

1 세정맥과 중형정맥에서의 혈압은 매우 낮아 중력을 극복할 수 없다. 이 크기의 다리정맥에는 **valve(판막)**가 있는데, 판막은 혈관내막이 접혀 혈관벽으로부터 돌출한 것으로 혈류의 방향을 지시한다. Venous valve(정맥판)는 모세혈관 쪽으로 혈액이 역류하는 것을 방지하기 위해 한쪽 방향으로만 혈액이 흐르도록 한다. 판막 근처의 정맥 혈관벽이 약해지거나 늘어나 꼬이게 되면, 판막은 적절히 기능하지 못할 수도 있다. 그러면 혈액이 정맥에 고여 혈관은 심하게 팽창된다. 그 결과는 대퇴부와 다리 피부에서의 **varicose vein(정맥류)**과 같은 미용상의 다소 불편한 문제에서부터 **hemorrhoid(치액)**에서처럼, 통증을 동반한 인접 조직의 변형에까지 이른다.

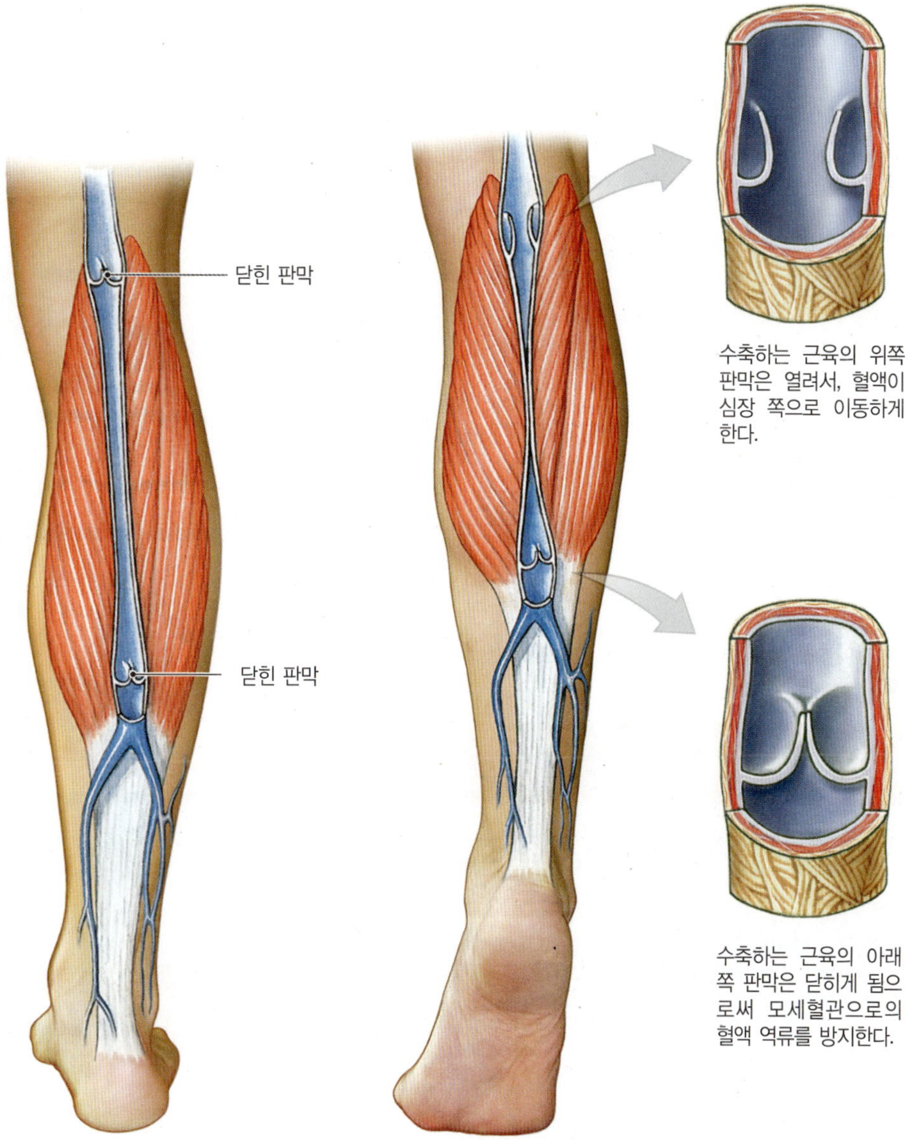

수축하는 근육의 위쪽 판막은 열려서, 혈액이 심장 쪽으로 이동하게 한다.

수축하는 근육의 아래쪽 판막은 닫히게 됨으로써 모세혈관으로의 혈액 역류를 방지한다.

서 있을 때, 발의 정맥혈액은 심장으로 올라가기 위해 중력의 끌어내리는 힘을 극복해야만 한다. 판막은 정맥 내의 혈액을 구획화함으로써, 구획 간에 혈액을 나눈다.

혈관을 둘러싸는 골격근의 어떤 수축도 혈액을 심장 쪽으로 짜 올린다. 당신이 서 있을 때, 알아채지 못할 수도 있지만, 수축과 이완의 빠른 주기가 당신의 다리 근육에서 일어나고 있으며, 그것이 몸통 쪽으로 혈액을 밀어 올리는데 도움을 준다.

상대적으로 짧은 폐순환계는 우심실로부터 탈산소화혈액을 허파로 운반하며 산소화혈액을 허파에서 좌심방으로 귀환시킨다

1 이 흐름도는 cadiovascular system(심장혈관계통)의 구성에 대한 개요를 제공한다. Pulmonary circuit(폐순환계)는 심장과 허파 사이에서 혈액을 수송하는 동맥과 정맥들로 구성된다. 이 순환계는 right ventricle(우심실)에서 시작하여 left atrium(좌심방)에서 끝난다. Systemic circuit(체순환계)의 동맥들이 좌심실로부터 oxygenated blood(산소화 혈액)와 영양분을 모든 기관과 조직에 운반하는데, 결국 deoxygenated blood(탈산소화 혈액)는 우심방으로 되돌아온다.

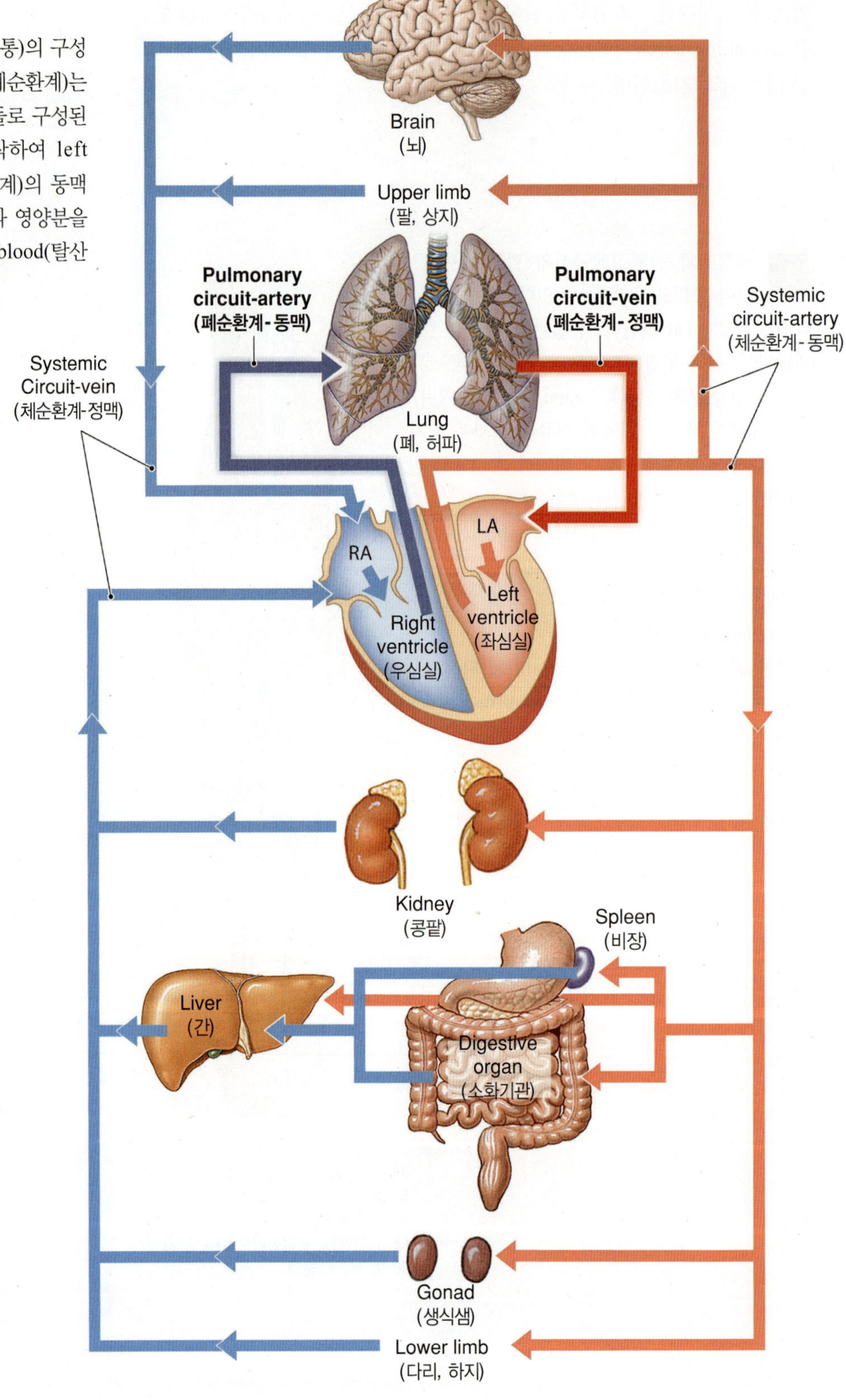

2 아래 표는 신체의 전체적인 혈관 구성을 요약하여 나타낸다.

혈관구성의 주요 경향

1. 가장 큰 혈관들이 심방 또는 심실에 연결되는 심장을 제외하면, 말초 동맥과 정맥의 분포는 좌우 신체에서 동일하다.
2. 하나의 혈관이 특정 해부학적 경계를 지나감에 따라 여러 개의 이름을 가질 수 있는데, 이를 통해 혈관이 말초로 멀리 뻗어 나갈 때 정확한 해부학적 기술이 가능하다. 예를 들어, external iliac artery(바깥엉덩동맥)는 몸통을 지나 다리로 들어감에 따라 femoral artery(넙다리동맥, 대퇴동맥)가 된다.
3. 조직과 기관들에는 보통 여러 개의 동맥과 정맥들이 분포한다. 대개 인접한 동맥 또는 정맥 간의 anastomosis(연결)는 하나의 혈관에서 일어나는 일시적이거나 심지어 영구적인 **occlusion(폐쇄)** 의 영향을 감소시킨다.

3 폐순환계의 동맥들은 탈산소화 혈액을 운반한다는 측면에서 체순환계의 동맥들과는 다르다. (이것이 대부분의 도표에서 폐동맥이 체정맥과 같은 청색으로 처리되는 이유이다.) 관례상, 몇몇 대형동맥들을 trunk(동맥)라고 부르는데, **pulmonary trunk(폐동맥)**가 하나의 좋은 예가 된다. 폐동맥이 심장의 위쪽 경계를 넘어 휘어질 때, 좌우 **pulmonary artery(허파동맥)**으로 분지한다. 이 대형동맥들은 반복적으로 분지하여 점점 더 작은 동맥이 되기 전에 허파로 들어간다. 가장 작은 분지인 **pulmonary arteriole(허파세동맥)**은 **alveolus(폐포)**라는 작은 공기 주머니를 둘러싸는 **alveolar capillary(폐포모세혈관)**에 혈액을 공급한다. 폐포의 벽은 모세혈관의 혈액과 흡식공기 사이에 가스교환이 일어날 수 있을 정도로 충분히 얇다; 혈액은 산소를 흡수하고 이산화탄소를 방출한다. 폐포모세혈관을 나온 산소화 혈액은 세정맥으로 입장하는데, 이 세정맥들은 합쳐져 **pulmonary vein(허파정맥)** 쪽으로 혈액을 운반하는 좀 더 큰 혈관을 형성한다. 한쪽 폐로부터 2개씩, 총 4개의 허파정맥이 산소화 혈액을 좌심방에 배달함으로써 폐순환은 끝난다.

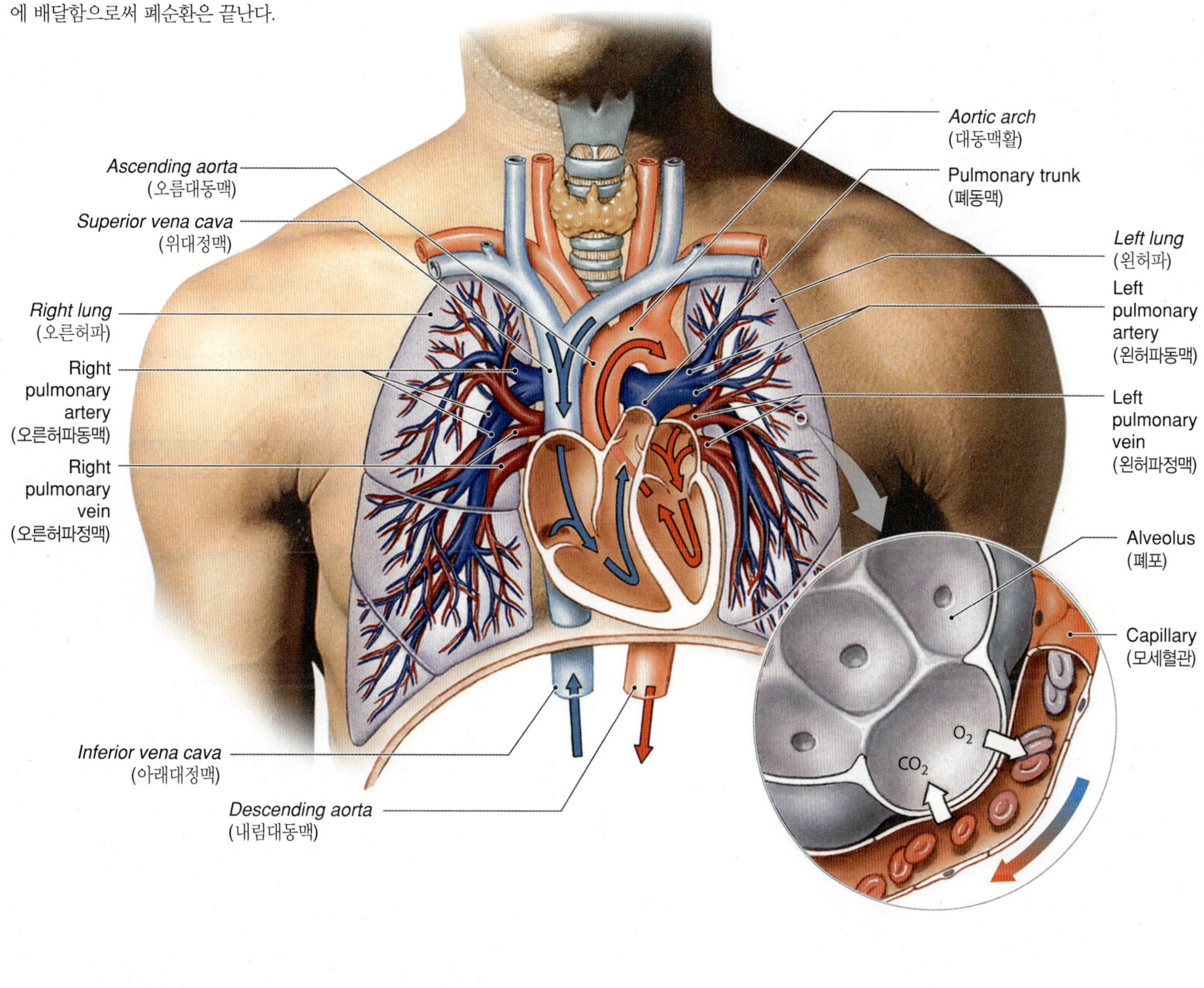

12

심장과 혈관계통 (The Heart and Cardiovascular System)

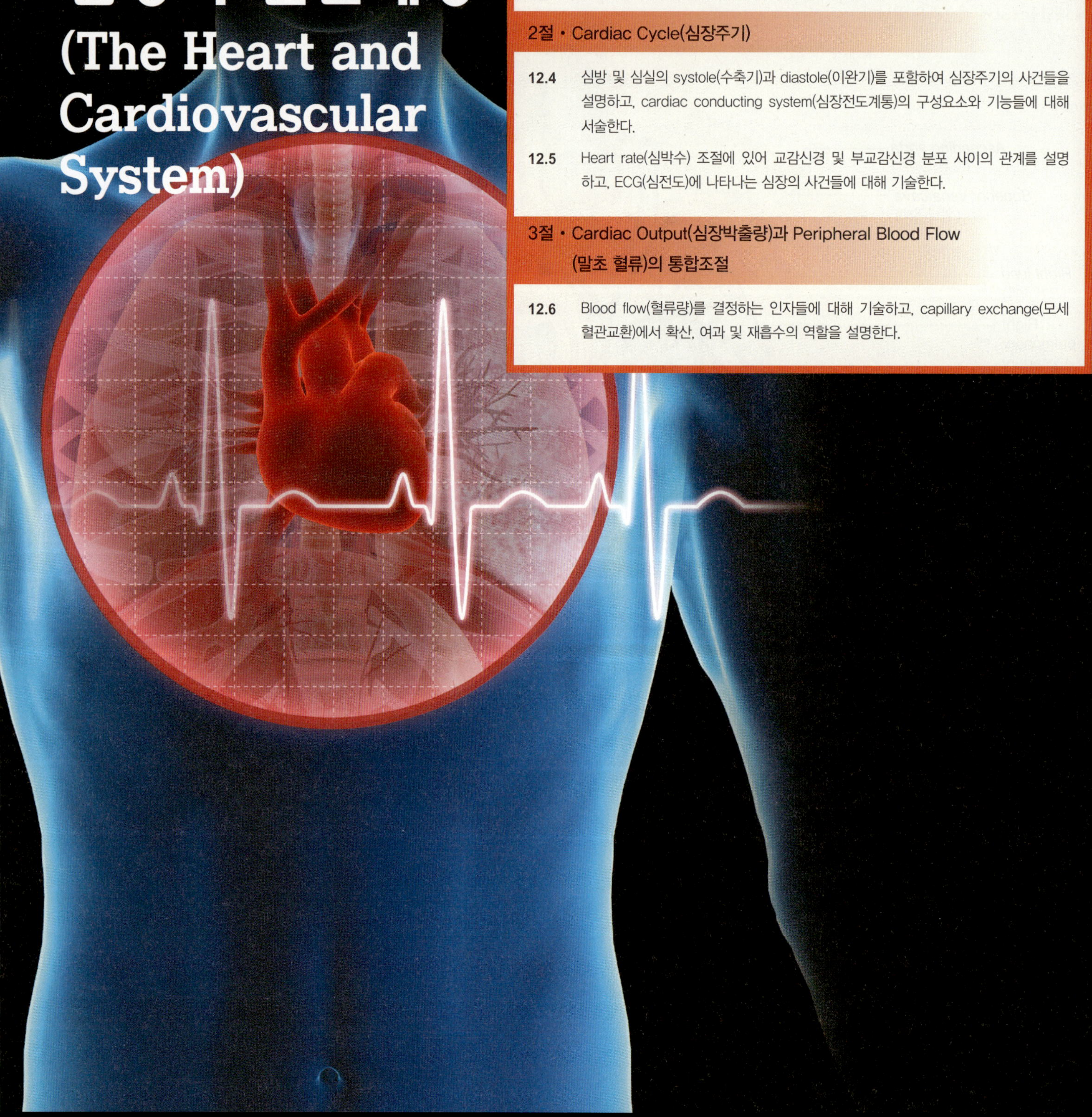

학습성과

1절 • Heart(심장)의 구조

12.1 Pericardium(심장막)의 구조와 기능을 기술하고, heart wall(심장벽)의 층들을 확인하며 cardiac muscle(심장근육)의 구조 및 기능을 설명한다.

12.2 심장의 위치와 일반적 특성들에 대해 기술한다.

12.3 주요 혈관, 심장 내 공간 및 heart valve(심장판막)들을 확인함으로써 심장을 통한 혈액의 흐름을 알아낸다.

2절 • Cardiac Cycle(심장주기)

12.4 심방 및 심실의 systole(수축기)과 diastole(이완기)를 포함하여 심장주기의 사건들을 설명하고, cardiac conducting system(심장전도계통)의 구성요소와 기능들에 대해 서술한다.

12.5 Heart rate(심박수) 조절에 있어 교감신경 및 부교감신경 분포 사이의 관계를 설명하고, ECG(심전도)에 나타나는 심장의 사건들에 대해 기술한다.

3절 • Cardiac Output(심장박출량)과 Peripheral Blood Flow(말초 혈류)의 통합조절

12.6 Blood flow(혈류량)를 결정하는 인자들에 대해 기술하고, capillary exchange(모세혈관교환)에서 확산, 여과 및 재흡수의 역할을 설명한다.

Heart(심장)의 구조

1 심장은 앞 흉벽 근처, sternum(흉골)의 바로 뒤에 위치한다. 몸통을 지나는 midsagittal section(정중시상단면)은 심장을 절반으로 똑같이 나눌 수 없는데, 심장의 중앙이 midline(중간선)에서 약간 왼쪽으로 놓여져 있기 때문이다. 전체적으로 심장이 왼쪽으로 돌아가 있기 때문에, 앞에서 보면 right atrium(우심방)과 right ventricle(우심실)이 우세적으로 보인다.

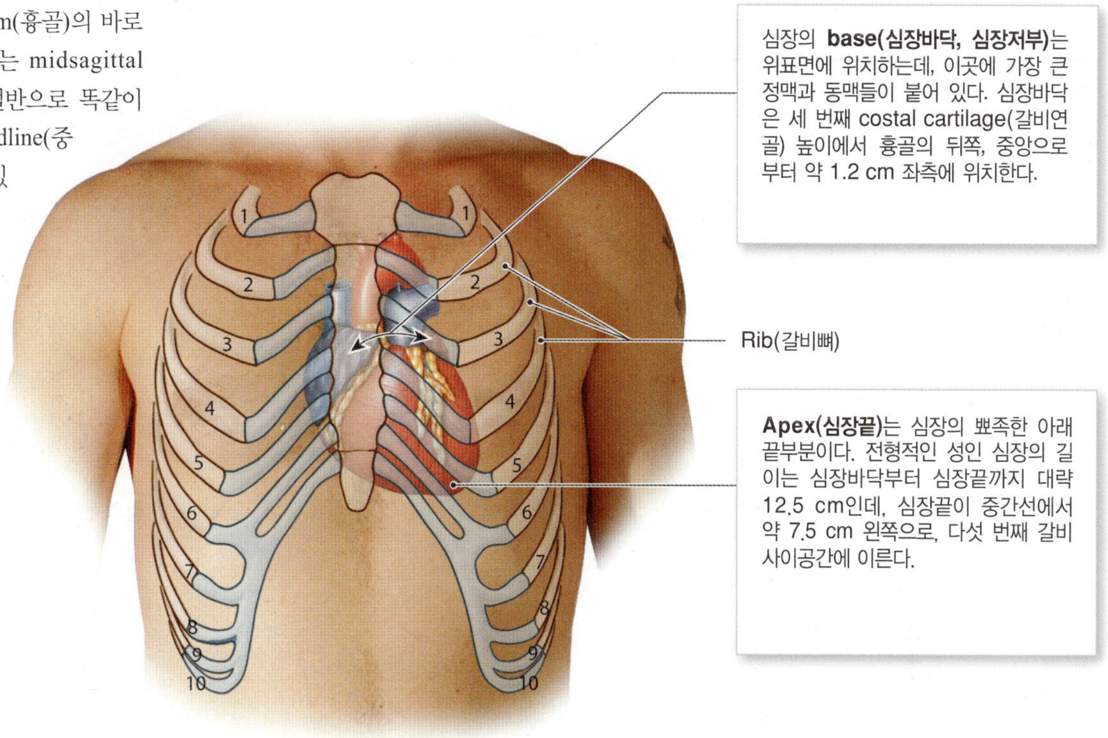

2 이 전면도는 심장의 모서리들을 나타낸다. 심장바닥이 **superior border(위모서리)**를 형성한다. 심장의 **right border(오른모서리)**는 우심방에 의해 형성되며, **left border(왼모서리)**는 좌심실과 일부 좌심방에 의해 설정된다. 왼모서리는 심장끝까지 연장되어 아래모서리와 만난다. **Inferior border(아래모서리)**는 주로 우심실의 아래벽에 의해 형성된다.

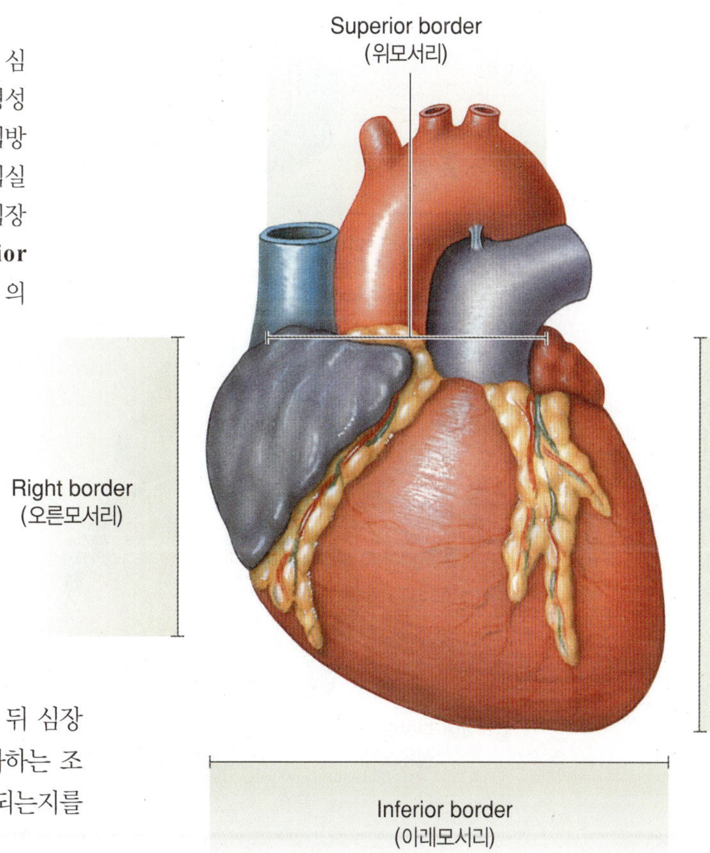

이 절에서는 심장의 해부학적 구조를 살펴본 뒤 심장 기능조절을 다음 절에서 검토할 것이며, 변화하는 조건에서 심장의 활동과 혈류량이 어떻게 조절되는지를 3절에서 알아볼 것이다.

심장은 심장막안에 매달려 있다; 내부 공간의 경계선들이 외부 표면에서 보인다

1 이 전면도는 주요 혈관들과 rib(갈비뼈), sternum(흉골) 및 허파와 관련하여 심장의 위치 및 방향을 나타낸다. Pericardial sac(심낭)에 싸인 심장은 양쪽 pleural cavity(흉강) 사이 공간인 **mediastinum(가슴세로칸)**의 앞쪽 부분에 위치한다. 가슴세로칸에는 혈관과 thymus(가슴샘), 식도 및 trachea(기관)도 포함되어 있다.

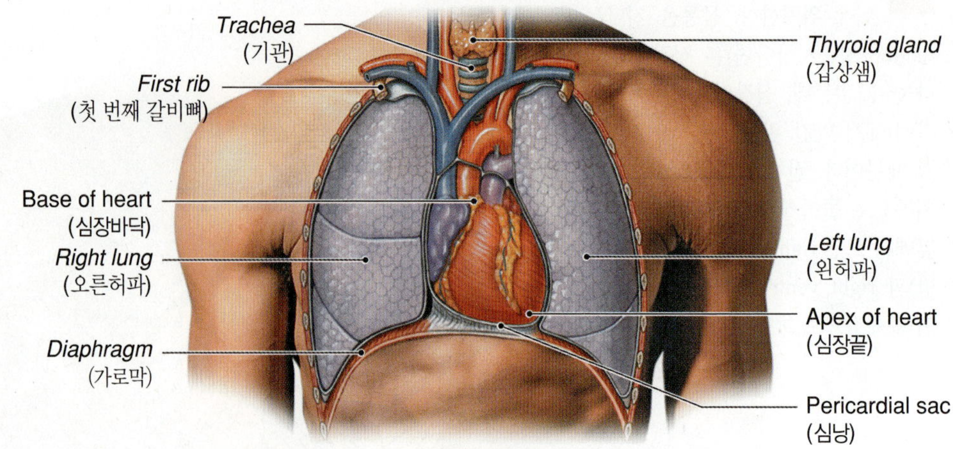

흉강의 전면도

2 심장과 pericardial cavity(심장막안)의 관계를 알기 위해, 부분적으로 부풀은 커다란 고무풍선을 주먹으로 누르는 것을 상상해 보라. 고무풍선은 pericardium(심장막)을, 주먹은 심장을 의미한다. 고무풍선이 접혀 올라오는 손목부위는 심장바닥에 해당하며, 이 부위에 신체에서 **가장 큰** 정맥과 동맥이 부착된다. 공기로 채워진 고무풍선 안의 공간이 심장막안에 해당된다.

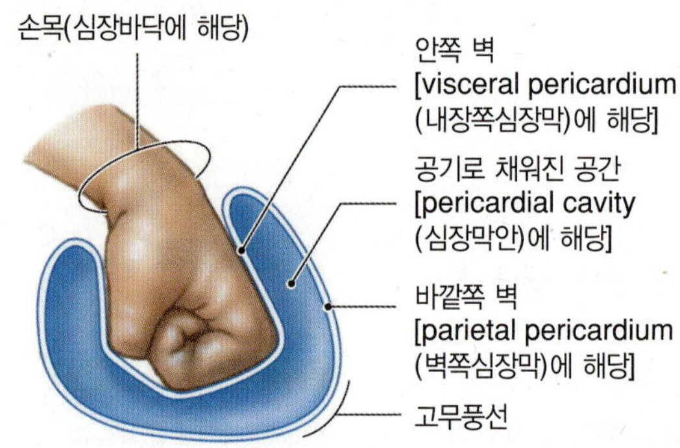

심장막안에는 내장쪽 serous pericardium(장막심장막)에서 분비된 15~50 mL의 pericardial fluid(심장막액)가 채워져 있다. 이 체액은 심장이 박동할 때 마주보는 표면과의 마찰을 줄이는 윤활제 역할을 한다. 병원체가 심장막에 감염되어 **pericarditis(심장막염)**를 유발할 수 있다. 염증이 일어난 심장막 표면들이 서로 맞비벼짐으로써 청진기로 들을 수 있는 특유의 긁히는 소리를 낸다.

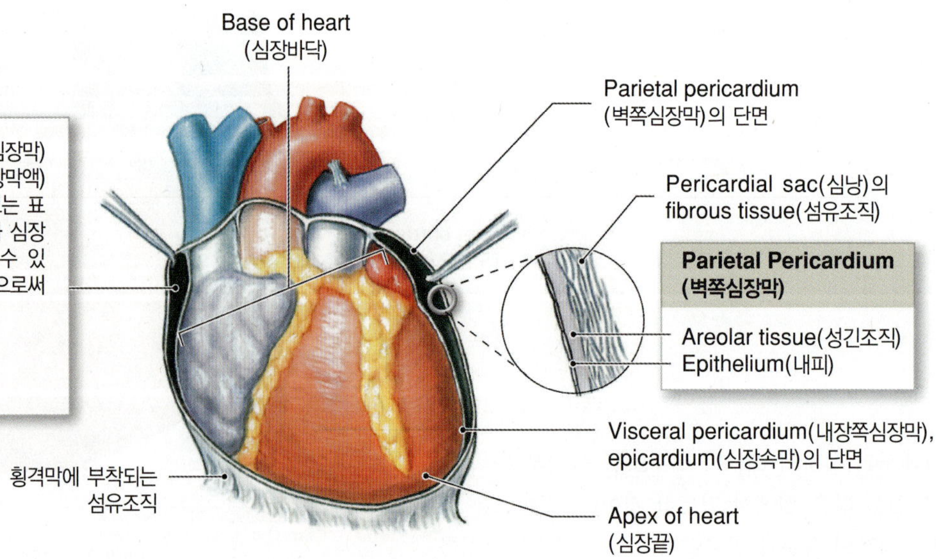

12.3

내부 판막들은 심장 내 공간 사이의 혈류 방향을 조절한다

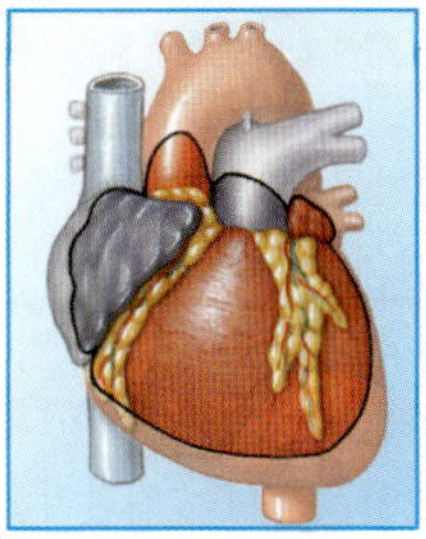

1 단면으로 보면, 우심방은 우심실에, 좌심방은 좌심실에 열려 있는 것을 볼 수 있다. **Interatrial septum(심방사이막, 심방중격)**은 좌우 심방을 분리한다. 훨씬 두꺼운 **interventricular septum(심실사이막, 심실중격)**은 좌우 심실을 분리한다. Septum(중격)은 근육성 칸막이이다. **Atrioventricular(AV) valve(방실판막, AV판막)**는 섬유조직의 주름이며 심방과 심실 사이의 구멍으로 뻗쳐 있다. AV판막은 심방에서 심실로 혈액이 한쪽 방향으로만 흐르도록 한다.

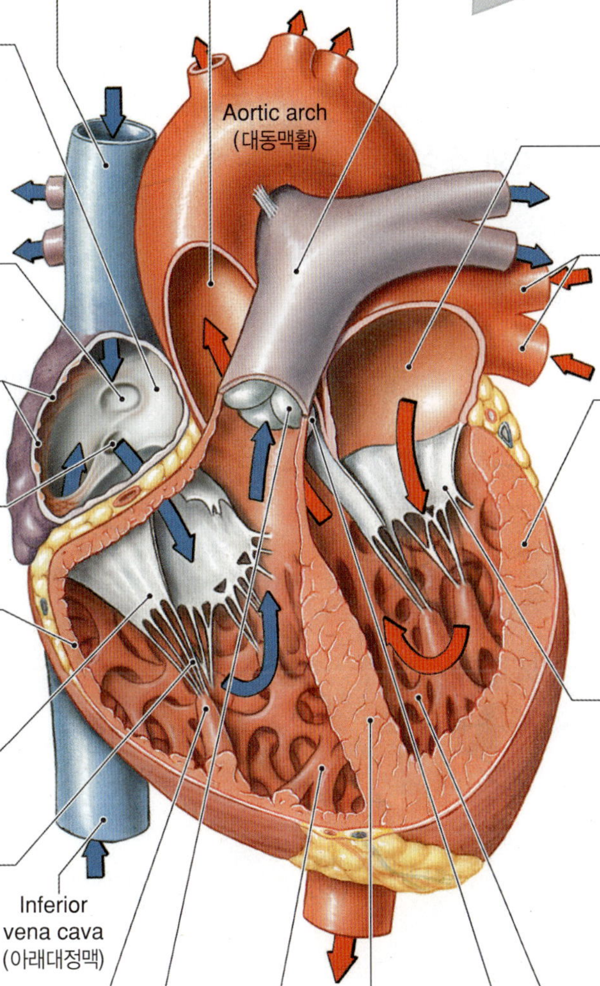

Right Atrium(우심방)

우심방은 위아래 대정맥들로부터 deoxygenated blood(탈산소화 혈액)를 받는다. 또한 coronary sinus(관상정맥동)를 통해 심장정맥의 혈액을 받기도 한다.

Fossa ovalis(타원오목)가 embryo(배아) 시기 foramen ovale(타원구멍)의 위치를 나타낸다. 타원구멍은 출생 시 닫히며, 심방 사이의 이 구멍은 출생 후 1년 내에 영구적으로 봉쇄된다.

심방의 앞쪽 벽과 auricle(심방귀)의 안쪽 표면에는 **pectinate muscle(빗살근)**이라고 불리는 눈에 띄는 muscular ridge(근육능선)들이 분포한다.

관상정맥동의 구멍을 통해 심장정맥으로부터 혈액이 운반된다.

Right Ventricle(우심실)

우심방의 혈액은 **right atrioventricular (AV) valve(오른방실판막, 오른AV판막)**가 붙어 있는 폭이 넓은 구멍을 통해 우심실로 이동한다. 오른방실판막은 **tricuspid valve (삼첨판막)**로도 알려져 있다.

자유로운 각 판막의 가장자리는 세 개의 flap (덮개) 또는 **cusp(첨판)**로 구성되어 있는데, 각각은 **chorda tendinea(힘줄끈, 건삭)**라고 하는 결합조직성 힘줄 섬유들에 부착되어 있다.

섬유들은 **papillary muscle(꼭지근, 유두근)**이라고 하는 원뿔모양의 근육돌기에서 기원한다.

우심실의 윗부분은 **pulmonary valve(폐동맥판, 또는** pulmonary semilunar valve(폐반월판막) 쪽으로 갈수록 좁아진다. 우심실을 떠나는 혈액은 pulmonary trunk(폐동맥)로 들어가기 위해 폐동맥판을 통과한다.

Moderator band(조정띠)는 빠른 전달경로를 제공하며, 심실의 심장근육층이 수축하기 전에 papillary muscle(유두근)을 긴장시킨다. 유두근의 긴장은 심실 수축 시 오른방실판막의 첨판이 "slamming(세게 닫히는 현상)"을 방지한다.

Left Atrium(좌심방)

좌심방은 pulmonary vein(허파정맥)으로부터 oxygenated blood(산소화 혈액)를 받는다.

Left Ventricle(좌심실)

좌심실 벽은 우심실의 벽보다 훨씬 두꺼워서 거대한 체순환계로 혈액을 밀어낼 수 있는 충분한 혈압을 발생시킬 수 있다. 반면, 우심실은 바로 옆의 허파에 혈액을 보내기에 충분한 압력을 만들기만 하면 된다.

Bicuspid valve(이첨판막)라고도 하는 **left atrioventricular(AV) valve (왼방실판막, 왼AV판막)**는 좌심방에서 좌심실로 혈액이 흐르도록 하며, 심실이 수축하는 동안은 좌심방으로의 역류를 방지한다. 이 첨판막이라는 이름이 의미하듯, 왼AV판막에는 두 개의 첨판이 존재한다. 임상의사들은 대개 이 판막을 **mitral valve(승모판막**; *mitre*, a bishop's)라고 부른다.

Trabecula carnea(근육기둥; *carneus*, 다육질의)는 좌우 심실의 내부표면에 존재하는 일련의 근육능선이다.

혈액은 **aortic valve(대동맥판막,** 또는 aortic semilunar valve, 대동맥반월판막)를 통해 좌심실을 떠나 ascending aorta(오름대동맥)로 들어간다.

Cardiac Cycle(심장주기)

1 매회 심장박동 뒤에는 짧은 휴식기가 오는데, 이 시기는 네 개의 방이 이완하고 다음 박동을 위해 준비할 시간을 제공한다. 심장박동의 시작과 다음 박동 시작 사이의 기간을 일회 **cardiac cycle(심장주기)**이라 한다. 따라서 심장주기에는 수축과 이완이 번갈아 일어나는 기간이 포함된다.

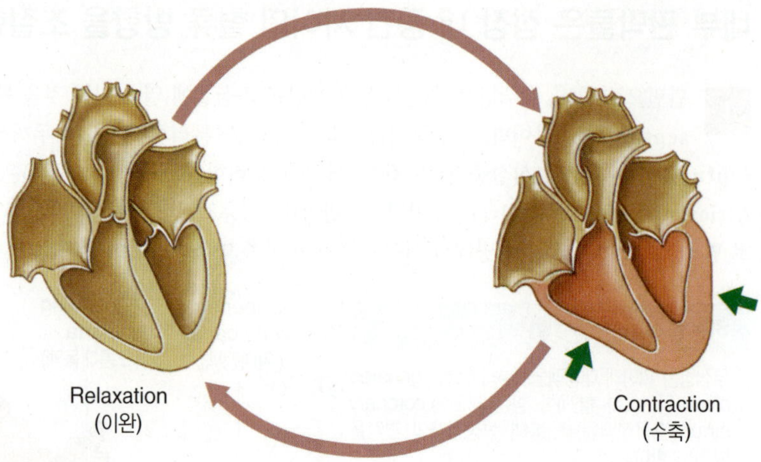

12.4

심장주기는 혈류를 지속시키는 압력기울기를 유발하는데, 특수분화된 심장근육세포들에 의해 조정된다

1 Beats per minute(bpm, 분당 심장박동수)가 75회일 때, 심장주기의 단계들이 그림으로 나타나 있다. Heart rate(심박수)가 증가하면, 심장주기의 모든 단계가 짧아진다. 최대 감소는 이완기 기간에서 발생한다. 심박수가 75 bpm에서 200 bpm으로 증가할 때, 수축기는 40% 미만으로 감소하지만 이완기는 거의 75%까지 줄어든다.

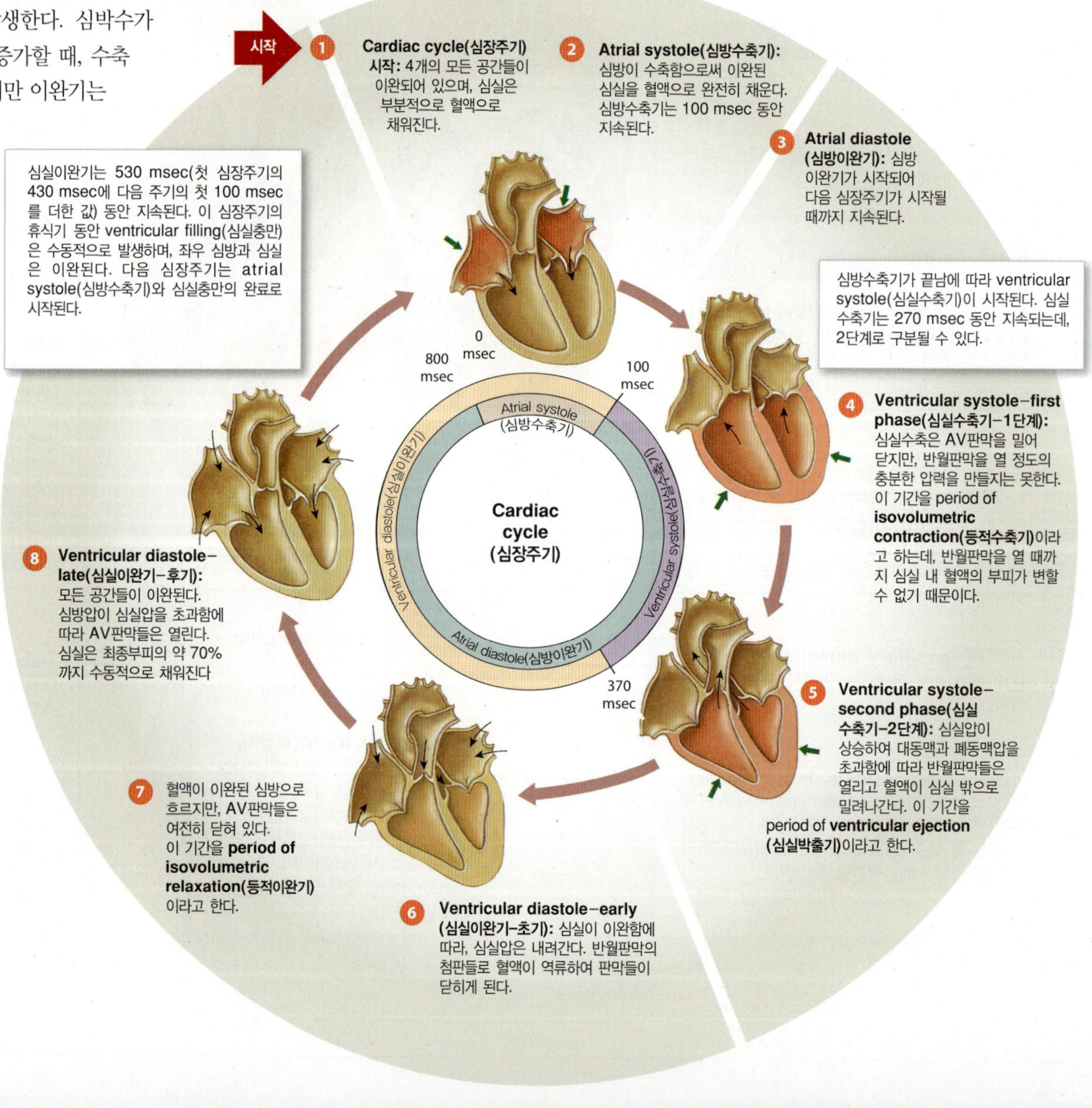

2 심장근육조직은 신경 또는 호르몬 자극 없이도 스스로 수축한다. 이 특성을 **automaticity(자동능, 자발성)**라고 한다. **Conducting system(전도계)**은 수축을 위한 자극의 개시 및 전달을 담당하기 위해 특수분화된 심장근육세포들의 연결망이다. 이 그림은 심장 전도계의 구성요소들을 소개한다.

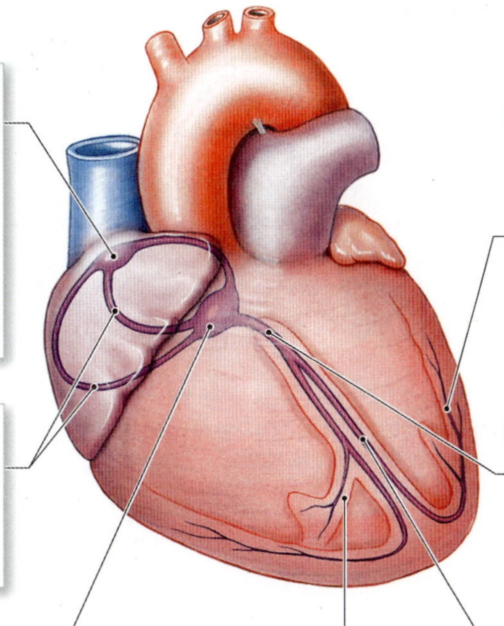

1 매 심장박동은 **sinoatrial node(동심방결절)** 또는 간단히 **SA node(SA결절)**에서 유발되는 활동전위에 의해 시작된다. SA결절은 위대정맥이 들어 오는 근처의 우심방 뒤쪽 벽에 박혀 있다. 심장의 이 pacemaker(박동조율기)에서 생성되는 전기자극은 전도계의 다른 세포들에 의해 확산된다.

2 심방의 **intermodal pathway(결절간경로)**에 있는 전도세포들은 전기자극이 심실 쪽으로 전달될 때 심방근육세포들에게 수축 자극을 분배한다.

3 **Atrioventricular(AV) node(방실결절, AV결절)**는 심방과 심실의 연결 부위에 위치한다. AV결절에도 박동조율기 세포들이 분포하지만, 대개 심박수에 영향을 미치지는 않는다. 그러나 SA결절 또는 결절간경로가 손상되면, SA결절로부터의 명령 없이도 AV결절이 분당 40~60회의 속도로 전기자극을 유발하기 때문에 심장은 계속 박동할 것이다.

4 AV결절은 interventricular septum(심실중격) 내에 위치한 **AV bundle(방실다발)**에 자극을 전달한다. 보통 방실다발이 심방과 심실 사이의 유일한 전기적 연결이다.

방실다발은 좌우 **bundle branch(다발갈래)**로 나누어진다. 육중한 좌심실에 공급되는 left bundle branch(왼다발갈래)가 right bundle branch(오른다발갈래)보다 훨씬 크다. 양쪽 다발갈래들은 심장의 apex(심장끝)를 향해 뻗다가 방향을 바꾸어 심장속막 표면으로 깊이 퍼져 나간다.

5 **Purkinje fiber(푸르킨예섬유)**들은 굵은 전도세포들로서 작은 유수신경의 축삭 만큼이나 빠르게 활동전위를 전달한다. 푸르킨예섬유들은 활동전위 배포망의 가는 연결선들로서 심실수축기를 촉발하는 심실의 심장근육층 세포들의 depolarization(탈분극)을 담당한다.

AV결절의 세포들도 분당 최대 230회의 속도로 전기자극을 발생시킬 수 있다. 각 전기자극이 심실수축을 유발하기 때문에 이 값은 최대 정상 심박수가 된다. SA결절이 훨씬 빠른 속도로 전기자극을 발생시킨다 해도, 심실은 분당 230회보다 빠르게 수축하지는 않을 것이다. 이와 같은 빠른 심박수는 심장 또는 전도계가 손상되었거나 약물에 의해 자극 받을 때에만 발생한다.

자율신경계가 심장에 분포하며, 심전도는 심장의 활동을 표시할 수 있다

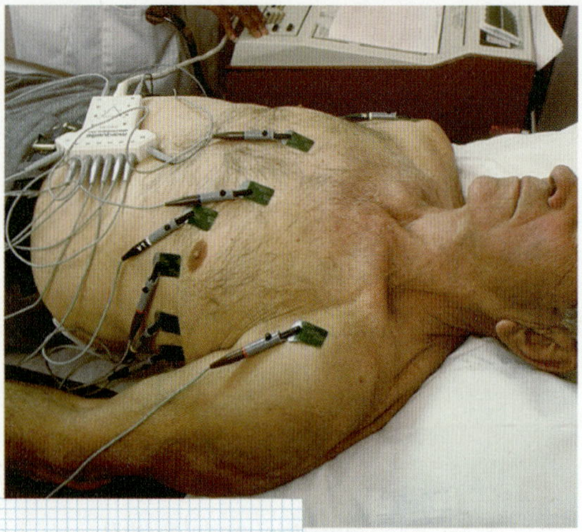

Electrocardiogram(ECG, 심전도)

1 심장에서 일어나는 전기적 사건들은 신체표면의 전극에 의해 감지될 정도로 강력하다. 시간경과에 따른 이 사건들의 기록이 **electrocardiogram(심전도)**이며, **ECG** 또는 **EKG**로 불린다. ECG의 모양은 기록하는 전극의 위치 또는 lead(유도법)에 따라 다양하다. 사진은 전극의 표준배치에 따른 심전도 유도를 보여주며, 아래 그래프는 그 배치를 이용하여 얻은 ECG의 중요 특성들을 나타낸다.

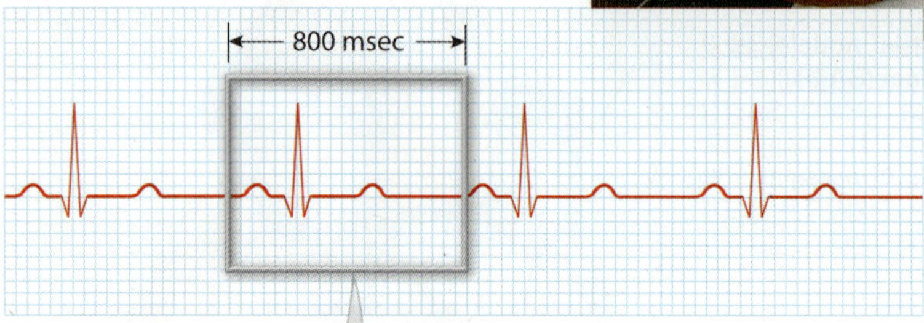

작은 **P wave(P파)**는 심방의 depolarization(탈분극)을 수반한다. 심방은 P파가 시작되고 약 25 msec 후에 수축하기 시작한다.

QRS complex(QRS 복합파)는 심실이 탈분극할 때 나타난다. 이 파는 상대적으로 강한 전기적 신호인데, 심실 근육이 심방 근육보다 훨씬 크고 무겁기 때문이다. 또한 이 파는 복합적인 신호인데, 심실을 통해 탈분극이 전파되는 경로가 매우 복잡하기 때문이다. **R wave(R파)**의 정점에 도달하고 잠시 후에 심실이 수축하기 시작한다.

좀 작은 **T wave(T파)**는 ventricular repolarization(심실 재분극)에 해당된다. 심방의 재분극에 해당하는 A wave(A파)는 나타나지 않는데, 심실이 탈분극하는 동안 심방 재분극의 전기적 사건이 QRS 복합파에 가려지기 때문이다.

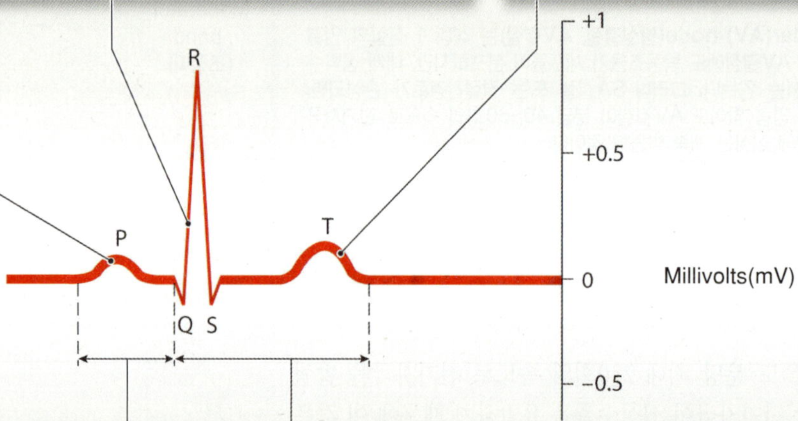

P-R interval(P-R간격)은 심방 탈분극의 시작부터 QRS 복합파의 시작(심실의 탈분극)까지를 의미하는데, P-R간격이 R파까지가 아닌 이유는 비정상적인 심전도에서 R파의 정점을 결정하기가 어려울 수 있기 때문이다. 200 msec 이상 지속되는 P-R간격은 전도경로 또는 AV결절의 손상을 의미할 수 있다.

Q-T interval(Q-T간격)은 심실이 탈분극과 재분극의 한 주기를 완수하기 위해 필요한 시간을 나타낸다. 보통 Q파의 바닥이 아닌 P-R간격의 끝에서부터 측정된다.

임상의사들은 특정 결절, 전도 및 수축 요소들의 기능수행을 평가하기 위해 ECG를 사용한다. 예를 들어, 심근경색에 의해 심장의 특정 부위가 손상될 때, ECG는 비정상적인 자극전도 유형을 나타낼 것이다.

Cardiac Output(심장박출량)과 Peripheral Blood Flow(말초 혈류)의 통합조절

12.6

동맥압과 말초저항이 혈류량을 결정하며 모세혈관교환에 영향을 미친다

Blood flow(혈류량)는 단위시간 당 하나의 혈관 또는 혈관들의 집단을 통해 흐르는 혈액의 양을 말한다. 혈류량은 **blood pressure(혈압)** 또는 **arterial pressure(동맥압**; 동맥압의 증가는 혈류량의 증가로 이어진다)에 비례하며, **peripheral resistance(말초저항**; 말초저항의 증가는 혈류량의 감소를 초래한다)에 반비례한다. 그러나 혈압의 절대값은 **pressure gradient(압력기울기, 압력차)**보다 덜 중요하다. 압력기울기는 혈관의 양쪽 끝 사이의 압력 차이를 말한다. 가장 큰 압력기울기는 대동맥 기부와 말초모세혈관계의 근위부 말단 사이에서 발견된다. 심장혈관계통의 조절중추는 심방출량과 말초저항을 조정함으로써 이 기울기를 수정할 수 있으며, 따라서 모세혈관에서의 혈류 속도를 조절한다.

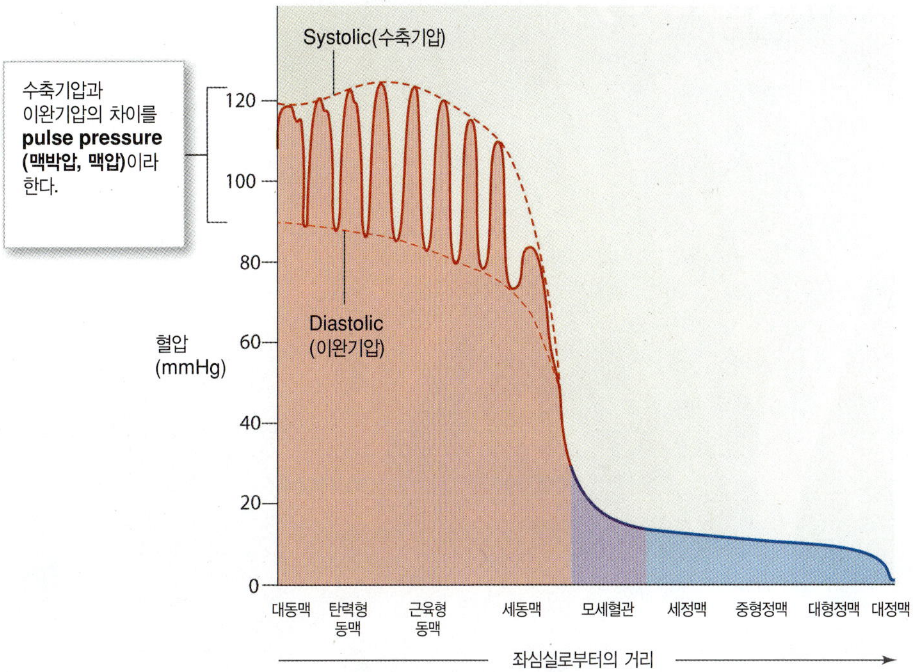

1 동맥압은 일정하지 않다; 탄력성 동맥벽이 늘어나고 반동으로 줄어듦에 따라 심실수축기 동안은 상승하고 심실이완기 동안은 감소한다. 심실수축기 동안 측정된 최대 혈압을 **systolic pressure(수축기압)**이라고 하며, 심실이완기 끝의 최소 혈압을 **diastolic pressure(이완기압)**라고 부른다. 혈압을 기록할 때, 우리는 수축기압과 이완기압을 빗금으로 구분한다. 따라서 그림에 나타난 혈압은 120/90로 기록된다["one-twenty over ninety (120에 90)"으로 읽는다].

2 **Capillary exchange(모세혈관교환)**는 filtration(여과), diffusion(확산) 및 osmosis(삼투)의 조합에 관련된다. **Capillary hydrostatic pressure(CHP, 모세혈관정수압)**는 모세혈관계의 혈압이며, 여과를 위한 원동력을 제공한다. 전형적인 모세혈관의 경우, CHP는 수분과 수용성 분자들을 혈류 밖, 즉 간질액으로 밀어낸다. 작은 용질들은 endothelium(내피)을 통과할 수 있다. 혈장단백질과 같은 큰 분자들은 혈류에 남아 있을 것이다. 이 크기에 따른 선택적인 과정을 **filtration(여과)**이라고 부른다.

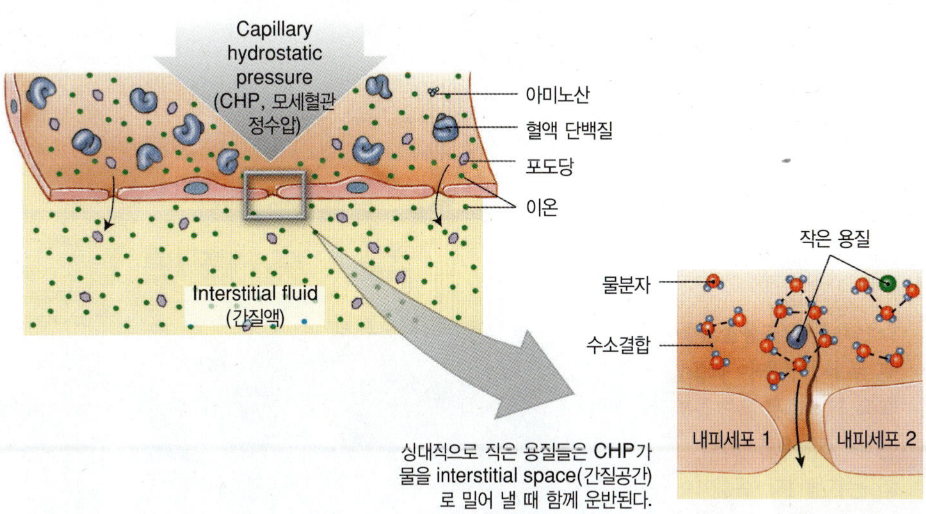

상대적으로 작은 용질들은 CHP가 물을 interstitial space(간질공간)로 밀어 낼 때 함께 운반된다.

13

림프계통과 면역 (The Lymphatic Immunity)

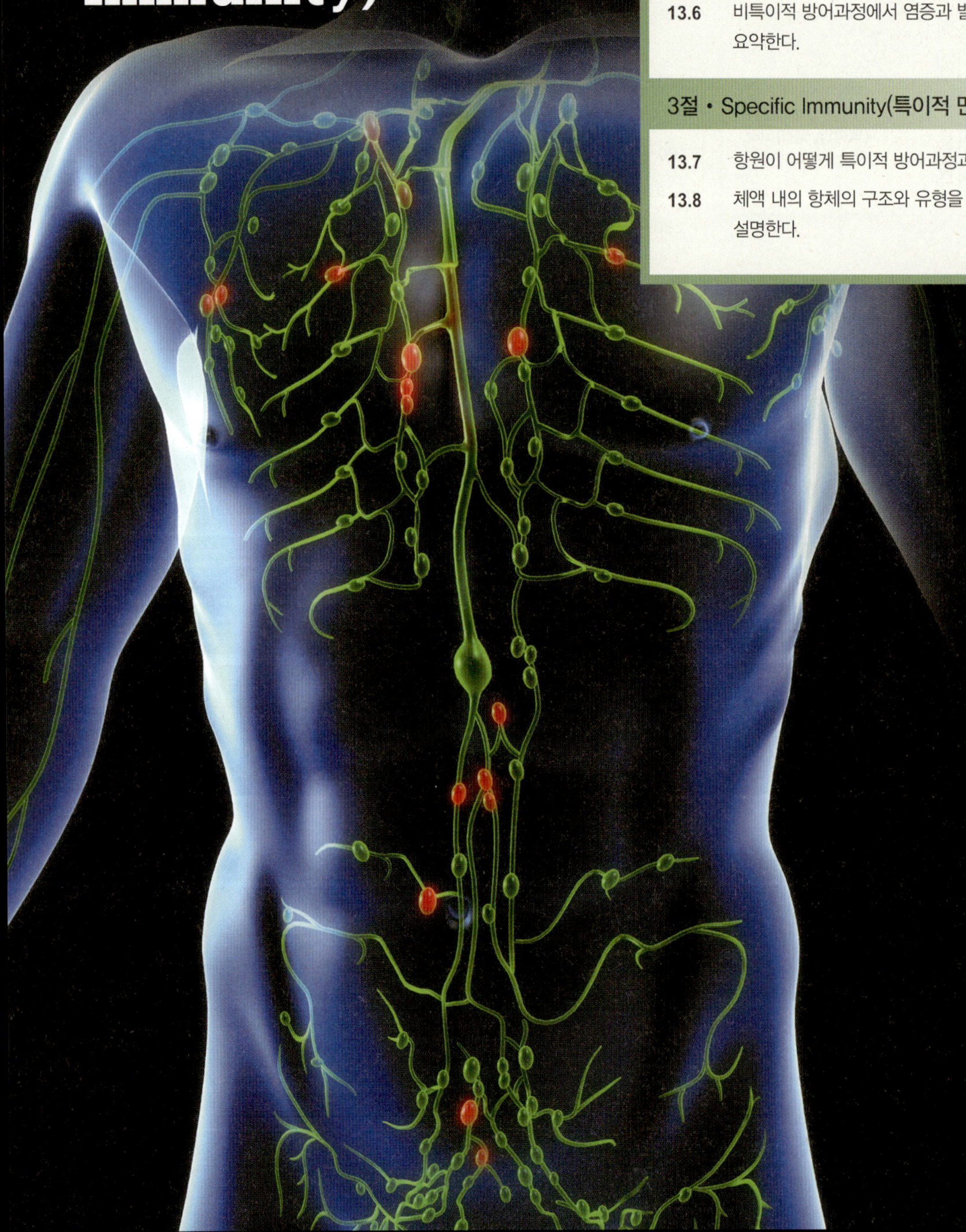

학습성과

1절 • Lymphatic System(림프계통)의 형태

13.1 주요 림프관의 구조와 기능 및 혈관과의 관계를 기술하고 림프의 흐름을 파악한다.

13.2 림프집합관을 기술하고 림프가 정맥계통으로 합류되는 구조를 확인하며 림프부종을 설명한다.

13.3 림프구생성과정을 정의하고 림프구의 종류와 역할 및 분포를 논의한다.

13.4 림프조직과 림프기관을 확인하고 기술한다. 그리고 림프절내에서의 림프흐름도를 추적한다.

2절 • Nonspecific Immunity(비특이적 면역)

13.5 물리적 장벽과 포식작용이 비특이적 방어과정에서 어떻게 작용하는지 설명한다.

13.6 비특이적 방어과정에서 염증과 발열의 의의를 설명하고 비특이적 방어과정을 요약한다.

3절 • Specific Immunity(특이적 면역)

13.7 항원이 어떻게 특이적 방어과정과 면역반응을 야기시키는지 설명한다.

13.8 체액 내의 항체의 구조와 유형을 논의하고 항원 노출에 따른 1차와 2차반응을 설명한다.

Lymphatic System(림프계통)의 형태

Lymphatic system(림프계통)은 외부적 위험(여러 종류의 미생물)과 내부적 위협(암세포)에 대응하여 신체를 방어하는 세포, 조직, 기관으로 구성된다.

1 이전 장에서 림프계통의 일차세포인 **lymphocyte(림프구)**를 소개하였다. 림프구는 침투한 병원균(박테리아 혹은 바이러스), 변형세포(바이러스감염세포 혹은 암세포), 이질단백질(박테리아 분비 독소)을 방어한다. 림프계통에서 림프구는 사이물질과 유사한 액체인 lymph(림프) 속에 존재한다.

2 림프계통은 조직에서 시작하여 정맥과 연결되어 끝나는 **lymphatic vessels** 혹은 **lymphatic(림프관)**얼기로 구성된다. 또한 림프계통은 우리 몸에 흩어져 있는 림프조직과 기관도 포함한다. 우리 몸에 있는 대부분의 림프구는 림프조직과 기관에서 만들어져 저장된다. 그러나 일부 림프구는 단핵구나 큰포식세포 같은 방어세포와 함께 골수에서 생산되기도 한다.

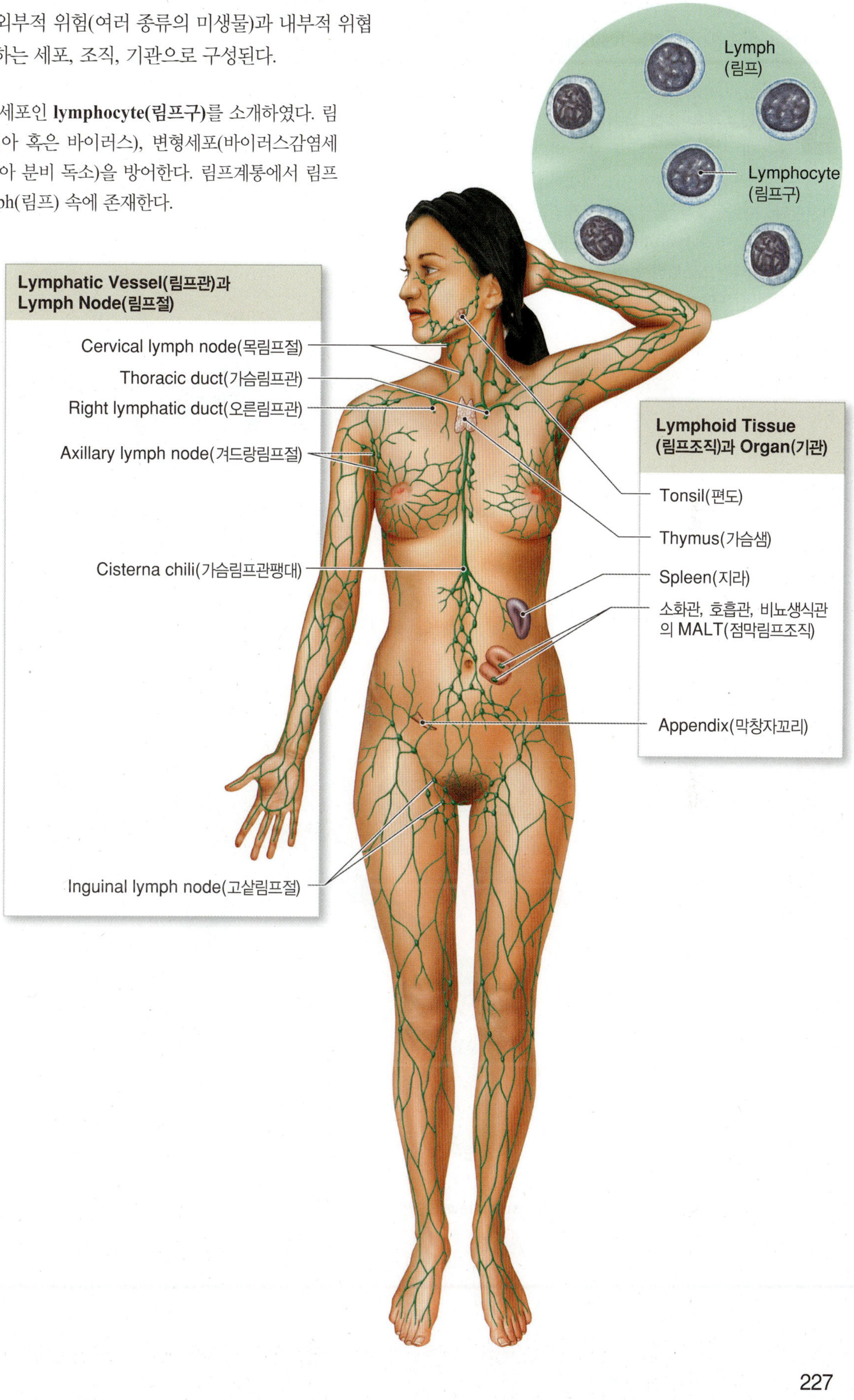

13.1

사이물질은 모세림프관으로 모여 림프관 속의 림프가 된다

Lymphatic vessel(림프관)은 림프를 말초조직에서 정맥계통으로 운반한다. 림프관얼기는 말초조직에 흩어져 있는 lymphatic capillary(모세림프관)로 시작한다.

1 모세림프관은 우리 몸의 대부분의 조직과 기관에 존재한다. 보는 바와 같이 모세림프관은 모세혈관과 밀접하게 위치한다. 사이물질은 끊임없이 모세림프관으로 흘러들어가 **lymph(림프)**가 된다. 화살표는 모세관으로부터 물질의 이동 및 사이물질과 림프의 흐름을 나타낸다.

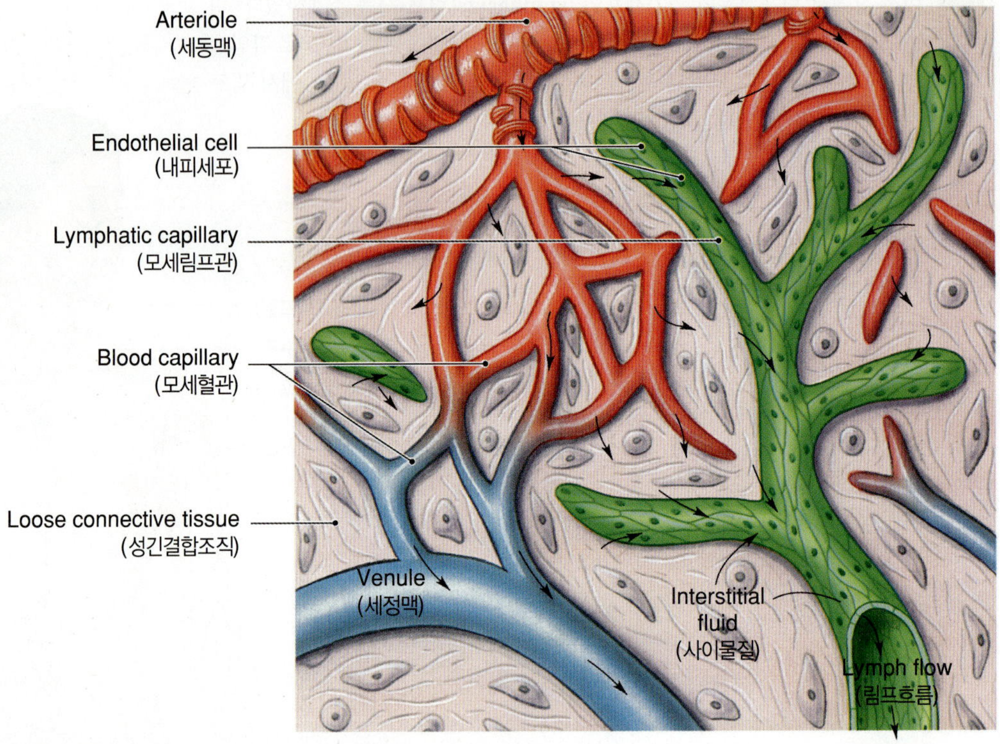

2 Lymphatic capillary(모세림프관)는 다음과 같은 측면에서 모세혈관과 다르다.

1) 연속된 관이 아닌 주머니로 시작한다.
2) 직경이 크다.
3) 벽이 얇다.
4) 절단면상에서 특징적으로 편평하고 불규칙하게 보인다.

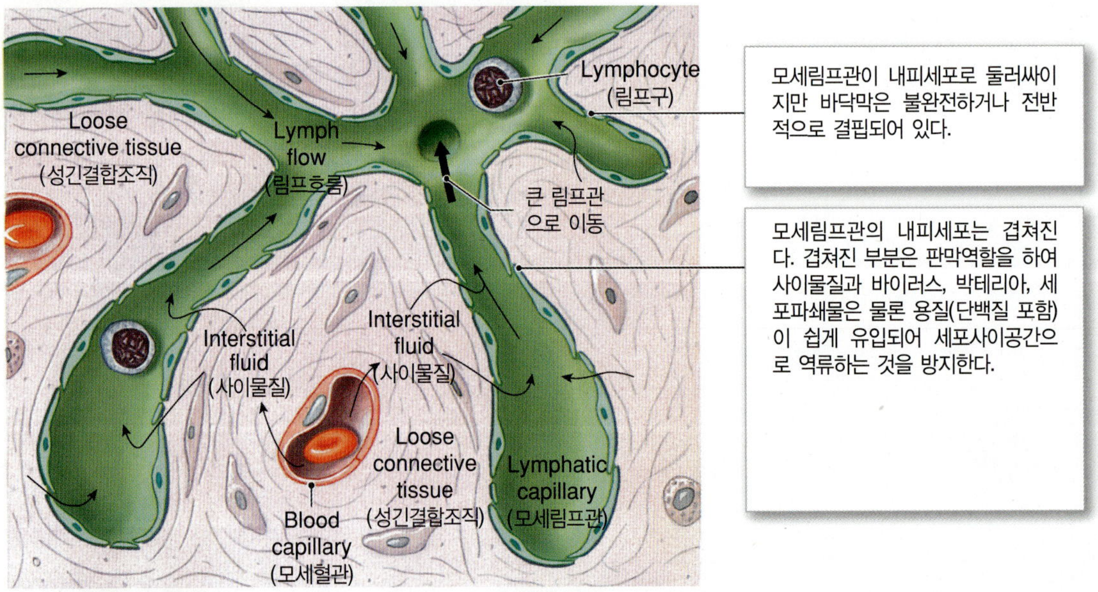

Sectional view(절단면)

Memo

13.2

작은 림프관은 합쳐져서 큰림프관을 형성하여 림프를 빗장밑정맥으로 운반한다

1 **Blood(혈액)**는 심장혈관계통의 혈관 내에 위치하며 심장의 수축력으로 이동한다. 혈액이 조직을 이동하는 과정에서 수분과 용질이 혈장으로부터 주위의 사이물질로 이동한다. 림프는 사이물질을 이루어 말초조직의 림프관으로 운반되어 정맥계통으로 합류한다. 이러한 끊임없는 사이물질의 재순환은 항상성 유지에 필수적이다. 그 이유는 1) 양분, 수분, 독소 등의 국소적 농도차를 해소하고, 2) 혈액량을 유지하며, 3) 말초조직에서 일어날 수 있는 감염에 대비할 수 있게 면역계통을 환기시키기 때문이다.

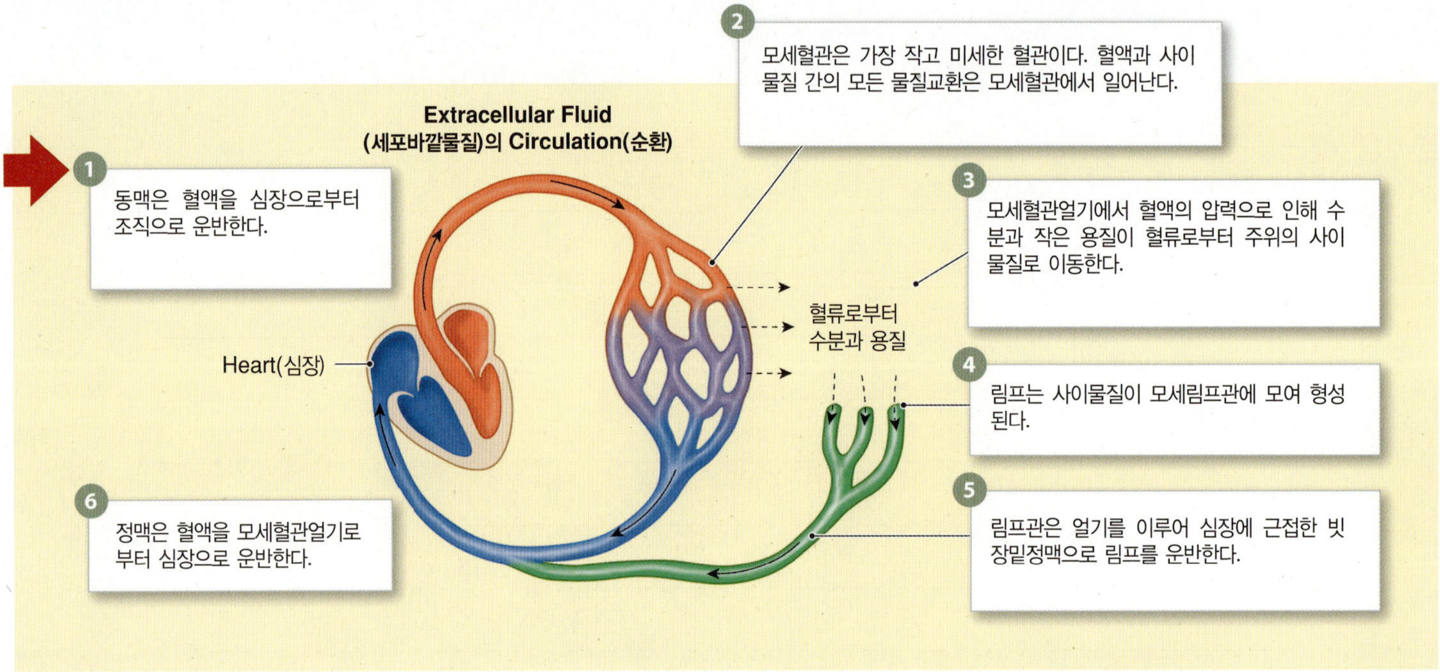

2 얕은 혹은 깊은 림프관은 큰 림프관인 **lymphatic trunk(림프관줄기)**를 형성하며 뒤이어 큰 집합림프관인 가슴림프관과 오른림프관으로 합체한다. **Thoracic duct(가슴림프관)**는 가로막 아래쪽 전체와 가로막 위쪽의 왼쪽 반에서 유입되는 림프를 받는다. **Right lymphatic duct(오른림프관)**는 가슴림관보다 조금 작고 가로막 위의 오른쪽 반에서 유입되는 림프를 받는다.

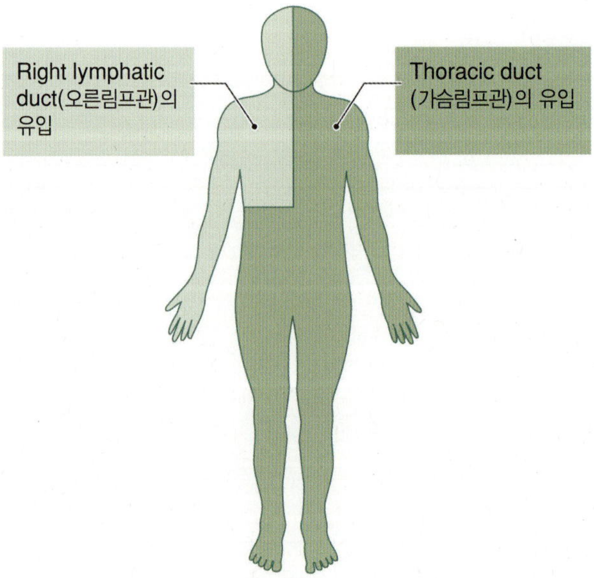

3 이 그림은 림프관과 정맥계통의 관계를 보여준다. 가슴림프관은 왼빗장밑정맥으로 합류한다. 오른림프관은 오른빗장밑정맥으로 합류한다.

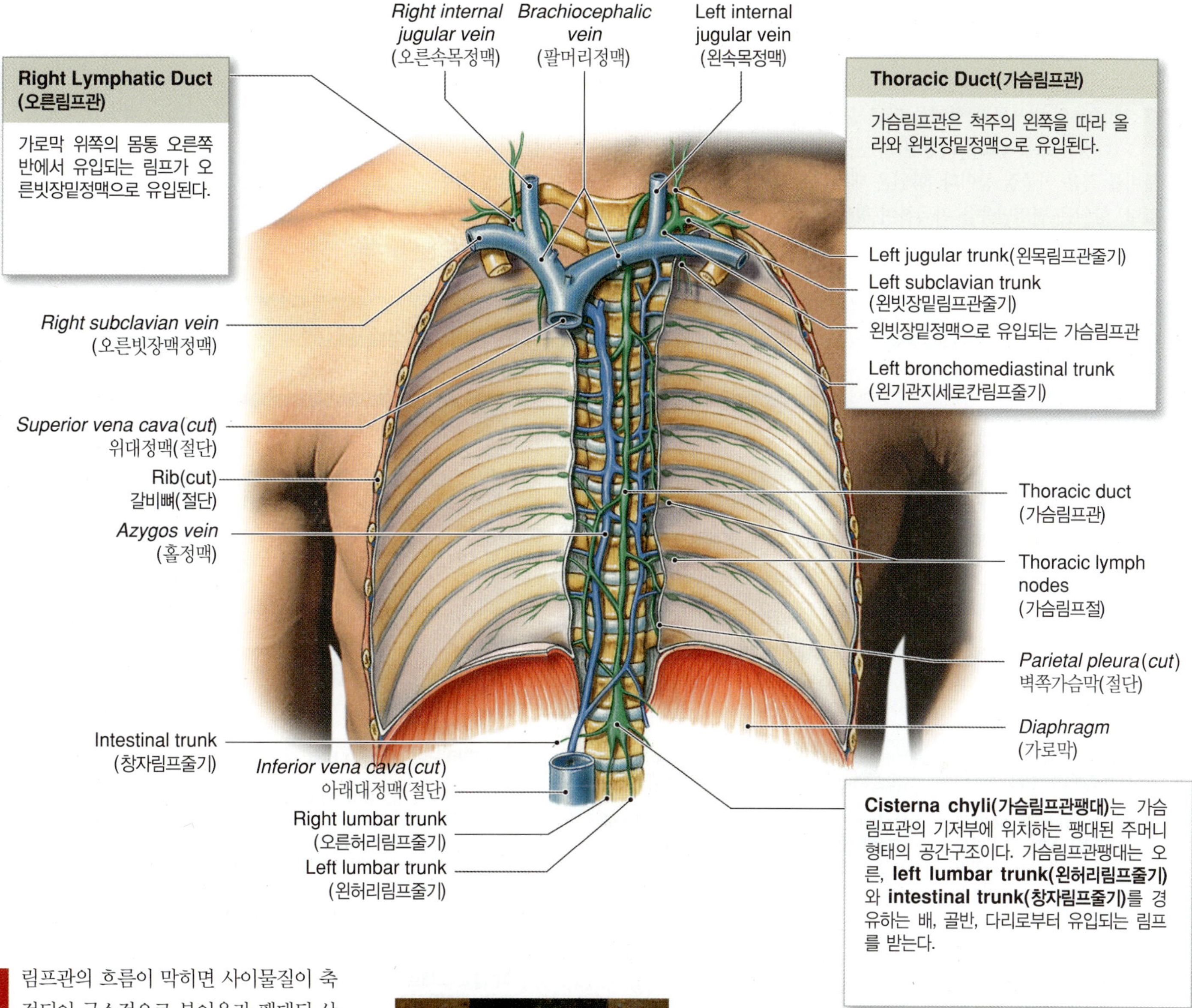

4 림프관의 흐름이 막히면 사이물질이 축적되어 국소적으로 부어올라 팽대된 상태인 **lymphedema(림프종)**를 야기한다. 림프종은 사진에서 보듯 대부분 다리에 발생하지만 다른 부위에서도 간혹 생긴다. 림프종이 지속되면 결합조직이 탄력성을 잃어 부은상태가 영구화된다. 림프종에서는 사이물질이 정체되기 때문에 독소, 병원균 등이 축적되어 면역계통이 최대로 작용하지 않을 경우 국소적인 방어체계를 무력화시킨다.

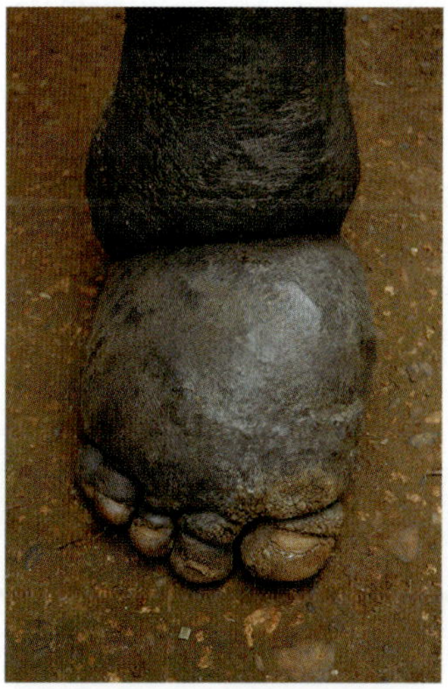

13.3

림프구는 림프계통의 면역기능을 담당한다

림프구는 순환백혈구의 20~40%를 차지한다. 그러나 순환림프구는 전체 림프구 중 일부에 해당한다. 우리 몸에는 약 1012개의 림프구가 있으며 이것은 1 kg 이상의 복합중량에 달한다.

1 세 종류의 림프구가 혈액을 타고 순환한다. 종류마다 독특한 생화학적, 기능적 특징을 지니지만 모두 **antigen(항원)**에 민감하게 반응한다. 항원은 병원균 자체이거나 병원균의 분비물 혹은 이물질 등이다. 항원은 대분분 단백질이지만 일부 지질, 다당류, 핵산인 경우도 있다. 항원은 면역반응을 자극하여 항원 역할을 하는 이물질이나 병원균등을 궁극적으로 파괴한다.

림프구의 분류

T Cell(T세포)

순환림프구의 약 80% 정도가 T cell(T세포)로 구성된다. 물론 T세포에도 유형이 많지만 세 가지 주요 종류만 다룰 것이다.

Cytotoxic T Cell (세포독성T세포)

Cytotoxic T cell(세포독성T세포)은 외부세포나 바이러스에 감염된 내부세포를 공격한다. 이러한 공격은 직접 접촉을 통해 이루어진다. 세포독성T세포는 **cell-mediated immunity (세포매개면역,** 세포면역)에 관계된 일차세포이다.

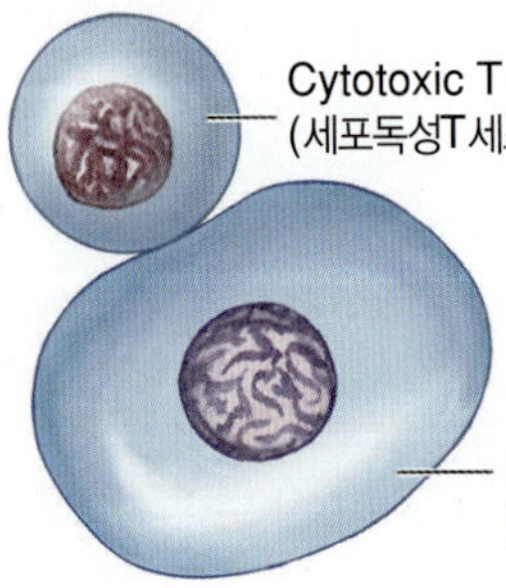

Helper T Cell (도움T세포)

Helper T cell (도움T세포)은 T세포와 B세포를 자극한다.

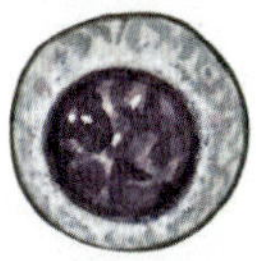

Suppressor T Cell(억제T세포)

Suppressor T cell (억제T세포)은 T세포와 B세포의 작용을 억제한다. 억제T세포와 도움T세포의 상호작용으로 인해 면역반응의 민감도가 조절된다.

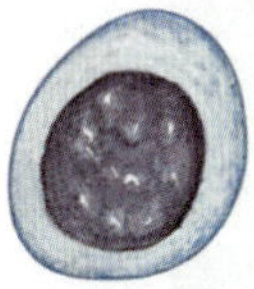

B Cell(B세포)

B cell(B세포)은 순환림프구의 약 10~15%를 차지한다.

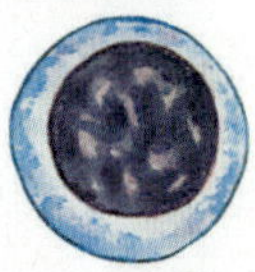

Plasma Cell(형질세포)

B세포가 자극되면 **plasma cell (형질세포)**이 되어 항체(단백질)를 생산, 분비한다. B세포는 **andtibody-mediated immunity(항체매개면역, 체액성 면역)**를 담당하는데 이것은 항체가 체액에 폭넓게 순환하여 표적을 공격하기 때문이다. 일부 B세포는 형질세포로 분화하지 않고 그대로 남아 **memory B cell(기억B세포)**이 되며 동일한 항원이 다시 침투해 오는 것에 대비한다.

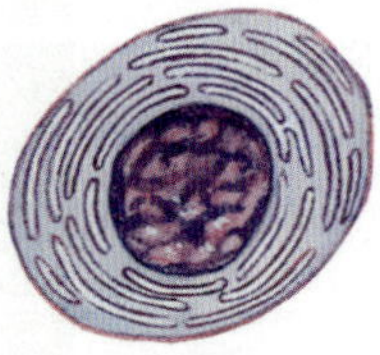

NK Cell (자연살해세포)

순환림프구 중 5~10%는 **NK cell(NK세포, 자연살해세포)**이 차지한다. NK세포는 외부세포, 바이러스감염내부세포 및 암세포를 공격한다. 이 세포의 지속적인 말초조직 감시를 **immunological surveillance(면역감시)**라 한다.

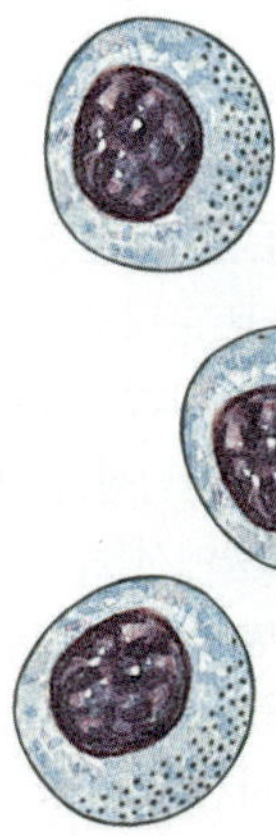

2 성인의 경우 적혈구생성은 적색골수로 한정된다. 그러나 **lymphopoiesis(림프구생성)**는 적색골수, 가슴샘, 말초림프조직에서 일어난다. 이중 적색골수가 림프구의 정상 개수를 유지하는데 일차적 역할을 한다.

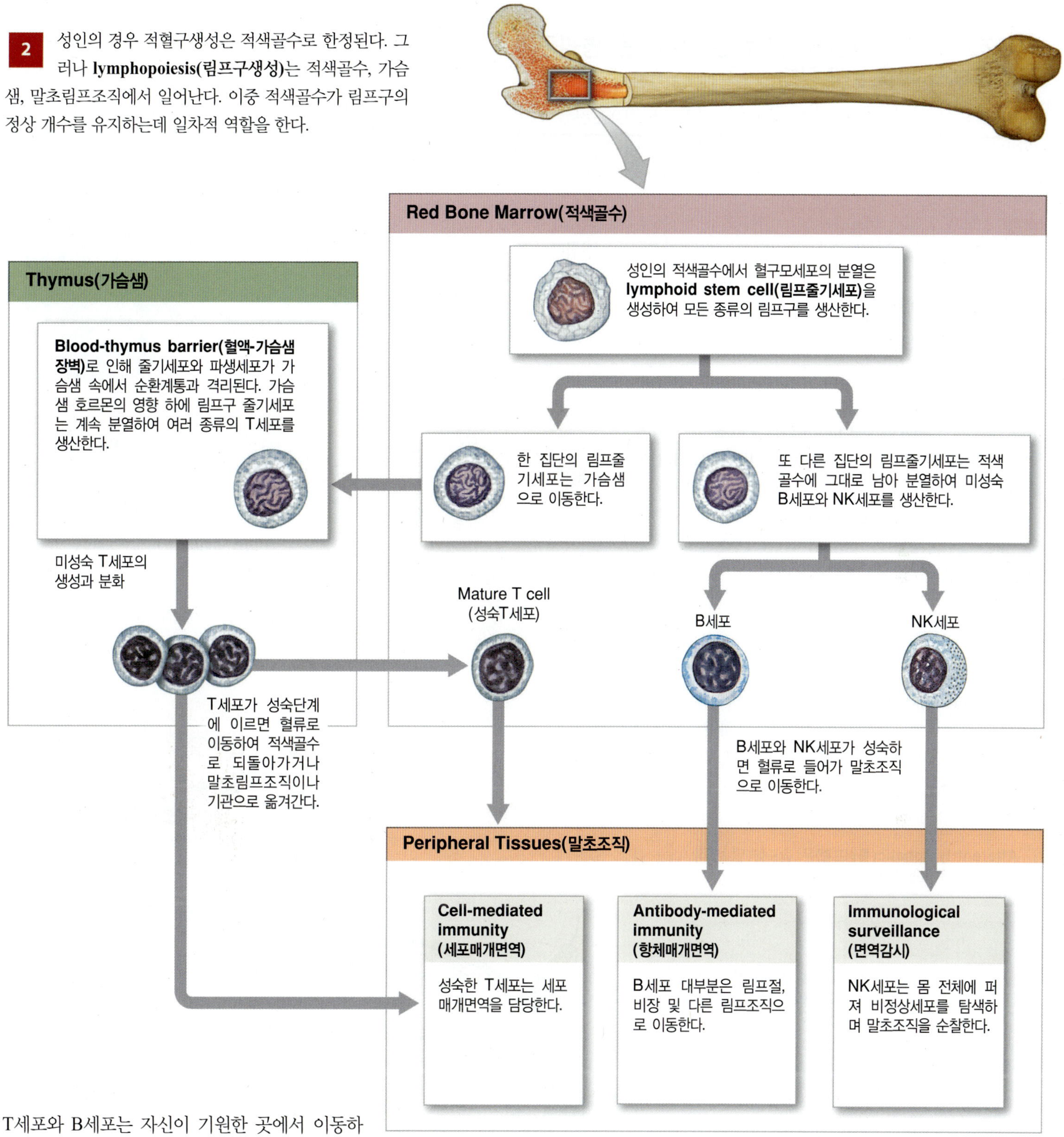

T세포와 B세포는 자신이 기원한 곳에서 이동하지만 분열능력은 유지한다. 세포분열로 같은 종류의 딸세포가 생산된다. 예를 들어, 분열하는 B세포는 T세포나 NK세포가 아닌 B세포를 생산한다. 림프구의 이러한 증식능력은 면역반응에 필수적이다.

13.4

림프조직과 림프기관에 존재하는 림프구는 병원균과 독소로부터 몸을 보호한다

림프조직은 림프구로 채워진 결합조직으로 구성된다. 림프소절은 동그란 림프조직 덩어리이다. 반면, 림프기관(림프절, 가슴샘, 지라)은 섬유결합조직성 피막으로 주위 조직과 분리된다.

1 소화관, 호흡관, 비뇨생식관은 병원균과 독소가 상존하는 외부환경에 노출된다. 이러한 도관을 감싸는 상피 깊은곳에 림프소절집단이 존재한다. 이러한 림프소절집단은 **mucosa-associated lymphoid tissue(MALT, 점막연관림프조직)**를 형성한다.

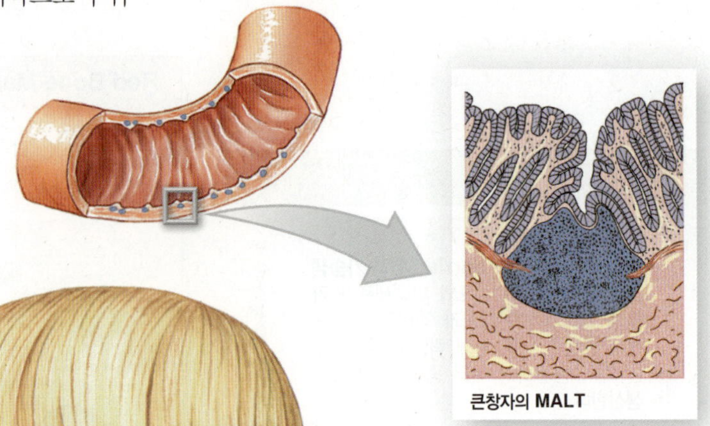

2 **Tonsil(편도)**은 큰 림프소절로 인두 벽에 위치한다. 한 개의 **pharyngeal tonsil(인두편도)**을 아데노이드라고 하는데 코인두의 뒤위쪽 벽에 위치한다. **Palatine tonsil(목구멍편도)**은 입안과 인두와의 경계를 따라 뒤아래에 위치한다. 한 쌍의 **lingual tonsil(혀편도)**은 혀의 기저부를 덮는 점막상피 깊은 곳에 위치한다. 따라서 혀편도는 **tonsillitis(편도염)**으로 인해 부어오르지 않는 한 잘 보이지 않는다.

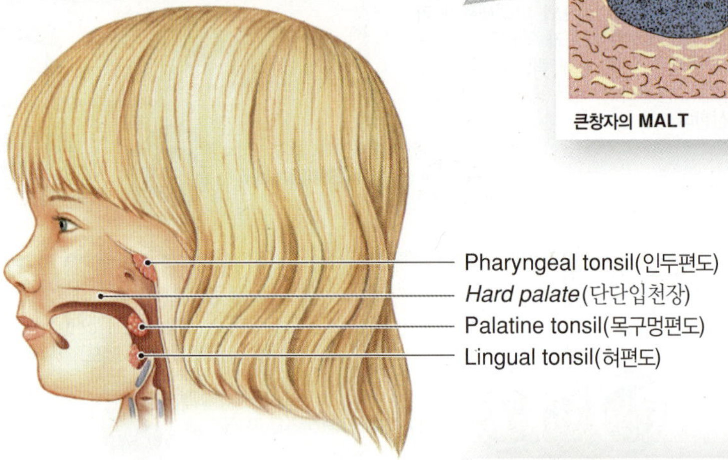

3 **Lymph node(림프절)**는 콩 모양을 한 작은 림프기관이다. 림프절은 부엌의 정수기와 같은 역할을 하여 림프가 정맥계통으로 합류하기 전 여과한다. 림프가 림프절을 흐르며 약 99%의 항원이 제거되며 필요 시 면역반응이 일어난다.

Afferent lymphatic(들림프관)은 림프를 말초조직에서 림프절로 운반한다.

↓

들림프관은 망상섬유, 큰포식세포 및 **dendritic cell(가지돌기세포)**로 구성된 얼기로 림프를 흘려보낸다. 가지돌기세포는 면역반응의 시작에 관여한다.

↓

림프절 속에서 림프는 B세포와 형질세포가 존재하는 지역을 통과한다.

↓

Efferent lymphatic(날림프관)은 림프절을 나오는 관으로 림프를 정맥계통으로 보낸다.

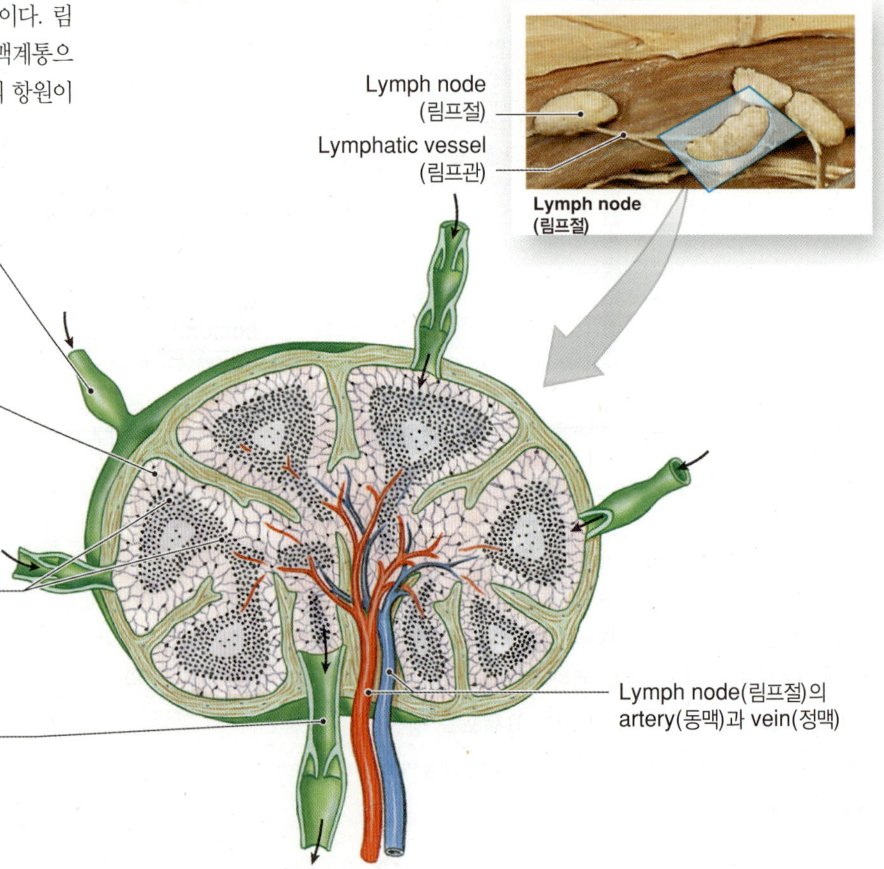

4 가슴샘은 T세포를 발달 성숙시켜 정상 면역방어를 유지하는 데 중요한 역할을 하는 여러 호르몬을 생산한다. Thymosin(티모신)은 원래 림프구의 발달과 성숙을 촉진하는 가슴샘 추출물에 붙여진 이름이다. 이 추출물은 실제로 **thymosin(티모신)**으로 알려진 여러 보체호르몬을 함유한다. 나이가 들면서 가슴샘의 크기와 분비능력이 점차 감소하며 질병에 잘 걸리게 된다.

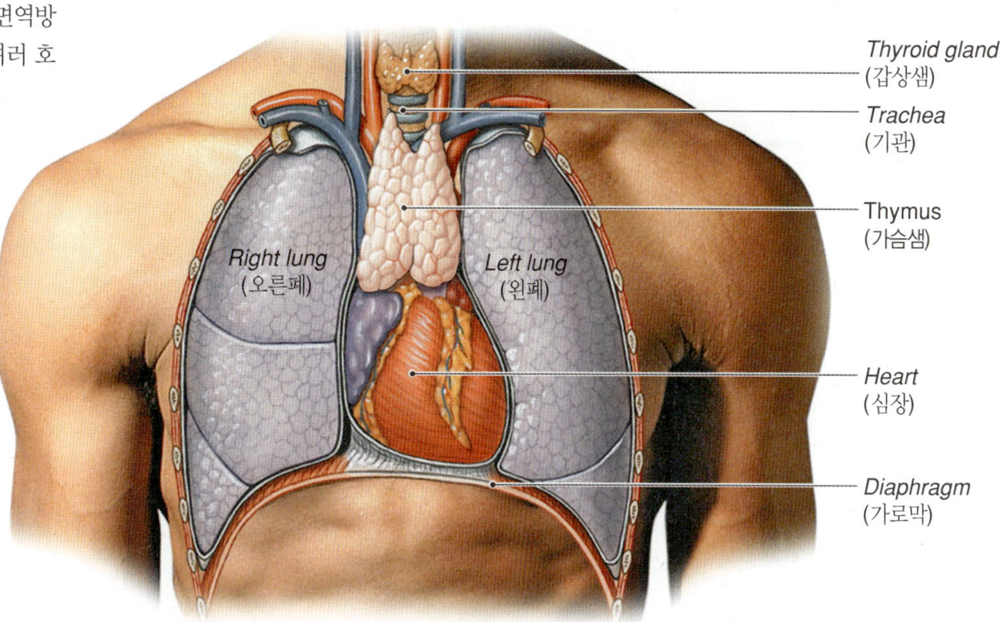

5 성인의 경우 지라(비장)는 가장 큰 림프조직을 함유한다. 실제로 지라는 림프절이 림프를 걸러내듯 혈액을 걸러낸다. 따라서 지라는 1) 비정상적인 적혈구를 포식작용을 통해 제거하고 2) 적혈구에서 유리된 철이온을 저장하고 3) B세포와 T세포에 의한 면역반응을 시작하게 한다.

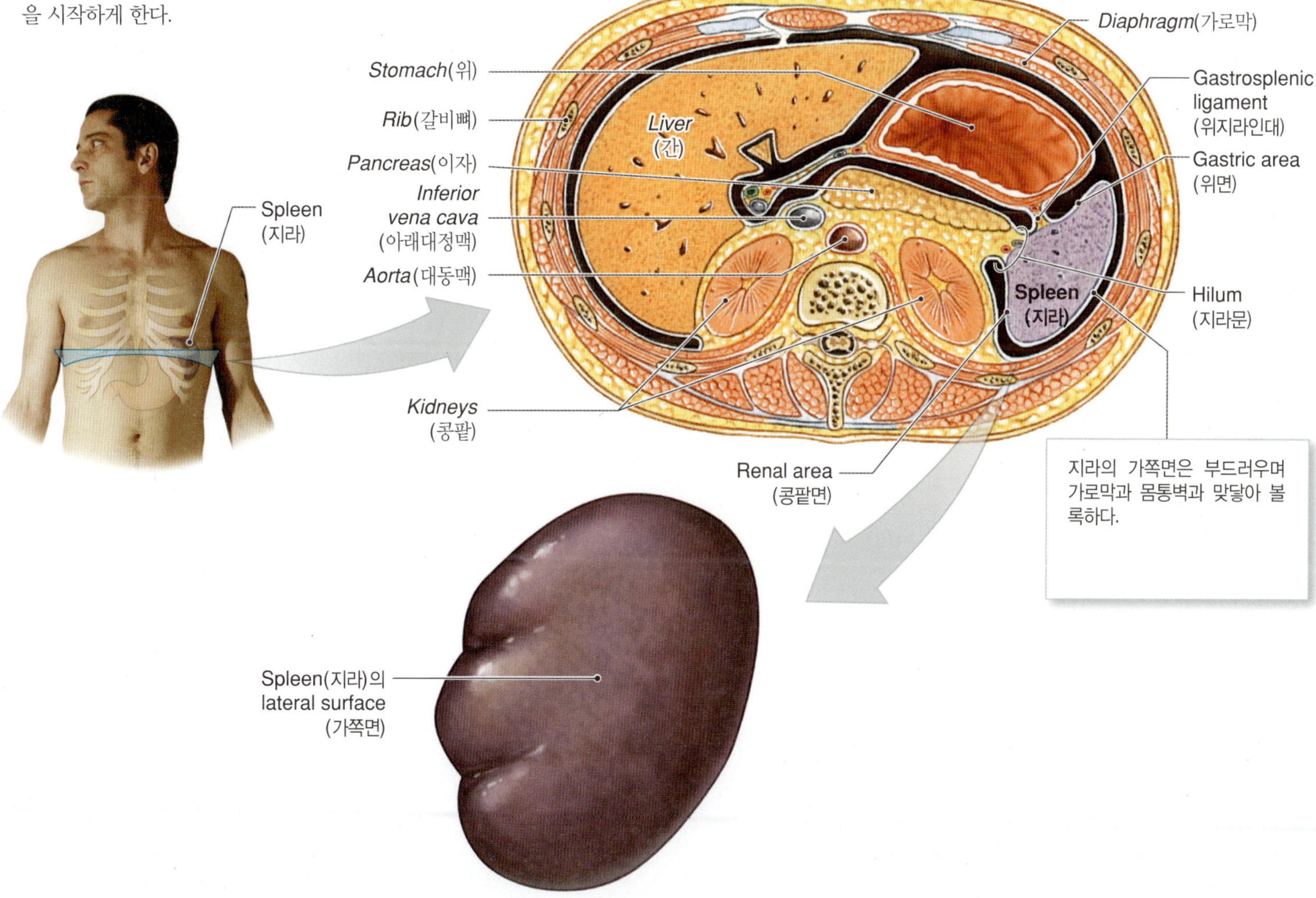

지라의 가쪽면은 부드러우며 가로막과 몸통벽과 맞닿아 볼록하다.

Memo

Nonspecific Immunity(비특이적 면역)

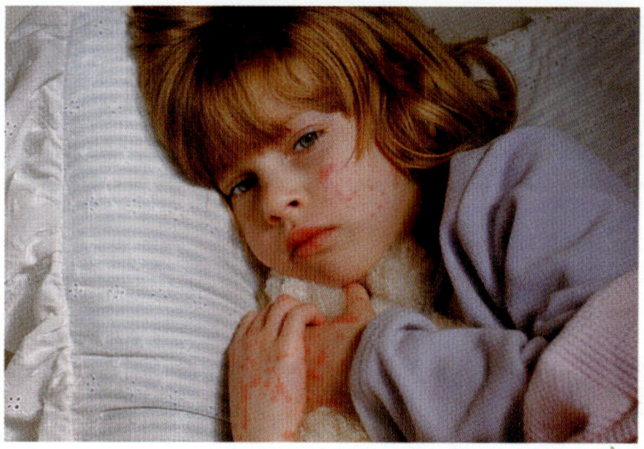

Immunity(면역)는 병원균인 미생물로 인해 야기되는 감염과 질병에 대항하는 능력이다. 우리 몸은 단독 혹은 집단으로 활동하는 두 종류의 면역체계를 갖는다. 즉 nonspecific(innate) immunity[비특이적(선천적인) 면역]와 specific(adaptive) immunity[특이적(후천적) 면역]이다. 우리 몸에는 여러 구조적 장벽과 방어기전을 갖는다. 따라서 감염성 미생물의 침투를 차단하거나 침투한 미생물을 공격한다. 이번 절에서 우리는 비특이적(선천적) 면역을 학습한다.

Immunity(면역)

Nonspecific(Innate) Defense 비특이적(선천적) 방어

Nonspecific defense(비특이적 방어)는 병원균을 구별하지 않는다. 침투한 병원균이 무엇이든 상관없이 동일한 반응을 보인다. 선천적인 이러한 방어는 **nonspecific resistance(비특이적 저항)**이라고 하는 방어능력을 제공한다.

Physical barrier(물리적 장벽)는 위험한 미생물이나 물질을 차단한다. 한 예로 머리에 앉은 모기는 머리털로 인해 두피 표면에 도달할 수 없다.

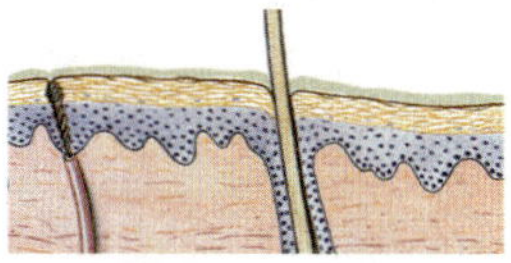

Phagocyte(포식세포)는 병원균과 세포파쇄물을 포식한다. 포식세포로는 말초조직에 큰포식세포가 있으며 혈액에 호산백혈구와 호중백혈구가 존재한다.

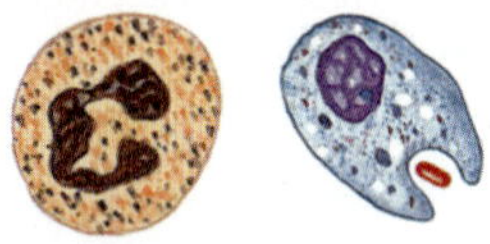

Immunological surveillance(면역감시)는 말초조직에서 자연살해세포(NK세포)에 의한 비정상 세포의 파괴를 의미한다.

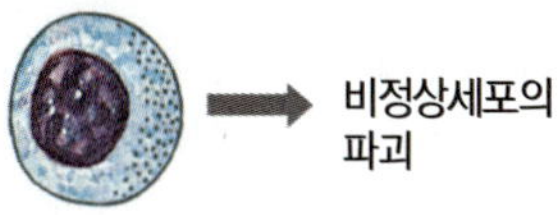

Interferon(인터페론)은 바이러스 감염에 대항하는 방어를 중재하는 화학적 전달자를 일컫는다.

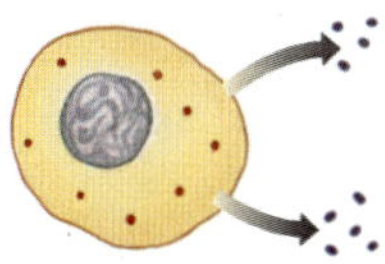

Complement system(보체계통)은 병원균을 파괴하는 항체를 돕는 순환단백질 집단을 일컫는다.

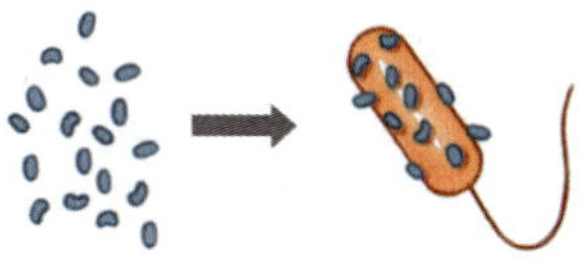

Inflammatory response(염증반응)는 상처나 감염의 확산을 막는 국소적인 조직반응을 일컫는다.

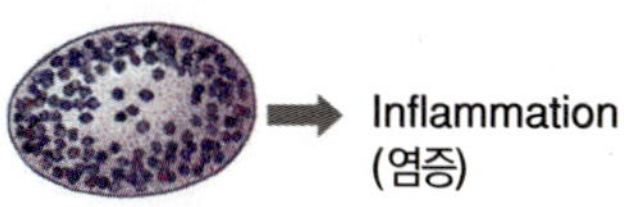

Fever(발열)는 체열을 증가시켜 조직의 대사와 방어활동을 촉진한다.

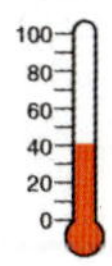

Specific(Adaptive) Defense 특이적(후천적) 방어

Specific defense(특이적 방어)는 특정 병원균에 대항하는 방어체계이다. 즉, 특이적 방어는 한 종류의 박테리아 감염에는 대항할 수 있으나 다른 종류의 박테리아나 바이러스에는 대항하지 못한다. 특이적 방어는 특정 림프구 활성에 의해 이루어진다. 우리 몸의 특이적 방어는 **specific resistance(특이적 저항)**라는 방어상태를 유도한다. 3절에서 특이적 면역을 학습한다.

물리적 장벽과 포식세포가 비특이적 방어를 담당한다

질병이 발생하려면 항원물질이나 병원균이 신체의 조직으로 들어와야 한다. 침투는 상피에 해당하는 피부나 점막을 통과해야 한다.

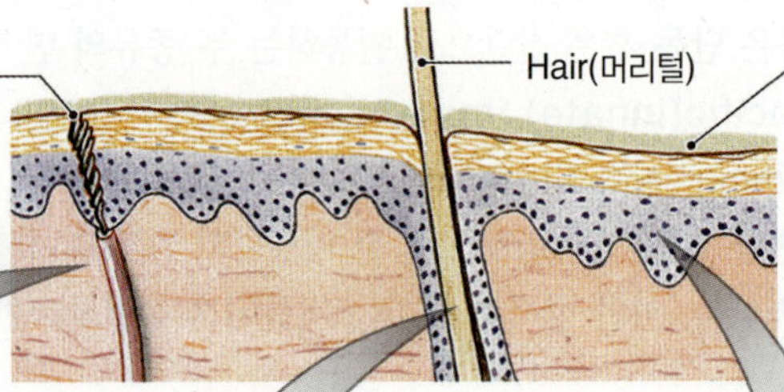

1 표피계통이 외부환경에 대한 물리적 장벽역할을 한다.

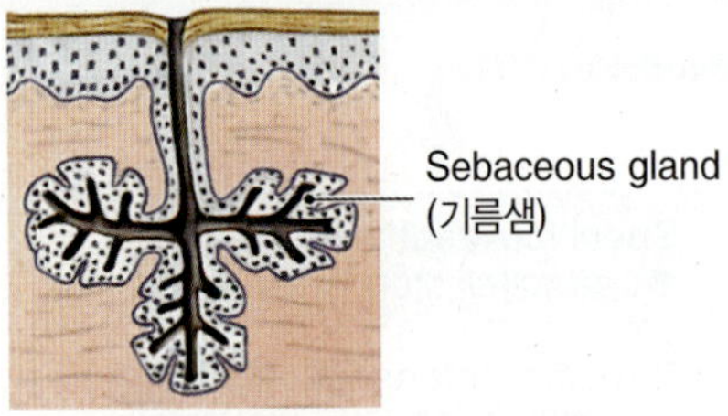

분화된 부속구조물과 분비물이 상피를 보호한다. 표피의 표면도 기름샘과 땀샘의 분비물로 덮인다. 이러한 분비물은 표면을 적셔 미생물과 화학물질을 씻어 내며 박테리아를 파괴할 수 있는 효소(리소자임)와 항체를 함유하기도 한다.

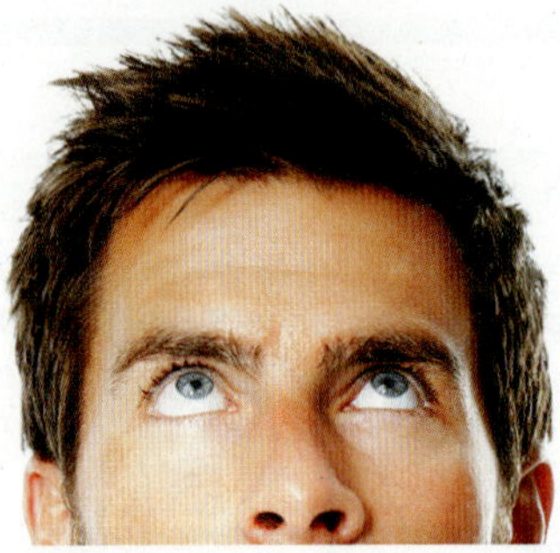

털은 몸의 대부분을 덮고 있는데 기계적인 마찰을 막아주며(특히 두피에 있는 털의 경우) 종종 위험물질이나 곤충이 피부와 접촉하는 것을 차단한다.

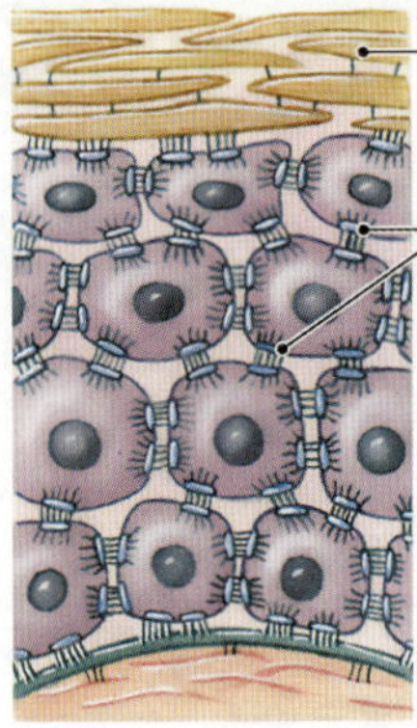

피부를 덮는 상피는 여러 층으로 구성되고 각질세포로 덮이며 이웃하는 세포를 하나로 묶어 병원균이 침투하는 것을 차단하는 부착반점이 발달되어 있다.

2 소화관, 호흡관, 비뇨생식관을 싸는 상피는 항원복합체와 병원균의 침투를 막는 장벽을 형성한다. MALT가 이 부위에 비특이적 방어작용을 한다.

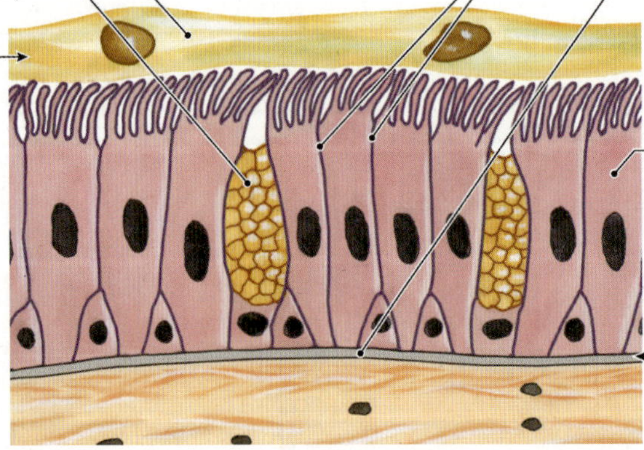

소화관의 가장 표면에는 점액으로 덮이며 위는 강력한 산을 함유하여 병원균의 대부분을 파괴한다. 점액은 소화관의 표면상피를 따라 이동하고 오줌은 비뇨관을 씻어주며 샘분비물은 생식관을 보호한다. 항체라는 특수효소와 산성 pH로 인해 분비물의 작용을 강화시킨다.

보다 미세한 내부 도관을 따라 상피세포는 치밀이음에 의해 이웃세포가 서로 단단히 묶이며 섬유성 기저막에 의해 더욱 보강된다.

3 포식세포는 말초조직에서 세포파쇄물을 제거하고 이물질이나 병원균의 침투를 차단하는 청소부 혹은 경찰 역할을 한다. 포식세포는 병원균의 침투를 막는 세포방어의 최일선의 역할을 한다. 많은 포식세포는 림프구가 미생물을 검출하기 이전 단계에도 공격하여 제거한다. 포식세포는 유형에 따라 서로 다른 표적을 공격하지만 모든 포식세포의 작용은 아래에 기술한 것과 같이 동일하다.

Phagocyte(포식세포) 유형

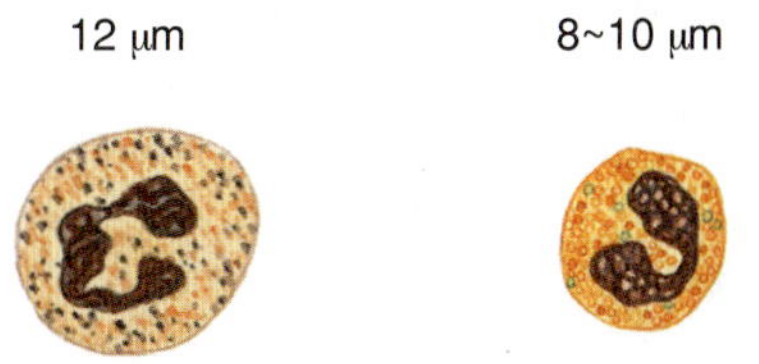

Neutrophil(호중백혈구)은 풍부하고 활동성이 강하며 세포파쇄물 혹은 침투한 박테리아를 신속히 포식한다. 호중백혈구는 혈류를 타고 순환하다가 상처부위나 감염부위로 모인다.

Eosinophil(호산백혈구)은 호중백혈구보다 수가 적으며 항체가 붙은 이물질이나 병원균을 포식한다.

Macrophage(큰포식세포)는 혈액의 단핵구에서 유래하며 두 종류가 있다. 이러한 포식세포집단을 **monocyte-macrophage system(단핵구-큰포식세포 계통)** 혹은 세망내피계통이라 한다.

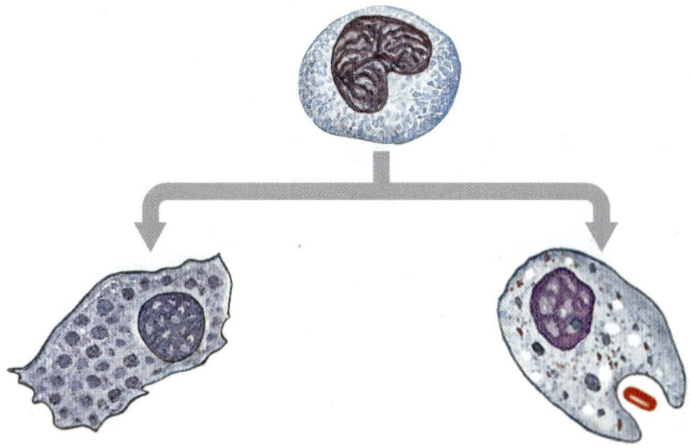

Fixed macrophage(고정큰포식세포)는 특정 조직이나 기관에 영구적으로 상주하며 결합조직 사이에 흩어져 있다. 이 세포는 조직 내에서 이동하지 않는다.

Free macrophage(이동큰포식세포)는 몸 전체를 이동하다가 이웃 조직이나 혈액에서 상처부위로 이동한다.

4 모든 포식세포는 여러 가지 능력을 공유하며 내용은 다음과 같다.

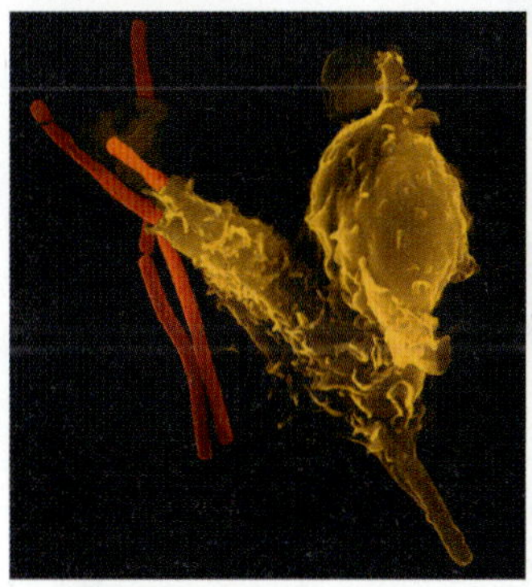

포식세포(노란색) SEM × 2900
포식되는 박테리아(주황색)

포식세포의 기능적 특징

- 포식세포는 **diapedesis(세포밖이동)**라는 과정으로 모세혈관의 내피세포사이를 통과할 수 있다.
- 포식세포는 화학물질에 의해 모이고 흩어지는데 이것을 **chemotaxis(화학주성)**라 한다. 특히 신체의 세포나 병원균에서 유리된 화학물질에 민감하게 반응한다.
- 포식작용은 포식세포가 표적물체에 결합함으로써 시작된다. 즉, 포식세포의 형질막에 있는 수용체가 표적물의 표면에 결합한다.
- 결합후 포식세포는 표적물을 직접 파괴하거나 특정방어작용을 활성화해서 파괴를 촉진시킨다.

염증은 상처로 인해 발생되는 국소적 조직반응이다; 발열은 조직손상과 감염에 따른 일반적 반응이다

Inflammation(염증)

1 **Inflammation(염증, 염증반응)**은 상처에 대한 국소적 조직반응이다. 염증은 국소적으로 붓고 붉어지고 열이 나며 통증을 유발한다. 여러 자극–충격, 마찰, 꼬집음, 화학적 자극, 병원균의 감염, 극단적인 온도(뜨거움이나 추움)–등은 염증을 유발할 수 있다. 이러한 자극은 세포를 죽이고 결합조직섬유를 손상시키며 조직에 손상을 가하게 된다. 따라서 사이물질의 화학조성이 바뀐다. 또한 손상된 세포는 프로스타그란딘, 단백질, 칼륨이온 등을 배출하고 손상으로 인해 병원균이 침투하게 된다. 이러한 사이질 환경의 변화로 인해 복잡한 염증반응이 시작된다.

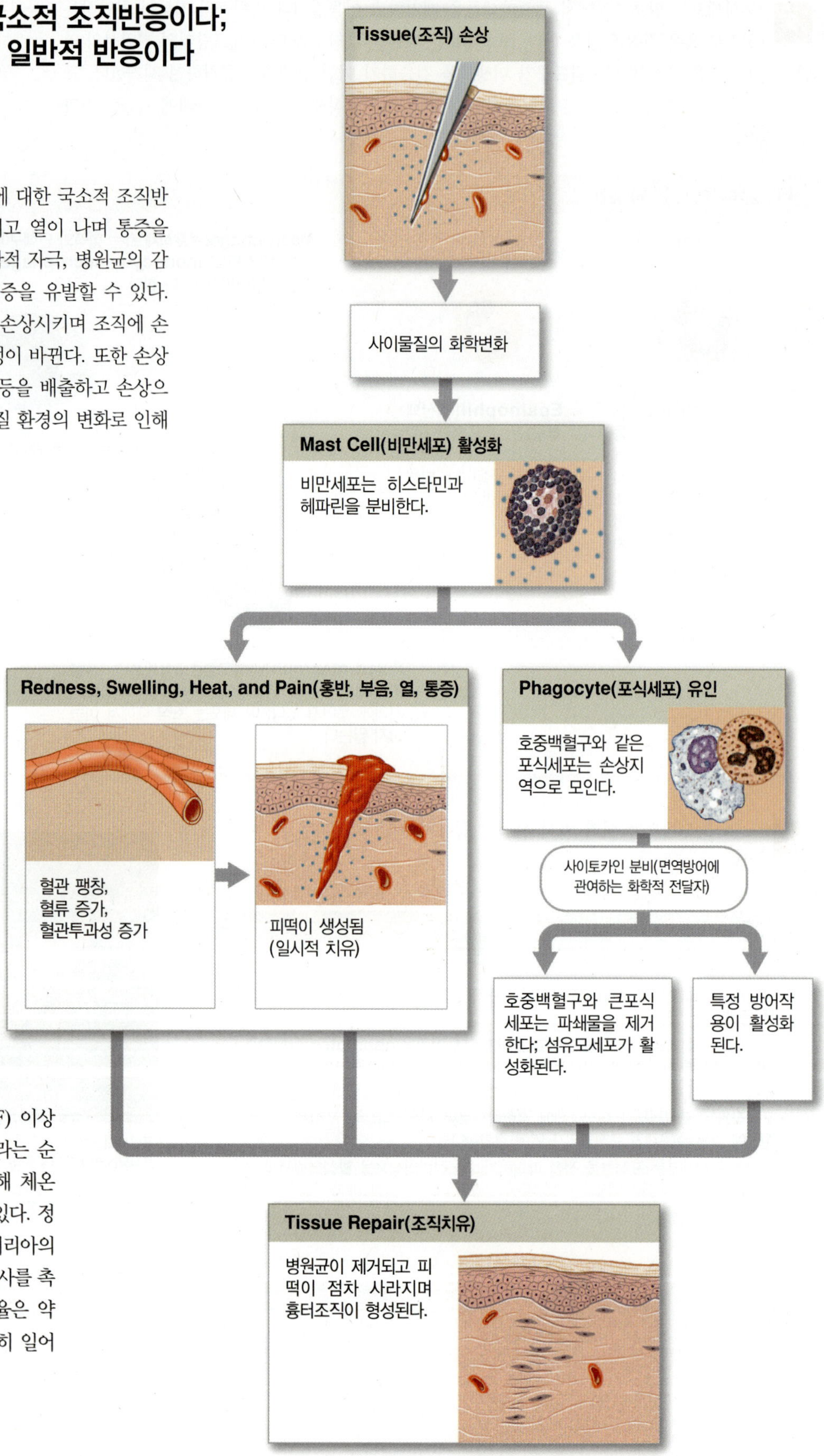

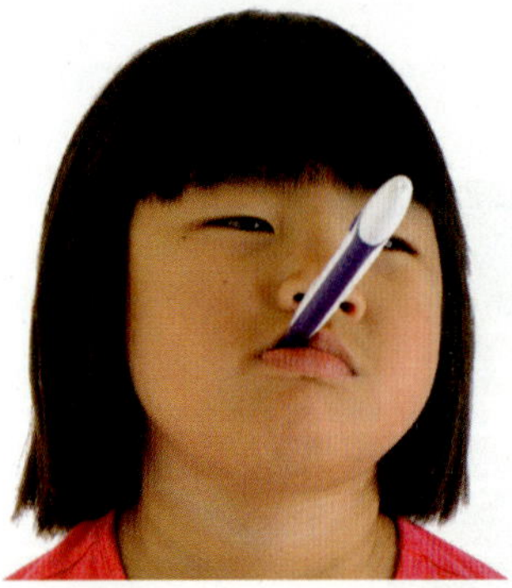

Fever(발열)

2 **Fever(발열)** 시 심부체온이 37.2℃(99℉) 이상으로 올라간다. 즉, **pyrogen(피로젠)**이라는 순환단백질이 시상하부의 온도조절기능을 자극해 체온이 증가한다. 제한적으로 발열은 유용한 면이 있다. 정상체온보다 높은 체온은 일부 바이러스와 박테리아의 활동도 억제하지만 가장 유용한 효과는 신진대사를 촉진한다는 것이다. 체온이 1℃ 증가하면 대사율은 약 10%가 증가한다. 그 결과 조직의 방어가 신속히 일어나고 치유과정이 촉진된다.

Summary of Nonspecific Immunity(비특이적 면역의 요약)

3 이 표는 비특이적 방어를 요약하였다.

Physical Barrier(물리적 장벽)

병원균의 접근 방지

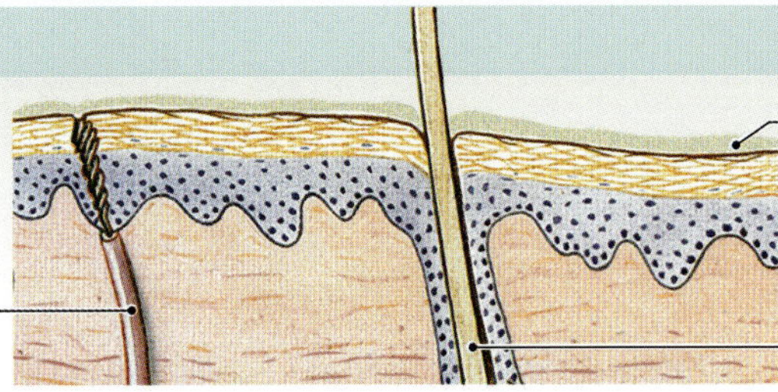

Phagocyte(포식세포)

파쇄물과 병원균의 제거

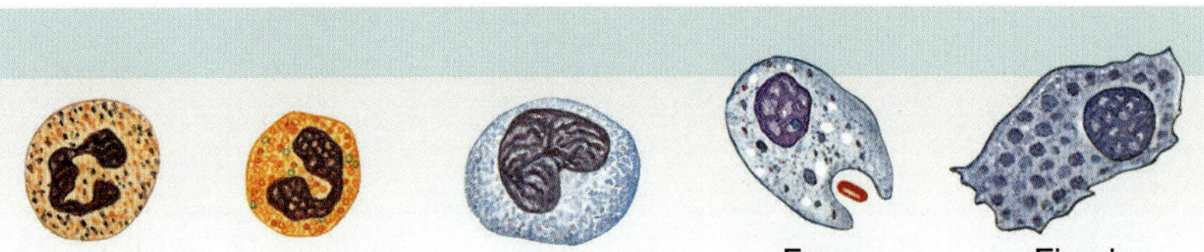

NK cell(NK세포)의 Immune Surveillance(면역감시)

정상조직의 지속적인 감시와 비정상 세포의 파괴

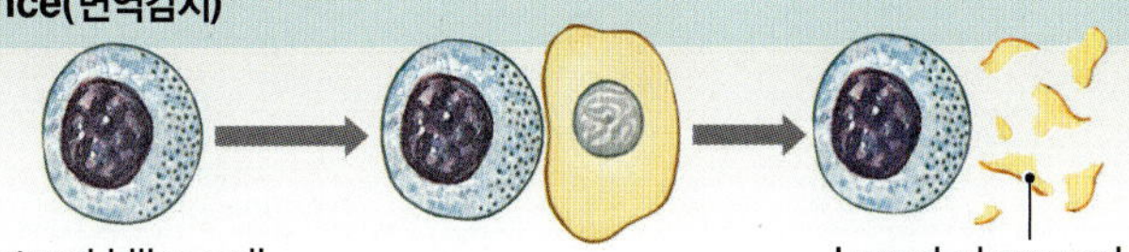

비정상 세포가 확인되면 NK세포는 **perforin(퍼포린)**이라는 세포독성화학물질을 분비해 비정상 세포의 형질막을 파괴한다.

Interferon(인터페론)

바이러스감염에 대한 세포의 저항성 증가; 질병확대 지연

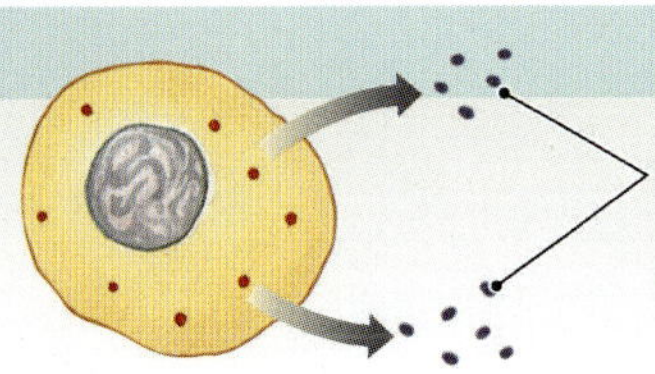

활성화된 림프구, 큰포식세포, 바이러스감염세포 등에서 인터페론이 분비된다. 분비된 인터페론은 정상세포의 세포질에서 항바이러스 단백질을 생산하게 한다. 또한 큰포식세포와 NK세포의 활성을 자극한다.

Complement System(보체계통)

활성화되면 세포, 박테리아, 바이러스의 표면을 공격해 파괴한다. 포식세포를 유인하며 염증을 자극한다.

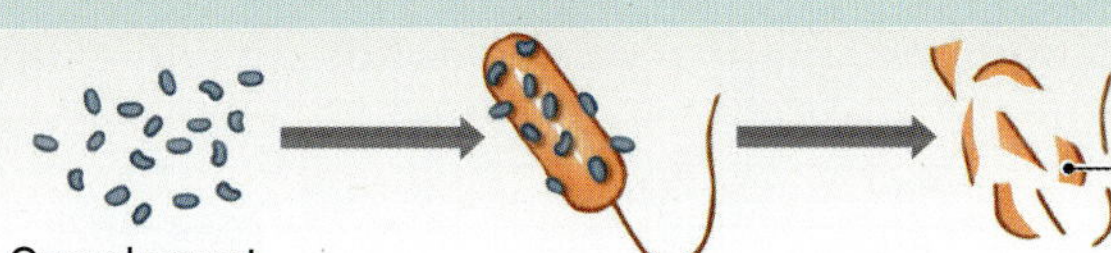

Inflammation(Inflammatory Response) 염증(염증반응)

여러 인자가 비특이적 또는 특이적 방어에 영향을 미친다.

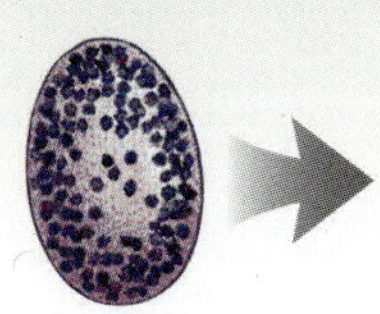

- 혈류증가
- 포식세포 활성화
- 혈액응고로 인해 상처 격리
- 모세혈관의 투과성 증가
- 보체 활성화
- 상처부위의 온도 증가
- 특이적 방어의 활성화

Fever(발열)

방어작용 동원; 치유촉진; 병원균 억제

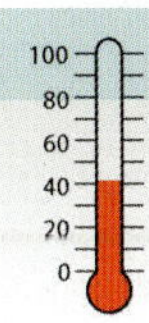

피루젠 영향하에 37.2°C 이상으로 체온증가

Memo

Specific Immunity(특이적 면역)

1 T세포와 B세포의 상호활성이 **specific defense(특이적 방어, 후천적 방어)**를 담당하여 특정 병원균을 막는다. 이러한 작용은 잠재적 위험을 지닌 항원에 대한 특이적 저항성을 보이는 **specific immunity(특이적 면역)**를 유도한다. 보통 T세포는 세포-매개면역을 담당하며 비정상세포와 세포내부의 병원균을 방어한다. B세포는 항체-매개면역을 담당하며 체액의 항원과 병원균을 방어한다. 하지만 아래 도표처럼 다른 형태의 면역도 있다.

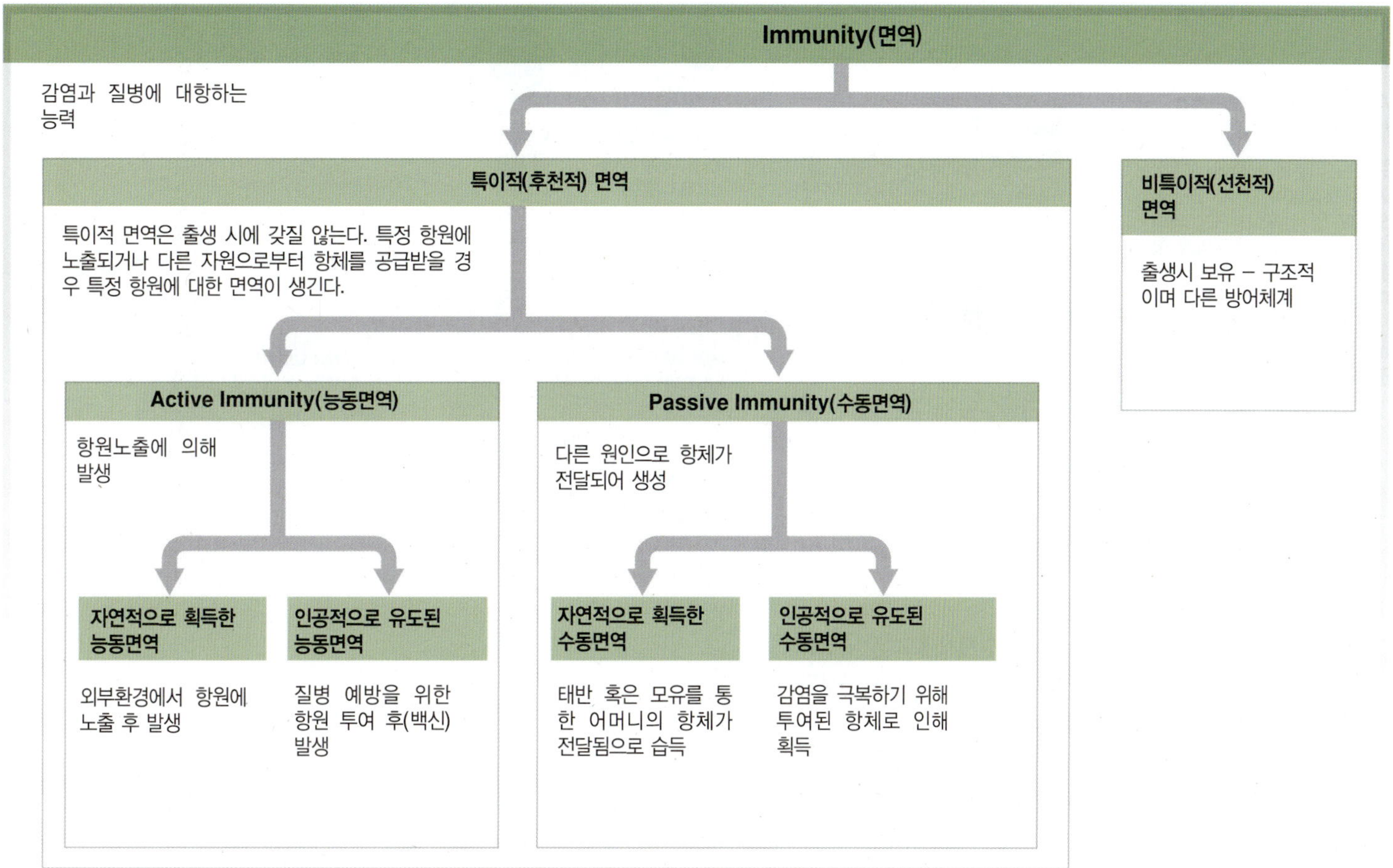

2 유형과 상관없이 면역은 네 가지 일반 특징을 지니며 그것은 다음과 같다.

특이적 면역의 특성

- **Specificity(특이성)**는 특정 림프구의 활성과 그에 따른 항체의 생성으로 생긴다. T세포와 B세포는 특정 항원에 결합할 수 있는 수용체를 지녀 다른 항원에는 반응하지 않는다.
- **Versatility(다능성)**는 림프구의 다양성으로 생긴다. 림프구 집단은 서로 다른 수백만 개의 집단을 이루며 각 집단은 특정 항원에 반응한다. 따라서 특이성을 지니는 항원에 의해 활성화되면 증식하여 동일한 특이성을 지니는 수많은 림프구를 생산한다. 이와 같이 생산된 활성화된 림프구 집단을 **clone(클론)**이라 한다.
- 활성화된 림프구는 두 집단으로 증식하여 한 집단은 즉시 침입자를 공격하고 다른 집단은 나중에 동일한 항원에 노출될 때까지 불활성 상태로 남기 때문에 **immunologic memory(면역적 기억)**가 생긴다. 결국 이 불활성 상태의 **memory cell(기억세포)**로 인해 면역계통이 이전에 노출된 항원을 기억하여 또 다시 동일 항원에 노출될 경우 신속하고 강력하며 지속적인 반격을 할 수 있게 한다.
- 면역반응이 정상(자신) 조직은 무시하고 독소, 비정상세포와 외부세포(타아)를 표적으로 삼기 때문에 **tolerance(관용)**가 생긴다. 또한 관용은 항원에 만성적으로 노출될 경우 생길 수 있다. 이러한 관용은 노출이 지속될 경우에만 생긴다.

13.7

특이적 방어는 항원에 노출될 경우 유발된다

1 이 도표는 면역반응 전체를 개괄하였다. 항원에 노출되면 포식세포가 활성화 된다. 포식세포는 1) T세포에 의한 공격인 세포-매개면역 2) B세포에서 파생된 형질세포의 의한 항체의 형성으로 유발되는 항체-매개면역을 자극한다. 나중에 각 반응을 보다 면밀히 학습한다. 이번 단원은 항원이 면역반응을 유발하는 초기단계에 집중한다.

Antigen Presentation (항원제시)

항원은 대부분 세포에 감염되거나 특정방어체계가 활성화 되기에 앞서 포식세포에 의해 처리된다. 따라서 형질막에 항원이나 항원의 일부가 출현하여 면역반응이 유발되는데 이와 같은 항원의 출현을 **antigen presentation(항원제시)**이라 한다.

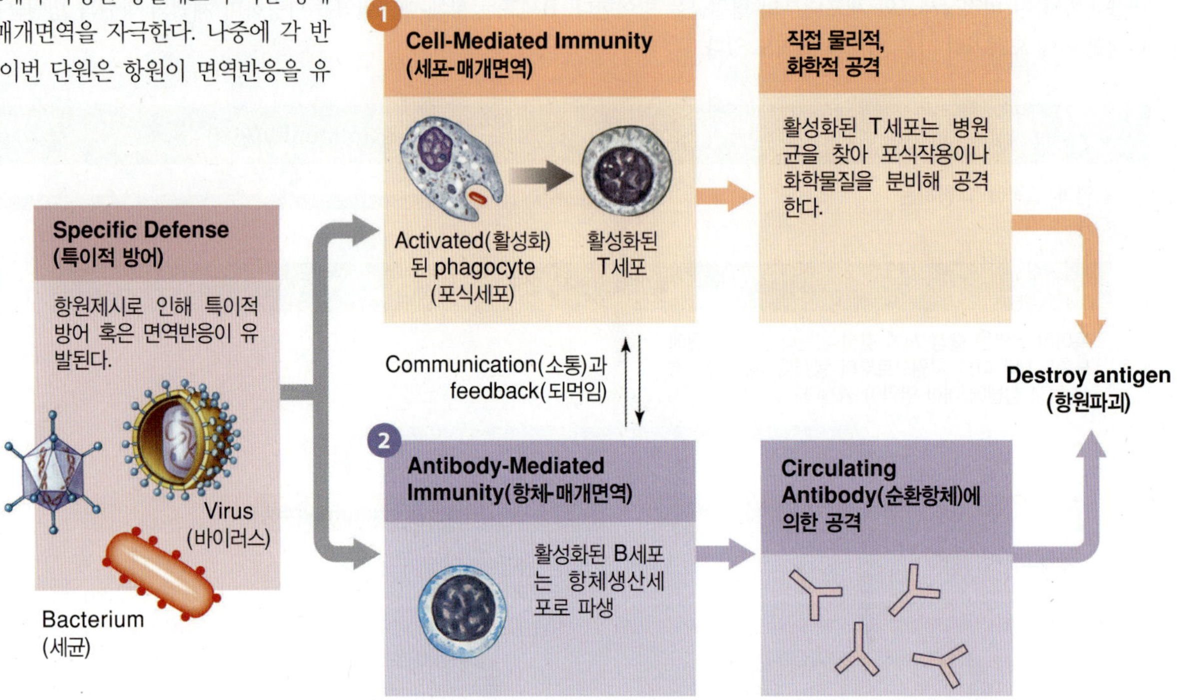

2 **Antigen-presenting cell(APC, 항원제시세포)**은 피부와 림프기관의 단핵구, 큰포식세포, 가지돌기세포로 구성된다. 포식세포에 의한 항원제시과정을 보여준다.

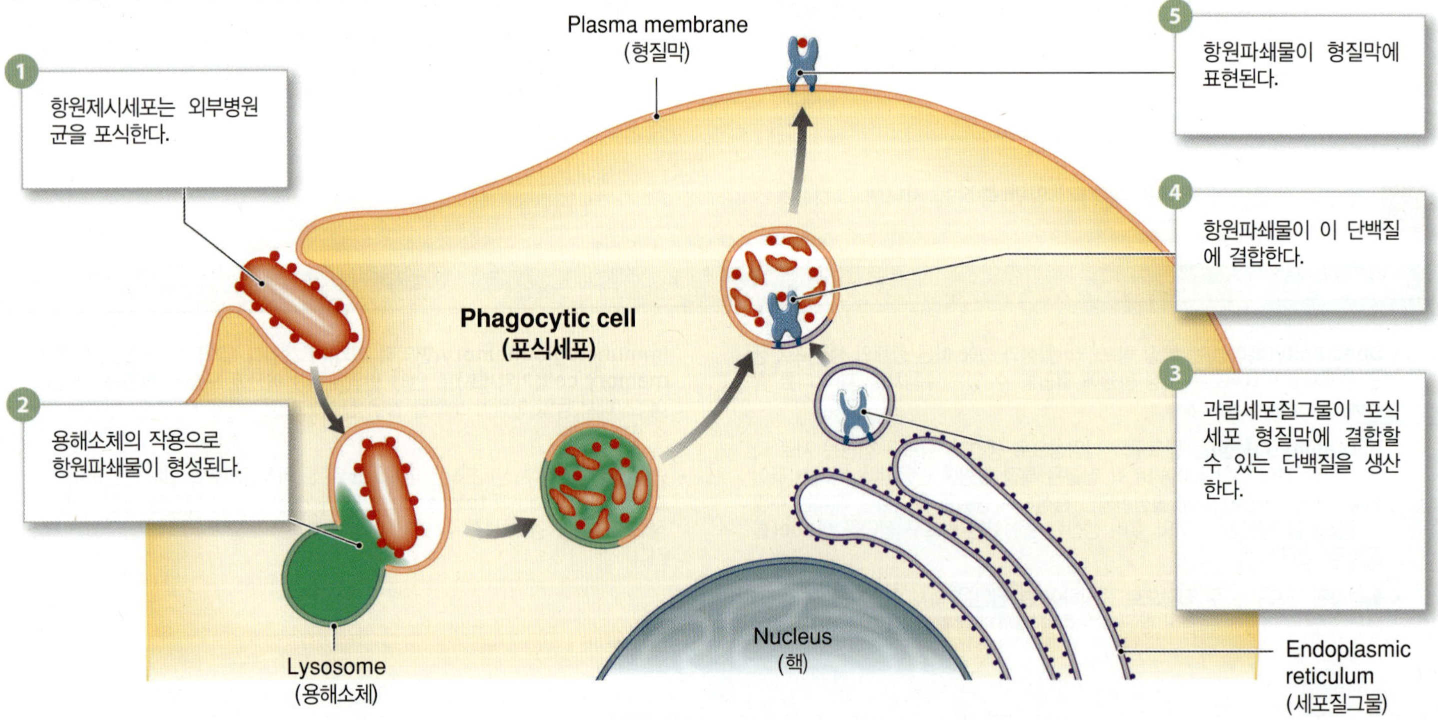

3 세균에 대한 방어는 보통 활발한 큰포식세포의 의해 시작된다.

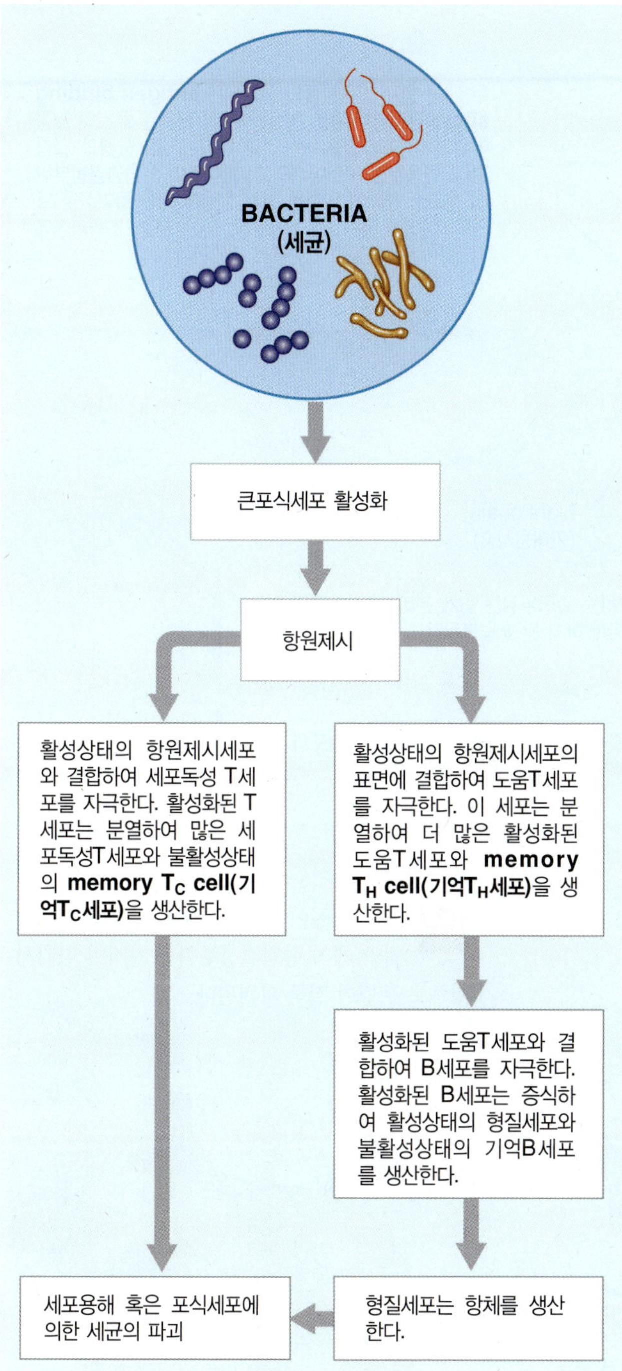

4 바이러스에 대한 방어는 바이러스에 감염된 세포 그리고 항원제시세포와 직접 접촉하여 이루어진다.

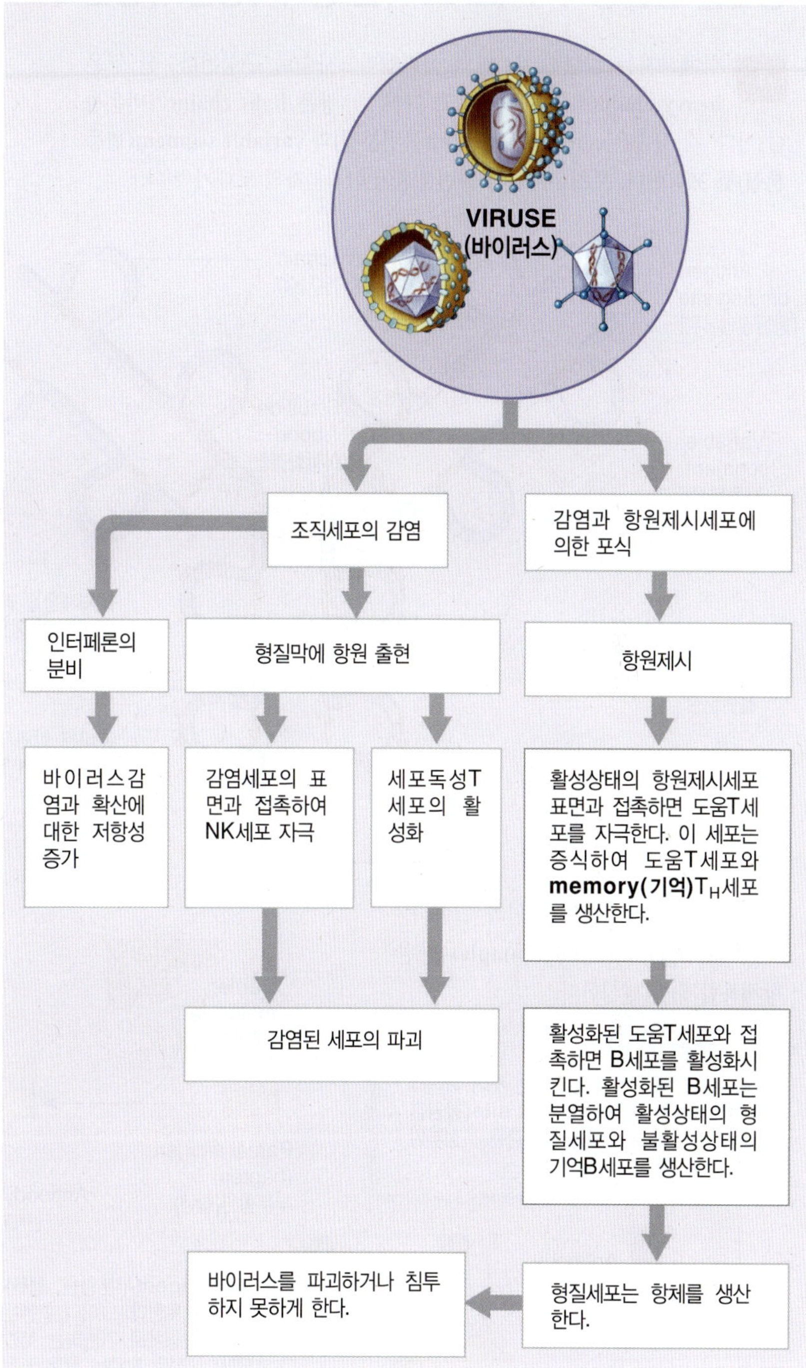

기억세포는 초기감염에 기여하지 못한다. 그러나 동일한 병원균이 나중에 다시 나타나면 기억세포는 감염에 따른 반응시간을 현저하게 줄여준다. 즉, 동일한 병원균에 재차 노출될 경우 기억세포는 즉시 분화하여 1) 세포독성T세포를 형성(기억T_C세포), 2) 도움T세포 형성(기억T_H세포), 3) 형질세포를 형성하고(기억B세포), 감염균을 공격하기 시작한다. 이 반응은 빠르고 신속하게 일어나 감염이 있었는지 모르는 경우도 있다.

항체는 작은 수용성 단백질로서 특정 항체에 결합한다; 항체는 항원을 불활성화시키고 또 다른 방어과정을 유발한다

1 항체분자는 나란한 두 쌍의 폴리펩티드사슬로 구성된다: 한 쌍은 **heavy chain(무거운사슬)**이고 다른 한 쌍은 **light chain(가벼운사슬)**이다. 각 사슬은 **constant segment(불변분절)**와 **variable segment(변동분절)**를 포함한다. 무거운사슬의 불변분절이 항체분자의 토대가 된다.

두 개의 항체 변동분절의 끝부분은 **antigen binding site(항원결합부위)**를 형성한다. 이 부위는 효소의 활성부위가 기질과 결합하는 것과 마찬가지로 항원과 결합한다. 변동분절 구조에서의 미세한 차이가 항원결합부위의 정교한 형태에 영향을 미쳐 항원에 대한 특이성을 보인다. 이러한 특이성은 B세포의 생산, 분열, 분화과정에서 일어나는 유전적 변이에서 기인한다.

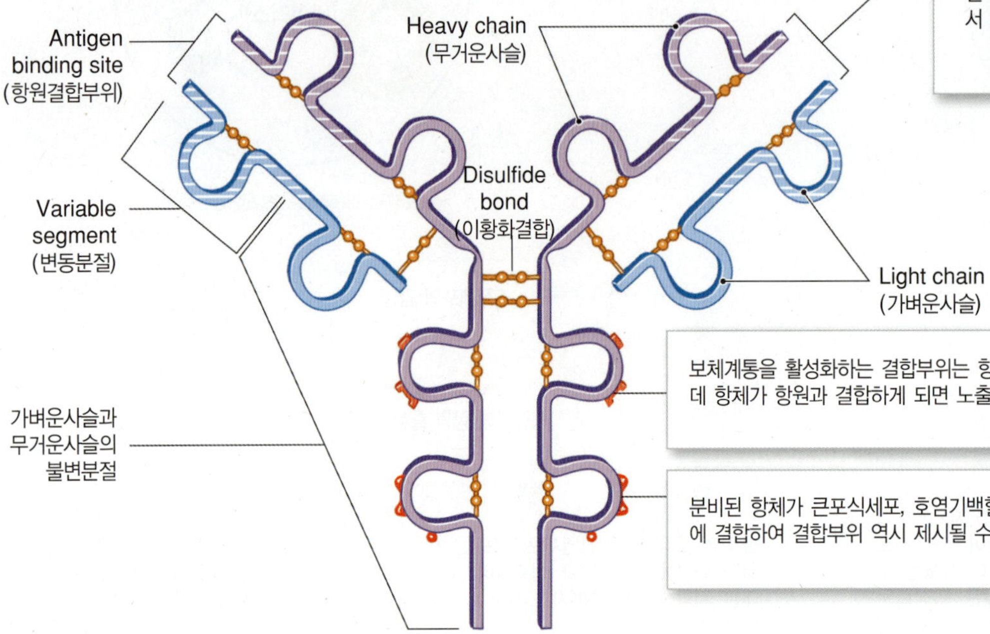

보체계통을 활성화하는 결합부위는 항체 분비 시에는 덮여 있는데 항체가 항원과 결합하게 되면 노출된다.

분비된 항체가 큰포식세포, 호염기백혈구 또는 비만세포의 표면에 결합하여 결합부위 역시 제시될 수 있다.

2 항체가 상응하는 항원과 결합하여 **antigen-antibody complex(항원-항체복합체)**를 형성한다.

1 항체는 전체 항원과 결합하는 것이 아니라 **antigenic determinant site(항원결정부위)**라고 하는 표면에 노출된 특정부위와 결합한다.

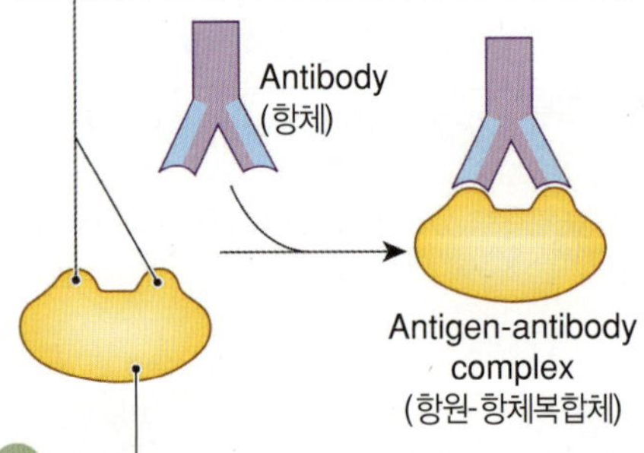

2 **Complete antigen(완전항원)**은 적어도 두 개의 항원결정부위를 가지고 있으며 각각 항체의 항원결합부위와 반응한다.

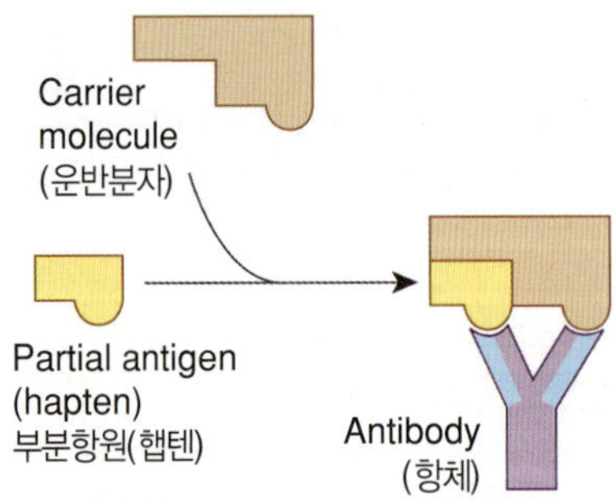

3 **Partial antigen(부분항원, 햅텐)**은 B세포를 활성화시키지 못한다. 그러나 햅텐은 운반분자와 결합하여 완전항체로 기능하는 복합체를 형성한다. 따라서 생성된 항체는 햅텐과 운반분자 모두를 공격한다. 운반분자가 조직 내에 정상적으로 존재할 경우 항체는 정상세포를 공격하여 파괴한다. 이것이 페니실린 알러지반응과 같은 여러 약물 부작용의 토대가 된다.

3 세균과 같이 커다란 것의 노출표면은 수백만 개의 항원결정부위를 가지며 따라서 항체로 뒤덮여 결국 파괴된다.

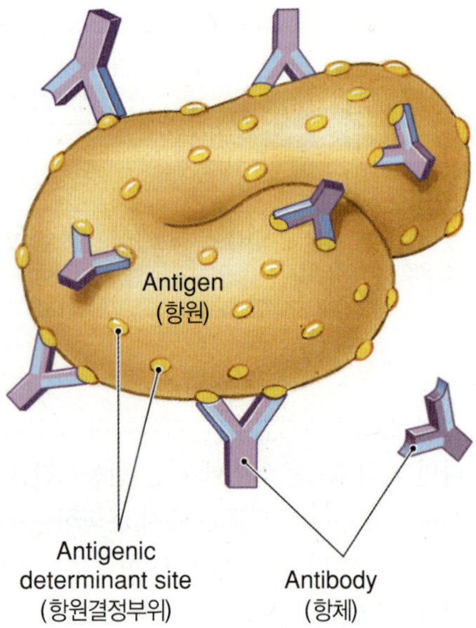

4 **Immunoglobulin(Ig, 항체)**에는 다섯 종류가 있다. 각각은 무거운 사슬의 불변분절의 구조적 차이로 구별되며 따라서 항원결합부위로 결정되는 항체의 특이성과는 관계없다.

Classes of Antibody(항체의 분류)

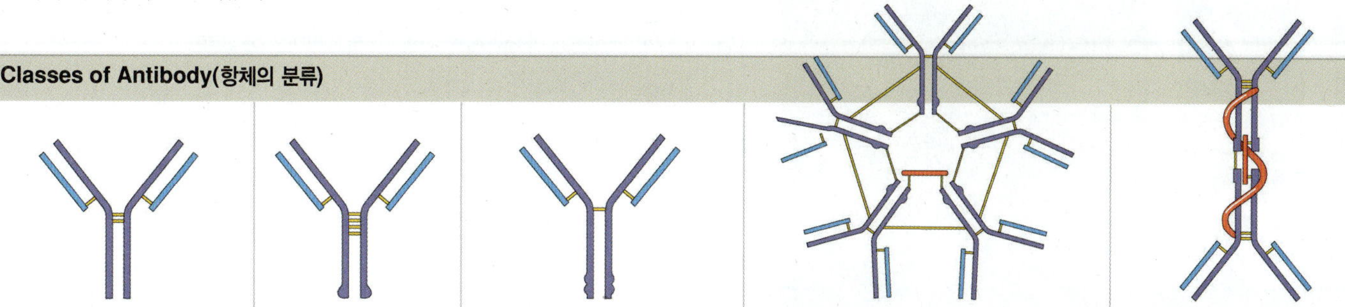

IgG 항체는 바이러스, 세균, 세균배출독소에 저항성을 갖는다. 전체 항체의 약 80%에 달한다.

IgE는 호염기백혈구와 비만세포에 결합하여 히스타민을 분비하게 하여 염증반응 촉진한다.

IgD는 B세포 표면에 노출되어 세포밖기질에 있는 항원과 결합한다. 이러한 결합으로 인해 B세포가 자극된다.

IgM은 항원을 만난 후 분비되는 첫 번째 항체이다. IgM 농도는 IgG의 생산량이 증가할수록 감소한다. 서로 맞지 않는 혈액의 응집을 담당하는 항A형와 항B형 항체는 IgM항체이다.

IgA는 주로 점액, 눈물, 침, 정액과 같은 샘분비물에서 관찰된다. 이 항체는 병원균이 몸의 내부조직으로 침투하기 전에 공격한다.

5 항원노출에 따른 초기 반응을 일차반응이라 한다. **Primary response(1차반응)**는 시간이 걸리는데 이것은 항원에 적합한 B세포가 활성화되어 항체를 분비하는 형질세포로 분화되어야 하기 때문이다. 1차반응기간 중에 **antibody titer(항체치)** 혹은 항체농도가 항원이 존재하는 상태에서 최대에 도달하는데 1~2주 소요된다. 따라서 항원에 더 이상 노출되지 않는다면 항체치는 점차 감소한다.

6 동일한 항원을 또 다시 만나면 보다 효과적이고 오래 지속되는 **secondary response(2차반응)**이 유도된다. 2차반응이 일어나는 동안 항체치는 1차반응에 나타난 것 보다 신속하고 몇배 높은 농도에 도달한다. 이것은 그 항원에 이미 대비한 수많은 기억세포가 존재하기 때문이다. 기억B세포는 초기노출에 자극되는 B세포보다 훨씬 빠르게 즉시 반응한다. 2차반응은 몇 년 후에라도 나타나는데 이것은 기억세포가 20년 이상 생존하기 때문이다.

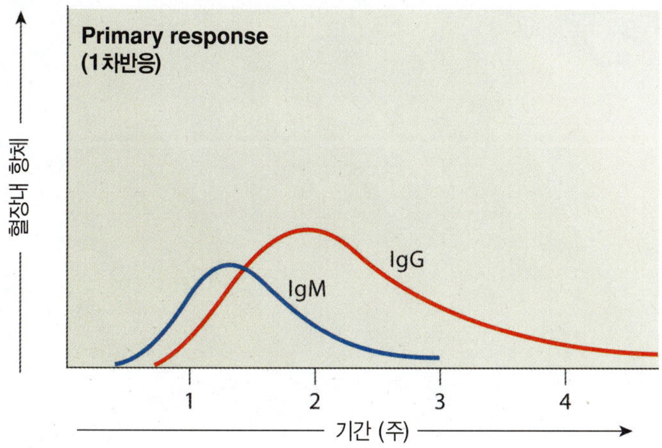

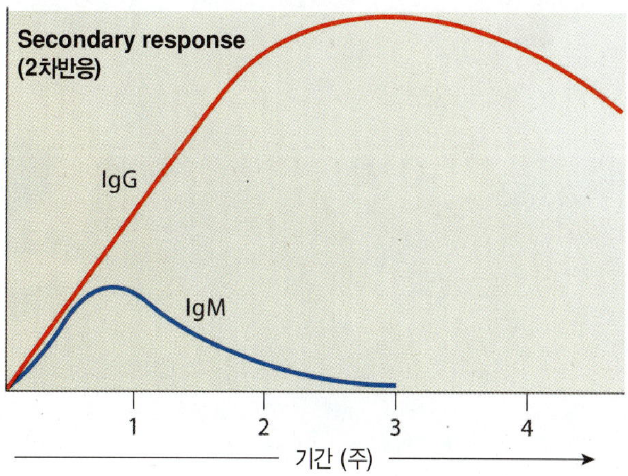

14 호흡계통 (The Respiratory System)

학습성과

1절 • General Organization of the Respiratory System (호흡계통의 일반적인 구성)

14.1 호흡점막의 역할을 기술하고, 위호흡계를 구성하는 기관들에 대해 알아보며 그들의 기능을 설명한다.

14.2 폐로 이어지는 공기 통로 구조와 기능을 살펴보고 폐의 외부 구조에 대해 설명한다.

14.3 폐포의 기능에 따른 구조를 기술한다.

2절 • Respiratory Physiology(호흡 생리)

14.4 폐 안팎으로의 공기 이동을 조절하는 물리학적 원리를 요약한다.

14.5 호흡근육들의 명칭을 알아보고 호흡 운동에 관한 근육들의 작용을 기술한다.

14.6 외호흡과 내호흡이 일어나는 동안 산소와 이산화탄소의 확산에 대해 알아보고, 혈류를 통해 기체들이 어떻게 운반되는지 설명한다.

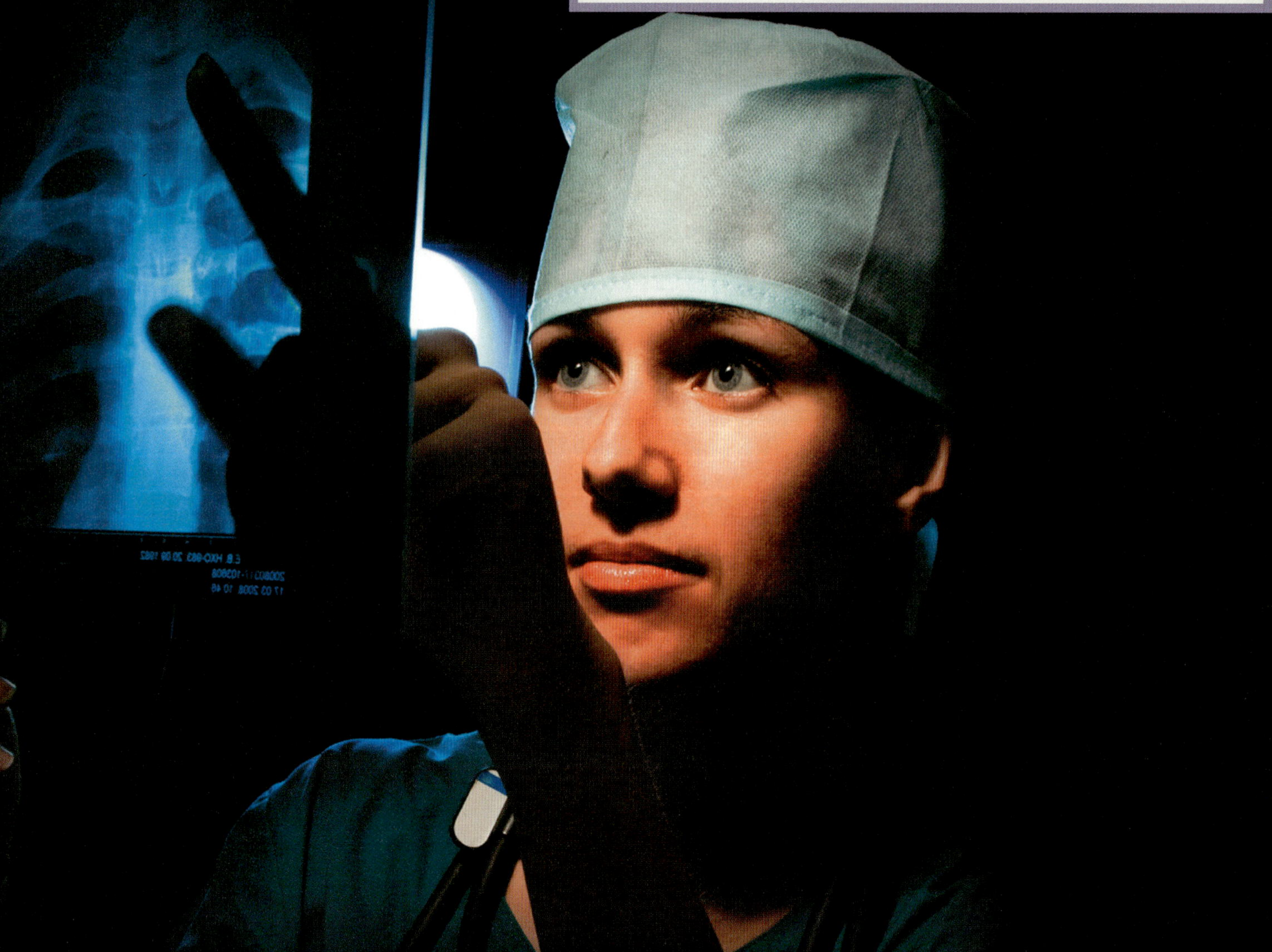

General Organization of the Respiratory System(호흡계통의 일반적인 구성)

Respiratory system(호흡계통)은 공기가 허파(폐) 안팎으로 이동하고 공기와 혈액 간 기체 교환에 관여하는 구조들로 이루어져 있다. 이 장에서 우리는 이러한 기관계의 기능과 구조에 대하여 살펴볼 것이다.

1 호흡계통은 해부학적으로 **upper respiratory system(위호흡계)**과 **lower respiratory system(아래호흡계)**으로 나눌 수 있다. 두 부분 모두 허파의 기체교환 표면을 출입하는 공기를 운반하는 통로인 **respiratory tract(호흡관)**을 이루고 있다. 이 관은 공기가 지나가는 **conducting portion(유도부)**과 기체교환이 일어나는 **respiratory portion(호흡부)**으로 이루어져 있다. 유도부는 콧구멍에서 시작하여 **bronchiole(세기관지)**이라고 하는 좁은 통로까지 확장된다. 호흡부는 가장 작은 세기관지와 공기주머니인 **alveoli(허파꽈리, 폐포)**를 포함한다. 공기와 혈액 사이의 기체교환은 폐포에서 이루어진다.

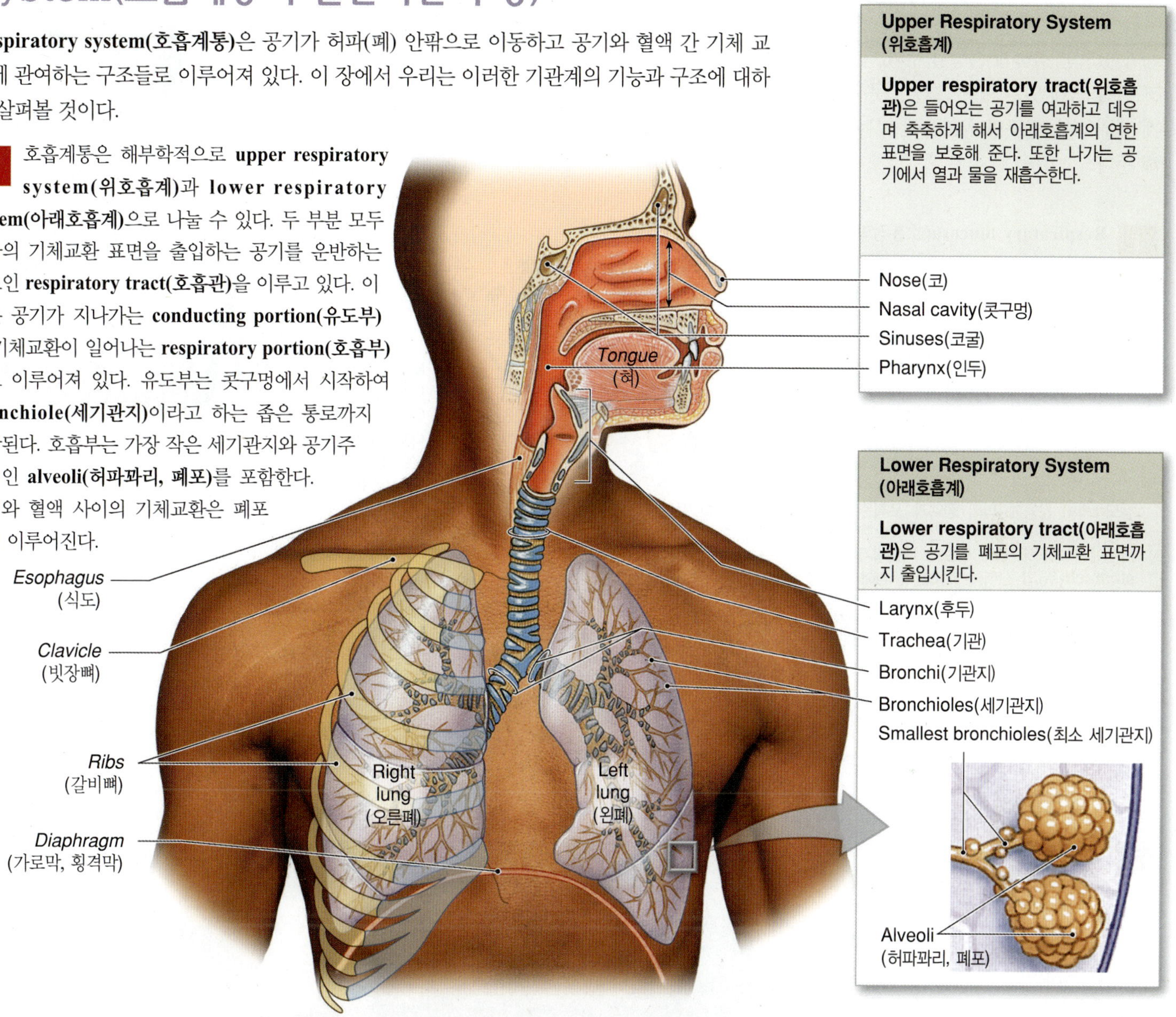

2 이 표는 호흡계통의 주요 기능을 요약하고 있다.

Major Functions of the Respiratory System(호흡계통의 주요 기능)
• 공기와 순환 혈액 사이에서 기체교환을 위해 최대의 표면적을 제공한다.
• 호흡관을 따라 폐의 기체교환 표면으로 공기를 출입시킨다.
• 호흡 표면의 탈수와 온도변화를 막아주고 병원체 감염으로부터 보호해 준다.
• 말하고, 노래부르며 기타 다른 유형의 의사소통을 위한 소리를 생성한다.
• 콧구멍 위쪽 부위의 후각 수용체들에 의해 냄새를 맡도록 해준다.

호흡점막은 들어오는 공기를 정화시키고 데우며 축축하게 해준다

우리 호흡계통의 기체교환 표면은 연약해서 우리가 들이마시는 공기에 먼지나 병원체가 있으면 심하게 손상될 수 있다. 코털은 먼지나 곤충들이 들어오지 못하게 한다. 코 안쪽 벽에 있는 혈관 그물은 콧구멍으로 열을 발산하여 들어오는 공기를 따뜻하게 데워주며, 콧구멍과 코굴에 있는 점액선에서 나오는 분비물은 공기에 습기를 더해 준다.

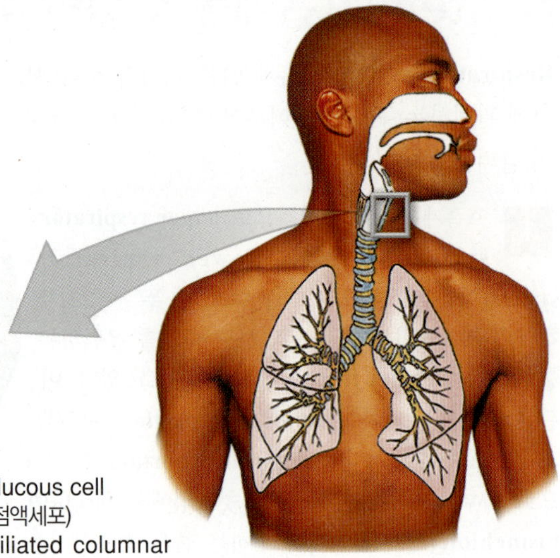

1 **Respiratory mucosa(호흡점막**; mu-KŌ-suh)는 호흡관 대부분의 유도부 내강을 싸고 있다. 호흡상피의 구조는 호흡관을 따라 변화한다. 다수 점액세포들을 지닌 위중층 섬모원주상피(pseudostratified ciliated columnar epithelium)가 콧구멍, 인두 윗부분, 기관, 기관지 및 큰 세기관지의 내강을 싸고 있다.

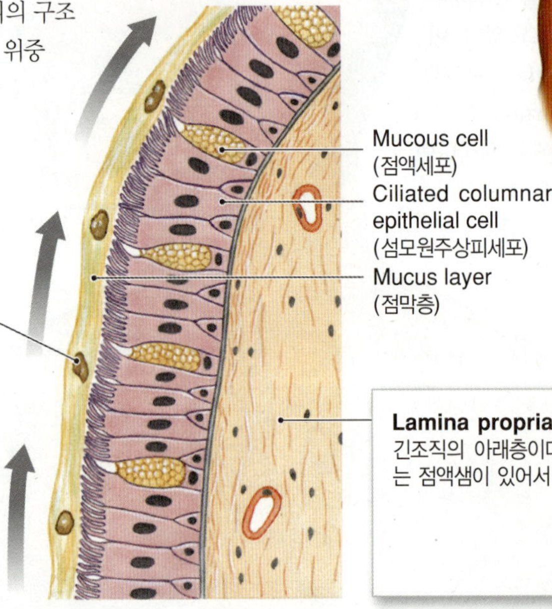

섬모(cilia) 운동에 의해 점액과 포획된 부스러기 혹은 미생물들이 pharynx(인두) 쪽으로 보내지고, 그곳에서 기침에 의해 밖으로 배출되거나 삼켜져 stomach(위)의 산이나 효소들에 의해 파괴된다. 섬모 운동은 끊임없이 호흡 표면을 청소하고 보호해준다. 공기가 호흡관의 호흡부에 이를 때까지 크기 5 μm 이상의 입자들은 포획되어 제거된다.

Lamina propria(점막고유판)는 호흡상피를 지탱하는 성긴조직의 아래층이다. 위호흡계, 기관 및 기관지의 고유판에는 점액샘이 있어서 상피표면 위로 분비물을 방출한다.

2 **Cystic fibrosis(CF, 낭포성 섬유증)**는 북유럽 혈통의 백인들에서 가장 흔하게 발병하는 치명적인 유전병이다. 해마다 CF로 새롭게 진단받는 경우가 1,000건에 이른다. 가장 위험한 증상이나 증후군은 비정상적으로 두껍고 끈적거리는 점액을 생성하기 때문에 나타난다. 점액이 밀집되어 쌓이면 공기 흐름이 제한된다. 쌓인 점액에서 세균이 번식하면 호흡 통로와 폐에 치명적인 감염이 일어날 수 있다. 시간이 지나면서, 만성 염증과 감염이 호흡계통을 영구적으로 손상시킬 수도 있다. 이 CF 환자들은 점액을 일시적으로 얇게 해주는 호흡 치료(breathing treatment)를 받게 된다.

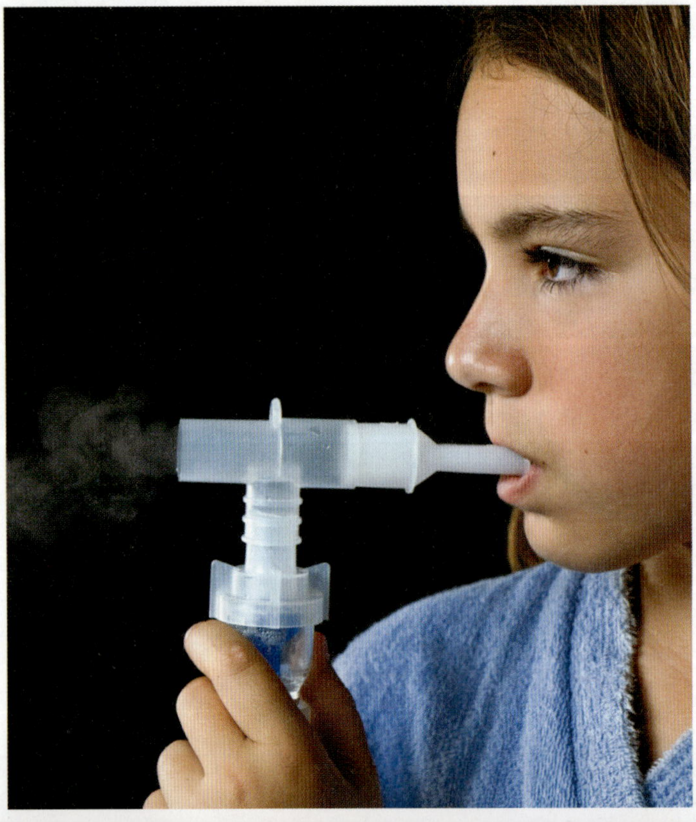

기관 및 1차 기관지는 폐 안팎으로 공기를 운반한다

1 **Trachea(기관**; windpipe)는 지름이 약 2.5 cm 정도의 강하고도 유연한 관이다. 기관은 가지를 쳐서 오른쪽 및 왼쪽 **primary bronchi(1차 기관지**; singular, *bronchus*)를 형성한다. 기관지가 세분화되고 가지를 형성하는 모양을 따서 종종 bronchial tree(기관지 나무)라고 부르기도 한다.

2 이 그림은 기관 단면도이다. 탄력성이 있는 인대와 **trachealis muscle(기관근육)**이 C자 모양의 기관연골의 끝을 연결하고 있다. 기관근육이 수축하면, 기관의 지름은 줄어들어 공기 흐름에 대한 저항이 증가한다. 기관의 이러한 수축은 기침하는 과정에서 공기 유출의 힘을 증가시키기도 하며 자극물의 배출에도 도움이 된다. 근육이 이완하면 기관의 지름은 더 커져 호흡통로를 따라 공기가 이동하기에 더 용이해진다.

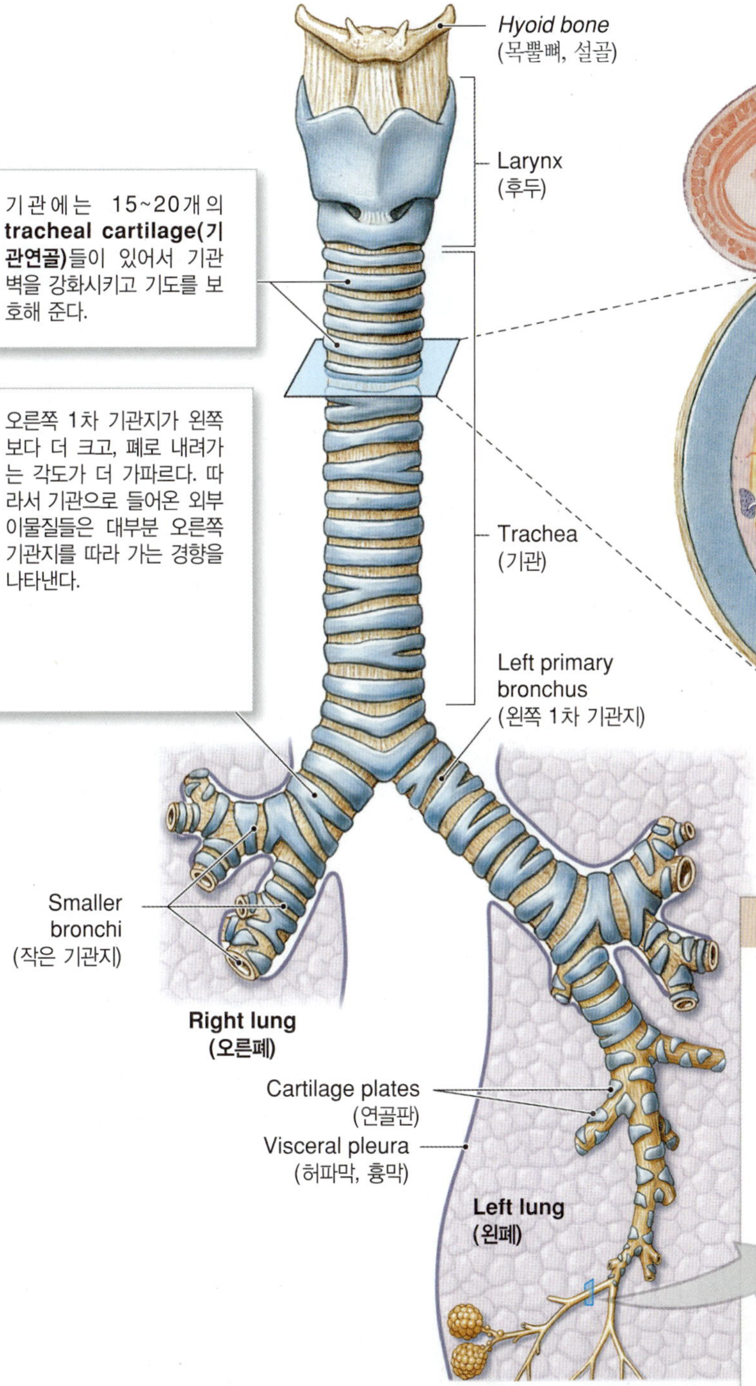

기관에는 15~20개의 **tracheal cartilage(기관연골)**들이 있어서 기관벽을 강화시키고 기도를 보호해 준다.

오른쪽 1차 기관지가 왼쪽보다 더 크고, 폐로 내려가는 각도가 더 가파르다. 따라서 기관으로 들어온 외부 이물질들은 대부분 오른쪽 기관지를 따라 가는 경향을 나타낸다.

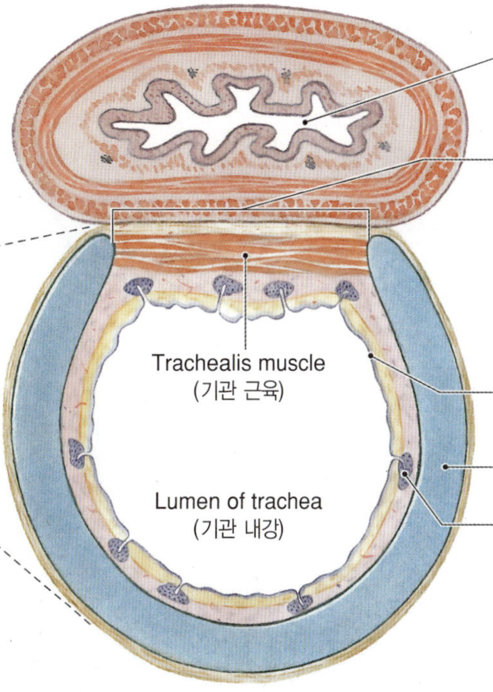

기관연골은 뒤쪽이 불완전하기 때문에 식도를 통해 다량의 음식물이 지나갈 때 기관벽이 모양을 쉽게 변형시킬 수 있는 것이다.

Bronchiole(세기관지)

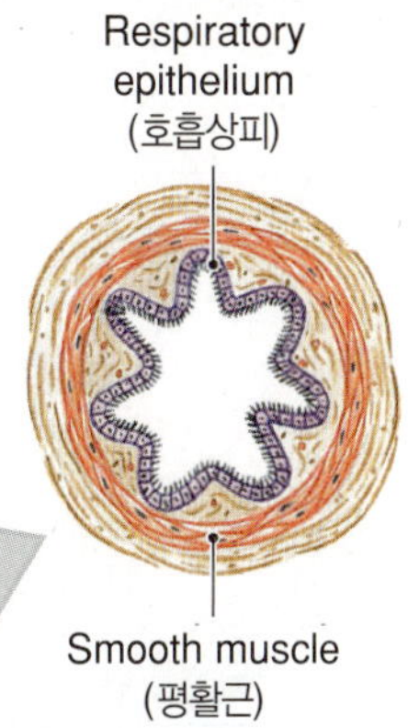

세기관지 벽은 비교적 두꺼운 층의 평활근을 포함하고 있다. 이 근육의 불수의적 수축과 이완으로 세기관지의 지름과 공기 흐름에 대한 저항이 변화하게 된다. 교감신경이 흥분하면 기관지의 지름이 확장하는 **bronchodilation(기관지 확장)**이 유발된다. 부교감신경이 자극되면 기관지 지름이 좁아지는 **bronchoconstriction(기관지 수축)**이 야기된다. 과도한 기관지 수축 현상은 **asthma(천식**; AZ-muh)와 같은 알러지 반응시에도 나타날 수가 있는데, 부종과 기관지 수축으로 공기 흐름이 심각하게 방해를 받을 수 있다.

14.3

기체교환은 허파꽈리(폐포)에서 일어난다

1 호흡관은 연골고리가 지탱하고 지름이 넓은 1차 기관지로서 폐 속으로 들어가게 된다. 기관지가 가지를 치고 점점 더 좁아지면서 연골 고리로 지탱되던 것이 세기관지에 이르러서는 한 층의 평활근으로 전환된다. 가장 작은 세기관지의 끝은 **alveoli(허파꽈리, 폐포**; 단수는 alveolus)라고 하는 주머니로 연결된다. 각 폐 속에는 약 1억 5천 개가 있으며 이것들 때문에 폐가 스펀지 모양을 하고 있다.

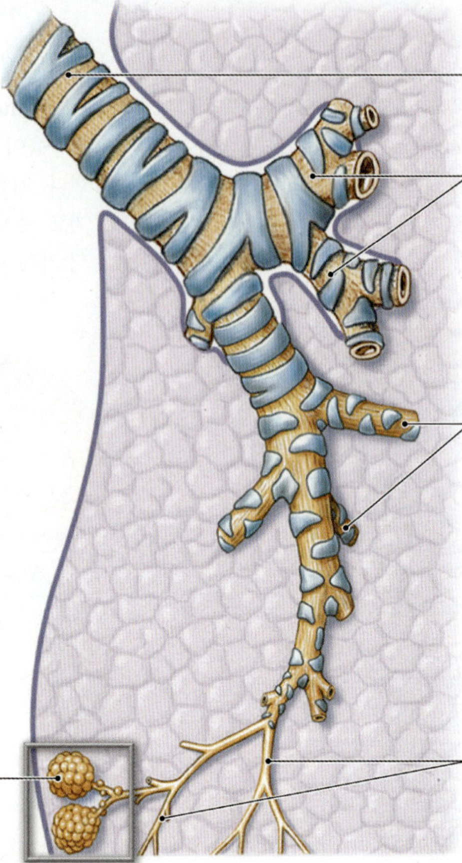

2 각 폐포는 결합조직 섬유그물로 지탱되는 모세혈관들로 둘러싸여져 있다. 인접하고 있는 여러 폐포들은 대부분 단일 세기관지에서 연결되어 포도송이처럼 무리를 이루어 형성되어 있다.

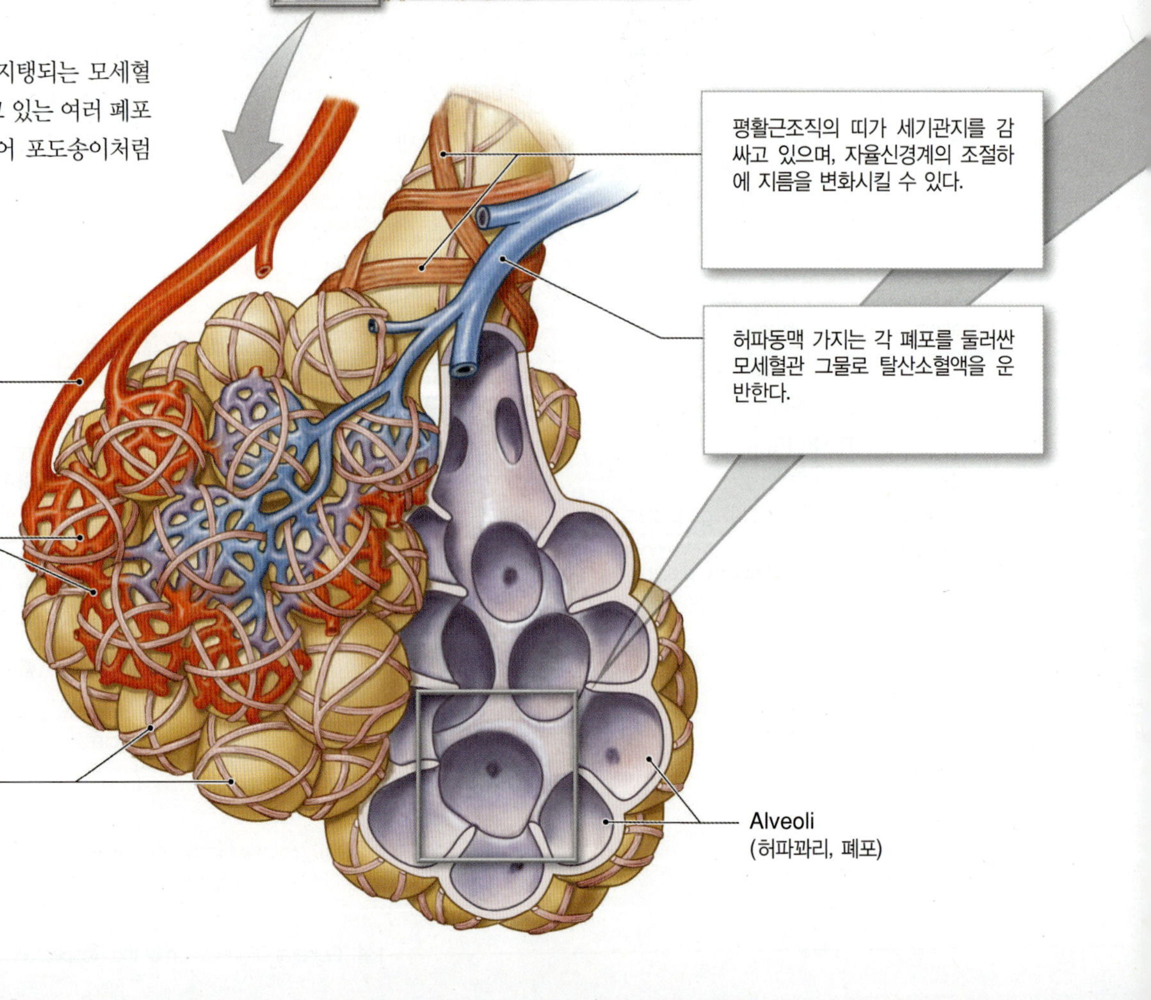

3 폐포 상피는 주로 단순 편평상피이다. 폐포를 둘러싸는 모세혈관은 폐포의 산소분압이 높으면 팽창하고, 낮으면 수축하는 면에서 다른 모세혈관들과는 기능적으로 다르다. 산소 농도에 대한 이 반응이 산소를 최대한 포함하고 있는 폐포로 혈류를 보내도록 해준다. 특별히 얇고 섬세한 편평상피 세포들은 기체교환이 일어나는 장소가 된다.

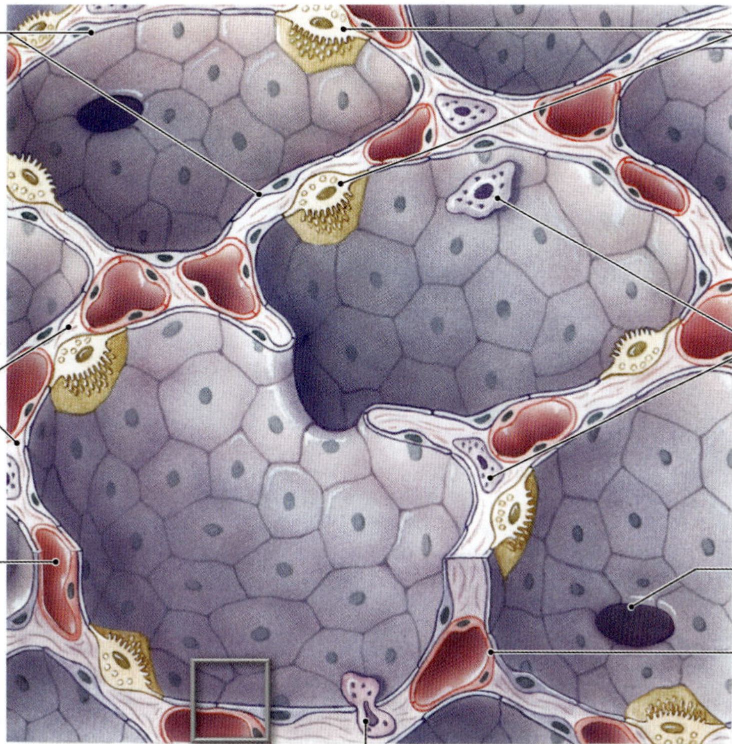

4 각 폐포에서 **respiratory membrane(호흡막)**을 통한 기체교환은 확산에 의해 이루어진다. 확산은 거리가 짧고 산소와 이산화탄소 둘 다 지질에 용해되기 때문에 호흡막을 가로질러 빠르게 일어난다.

Respiratory Membrane(호흡막)

혈액과 폐포 속 공기 사이의 전 길이는 0.1 ㎛로 매우 가깝다. 가장 얇은 호흡막은 적혈구 지름의 약 1/70 정도이다.

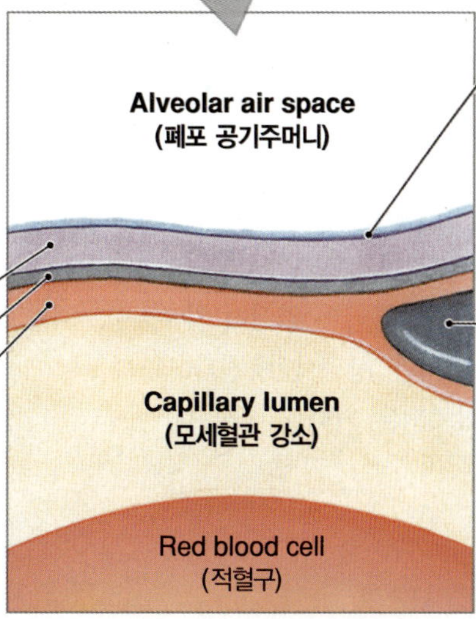

Respiratory Physiology(호흡 생리)

Respiration(호흡)이라는 일반 용어는 external respiration(외호흡)과 internal respiration(내호흡)을 통합하여 일컫는다.

1 이 그림은 호흡의 개요를 보여주고 있다. 외호흡(폐 기체교환, 기체 확산 및 기체 수송) 및 내호흡의 관련성이 나타나 있다.

Respiration(호흡)

External Respiration(외호흡)	Internal Respiration(내호흡)
External respiration(외호흡)은 체조직과 외부환경 사이에서 산소와 이산화탄소의 교환을 말한다. 외호흡의 목적과 호흡계의 1차적인 기능은 세포의 호흡 요구를 충족시키는 것이다.	**Internal respiration(내호흡)**은 조직 세포가 산소를 흡수하고 이산화탄소를 방출하는 과정이다.

Pulmonary ventilation (폐 환기, 숨쉬기)은 공기가 폐 안팎으로 드나드는 물리적 운동을 말한다. 폐 환기의 1차적 기능은 공기가 폐포 내외로 이동하는 과정인 **alveolar ventilation(폐포 환기)**이 적절하게 유지되도록 하는 것이다.

Gas diffusion(기체 확산)은 폐포와 모세혈관 사이에 있는 호흡막을 가로질러 일어나고, 또한 혈액과 조직 사이에 있는 모세혈관벽을 통해 이루어진다.

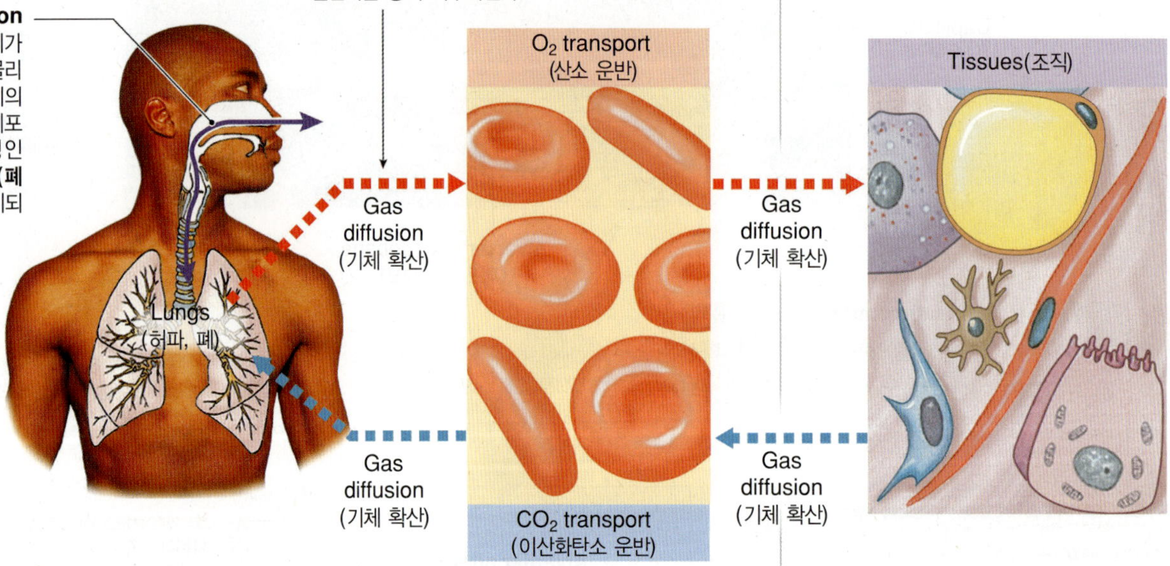

외호흡의 어떤 과정이 비정상적으로 일어날 경우 결국 조직이 이용할 수 있는 산소 농도가 영향을 받게 된다. **Hypoxia(저산소증)**에 걸리면 영향 받은 부위에서의 대사작용은 심각하게 제한을 받게 된다. 만약 산소 공급이 완전히 차단되면 **anoxia(산소결핍증**; *a*-, 없이 + *ox*-, 산소)라는 상태에 빠진다. Stroke(뇌졸중)이나 heart attack(심장마비)에 의해 야기되는 커다란 손상은 그 부위에의 세포들이 산소 결핍 때문에 죽기 때문이다.

흉강내 압력 변화가 폐 환기를 일으킨다

1 공기는 기압이 높은 곳에서 낮은 곳으로 이동한다. Inhalation(들숨, 흡기) 시 흉강이 커지면 폐 속 압력이 떨어지고 공기는 안으로 유입된다. Exhalation(날숨, 호기) 시 흉강의 부피가 줄어들면 폐 속 압력이 증가하여 공기는 호흡관으로부터 폐 속으로 들어간다.

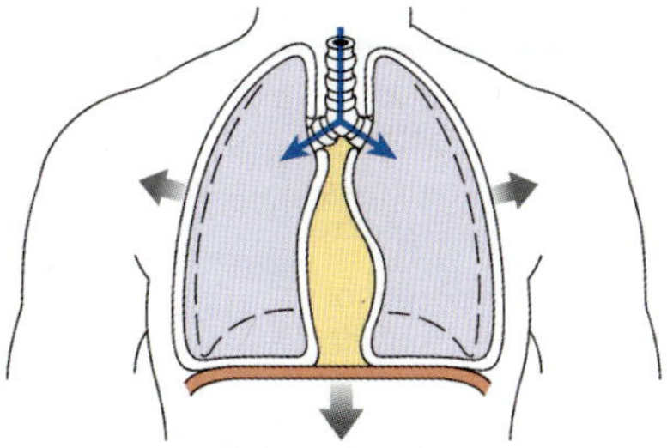

흡기: 부피 증가
외부압 > 내부압
내부압 감소, 공기가 안으로 들어감

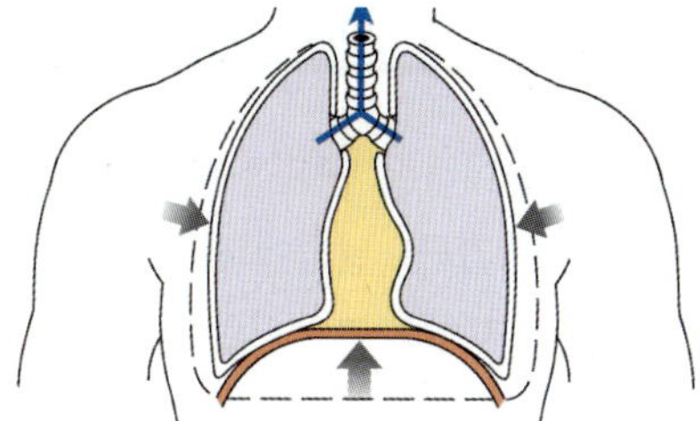

호기: 부피 감소
외부압 < 내부압
내부압 증가, 공기가 밖으로 나감

2 공기 이동 방향은 무엇이 결정할까? 대기압과 호흡관 내 압력인 **intrapulmonary pressure(폐 속 압력)**의 차이 때문이다. **Alveolar pressure(폐포압)**는 폐포에서 측정되는 폐 속 압력이다.

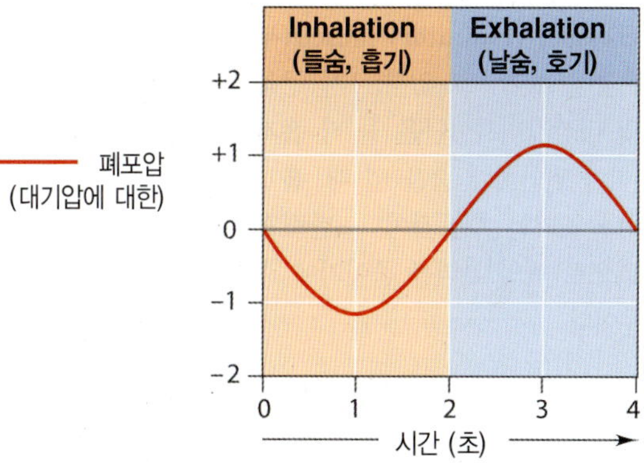

대기압과 폐 속 압력이 같으면 기압차는 0 mm Hg이다. 폐 속 압력이 양성(높은)이면 공기를 폐 밖으로 밀어내고; 폐 속 압력이 음성(낮은)이면 공기를 폐 속으로 밀어 넣는 원인이 된다.

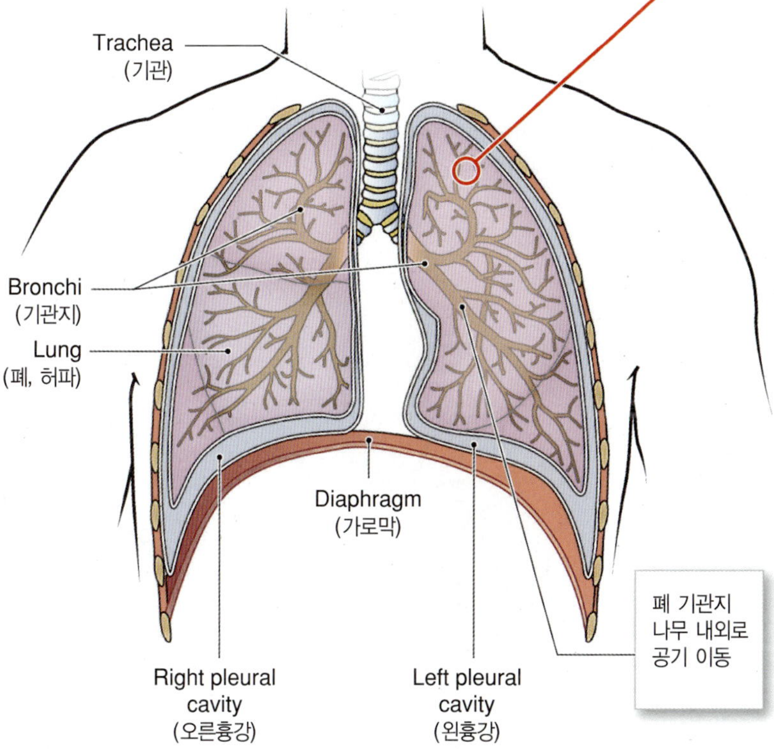

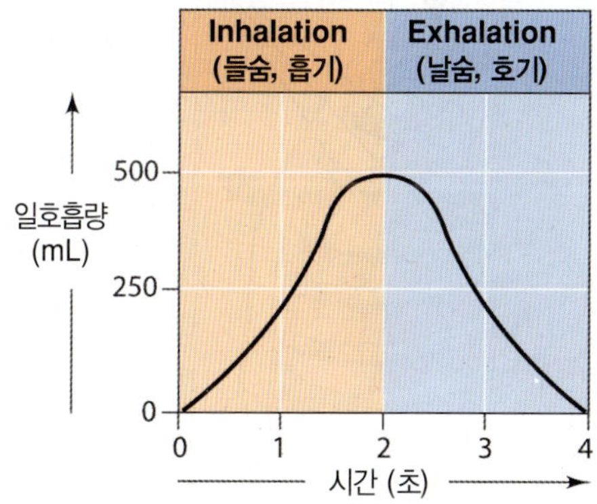

Tidal volume(V_T, 일호흡량)은 흡기 시 폐 속으로 들어오거나 호기 시 폐 밖으로 나가는 공기의 양이다. 휴식 시 일호흡량은 약 500 mL이다.

호흡근은 호흡요구성에 따라 일호흡량을 조절한다

호흡근육에 의해 inhalation(들숨, 흡기)과 exhalation(날숨, 호기)이 이루어진다. 들숨에 관여하는 근육들을 **inspiratory muscle(흡기근)**, 날숨에 관여하는 근육들을 **expiratory muscle(호기근)**이라고 한다.

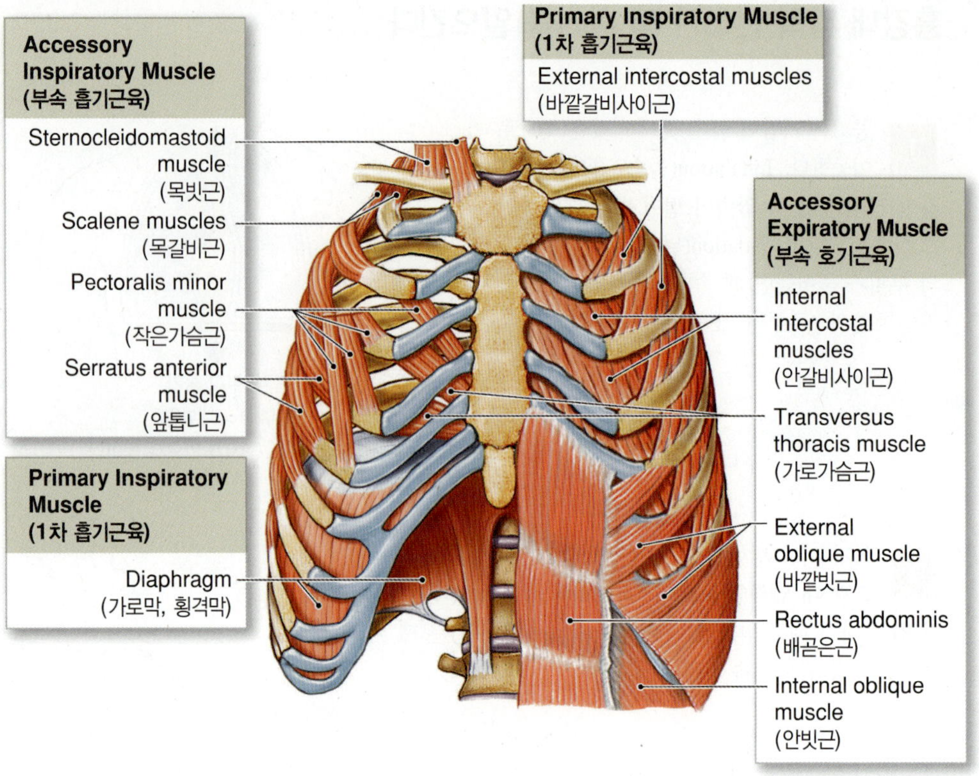

1 이 앞면도는 primary(1차) 및 **accessory respiratory muscle(부속 호흡근육)**들을 보여주고 있다. 1차 근육인 가로막 및 바깥갈비사이근은 둘 다 흡기근이다. 우리가 편안하게 숨을 쉴 때, 흡기는 능동적이나 호기는 수동적이다—탄력적인 힘과 중력으로 폐의 부피를 줄이기에 충분하기 때문이다.

2 이 옆면도는 흡기 동안 갈비뼈를 들어올리고 가로막을 아래로 내려 흉강을 확장시키는 흡기근육을 보여주고 있다.

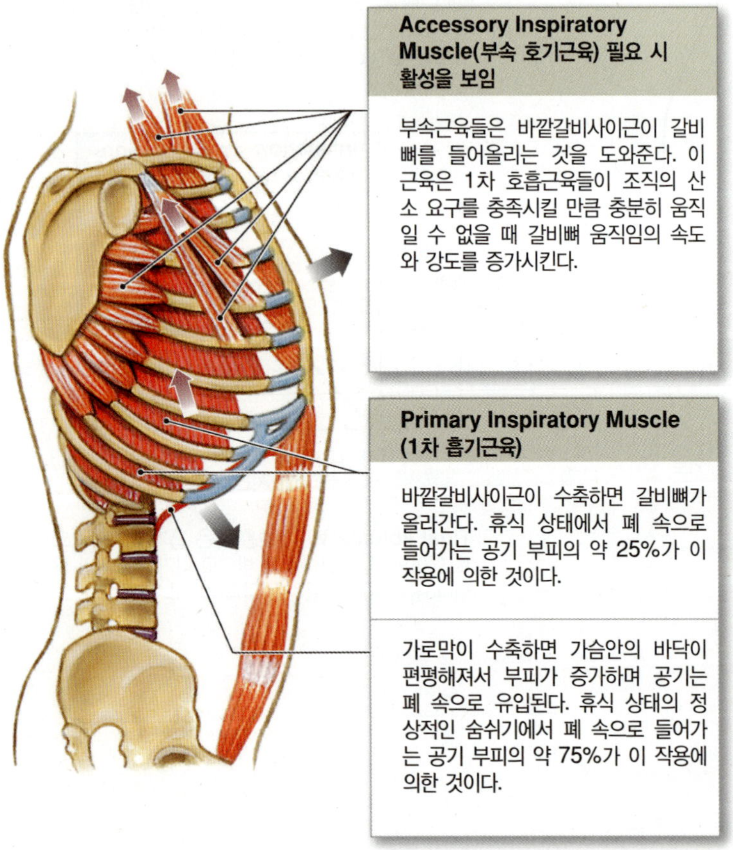

3 호기 시 옆면도로서 갈비뼈를 내리고 이완된 가로막을 가슴안으로 밀어내는 부속 호기근육들을 보여주고 있다. 호기를 도와주는 배근육은 단일 근육(배곧은근)으로 대표된다.

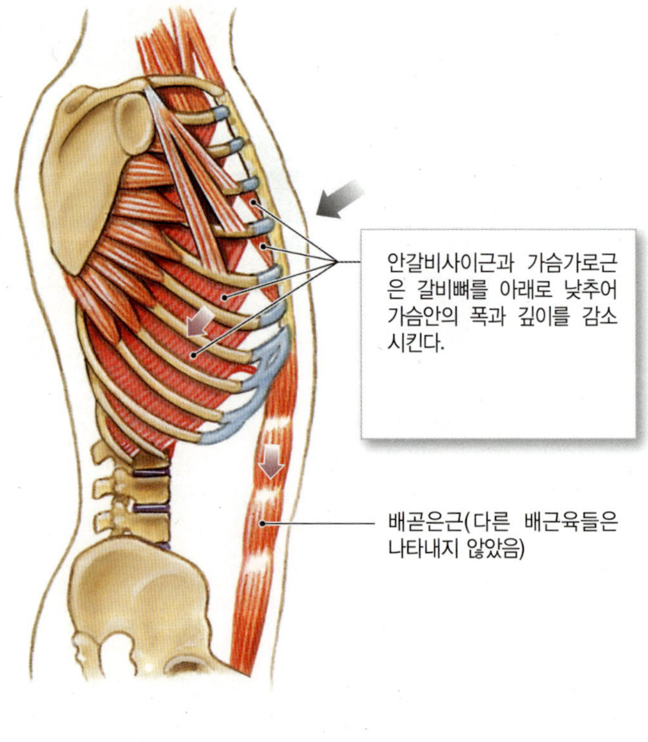

4 **Respiratory cycle(호흡주기)**은 한 번의 inhalation(흡기, 들숨)과 한 번의 exhalation(호기, 날숨)으로 이루어져 있다. 편안한 호흡주기 한 번 동안에 폐 속의 공기 소량만 교환된다. 우리는 숨을 세게 들이마신 후 완전히 배출해냄으로써 tidal volume(일호흡량)을 늘릴 수 있다. 이 그래프에서 나타난 것처럼, 폐의 전체 부피를 노력의 정도에 따라, 일련의 **volume(부피)**과 **capacity(용량)**로 나눌 수 있다. 붉은 선은 호흡과정에서 폐 안의 공기량을 보여주고 있다. 이 부피와 용량은 의학적으로 각종 호흡기 질환을 진단하거나 폐 질환의 상태나 회복정도를 진단하는데 유용한 수단이다.

Pulmonary Volume(폐 용적)과 Capacity(용량), 성인 남자

Tidal volume(V_T, 일호흡량)은 단일 호흡주기 동안 폐를 드나드는 공기의 양이다. 편안한 상태에서의 호흡 동안 일호흡량은 약 500 mL로서 그 중 350mL은 기체 교환 표면에까지 도달한다. 나머지 150 mL는 호흡통로에 남아 있기 때문에 **dead space of the lung(폐 속 죽은 공간)**이라고 한다.

Inspiratory reserve volume (IRV, 흡기예비량)은 일호흡량 이상으로 호흡할 수 있는 공기의 양을 말한다.

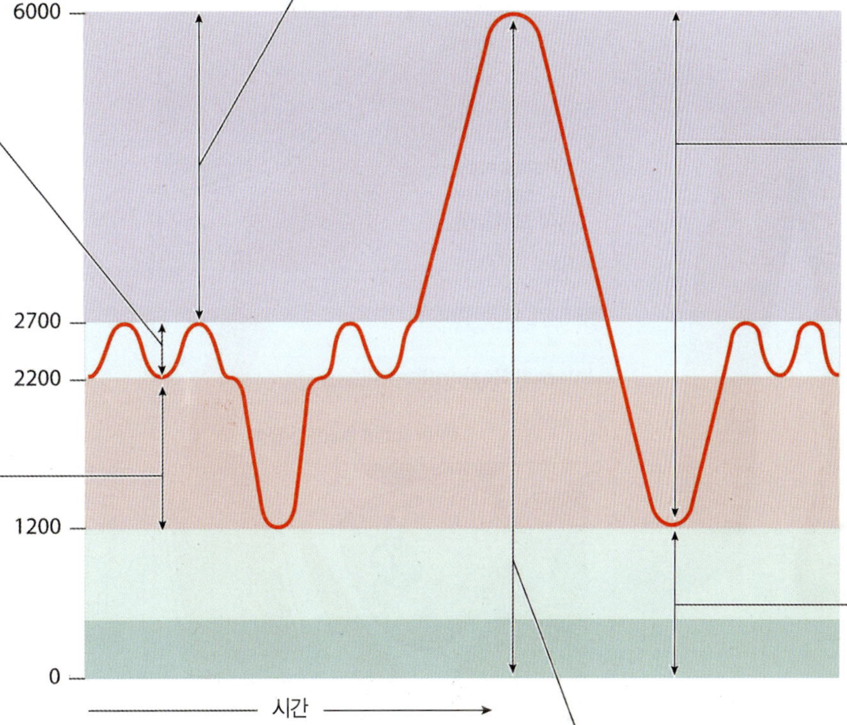

Vital capacity(폐활량)는 단일 호흡주기에서 우리가 폐로 출입시킬 수 있는 최대 공기량을 말한다. 폐활량은 호기예비량, 일호흡량 및 흡기예비량의 합이다.

Expiratory reserve volume(ERV, 호기예비량)은 정상적이고 편안하게 숨을 내쉰 후 의식적으로 방출시킨 공기의 양을 말한다.

Residual volume(잔기량)은 최대한 호기한 이후 폐 속에 남아 있는 공기의 양이다.

Total lung capacity(총폐용량)는 폐 속에 남아 있는 공기의 양으로서 폐활량에 잔기량을 더하여 계산할 수 있다. 총폐용량은 평균적으로 남성에서 6,000 mL, 여성에서 4,200 mL 정도이다.

기체 확산은 기체의 상대적 농도와 용해도에 의존한다

1 이 그림은 폐순환의 외호흡 및 체순환의 내호흡에서 산소와 이산화탄소의 확산에 대해 보여주고 있다.

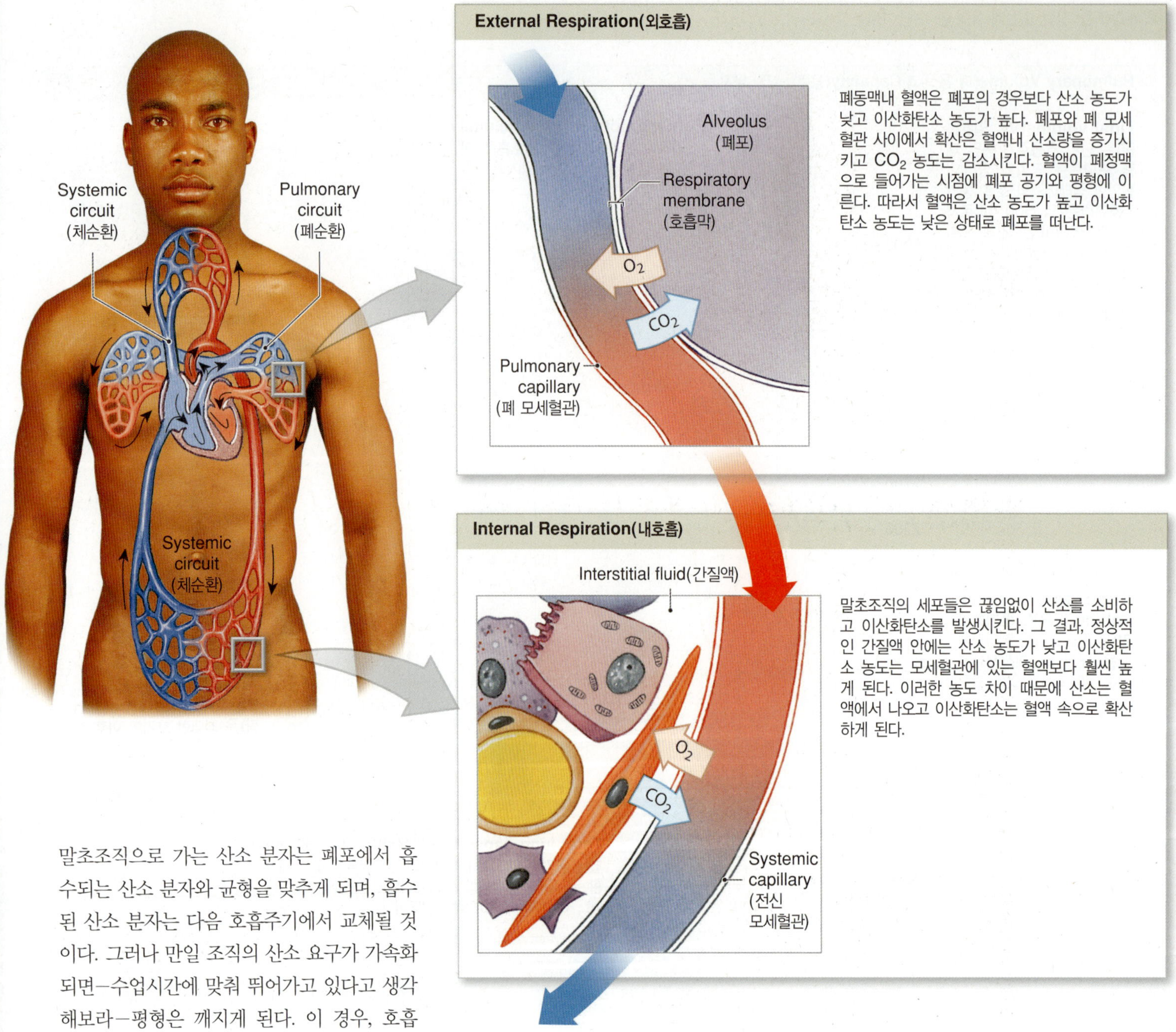

폐동맥내 혈액은 폐포의 경우보다 산소 농도가 낮고 이산화탄소 농도가 높다. 폐포와 폐 모세혈관 사이에서 확산은 혈액내 산소량을 증가시키고 CO_2 농도는 감소시킨다. 혈액이 폐정맥으로 들어가는 시점에 폐포 공기와 평형에 이른다. 따라서 혈액은 산소 농도가 높고 이산화탄소 농도는 낮은 상태로 폐포를 떠난다.

말초조직의 세포들은 끊임없이 산소를 소비하고 이산화탄소를 발생시킨다. 그 결과, 정상적인 간질액 안에는 산소 농도가 낮고 이산화탄소 농도는 모세혈관에 있는 혈액보다 훨씬 높게 된다. 이러한 농도 차이 때문에 산소는 혈액에서 나오고 이산화탄소는 혈액 속으로 확산하게 된다.

말초조직으로 가는 산소 분자는 폐포에서 흡수되는 산소 분자와 균형을 맞추게 되며, 흡수된 산소 분자는 다음 호흡주기에서 교체될 것이다. 그러나 만일 조직의 산소 요구가 가속화되면—수업시간에 맞춰 뛰어가고 있다고 생각해보라—평형은 깨지게 된다. 이 경우, 호흡속도와 일호흡량이 증가하지 않으면 안 된다.

2 이 그림은 폐(왼쪽) 및 말초조직(오른쪽)에서 혈류가 산소와 이산화탄소를 어떻게 운반하는지를 요약하고 있다.

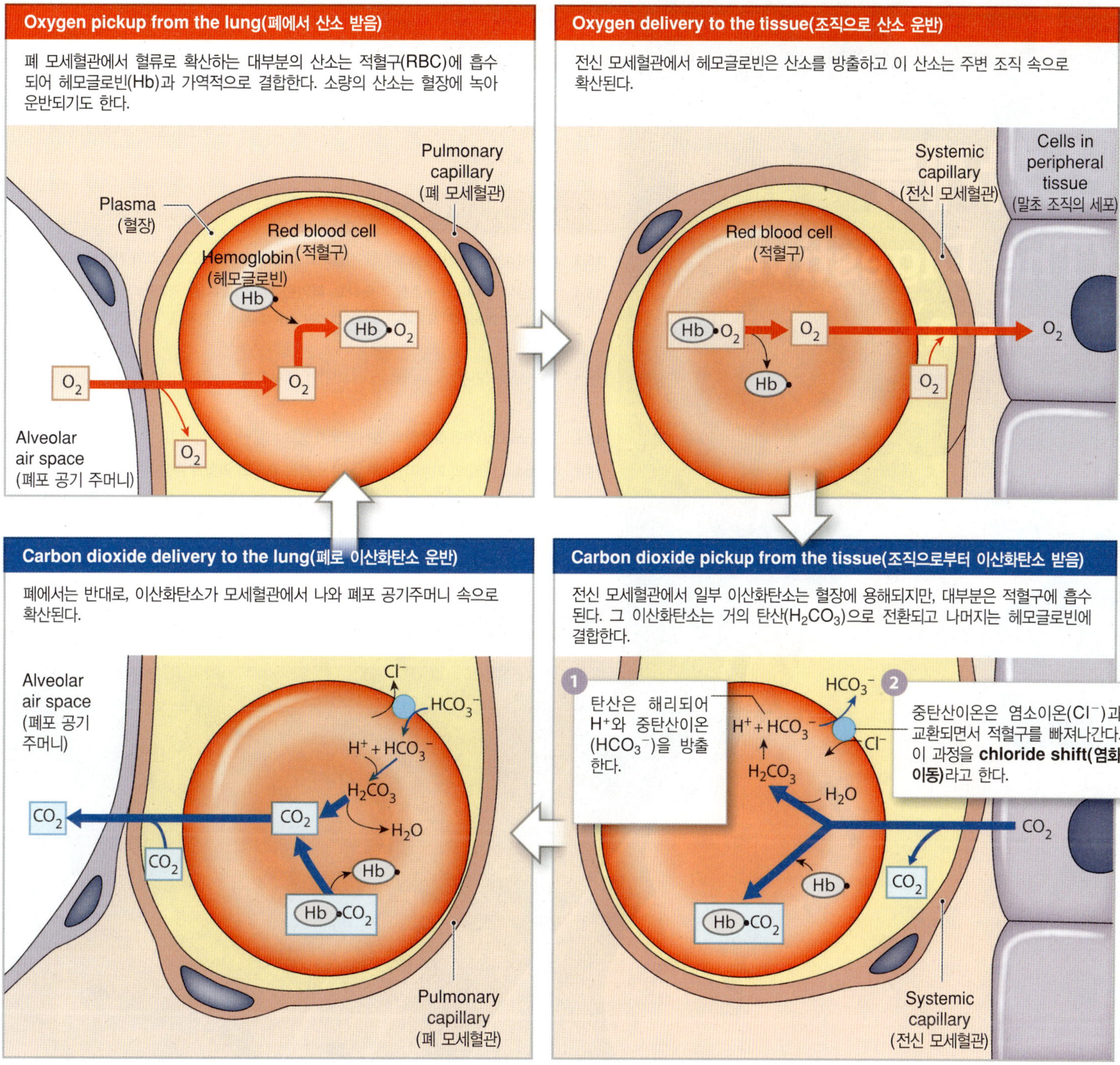

15

소화계통 (The Digestive System)

학습성과

1절 • General Organization of the Digestive System(소화계통의 일반적 구성)

15.1 Digestive tract(소화관)의 기능적인 조직학을 기술한다.

15.2 평활근조직의 구조 및 기능적인 특징을 기술하고 소화관을 통한 음식물의 이동과정을 설명한다.

2절 • Digestive Tract(소화관)

15.3 Oral cavity(입안)의 해부학을 기술하고 입안의 주요 구조와 영역의 기능을 토의한다.

15.4 전형적인 치아의 구조를 기술하고, 다양한 치아의 위치를 명시한다. 그리고 primary dentition(일차치열, 젖니)과 secondary dentition(이차치열, 간니)의 차이점을 구별한다.

15.5 Pharynx(인두)와 esophagus(식도)의 해부학과 기능을 기술하고 삼킴과정을 설명한다.

15.6 Stomach(위)의 해부학과 조직학적 특징을 기술한다.

15.7 Stomach(위)의 기능적인 해부학을 소화와 흡수의 역할과 관련하여 기술한다.

15.8 기능적인 관점에서 intestinal tract(창자관)의 해부학과 조직학적인 특징들을 기술한다.

15.9 Large intestine(큰창자)의 표면과 조직학적인 구조를 기술한다.

3절 • Accessory Digestive Organ(부속소화기관)

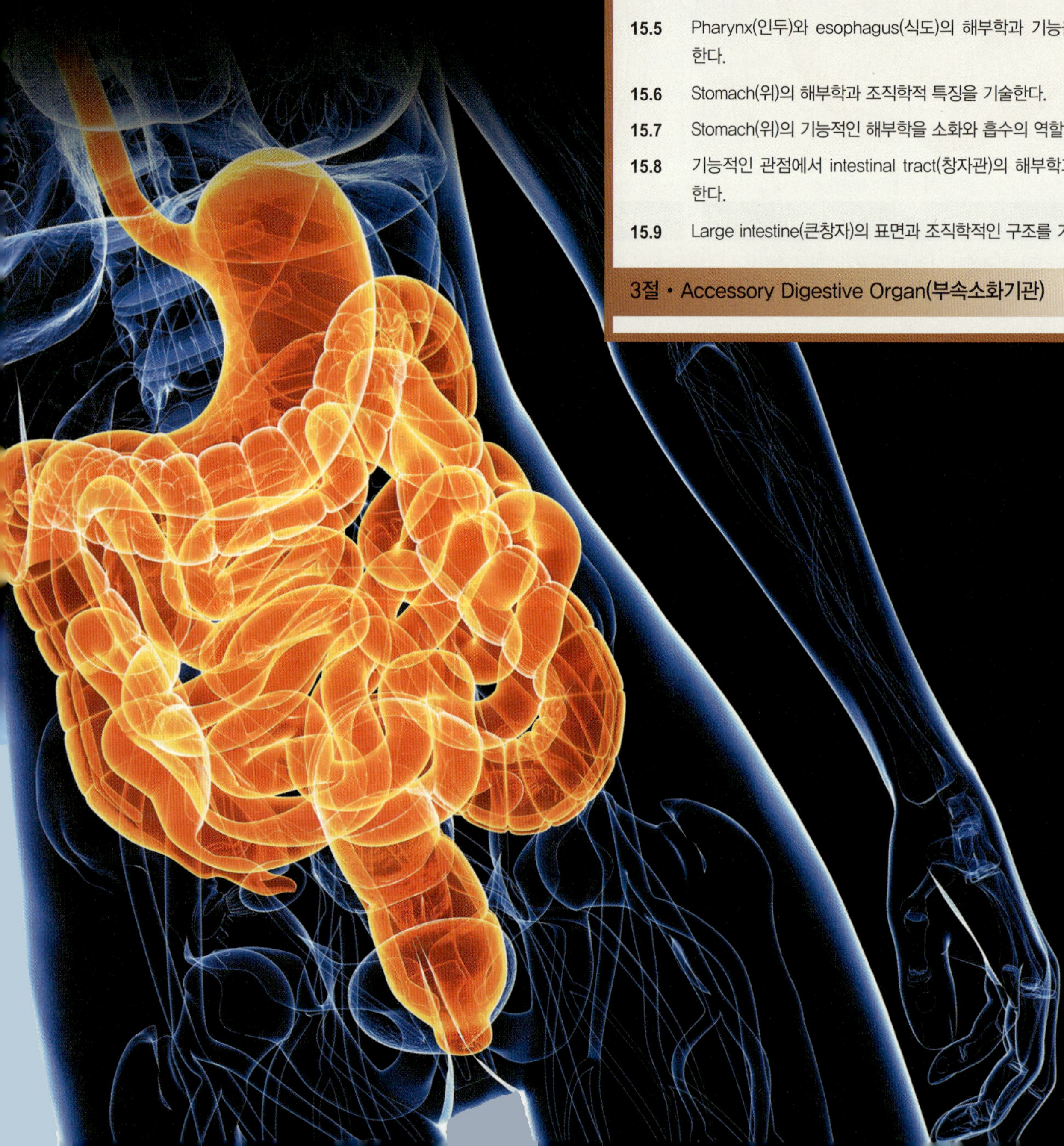

General Organization of the Digestive System (소화계통의 일반적인 구성)

Digestive system(소화계통)은 gastrointestinal(GI) tract(위장관)라 부르는 근육형 소화관과 다양한 부속기관들로 구성되어 있다. 음식물이 입안으로 들어와서 소화관을 통과한다. 소화관을 통해 내려가는 동안 부속소화기관들은 물, 효소, 완충액, 유기영양분과 무기영양분의 흡수를 위한 다른 구성성분들을 포함하는 분비물을 생산한다.

1 소화계통은 외부환경과 직접적인 연결이 없거나 영양분을 섭취할 수 있는 방법이 없는 조직을 지지하기 위해 다른 계통과 상호작용을 한다.

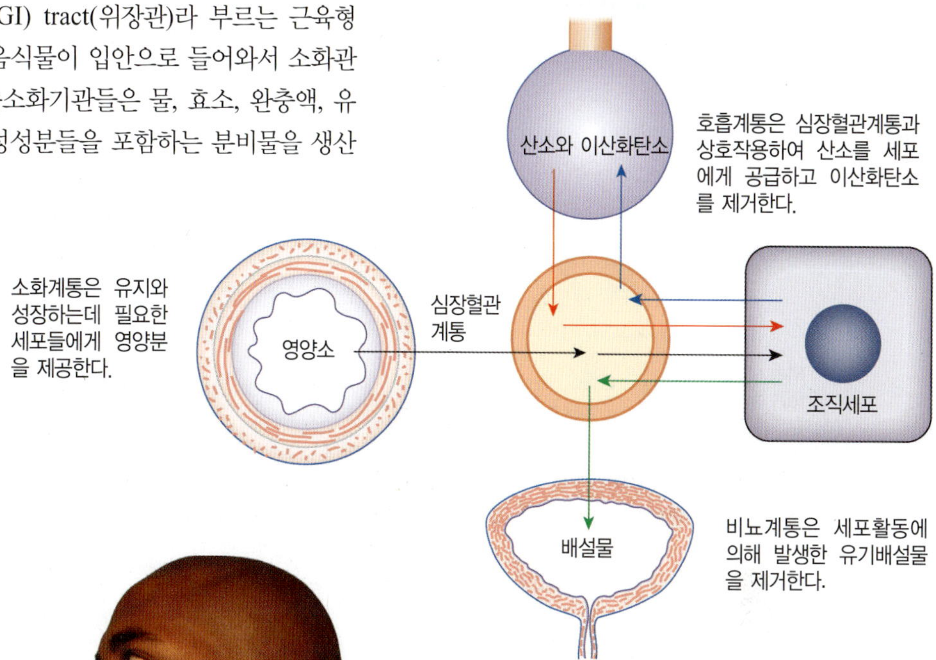

2 **Digestive tract(소화관)**는 입에서 시작하여 입안, 인두, 식도, 위, 작은창자 및 항문을 통해 외부와 연결되는 큰창자까지 연결된다. 소화관은 특징적인 구조와 기능적인 차이점은 있지만 조직학적인 구성양상(조직구조)이 모두 비슷하다. 부속장기들은 소화관으로 분비물을 분비하는 샘기관들이다.

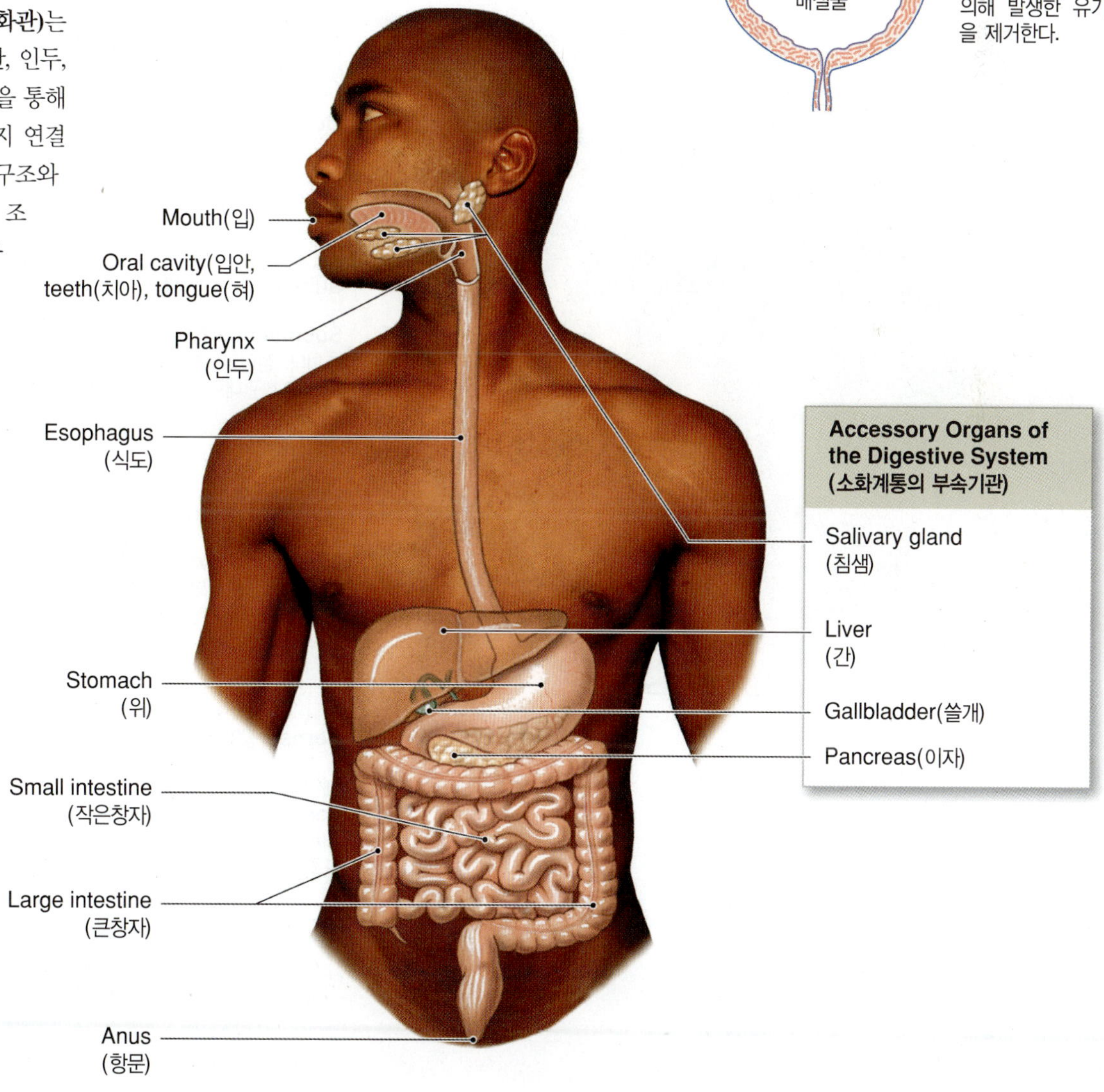

15.1

Digestive tract(소화관)는 점막으로 둘러싸인 근육형 관이다

소화관의 구조는 부위별로 다양하다. 이 모듈에서 보이는 모식도는 소화관의 가장 긴 부분인 작은창자와 매우 유사하다.

1 일반적으로 소화관은 점막으로 둘러싸인 긴 근육형 관이다. 소화관 내면은 영구적인 능선과 통로가 가득 찰 때 사라지는 일시적인 주름이 있다. 능선과 주름은 영양분을 흡수할 수 있는 면적을 효율적으로 증가시킨다.

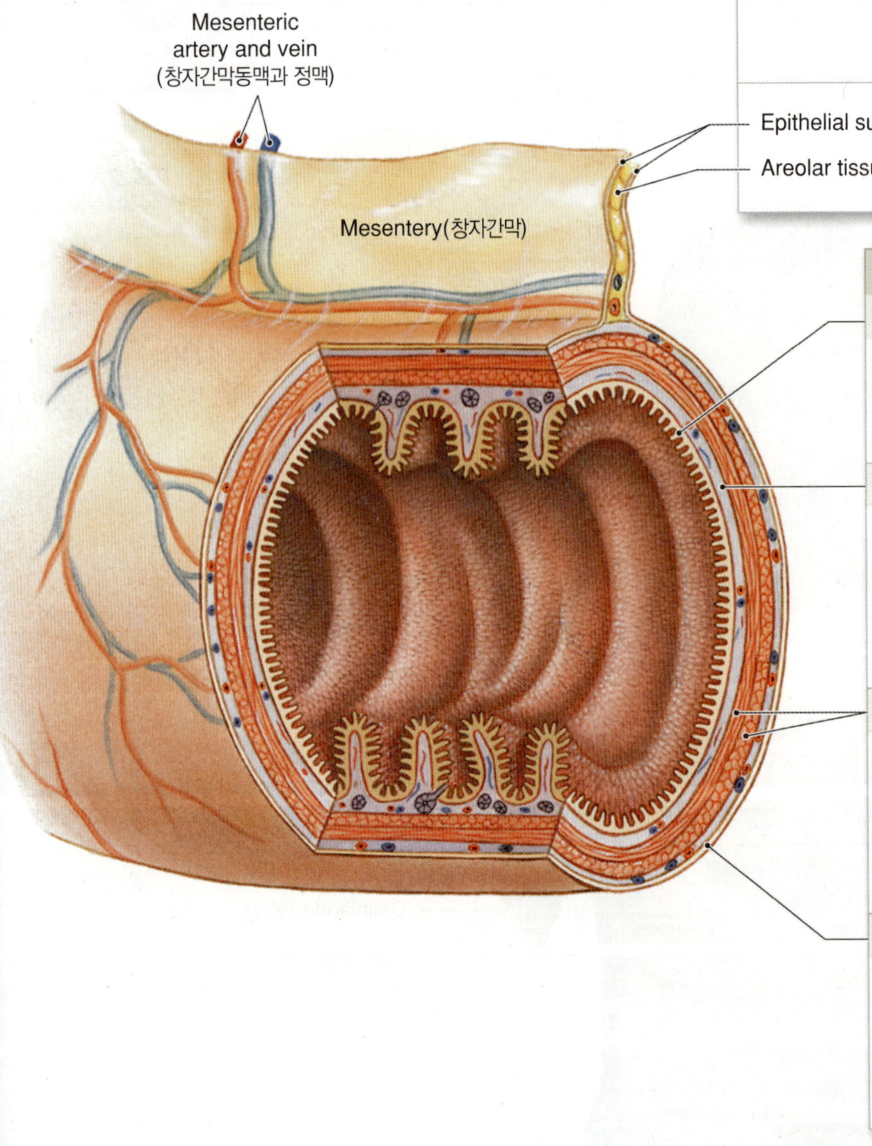

Mesentery(창자간막)

Mesentery(창자간막)는 두겹의 복막이다. 상피표면 사이의 성긴조직은 소환관 사이의 혈관, 신경 및 림프관들이 지나갈 수 있도록 공간을 제공한다. 창자간막은 주위 장기를 고정시키고 소화운동과 체위변화에 따른 갑작스런 변화에 소화장기가 얽히지 않도록 해준다.

Major Layers of the Digestive Tract(소화관의 주요층)

Mucosa(점막)

소화관의 안쪽층인 **mucosa(점막)**는 샘분비에 의한 윤활성 상피와 젖꽃조직의 고유판으로 이루어져 있다.

Submucosa(점막밑조직)

Submucosa(점막밑조직)는 점막을 둘러싸는 불규칙한 치밀결합조직층이다. 점막밑조직은 큰혈관과 림프관들을 포함하고 있고 어떤 부분에서는 소화관내로 분비되는 완충액과 효소를 분비하는 외분비샘도 포함한다.

Muscularis Externa(근육층)

Muscularis externa(근육층)는 속돌림층과 바깥세로층의 2층의 평활근세포로 구성되어 있다. 이러한 근육층은 소화관을 따라 음식물이 움직이거나 기계적 연동을 하는데 중요한 역할을 한다.

Serosa(장막)

배안에 위치하는 대부분의 소화관의 근육층을 둘러싸는 내장쪽복막층을 **serosa(장막)**라고 한다. 입안, 인두, 식도, 그리고 항문의 근육층을 둘러싸는 장막은 없다. 장막 대신 소화관이 주위 구조물에 단단히 고정되도록 아교섬유들이 치밀하게 서로 연결되어 있다.

평활근 수축은 소화관을 따라 음식물을 혼합하여 앞으로 나아가게 한다

Smooth muscle tissue(평활근조직)는 거의 모든 기관에서 조직을 둘러싸는 판, 다발, 또는 덮개를 형성한다. 혈관을 둘러싸는 평활근은 생명유지에 필요한 기관의 혈류를 조절한다. 소화계통과 비뇨계통에서는 조임근이라 불리는 고리모양의 평활근이 체내 통로를 따라 음식물의 이동을 조절한다.

1 평활근조직이 층을 형성하는 곳은 어디든지 세포들은 서로 평행하게 잘 배열되어 있다. 일반적으로 소화관에서는 속돌림층과 바깥세로층이 있다. 소화관의 세로 절단면에서는 근육층의 돌림층에 있는 근육세포들이 작은 둥근 공처럼 보이는 반면 세로층에 위치하는 근육세포들은 긴방추처럼 보인다.

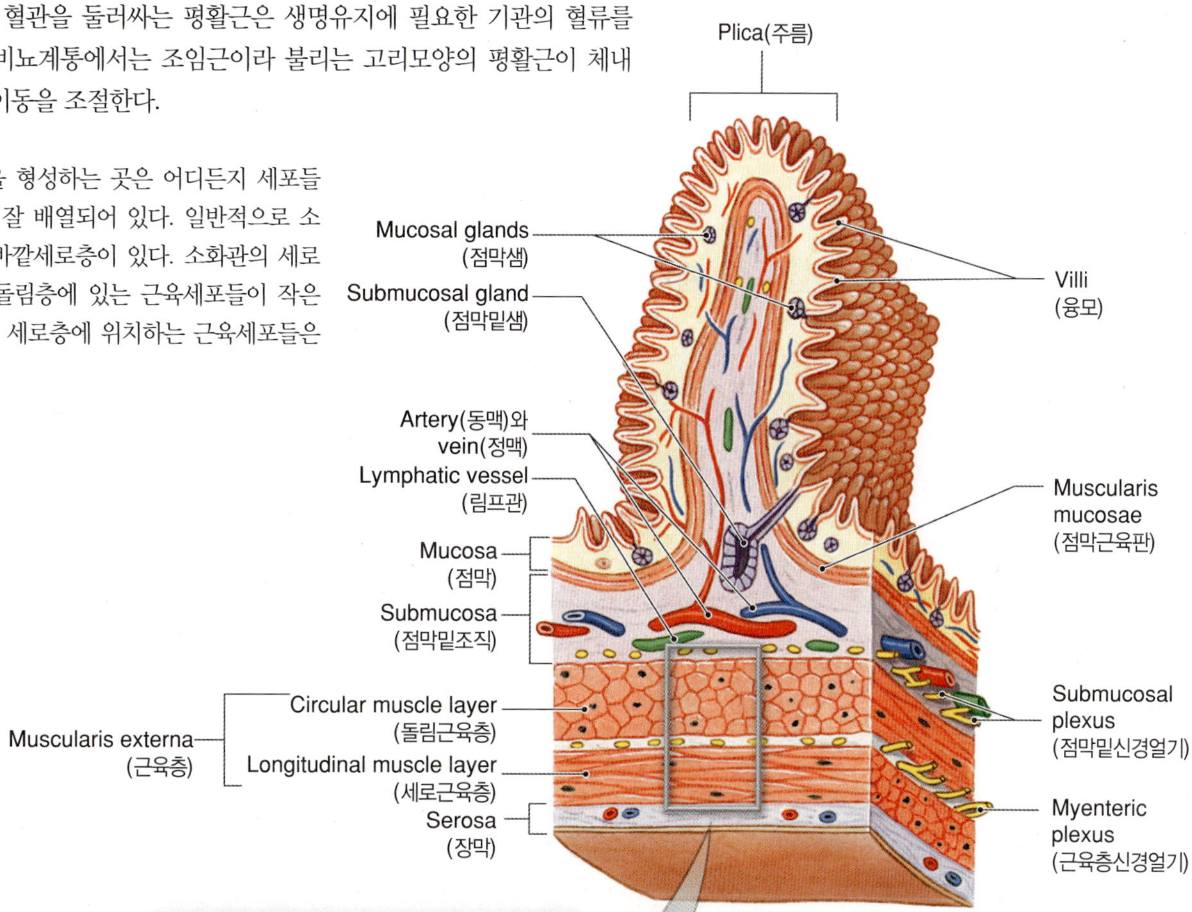

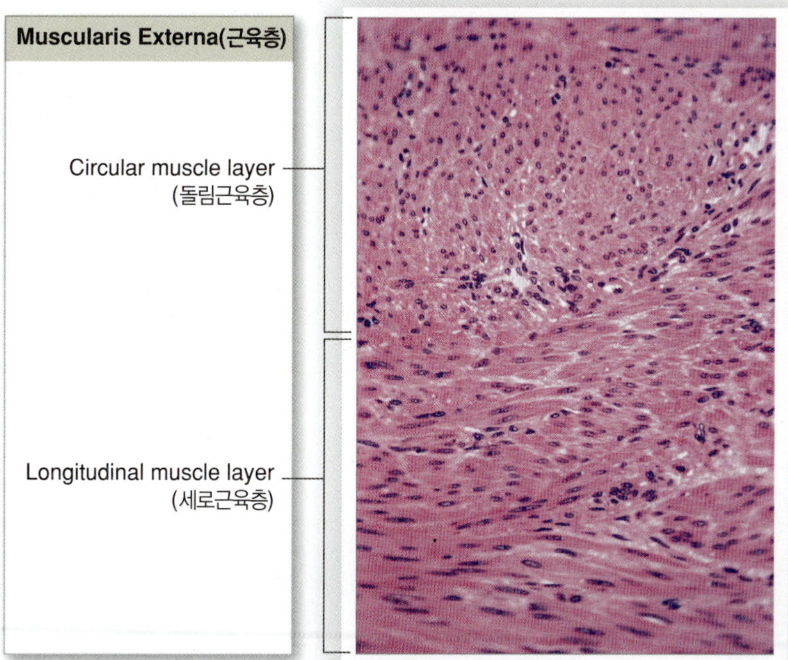

Smooth muscle tissue
(평활근조직)

Memo

Digestive Tract(소화관)

소화관은 약 10 m 길이의 근육형 관이다. 조직학적인 구조와 기능에 따라 여러 부위로 나누어진다. 2절에서는 아래에 요약한 소화관의 각 주요 부위를 고려한다. 3절에서는 소화관의 부속기관에 대해서 기술할 것이다.

Major Subdivisions of the Digestive Tract (소화관의 주요 구분)
Oral Cavity(입안), Teeth(치아), Tongue(혀)
기계적과정(음식물의 으깸과 분쇄), 음식물이 침과 혼합하여 수분함유
Pharynx(인두)
근육추진으로 음식물을 식도로 이동
Esophagus(식도)
삼킨 음식물을 위로 이동
Stomach(위)
산과 효소에 의한 음식물의 화학적분해; 근육수축을 통한 기계적과정(혼합과 으깸)
Small Intestine(작은창자)
효소에 의한 소화와 물, 유기물, 비타민, 이온의 흡수
Large Intestine(큰창자)
탈수와 배출과정에서의 흡수되지 않은 내용물의 밀집

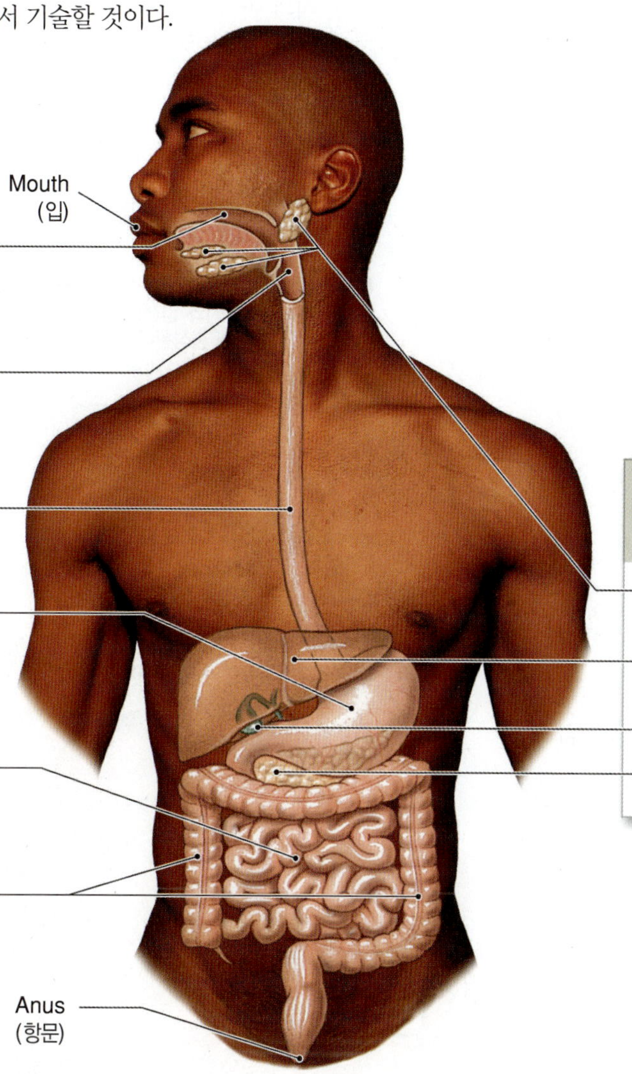

Accessory Organs of the Digestive System (소화계통의 부속장기)
Salivary gland (침샘)
Liver(간)
Gallbladder(쓸개)
Pancreas(이자)

1 이 표는 소화관의 일반적 기능을 요약한다. 소화관 속을 둘러싸는 상피는 소화관 내의 digestive acid(위산), enzyme(효소), abrasion(상처), pathogen(병원체)으로부터 주위조직을 보호한다.

General Functions of the Digestive Tract(소화관의 일반적 기능)

- **Ingestion(섭취)**: 음식물과 액체는 입을 통해 소화관으로 들어온다.
- **Mechanical processing(기계적 과정)**: 삼키기 전의 섭취된 고형물이나 소화관의 근위부에 위치한 음식물은 입안에서 으깨지거나 분쇄되고 위에서 삼킨 음식물은 혼합되어 으깨진다.
- **Digestion(소화)**: 화학적 분해와 효소분해에 의해 음식물이 작은 유기분자로 바뀌어 소화상피에 쉽게 흡수된다.
- **Secretion(분비)**: 대부분의 소화관 전체에서 이루어진다. (하지만 부속소화기관들이 소화에 필요한 대부분의 산, 효소, 완충액을 제공한다.)
- **Absorption(흡수)**: 소화관 상피를 가로지르는 유기분자, 전해질, 비타민, 물의 이동과 소화관 조직액으로의 이동
- **Compaction(밀집)**: 몸밖으로 배출되기 전에 흡수되지 않은 음식물과 유기노폐물의 탈수가 진행됨. 응축된 물질을 **feces(대변)**라 부른다. 몸 밖으로 대변을 제거하는 것을 **defecation(배변)**이라고 한다.

15.3

입안은 혀, 침샘, 치아를 포함하고 침샘에서 침이 분비된다

Oral cavity(입안)는 stratified squamous epithelium(중층편평상피)인 **oral mucosa(입안점막)**에 의해 둘러싸여 있다. 각질화세포층은 심한 박리에 노출되는 혀의 윗면과 마주하는 단단입천장을 덮는다. 볼, 입술 및 혀의 아래면을 둘러싸는 상피는 얇고, 비각질화되어 있으며 섬세하다. 영양소가 입안에서 흡수되지 않더라도 탄수화물과 지질의 소화는 입안에서 시작된다.

1 이 시상단면은 입안경계를 형성하는 주요 구성 구조물을 보여준다.

Superior Boundary of the Oral Cavity (입안의 위쪽경계)

Hard palate(단단입천장)는 위턱뼈의 입천장돌기와 입천장뼈의 수평판에 의해 형성된다.

Soft palate(물렁입천장)의 근육은 단단입천장 뒤에 위치한다.

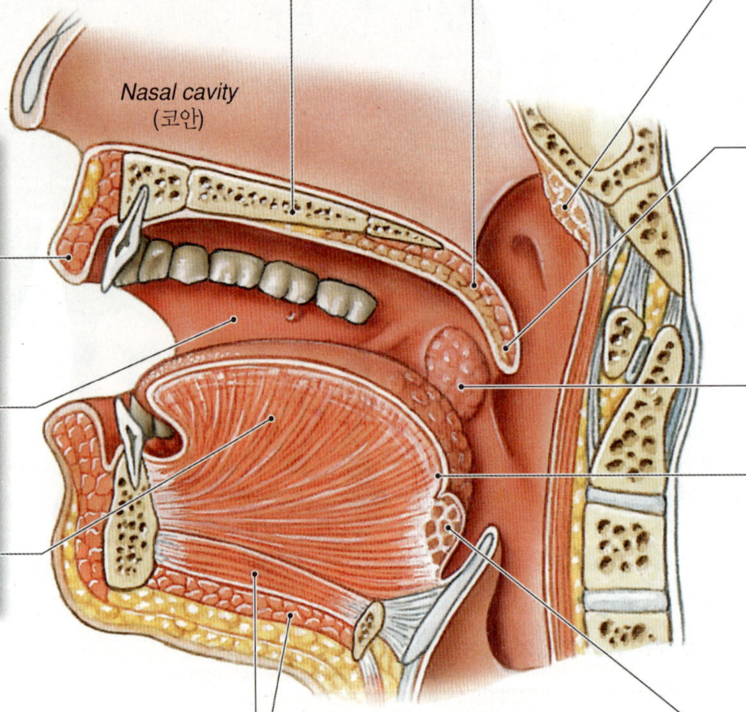

Anterior and Lateral Boundary of the Oral Cavity (입안의 앞쪽과 가쪽경계)

앞경계에는 뺨의 점막이 **labia**(입술; 단수는 *labium*)와 연속되어 있다.

입안 가쪽벽인 **cheeks(뺨)**의 점막은 지방체와 볼근에 의해 지지된다.

혀 **body(몸통)**는 앞쪽에 위치하여 움직인다.

Posterior Boundary of the Oral Cavity(입안의 뒤쪽경계)

물렁입천장의 뒤쪽경계는 **uvula (목젖)**이다. 목젖은 인두로 음식물이 넘어 가는 것을 막는데 필요한 대롱돌기이다.

Palatine tonsil(목구멍편도)은 인두로 들어가는 입구의 양옆에 위치한다.

혀 **root(뿌리)**는 인두방향으로 고정되어 있다. V모양의 circumvallate papillae(성곽유두)는 혀뿌리와 혀몸통 사이 경계를 표시해준다.

Lingual tonsil(혀편도)은 혀뿌리에 위치한다.

Inferior Boundary of the Oral Cavity (입안의 아래쪽경계)

혀아래에 위치한 입안의 바닥은 그 아래쪽에 위치하는 외부근육들이 지지한다.

15.4

서로 다른 턱부위에 있는 치아는 크기, 모양, 기능이 다양하다

1 태아발생기 동안 두 벌의 치아가 형성된다. 잇몸에서 처음으로 나는 이를 **deciduous teeth**(*deciduus*, 탈락, **젖니**)라고 하며 다른 말로 일시적인 **primary dentition(1차치열)**이라고 한다. 또한 젖니를 primary teeth, milk teeth, 또는 baby teeth라고 부른다. 2세가 되면 어린이는 20개의 젖니를 가진다. (위턱과 아래턱 각 양쪽에 5개: 2개의 앞니, 하나의 송곳니, 한 쌍의 어금니)

2 턱이 커질수록 일차치열은 점차적으로 **secondary dentition(2차치열)**으로 교체된다. 나이별로 위턱과 아래턱의 양쪽에 3개의 큰어금니가 더 나와서 모두 32개의 간니를 가진다. 교체과정 동안 젖니가 부러지거나 나오는 2차치아에 의해 옆으로 밀리기 전까지 1차치아의 치아인대와 뿌리가 침식된다.

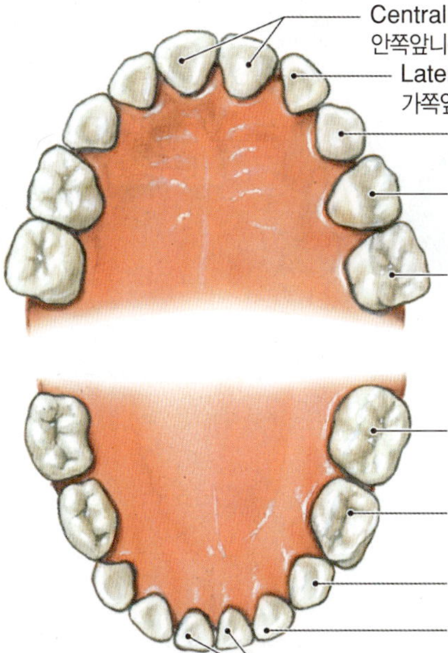

Deciduous teeth(젖니), 위턱과 아래턱

*시간은 이돋이의 나이를 나타냄

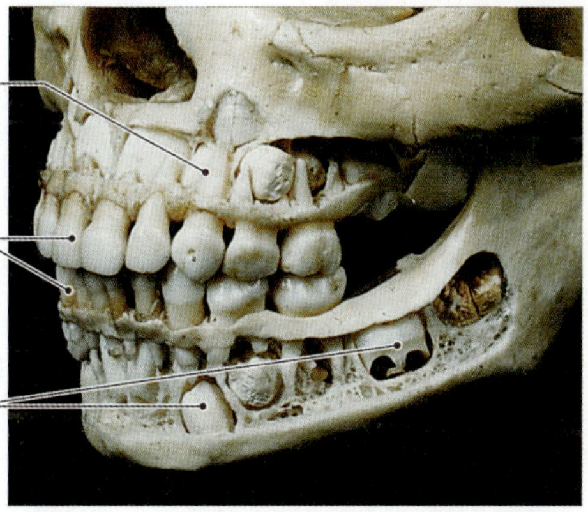

발달 중인 간니를 보여주기 위해 노출된 위턱뼈와 아래턱뼈

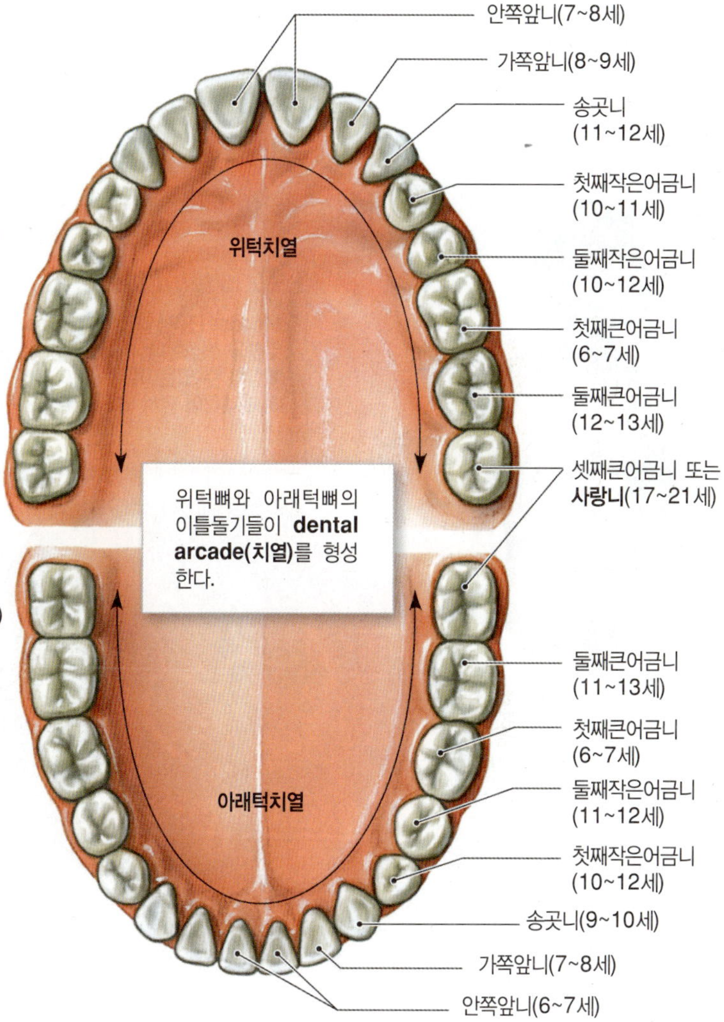

성인치아, 위턱과 아래턱

*시간은 이돋이의 나이를 나타냄.

Tooth decay(충치)는 일반적으로 입안에 정상적으로 사는 세균에 의해 발생된다. 치아표면에 붙어 있는 세균은 음식물입자를 포착하는 접착물을 만들어내 **dental plaque(치태)**라 고 하는 침착물을 만들어낸다. 치아목부위의 잇몸부착이 약해지면 잇몸의 염증인 **gingivitis(잇몸염, 치은염)**가 생긴다. 세균감염에 의한 심한 잇몸염은 잇몸을 침식하여 치아뿌리를 손상시키고 때로는 치아를 빠시세도 한다. 정기적인 치아솔질과 치실사용은 치태를 제거하고 잇몸을 마사지하며, 치아에 부착된 상피를 자극하거나 강하게 하는데 중요하다.

인두와 식도의 근육층은 삼킴작용에 있어 중요한 역할을 한다

1 **Pharynx(인두)**는 코와 입 뒤에 위치하며 막으로 둘러싸인 공간으로 고형 음식물, 액체, 공기가 지나가는 통로이다. 음식물은 oropharynx(입인두)와 laryngopharynx(후두인두)를 지나 식도에 도달한다. 오른쪽에 있는 그림은 인두의 주요 표지점과 경계를 보여준다.

2 **Esophagus(식도)**는 길이 25 cm, 직경 2 cm(가장 넓은 지점)인 속이 빈 근육형 관이다. 식도의 1차기능은 음식물과 액체를 인두에서 위까지 운반하는 것이다.

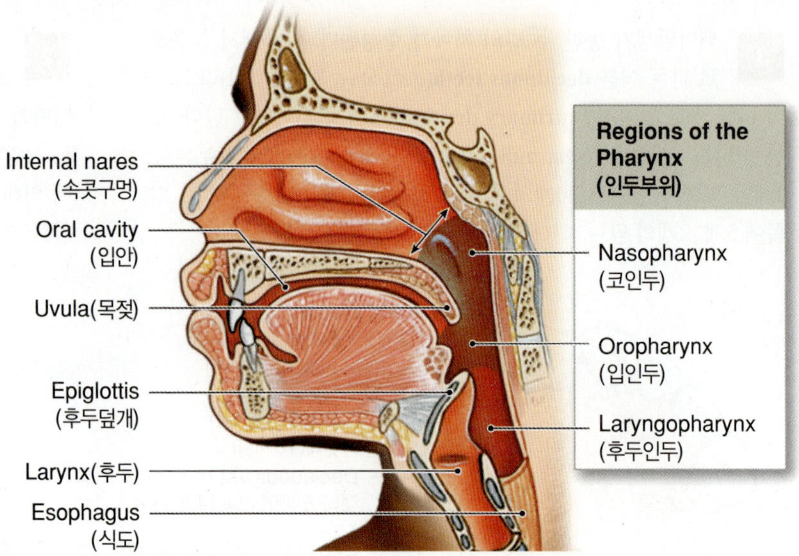

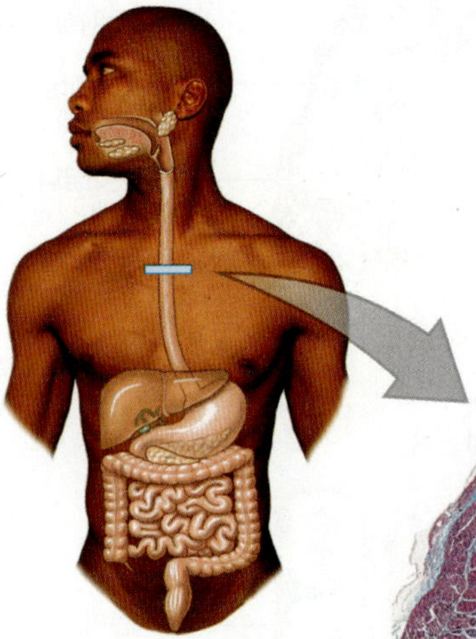

Mucosa(점막)와 submucosa(점막밑조직)는 식도 전체를 따라 큰 주름을 형성한다. 이러한 주름은 큰 음식덩이가 식도를 따라 내려갈 때 확장할 수 있는 여유를 준다. 식도벽의 근육 긴장도는 삼켰을 때를 제외하고 내강이 닫혀 있도록 유지해준다.

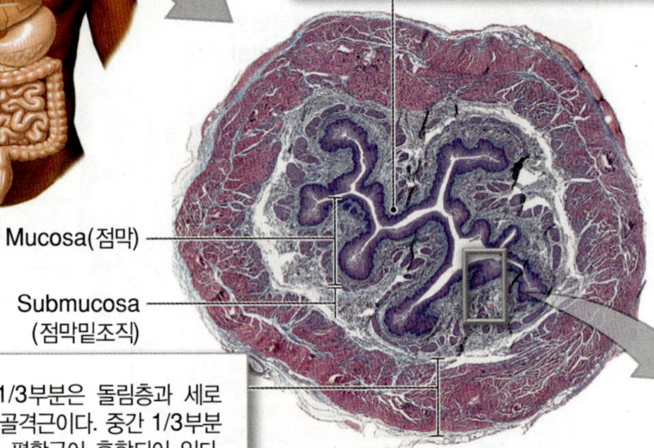

식도의 위 1/3부분은 돌림층과 세로층근육층인 골격근이다. 중간 1/3부분은 골격근과 평활근이 혼합되어 있다. 아래 1/3부분에는 smooth muscle(평활근)로만 되어 있다.

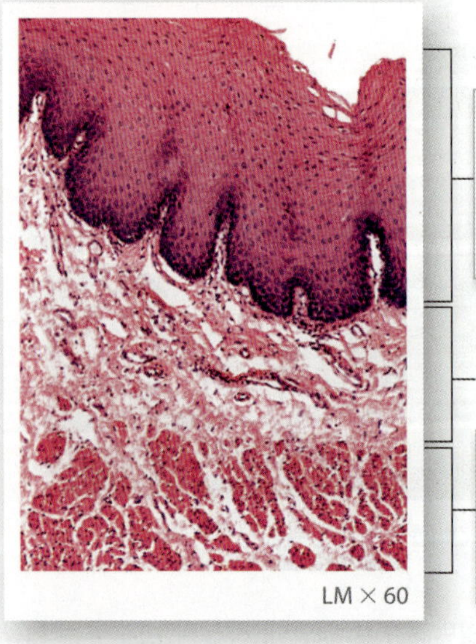

식도점막을 둘러싸는 epithelium(상피)은 인두와 입안과 같은 비각질화 중층편평상피이다.

점막고유판은 불규칙한 평활근층으로 구성되어 있다.

15.6

위는 근육형의 확장가능한 J모양의 기관이며 3개의 근육층을 가지고 있다

1 이 그림은 위의 주요 표면과 부분을 보여준다. 위모양은 실제로 아주 다양하다. 비어 있을 때의 위는 좁고 수축된 공간을 가진 J모양의 근육형 관과 유사한다. 가득찼을 때는 1~1.5리터의 내용물을 담을 수 있다. 침과 위샘의 분비물에 의해 소화된 음식물인 내용물은 끈적하고 강한 산성을 띠며 걸쭉한 혼합물인 **chyme(미즙)**을 형성한다.

3 부분적인 절단면과 해부된 위는 추가적인 자세한 속구조를 보여준다.

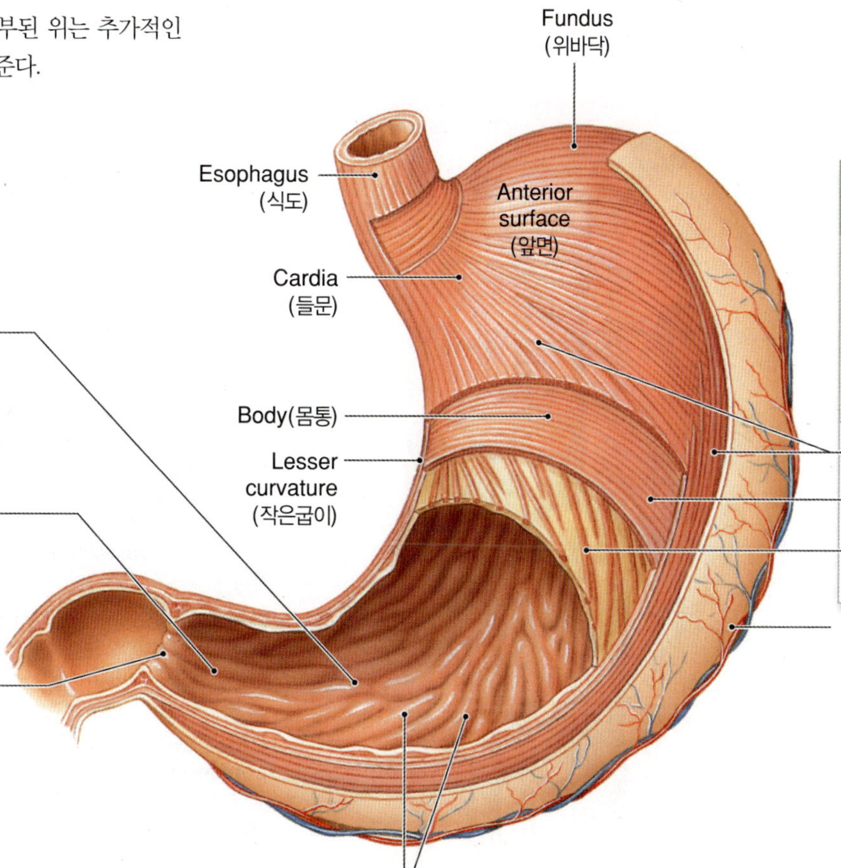

Pylorus(날문)

Pyloric antrum(*antron*, cavity, **날문방**)은 위몸통과 연결되는 날문의 한 부분이다.

Pyloric canal(날문관)은 작은창자의 근위부인 샘창자로 이어진 부분이다.

근육인 **pyloric sphincter (날문조임근)**는 미즙이 샘창자로 들어가는 것을 조절한다.

Layers of the Muscularis Externa(근육층)

근육층은 3층의 평활근으로 구성되어 있다. 빗근육층은 위벽을 조여서 혼합하고 휘젓어 미즙이 잘 형성되도록 도와준다.

Rugae(wrinkles, **위주름**)는 특이하게 일시적으로 점막주름을 형성하고 있다가 위내강이 팽창될 수 있게 한다. 위가 가득 찰 때 위주름은 점점 펴지다가 최대로 팽창되었을 때 거의 사라진다.

위는 음식물 속의 유기영양소를 분해한다

1 위바닥과 몸통에 있는 **gastric gland(위샘)**는 위소화에 관여하는 대부분의 산과 효소들을 분비한다. 이 부위에 있는 위샘은 parietal cell(벽세포)과 chief cell(으뜸세포)들로 구성되어 있다. 이 두 세포는 하루에 약 1500 mL의 위액을 분비한다. **Gastric juice(위액)**는 효소를 포함하는 얇은 무색의 산성액이다. 날문에 있는 gastric gland(위샘)는 소화 활동이 잘 되도록 조절하는데 관여하는 점액과 호르몬을 분비한다.

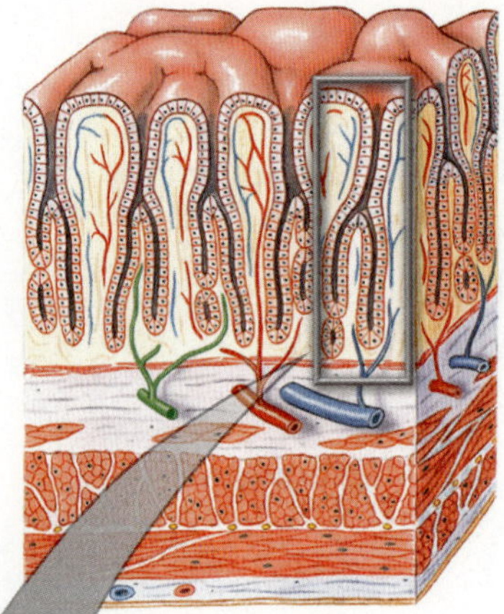

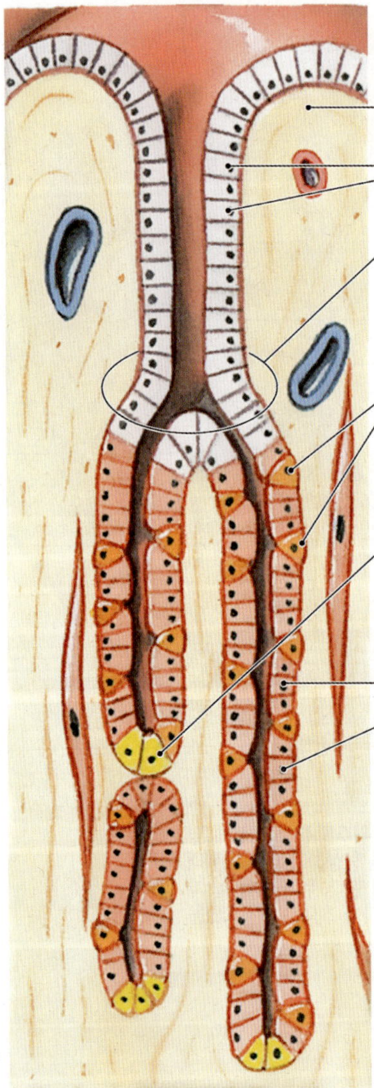

얕은 오목인 **gastric pit(위오목)**는 위안쪽면으로 열려 있다. 위오목의 기저부에 있는 줄기세포는 활동적으로 분열하여 미즙을 분출하는 상피세포로 재생된다.

위오목은 고유판까지 깊게 뻗어 있는 여러 개의 위샘과 교통하고 있다.

Cell of Gastric Gland(위샘의 세포)

Parietal cell(벽세포)은 **intrinsic factor(내인인자)**를 분비한다. 내인인자는 비타민 B_{12}가 창자속면을 가로질러 흡수되게 도움을 주는 당단백질이다. 또한 벽세포는 hydrochloric acid(HCl, 염산)를 분비한다.

Enteroendocrine cell(창자내분비세포)은 다양한 호르몬을 생산한다. 모듈 15.10에서 이 호르몬과 그 기능을 공부할 것이다.

Chief cell(으뜸세포)은 비활성 효소전구체인 **pepsinogen(펩시노겐)**을 분비한다. 위의 내강에서 염산이 펩시노겐을 활성 단백질분해효소인 **pepsin(펩신)**으로 전환시킨다. 신생아의 위에서는 **rennin(레닌)**과 우유를 분해하는데 중요한 효소인 **gastric lipase(위지질분해효소)**를 생산한다.

창자관은 영양소를 흡수하기 위한 특별한 구조로 되어 있다

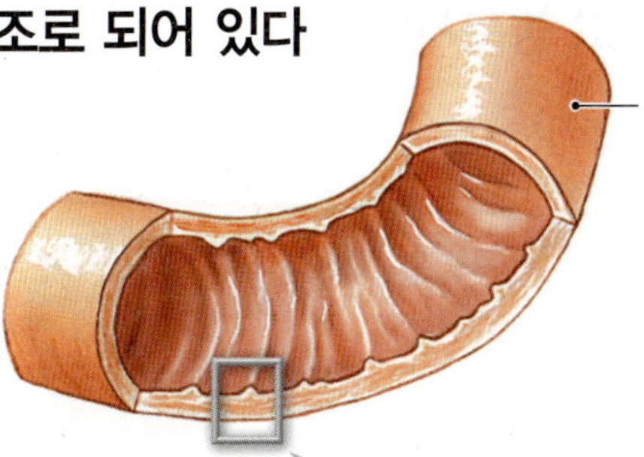

1 창자의 속면은 **circular fold(돌림주름)**라는 연속된 가로주름으로 덮여 있다. 위의 위주름과 달리 돌림주름은 영구적인 구조로 작은창자가 가득찰 때 사라지지 않는다. 약 800개의 돌림주름이 있고 대부분 작은창자의 두 번째 부분인 빈창자에 존재한다. 이러한 돌림주름은 영양분을 흡수할 수 있는 표면면적을 증가시키는 역할을 한다.

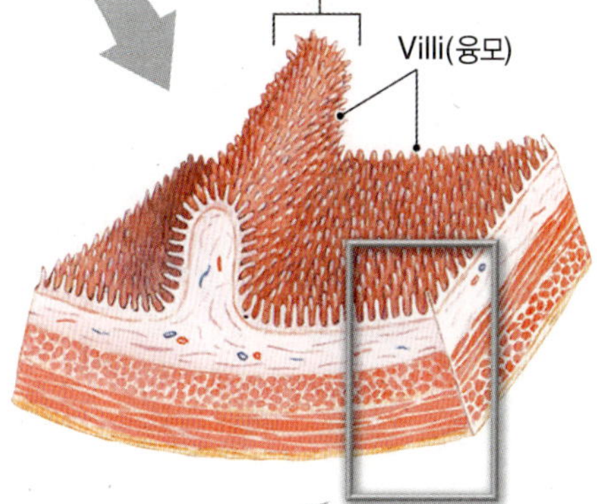

2 작은창자는 평활근벽의 작은 관으로 전체 약 3300 cm^2의 흡수면적을 가지고 있다. 작은창자의 점막은 돌림주름을 포함하고 각 돌림주름은 **intestinal villi(창자융모)**라는 손가락모양의 돌출돌기 다발을 지지한다. 각 융모는 상피세포로 덮여 있으며 노출된 표면은 미세융모로 덮여 있다. 이러한 배열은 600배 이상의 200만 cm^2에 해당하는 흡수면적을 증가시킨다.

3 창자벽의 자른 단면은 모든 작은창자의 공통적인 특징을 보여준다.

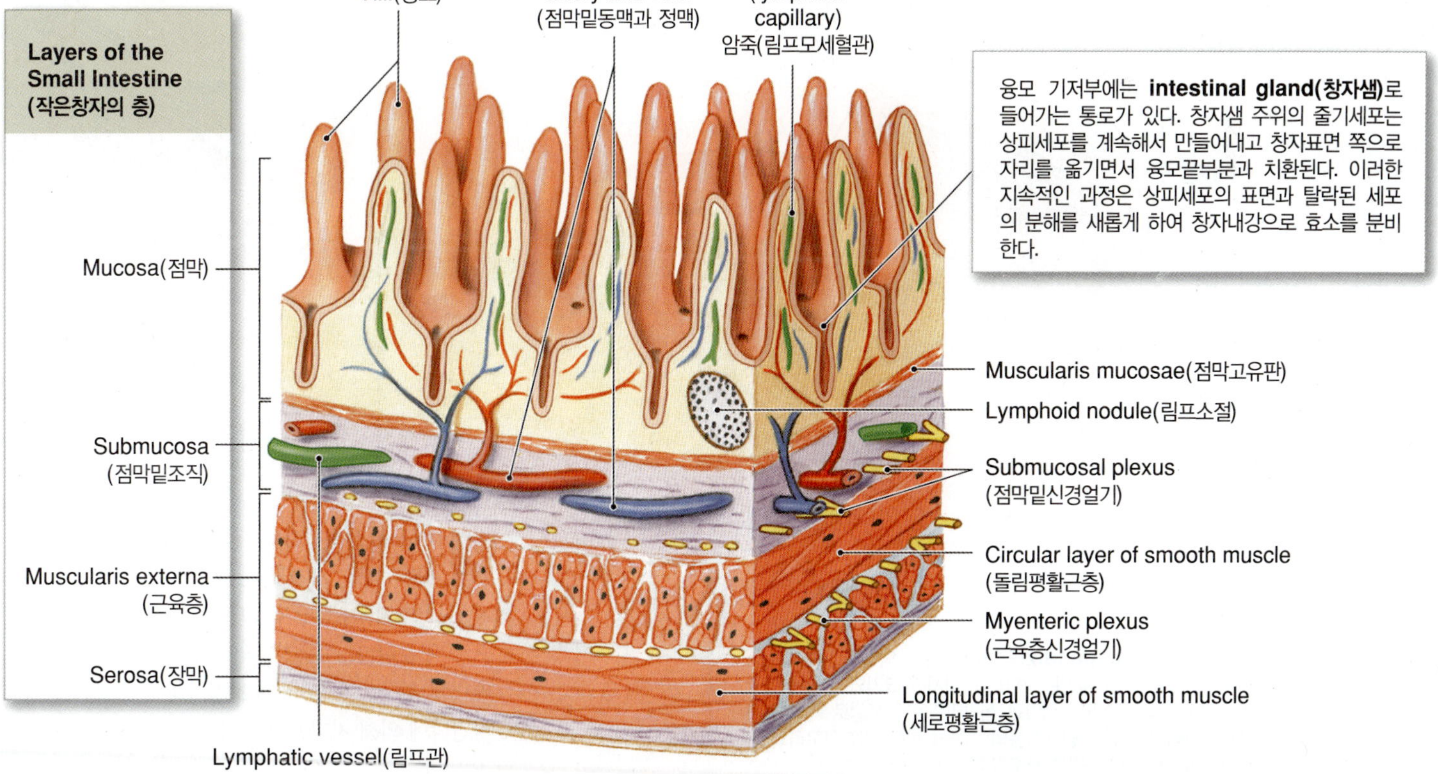

큰창자는 대변성분을 저장하고 농축시킨다

큰창자관인 **large intestine(큰창자)**의 길이는 1.5 m 이고 직경은 7.5 cm이다. 큰창자의 주요 기능은 다음과 같다. (1) 잘록창자에서는 세균에 의해 생산된 중요한 비타민을 흡수한다. (2) 창자내용물로부터 수분을 재흡수한다. (3) 소화되지 않은 장내용물을 압축하여 대변을 만든다. (4) 배변하기 전에 변을 저장한다. 큰창자는 cecum(막창자), colon(잘록창자), rectum (곧창자) 등 세 부분으로 구성되어 있다.

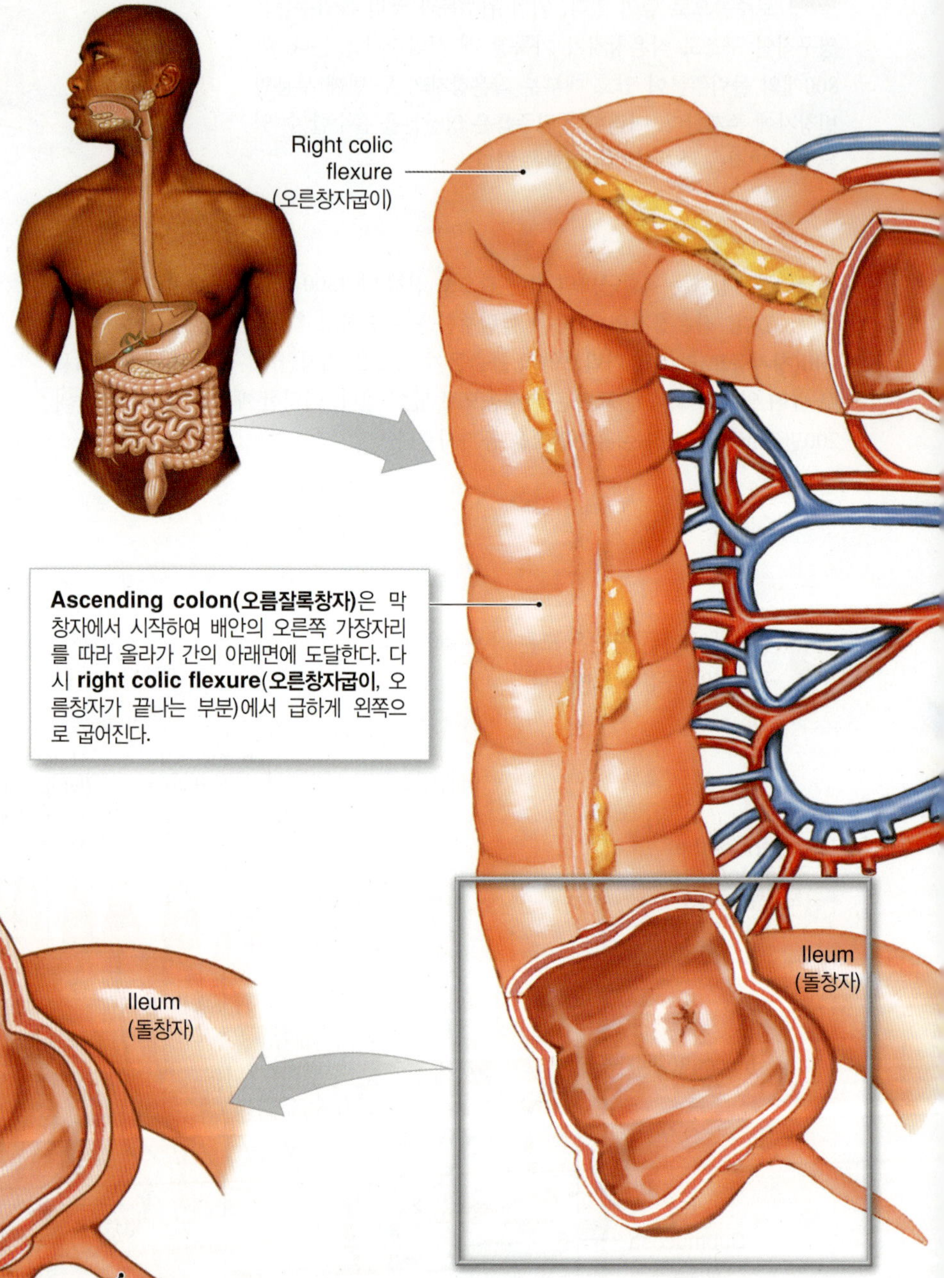

1 돌창자에서 나온 내용물은 먼저 부풀어진 주머니인 cecum(막창자)으로 들어간다. 막창자는 돌창자에서 나온 내용물을 모으고 저장하여 **compaction(밀착)**과정을 시작한다. (창자내용물을 압축하여 대변을 형성하는 것)

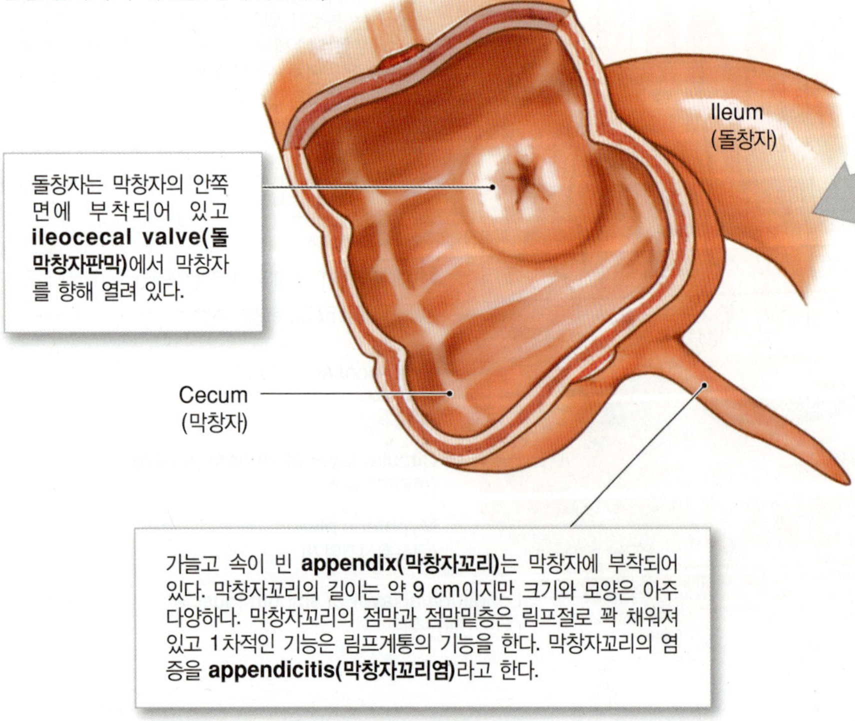

2 **Colon(잘록창자)**은 작은창자보다 큰 직경과 얇은 벽을 가지고 있다. 잘록창자는 오름창자, 가로창자, 내림창자, 그리고 구불창자인 4부분으로 구분한다. 오름창자와 내림창자는 단단하게 배벽에 부착되어 있다. 가로창자와 구불창자는 창자간막에 의해 지지를 받는다.

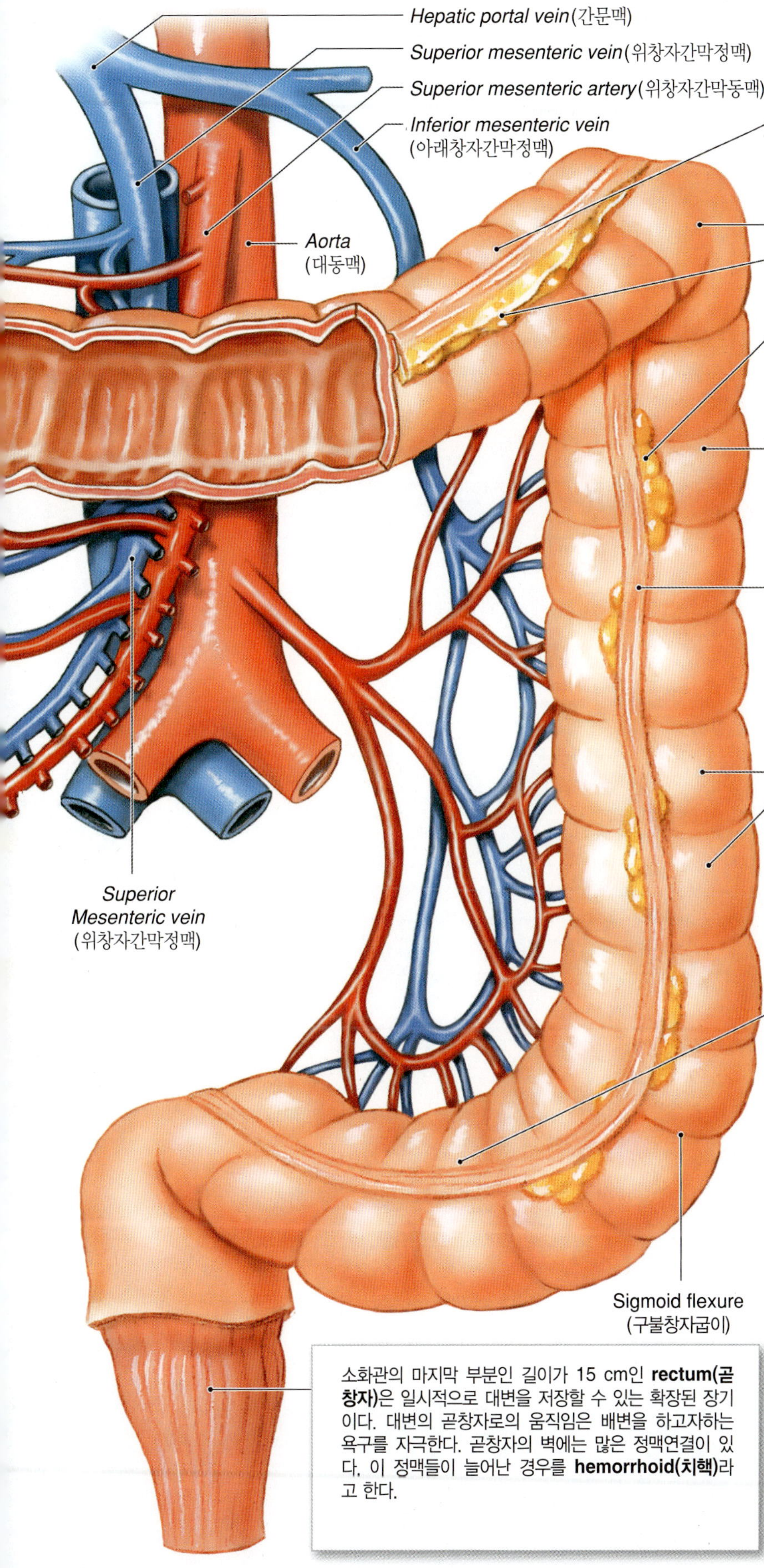

Transverse colon(가로창자)은 배를 오른쪽에서 왼쪽으로 가로지른다. 가로창자가 몸의 왼쪽면에 도달했을 때 잘록창자는 **left colic flexure(왼창자굽이)**에서 90도로 굽는다.

잘록창자의 장막에는 **fatty appendice(복막주렁)**라는 수많은 눈물방울 모양의 지방주머니들이 있다.

Descending colon(내림잘록창자)은 엉덩뼈오목에 도달할 때까지 몸의 왼쪽면을 따라 아래로 내려간다. 엉덩뼈오목에서 내림창자는 **sigmoid flexure(구불창자굽이)**로 끝난다.

민무늬근으로 이루어진 세 개의 세로띠인 **taeniae coli(잘록창자띠)**는 잘록창자의 바깥면을 따라 장막 깊은 곳까지 뻗어 있다. 잘록창자띠는 다른 소화관에서 근육층의 바깥층에 해당된다.

잘록창자띠 내의 근육긴장도에 의해 잘록창자벽의 연속된 주머니인 **haustra(잘록창자팽대)**를 형성한다. 창자내강을 절단해서 보면 팽대 사이의 접힘으로 인해 연속된 창자주름이 형성된다. 잘록창자팽대는 아코디언을 길게 해주는 풀무처럼 잘록창자를 늘리거나 길게 해준다.

Sigmoid colon(구불잘록창자)은 S모양인 구불창자에서 시작된다. 구불창자의 길이는 약 15 cm이고 곧창자로 들어간다.

소화관의 마지막 부분인 길이가 15 cm인 **rectum(곧창자)**은 일시적으로 대변을 저장할 수 있는 확장된 장기이다. 대변의 곧창자로의 움직임은 배변을 하고자하는 욕구를 자극한다. 곧창자의 벽에는 많은 정맥연결이 있다. 이 정맥들이 늘어난 경우를 **hemorrhoid(치핵)**라고 한다.

Mass movement(덩이운동)인 강한 꿈틀수축운동은 위와 샘창자의 확장에 반응하여 하루에 여러 번 일어난다. 이러한 수축운동은 가로창자에서 시작하여 큰창자의 끝부분으로 대변을 강하게 밀어낸다.

Memo

Accessory Digestive Organ(부속소화기관)

주요 부속소화기관들은 salivary gland(침샘), liver(간), gallbadder(쓸개), pancreas(이자)이다. 침샘과 이자는 효소와 정상적인 소화기능에 필요한 완충액을 생산하고 저장한다. 이러한 기능 이외에 침샘, 간, 이자는 생체에 필요한 대사기능과 내분비기능을 가지고 있다.

Accessory Digestive Organ(부속소화기관)
Salivary Gland(침샘)
3쌍의 침샘은 점액과 효소를 포함하는 침을 생산한다.
Liver(간)
간은 약 200가지의 알려진 기능이 있다. 아래에 열거된 표에는 가장 중요한 것을 나열한다.
Gallbladder(쓸개)
쓸개는 간에서 분비되는 쓸개즙을 저장하고 농축한다.
Pancreas(이자)
외분비세포는 완충액과 소화효소를 분비한다. 내분비세포는 인슐린과 글루카곤을 분비한다. 호르몬은 모듈 10.8에서 소개한다.

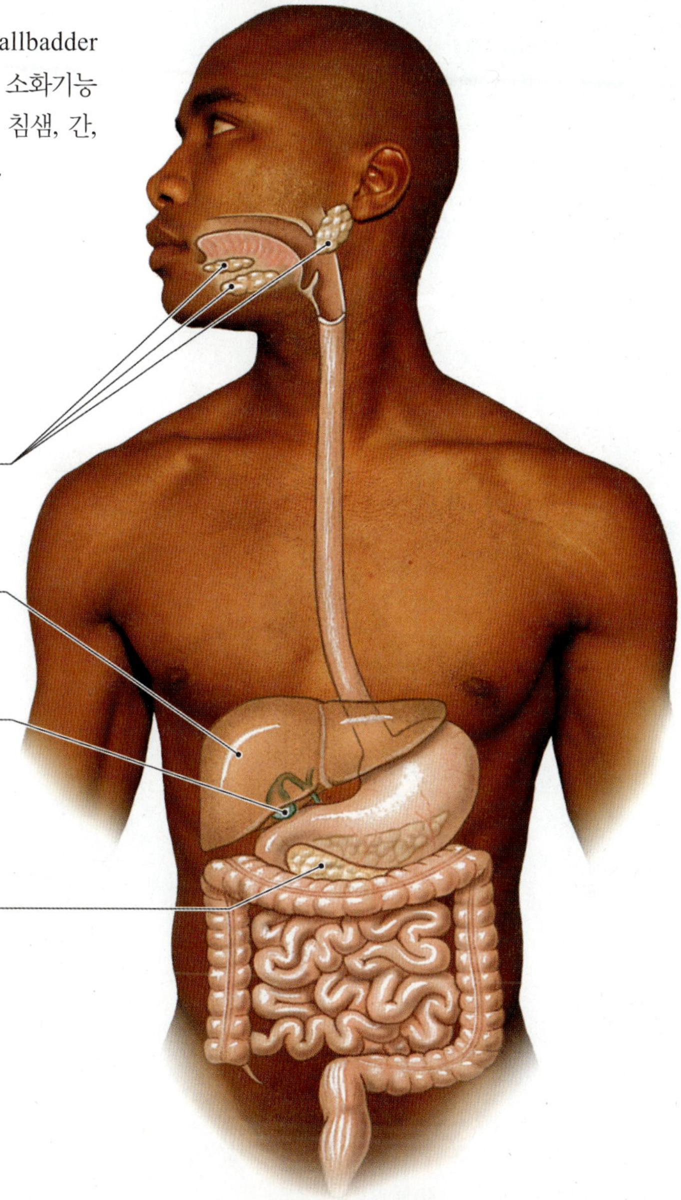

Digestive and Metabolic Functions of the Liver(간의 소화기능과 대사기능)

- 쓸개즙을 생산하고 분비한다.
- 글리코겐을 저장하고 지질을 비축한다.
- 혈액 속의 당, 아미노산 및 지방산의 정상 농도를 유지한다.
- 영양소 형태를 합성하고 전환시킨다. (예를 들어 탄수화물을 지방으로 전환)
- 콜레스테롤을 합성하고 분비시켜 단백질을 운반하는데 결합한다.
- 독성을 비활성화시킨다.
- 철을 저장한다.
- 지용성 비타민을 저장한다.

다른 주요 기능

- 혈장 단백질을 합성한다.
- 응고인자를 합성한다.
- 포식작용에 의해 손상된 적혈구를 파괴시킨다.(쿠퍼세포)
- 혈액을 저장한다.
- 순환하는 호르몬과 면역글로불린을 흡수하고 분해한다.
- 지용성약물을 흡수하고 비활성화시킨다.

16

대사와 에너지학 (Metabolism and Energetics)

학습성과

1절 • Cellular Metabolism((세포대사) 개요

16.1 세포에너지 생산에 있어 각종 영양소 저장고의 역할을 기술한다.

2절 • 영양소의 소화와 대사

16.2 탄수화물 대사에 대해 요약한다.

16.3 지질이 운반되고 배분되는 과정을 기술한다.

16.4 단백질 대사의 주요 특징과 단백질을 에너지원으로 사용하는 과정을 요약한다.

16.5 정상적 신체의 기능에서 비타민과 미네랄의 역할을 설명한다.

3절 • 대사와 에너지 사용

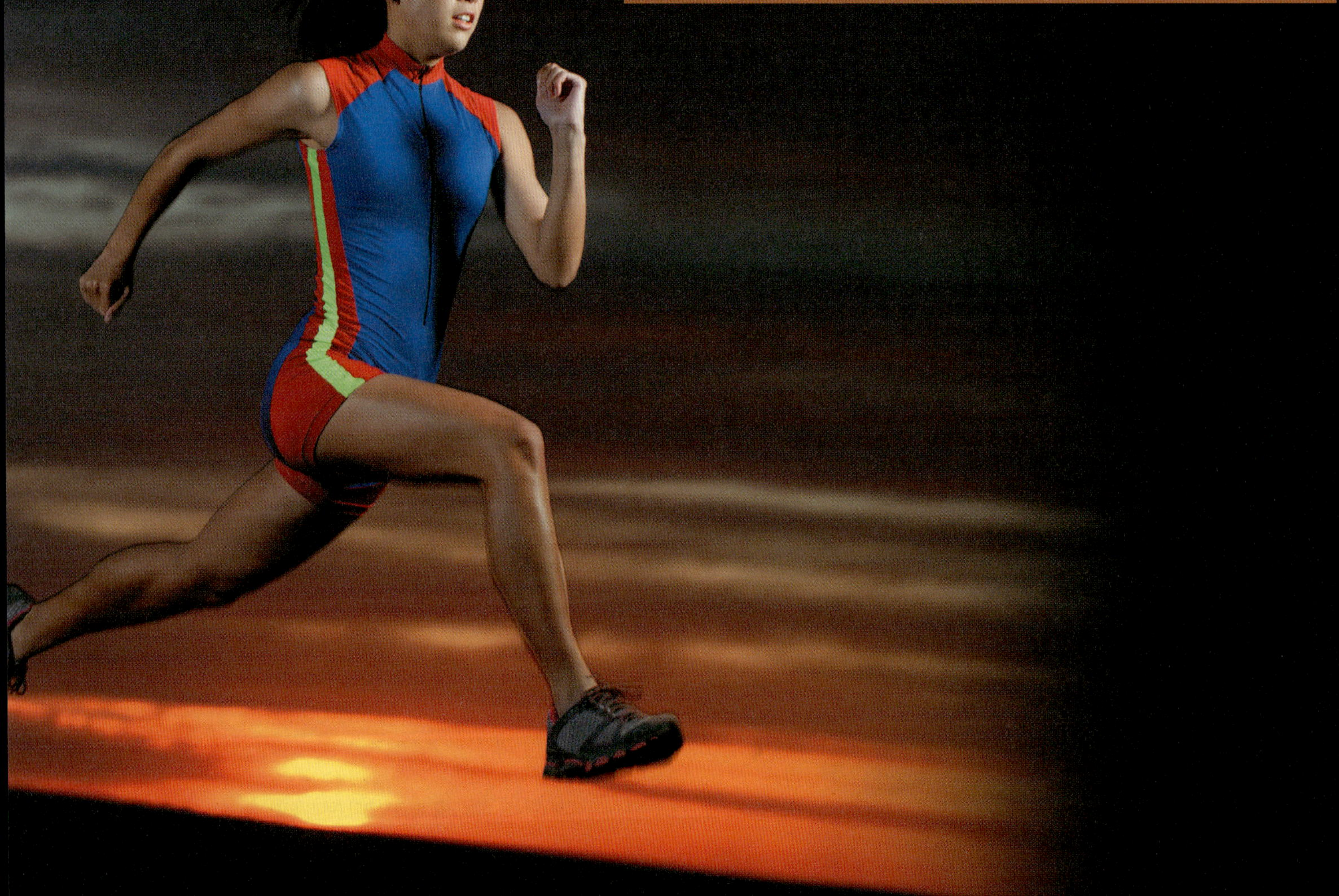

Cellular Metabolism(세포대사) 개요

Metabolism(대사; me-TAB-ō-lizm)은 유기체에서 일어나는 모든 화학반응을 일컫는 말이다. 세포 내에서 일어나는 화학반응을 **cellular metabolism(세포대사)**이라 하는데, 이는 항상성을 유지하고 본질적 기능을 수행하는데 필요한 에너지를 공급한다. **Catabolism(이화작용**, 분해대사)은 체내 유기물질을 분해하는 것이고, **anabolism(동화작용, 합성대사)**은 새로운 유기물질을 합성하는 것이다(2장에 기술되어 있음).

세포대사의 개략

대사적 재편성(metabolic turnover) 과정을 통하여 세포는 DNA를 제외한 모든 유기 성분들을 분해하고 다시 합성한다. 이화작용은 ATP의 형태로 에너지를 방출한다. 세포의 모든 유기물들은 유기물질의 비축저장소로서 대사적 재편성 또는 에너지 생산을 위해 사용될 수 있다.

세포는 주변 간질액(사이질액)으로부터 계속 유기물질들을 흡수하여, 이화작용을 통하여 분해된 물질들을 보충한다. 영양소 저장고 내 성분들은 동화작용을 위해 사용되거나 ATP의 생산을 위해 분해된다. ATP를 생산하는 이화작용 경로를 개략적으로 살펴보는 것을 시작으로 저장된 영양소들의 기원과 그들의 운명에 대해 생각해 보자.

Mitochondria(사립체, 미토콘드리아)에서는 이화작용에 의해 상당량의 에너지가 방출된다. 이 이화작용 반응에서 방출되는 에너지의 약 40%가 ADP를 ATP로 전환하는데 사용된다. 남은 60%는 열로 방출되어, 세포 내부와 그 주변 조직의 온도를 높인다.

미토콘드리아는 동화작용과 다른 세포 기능에 필요한 ATP를 생산한다.

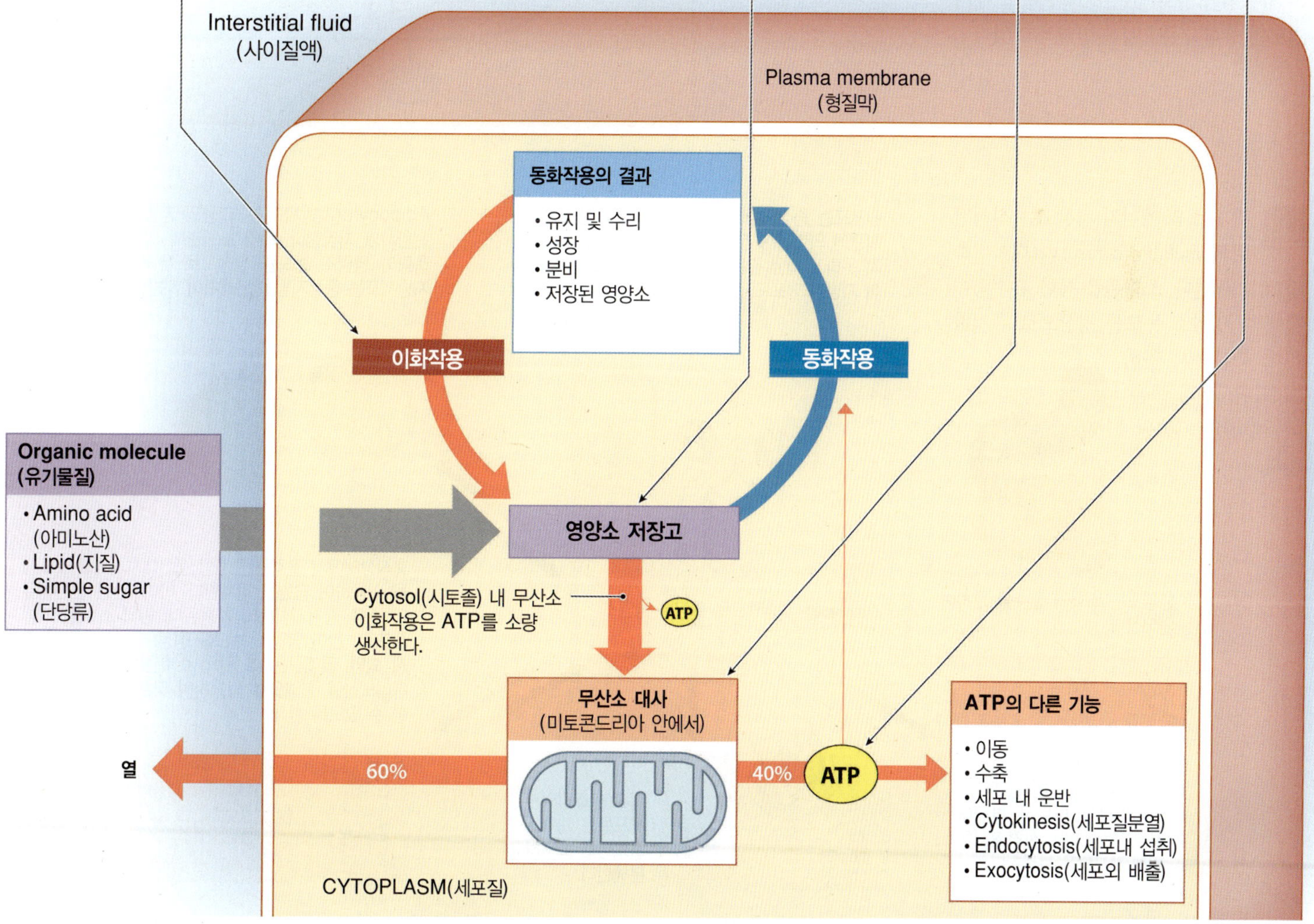

세포는 nutrient pool(영양소 저장고)로부터 사용할 수 있는 물질을 분해하여 필요한 에너지를 얻는다

영양소 저장고는 catabolism(분해대사) 및 anabolism(합성대사)을 위한 재료의 원천이다. 세포는 새로운 물질을 만드는데 필요한 물질을 보전하고 초과량은 분해하는 경향이 있다.

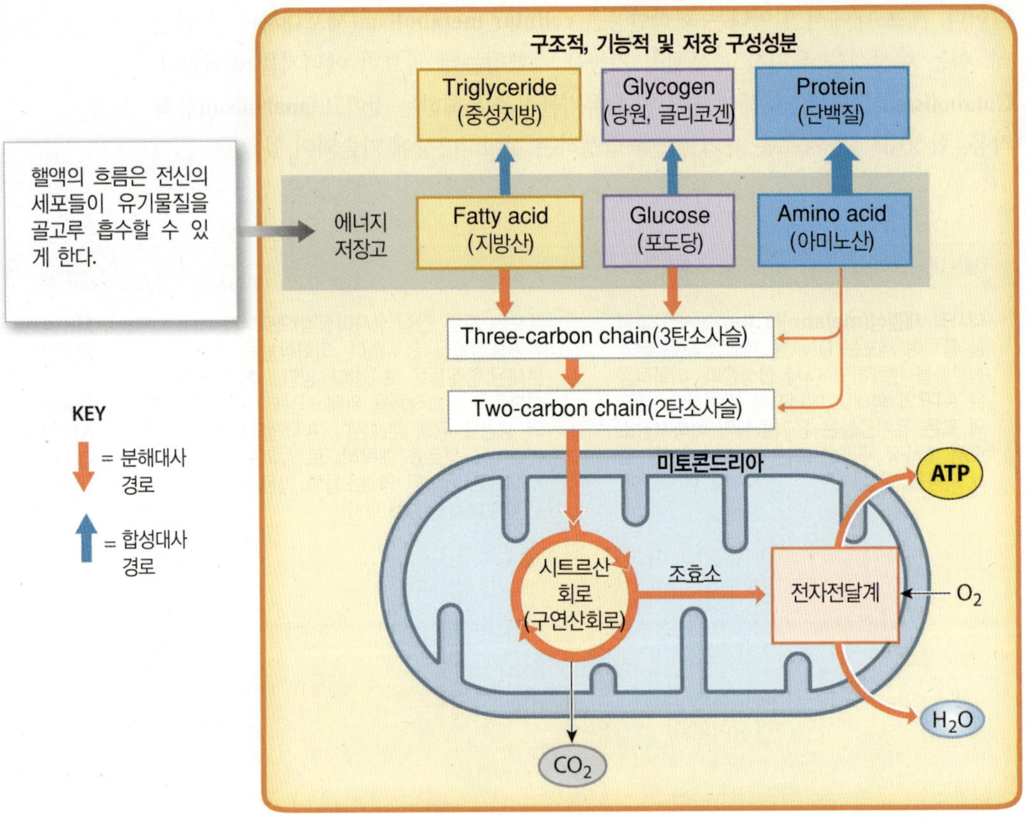

1 에너지 저장고는 합성대사와 분해대사 모두에 필요한 유기물들을 포함하고 있으므로 세포의 생존을 위해 중요하다. 세포는 지속적으로 막, 소기관, 효소 및 구조단백질들을 새로운 것으로 교체해야 하고, 자신들의 특수한 기능도 수행해야 한다. 세포의 모든 기능은 ATP를 필요로 하고, 따라서 세포의 미토콘드리아는 끊임없이 이탄소기질분자를 공급받아야 한다. 이 그림에서 화살표의 굵기는 활동성이 별로 없는 세포에서 그 대사경로의 상대적 중요성을 반영하고 있다.

2 각 세포의 에너지 저장고는 신체전반의 metabolic reserve(대사비축량)로 기여한다. 소화관을 통한 흡수량이 혈액 내 영양소 농도를 정상으로 유지하는데 충분하지 못하게 되면, 우리 몸은 이 예비량을 동원한다.

간세포는 중성지방과 당원을 저장하고 있다. 소화관에 의한 흡수가 정상 영양소 농도를 유지하지 못하게 되면 간은 중성지방과 당원을 분해하여 지방산과 포도당을 방출한다.

Adipocyte(지방세포)는 과량의 지방산을 중성지방으로 전환시켜 저장한다. 만약 소화관에 의한 흡수와 간의 비축량이 영양소 농도를 정상으로 유지하지 못하게 되면, 지방세포는 중성지방을 분해하여 지방산을 방출한다.

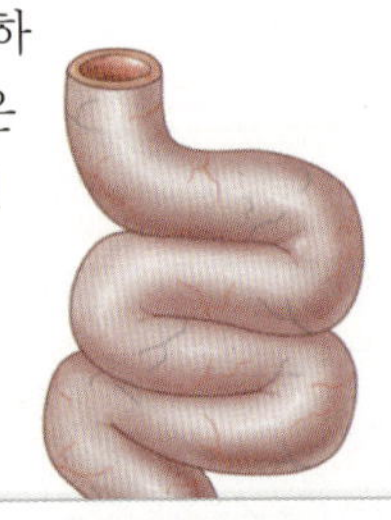

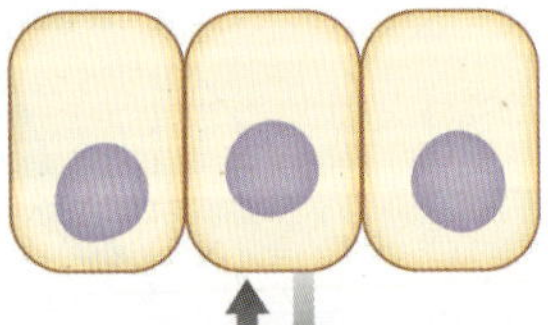

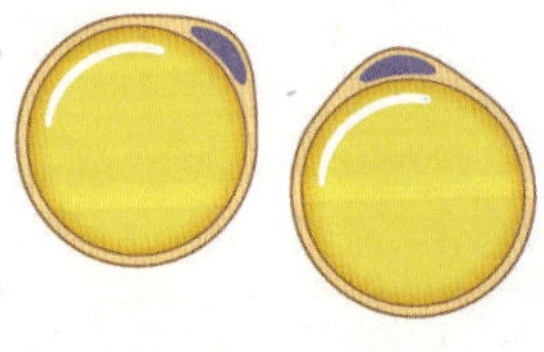

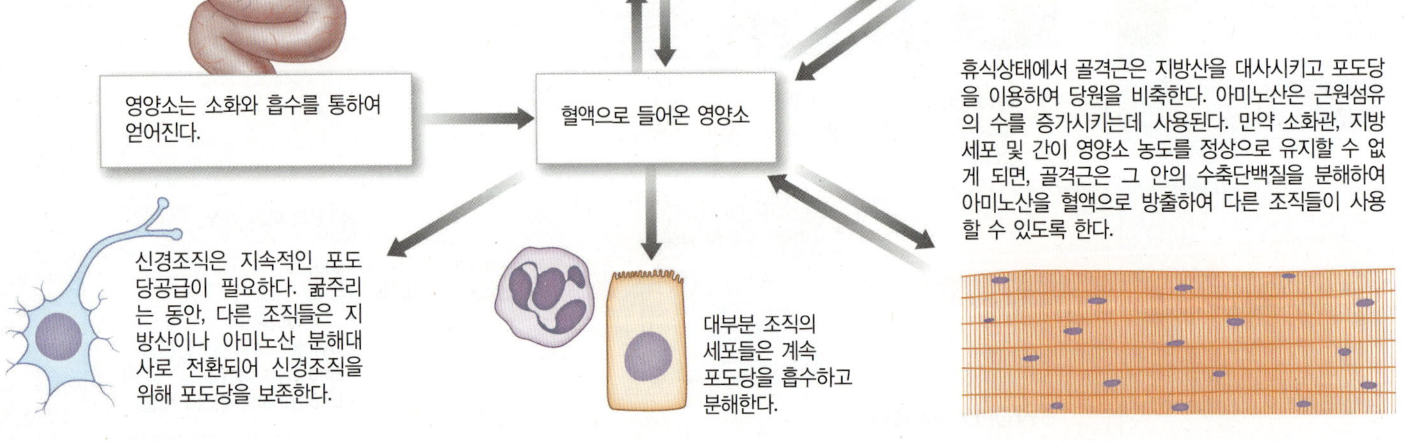

3 음식이나 영양소 저장고가 세포가 필요로 하는 단백질, 탄수화물 및 지방을 만드는데 필요한 모든 물질들을 공급하지는 않는다. 몇 가지 예외를 제외하고, 이것이 큰 문제가 되지 않는 것은 이용 가능한 물질들로부터 필요한 물질을 합성할 수 있는 효소들을 세포가 가지고 있기 때문이다. 이 그림은 분해대사 및 합성대사 경로를 요약하여 보여주고 있다.

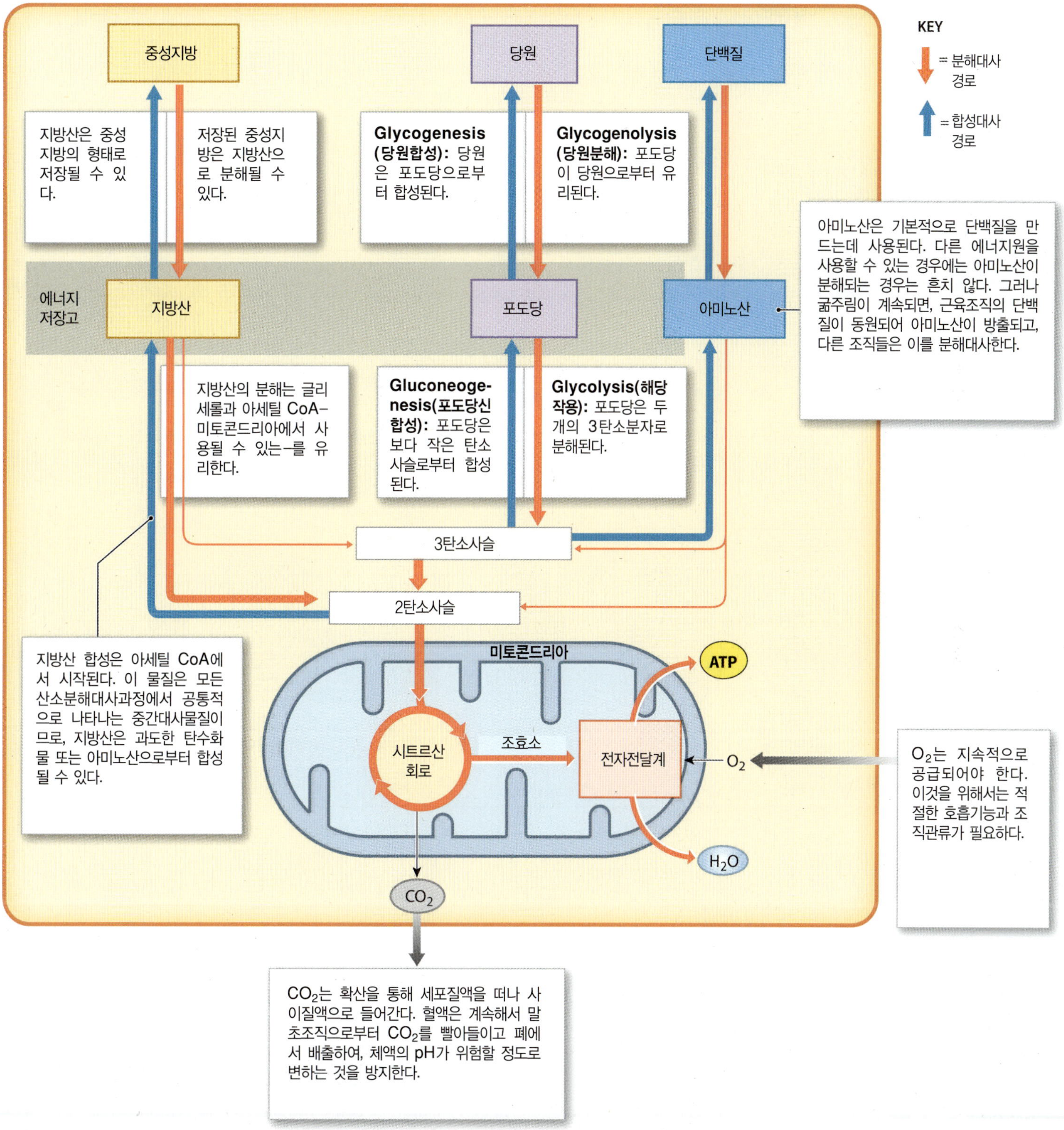

Memo

영양소의 소화와 대사

Nutrient(영양소)는 음식에 들어 있는 필수 성분으로 정상 생리작용을 위해 필요하다. **Metabolite(대사산물;** meh-TAB-eh-līt)는 우리 몸에서 일어나는 화학반응에 의해 만들어지거나 파괴되는 모든 물질들을 일컫는다. 우리가 먹는 음식은 유기질로 이루어진 물리적 구조를 가지고 있으며, 그 속에 함유된 유기물질들은 크기가 크고, 물에 녹지 않는 것도 있다. Digestion(소화)되는 동안 그 물리적 구조는 파괴되고, 화학작용 및 효소작용에 의하여 복잡한 유기물은 보다 단순한 성분으로 파괴된다. 그 성분들은 소화관에 의해 흡수되어 혈액을 타고 퍼져나간다. 우리 몸 전반의 세포들은 이 유기물질들을 이용하여 에너지를 생산하고 세포의 영양소 저장고를 가득 채운다.

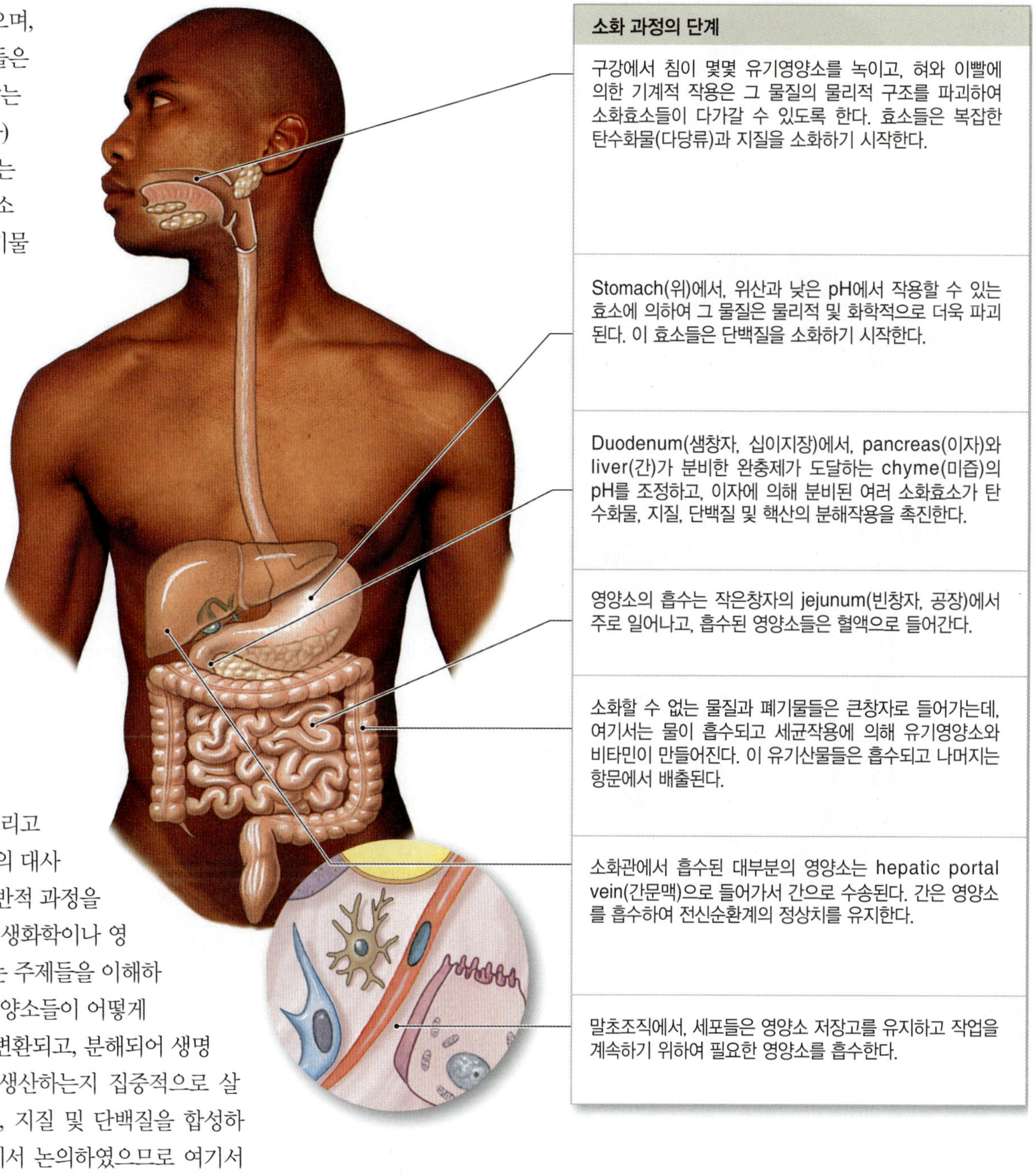

이 절에서는 소화, 흡수 그리고 탄수화물, 지질 및 단백질의 대사를 살펴본다. 모듈들은 일반적 과정을 강조하였으므로 여러분이 생화학이나 영양학 과정에서 접하게 되는 주제들을 이해하기 쉬울 것이다. 우리는 영양소들이 어떻게 흡수되고, 저장되며, 상호변환되고, 분해되어 생명활동에 필요한 에너지를 생산하는지 집중적으로 살펴보도록 하자. (탄수화물, 지질 및 단백질을 합성하는 주요 합성경로는 2장에서 논의하였으므로 여기서는 논의하지 않는다.)

탄수화물은 일반적으로 휴식상태에서 우선적으로 분해대사되어 ATP를 생산한다

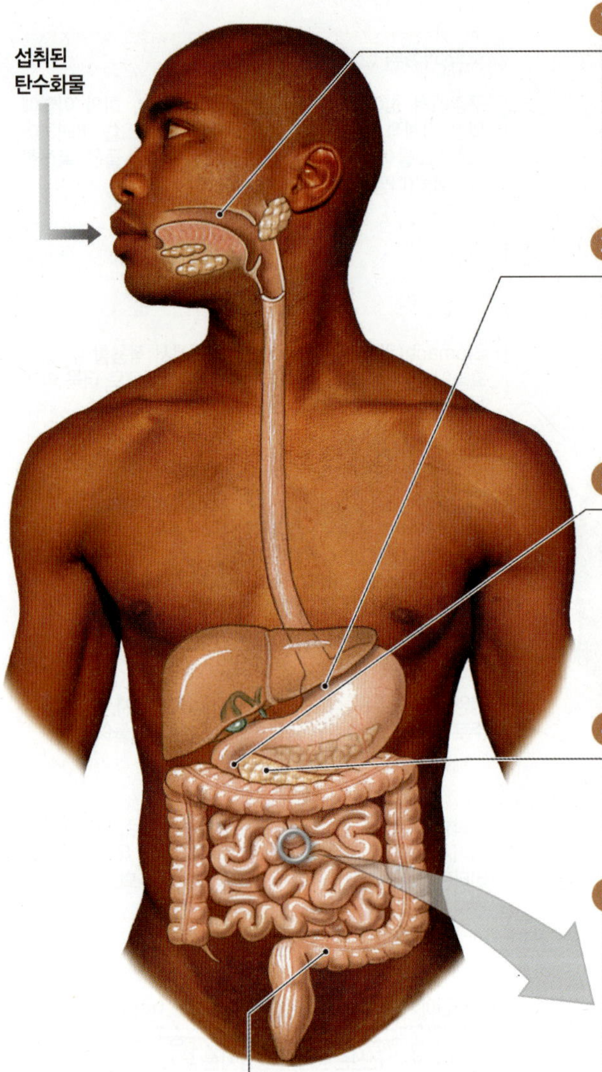

1 입에서 씹는 것은 음식덩이를 침으로 흠뻑적신다. **Salivary amylase(침아밀라아제)**는 탄수화물복합체를 disaccharide(이탄당)와 trisaccharide(삼탄당)의 혼합물로 분해한다.

2 침아밀라아제는 위에서 pH가 4.5 이하로 떨어질 때까지 음식 안의 탄수화물 소화를 계속한다. 이 효소는 식사 후 보통 한 시간에서 두 시간까지 작용한다.

3 미즙이 샘창자에 도달하면, secretin(세크레틴)이 완충액의 분비를 자극하여 샘창자 내 pH를 산성에서 알칼리성으로 변화시킨다(모든 창자의 효소들은 알칼리성 pH가 필요하다). 동시에 샘창자 세포에서 분비되는 cholecystokinin(CCK, 콜레시스토키닌)은 이자의 완충액과 효소의 분비를 촉발한다.

4 탄수화물이 많은 미즙이 도착하면 gastric inhibitory peptide(GIP, 위억제호르몬) 분비가 촉발되는데, 이 호르몬은 이자의 insulin(인슐린) 분비를 자극한다.

5 빈창자를 싸고 있는 상피세포는 탄수화물 소화를 마감한다. Brush border(솔가장자리)의 형질막은 **maltase(말타제)**, **sucrase(설탕분해효소)** 및 **lactase(젖당분해효소)** 등이 가지고 있어 2탄당인 maltose(말토오스, 포도당+포도당), sucrose(설탕, 포도당+과당) 및 lactose(젖당, 포도당+갈락토오스)를 단당류로 분해하여 흡수한다. 이 효소들이 작용하면서 생성되는 단당류는 형질막을 가로질러 운반되어 세포질액으로 들어간다.

내강 쪽 표면에서 세포 안으로 수송된 단당류는 세포질을 가로질러 확산되고, 촉진확산을 통하여 사이질액에 도달한다. 이 단당류는 창자융모의 모세혈관으로 확산되어, 간문맥을 통하여 결국 간으로 수송된다.

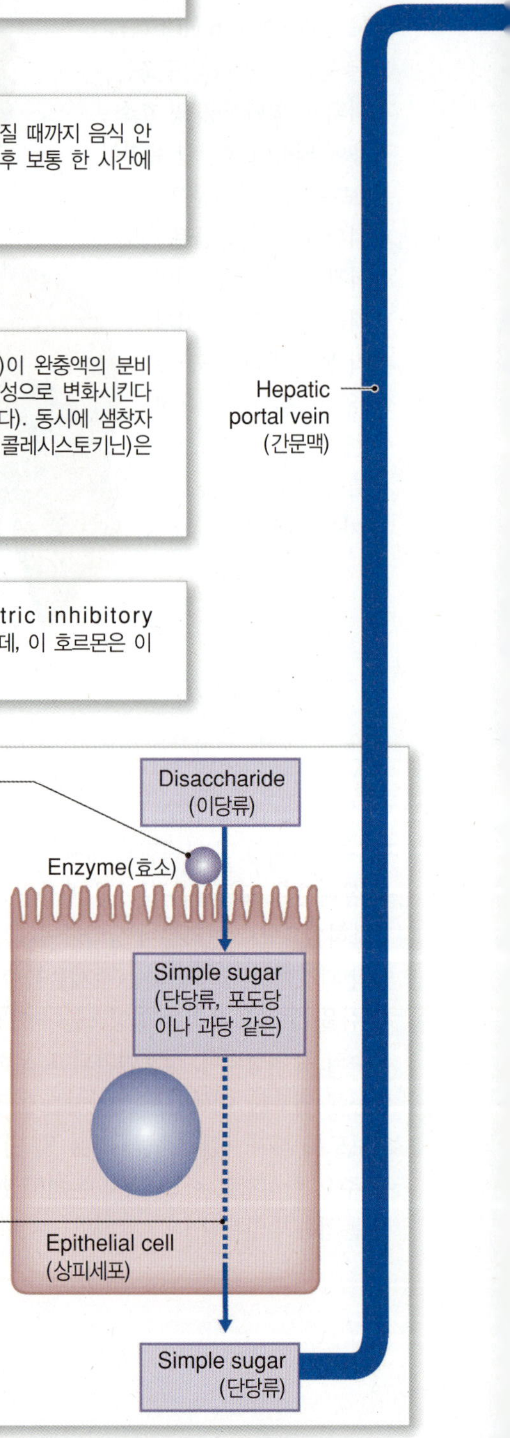

6 창자의 효소는 셀룰로오스와 같은 소화할 수 없는 탄수화물을 분해하지 못하므로, 이들은 사실상 온전한 상태로 colon(잘룩창자)에 도달한다. 이 탄수화물들은 잘룩창자에 있는 세균에게 영양분을 공급하게 되는데, 이 세균의 활동은 적은 양의 기체[**방귀**, 즉 **flatus(창자공기)**]를 발생시킨다. 소화되지 않는 탄수화물(콩과 같은)을 많이 먹게 되면 세균의 기체발생이 자극되어, 잘룩창자가 부풀어올라 경련을 일으키거나 방귀를 자주 방출하게 된다.

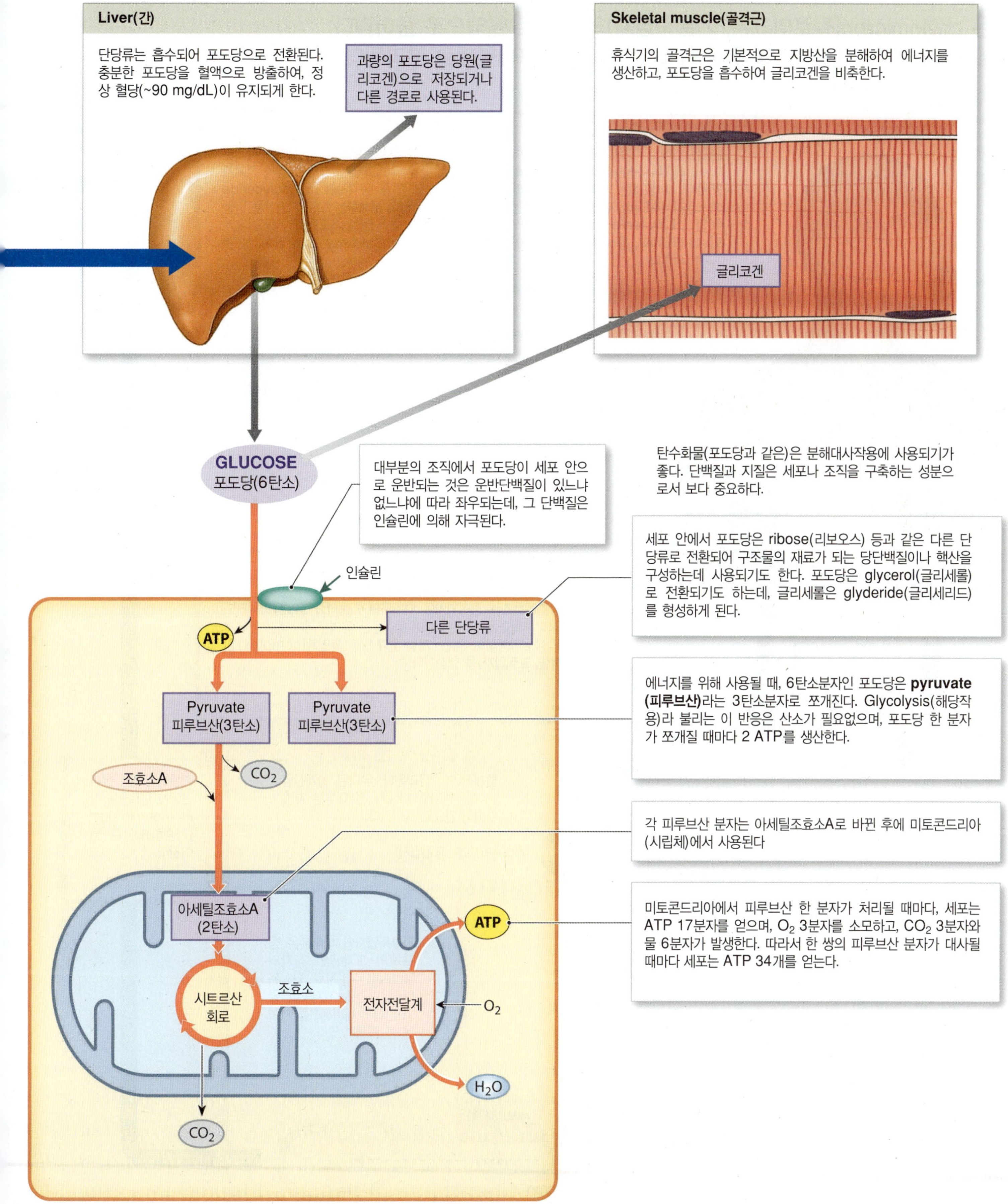

Liver(간)
단당류는 흡수되어 포도당으로 전환된다. 충분한 포도당을 혈액으로 방출하여, 정상 혈당(~90 mg/dL)이 유지되게 한다.
과량의 포도당은 당원(글리코겐)으로 저장되거나 다른 경로로 사용된다.
Skeletal muscle(골격근)
휴식기의 골격근은 기본적으로 지방산을 분해하여 에너지를 생산하고, 포도당을 흡수하여 글리코겐을 비축한다.
글리코겐
GLUCOSE
포도당(6탄소)
대부분의 조직에서 포도당이 세포 안으로 운반되는 것은 운반단백질이 있느냐 없느냐에 따라 좌우되는데, 그 단백질은 인슐린에 의해 자극된다.
탄수화물(포도당과 같은)은 분해대사작용에 사용되기가 좋다. 단백질과 지질은 세포나 조직을 구축하는 성분으로서 보다 중요하다.
인슐린
세포 안에서 포도당은 ribose(리보오스) 등과 같은 다른 단당류로 전환되어 구조물의 재료가 되는 당단백질이나 핵산을 구성하는데 사용되기도 한다. 포도당은 glycerol(글리세롤)로 전환되기도 하는데, 글리세롤은 glyderide(글리세리드)를 형성하게 된다.
ATP
다른 단당류
Pyruvate
피루브산(3탄소)
Pyruvate
피루브산(3탄소)
에너지를 위해 사용될 때, 6탄소분자인 포도당은 pyruvate(피루브산)라는 3탄소분자로 쪼개진다. Glycolysis(해당작용)라 불리는 이 반응은 산소가 필요없으며, 포도당 한 분자가 쪼개질 때마다 2 ATP를 생산한다.
조효소A
CO2
각 피루브산 분자는 아세틸조효소A로 바뀐 후에 미토콘드리아(시립체)에서 사용된다
아세틸조효소A
(2탄소)
ATP
미토콘드리아에서 피루브산 한 분자가 처리될 때마다, 세포는 ATP 17분자를 얻으며, O2 3분자를 소모하고, CO2 3분자와 물 6분자가 발생한다. 따라서 한 쌍의 피루브산 분자가 대사될 때마다 세포는 ATP 34개를 얻는다.
시트르산
회로
조효소
전자전달계
O2
H2O
CO2

16.3

지질은 chylomicron(킬로미크론, 기름죽입자)의 형태로 혈액으로 들어간다; cholesterol(콜레스테롤)은 그 후 추출되어 지질단백질의 형태로 분리된다

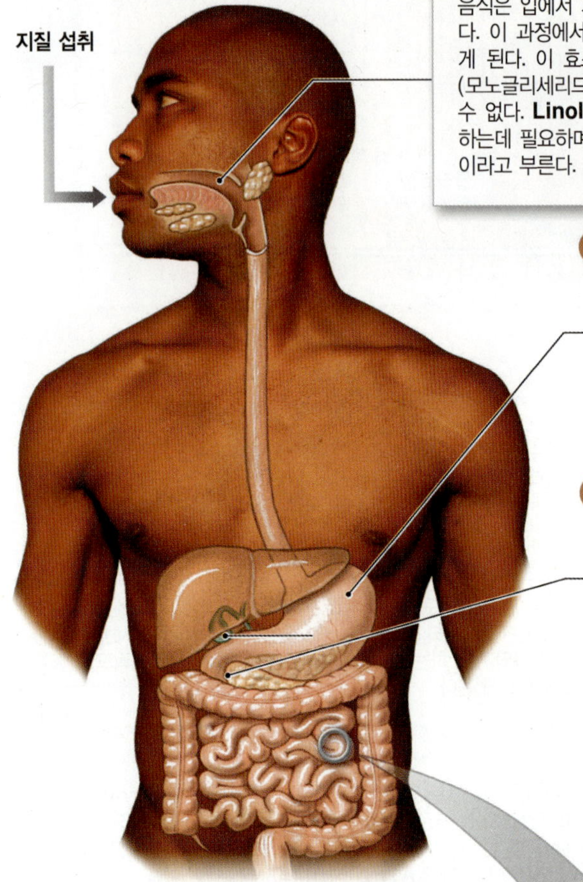

1 음식은 입에서 기계적 과정에 의해 보다 작은 조각으로 부서지고 결합조직의 체계도 파괴된다. 이 과정에서 음식덩어리는 **lipase(지질분해효소)**를 함유하고 있는 침으로 흠뻑 적셔지게 된다. 이 효소는 triglyceride(트리글리세리드, 중성지방)를 공격하여 monoglyceride(모노글리세리드)와 지방산으로 분해한다. 신체 세포는 자신이 분해하는 모든 지방산을 만들 수 없다. **Linolenic acid(리놀렌산)**와 **linoleic acid(리놀레산)**는 세포막을 만들고 유지하는데 필요하며, 음식을 통해 공급되어야 하기 때문에 **essential fatty acid(필수지방산)**이라고 부른다.

2 대부분의 식이지방은 물에 녹지 않는다. 위에서 미즙을 섞는 것은 다양한 지방을 함유한 큰 지방방울을 형성하게 된다. 지질분해효소는 산성의 환경에서 계속 작용할 수 있지만, 지방방울의 표면에 있는 중성지방만을 공격할 수 있다. 결과적으로, 미즙이 위를 떠날 때까지 중성지방의 약 20%만이 파괴된다.

3 미즙이 샘창자에 도달하면 CCK가 분비되는데, CCK는 또 다른 종류의 지질분해효소를 포함하는 이자효소들의 분비를 촉발하며, 쓸개를 자극 수축시켜 쓸개즙이 샘창자로 내뿜어지도록 한다. Bile juice(쓸개즙)는 **bile salt(쓸개산염)**를 함유하고 있는데. 이 쓸개산염은 큰 지방방울을 아주 작은 방울로 부수는 **emulsification(유화작용)**이라 불리는 과정을 수행하여 이자지방분해효소가 지방에 보다 잘 접근할 수 있도록 해준다. 이자지방분해효소는 중성지방을 분해하여 지방산화 모노글리세리드 및 글리세롤의 혼합물을 형성한다. 이 물질들은 유리된 후, 내강 안에서 쓸개산염과 상호작용하여 작은 지질-쓸개산염 복합체(complex)인 **micelle(미셀, 교질입자)**을 형성한다.

4 교질입자가 창자 상피와 접촉하게 되면, 지질은 확산되어 세포막을 가로질러 세포질로 들어간다

창자세포는 모노글리세리드, 지방산 및 글리세롤을 이용하여 새로운 중성지방을 합성한다. 이 중성지방은 흡수된 콜레스테롤, 인지질 및 다른 지방용해물질들과 더불어 단백질로 둘러싸이게 되어 기름죽입자라는 착물을 형성한다. **chylomicron(기름죽입자**; chylos, 우유빛 림프; mikros, 작은)은 녹지 않는 지질을 포함하는 지질-단백질 복합체인 **lipoprotein(지질단백질)**이다. 인지질과 단백질이 감싸고 있는 표면은 착물 전체를 물에 녹게 만든다.

그 후 창자세포는 기름죽입자를 exocytosis(세포외배출)를 통하여 사이질액으로 분비한다. 기름죽입자를 감싸고 있는 표면단백질은 기름죽입자가 사이질액에 떠다니도록 하지만, 그 크기가 커서 모세혈관으로 확산되어 들어가지는 않는다.

쓸개산염이 유리된다; 유리된 쓸개산염은 작은창자를 떠나기 전 대부분 재흡수되어 간으로 돌아간다.

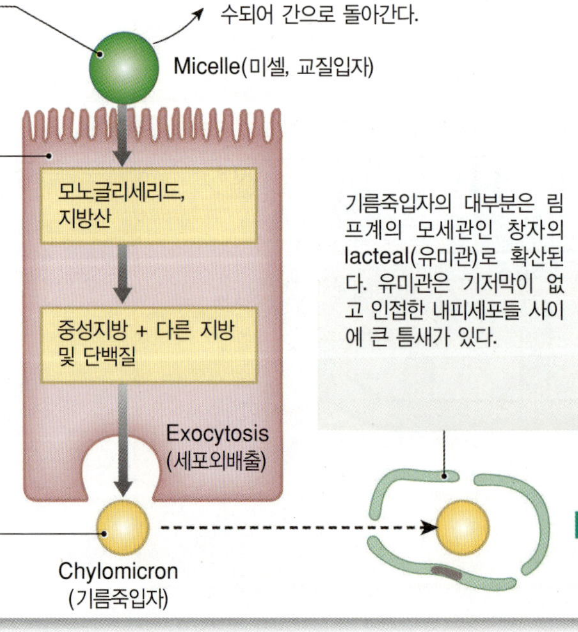

기름죽입자의 대부분은 림프계의 모세관인 창자의 lacteal(유미관)로 확산된다. 유미관은 기저막이 없고 인접한 내피세포들 사이에 큰 틈새가 있다.

5 기름죽입자는 유미관에서 림프관을 따라 thoracic duct(가슴림프관)로 들어간다.

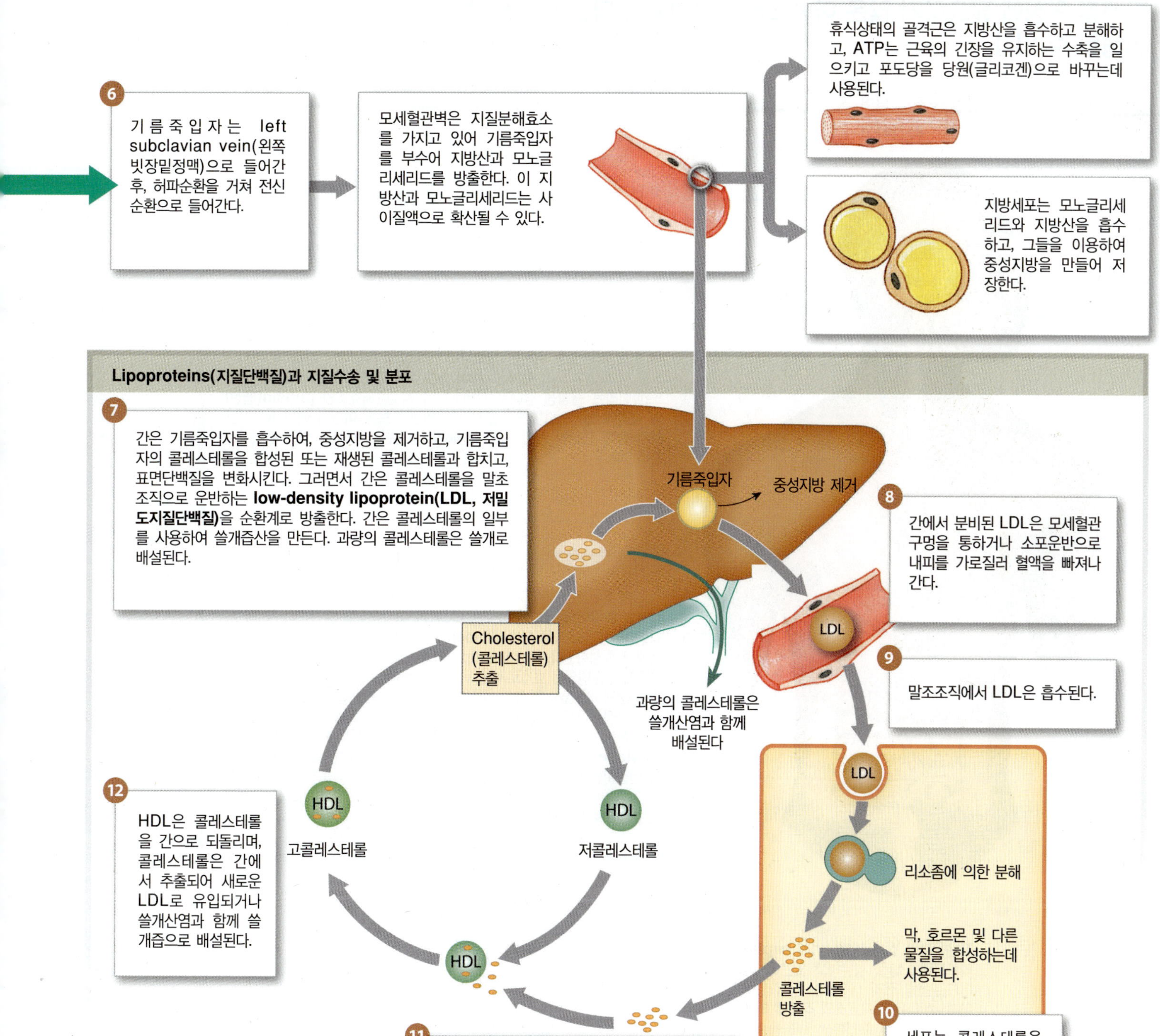

의사들은 심혈관 문제를 검사하기 위해 종종 환자의 총 콜레스테롤 농도와 LDL:HDL 비율을 측정하곤 한다. 총 콜레스테롤 농도가 200 mg/dL 이상이고 LDL:HDL 비가 높으면 혈액 내에 콜레스테롤이 많다는 것을 의미한다. 이는 그 중 대부분이 간으로 돌아와 대사되거나 배설되기 보다는 조직으로 나가 거기에 머문다는 것을 의미한다. 말초조직에 콜레스테롤이 과도하게 있게 되면 atherosclerotic plaque(죽상경화판)에 축적되어 심장발작이나 뇌졸중을 일으킬 수 있다.

단백질 합성에 필요하지 않은 아미노산은 파괴되어 다른 아미노산으로 변형될 수 있다

1 단백질은 매우 복잡한 구조로 되어 있어서, 단백질 소화는 복잡하고 시간이 걸린다.

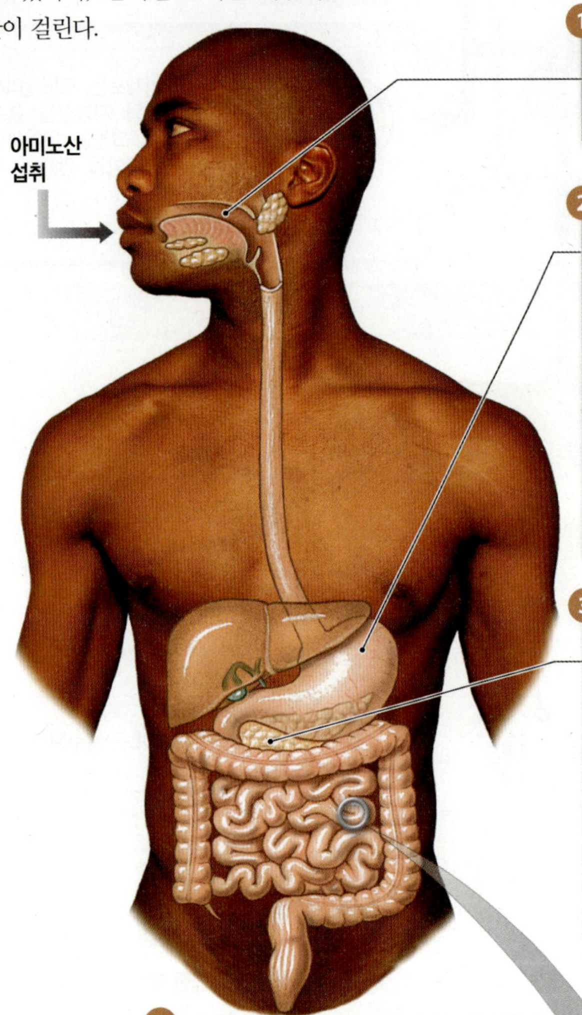

1 첫 단계는 음식의 단단한 삼차구조를 붕괴시키는 것이다. 이것은 입에서 음식을 잘게 씹고 침과 섞음으로써 시작한다.

2 위에서는 휘젓고 섞는 부가적인 기계적 공정이 일어난다. 음식덩어리를 강한 산성환경에 노출시켜 병원체를 죽이고 결합조직 및 식물세포의 벽을 파괴한다. 또한 위산은 대부분의 단백질을 변성시켜 삼차 및 이차구조를 붕괴시킨다. 이 붕괴는 chief cell(주세포)에서 pepsinogen(펩시노겐)이라는 불활성 상태로 분비되는 단백질분해효소인 **pepsin(펩신)**의 공격에 펩티드결합을 노출시킨다. 펩신은 보통 미즙이 샘창자에 도달하기 전에 충분한 시간 동안 작용하여 복잡한 단백질을 작은 펩티드로 분해한다.

3 산성의 미즙이 샘창자에 이르면, CCK가 이자효소의 생산 및 분비를 자극한다. 이 효소들은 불활성 proenzyme(전구효소)으로 분비되고 샘창자에서 활성화된다. **Enteropeptidase(창자펩티드분해효소)**는 샘창자 상피에서 분비되는 효소로서 전구효소 trypsinogen(트립시노겐)을 단백질을 분해하는 효소인 **trypsin(트립신)**이라는 단백질분해효소로 변환시키는 과정을 시작한다. 트립신은 다른 전구효소를 **chymotripsin(키모트립신)**, **carboxypeptidase(카르복시펩티드분해효소)** 및 **elastase(엘라스타아제)** 등으로 전환한다. 각 효소는 특정 아미노산들을 연결하는 펩티드결합을 공격하지만 다른 것에는 작용하지 않는다. 이런 작용들이 모여서 단백질은 이펩티드, 삼펩티드 및 아미노산이 섞여 있는 상태로 파괴된다.

4 작은창자의 상피표면은 여러 **peptidase(펩티드분해효소)**를 함유하고 있는데, 이들은 펩티드결합을 잘라 아미노산을 유리시킨다. 그 아미노산들은 이자효소의 작용에 의해 유리되는 것들과 함께 촉진확산 및 공동수송을 통하여 흡수된다.

아미노산은 세포의 기저막측으로 확산된 후 촉진확산 및 공동수송을 통하여 사이질액으로 방출된다. 사이질액에서 아미노산은 창자의 모세혈관으로 들어가 hepatic portal vein(간문맥)을 통하여 간으로 운반된다.

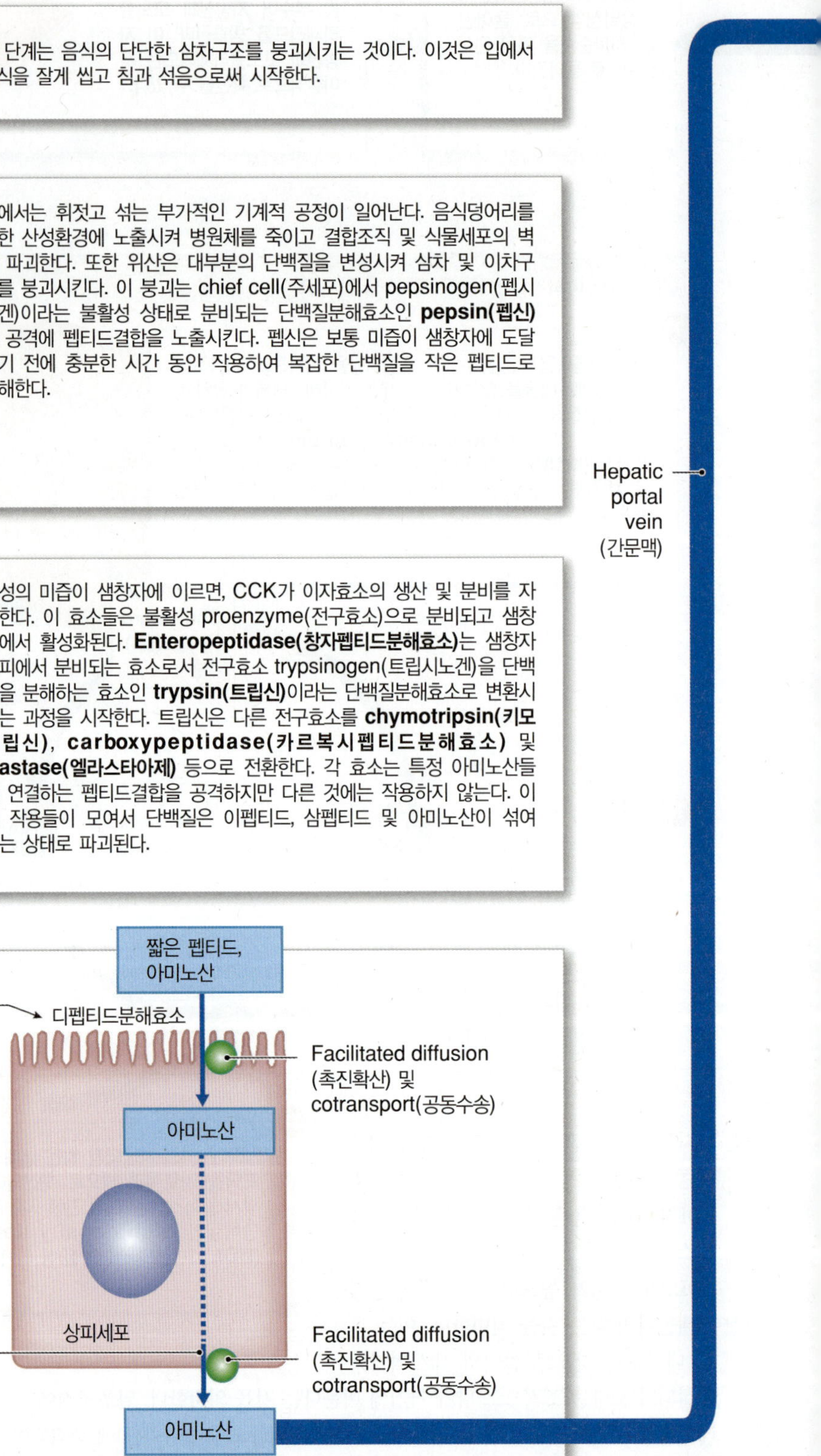

5

간은 순환계 내 아미노산의 농도를 포도당의 경우처럼 정확하게 조절하지는 않는다. 간은 스스로 많은 아미노산을 이용하여 혈장단백질을 만들며, 아미노산을 합성, 전환 또는 분해하는데 필요한 모든 효소들을 다 가지고 있다. 3탄소분자로 분해될 수 있는 아미노산은 다른 포도당원을 이용할 수 없게 되면 gluconeogenesis(포도당신합성)의 재료로 사용되기도 한다.

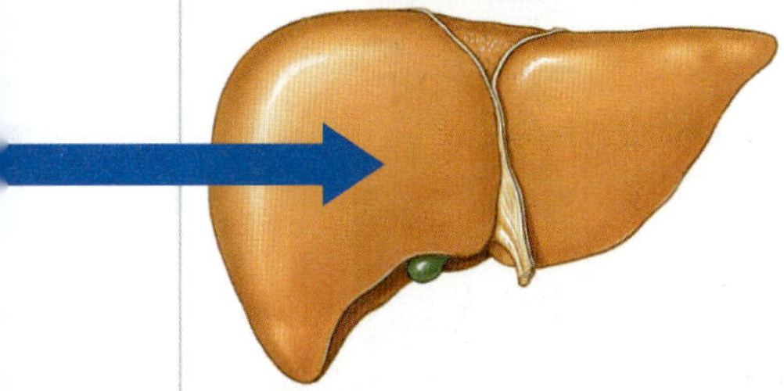

아미노산 합성

간세포와 신체의 다른 세포들은 단백질합성에 필요한 20가지의 아미노산 중 10가지를 쉽게 만들 수 있다. 이 아미노산들은 음식에 들어 있을 필요가 없기 때문에 **nonessential amino acid(비필수아미노산)**라고 한다. 반면, **essential amino acid(필수아미노산)**는 우리 몸에서 만들 수 없기 때문에 (또는 생리학적 요구에 충분한 양을 만들 수 없기 때문에) 음식을 통하여 얻어야 한다.

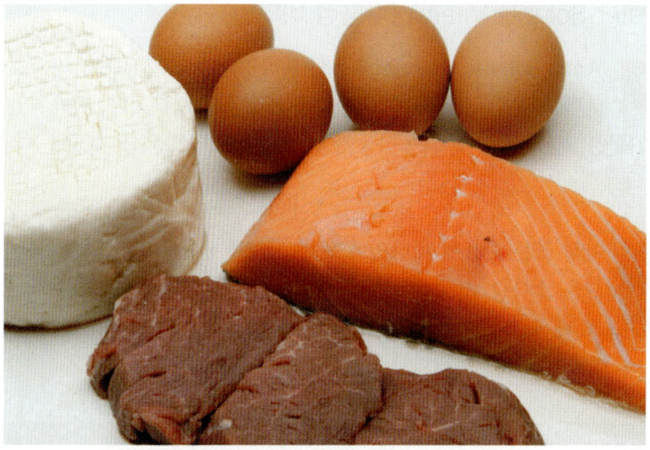

고기, 달걀 및 낙농식품들은 훌륭한 단백질원이다.

2 아래의 모식도는 휴식 상태에서 우리 몸이 어떻게 유기성분을 사용하는지 보여준다.

음식에 있는 탄수화물, 지방, 단백질

↓

소화의 결과 발생한 단당류, 지방산 및 아미노산은 흡수되어 혈액으로 들어간다

↓

전신 세포에 의해 흡수된다

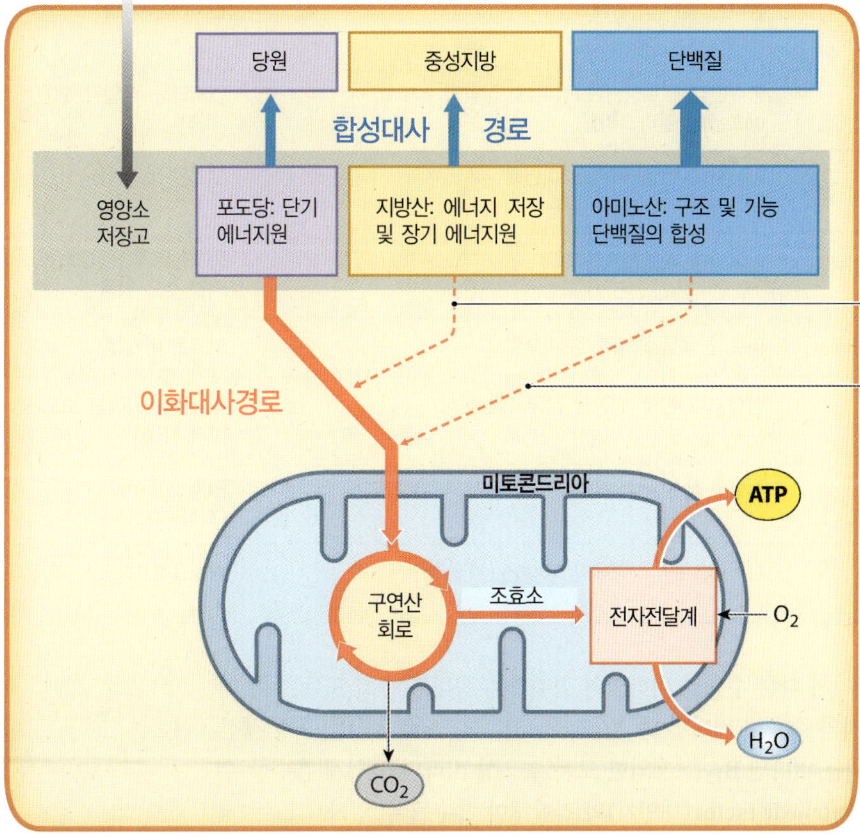

대부분의 지방산은 아세틸 CoA로 분해되어 시트르산 회로에서 처리된다.

아미노산 분해대사에 의해 살아가는 세포는 겨울 오두막에서 마치 따뜻하게 하기 위해 벽을 태우고 있는 사람과 같다. 그것은 일시적으로는 도움이 될지 몰라도, 오래 지속될 수 없으며, 장기적 측면으로 보면 도리어 상태를 악화시킨다.

16.5

Vitamin(비타민) 및 mineral(미네랄)은 많은 대사경로의 기능에 꼭 필요하다

음식 내 영양소의 섭취와 대사를 **nutrition(영양)**이라고 한다. **Vitamin(비타민)**은 아주 적은 양으로 특정 대사경로에서 중요한 역할을 하는 유기물이다. **Mineral(미네랄)**은 전해질의 해리를 통하여 유리되는 무기이온들이다.

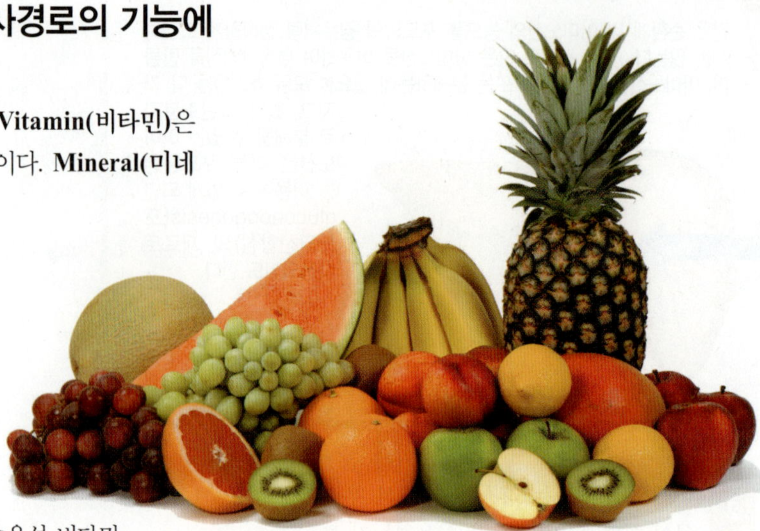

Water-Soluble Vitamin(수용성 비타민)

1 **Water-soluble vitamin(수용성 비타민)**은 비타민B군과 비타민C 등이다. 이들 중 대부분은 조효소의 성분이다. 비타민B군은 고기, 달걀 및 낙농식품에 있으며, 비타민C는 신 과일에 많다.

2 아래 표는 수용성 비타민에 관한 정보를 정리한 것이다. 이들 수용성 비타민들은 소화관과 혈액의 체액 사이에서 빠르게 교환되며, 넘쳐나는 양은 쉽게 오줌으로 배설된다. 이 때문에 무지막대한 양의 비타민 보충제를 먹지 않는 한, 수용성비타민 과잉은 잘 초래되지 않는다.

수용성 비타민

비타민	중요 작용	부족 증상	과다 증상
B_1 (thiamine, 티아민)	많은 경로의 조효소	근육쇠약, 중추신경계 및 심혈관계 이상; *beriberi*(베리베리)	Hypotension(저혈압)
B_2 (riboflavin, 리보플라빈)	해당작용이나 구연산회로 같은 많은 반응 경로에 관여하는 조효소의 일부분	상피 및 점막의 황폐화	간지러움, 저림
B_3 (niacin, 니아신)	해당작용이나 구연산회로 같은 많은 반응 경로에 관여하는 조효소의 일부분	중추신경계, 위장관계, 상피 및 점막의 황폐화; *pellagra*(펠라그라)	간지러움, 작열감, 혈관 확장
B_5 (pantothenic acid, 판토넨산)	많은 반응경로에 있는 조효소A의 성분	성장지체, 빈혈, 경기, 상피변화	보고된 바 없음
B_6 (pyridoxine, 피리독신)	아미노산 및 지질대사의 조효소	성장지체, 중추신경계 장애	중추신경계 변성, 치명적일 수도 있음
B_7 (biotin, 비오틴)	많은 반응경로의 조효소	피로, 근육통, 메스꺼움, 피부염	보고된 바 없음
B_9 (folate/folic acid, 폴산)	아미노산 및 핵산 대사의 조효소	성장지체, 빈혈, 위장관 장애, 발생이상	대량투여 외에는 보고된 바가 적음
B_{12} (cobalamin, 코발라민)	핵산 대사의 조효소	적혈구 생산 부전. 악성빈혈을 야기	Polycythemia (적혈구증가증)
C (ascorbic acid, 아스코르빈산)	많은 반응경로의 조효소	상피 및 점막의 황폐화; *scurvy*(괴혈병)	콩팥결석

우리 몸은 비타민 B_{12}와 C만을 상당량 저장하고 있다. 따라서 다른 수용성 비타민의 섭취가 부족하면 수일 또는 수주 내에 비타민 결핍 증상이 나타나게 된다. 장내 세균은 9가지의 수용성 비타민 중 4가지(B_5, B_7, B_9, and B_{12})를 소량 생산하여 비타민 부족이 일어나는 것을 막아준다. 창자의 상피는 비타민 B_{12}를 제외한 모든 수용성 비타민을 쉽게 흡수할 수 있다. 비타민 B_{12} 분자는 크기가 커서 위점막에서 만드는 **intrinsic factor(내인자)**와 결합해야 흡수될 수 있다.

Fat-Soluble Vitamin(지용성 비타민)

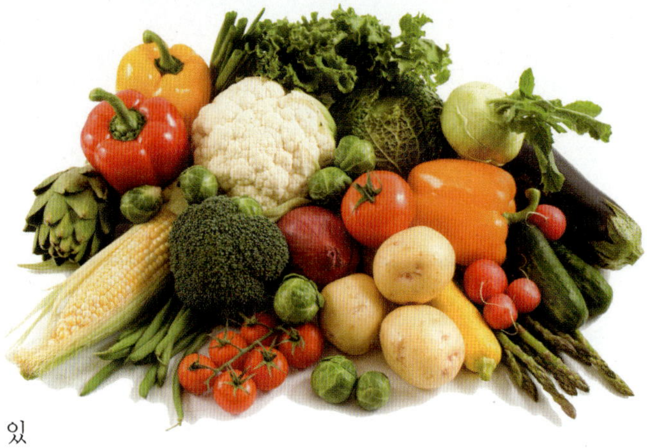

3 지용성 비타민에는 비타민 A, D_3, E, 및 K가 있다. 이 비타민들은 원칙적으로 미셀의 지질성분과 함께 소화관에서 흡수된다. 야채는 지용성 비타민의 좋은 공급원이다. 이에 더하여, 비타민 K는 창자의 세균에서 일부가 만들어지며, 햇빛에 노출될 때, 피부에서는 비타민 D_3가 만들어진다.

4 아래 표는 지용성 비타민에 관한 정보를 요약한 것이다. 이 비타민들은 전신의 지방저장소에 저장되므로, 우리 몸은 상당량의 지용성 비타민을 저장하고 있어, 섭취하지 않고도 수개월 동안 정상적인 대사를 유지할 수 있다. 이러한 이유로 인해, 지용성 비타민 섭취 부족으로 인한 **hypovitaminosis(비타민결핍증)**는 흔치 않다. (비타민 D_3의 경우는 예외) 너무 많은 비타민은 해가 될 수 있다. **Hypervitaminosis(비타민과다증)**은 음식을 통한 섭취가 우리 몸의 특정 비타민에 대한 저장, 사용 또는 배설능력을 초과했을 때 나타난다.

지용성 비타민

비타민	중요 작용	부족 증상	과다 증상
A	상피의 유지; 시색소의 합성; 면역계 및 뼈의 성장을 지지	성장지체, 야맹증, 상피막의 황폐	간손상, 창백한 피부, 중추신경계 영향(메스꺼움, 식욕부진)
D_3	뼈 성장, 창자의 칼슘 및 인의 흡수, 이 이온들의 보존에 필요	Rickets(구루병, 어린이), osteomalacia(뼈연화증, 어른), 골격의 황폐	칼슘이 많은 조직에 침착되어 기능을 방해함
E	비타민A 및 지방산의 파괴를 저지	빈혈, 다른 증상들도 의심됨	메스꺼움, 위경련, 시야가 흐려짐, 피로
K	간의 응고인자의 합성에 꼭 필요함	출혈이상	간기능장애, jaundice(황달)

Mineral(미네랄)

5 미네랄은 세 가지 중요한 역할을 한다. (1) 나트륨과 염소 같은 이온들은 체액의 삼투농도를 결정한다. (2) 이온들은 다양한 조합을 통하여 체액의 pH를 조절하는데 중요한 역할을 한다. (3) 다양한 효소반응에 이온들이 반드시 필요하다. 미네랄은 효소와 함께 화학반응을 촉매시키는 **cofactor(보조인자)**이다. 이 표는 주요 미네랄들과 그들의 중요성 및 결핍 또는 과다 효과 중 몇 가지를 보여준다.

주요 미네랄

미네랄	중요성	결핍 및 과다 효과
Sodium (나트륨)	체액의 주요 양이온; 정상 막기능에 필수; 효소의 보조인자	결핍: 근육경련(쥐) 과다: 고혈압
Potassium (칼륨)	세포액 내 주요 양이온; 정상 막기능에 필수; 효소의 보조인자	결핍: 불규칙한 심장박동 과다: 불규칙한 심장박동
Chloride (염소)	체액의 주요 음이온; HCl(염산)을 만드는데 기능	결핍: 불규칙한 심장박동
Calcium (칼슘)	근육 및 신경 기능 그리고 정상 뼈의 구축에 필수; 효소의 보조인자	결핍: osteoporosis(골다공증) 과다: 신장결석(콩팥돌)
Phosphorus (인)	고에너지화합물, 핵산, 뼈 기질의 원료	결핍: 근육쇠약 과다: 근육경련
Magnesium (마그네슘)	효소의 보조인자	결핍: 근육경련, 메스꺼움

Memo

대사와 에너지 사용

영양과 대사는 체온에 직접 영향을 준다. 이 그림은 그 과정의 개략이다.

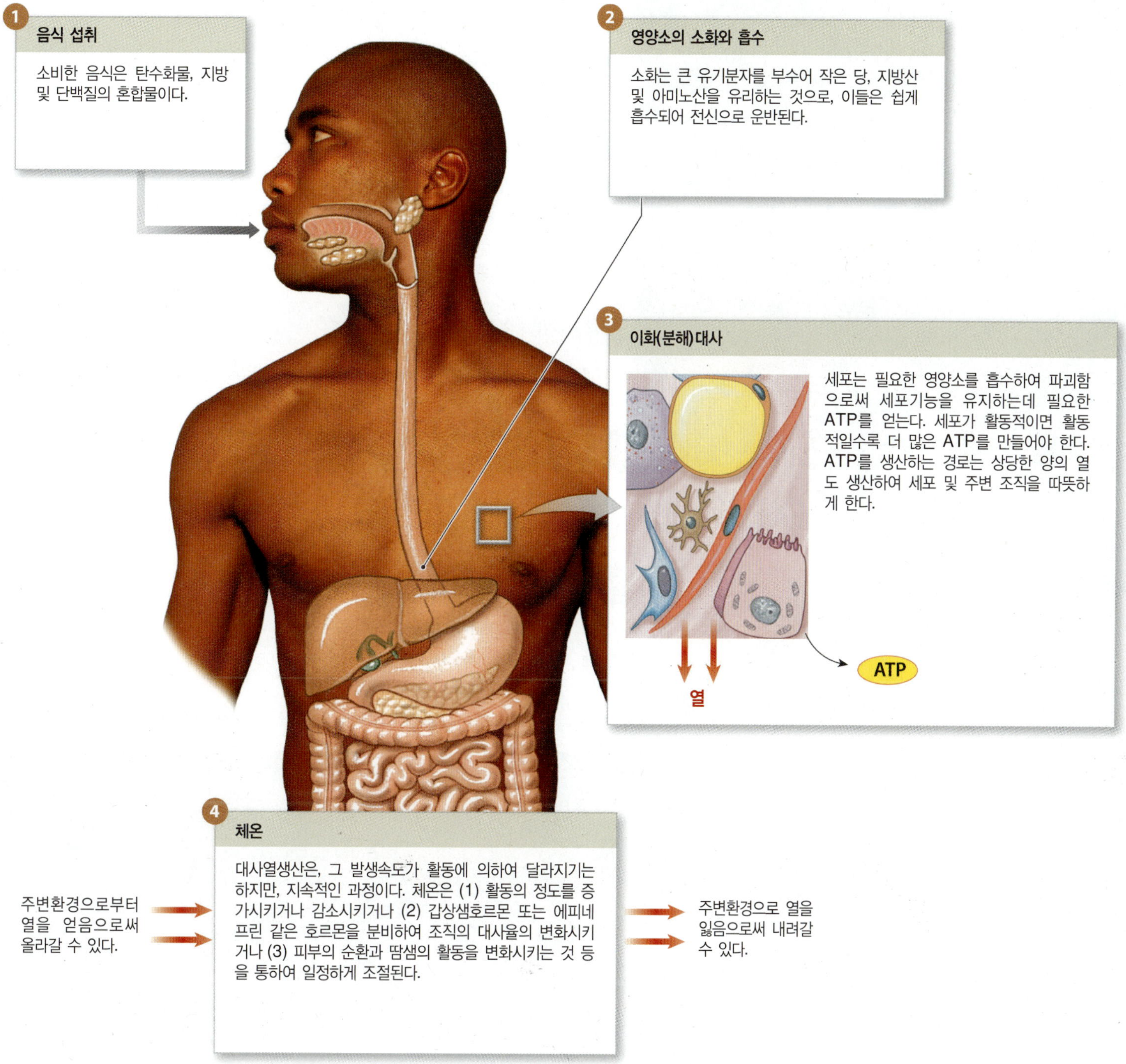

이 절에서는 신체의 대사율을 하나의 전체로서 생각한다. 체온을 조절하는데 관여하는 기본적 요인들에 대해서도 살펴보도록 한다.

17

비뇨계통 (The Urinary System)

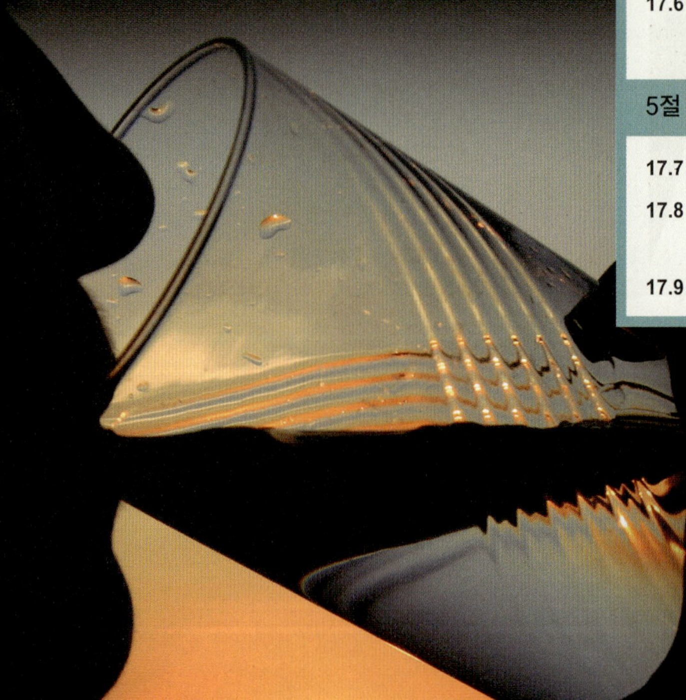

학습성과

1절 • Urinary System(비뇨계통)의 해부학

17.1 Kindey(콩팥)의 위치와 구조적 특징을 설명한다.

17.2 Nephron(콩팥단위)의 구조를 설명하고, 각각의 콩팥단위 부위의 기능을 명시하며, 소변을 생성하는 과정을 요약한다.

2절 • Renal Physiology(콩팥생리학)의 개요

17.3 콩팥단위와 집합관계 각 부위의 filtration(여과), reabsorption(재흡수), secretion(분비)에 대하여 논의하고, renal corpuscle(콩팥소체)의 구조와 기능을 설명한다.

17.4 Antidiuretic hormone(ADH, 항이뇨호르몬)이 어떻게 소변의 양과 농도에 영향을 끼치는지 설명한다.

3절 • Urine(소변)의 저장과 배출

17.5 Ureter(요관), urinary bladder(방광) 및 urethra(요도)의 구조와 기능을 기술하고, micturition reflex(배뇨반사)를 설명한다.

4절 • 체액 및 전해질평형

17.6 체액 및 무기질평형이 무엇을 의미하는지를 설명하고, homeostasis(항상성)에서 그 중요성에 대해 논의한다.

5절 • 산-염기평형

17.7 산-염기평형과 pH를 유지하는데 있어 buffer system(완충계)의 역할을 설명한다.

17.8 Intracellular fluid(세포내액)와 extracellular fluid(세포외액)의 pH를 조절하는데 있어 buffer system(완충계)의 역할을 설명한다.

17.9 산-염기평형을 유지하는데 관여하는 보상기전에 대하여 기술한다.

Urinary System(비뇨계통)의 해부학

Urinary system(비뇨계통, 비뇨기계)은 소변을 만듦으로써 과량의 수분, 염분 및 생리적 폐기물들을 제거한다. 이 절에서는 비뇨계통의 구성요소: kidney(콩팥), ureter(요관), urinary bladder(방광) 및 urethra(요도)의 기능적 구조를 이해한다. 이 절의 마지막에서는 어떻게 콩팥이 혈액으로부터 대사산물을 제거하여 소변을 생산하는지, 그 과정이 어떻게 조절되는지, 그리고 소변이 어떻게 **urinary tract(요로)**을 따라 제거되는지 알아본다.

콩팥(kidney)은 2개가 있고, 대사가 매우 활발하다. 휴식상태에서 콩팥은 심박출량의 약 25%를 받는다. 콩팥은 비뇨계통의 배설기능을 수행하는 기관이다. 콩팥은 **urine(소변)**을 만드는데, 거기에는 물, 이온 및 작은 수용성 화합물들이 들어 있다.

Ureter(요관)는 소변을 콩팥에서 방광까지 운반한다. 소변은 중력과 요관벽 평활근의 수축으로 이동한다.

Urinary bladder(방광)는 소변을 받아 몸 밖으로 제거할 때까지 저장한다. 방광벽 평활근의 수축은 소변을 배출하는데 이를 **urination(소변보기, 배뇨)**이라 한다.

Urethra(요도)는 소변을 방광에서 몸 밖으로 안내하는 통로이다.

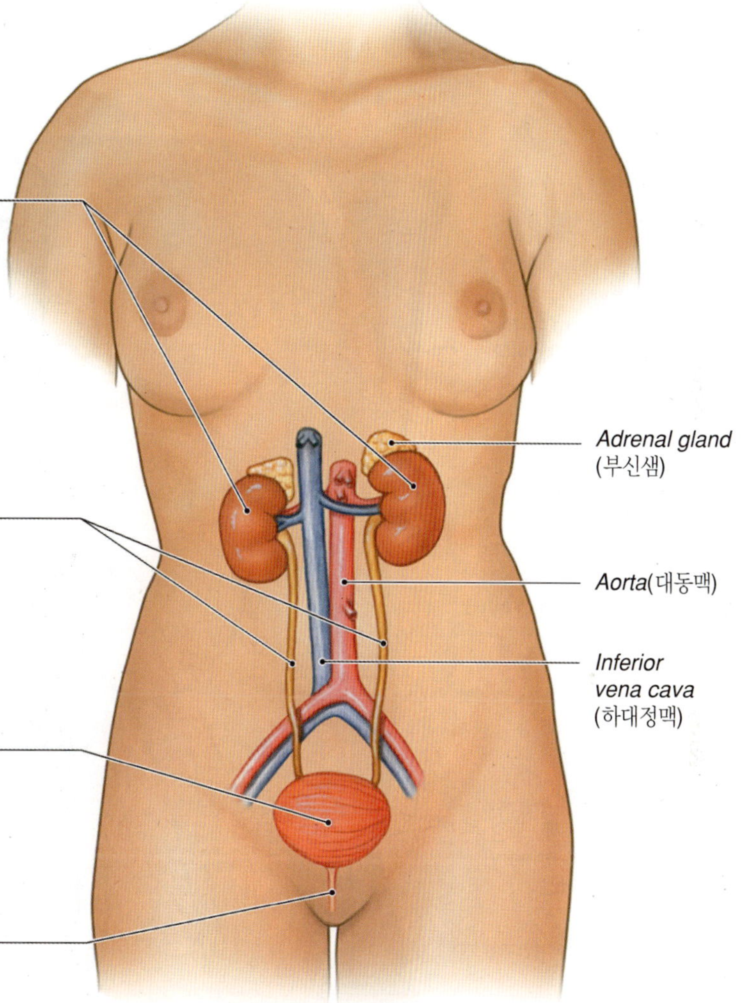

비뇨계통의 기능

- 혈액량과 혈압을 조절한다.
- 혈장 내 나트륨, 칼륨, 염소 및 다른 이온들의 농도를 조절한다.
- 혈액의 pH를 안정시킨다.
- 유용한 영양소를 보존한다.
- 약물, 독소 및 대사폐기물을 혈액으로부터 제거한다.

17.1

콩팥은 복막 뒤에 있는 한 쌍의 기관이다

여기서는 콩팥의 위치와 몸통의 축을 형성하는 뼈대와 복부골반강에 있는 다른 기관들과 연관된 콩팥의 배치를 살펴본다. 여러분은 콩팥이 그 자리에 어떻게 지지되고, 보호되며, 안정하게 있는지 알 수 있을 것이다. [Renal(콩팥-, 신장-)은 "relating to the kidneys(콩팥과 관련됨)"를 의미한다.]

1 이 그림은 정면에서 본 것으로 kidney(콩팥), ureter(요관), urinary bladder(방광) 및 관련된 혈관이 보인다. 콩팥은 복막 뒤에 위치하기 때문에, 앞쪽에서는 다른 복부기관이 제거된 후에만 콩팥을 명확하게 확인할 수 있다.

Renal fascia(콩팥근막)는 조밀한 섬유바깥층으로 주변의 구조에 콩팥을 고정시킨다.

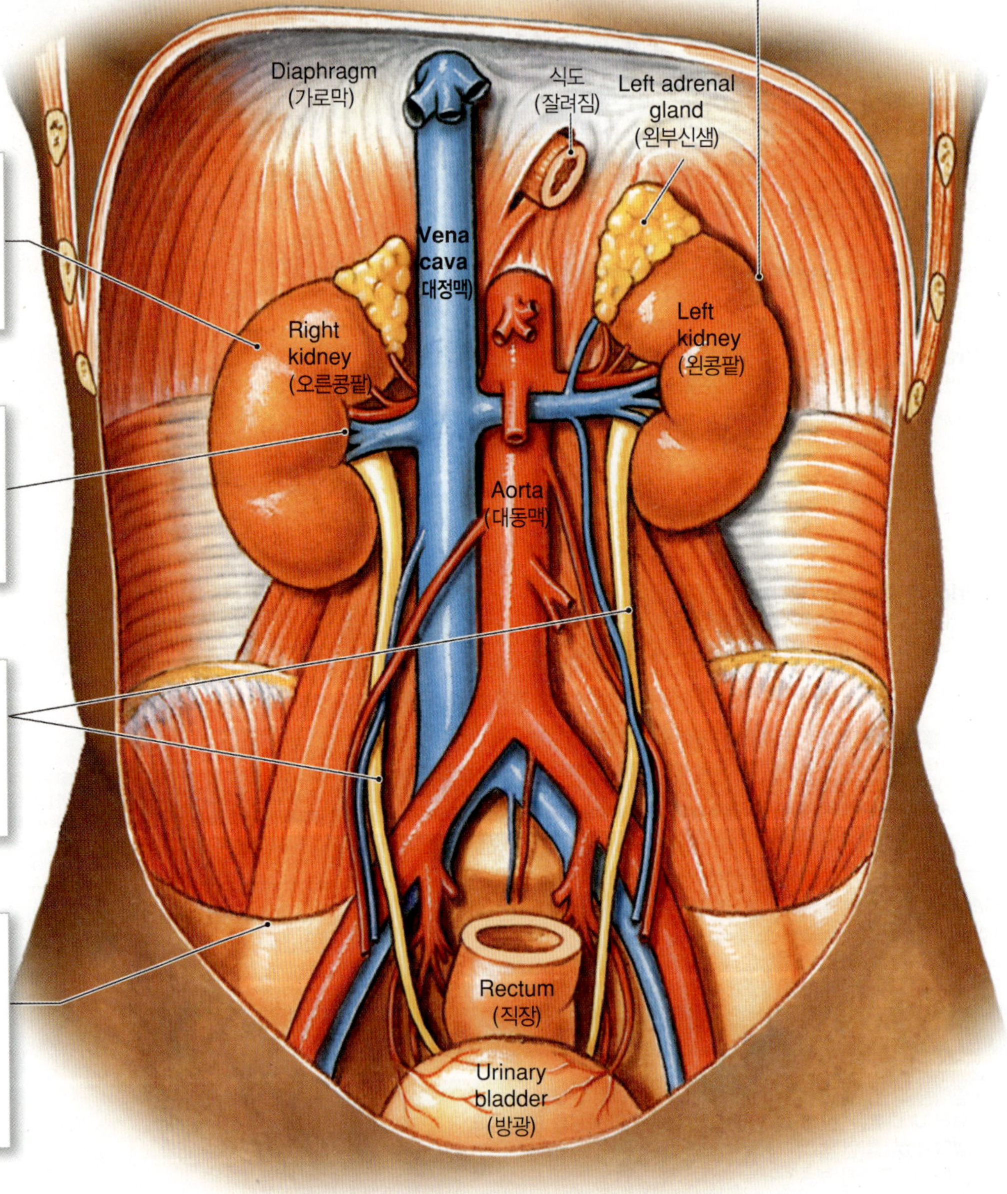

전형적인 성인의 **kidney(콩팥)**는 적갈색이며, 길이는 10 cm, 넓이는 5.5 cm, 두께는 3 cm이다. 각 콩팥의 무게는 약 150 g이다.

Hilum(문, 콩팥문)은 가운데의 오목한 부분으로 renal artery(콩팥동맥)와 renal nerve(콩팥신경)가 들어가고, renal vein(콩팥정맥)과 요관이 나오는 곳이다.

Ureter(요관)는 아래로 내려가면서, external iliac artery(바깥엉덩동맥, 외장골동맥)와 정맥의 앞을 가로질러 urinary bladder(방광)의 뒷면 아래로 들어간다.

이것은 제거된 뒤쪽복막의 절단면이다. 콩팥, 부신 및 요관이 뒤쪽 체벽근과 parietal peritoneum(벽쪽복막) 사이의 복막뒤공간에 놓여 있다.

2 이 그림은 콩팥단면으로 뚜렷한 구조와 특징들을 보여준다. 콩팥을 담당하는 혈관은 콩팥문으로 들어간다.

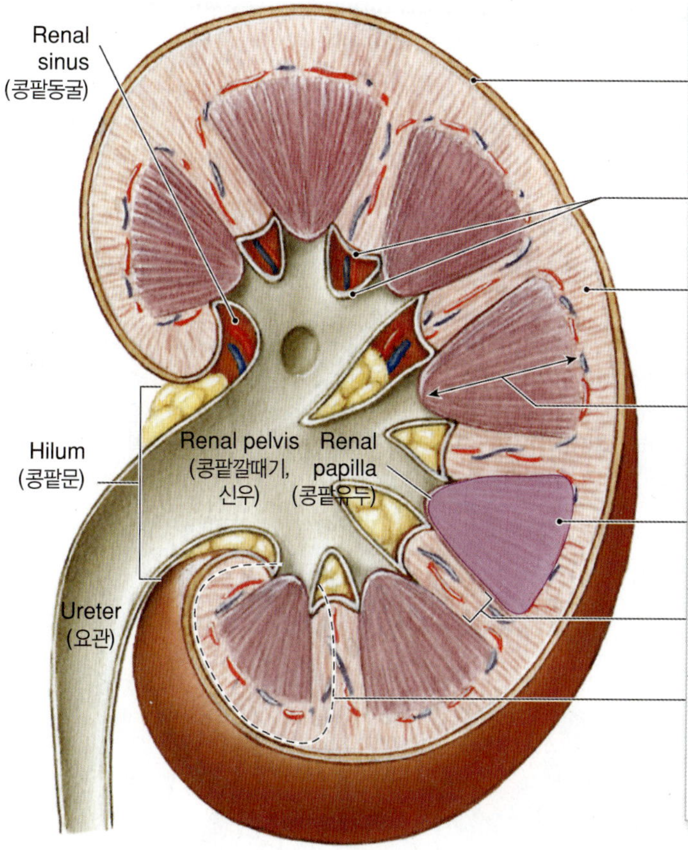

콩팥의 주요 구조적 표지물
콩팥의 바깥표면을 덮고 있는 **fibrous capsule(섬유피막)**은 콩팥내강인 **renal sinus(콩팥동굴)**의 안쪽 경계면이기도 하다. 바깥쪽과 안쪽 경계면은 콩팥문에서 이어져 있다.
콩팥동굴 안쪽에는, 섬유피막이 요관, 콩팥혈관 및 콩팥신경의 위치를 고정시킨다.
Renal cortex(콩팥겉질)는 콩팥의 바깥 부분으로, 섬유피막과 닿아 있다. 겉질은 연한 적갈색이며 과립형태를 띠고 있다.
Renal medulla(콩팥속질)는 콩팥겉질에서 콩팥동굴까지 확장되어 있다. 콩팥속질은 안쪽의 진하고 적갈색을 띤 부분이다.
Renal pyramid(콩팥피라미드)는 겉질에서부터 뾰족한 끝부분으로 이어지는 원뿔모양의 구조로 그 끝부분을 **renal papilla(콩팥유두)**라고 한다.
Renal column(콩팥기둥)은 과립조직의 띠로 인접한 피라미드를 분리시킨다.
Kidney lobe(콩팥엽)는 콩팥피라미드, 그 위의 콩팥겉질 및 콩팥기둥에 인접한 조직으로 구성된다. 각 콩팥은 6~18개의 콩팥엽을 가진다. 소변은 콩팥엽에서 만들어진다.

17.2

콩팥단위는 여러 부위로 나눌 수 있으며, 각 부분은 독특한 기능을 가진다

1 **Nephron(콩팥단위)**은 콩팥의 본질적인 기능을 수행하는 미세한 구조이다. 콩팥단위는 **renal corpuscle(콩팥소체)**과 renal tubule(콩팥요세관)로 구성된다. 콩팥소체에서 혈압에 의해 물과 물에 녹아 있는 용질이 glomerular capillary(토리모세혈관) 밖으로 밀려 나가 **capsular space(주머니공간)**로 들어가는데, 이 공간은 renal tubule(콩팥요세관)의 속공간으로 연결된다. 여과는 **filtrate(여과액)**를 생산하는데, 여과액은 원칙적으로 단백질이 없다는 점을 빼면 혈장과 유사하다. 여과액은 콩팥요세관과 집합관계를 거친 후에 콩팥 밖으로 나오는데, 이것이 소변이다.

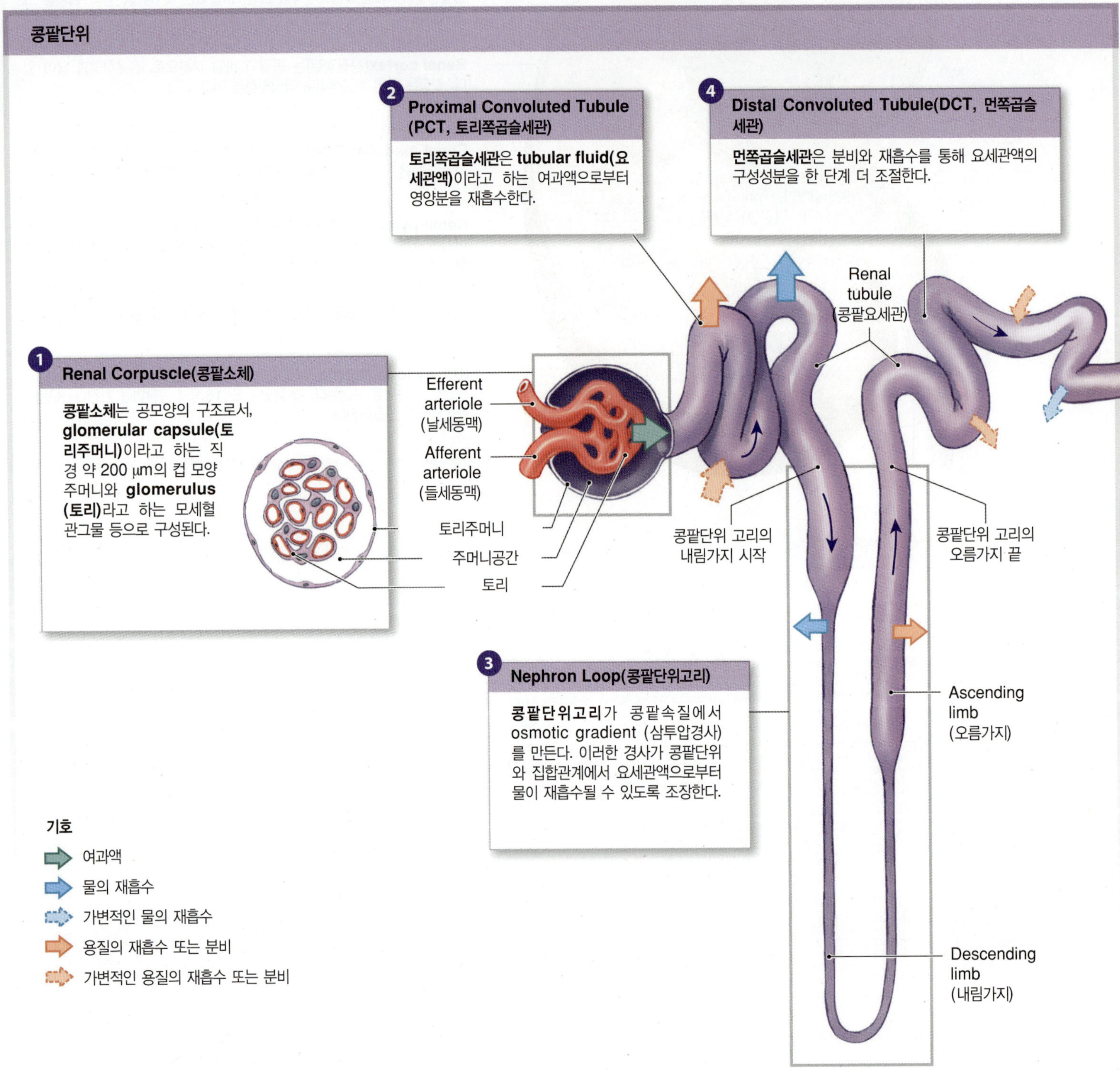

2 각 콩팥단위는 **collecting system(집합관계)**으로 요세관액을 비워내는데, 집합관계는 콩팥단위로부터 요세관액이 이동하는 관들로 이루어진 구조이다. Collecting duct(집합관)는 많은 콩팥단위로부터 이 액체를 받는다. 각 집합관은 콩팥겉질에서 시작하여 콩팥속질 속으로 내려오면서, 유두관으로 액체를 운반하여 작은콩팥잔으로 배출한다.

Collecting system(집합관계)

집합관계는 각 콩팥단위로부터 소변을 받아, 최종적으로 소변의 양과 조성을 조정한 후에, 작은콩팥잔으로 내보낸다.

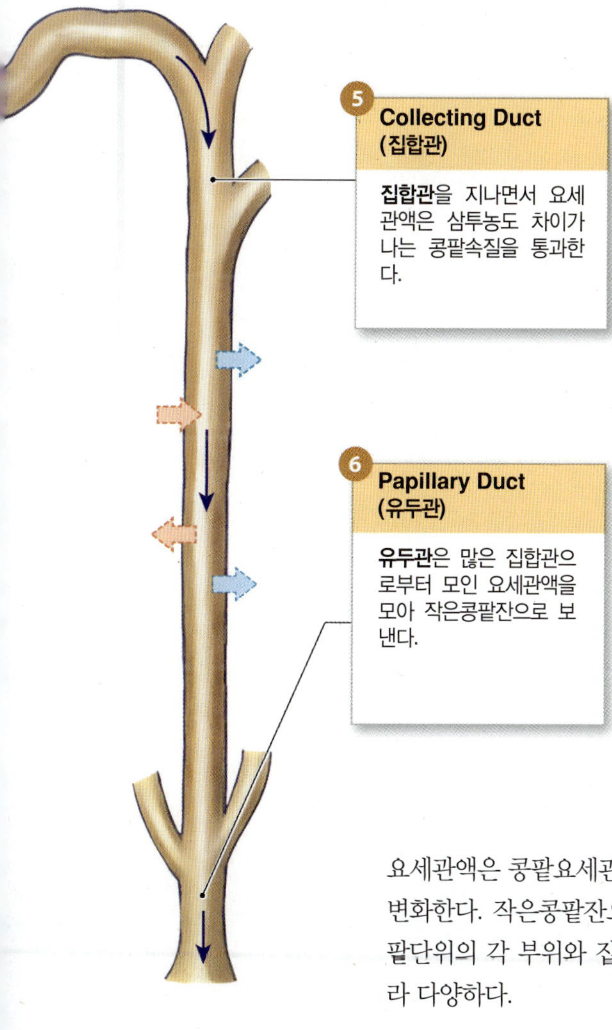

요세관액은 콩팥요세관을 따라 이동하면서 점차적으로 변화한다. 작은콩팥잔으로 들어가는 소변의 특징은 콩팥단위의 각 부위와 집합관계에서 진행되는 활동에 따라 다양하다.

Memo

Renal Physiology(콩팥생리학)의 개요

17.3

여과, 재흡수, 분비는 콩팥단위와 집합관계의 특정 부위에서 발생한다

1 이 그림은 소변생성에 있어 콩팥단위와 집합관계 각 부분의 기능을 요약하여 보여준다. 대부분의 부위는 reabsorption(재흡수)과 secretion(분비)을 모두 수행하지만, 두 과정 사이의 균형은 부위마다 다르다. 집합관계와 콩팥단위고리 특히 속질곁콩팥단위의 긴고리와의 상호작용은 소변의 최종 용량과 용질의 농도를 조절한다.

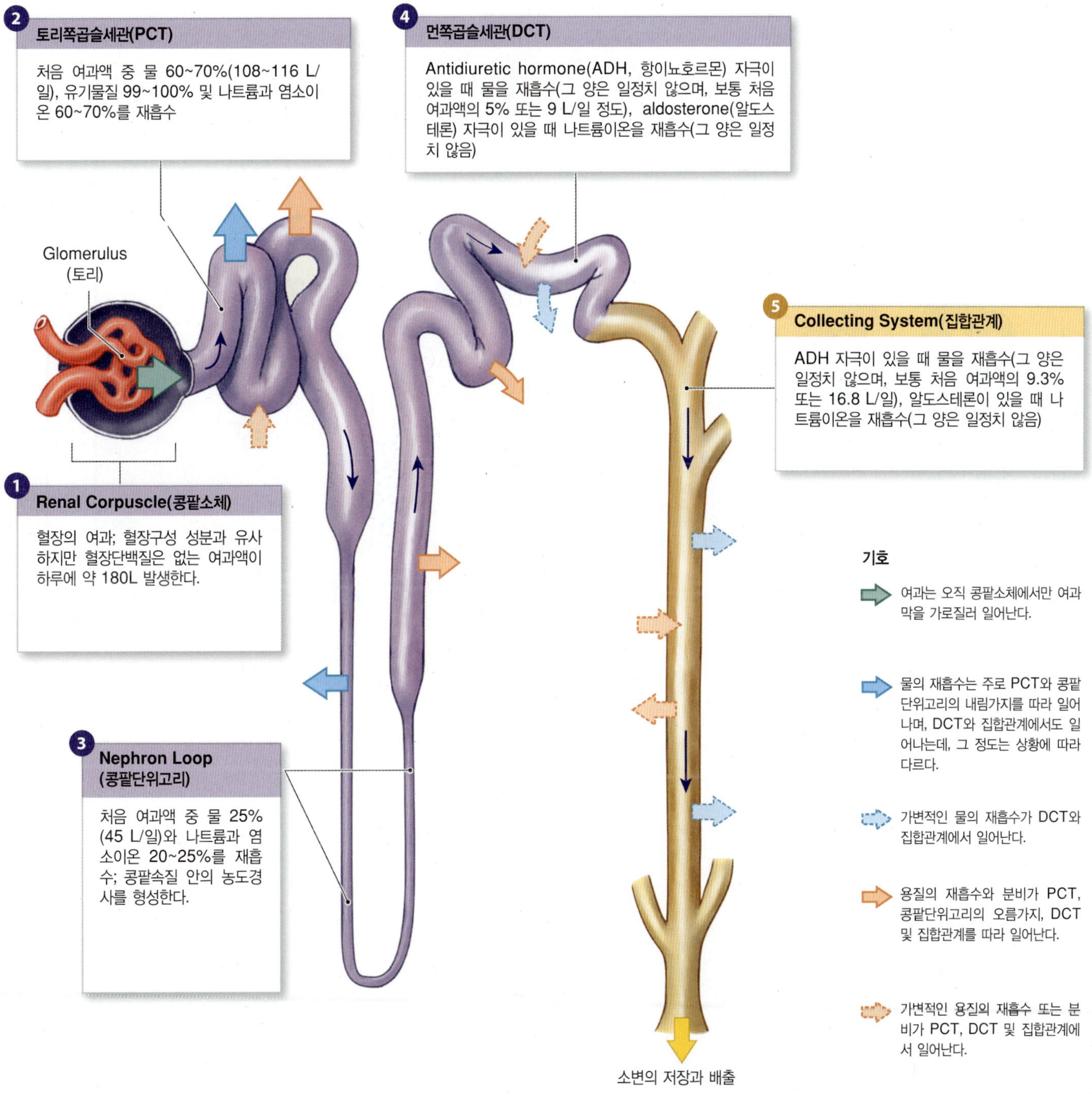

소변의 양과 농도는 호르몬에 의해 조절된다

소변의 양과 삼투농도는 물의 재흡수 조절을 통해 조절된다. PCT와 콩팥단위고리의 내림가지의 물투과성은 조절될 수 없어서, 요세관주위액의 삼투농도가 요세관액보다 높으면 항상 물이 재흡수된다. 이러한 물의 이동은 조절될 수 없으므로, 이를 **obligatory water reabsorption[강제(필수)수분재흡수]**이라고 한다. 강제 재흡수는 보통 생산된 여과액의 85%를 혈액으로 되돌린다. 소변으로 손실되는 물의 양은 얼마나 될까? 그것은 요세관액에 남아 있는 물(여과액의 15%, 하루 27리터)이 DCT와 집합관계를 따라 얼마나 재흡수되느냐에 달려 있다. **Facultative water reabsorption[융통(허용)수분재흡수]**이라는 이 과정은 재흡수되는 물의 양을 정밀하게 조절한다.

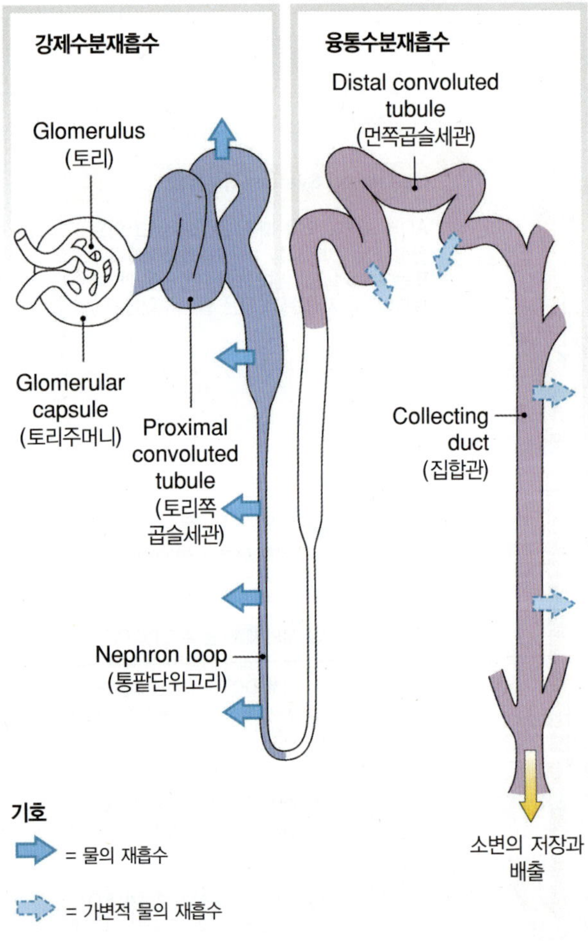

1 ADH가 없으면, 물은 먼쪽곱슬세관 또는 집합관에서 재흡수되지 않는다. DCT에 도달하는 모든 요세관액은 소변으로 빠져나간다. 어떠한 융통적 수분 재흡수도 일어나지 않아 많은 양의 묽은 소변이 만들어진다.

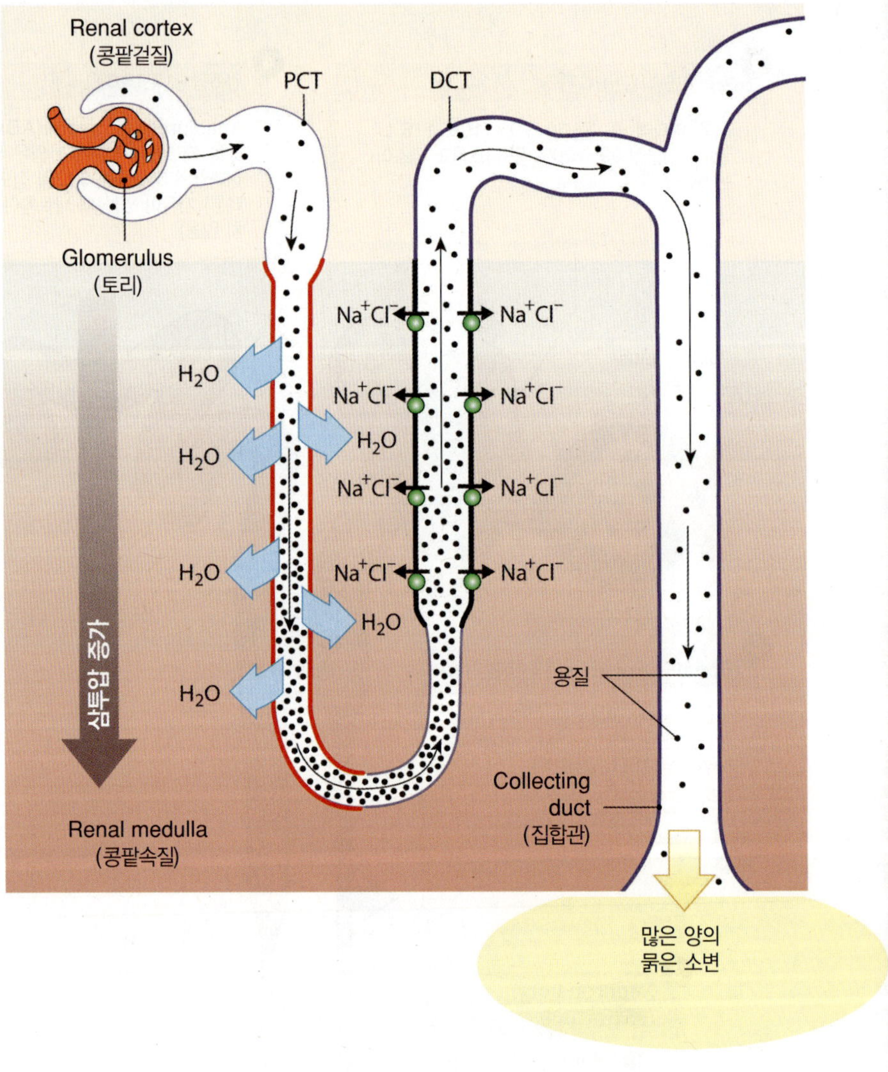

2 ADH는 DCT와 집합관 안을 싸고 있는 상피세포의 apical plasma membrane(꼭대기형질막)에 **aquaporin(아쿠아포린)**이라는 특수한 water channel(물통로)이 나타나게 한다. 아쿠아포린은 삼투압에 따른 물의 이동속도를 증가시킨다. ADH 수치가 증가함에 따라 DCT와 집합관계는 더 많은 물을 투과시켜 재흡수되는 물의 양이 증가하며, 소변의 삼투농도는 증가한다. ADH에 의한 자극이 최고에 이르면, DCT와 집합관계의 물 투과도가 크게 증가하여, 소변의 삼투농도가 콩팥속질의 가장 안쪽 부위의 농도와 같아지게 된다.

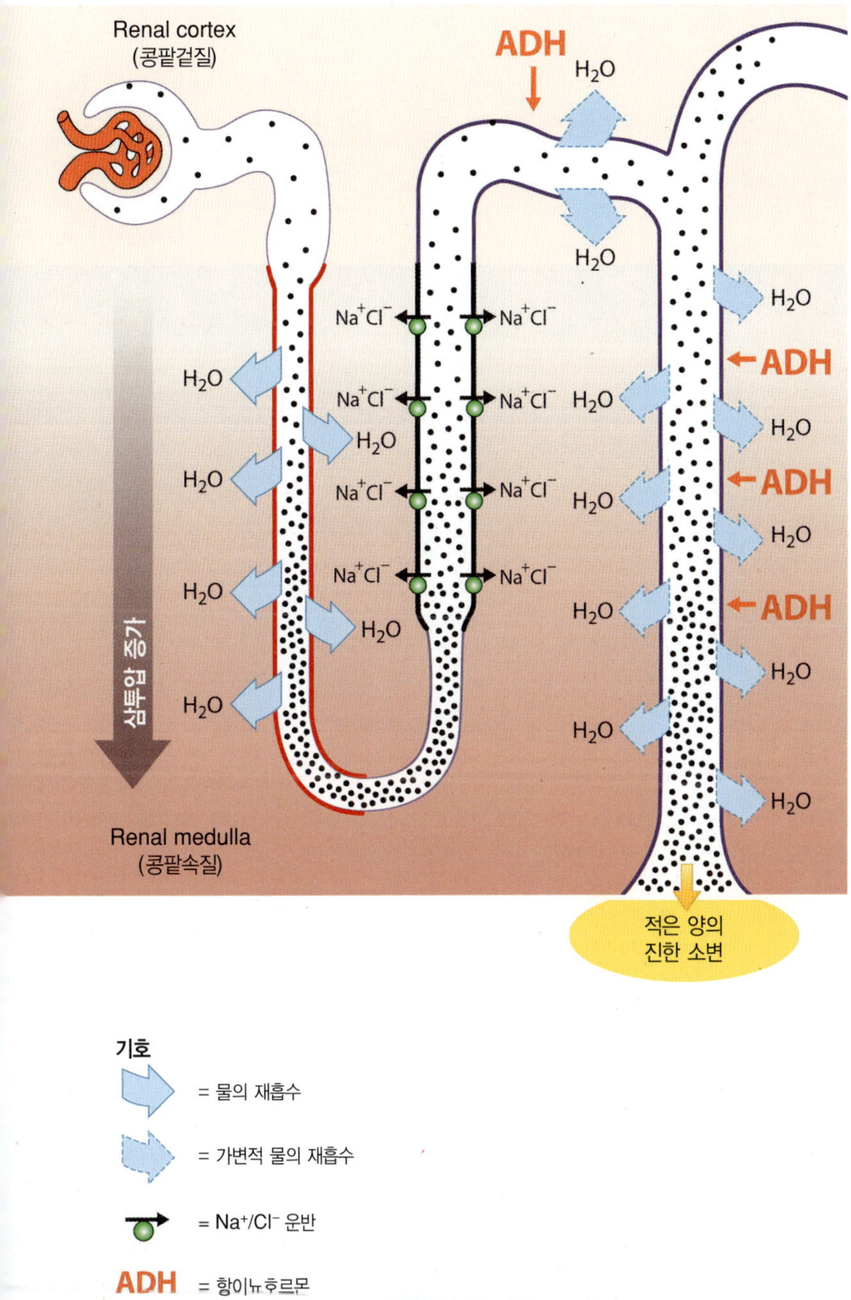

Memo

Urine(소변)의 저장과 배출

여과물의 변화와 소변의 생성은 여과액이 콩팥깔때기로 들어가면서 끝난다. 요로(요관, 방광 및 요도)는 소변의 이동과 저장 및 배출을 담당한다.

1 **Pyelogram(깔때기조영사진)**은 정맥으로 조영제를 투여한 후 콩팥을 x선으로 찍은 비뇨계통의 영상이다. 깔때기조영사진은 비뇨계통 주요 구조의 상태적 크기와 위치를 보여준다.

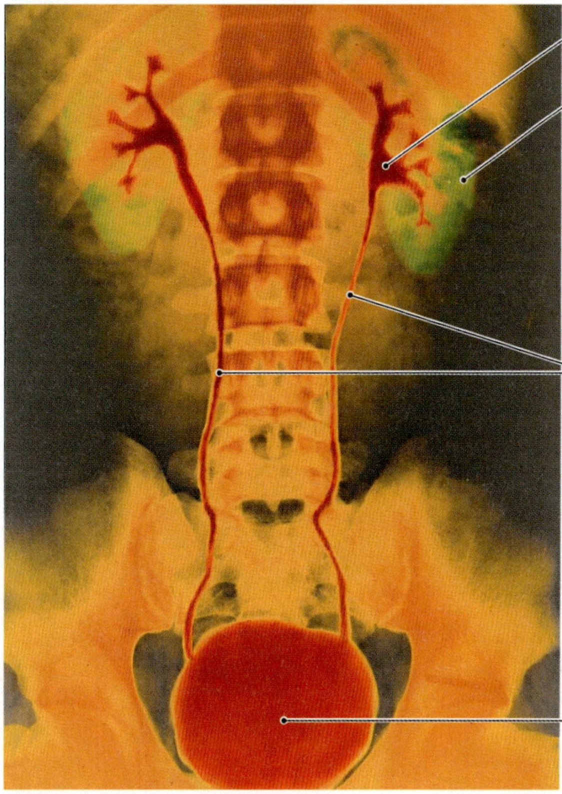

Ureter(요관)는 콩팥에서 방광까지 뻗어 있는 약 30 cm 길이의 근육으로 이루어진 한 쌍의 관이다. 요관은 복막 뒤에 있으며, 뒤쪽 복벽에 단단히 달라붙어 있다. 요관은 남성과 여성의 경로가 차이가 있는데, 이는 생식기관의 특성, 크기 및 위치 차이 때문이다.

Urinary bladder(방광)는 속이 빈 근육성 기관으로 잠깐 동안 소변을 저장하는 저장고의 역할을 한다. 방광은 최대 1리터에 달하는 소변을 저장할 수 있다.

2

3 여성 골반의 절단면을 나타낸 이 그림은 요로의 하부구조의 위치를 보여준다.

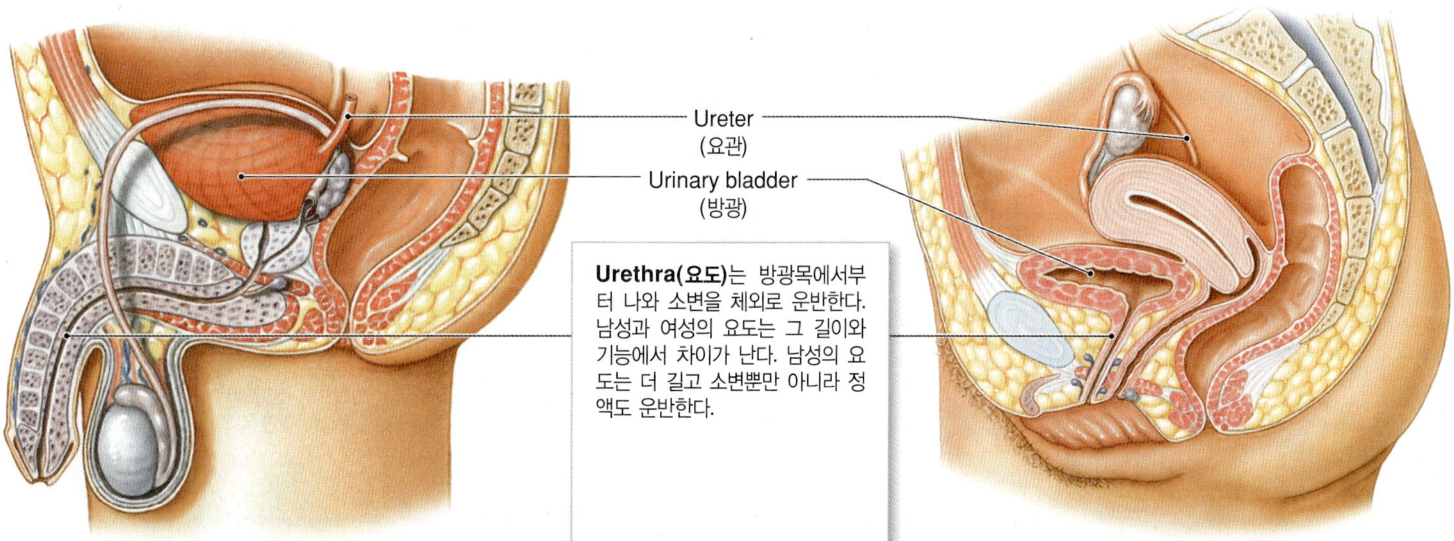

Urethra(요도)는 방광목에서부터 나와 소변을 체외로 운반한다. 남성과 여성의 요도는 그 길이와 기능에서 차이가 난다. 남성의 요도는 더 길고 소변뿐만 아니라 정액도 운반한다.

남성

여성

17.5

요관, 방광 및 요도는 소변을 운반하는데 특화되어 있다

1 방광과 요도는 우리 몸에서 소변을 제거한다. 이 과정을 소변누기 또는 **micturition(배뇨)**라 한다.

방광벽은 점막층, 점막밑층 및 근육층으로 구성된다. 근육층은 안쪽 및 바깥에 있는 세로평활근층과, 그 사이에 고리평활근층으로 되어 있다. 이 근육층들이 모여서 방광의 강력한 **detrusor(배뇨근)**를 형성한다. 이 근육의 수축은 방광을 압박하여 그 안의 내용물을 요도로 분출한다.

Ureter(요관)는 peritoneal cavity(복막강)으로 들어가지 않고 방광 뒤쪽 벽으로 들어간다. 요관은 비스듬히 방광벽을 관통한다.

Ureteral opening(요관구멍)은 둥글지 않고 긴 틈새처럼 생겼다. 이 모양은 방광이 수축할 때 소변이 요관이나 콩팥으로 역류하는 것을 막아준다.

Trigone(삼각)은 요관의 구멍과 요도 입구를 연결하는 삼각형 모양의 구역을 말한다.

요도구멍을 감싸고 있는 부분인 **neck of the urinary bladder(방광목)**에는 **internal urethral sphincter(안요도조임근)**가 있다. 이 조임근의 평활근섬유는 방광으로부터 소변이 방류되는 것을 무의식적으로 조절한다.

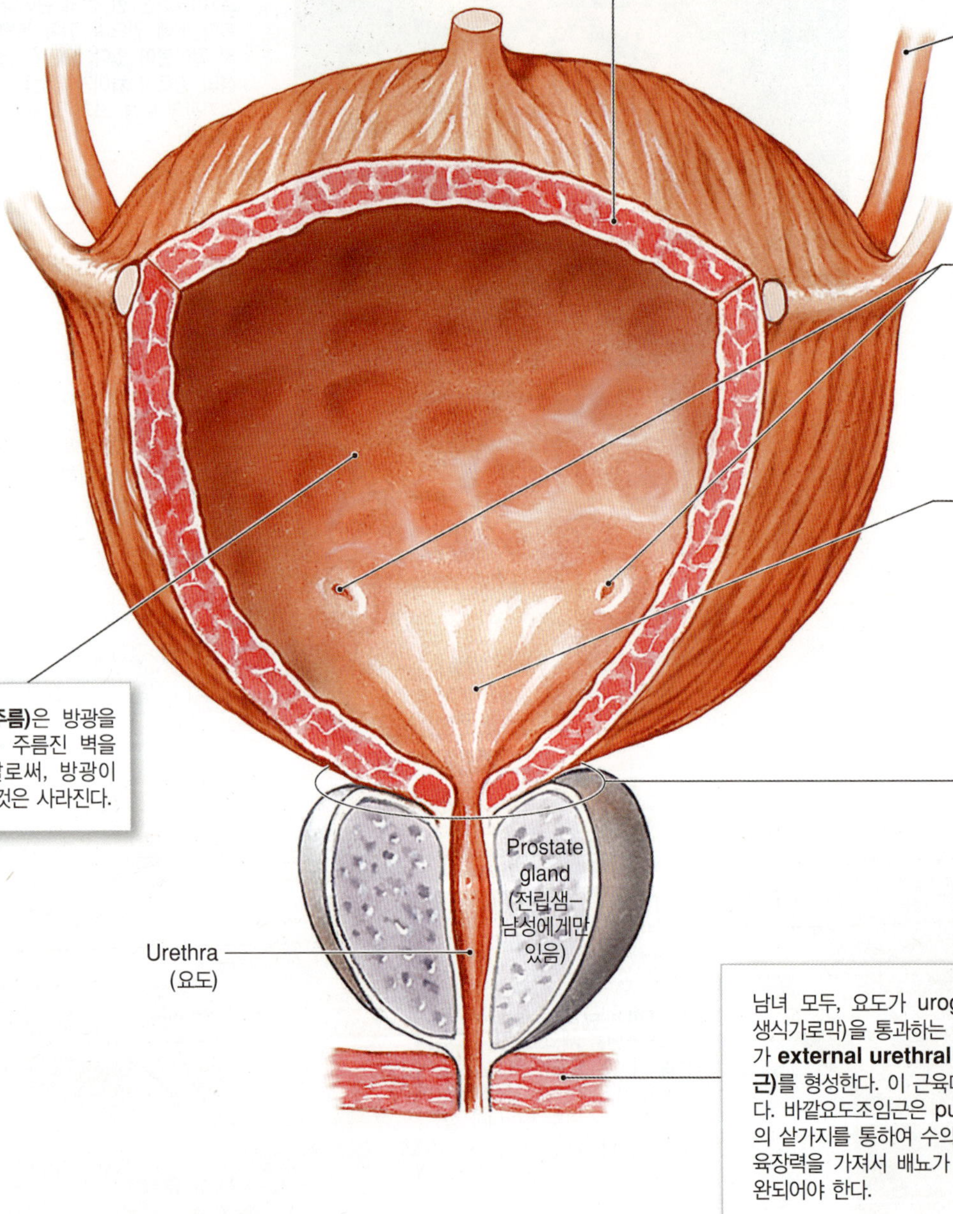

Rugae(주름)은 방광을 싸고 있는 주름진 벽을 일컫는 말로써, 방광이 차면서 이것은 사라진다.

남녀 모두, 요도가 urogenital diaphragm(비뇨생식가로막)을 통과하는 곳에 골격근의 고리모양 띠가 **external urethral sphincter(바깥요도조임근)**를 형성한다. 이 근육띠는 valve(판)처럼 작용한다. 바깥요도조임근은 pudendal nerve(음부신경)의 살가지를 통하여 수의적으로 조절되는데, 휴식근육장력을 가져서 배뇨가 일어나려면 수의적으로 이완되어야 한다.

체액 및 전해질평형

17.6

증가와 감소가 같을 때 체액과 무기질은 균형을 이룬다

1 **Fluid balance(체액 균형)**는 우리가 매일 얻는 물의 양과 잃는 양이 같을 때 일어난다. 이 도표는 체내의 수분 균형을 보여준다. 수분은 섭취나 분비를 통해 소화관으로 유입된다. 대사적 과정은 부가적으로 수분을 생산해낸다. 적은 양의 수분만이 대변으로 소화관을 빠져나가고, 나머지는 증발과 소변를 통해 소실된다. 이러한 상황은 부속소화샘이 물이 많은 분비물을 내어 소화기에 도착한 음식과 섞이는 현상으로 인해 복잡해진다. 소실된 대부분의 수분은 음식과 음료로부터 얻는 수분에 의해 보충된다. 이 모든 수분의 이동은 삼투압 차이에 따른 물의 수동적 흐름에 의하여 일어난다. 장상피세포는 계속해서 영양소와 이온을 흡수하고 이러한 활동들은 내강의 용질농도는 점점 낮추고 lamina propria(고유층) 간질액의 용질농도는 증가시킨다. 내강의 용질농도가 떨어지면서, 물은 상피를 가로질러 간질액 내로 이동하여 삼투평형이 유지된다. 일단 간질액으로 들어가면, 흡수된 물은 빠르게 세포외액 전체로 퍼진다.

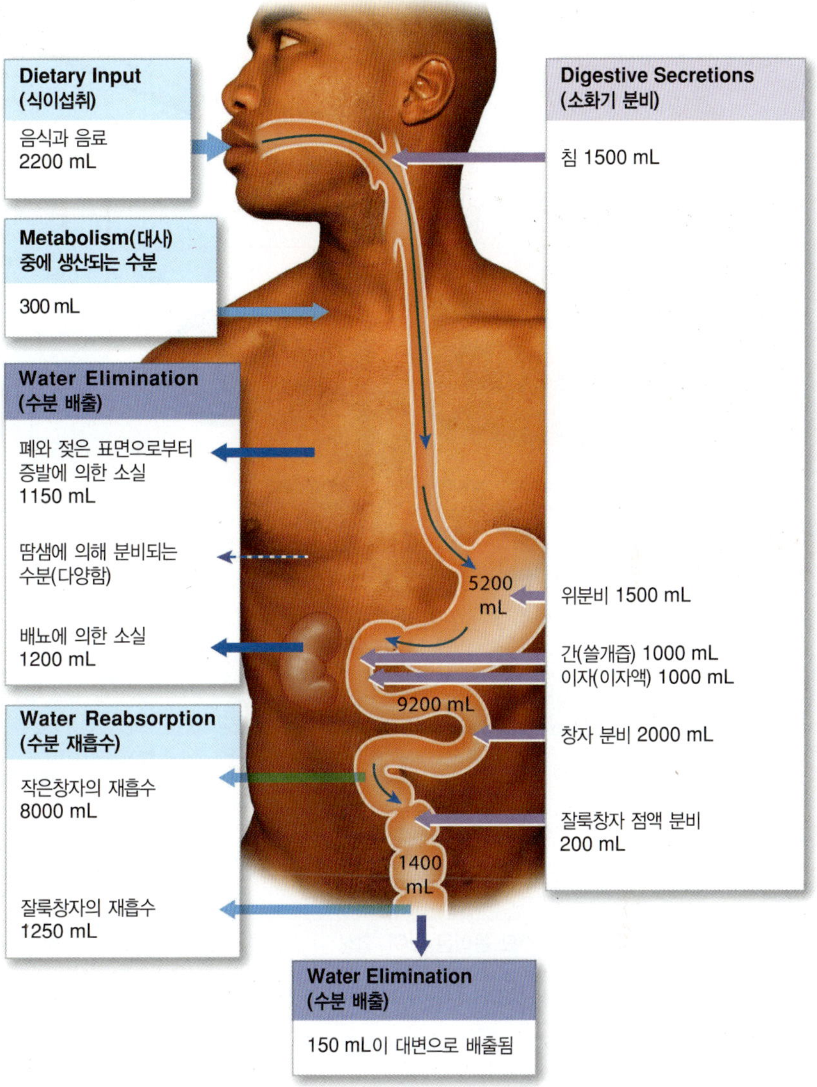

2 이 도표는 세포외액량에 영향을 미치는 주요 요소들을 묘사하였다. 세포외액과 내액의 조성이 매우 다름에도 불구하고 이 둘은 삼투평형에 있다. 주목할 것은 새포외액보다 세포내액의 부피가 더 크다는 것이다. 세포 내에 유지되는 물의 양은 세포외액의 용질과 물의 농도가 갑자기 변하는 것을 방지할 수 있는 중요한 예비량이다. 삼투농도 차이에 반응하여 세포외액과 내액 간에 물이 빠르게 이동하는 것을 **fluid shift(체액이동)**라고 한다. 삼투농도가 변화하면 체액이동이 빠르게 일어나서, 몇 분에서 몇 시간 내에 평형에 도달한다. 수분의 손실은 심각한데도 수분의 섭취가 질 인되는 경우, 체액이동이 중요한 요소가 될 수 있다.

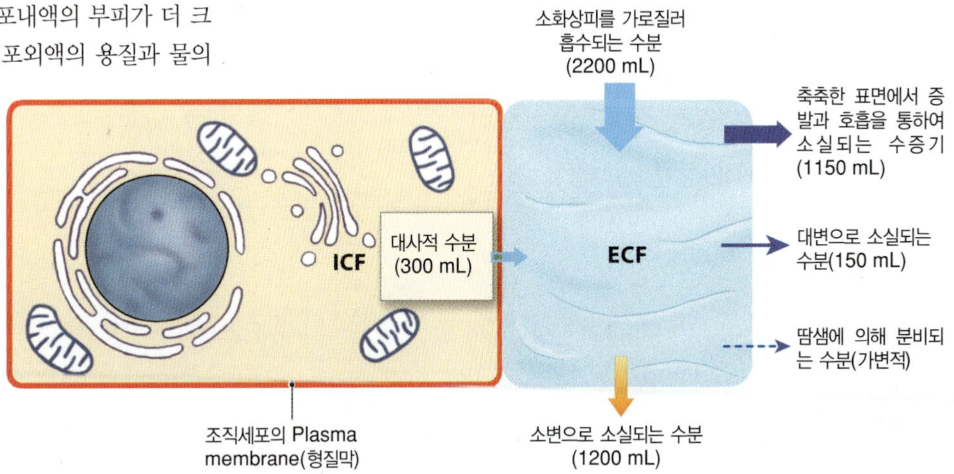

3 **Mineral balance(무기질 균형)**는 작은창자와 잘룩창자의 내층을 가로질러 일어나는 이온의 흡수와 콩팥에서 기본적으로 일어나는 이온의 배설 간의 균형이다. 땀샘은 물과 무기질을 잃어버리는 잠재적 원인이기는 하지만 그 분비속도는 매우 가변적이다.

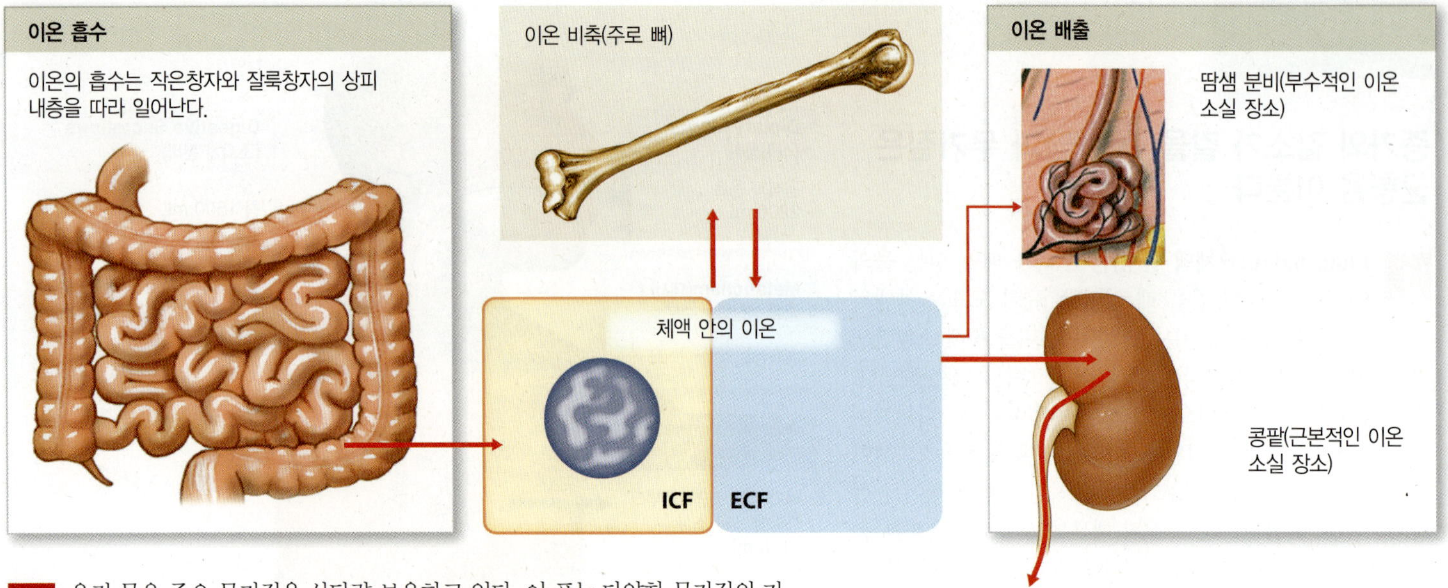

4 우리 몸은 주요 무기질을 상당량 보유하고 있다. 이 표는 다양한 무기질의 기능을 요약하고 이온 배설의 주된 경로를 보여주고 있다. 개인이 무기질 균형을 유지하기 위해서는 일일 섭취량이 일일 소실량과 대체로 일치해야 한다.

무기질 및 그 비축량

무기질	기능	체내총량	기본배설경로
나트륨	정상적인 세포막 기능에 필수적	110 g, 주로 체액	소변, 땀, 대변
칼륨	정상적인 세포막 기능에 필수적	140 g, 주로 세포질	소변
염소	체액의 주요 음이온; HCl 형성	89 g, 주로 체액	소변, 땀
칼슘	근육 및 신경의 기능과 정상적 뼈구조에 필수적	1.36 kg, 주로 뼈	소변, 대변
인	뼈의 무기질화, 고에너지화합물의 및 효소의 활성에 필수적	744 g, 주로 뼈	소변, 대변
마그네슘	효소의 보조인자	29 g	소변
철	미오글로빈과 헤모글로빈의 성분	3.9 g	소변(미량)
아연	효소계의 보조인자	2 g	소변, 모발(미량)
구리	헤모글로빈 합성을 위한 보조인자	127 mg	소변, 대변(미량)
코발트	아미노산 분해를 위한 보조인자	1.1 g	소변, 대변

산-염기평형

수소이온의 생산이 그것의 감소와 정확히 일치하고, 체액의 pH가 정상범위 내에 있을 때, '우리 몸은 **acid-base balance(산-염기평형 상태)**에 있다'라고 한다.

1 이 그림은 산-염기평형을 유지하는데 관련된 주요 요인들을 보여준다. 항상성을 교란시키는 주요 원인 중 하나는 우리 몸이 정상적인 대사과정 중에 다양한 산을 만든다는 것이다. 체액의 pH가 유의하게 떨어지는 것은 반드시 방지해야 한다.

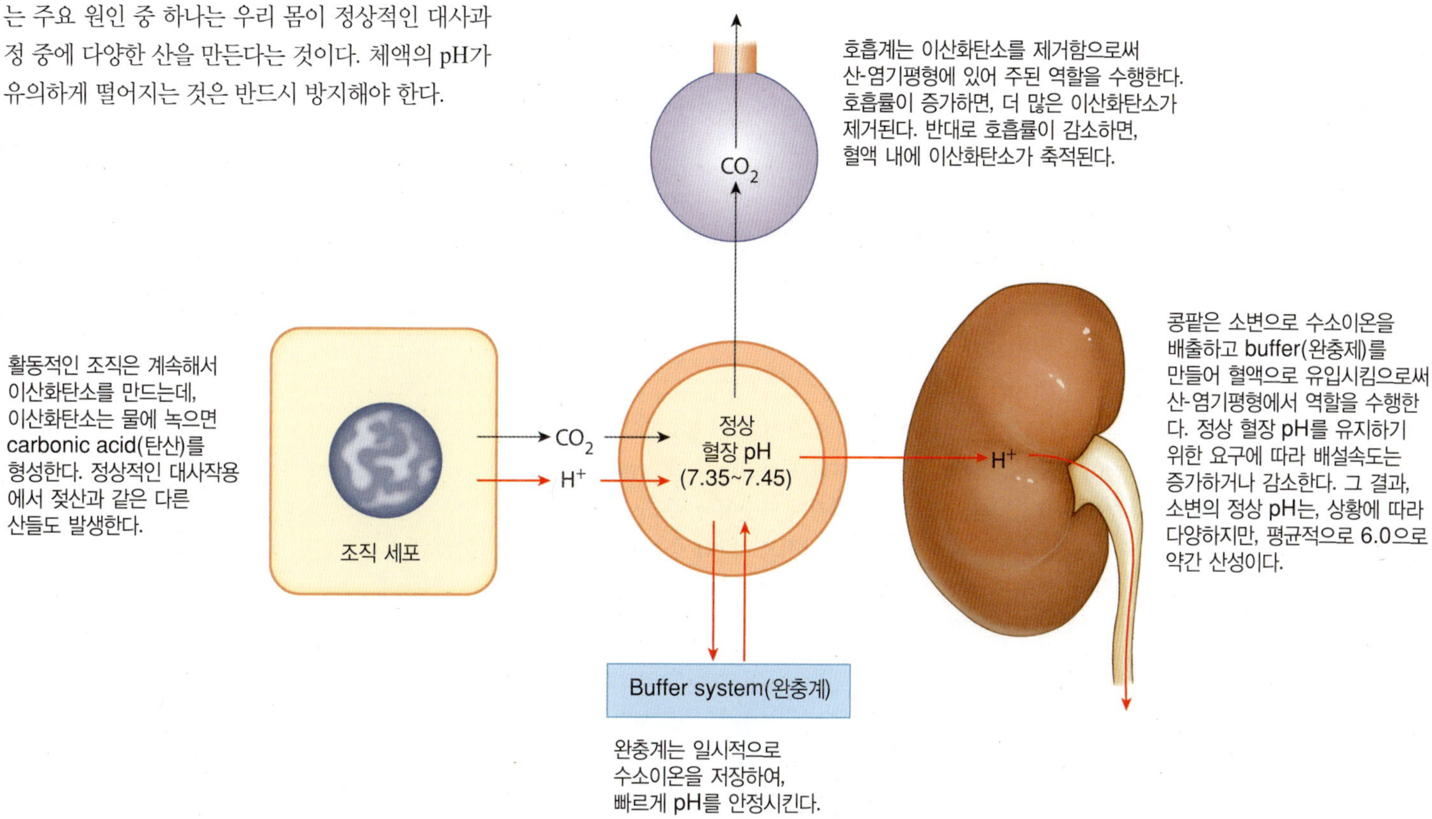

항상성을 유지하려면, 체액의 pH는 특정 범위 내에서 유지되어야만 한다. pH는 수소이온 농도의 척도라는 것을 기억하자. 인체 대사에 의해 만들어지고 소모되는 물질과 체외로 배출되는 산성 또는 염기성 물질들의 상대적 양, 이 둘의 관계로서 혈장 내 정상 산-염기평형은 존재한다. 혈장 내 산-염기평형의 정상 상태는 약한 알칼리성으로서 7.35~7.45이고, 이는 수산화이온이 더 많음을 의미한다. 이 절에서는 산-염기평형을 유지하기 위한 체액의 수소이온을 조절하는 완충계와 보정 기전(호흡과 콩팥)을 살펴보자.

17.7

완충계는 위험할 수 있는 산-염기평형의 교란에 대항한다

1 이 표는 앞으로의 설명에 중요한 용어를 정리한 것이다.

산-염기평형과 관련된 중요 용어 정리	
pH	용액 내 수소이온의 농도; pH값은 0과 14 사이의 숫자이다.
Neutral(중성)	pH 7의 용액; 이 용액은 같은 수의 수소이온과 수산화이온을 갖는다.
Acidic(산성)	pH 7 이하의 용액; 이 용액에서는 수소이온이 더 많다.
Basic(염기성), 또는 alkaline (알카리성)	pH 7 이상의 용액; 이 용액에서는 수산화이온이 더 많다.
Acid(산)	해리되어 수소이온을 유리하는 물질, pH를 낮춤
Base(염기)	해리되어 수산화이온을 유리거나 수소이온을 제거하는 물질, pH를 높임
Salt(염)	수소이온이 아닌 양이온과 수산화이온이 아닌 음이온으로 구성된 이온화합물
Buffer(완충제)	수소이온을 제거하거나 더함으로써 용액의 pH 변화를 억제하는 경향이 있는 물질; 체액 내 완충제는 정상범위 내에서 혈액 pH를 유지한다(7.35~7.45).

2 세포외액의 pH는 비교적 좁은 범위(보통 7.35~7.45) 내에 유지된다. 정상범위로부터 약간의 이탈도 매우 위험한데, 그것은 수소이온 농도의 변화가 형질막의 안정성을 깨뜨리고, 단백질 구조를 변화시키며, 중요한 효소들의 활성을 변화시키기 때문이다. 우리 몸의 pH가 6.8 이하나 7.7 이상이 오래 지속되면 생명이 위험하게 된다. 일반적으로, pH 증가보다는 감소가 더 많이 나타나는데, 이는 정상적인 세포 활동이 탄산을 비롯한 여러 산(acid)들을 만들어 내기 때문이다. 작은 pH 변화라도 실제로 인체 전신에 영향을 주지만, 신경계통과 심장혈관계통은 특히 pH의 변화에 민감하다.

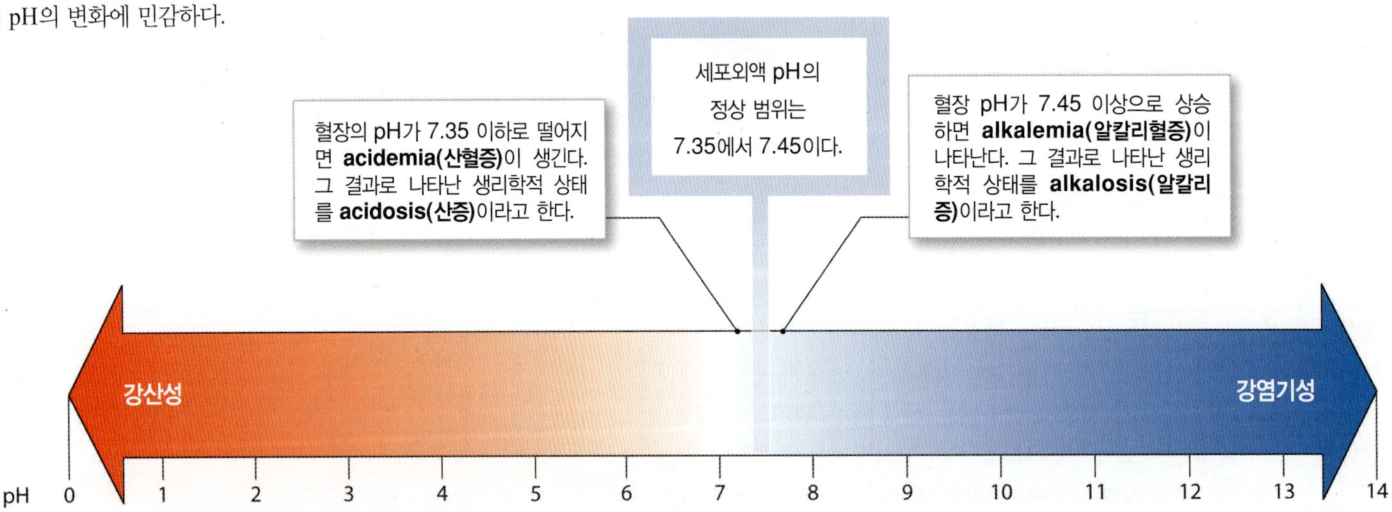

심각한 산증(pH 7.0 이하)은 사망에 이를 수 있는데, 그 이유는 (1) 중추신경계 기능이 쇠약해지고 혼수상태에 빠지게 되며, (2) 심장 수축력이 약해지고 불규칙적이 되고 심장기능상실의 증상과 징후가 발생할 수 있으며, (3) 말초혈관의 이완으로 혈압이 급격하게 감소하여 순환계통의 붕괴가 초래될 수 있기 때문이다.

심한 알칼리증 또한 위험하나, 심각한 경우는 상대적으로 드물다.

17.8

완충계는 세포내액과 세포외액에서 pH의 변화를 지연시킬 수는 있지만 막을 수는 없다

1 우리 몸은 3개의 주된 완충 시스템을 갖고 있으며 각각의 특징과 역할은 약간씩 다르다. 완충계가 과량의 수소이온을 속박할 수 있지만, 그들은 산-염기 균형이 깨진 용액에서 일시적으로 기능하는 것이다. 수소이온들은 제거되지 않고 다만 무해한 상태로 남아 있다. 이 과정에서 완충분자는 더 이상 작용하지 못하게 되며 그 용량은 한계가 있다.

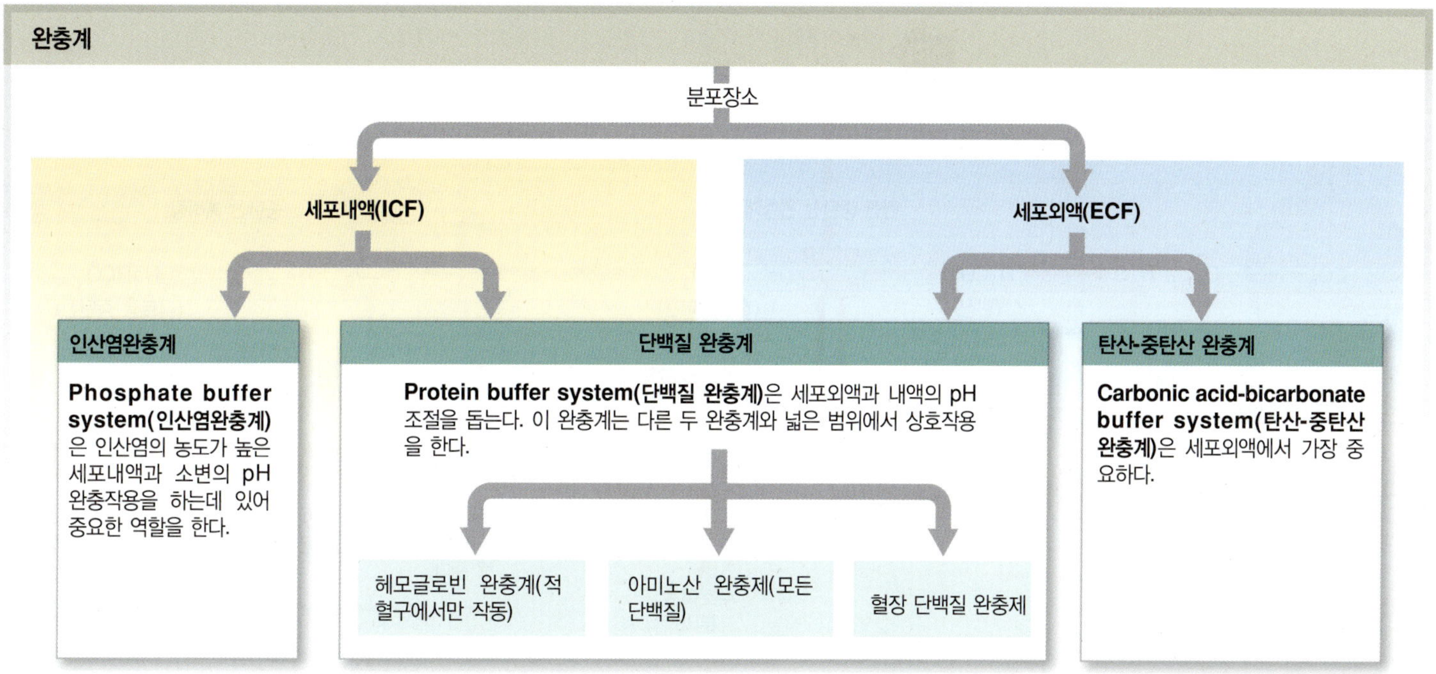

2 **Hemoglobin buffer system(헤모글로빈 완충계)**은 체액 pH에 즉각적으로 효과를 낼 수 있는 유일한 세포 내 완충계이다. 조직에서 적혈구는 혈장으로부터 이산화탄소를 흡수하여 그것을 탄산으로 전환시킨다. 탄산이 해리될 때, 헤모글로빈 단백질은 완충제로서 수소이온과 결합한다. 폐에서는 이 전체반응이 역으로 진행되어, 이산화탄소는 폐포로 확산되고 날숨으로 배출된다.

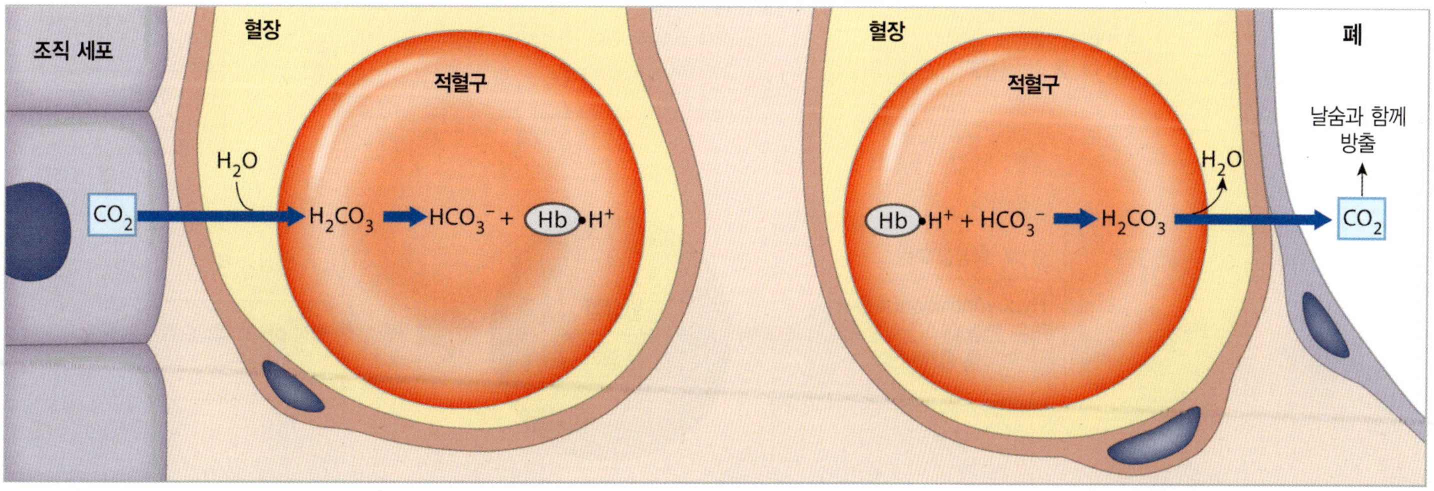

17.9

산증과 알칼리증에 대한 항상성 반응에는 완충계뿐만 아니라 호흡과 콩팥 기전도 포함된다

산증에 대한 반응

1 **Metabolic acidosis(대사산증)**는 산이 다량의 수소이온을 방출하여 pH를 떨어뜨릴 때 발생한다. 항상성을 유지하기 위해 초과된 수소이온은 반드시 아래 과정 중 하나를 거쳐야 한다. (1) 물형성을 통해 영구히 격리한다(폐에서 제거되는 이산화탄소의 형성과 관련있는). (2) 콩팥에서 분비를 통해 체액으로부터 제거된다.

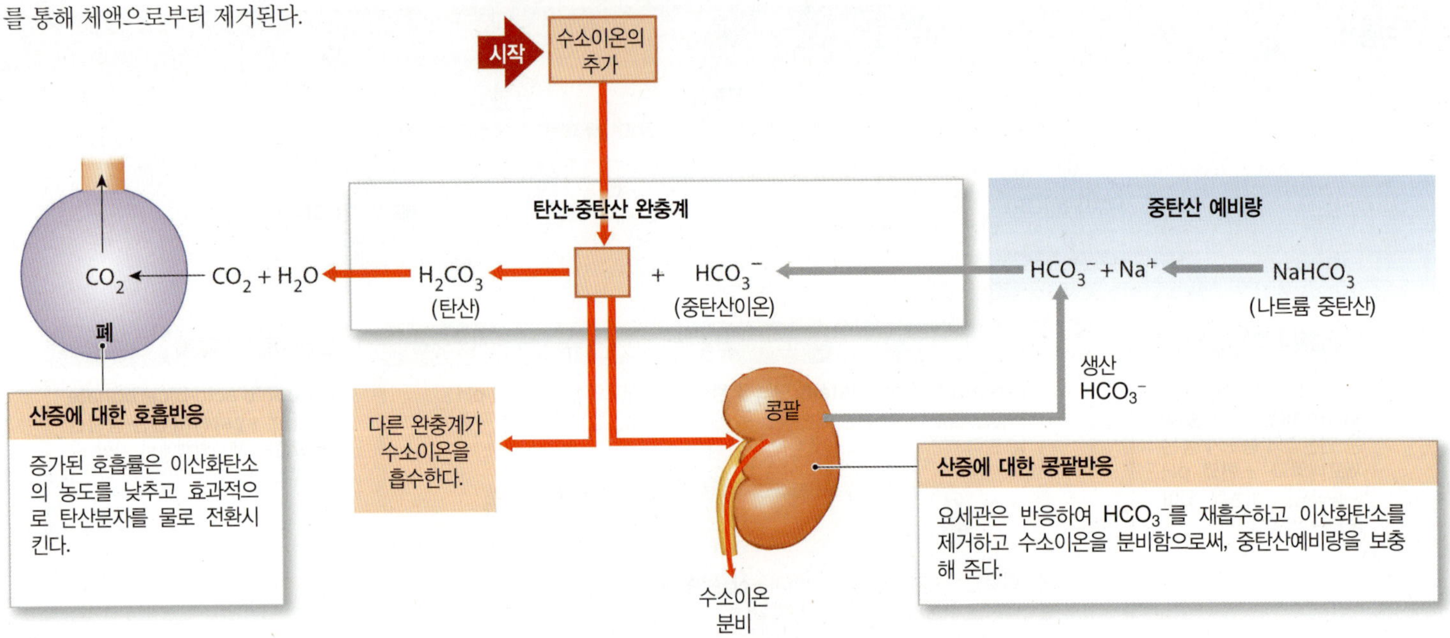

2 **Respiratory acidosis(호흡산증)**는 이산화탄소의 생산 속도가 제거 속도보다 클 때 발생한다. 이 순서도는 호흡산증에 대한 통합된 반응을 요약하여 보여준다.

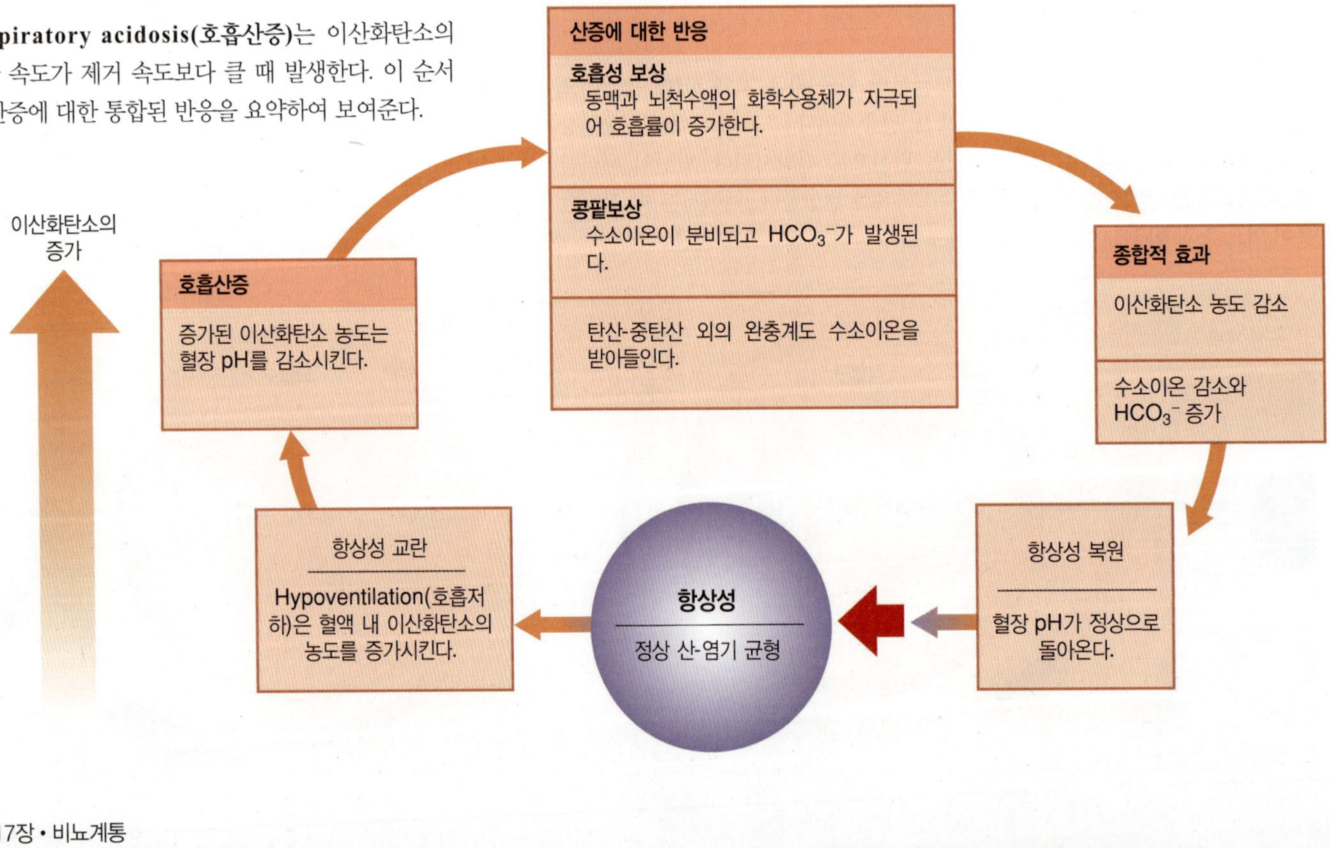

알칼리증에 대한 반응

3 **Metabolic alkalosis(대사알칼리증)**는 많은 수의 수소이온들이 체액으로부터 제거되어 pH가 상승할 때 발생한다. 이 현상이 일어나면 (1) 콩팥에서 수소이온의 분비가 감소하고, (2) 세뇨관 세포가 세관액에서 중탄산염을 재회수하지 않고, (3) 집합관계가 HCO_3^-를 세관액으로 보내면서 강산(HCl)을 세포외액으로 이동시킨다.

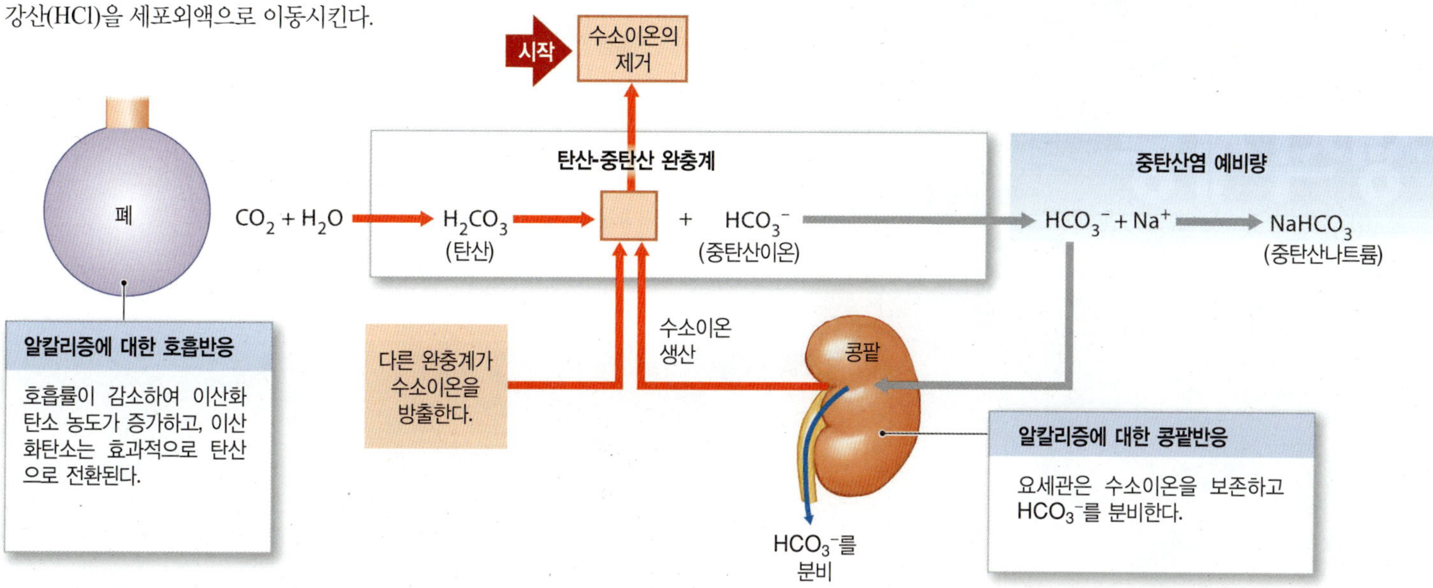

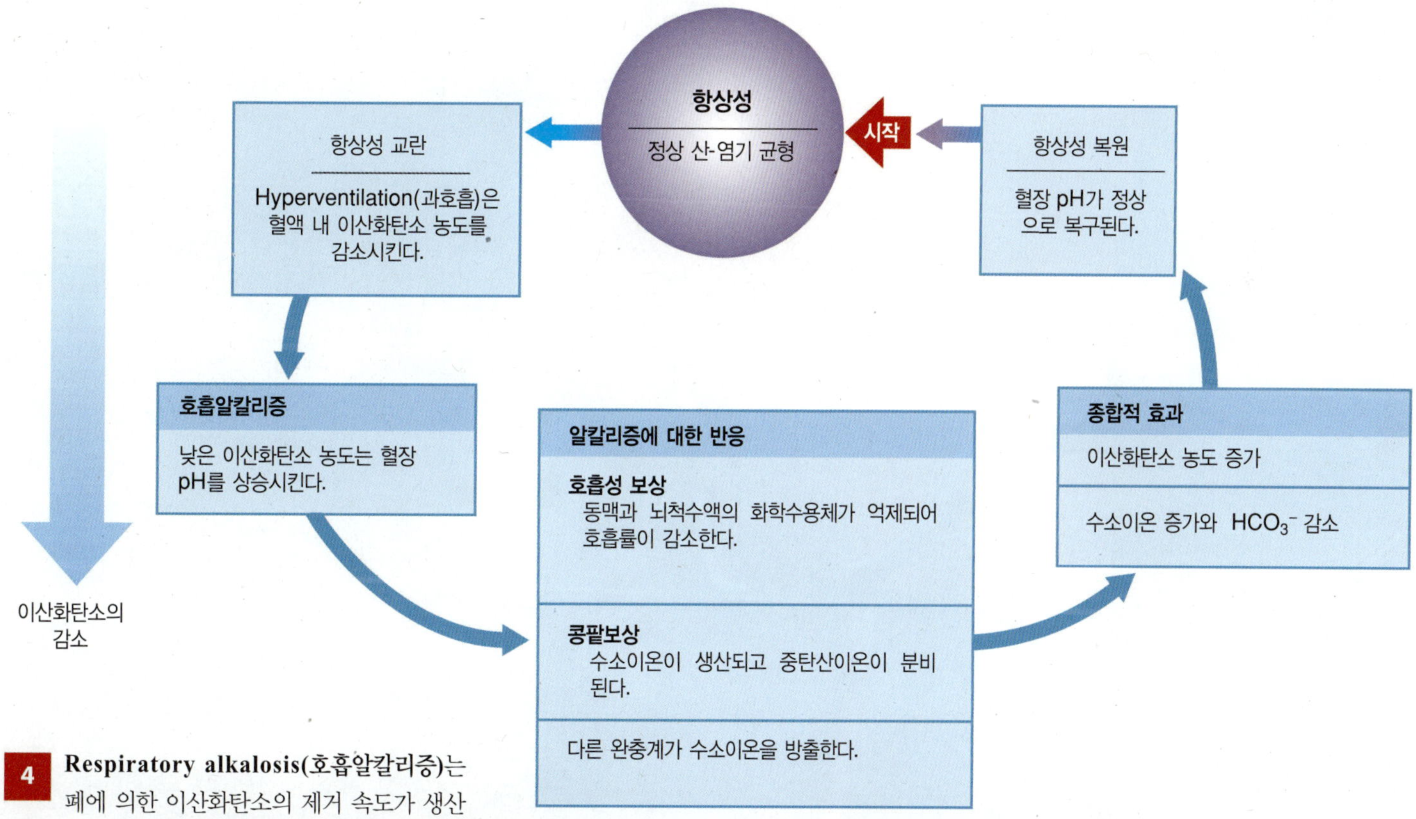

4 **Respiratory alkalosis(호흡알칼리증)**는 폐에 의한 이산화탄소의 제거 속도가 생산 속도를 초과할 때 발생한다. 이 순서도는 호흡알칼리증에 대한 항상성 반응을 정리한 것이다. 많은 경우가 불안과 관련이 있으며, 초래되는 과호흡은 스스로 제어되고-종종 의식을 잃기도 하지만-, 호흡률은 정상수준으로 돌아온다.

18

생식계통 (The Reproductive System)

학습성과

1절 • Male Reproductive System(남성생식계통)

18.1 고환의 구성요소를 설명하고, 정자생성 시 일어나는 감수분열 과정을 요약하라. 그리고 성숙한 정자의 기능적 해부구조를 설명한다.

2절 • Female Reproductive System(여성생식계통)

18.2 난소, 자궁 및 관련 조직의 해부학적 구조를 설명한다.

18.3 난소에서의 난자발생 과정의 단계를 정리하고, 난소주기의 과정을 설명한다.

18.4 자궁관과 자궁의 구조, 조직학 및 기능에 대하여 설명한다.

18.5 여성의 난소주기와 자궁주기의 호르몬 조절을 요약한다.

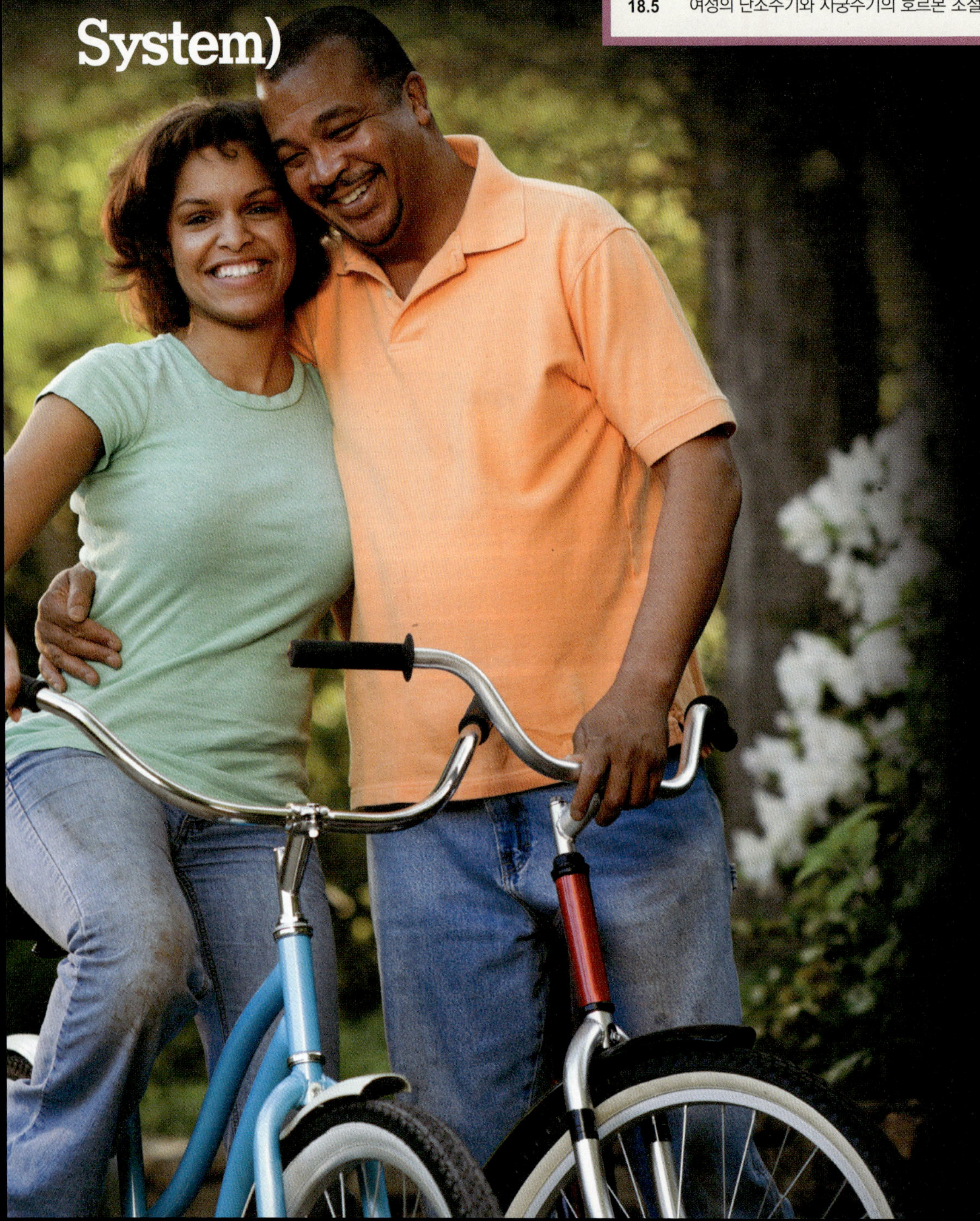

Male Reproductive System(남성생식계통)

남성과 여성의 생식계통은 다음의 기본 구성 요소를 갖추고 있다.

- **Gonad(생식샘**; *gone*, 씨)는 생식세포 및 호르몬을 만들어내는 생식기관
- 생식계통의 관이나 기타 배출관 속으로 액을 분비하는 부속샘 및 부속기관
- 일괄적으로 **external genitalia(바깥생식기관)**로 알려진 살구조

1 이 그림은 남성생식계통의 구성 요소를 전체적으로 보여준다. 생식샘은 **testis(고환**; 복수는 *testes*)라고 하며, 이곳에서 **spermatozoa(정자**; 단수는 *spermatozoon*)라고 하는 남성 생식세포가 만들어진다. 성숙한 정자는 **male reproductive tract(남성생식기관)**을 따라 이동한다. 이 과정이 진행될수록 부속샘의 분비물과 섞여 **semen(정액)**을 형성한다.

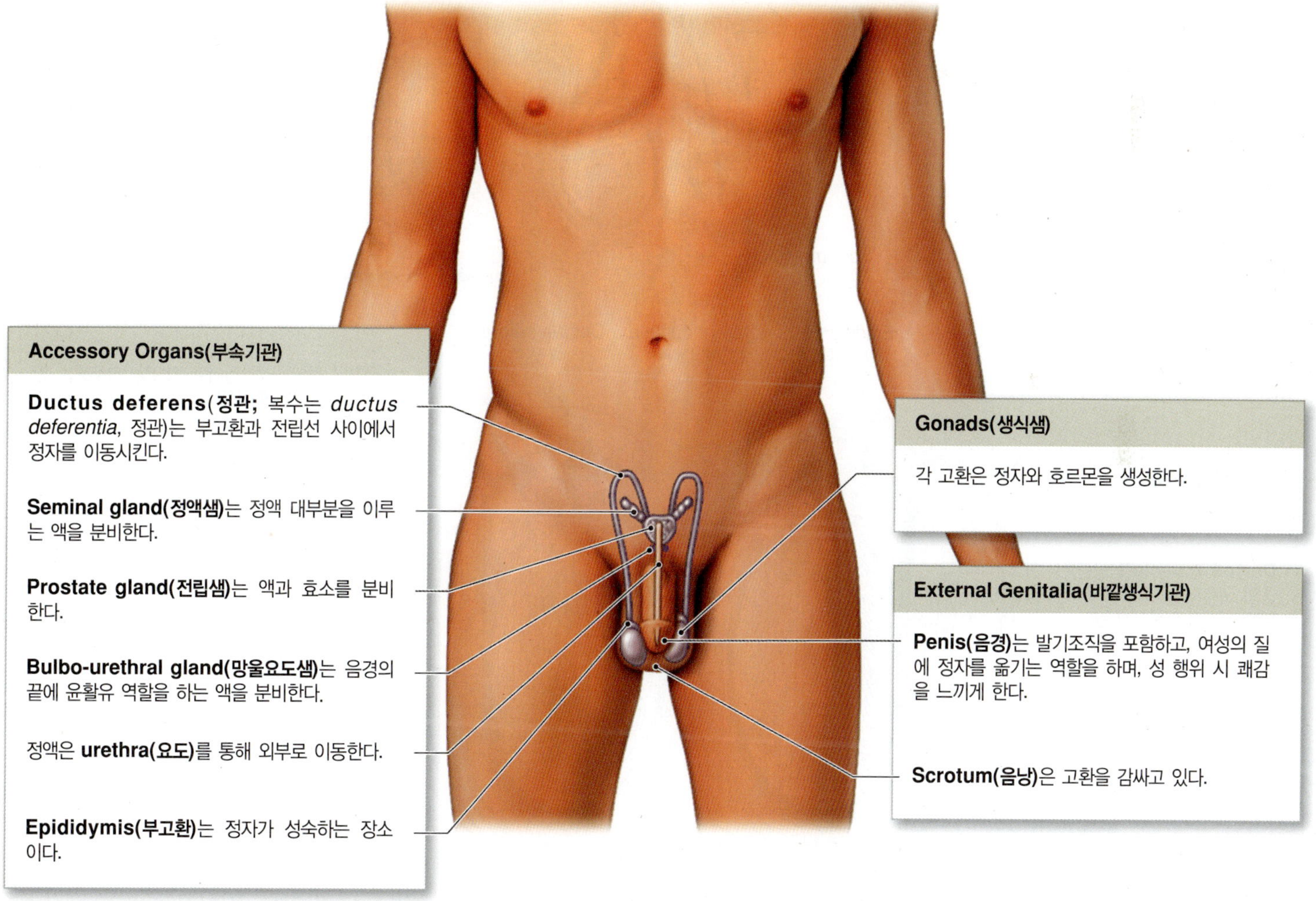

고환의 코일모양 정세관은 남성생식기관에 연결되어 있다

1 남성생식기의 주요 구조는 이 시상면에 나타나 있다. 정자는 고환에서 나와 **epididymis(부고환)** 내를 이동하여 **ductus deferens(정관)**를 따라 이동한 후 **ejaculatory duct(사정관)**를 지나 요도를 거쳐 몸 밖으로 나간다. 부속기관인 **seminal gland(정액샘)**, **prostate gland(전립샘)**, **bulbo-urethral gland(망울요도샘)** 등은 다양한 액을 사정관과 요도로 분비한다. 바깥생식기관은 고환을 둘러싼 **scrotum(음낭)**, 요도의 원위 부위가 지나가는 발기기관인 **penis(음경)**로 이루어져 있다.

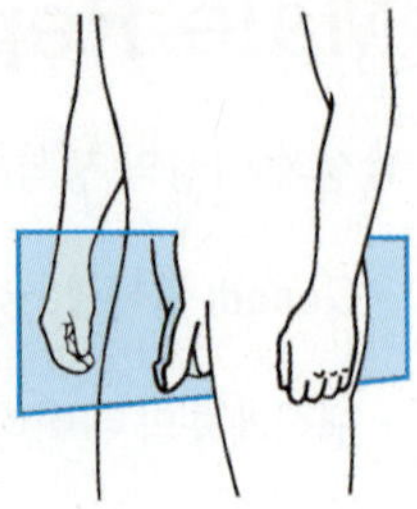

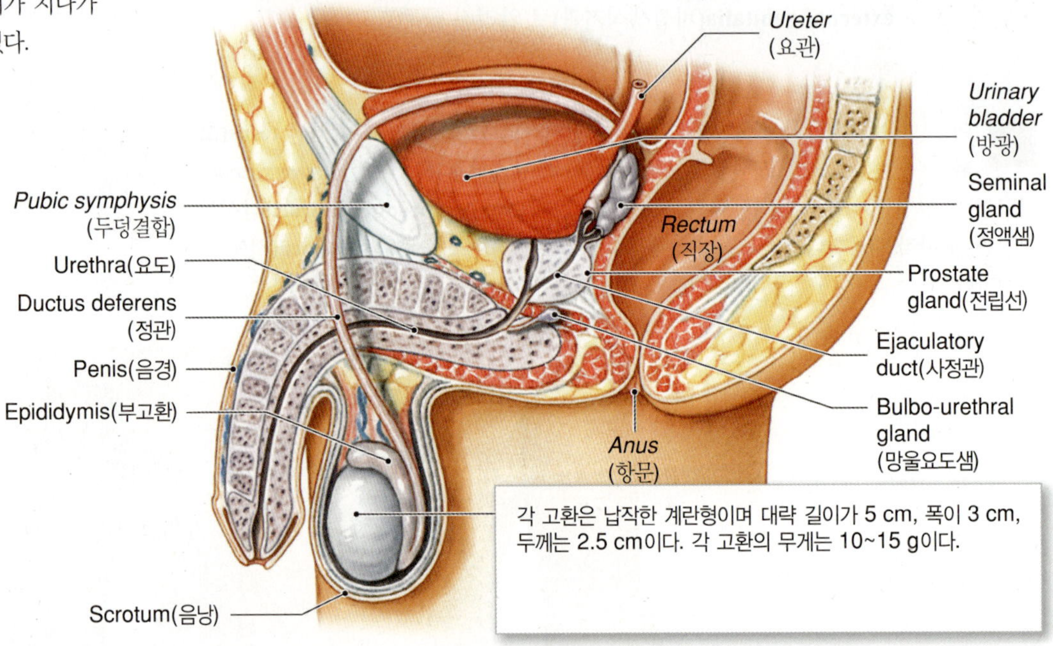

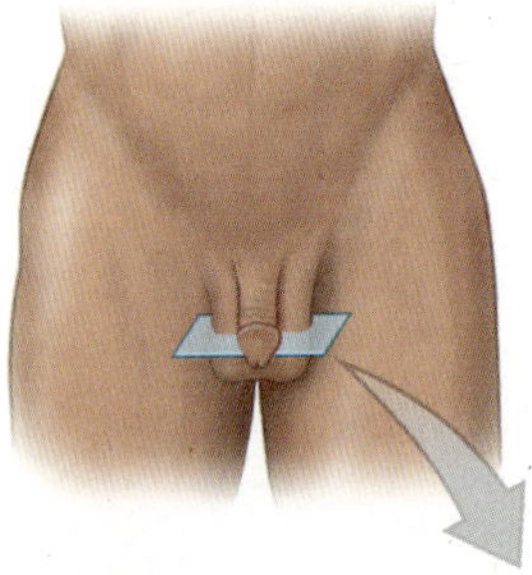

2

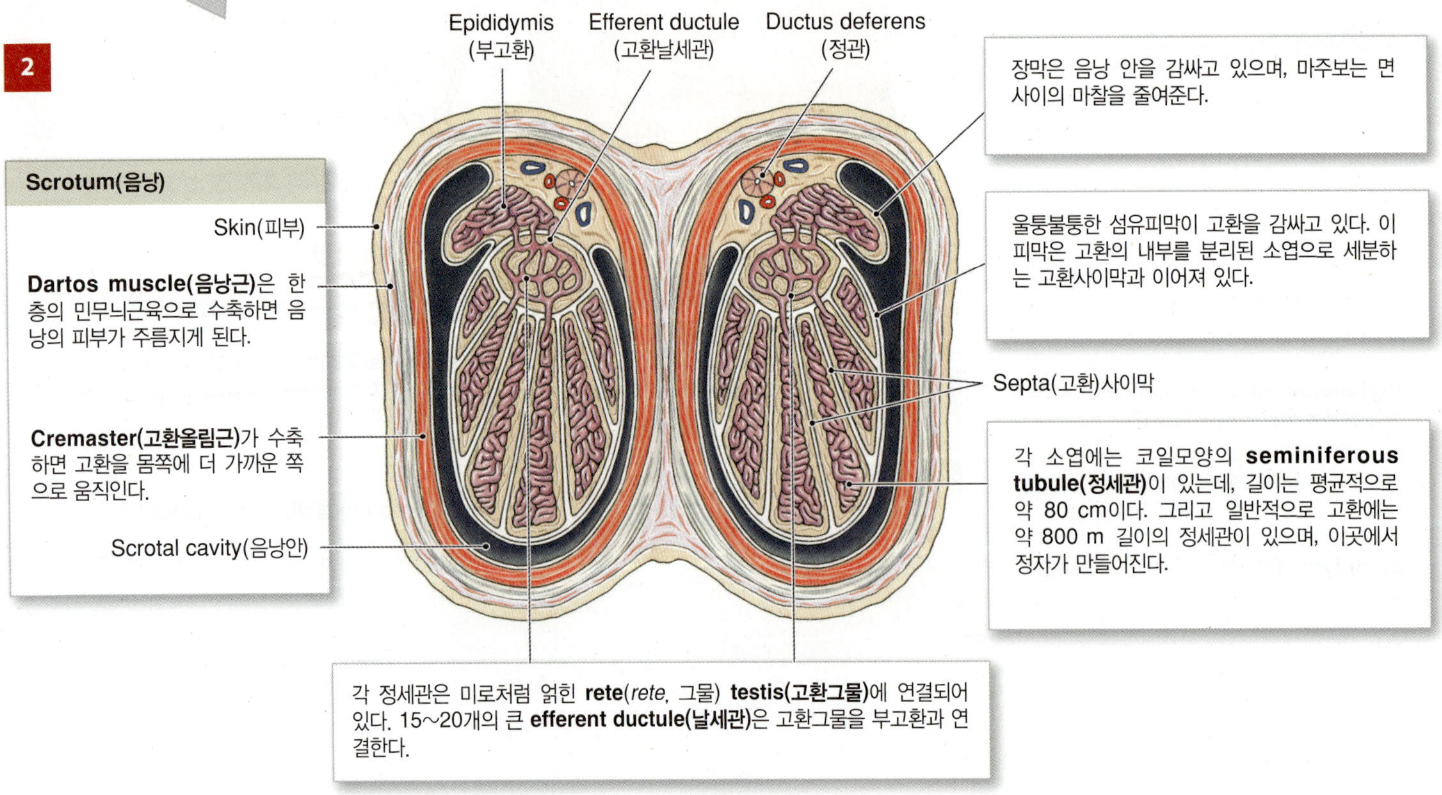

3 **Spermatogonia(정원세포**; 단수는 *spermatogonium*)는 세정관에 있는 줄기세포로, **spermatogenesis(정자형성)** 과정에서 정자를 생산하기 위해 분열한다. 각 정원세포는 두배수체이고, 23쌍의 염색체를 가지고 있다. 명확한 이해를 위해 다음과 같은 과정에서 모계인지 부계인지 밝히지 않은 대표적인 염색체 3쌍의 운명을 나타낸다.

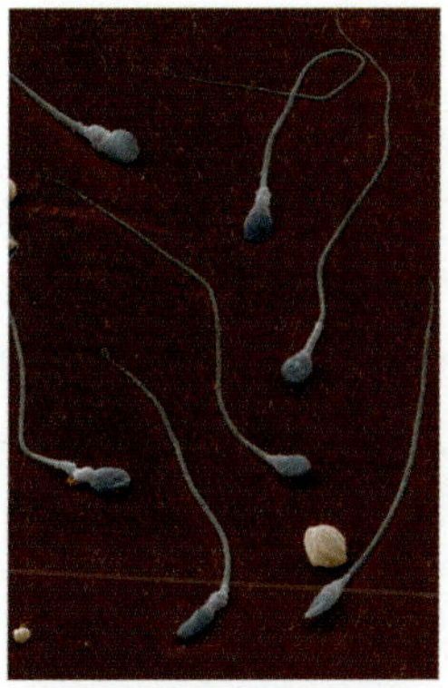

Nature spermatozoon(정자)

Spermatogenesis(정자발생)

Mitosis of spermatogonium(정조세포의 유사분열)

두배수체 정조세포의 유사분열로 두 개의 딸세포가 만들어진다. 하나는 정조세포로 세관의 기저막과 연결된 채로 남아 있고, 다른 하나는 **primary spermatocyte(일차정모세포)**가 되어 속공간쪽으로 옮겨져 홑배수성 생식세포가 형성되기 시작한다.

Meiosis I(제1감수분열)

제1감수분열이 시작될 때, 일차정모세포는 각각 46개의 염색체를 가지고 있다. 제1감수분열이 끝날 때, **secondary spermatocyte(이차정모세포)**라고 하는 딸세포가 생긴다. 모든 이차정모세포는 23개의 염색체를 갖고 있으며, 각 염색체는 염색분체 1쌍으로 이루어져있다.

Meiosis II(제2차감수분열)

이차정모세포는 곧 제2감수분열에 들어가 4개의 홑배수체 **spermatids(정자세포)**가 되며, 각 정자세포는 23개의 염색체를 갖는다. 감수분열에 들어간 일차정모세포에서 4개의 정자세포가 생성된다.

Spermiogenesis(physical maturation)
정자완성(물리적 성숙)

정자발생의 마지막 단계인 정자완성시 각 정자세포가 성숙하여 하나의 정자가 된다. 정자발생(4주)과 정자완성(5주)의 두 과정이 완료되려면 9주 정도가 걸린다.

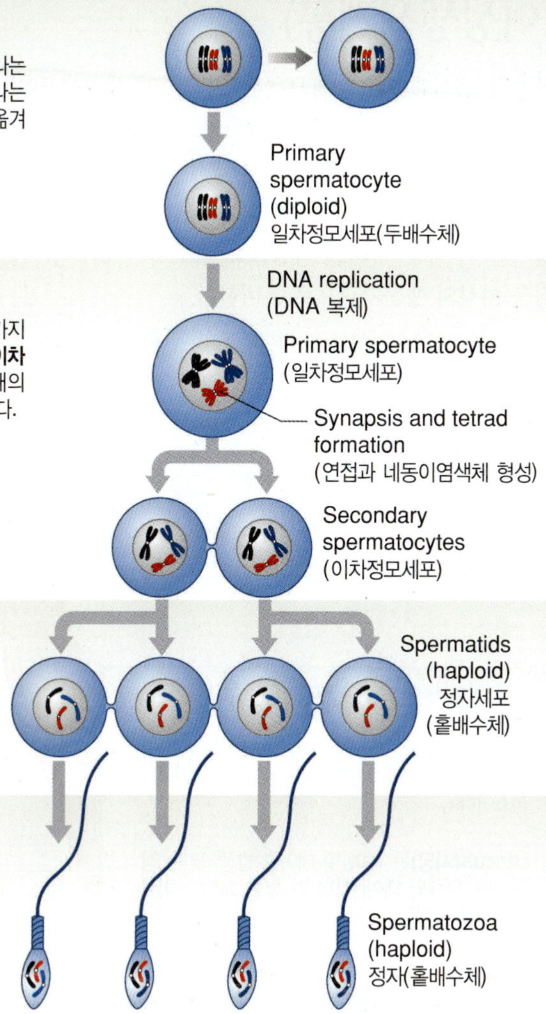

4 여기서 **spermatozoon(정자)**의 특징적인 특화된 성질에 대해 알 수 있다. 성숙한 정자는 다른 세포와 달리 특화된 세포로, 세포질그물, 골지복합체, 용해소체, 과산화소체, 포함물 등을 비롯한 다른 세포 내 구조가 없다. 이렇게 소기관이 결핍되어 세포의 크기와 무게가 감소되고, 이것은 궁극적으로 염색체를 이동시키는 운반체 역할을 한다. 무세가 디해지면 느리게 움직이게 된다.

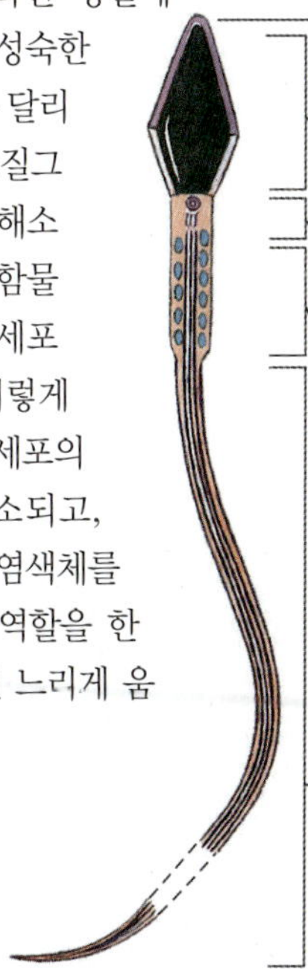

Spermatozoon(정자)의 구조

Acrosome(첨단체)은 수정에 필요한 효소를 가지고 있는 막성구조이다.

Head(머리)에는 치밀하게 모여 있는 염색체를 가진 핵이 있으며, 납작한 타원형이다.

Neck(목)은 원래의 정자세포 중심소체를 모두 가지고 있다. 먼쪽중심소체의 미세관은 중간부분과 꼬리의 미세관과 연결되어 있다.

Middle piece(중간부분)에는 미세관 주위에 나선형으로 배열되어 있는 미토콘드리아가 들어 있다. 미토콘드리아는 꼬리를 움직이는 데 필요한 ATP를 제공한다.

Tail(꼬리)은 **flagellum(편모)**으로, 정자를 움직이는 채찍처럼 생긴 소기관이다.

정자의 꼬리는 인체에서 유일한 편모이다. 섬모가 예상 가능하게 물결모양으로 움직이는 반면, 정자의 편모는 복잡하게 코르크마개를 뽑아내는 모양으로 운동을 한다. 정상적인 성인 남자는 하루에 1~2억 개의 정자를 생성한다.

Female Reproductive System (여성생식계통)

여성의 생식계통은 성호르몬과 기능적인 생식세포를 생산하고, 발생 중인 배아를 보호하고 지탱하며, 태아의 성장을 유지시키고, 신생아에게 영양을 공급해 줄 수 있어야 한다. 여성 생식계통의 주요 기관은 난소, 자궁관, 질 및 바깥생식기관 구성요소 등이다. 또한 여성생식기관은 부속 기관인 젖샘과 크기가 더 작은 여러 부속샘들로 이루어져 있으며, 이곳에서 만들어지는 물질을 여성의 생식기관으로 분비한다.

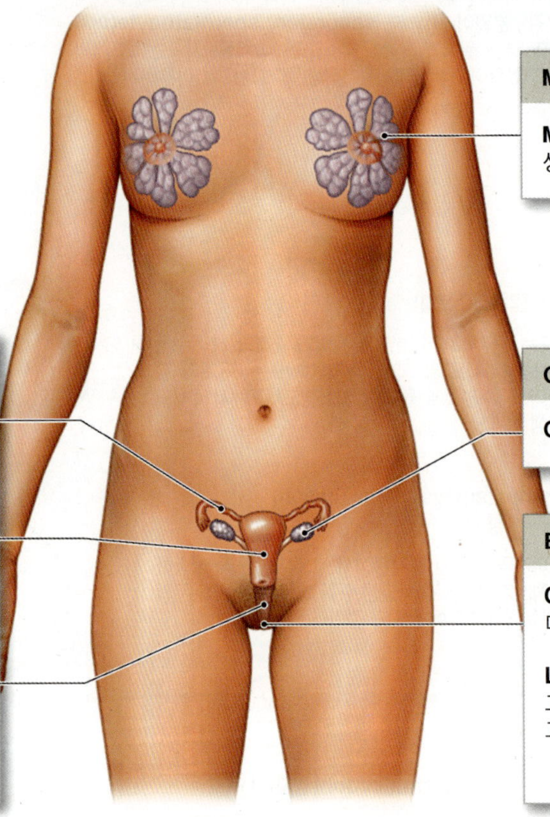

Mammary Gland(젖샘)

Mammary gland(젖샘)는 젖을 생산하고 신생아에게 영양을 공급한다.

Female Reproductive Tract(여성생식기관)

Uterine tube(자궁관)는 난모세포나 배아를 자궁에 전달하며, 일반적으로 수정이 일어나는 장소이다.

Uterus(자궁)는 배아 및 태아를 발생시키는 장소이며, 모체와 배아(태아) 간 혈류 교환이 이루어지는 장소이다.

Vagina(질)는 정자를 받아들이는 장소이며, 출산 시에는 산도의 역할을 하고, 월경 중 액체의 이동통로이다.

Gonad(생식샘)

Ovary(난소)는 난모세포와 호르몬을 생산한다.

External Genitalia(바깥생식기관)

Clitoris(음핵)는 발기조직을 포함하고 있으며, 성행위 시 쾌감을 느끼게 한다.

Labia(음순)는 다른 바깥 생식구조를 보호하고, 질 입구를 매끄럽게 하는 분비샘을 포함하고 있다.

이 그림은 여성생식계통의 전체 구성을 보여준다. 난소라고 하는 여성의 생식샘에서는 **oocytes(난모세포)**라고 하는 미성숙한 여성의 생식세포가 만들어지는데, 후에 성숙하여 ova(난자; 단수는 ovum)가 된다. 난모세포는 난소를 떠나 **female reproductive tract(여성생식기관)**을 따라 이동한다. 수정은 자궁관 안에서 일어나며, 그 후 배아 발달은 자궁 내에서 이루어진다.

18.2

난소와 여성생식기관은 근접해 있지만 직접 연결되어 있지는 않다

1 골반안을 통과하는 이 시상단면은 여성 생식기의 위치를 보여준다.

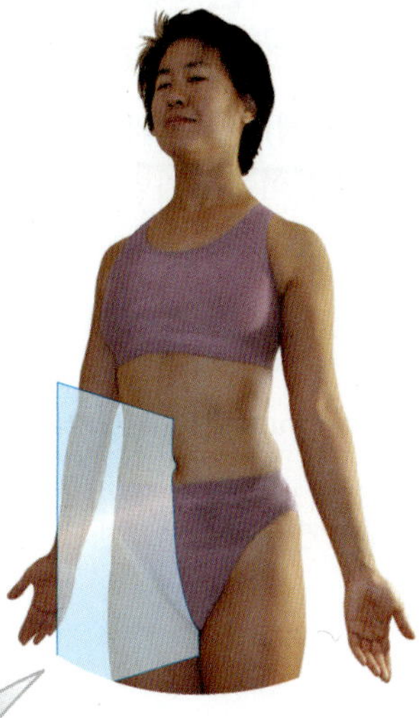

한 쌍의 **ovary(난소)**는 작은 아몬드 모양의 기관으로, 골반 안의 가쪽벽 가까이에 위치해 있다. 난소는 다음 3가지 주요 기능을 한다. (1) **oocyte(난모세포)**라는 미성숙한 여성 생식세포를 만들어낸다. (2) **estrogen(에스트로겐)**과 **progesterone(프로게스테론)** 등과 같은 여성호르몬을 분비한다. (3) 뇌하수체 FSH(난포자극호르몬) 생성의 피드백 조절과 관련된 **inhibin(인히빈)**을 분비한다.

각 **uterine tube(자궁관)**는 **infundibulum(자궁관깔때기)**에서부터 시작되며, 자궁관 깔때기는 난소의 안쪽 면을 따라 골반안쪽으로 통한다. 자궁관의 다른쪽 끝은 자궁안쪽으로 통한다.

Uterus(자궁)는 난소의 아래쪽에 위치하며, 일반적으로 방광 위 앞쪽으로 기울어져 있다.

자궁의 뒤쪽 벽과 잘록창자의 앞쪽 면 사이에 형성된 주머니를 **rectouterine pouch(곧창자자궁오목)**라고 한다.

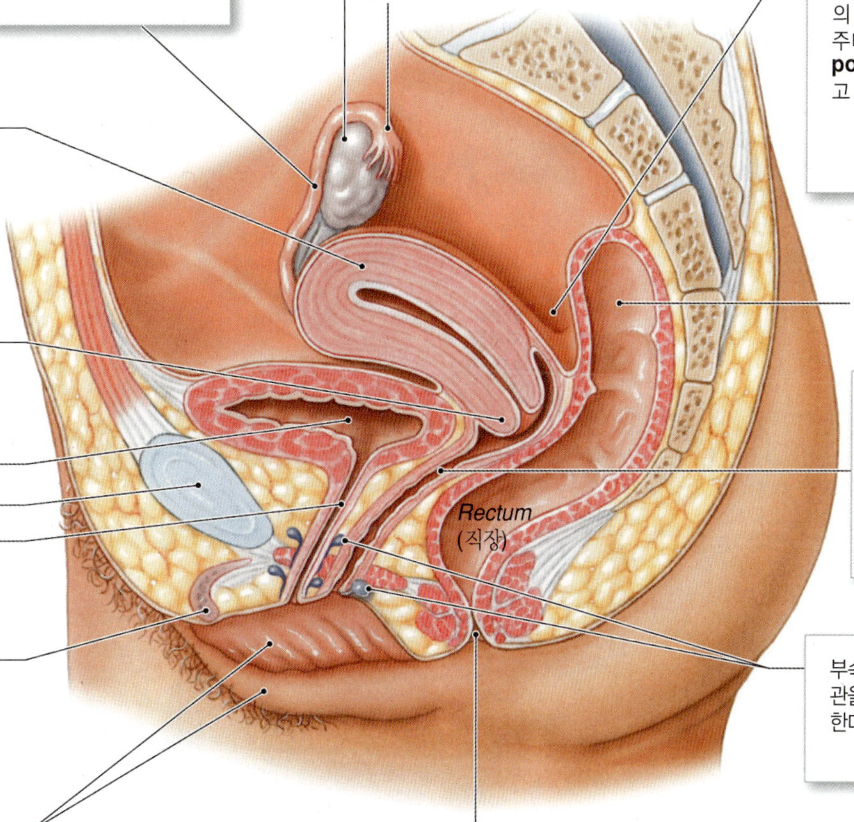

Vagina(질)는 질 입구에서 시작되어 자궁의 아래쪽인 외부로 연결된다.

External Genitalia (바깥생식기관)

Clitoris(음핵)는 발기조직을 포함하고 있으며, 성행위 시 자극하면 쾌감을 느끼게 한다.

Labia(음순)는 질 입구를 매끄럽게 하는 분비샘을 포함하고 있다.

부속샘은 질과 바깥생식기관을 매끄럽게 하는 역할을 한다.

난소에서 일어나는 제1감수분열은 하나의 홑배수성 제2난모세포를 만들고, 수정이 일어나면 제2감수분열이 완성된다

Oogenesis(난자발생)는 여성의 출생 전부터 시작되어 사춘기 때 가속화되며, 폐경기에 끝난다. 사춘기와 폐경기 사이에 난자발생은 난소주기의 일부로 월 단위로 일어난다.

Oogenesis(난자발생)

Mitosis of oogonium(난조세포의 유사분열)

정원줄기세포와 달리 여성생식 줄기세포인 **oogonia(난조줄기세포)**는 출생 전 유사분열을 마친다.

제1감수분열

태아발생의 3주에서 7주 사이에 딸세포(일차난모세포)가 감수분열 준비를 한다. 이는 제1감수분열 전기까지 진행되지만, 그 후 중지된다.

일차 난모세포는 사춘기에 이르기 전까지는 발달이 중지된 상태로 남아 있다가, 사춘기가 되어 FSH 수준이 높아지게 되면 난소주기가 시작된다. 난소주기가 시작된 이후에는 매달 몇 개의 일차난모세포가 자극을 받아 다음 발달 과정을 겪게 된다. 그 후 제1감수분열이 끝나고 이차난모세포와 일차극체가 나타난다.

제2감수분열

난소주기가 시작된 이후 매달 하나 이상의 이차난모세포가 제2감수분열 중기에 머물러 있는 상태로 난소를 떠난다. 제2감수분열은 수정(정자의 침투)이 이루어질 때만 완성된다.

제1감수분열 중에 생성된 극체는 제2감수분열을 겪을 수도 있고 그렇지 않을 수도 있다. 어느 경우든 극체는 곧 퇴화한다.

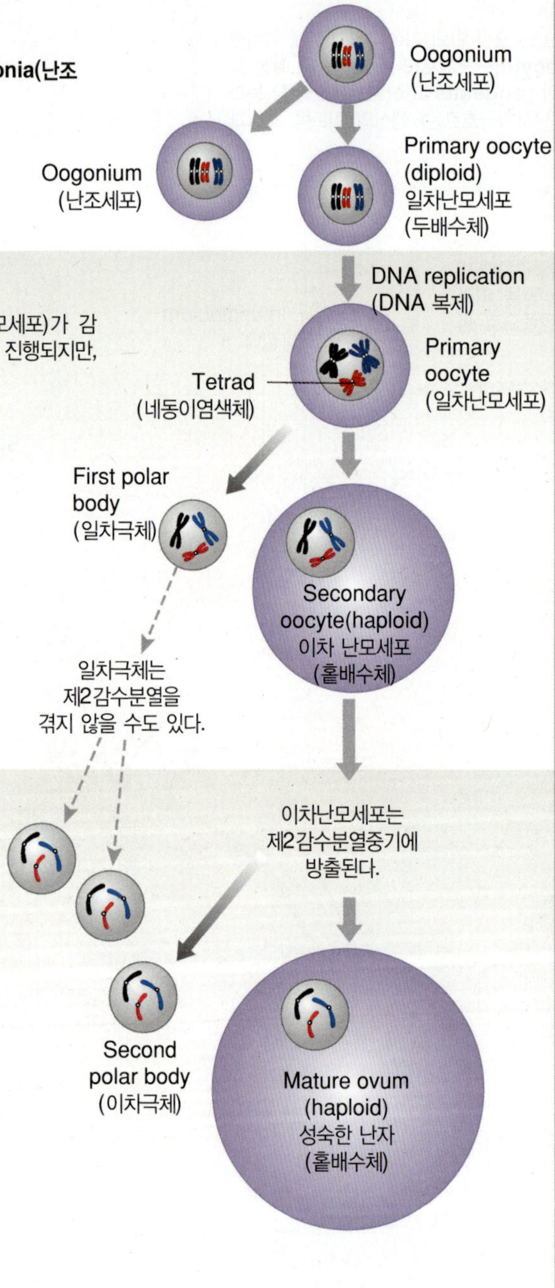

1 감수분열 시 난소에서 일어나는 핵 안의 변화는 고환에서 일어나는 것과 같지만, **primary oocyte(일차난모세포)**의 세포질은 두 번의 감수분열이 일어나는 동안 불균등하게 분포된다. 난자발생 과정은 한 개의 기능성 **ovum(난자)**을 만들어내는데, 난자 안에 원래 세포질의 대부분이 들어 있다. 비기능성 세포인 두세 개의 **polar body(극체)**는 나중에 퇴화한다. 정자발생과의 또 다른 차이점은 난소에서는 성숙된 난자가 아닌 **secondary oocyte(이차난모세포)**를 방출한다는 것이다. 이차난모세포는 제2감수분열 중기에 멈춰 있으며 수정이 일어나지 않는 한 감수분열은 완성되지 못한다.

발달 시 생성된 모든 일차난모세포가 사춘기까지 살아남는 것은 아니다. 출생 시 난소에는 대략 200만 개의 **primordial follicle(원시난포)**이 있으며, 각 원시난포는 일차난모세포를 가지고 있다. 원시난포는 발달 과정 중 가장 초기에서부터 존재한다. 사춘기가 되면 그 수는 약 40만 개로 줄어들게 된다. 나머지 원시난포는 **atresia(폐쇄)**라는 과정을 통해 퇴화된다.

2 **Ovarian follicle(여포)**은 난모세포의 성장과 제1감수분열이 일어나는 난소 겉질에 있는 특수화된 구조이다. 난소주기가 진행될수록 여포의 구조는 점차 변화한다. 많은 원시여포가 일차여포로 발달되기는 하지만, 각 난소주기 당 소수의 일차여포만이 성숙하게 된다. **Ovarian cycle(난소주기)**의 중요한 과정을 요약하였다.

Formation of Primary Follicle (일차난포의 형성)

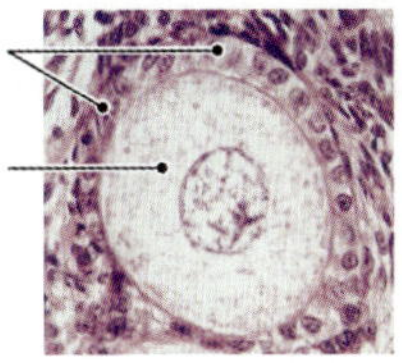

난포세포는 커져서 분열하고, 일차난모세포 주변에 몇 겹의 세포층을 형성한다. 난모세포 주위에 투명한 부위가 **zona pellucida(투명층**; *pellucidus*, 반투명의)로 발달한다. 세포들이 커지고 증식하면 에스트로겐을 생성한다.

Formation of Secondary Follicle (이차난포의 형성)

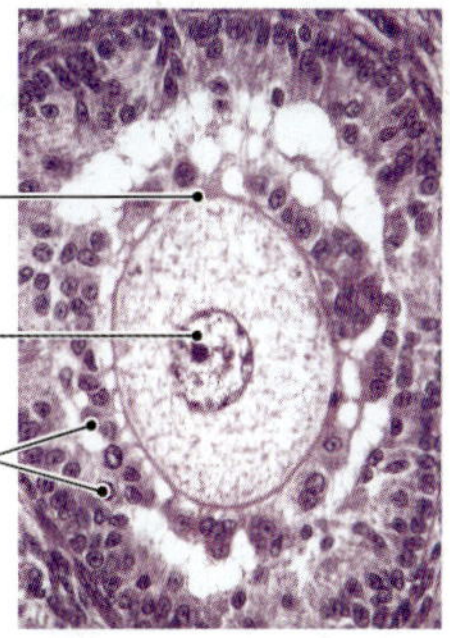

Secondary follicle(이차난포)는 난포의 벽이 두꺼워질수록 발달하며, 보다 깊은 곳의 난포세포는 작은 주머니에 저장해놓은 액을 분비하기 시작한다. 이 주머니는 점차 커지고 난포의 속층과 바깥층을 분리시킨다.

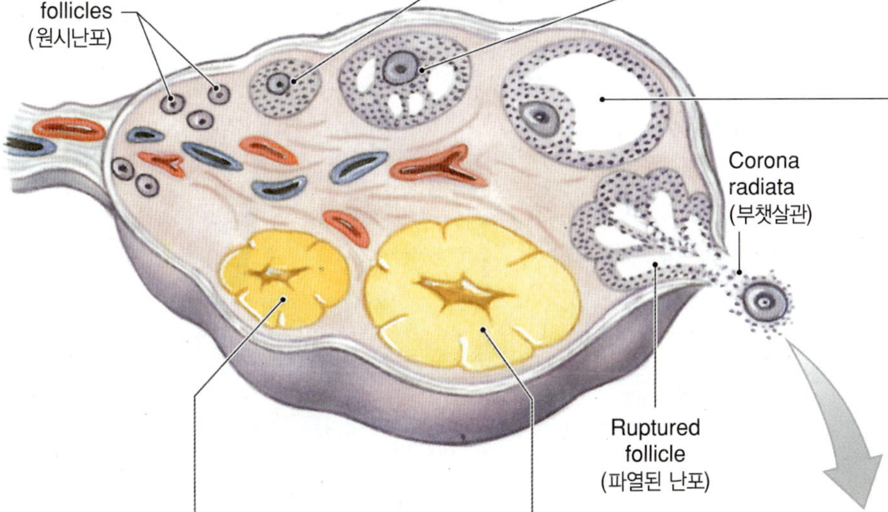

Formation of a Tertiary Follicle (삼차난포의 형성)

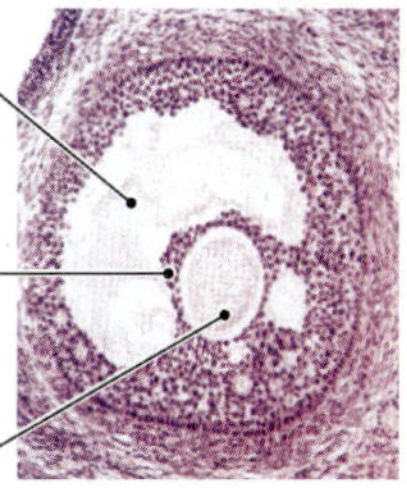

주기의 10~14일경 일반적으로 한 개의 이차난포가 **tertiary follicle(삼차난포)**, 혹은 성숙한 graafian(그라피안) 난포가 되는데, 대략 직경이 15 mm 정도 된다. 난모세포는 난포 중앙의 넓은 공간인 **antrum(난포방)** 내로 튀어나온다. 제2난모세포와 연결된 과립층세포는 **corona radiata(부챗살관)**라고 하는 보호층을 형성한다.

Ovulation(배란)

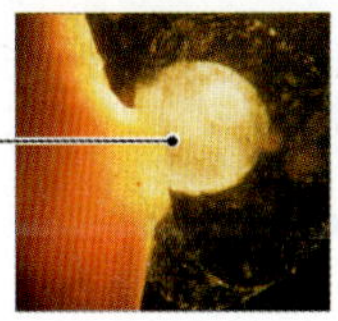

Ovulation(배란) 시 삼차난포는 골반안으로 이차난모세포와 부챗살관을 방출한다. 배란은 난소주기의 **follicular phase(난포기)** 끝과 **luteal phase(황체기)** 시작을 동시에 의미한다.

Formation of Corpus Luteum (황체의 형성)

속이 빈 삼차난포는 초기에 붕괴되고, LH 자극 시 남아 있는 과립층세포가 증식하여 프로게스테론과 에스트로겐을 분비하는 **corpus luteum(황체)**을 형성한다. 프로게스테론은 자궁속막의 성숙과 자궁샘의 분비를 자극하여 자궁을 임신에 준비하도록 만든다.

Degeneration of Corpus Luteum (황체의 퇴화)

수정이 일어나지 않으면 12일 후 프로게스테론과 에스트로겐 수준이 현저히 떨어지고 황체가 퇴화하기 시작한다. 섬유모세포가 기능이 퇴화된 황체에 침입하여 한 무리의 옅은 반흔조직을 만든다. 황체의 퇴화는 난소주기의 종결을 의미한다. 그 다음 새로운 난소주기가 시작된다.

자궁관은 두꺼운 근육벽으로 이루어진 속이 비어 있는 기관으로 자궁에 연결되어 있다

1 각 **uterine tube(자궁관)**는 속이 비어 있는 근육성 구조로, 길이가 약 13 cm 정도 된다. 각 자궁관의 끝부분은 자궁과 연결되어 있다. 이차 난모세포에 정자가 침입하는 수정은 자궁관에서 이루어진다. **Uterus(자궁)**는 속이 비어 있는 근육성 기관이며 길이는 약 7.5 cm, 최대 직경이 5 cm 정도이다. 그 무게는 30~40 g이다. 아래 그림은 자궁관의 내부구조 및 자궁관의 속공간과 큰 자궁안 사이에 연결된 모습을 보여준다.

자궁관의 중간부위인 **ampulla(자궁관팽대)**의 벽에 있는 민무늬근육층의 두께는 자궁관이 자궁에 가까워질수록 점차 두꺼워진다.

팽대는 자궁벽에 연결된 작은 부분인 자궁관의 **isthmus (자궁관잘록)**로 이어진다.

Infundibulum(자궁관깔때기)에는 수많은 손가락 모양의 돌기가 골반 안으로 뻗어 있다. 이 돌기를 **fimbriae(자궁관술)**이라고 한다. 자궁관술은 난소의 표면에 늘어뜨려져 있으나, 이 두 기관은 서로 전혀 물리적으로 연결되어 있지 않다. 자궁관깔때 기의 안쪽면은 자궁관의 속공간을 향해 나 있는 섬모로 싸여 있다.

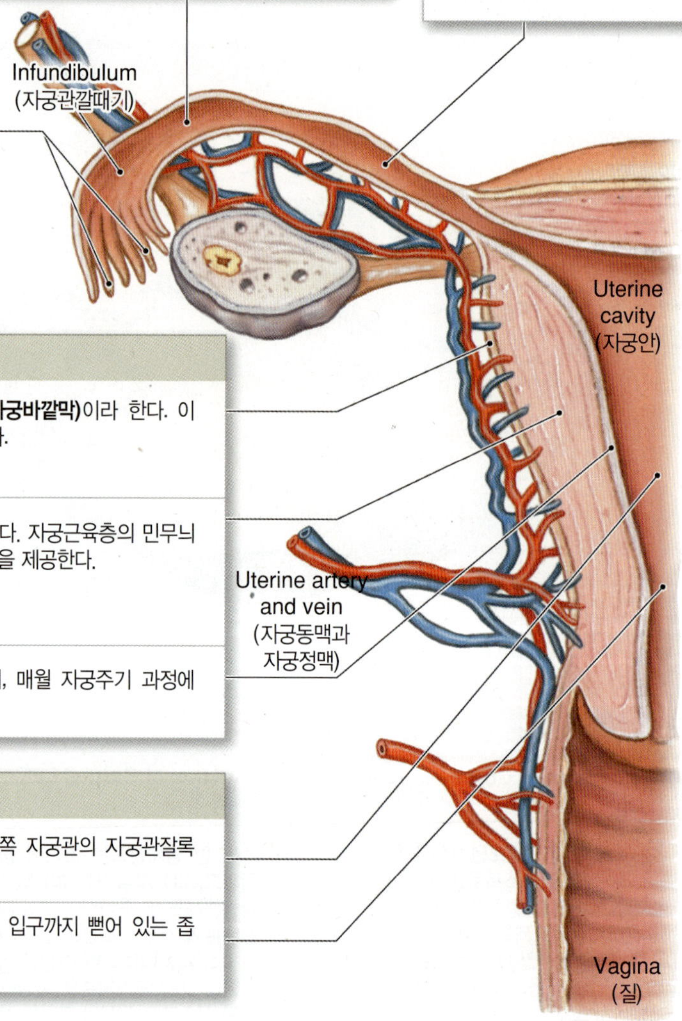

The Uterine Wall(자궁벽)의 층

자궁의 바깥표면층은 불완전한 장막으로, **perimetrium(자궁바깥막)**이라 한다. 이것은 복막과 연결되어 있으며 대부분의 자궁표면을 덮고 있다.

자궁바깥막은 두꺼운 **myometrium(자궁근육층)**을 덮고 있다. 자궁근육층의 민무늬 근조직은 태아를 질을 통해 자궁 밖으로 내보낼 때 필요한 힘을 제공한다.

자궁의 내면은 선상의 **endometrium(자궁속막)**을 이루며, 매월 자궁주기 과정에 따라 변화한다.

The Uterine Lumen(자궁 속공간)

Uterine cavity(자궁안)는 자궁속 위쪽의 큰 공간으로 양쪽 자궁관의 자궁관잘록에 연결되어 있다.

Cervical canal(자궁목관)은 자궁안의 아래쪽에서부터 질 입구까지 뻗어 있는 좁은 통로이다.

2 이 SEM(주사전자현미경) 사진은 자궁관의 섬모상피를 보여준다. 섬모(연두색)는 자궁안을 향해 나 있고, 액체의 흐름을 일으켜 배란 후 이차난모세포의 이동을 돕는다. 난모세포가 자궁관을 따라 이동하는 것은 섬모운동과 자율신경에 의한 꿈틀운동수축 때문이다.

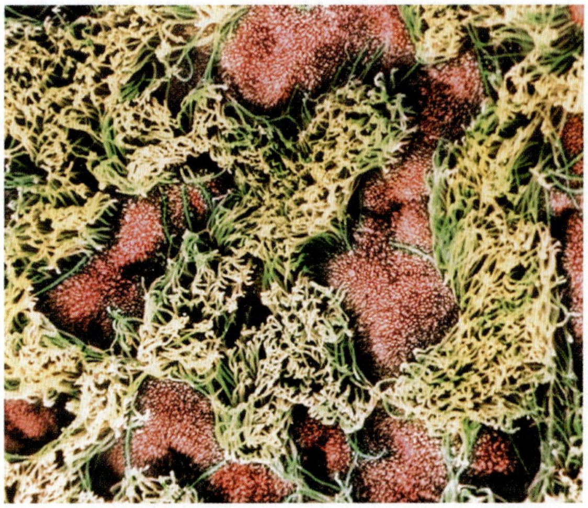

Epithelial surface(상피표면) SEM × 4000

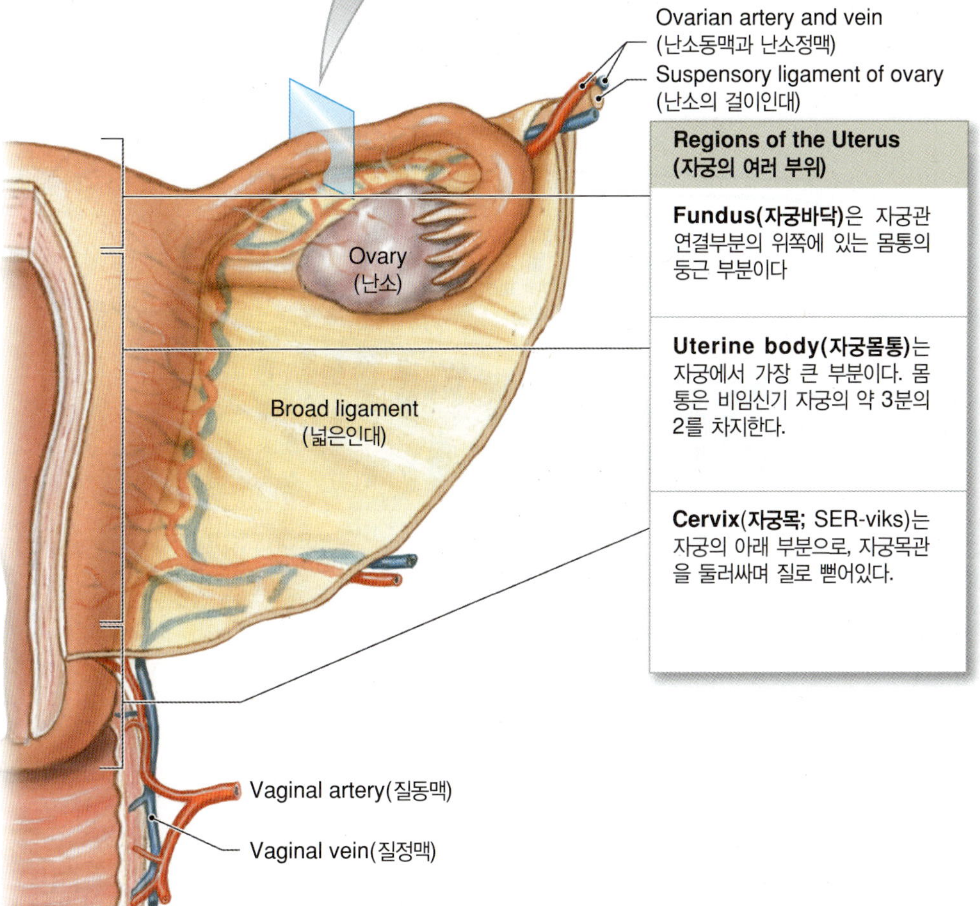

Regions of the Uterus (자궁의 여러 부위)

Fundus(자궁바닥)은 자궁관 연결부분의 위쪽에 있는 몸통의 둥근 부분이다

Uterine body(자궁몸통)는 자궁에서 가장 큰 부분이다. 몸통은 비임신기 자궁의 약 3분의 2를 차지한다.

Cervix(자궁목; SER-viks)는 자궁의 아래 부분으로, 자궁목관을 둘러싸며 질로 뻗어있다.

3 이 그림에 나타난 바와 같이 자궁은 해부학적으로 세 부분으로 나누어질 수 있다. 자궁은 크기와 모양의 변화 폭이 매우 크며, 발생 중인 **embryo(배아,** 18주) 및 **fetus(태아,** 9주에서 출산까지)의 물리적인 보호, 영양 공급, 노폐물 제거 등의 역할을 한다. 또한 자궁 근육벽의 수축은 분만 시 중요하다.

이차난모세포가 자궁깔때기에서 자궁안으로 이동하는 데 보통 3~4일이 걸린다. 수정이 일어나려면, 이차난모세포는 자궁관을 따라 이동하는 처음 12~24시간 내에 정자를 만나야 한다. 이 기간이 지나면 난모세포는 퇴화하기 시작한다.

18.5

난소주기와 자궁주기는 시상하부, 뇌하수체, 난소의 호르몬에 의해 조절된다

생식선자극호르몬 수준의 주기적 변화는 난소주기를 조절한다. 난소주기와 자궁주기가 동시에 일어나야만 생식기능이 정상적으로 유지된다. 예를 들어 LH 수준의 급등은 여포벽의 파괴와 배란을 유발한다. 이것은 자궁속막의 보수와 재생 후에 일어난다. 만약 두 주기가 정상적으로 공동작용이 일어나지 않으면 불임이 된다. 배란하지 않는 여성은 자궁이 완전히 정상이라고 해도 아이를 가질 수 없다. 배란은 정상적으로 하지만 자궁이 배아를 지지할 준비가 되어 있지 않은 여성도 역시 불임이 될 것이다.

Menstrual cycle(자궁주기 또는 **월경주기)**은 사춘기에 시작된다. 첫 주기인 **menarche(초경**; *men*, 월 + *arche*, 시작)는 일반적으로 11~12세에 일어난다. 건강한 가임기 여성의 자궁주기는 평균 28일이지만, 21일에서 35일까지 다를 수 있다. 자궁주기는 주기의 종료시점인 **menopause (폐경기)**까지 계속되며, 이때 여성의 나이는 45~55세 정도이다. 자궁주기 동안 주기의 주기적 양상은 질병, 스트레스, 기아, 임신 등과 같은 환경에 의해서만 방해받는다.

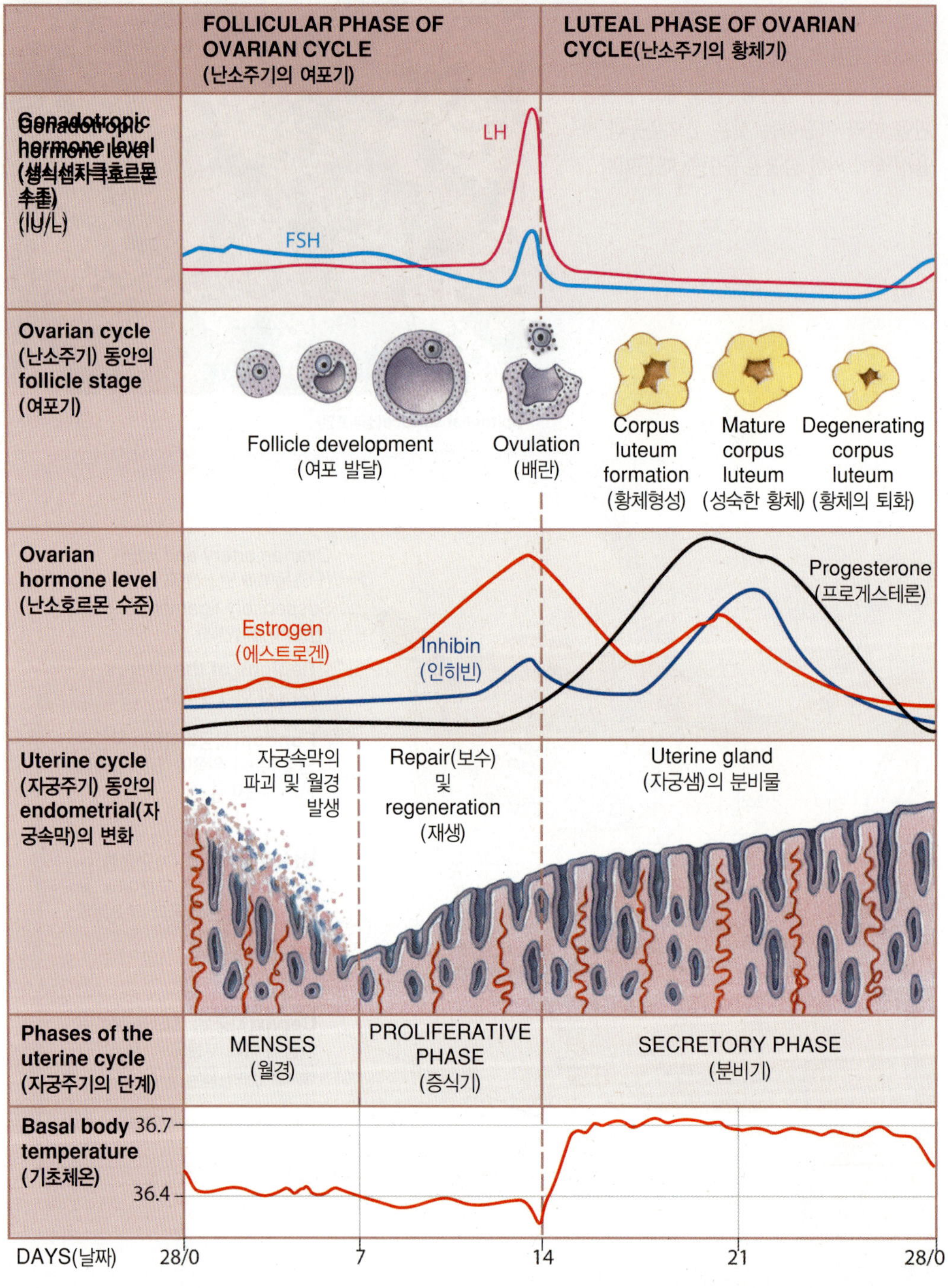

1 이 그림은 난소주기와 자궁주기의 주요 사건을 통합하여 여성 생식생리에 대한 이해에 도움을 줄 수 있다. 매달 일어나는 호르몬의 변동이 심부체온에 영향을 미치는 생리적 변화의 원인이 된다. 에스트로겐이 우세 호르몬이 되는 여포기에는 프로게스테론이 우세 호르몬인 황체기보다 **basal body temperature(기초체온**; 아침에 일어나자마자 측정하는 안정시 체온)가 약 0.3도 정도 낮다.

19

발생 (Development)

학습성과

1절 • Development(발생)의 개요

19.1 난할, 주머니배 형성, 자궁벽에 착상하는 주머니배 등에 대하여 설명한다.

19.2 창자배형성 및 세 배엽층의 운명에 대하여 설명한다.

19.3 출생전 발생 시 태반의 중요성을 논의하고, 내분비기관으로서의 역할에 대해서도 설명한다.

19.4 모체의 기관계통과 발생 중인 태아 사이의 상호작용에 대하여 설명한다.

19.5 사춘기 남성과 여성의 호르몬의 역할에 대하여 설명한다.

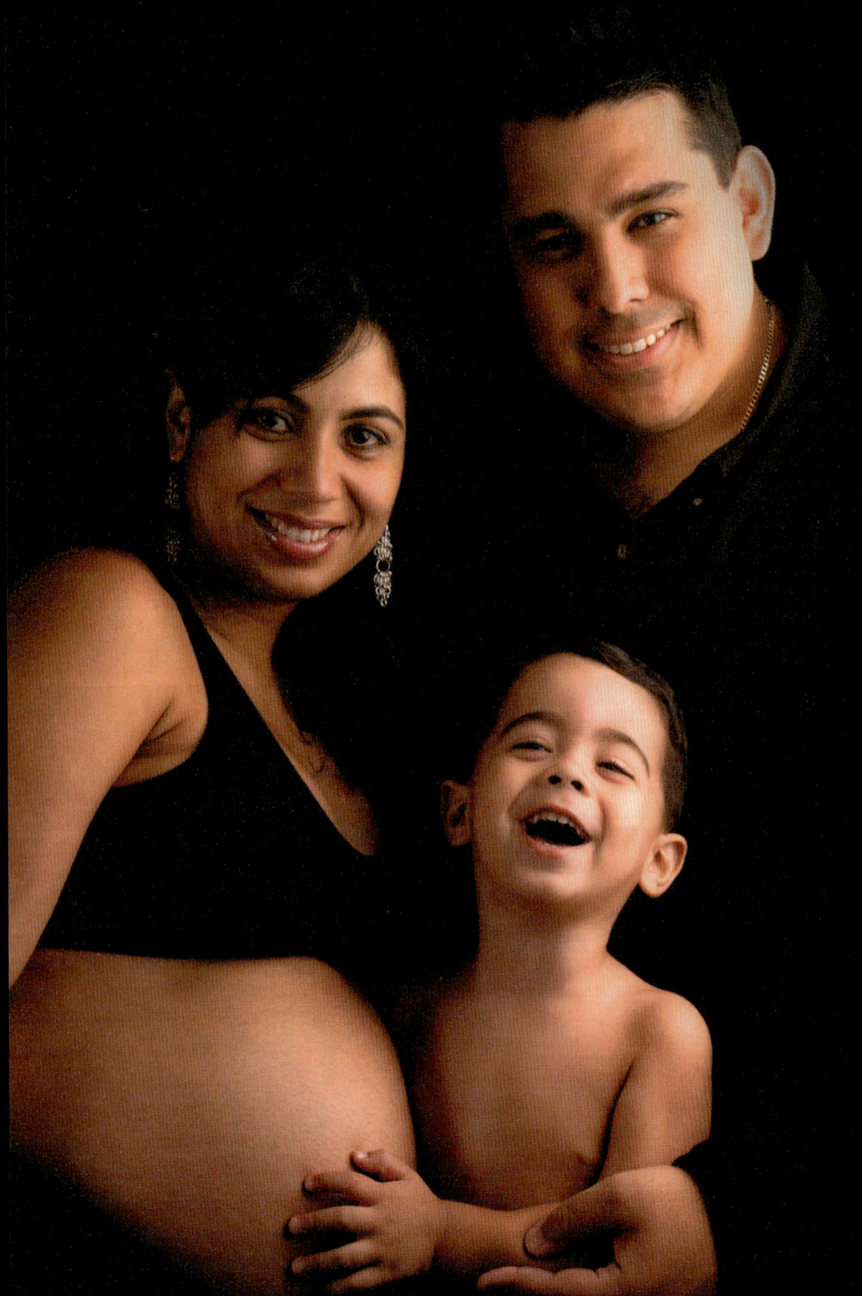

Development(발생)의 개요

1 **Development(발생)**는 수정에서 성숙기에 이르기까지 해부학적 구조 및 생리학적 특징이 점차적으로 변하는 것을 말한다. 발생 시 일어나는 변화는 매우 놀랍다. 9개월만 되어도 지금까지 배운 모든 조직, 기관 및 기관계통이 형태를 갖추고 기능을 하기 시작한다. 점보다 약간 더 큰 하나의 세포로 시작한 것이 고도로 특화된 여러 복잡한 구조로 형성되는 수조 개의 세포를 가진 하나의 개체가 된다.

Prenatal Development(출생전 발생)

Embryological development(배아발생)는 난자와 정자가 만나는 **fertilization(수정)** 후 1~2개월 동안에 걸쳐 일어나는 과정을 말한다. 이 과정을 연구하는 학문을 **embryology(발생학)**라고 한다.

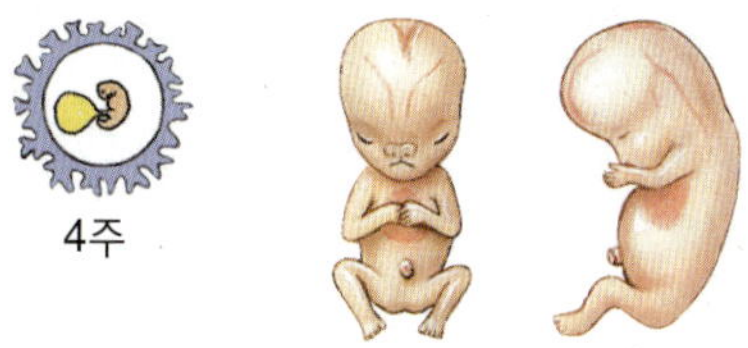

Fetal development(태아발생)는 9주째 시작되어 출생 시까지 계속된다. 배아 및 태아발생은 때때로 총체적으로 **prenatal**(*natus*, 출생) **development(출생전 발생)**라고 하며, 이것이 이번 장의 중요한 주제이다.

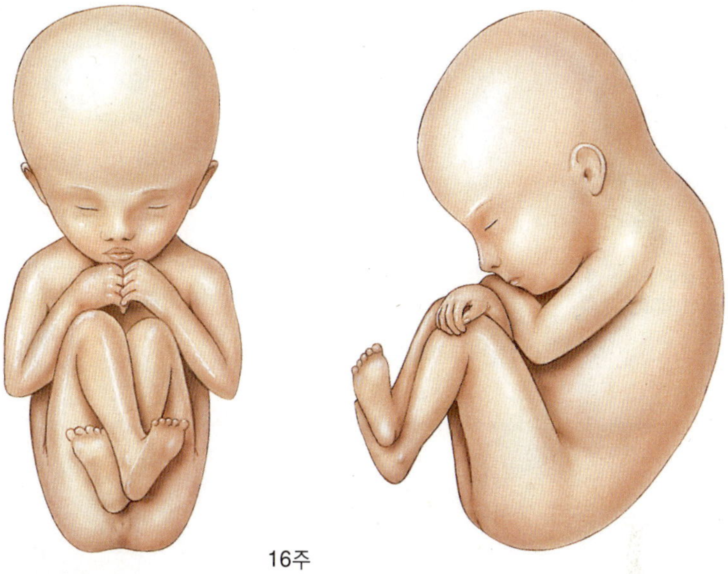

2 출생전 발생기간은 **gestation(임신)**이라고 한다. 편의를 위하여 임신기를 일반적으로 각 3개월 단위로 3개의 통합된 석달로 나누어 생각한다.

Gestation(임신)

First Trimester (첫 석달)	Second Trimester(둘째 석달)	Third Trimester(셋째 석달)
First trimester(첫 석달)는 배아발생 기간 및 초기 태아발생 기간이다. 이 기간 동안 모든 주요 기관 계통의 기본골격이 나타난다.	**Second trimester(둘째 석달)**는 기관과 기관계통의 발달이 주로 이루어지는 시기로, 6개월이 다 될 즈음에는 이 과정이 거의 완성된다. 이 기간에는 몸의 형태 및 비율이 변한다. 둘째 석달이 끝나갈 때 태아는 명백한 사람의 형상을 하고 있다.	**Third trimester(셋째 석달)**는 태아의 몸무게가 가장 크게 늘어나는 시기이다. 셋째 석달의 초기에는 태아의 주요 기관계통 대부분이 완전히 제기능을 하게 된다. 1~2개월 정도 일찍 태어난 미숙아는 적절한 의료 조치만 취할 수 있다면 충분히 생존 가능하다.

Postnatal development(출생 후 발생)는 출생부터 시작되어, 완전히 발생을 끝내고 성장한 상태인 **maturity(성숙기)**까지 지속된다. 출생전, 후 발생에 대한 기본적인 이해를 하면 해부학적 구조에 대한 중요한 통찰을 얻게 될 것이다. 또한 많은 발생 및 성장 기작은 부상 치료와 관련된 기작과 유사하다.

난할은 주머니배가 자궁벽에 착상할 때까지 계속된다

Fertilization(수정)은 23개의 염색체를 가지고 있는 홑배수성 생식세포 두 개가 만나서 46개의 염색체를 가진 **zygote(접합체)**를 만드는 것으로, 체세포의 정상적인 완성 과정을 말한다. 수정은 가장 흔하게는 자궁관(일반적으로 자궁관팽대)에서 일어난다. 그 다음 접합체는 일련의 세포분열 과정을 겪게 되는데 이것을 난할이라고 한다. 난할이 이루어지는 동안 접합체의 세포질은 수가 증가하면서 점점 더 작아지는 할구에서 세분된다. 난할에 의해 생성된 할구를 **pre-embryo(전배아)**라 한다.

1 난할은 약 7일 동안 지속된다. 이 기간 동안 전배아는 자궁관을 따라 이동한다.

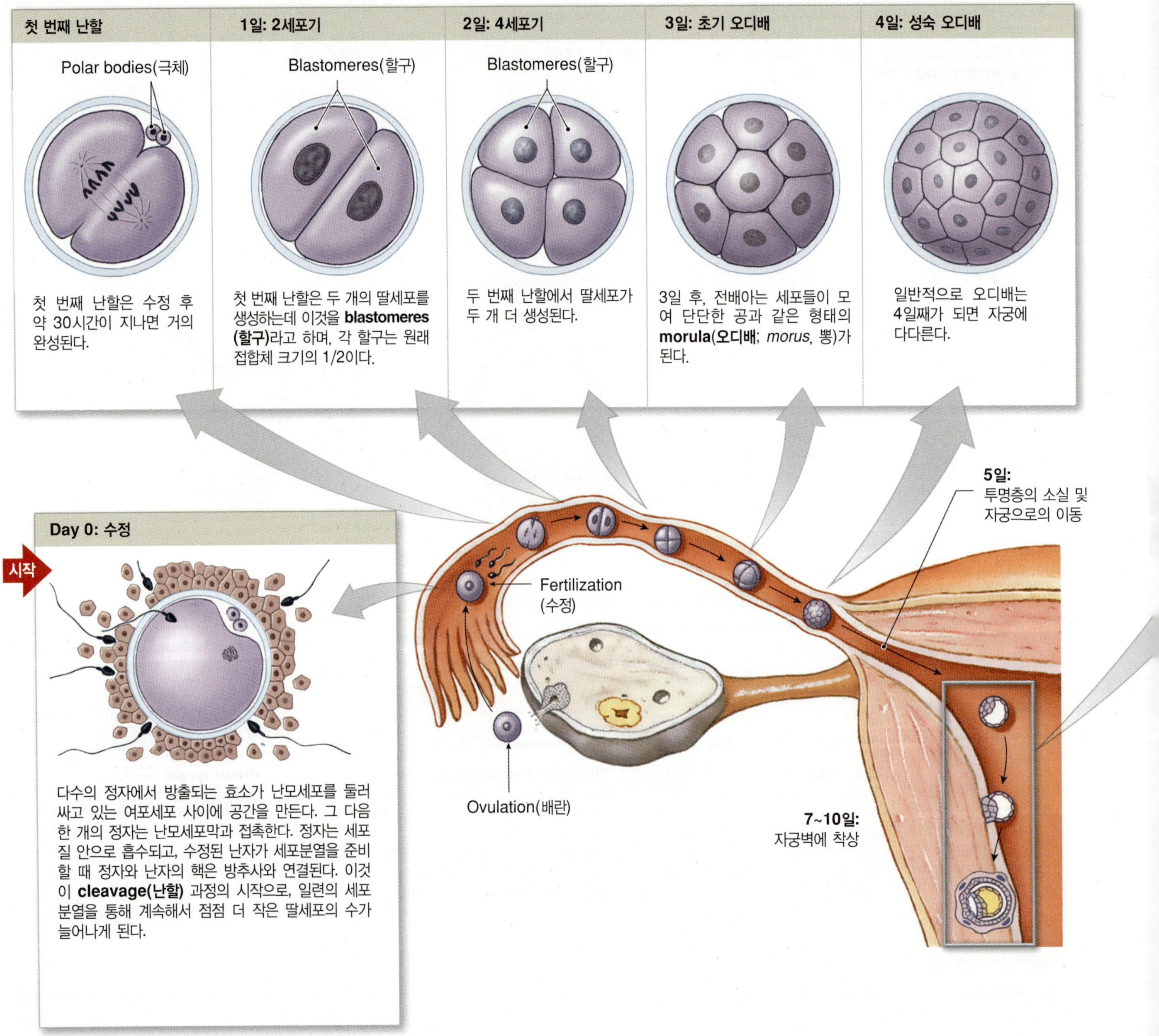

6일: 주머니배

이후 이틀에 걸쳐 할구는 **blastocoele(주머니배 공간)**이라고 하는 속이 빈 공간을 가진 공 모양의 **blastocyst(주머니배)**를 형성한다. 이 단계에서 할구는 더 이상 그 크기와 형태가 이전과 같지 않다. 주머니배는 글리코겐이 풍부한 자궁샘 분비물이 포함된 자궁안의 액체에 자유롭게 노출되어 있다. 이제 성장 및 세포분열의 속도는 빨라지고, 주머니배는 급격히 커진다.

7일: 착상

완성된 주머니배는 자궁속막과 접촉한다. **Implantation(착상)**은 주머니배가 자궁속막에 부착되면서 시작한다. 착상은 10일째 되는 날까지 주머니배가 자궁속막의 내벽을 붕괴하고 자궁속막에 둘러싸이게 되면서 진행된다.

8일: 영양막 발달

영양막 세포는 접촉하는 순간 순식간에 분열되면서 영양막을 여러 층으로 만든다. 주머니배공간 제일 가까이의 세포들은 온전하게 남아서 한 층의 **cellular trophoblast(세포영양막)**를 형성한다. 자궁속막의 벽 가까이에서 영양막 세포들을 분리하는 원형질막이 사라지고 여러 개의 핵을 보유한 한 층의 세포질을 만든다. 이 층을 **syncytial trophoblast(융합영양막)**라고 한다.

9일: 양막공간의 형성

착상이 진행될수록 영양막은 계속 커지고 퍼져서 자궁속막에 의해 둘러싸이게 된다. 자궁샘의 붕괴로 방출된 영양물질은 영양막이 흡수하고, 확산에 의해 속세포덩이로 분배된다. 이 영양물질은 배아 형성 초기단계를 지지하는데 필요한 에너지를 제공한다. 영양막 돌기(융모)가 자궁속막 모세혈관 주위에 자라난다. 모세혈관벽이 파괴되면 모체의 혈액이 **lacunae(융모사이공간)**라는 영양막 통로를 통해 스며든다.

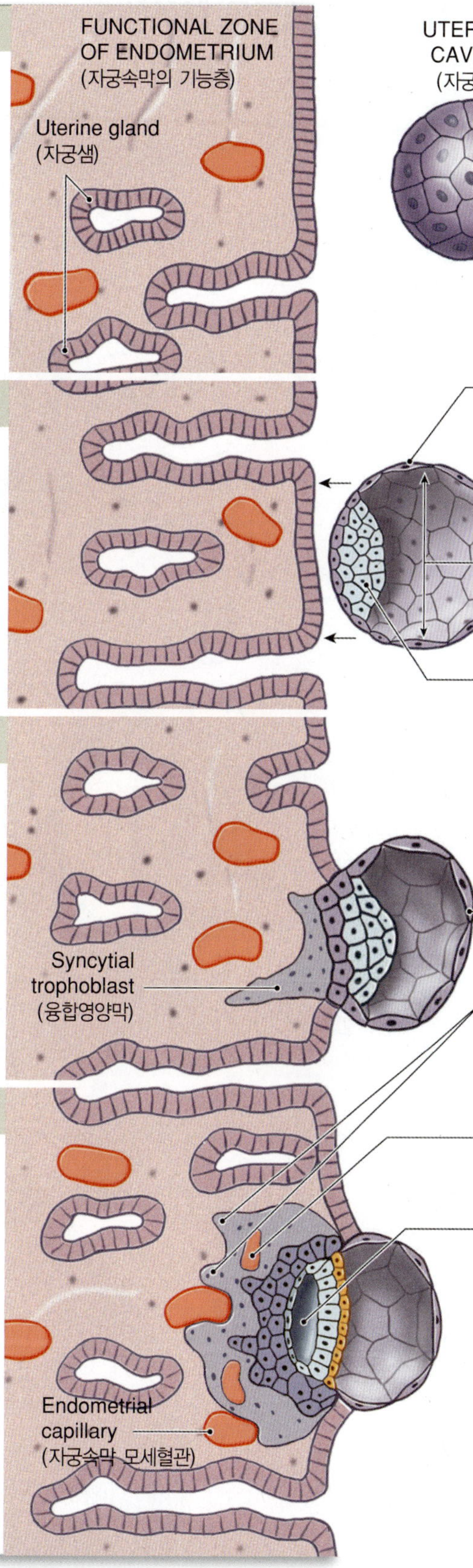

세포의 바깥층은 주머니배공간을 주변 환경과 분리시켜주며, 이것을 **trophoblast(영양막**; *trophos*, 양분 + blast, 전구체)라고 한다. 영양막 층에 있는 세포는 발생 중인 배아에 영양을 공급하는 역할을 한다.

Inner cell mass(속세포덩이)는 주머니배의 한쪽 끝에 모여 있다. 이 세포들은 주머니배공간에 노출되어있으나 영양막이 보호하고 있어 바깥환경과 접촉되지 않는다. 속세포덩이는 배아를 형성하게 된다.

손가락처럼 생긴 **villi(융모)**가 영양막에서부터 주위의 자궁속막 쪽으로 뻗어나며, 점점 그 크기가 커지고 복잡해진다.

착상 시 속세포덩이는 영양막과 분리된다. 점점 더 분리되어 **amniotic cavity(양막공간)**라고 하는 액체로 가득찬 공간을 만든다.

창자배형성은 세 배엽층인 외배엽, 내배엽, 중배엽을 형성한다

세 배엽층이 함께 배아를 형성한다.

9일: 양막공간의 형성(계속)

양막공간이 처음 출현할 때, 속세포덩이는 양막공간과 인접한 얕은층 및 주머니배공간의 액체에 노출된 깊은층의 두 층으로 된 타원형 막을 형성한다. 얕은층의 세포는 양막공간의 벽을 따라 이동하여 양막공간을 영양막과 분리시킨다. 이것이 **amnion(양막)** 형성의 첫 번째 단계로, 양막은 모듈 19.3에서 더 다루게 될 4개의 **extra-embryonic membrane(배아바깥막)** 중 하나이다. 이 단계에서 발달 중인 영양막으로부터 양막과 주머니배공간으로 방출되는 영양분은 속세포덩이의 세포에 의해 바로 흡수된다.

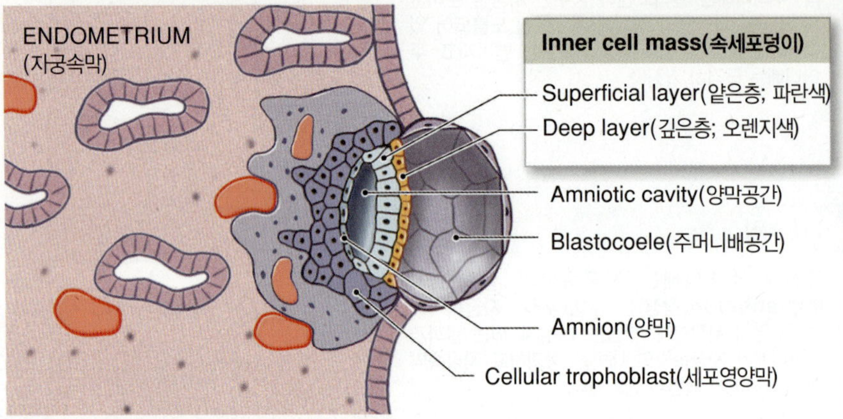

10일: 난황주머니의 형성

속세포덩이의 얕은층 세포들이 양막공간 주변으로 이동하여 양막을 형성하는 동안, 깊은층의 세포들은 주머니배공간의 바깥 가장자리로 이동한다. 이것은 두 번째 배아바깥막인 **yolk sac(난황주머니)** 형성의 첫 단계이다. 그 후 약 2주 동안 난황주머니는 속세포덩이의 주요한 영양 출처가 된다. 난황주머니는 영양막에 의해 주머니배공간으로 방출된 영양분을 흡수하여 배분한다.

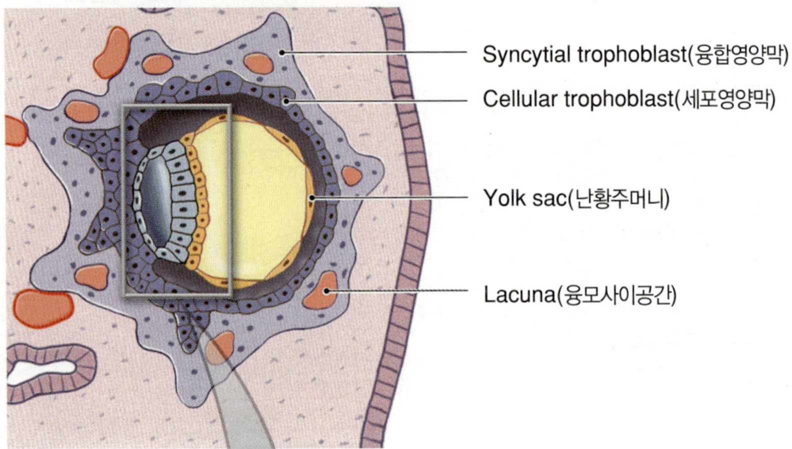

12일: 창자배형성

12일째까지 얕은쪽에 있는 세포들은 표면을 떠나 두 층 사이에서 움직인다. 이 움직임은 3개의 구별되는 배아층을 형성한다. (1) 안쪽으로 이동하지 않은 채 얕은쪽 세포로 이루어진 **ectoderm(외배엽)**, (2) 난황주머니와 접한 세포로 이루어진 **endoderm(내배엽)**, (3) 외배엽과 내배엽 사이로 이동하는 세포들이 모여 조직화되지 않은 층을 이루는 **mesoderm(중배엽)**이다. 종합적으로 이 세 배아층을 **germ layer(배엽층)**라고 하며, 배엽층을 형성하기 위한 세포이동과정을 **gastrulation (창자배형성)**이라고 한다. 창자배형성은 세 층을 가진 타원형의 **embryonic disc(배아원반)**를 형성한다. 이 원반은 배아를 형성하게 되는 반면, 주머니배의 다른 모든 세포는 배아바깥막의 일부가 된다.

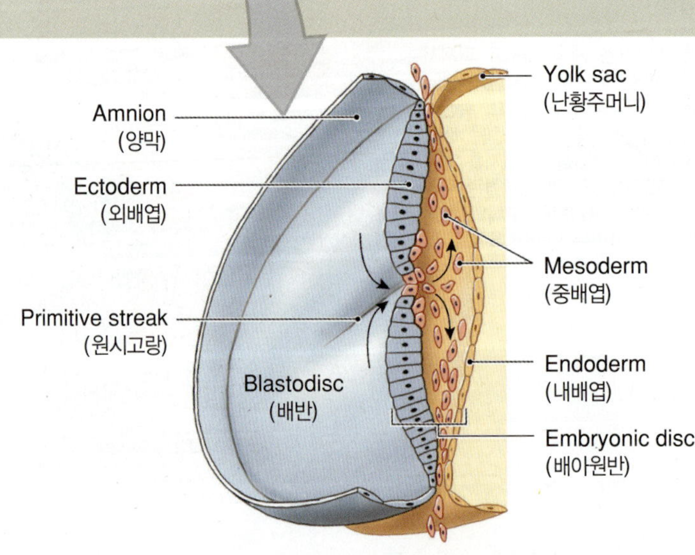

몸의 여러 계통은 세 배엽층의 세포분열로부터 시작된다. 왼쪽 패널은 세 배엽층의 형성을 나타내었고, 아래의 표는 이후 발생에 대한 주요 부분을 요약하였다.

The Fates of the Germ Layers(배엽층의 운명)

Body System(계통)	Ectodermal Contributions(외배엽)
Integumentary system(피부계통)	표피, 털주머니와 털, 손톱 및 발톱, 피부와 연결된 샘(땀샘, 젖샘, 기름샘)
Skeletal system(뼈대계통)	성인의 인두연골 및 그 분화체(나비뼈 부분, 귓속뼈, 관자뼈 붓돌기, 목뿔뼈 일부)
Nervous system(신경계통)	뇌와 척수를 포함한 모든 신경조직
Endocrine system(내분비계통)	뇌하수체와 부신속질
Respiratory system(호흡계통)	코안의 점막 상피
Digestive system(소화계통)	입과 항문의 점막상피, 침샘
	Mesodermal Contributions(중배엽)
Integumentary system(피부계통)	진피, 피부밑조직
Skeletal system(뼈대계통)	일부 인두분화체를 제외한 모든 부위
Muscular system(근육계통)	모든 부위
Endocrine system(내분비계통)	부신겉질, 심장, 신장, 생식샘의 내분비조직
Cardiovascular system(심장혈관계통)	모든 부위
Lymphatic system(림프계통)	모든 부위
Urinary system(비뇨계통)	네프론 및 집합관 계통의 시작 부위를 포함한 콩팥
Reproductive system(호흡계통)	생식샘 및 주변의 도관계통
Miscellaneous(기타)	배쪽 체강(가슴막안, 심장막안, 복막강)의 속막 및 모든 기관계통을 지지하는 결합조직
	Endodermal Contributions(내배엽)
Endocrine system(내분비계통)	가슴샘, 갑상샘, 이자
Respiratory system(호흡계통)	호흡상피(코안 제외) 및 그와 연관된 점액샘
Digestive system(소화계통)	점막상피(입과 항문 제외), 외분비샘(침샘 제외), 간, 이자
Urinary system(비뇨계통)	방광 및 도관계통의 먼쪽부분
Reproductive system(생식계통)	도관계통의 먼쪽부분, 생식세포를 만드는 줄기세포

반복적인 핵분열을 겪으며 광범위하고 빠른 성장을 보여주는 영양막은 매우 많은 에너지를 필요로 하고, 주변 조직으로 침투하며 퍼져나가지만, 모체의 면역계통을 활성화하지는 못한다. 요약하면, 영양막은 암세포의 특성을 많이 가지고 있다. 임신의 약 0.1% 정도는 조절 기작에 이상이 생기고, 정상적인 발생 대신 영양막이 종양처럼 된다. 이러한 상태를 **gestational trophoblastic neoplasia(임신성 융모막 종양)**라고 한다. 임신성 융모막 종양의 약 20% 정도는 다른 조직으로 전이되어 치명적인 결과를 초래할 수도 있다. 그러므로 이 종양의 즉각적인 외과적 제거가 필수적이며, 외과수술 후 때때로 화학요법이 뒤따르기도 한다.

19.3

태반은 출생전 발생 동안 다양한 생체기능을 수행한다

1 이 그림은 태반의 구조에 대해 더욱 자세하게 보여주고 있다. 융모막융모는 태아와 모체 혈류 간의 기체, 영양분, 노폐물의 능동 · 수동 교환이 일어나는 표면을 제공한다. 쌍을 이룬 **umbilical artery(배꼽동맥)**를 통해 태반으로 흐르는 혈액은 산소가 제거된 혈액이며, 태아 조직에서 생성된 노폐물이 포함되어 있다. 태반에서 산소 공급이 보충되고, 유기영양분이 추가되며, 이산화탄소와 여러 유기노폐물은 제거된다. 그 다음 혈액은 단일 **umbilical vein(배꼽정맥)**으로 태아에게 돌아간다.

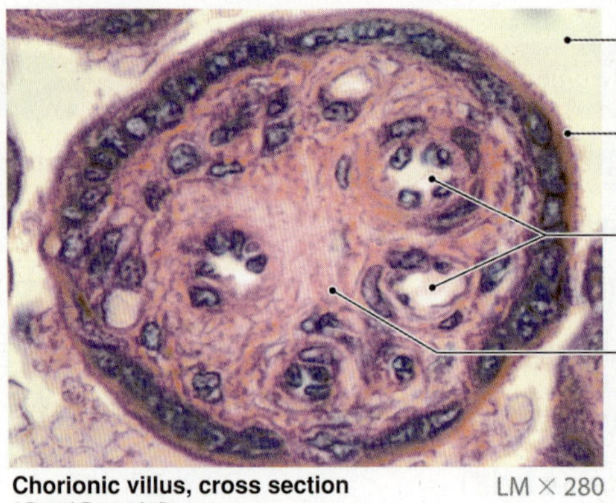

Chorionic villus, cross section (융모막융모, 단면)

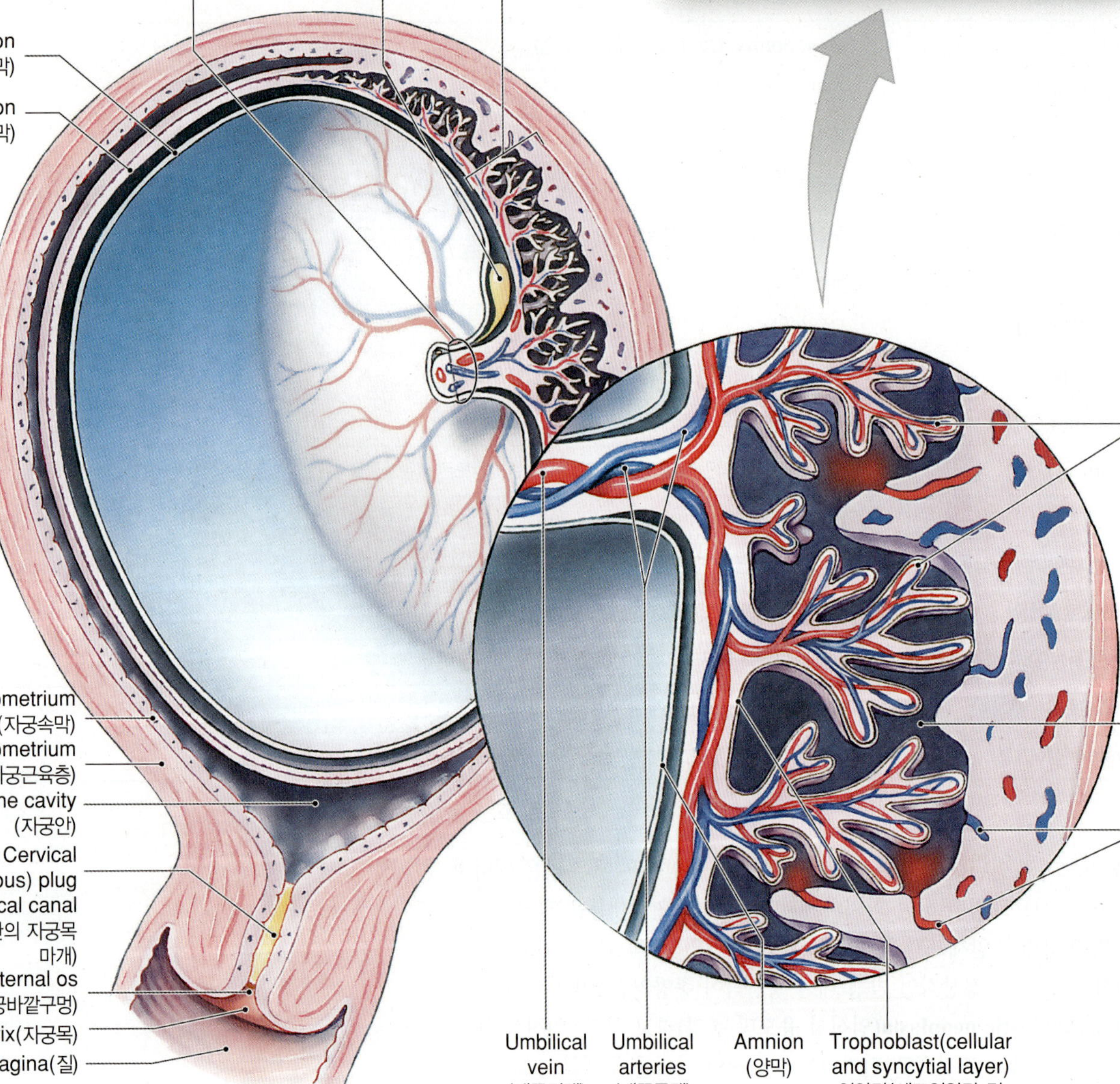

임신은 모체에 해부학적, 생리학적 스트레스를 준다

임신은 모체에 엄청난 부담을 주게 된다. 발생 중인 태아는 영양분 공급, 호흡, 노폐물 제거를 전적으로 모체의 기관계통에 의존한다. 모체의 계통은 평소에 정상적으로 수행하던 기능에 더하여 이러한 기능을 수행한다. 예를 들어, 모체는 충분한 산소와 영양분, 비타민을 자신뿐 아니라 태아를 위해 흡수해야 하며, 발생하는 모든 노폐물을 제거해야 한다. 이것이 임신초기 몇 주간은 큰 부담이 되지 않지만, 태아가 성장할수록 임산부에 요구되는 부담은 커지게 된다.

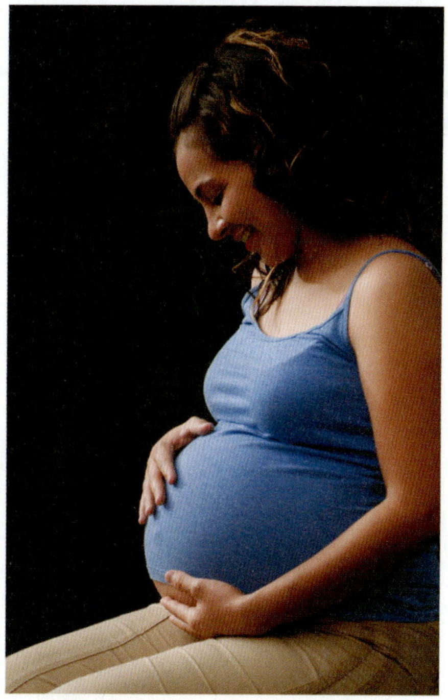

1 임신의 물리적인 부담은 매우 크다. 임신 중 여성의 몸무게는 6~7 kg 늘어나는 것이 보통이며, 이 무게는 몸의 축에 맞추어 조정되어 있지 않다. 이는 움직이거나 균형을 유지하는 데 추가적인 에너지를 사용해야 함을 뜻한다. 아래 그림은 임신하지 않은 여성과 임신한 여성의 기관 위치를 비교한 것이다. 임신 기간을 다 채웠을 때, 자궁과 태아는 매우 커져 모체의 배에 위치한 여러 기관이 정상적인 위치에서 밀려난다.

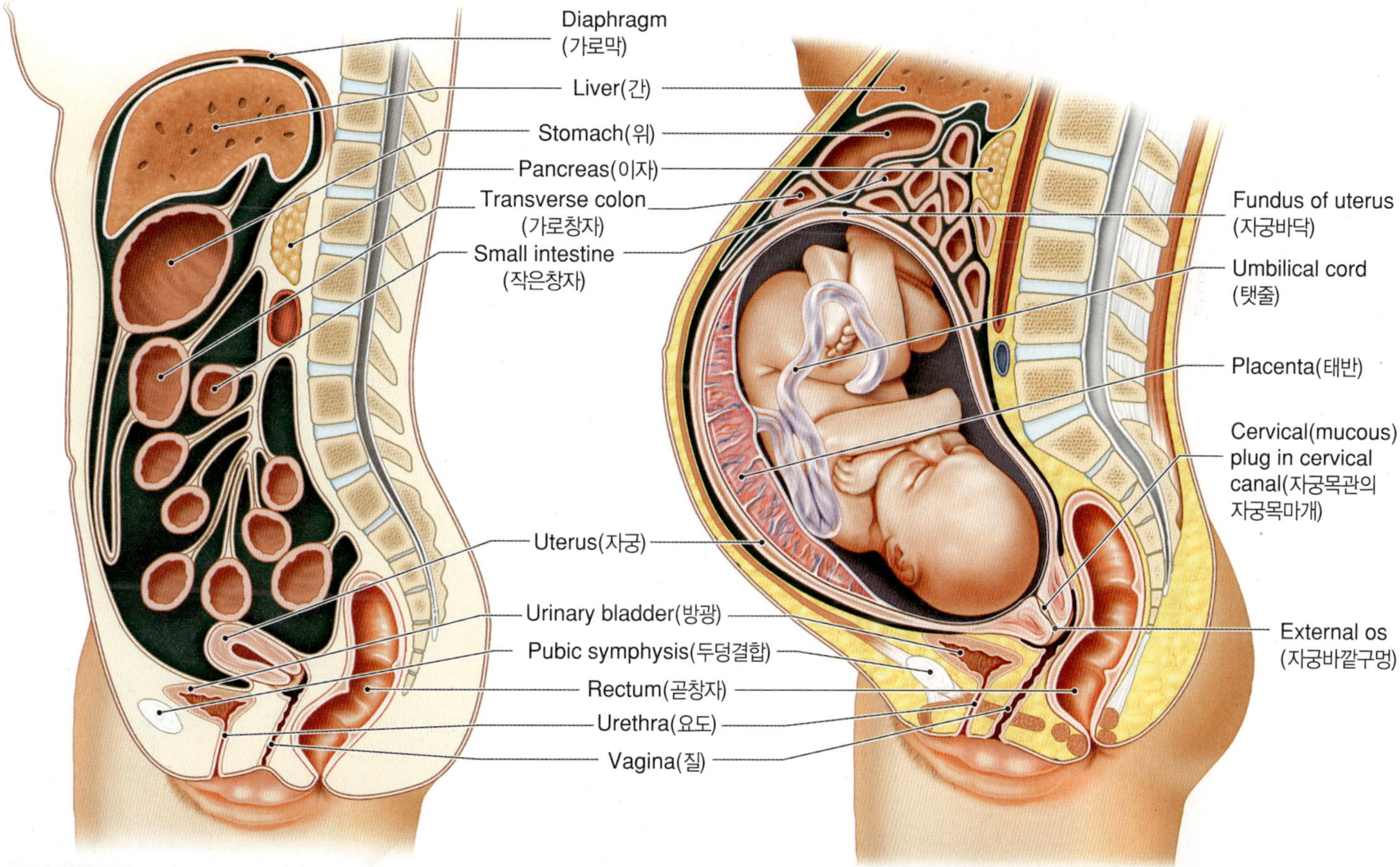

Nonpregnant female
(임신하지 않은 여성)

Pregnant female(full-term infant)
임신한 여성(임신기간을 다 채운 아기)

19.5

사춘기에 여성과 남성 호르몬은 대부분의 기관계통에 서로 다른 영향을 미친다

사춘기에 많은 기관계통은 혈중 성호르몬의 수준 변화에 반응하여 그 활성에 변동이 생긴다. 가장 중요한 성 연관 변화를 다음에 요약해놓았다. 테스토스테론과 에스트로겐의 효과는 성장호르몬, 갑상샘호르몬, 프로락틴, 부신겉질호르몬 등에 의하여 촉진되고 상승된다.

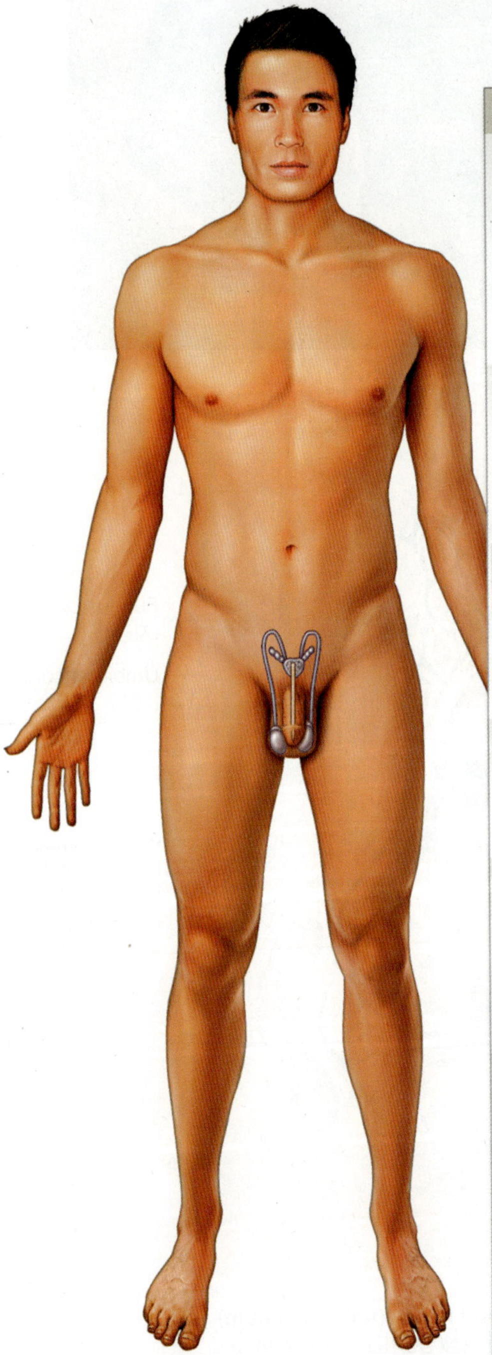

Responses to Testosterone in Males(남성의 테스토스테론에 대한 반응)

Integumentary System(피부계통)

테스토스테론은 얼굴과 가슴의 털, 겨드랑이 및 생식기 부분의 종말털 성장을 자극한다. 지방조직은 테스토스테론과 에스트로겐에 대하여 서로 다르게 반응하며, 이러한 차이가 여성과 남성의 피하 지방 분포에 명확한 구분을 만들어낸다.

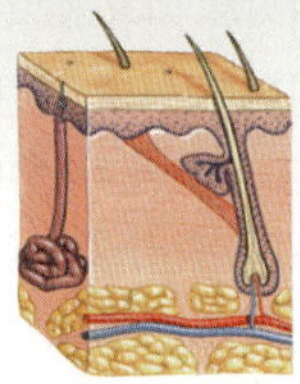

Skeletal System(뼈대계통)

테스토스테론은 뼈침착 및 뼈대 성장을 가속화한다 이러한 과정에서 뼈끝연골이 닫히고, 키의 성장을 제한한다.

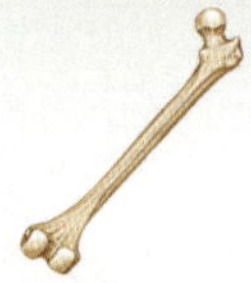

Muscular System(근육계통)

테스토스테론은 뼈대근섬유의 성장을 촉진한다. 증가된 근육량은 키가 똑같은 남녀에서도 체질량의 차이가 나는 주요 원인이 된다.

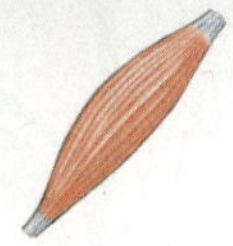

Nervous System(신경계통)

사춘기의 테스토스테론 분비 급등은 남성의 성욕과 성행동과 연관된 중추신경계 중추를 활성화한다.

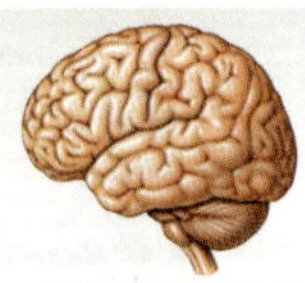

Cardiovascular System(순환계통)

테스토스테론은 적혈구생성을 자극하여 혈액량과 적혈구용적률을 증가시킨다.

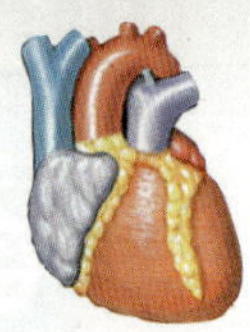

Respiratory System(호흡계통)

테스토스테론은 후두의 불균형한 성장을 자극하고, 성대의 두께와 길이 성장을 촉진한다. 이러한 변화는 남성의 목소리를 점차적으로 깊게 만든다.

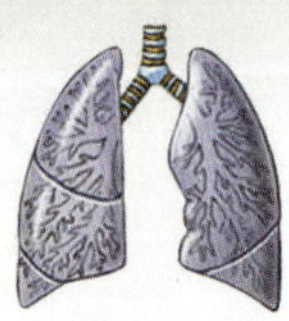

Reproductive System(생식계통)

테스토스테론은 전립샘, 정액샘과 같은 부속 생식샘의 기능적인 발달을 자극하고 정자발생을 촉진한다.

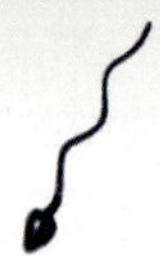

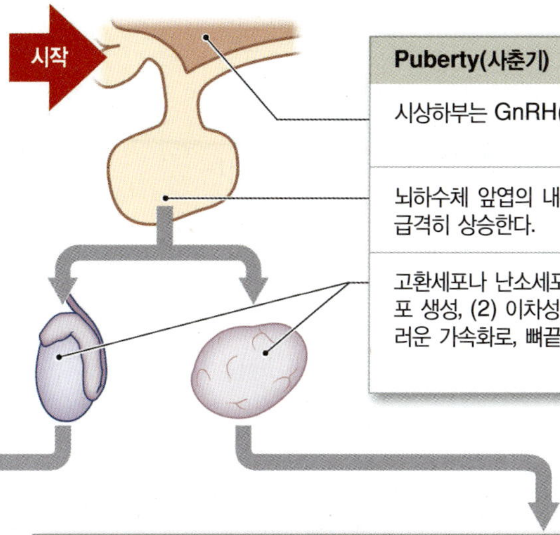

Puberty(사춘기)

시상하부는 GnRH(생식샘자극호르몬분비호르몬)의 생성을 증가시킨다.

뇌하수체 앞엽의 내분비세포는 GnRH의 존재에 더욱 민감해지고, 혈중 FSH와 LH 수준은 급격히 상승한다.

고환세포나 난소세포는 FSH 와 LH에 더욱 민감해져서 다음의 작용을 유발한다. (1) 생식세포 생성, (2) 이차성징 및 성행동의 출현을 자극하는 성호르몬의 분비, (3) 성장속도의 급작스러운 가속화로, 뼈끝연골이 닫히면서 절정에 달함.

Responses to Estrogen in Females(여성의 에스트로겐에 대한 반응)

Integumentary System(피부계통)

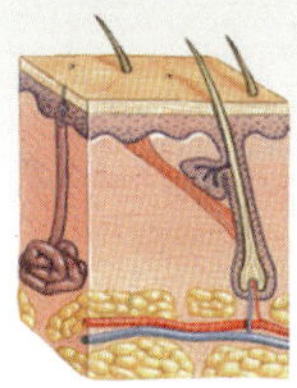

에스트로겐은 모낭을 자극하여 솜털의 지속적인 생성 및 겨드랑이와 생식기 부위의 종말털 성장을 자극한다. 에스트로겐, 프로락틴, 성장호르몬, 갑상샘호르몬이 복합적으로 젖샘의 초기 발달을 촉진한다.

Skeletal System(뼈대계통)

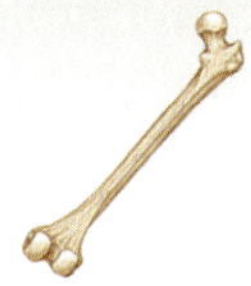

에스트로겐은 테스토스테론보다 더 빨리 뼈끝이 닫히게 한다. 게다가 여성의 뼈대 성장기간은 남성보다 더 짧으므로 여성은 일반적으로 남성만큼 크게 자라지 않는다.

Muscular System(근육계통)

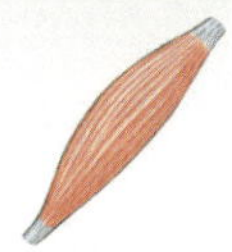

에스트로겐은 골격근섬유의 성장을 촉진하여 힘과 지구력을 증가시키지만, 남성의 테스토스테론 만큼은 아니다.

Nervous System(신경계통)

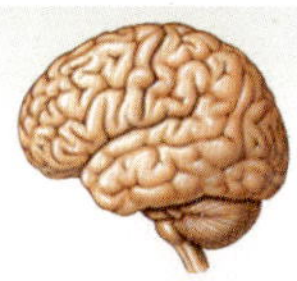

사춘기의 에스트로겐 분비량 급등은 여성의 성욕과 성행동에 관련된 중추신경계 중추를 활성화한다.

Cardiovascular System(순환계통)

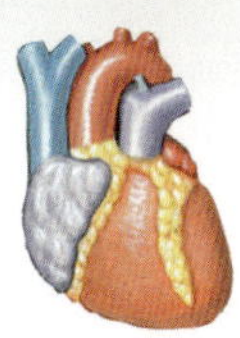

월경으로 인한 철 손실은 철결핍성 빈혈이 생길 위험성을 증가시킨다. 에스트로겐은 혈중 콜레스테롤 수준을 감소시키고, 동맥 내 플라크 형성을 느리게 한다. 결과적으로 폐경 전의 여성은 성인 남성에 비해 죽상동맥경화증에 걸릴 위험이 낮다.

Respiratory System(호흡계통)

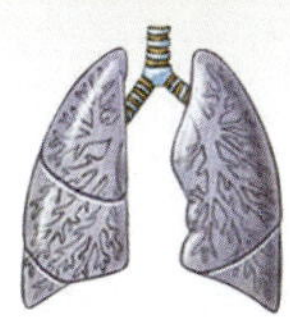

에스트로겐은 후두와 성대의 과도한 성장을 일으키지 않아 일반적으로 여성은 남성보다 높은 목소리를 가지고 있다.

Reproductive System(생식계통)

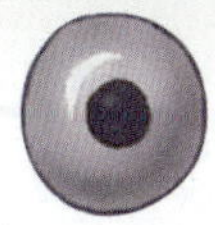

에스트로겐은 자궁을 표적으로 하여 자궁근육층을 두껍게 하고, 자궁속막으로 흐르는 혈류량을 증가시킨다. 에스트로겐은 또한 여성의 부속 생식구조의 기능적 발달을 촉진한다.

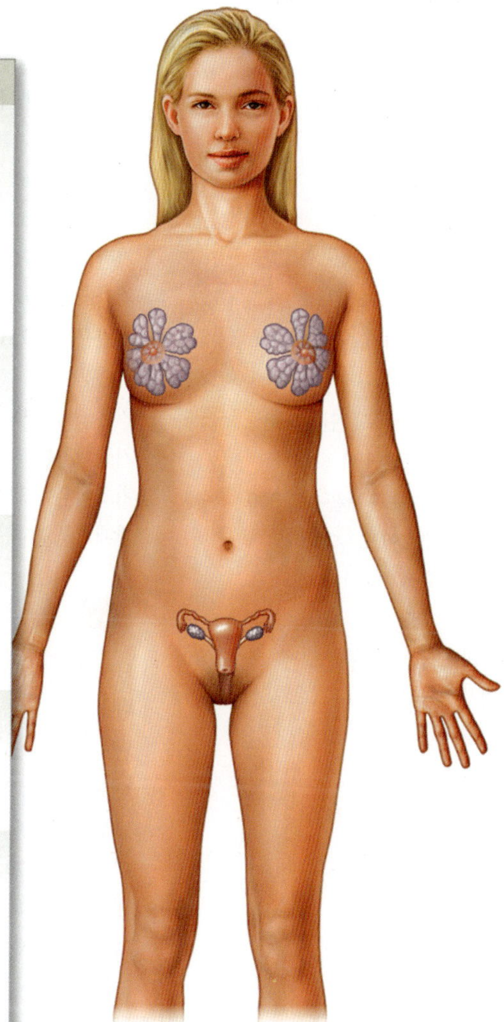

한글 찾아보기

ㅅ

ㅇ

영문 찾아보기

A

B

C

D

E